国家重大出版工程项目

中国常见癌症丛书

白 血 病

LEUKEMIA

主　编　马　军　张伯龙

副主编　王健民　王建祥　沈志祥　展昭民

编　委　(按姓氏笔画为序)

马　军　王兆钺　王建祥　王健民

刘开彦　吴德沛　张伯龙　邱　林

邱录贵　邵宗鸿　陈立君　展昭民

顾龙君　侯　健　黄晓军　薛永权

北京大学医学出版社

LEUKEMIA

图书在版编目（CIP）数据

白血病／马军，张伯龙主编. —北京：北京大学医学出版社，2007.1
(中国常见癌症丛书)
国家重大出版工程项目
ISBN 978-7-81071-967-4

Ⅰ.白… Ⅱ.①马…②张… Ⅲ.白血病－诊疗
Ⅳ.R733.7

中国版本图书馆 CIP 数据核字 (2006) 第 121921 号

白 血 病

主　　编： 马　军　张伯龙
出版发行： 北京大学医学出版社 (电话：010-82802230)
地　　址： (100083) 北京市海淀区学院路 38 号　北京大学医学部院内
网　　址： http://www.pumpress.com.cn
E-mail： booksale@bjmu.edu.cn
印　　刷： 北京圣彩虹制版印刷技术有限公司
经　　销： 新华书店
责任编辑： 郝春杰　白玲　**责任校对：** 杜 悦　**责任印制：** 郭桂兰
开　　本： 889mm × 1194mm　1/16　**印张：** 34.5　**字数：** 994 千字
版　　次： 2007 年 8 月第 1 版　2007 年 8 月第 1 次印刷　**印数：** 1－4000 册
书　　号： ISBN 978-7-81071-967-4
定　　价： 175.00 元

中国常见癌症丛书编委会

主编简介

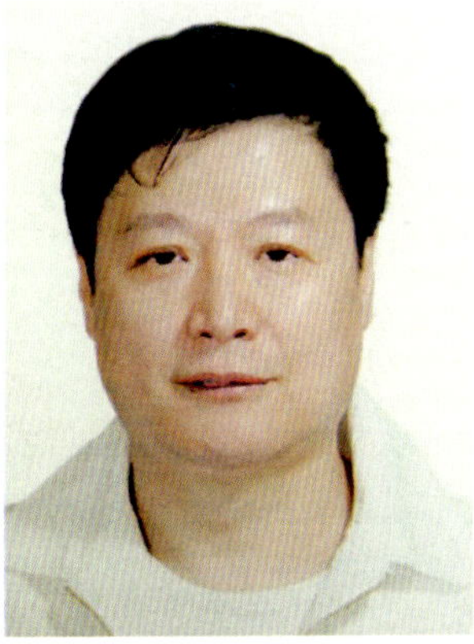

马军，1955年出生，现任哈尔滨血液病肿瘤研究所所长，研究员，为我国著名的血液病肿瘤专家，现任中国抗癌协会临床肿瘤学协作专业委员会（CSCO）主席，中华医学会血液学专业委员会常委。1984年于国内首先建立体外多能造血祖细胞培养体系，填补国内空白。1986年应用维A酸和三氧化二砷序贯疗法治疗急性早幼粒细胞白血病，得到国内外血液学界同行的高度评价，已治疗急性早幼粒细胞白血病患者1 200余例，治愈率达72%，达到国际领先水平。1992年开展异基因造血干细胞移植，至今年造血干细胞移植患者达20例，系东北地区最大的造血干细胞移植中心。2004年开始应用伊马替尼治疗加速期和急变期慢性粒细胞白血病，患者已达130例，缓解率达到50%。他是国家改革开放以来首批留学生，1982、1987、1990和1992年分别留学日本和美国，并将学到的知识出色地应用到实际工作中，在《国际实验血液学杂志》、《中华医学杂志》、《中华内科杂志》和《中华血液学杂志》上发表多篇有影响论著，其中有6项填补了国内空白，获国家首批回国突出贡献优秀人员奖励。从1984年开始，指导和协助指导了硕士研究生26人、博士生4人。已经和正在承担省级以上课题4项，市级课题4项。发表学术论文50余篇，专著12部。

主编简介

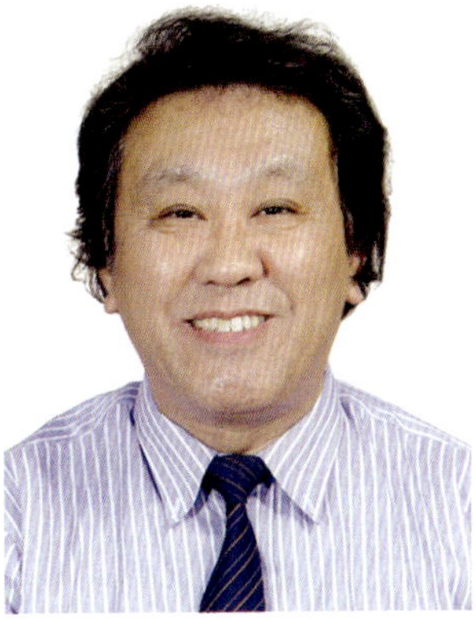

张伯龙，主任医师、教授。哈尔滨血液病肿瘤研究所副所长、骨髓移植中心主任。中国抗癌协会临床肿瘤分会委员、中国免疫学会血液免疫分会常委。《白血病·淋巴瘤》杂志编委会副主任委员、《中国实验血液学杂志》、《中华中西医结合杂志》、《中国实用临床杂志》编委。

1945年11月生于重庆。1970年毕业于中国协和医科大学。1973～1974年于兰州医学院参加血液病师资培训班，开始了专科诊治血液病生涯。1978年考入中国医学科学院北京协和医院血液内科研究生，1980～1984年赴英国皇家医学研究生院血液科，先为访问学者，后为研究生，进行骨髓及淋巴系统恶性增殖性疾病的临床研究，获英国教育部OSR奖，同时获得博士学位。归国后回北京协和医院血液科工作，历任内科总住院医师、主治医师、副主任医师、副教授、主任医师、教授。专注于血液病，特别是血液系统恶性肿瘤性疾病的诊治，并参与开创了院内骨髓移植工作。1994年调入中国人民解放军总医院血液科任主任医师、教授，进一步致力于血液系统恶性肿瘤疾病的临床诊治与研究，并负责骨髓移植工作。2003年主动退休后任哈尔滨血液病肿瘤研究所副所长兼骨髓移植中心主任至今。

在国内外专业杂志发表论文60余篇，主编、副主编及参与编写专著或译著30部。

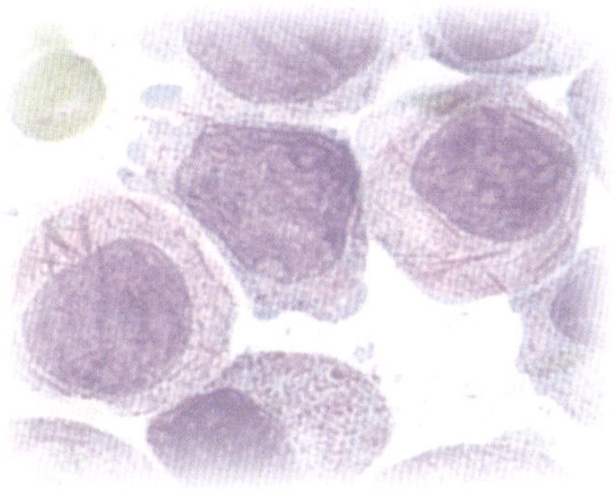

编　者

（按姓氏笔画为序）

于波海
哈尔滨血液病肿瘤研究所

马　军
哈尔滨血液病肿瘤研究所

王　琳
山东大学齐鲁医院

王化泉
天津医科大学总医院

王巧玲
哈尔滨血液病肿瘤研究所

王亚非
中国医学科学院、中国协和医科大学、血液学研究所、血液病医院

王兆钺
苏州大学附属第一医院、江苏省血液研究所

王来慈
哈尔滨血液病肿瘤研究所

王建祥
中国医学科学院、中国协和医科大学、血液学研究所、血液病医院

王健民
第二军医大学长海医院

王晓丹
哈尔滨血液病肿瘤研究所

王静波
北京大学人民医院血液病研究所

叶静静
山东大学齐鲁医院

艾辉胜
军事医学科学院附属医院

朱　蓉
第二军医大学长征医院

江　滨
北京大学人民医院血液病研究所

达万明
中国人民解放军总医院

刘开彦
北京大学人民医院血液病研究所

孙明艳
哈尔滨血液病肿瘤研究所

孙琪云
军事医学科学院附属医院

乔淑京
哈尔滨血液病肿瘤研究所

吴德沛
苏州大学附属第一医院、江苏省血液研究所

宋献民
第二军医大学长海医院

张伟杰
哈尔滨血液病肿瘤研究所

张伯龙
哈尔滨血液病肿瘤研究所

张晓琳
山东大学齐鲁医院

李宗敏
哈尔滨血液病肿瘤研究所

李桥川
中国医学科学院、中国协和医科大学、血液学研究所、血液病医院

李湘新
山东大学齐鲁医院

沈志祥
上海交通大学瑞金医院

沈建良
中国人民解放军海军总医院

肖　亮
哈尔滨血液病肿瘤研究所

苏丽萍
山西医科大学附属第二医院

苏雁华
苏州大学附属第一医院、江苏省血液研究所

邱　林
哈尔滨血液病肿瘤研究所

邱录贵
中国医学科学院、中国协和医科大学、血液学研究所、血液病医院

邵秀茹
哈尔滨血液病肿瘤研究所

邵宗鸿
天津医科大学总医院

邹德慧
中国医学科学院、中国协和医科大学、血液学研究所、血液病医院

陈　虎
军事医学科学院附属医院

陈　峰
苏州大学附属第一医院、江苏省血液研究所

陈书长
北京协和医院

陈立君
哈尔滨血液病肿瘤研究所

陈苏宁
苏州大学附属第一医院、江苏省血液研究所

周明涛
哈尔滨血液病肿瘤研究所

罗晓慧
哈尔滨市第一医院

俞志勇
军事医学科学院附属医院

姚庆民
山东大学齐鲁医院

姜尔烈
中国医学科学院、中国协和医科大学、血液学研究所、血液病医院

施　兵
军事医学科学院附属医院

赵东陆
哈尔滨血液病肿瘤研究所

展昭民
哈尔滨血液病肿瘤研究所

秘营昌
中国医学科学院、中国协和医科大学、血液学研究所血液病医院

顾龙君
上海交通大学医学院附属新华医院

高春记
中国人民解放军总医院

高晓东
上海交通大学瑞金医院

侯　健
第二军医大学长征医院

侯　明
山东大学齐鲁医院

常乃柏
卫生部北京医院

章卫平
第二军医大学长征医院

隋潇徽
山东大学齐鲁医院

黄晓军
北京大学人民医院血液病研究所

韩冰虹
哈尔滨血液病肿瘤研究所

楼　晓
军事医学科学院附属医院

靳明华
哈尔滨血液病肿瘤研究所

薛永权
苏州大学附属第一医院、江苏省血液研究所

序　言

肿瘤是一类古老的疾病，无论西方和东方的医学文献中早有记载，但一直属于罕见疾病。而且动植物也均可有肿瘤生长。近150年来特别是进入20世纪以后先是发达国家，以后是发展中国家，肿瘤的发生率和死亡率迅速增高，目前在全球已经成为一类严重威胁人类健康和生命的疾病。世界卫生组织最近公布2000年全球共有恶性肿瘤患者男性530万，女性470万，死于这一疾病的620万，占总死亡人数的12%，在多数发达国家这一数字可达25%。随着发展中国家城市化的进程，饮食习惯和生活方式密切相关的肿瘤均将逐渐转变成经济发达国家的类型。我国目前疾病的特点是发达国家和发展中国家的疾病并存。进入21世纪以来癌症已经占居民死亡原因的首位，接近发达国家的水平。在北京和上海分别为24%和26%，如果这一趋向得不到改善，预期到2020年全世界每年新发生的病人将达1500万，在发展中国家癌症总数将增加73%，发达国家为29%。很大程度上是老年人口增加的结果，因此强调各国应当采取必要的预防措施。我国卫生部统计，2000年我国城市中癌症死亡已经占首位，在农村中占第2位。癌症发病率逐年提高，每年新发癌症病人180万，每年死于癌症的人数超过140万。而且专家预测，由于我国目前环境污染和吸烟问题仍然严重，在2025年前癌症总的发病率不大可能下降，因此癌症已成为一种我们每个人必须面对的多发病、常见病。近50年来，我国癌症的发病率总体来说一直处于上升趋势，只是癌症谱有所变化：原来高发的胃癌、宫颈癌、阴茎癌、食管癌和鼻咽癌等有不同程度的下降；而肺癌、乳腺癌、结肠癌和前列腺癌等发病率有明显上升。尤其是大城市和沿海发达地区有较大幅度增加，这主要是与生活方式和饮食结构等有关。因之，如何开展肿瘤的预防和治疗成为大家十分关注的课题，WHO和我国政府都已经将癌症列为继续解决的重点问题之一。

在医学领域中，临床肿瘤学（Clinical Oncology）是一门发展较晚的学科。1965年美国临床肿瘤学会（ASCO）成立标志着美国医学会承认临床肿瘤学为一门独立的专科。目前在世界各地学科发展迅速，欧美国家均有规模较多的肿瘤中心从事肿瘤防治研究和临床防治工作，并有很多专著和刊物，是当前最活跃的医学领域之一，并受到政府和人民的广泛关注。1933年我国在北京协和医院外科学系成立了肿瘤组，1954年在上海镭锭医院的基础上成立了上海肿瘤医院。以后各省逐渐成立肿瘤医院或在综合医院中成立肿瘤中心。从20世纪60年代以来也有不同规模的专著和刊物。

在相当年代里，中外医学都强调肿瘤是一种全身性疾病。近百年来，随着生物化学、免疫学、分子生物学和现代物理学等生命科学的发展，人们对肿瘤的认识越来越深入。目前，很多研究都说明原癌基因控制正常细胞的生长和发展，同时也有生化和免疫学方面的改变。单纯形态学的描述已经远远不能满足临床上制定治疗方案、预测可能的治疗结果、判断有无微量残存肿瘤细胞及监测复发的需要。

当前我们在临床上对肿瘤的认识仍然基本上停留在细胞水平。肿瘤的定义可以概括为：生物机体内的正常细胞在众多内因（包括遗传、内分泌失调和营养不良等状况、过度紧张等）和外因（包括物理性、化学性、生物性等因素）长期作用下发生了质的改变，从而具有过度增殖的能力而形成的。这种异常增殖既不符合正常细胞生长的规律，也不符合生理的需要。现有对肿瘤的认识可以概括为：①绝大多数临床肿瘤是由机体细胞而来的，不是外来的；②80%以上主要是由环境因素引起的。动物实验早已证明，许多物质可以诱发肿瘤。这些物质可以是物理的（如X射线）、化学的（如苯并芘）、生物的（如致瘤病毒），统称为致癌物。这些致癌物引起细胞遗传物质的改变，使细胞出现正常细胞所没有的许多生物学特征。这些特征又通过遗传，传给子代细胞；③在肿瘤的形成中，内因也很重要。2001年北欧研究人员发表了对于44 788对双胞胎和他们的医学档案进行了调研分析。由于双胞胎的遗传基因相同，如果一个患癌另一个未患癌则可认为癌症不是遗传因素所致。结果由于遗传因素导致的病例占30%；而环境因素造成的占70%。这说明了"外因通过内因起作用的"的事实。目前证实与肿瘤发生有关的内因包括遗传、营养和内分泌失调、细胞免疫缺损和长期过度应激反应如精神紧张和其他不良刺激等；④通过长期内外因的作用，细胞发生一定变化，表现为难以治愈的炎性反应、增生或过度增生。一般在这些癌前病变时期在一定程度上是可逆的。但如果恶变已经发展到一定阶段，一般是不可逆的。分子生物学研究正在阐明这种失控的原因。原癌基因大多数是正常细胞生长所必需的生长因子及其受体，由于发生基因突变、扩增、重排，以致细胞的过度生长；此外，还有另一些基因，当缺少、丢失、失活或变异时会导致病人发生肿瘤或促进肿瘤的发展，因之命名为抑癌基因或抗癌基因。在临床上，我们还可以看到各种免疫细胞如巨噬细胞、T淋巴细胞、自然杀伤细胞（NK）功能的失调和抑癌基因（如p53、p16）的丢失。这些，都可理解为祖国医学中"正虚"的范畴；⑤正常细胞的生长受到体内许多因素的严格控制和约束，包括神经、内分泌、遗传和免疫方面的调控。例如组织受到损伤后，细胞生长加快直到损伤完全修复，伤口愈合，细胞生长停止或恢复常态。由于有严格的控制，组织的修复总是恰到好处。肿瘤细胞的过度生长是生长失控的后果，分子生物学研究已经找到肿瘤细胞生长失控的原因，正是这些原癌基因的活化。所以，肿瘤的临床特点是，虽然具有一定阶段性却是不断发展的。

目前，临床肿瘤学正处于一个重大变革时期。21世纪的临床医学需要脱离几千年经验医学的模式发展为循证医学（Evidence Based Medicine，EBM）。可靠的临床试验和从中得出的数据将使我们愈来愈明白在一定情况下何种治疗更好，从而使疗效进一步提高。医生的任务是向病人提供最好的服务，什么是最好就需要拿出数据。这就把科学严谨的临床试验提到更高的地位，在肿瘤临床中就更为重要。循证医学、诊疗规范化和个体化已经成为学术界公认的趋向。因此，肿瘤的预防、诊断和治疗将会发生巨大变革。

进入21世纪以来，各国都在制定供本国参考的诊疗规范。我国人事部、卫生部、医师协会已经开始通过专科考试和继续教育推动医学领域内各个专科的建设，并由中华医学会组织制定了常见肿瘤的诊疗规范。为了适应学科发展的需要，CSCO组织大家编写本丛书的目的是及时向专科医师提供最新和实用的重要参考资料，其中包括病因、预防措施、WHO编写的新分类、AJCC编写的新分期和美国NCCN及我国2003年制定的诊疗规范中的处理原则；并且吸取当前最新的进展和富有成效的新处理方法，从而给广大病人带来裨益。

尽管如此，由于各位编者学识和经验有限，不足之处在所难免，所以需要在实践中不断完善，形成具有我国特色的防治规范，才能真正给病人带来裨益。

孙　燕

中国工程院院士

中国抗癌协会临床肿瘤学协作专业委员会(CSCO)

指导委员会主任委员

2005年5月

前　　言

自1845年Virchow等发现白血病以来，人们对白血病的了解逐渐加深，在我国恶性肿瘤中白血病患者数量居第8位，发病率约为4/10万，严重危害人民健康。2005年我国卫生部统计城市居民病死原因，恶性肿瘤居第1位，因此基础研究和临床医务工作者对白血病予以了高度重视。早年对白血病的发病原因了解甚少，临床上治疗方法很少，白血病被认为是“不治之症”。随着对造血系统的深入了解，分子生物学、分子免疫学等的进展，白血病分型已由FAB标准发展到MIC标准，认识到白血病是由于白血病干细胞（LSC）在多种因素作用下最终发展而成，白血病的治疗也从以化疗药物的细胞毒作用，发展到诱导白血病细胞分化和凋亡，使得某些类型的白血病如儿童急性淋巴细胞白血病、早幼粒细胞白血病可达到长期无病生存。我国在化疗药物方面研发的三尖杉酯碱，尤其是诱导白血病细胞分化和凋亡的全反式维A酸和三氧化二砷已受到国际血液学界的高度重视。近年来针对白血病细胞致病基因和酶的生成异常，发展出许多靶向性药物如美罗华、格列卫等，在临床上应用于特定类型的白血病也取得了显著疗效。治疗方面另一重大发展是造血干细胞移植，使许多类型白血病患者有被治愈的可能。

虽然对白血病的研究在基础和临床方面均取得了重大进展，但还存在着许多尚待解决的问题，如针对某些类型白血病的治疗尚无良好对策，诸多药物对患者尚存在耐药问题，造血干细胞移植在移植物来源、成活率以及并发症方面也有不少棘手问题有待解决。相信随着人类基因组测序工作的完成以及分子生物学、分子免疫学的发展，对白血病的预防工作会提到日程上来，对白血病的治疗会研发出更为有效的药物和方法，前景非常光明。

对白血病的早期发现和合理治疗十分重要，因此广大临床工作者应该对其具有基本的了解，这样才不致耽误白血病患者的最佳治疗时机。有鉴于此，我们邀请了这一领域的有关专家编写本书。在本书编辑过程中得到了我们的老师中国医学科学院血液学研究所李家增教授的指导和审阅，在此深表谢意。

马军　张伯龙

2007年7月

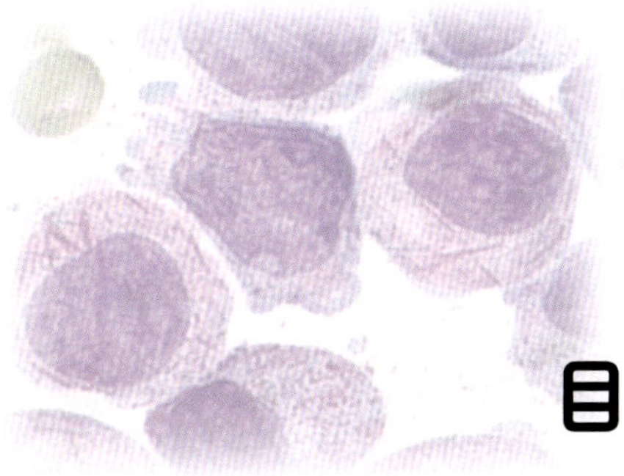

目　　录

第四章

白血病的细胞生物学 53

第五章

白血病的实验诊断 89

第六章

白血病的临床特征 137

第七章

第八章

第九章

第十章

第一章 白血病的基础

周明涛　马军　邹德慧　王亚非　邱录贵

第一节　造血干细胞

造血干细胞（HSCs）是指具有自我更新和多系分化成为各种成熟血细胞潜能的细胞，可通过移植重建受致死量辐射受者的造血系统[1]。HSCs数量稀少，10万～100万个骨髓细胞中才存在1个。其生存、增殖、分化受骨髓造血微环境的影响。在稳态骨髓，大多数HSCs处于静止期，只有少数进入增殖周期，产生各系造血祖细胞，进而产生各种成熟血细胞以补充生理损耗的部分。在造血压力如感染、急性出血或化疗等条件下，进入增殖周期的HSCs数量增多以补充损耗的干细胞池及血细胞。干扰正常的造血过程会导致血细胞减少（如再生障碍性贫血）和恶性疾病（如骨髓增生性疾病、白血病）。HSCs移植目前已广泛应用于临床治疗各种恶性和非恶性疾病，临床应用的HSCs目前主要来源于骨髓、动员后的外周血和脐带血。

一、基本概念

造血干细胞的特征是具有自我更新和多系分化潜能，可以在移植后归巢骨髓重建受致死量辐射受者的造血系统。

（一）HSCs的自我更新

HSCs的增殖通过有丝分裂，采用自我更新方式，即有丝分裂之后产生的子代能够保持母代细胞的一切增殖和分化潜能。目前认为在骨髓存在不同阶段的造血干细胞，其中最原始的细胞命名为多能干细胞（multipotential stem cell），一方面它进行自我更新，另一方面分化产生多能造血祖细胞（multipotent progenitor），这一阶段合并命名为多能造血干细胞（pluripotential hemopoietic stem cell）。HSCs自我更新潜能的维持依赖端粒末端转移酶的活性和生理条件下HSCs在骨髓基质细胞组成的干细胞龛中保持静止状态。端粒末端转移酶是一种逆转录酶，它可以修复因为细胞分裂导致的端粒缩短，后者的发生与细胞周期阻滞、染色体的不稳定性和复制老化(replicative senescence)相关。尽管HSCs表达端粒末端转移酶活性，但其自我更新能力是有限的[2]。小鼠移植实验证明，从恢复正常造血的第一代受髓小鼠骨髓中采集细胞移植给经致死量辐射的第二代受髓小鼠，造血重建后再从第二代受髓小鼠的骨髓中采集细胞移植给经致死量辐射的第三代受髓小鼠，如果连续移植4次以上，所采集的骨髓细胞就失去了重建造血系统的功能，表明多能造血干细胞的每一次增殖其自我更新潜能都在减少直至消失[3]。在人类，HSCs的重复分裂会导致端粒的缩短，在造血压力（如造血干细胞移植后）存在条件下端粒的缩短更为明显，尽管HSCs表达端粒末端转移酶活性，但仍不能在复制压力存在下阻止端粒的缩短，表明HSCs并不能永保自我更新潜能[4]。

（二）HSCs的多系分化潜能

HSCs能够分化成为各系成熟血细胞[5]。HSCs增殖分化产生多能造血祖细胞，后者进一步增殖分化产生淋系共同祖细胞（common lymphoid progenitors）和髓系共同祖细胞（common myeloid progenitors）。淋系共同祖细胞增殖和分化成为T淋巴细胞、B淋巴细胞、NK细胞和淋系来源的树突状细胞。髓系共同祖细胞增殖分化产生粒－单前体细胞（granulocyte-monocyte precursors）、巨核－红前体细胞（megakaryocyte-erythrocyte）、嗜酸性粒细胞、嗜碱性粒细胞和髓系来源的树突状细胞。粒－单前体细胞进一步发育成为粒细胞和单核细胞，巨核－红前体细胞进一步发育成为红细胞和血小板。传统认为当细胞发育至定向造血祖细胞以后的阶段，细胞的发育方向限定而且失去自我更新能力。然而，现在越来越多的研究证据表明系定向祖细胞甚至分化程度更高的祖细胞在某些条件下如细胞因子的刺激能够发生淋系发育和髓系发育之间的转换，其机制目前尚不清楚[6]。

（三）HSCs可通过移植重建受致死量辐射受者的造血系统

HSCs概念的最早提出是因为研究发现通过同型小鼠骨髓移植可以重建受致死量辐射受者损害的造血系统。免疫缺陷鼠和胎羊等异种移植动物模型和HSCs移植在临床的成功应用也证明，HSCs具有归巢骨髓造血微环境及重建造血系统的能力[7]。HSCs经注射进入受者循环系统后能够迁移并定位于特异的骨髓造血微环境的过程称为归巢[8]。

二、起源和迁移

人类HSCs最早出现在胚外卵黄囊血岛。这是由胚外中胚层原始生殖细胞（primordial germ cells, PGCs）在卵黄囊壁上形成的细胞丛，其外层细胞分化为血管内皮细胞，它们逐渐变长，相互连接成原始的血管网，血岛内层细胞则分化为最早的HSCs。在妊娠19天的胚胎期，卵黄囊、体蒂和绒毛膜等胚外组织中均存在HSCs，并有部分干细胞发育成第一代巨幼红细胞，称为卵黄囊造血期。最早期的卵黄囊造血干细胞分化潜能有限（只向红系和粒细胞分化），移植后没有重建造血的能力。随着胚胎的发育和血管形成，胚内外血液循环的建立为细胞迁移提供了条件。存在于胚外尿囊底部的PGCs细胞群开始迁移到胚胎的主动脉旁胚脏壁（para-aortic splanchnopleura, PAS）及进一步发育成为主动脉－性腺－中肾(aorta-gonad-mesonephros, AGM)区，它们的多数迁移到生殖嵴发育为生殖细胞，少数在PAS、AGM区分化为多能造血干细胞。在胚内形成的多能造血干细胞具有多向分化能力，移植后可全面重建造血。它们迁移到肝脏原基，使肝脏成为胎儿期的主要造血器官；也迁移到卵黄囊、脾、胸腺和骨髓，为胎儿发育过程中造血器官的形成提供最原始的造血干细胞。卵黄囊造血期中止于2个半月胚胎，其后由胎肝造血所代替，进入胎肝造血期。在3～5个月的胎儿肝脏中约50%的有核细胞为幼稚红细胞，仅有少数粒系幼稚细胞和巨核细胞。在胎儿肝脏中形成的红细胞仍为巨幼型，称为第二代巨幼红细胞。其血红蛋白中珠蛋白主要由两条α链和两条γ链组成，属于胎儿血红蛋白，不同于卵黄囊壁第一代巨幼红细胞中胚胎珠蛋白结构。在胎肝造血期，淋巴细胞的发育主要在胸腺、脾和淋巴结等处。这些干细胞除主要向淋巴细胞分化外，也有少数向红系和粒系细胞分化，但为时甚短，很快由淋巴细胞所取代，这些器官也就成为终生的淋巴器官。胎儿胎肝造血期减退开始于胎儿第6个月，至出生时中止，由骨髓造血所代替。骨髓是终生造血器官，是HSCs最适宜生长发育的场所，来自于AGM和胎肝的HSCs迁移到骨髓，在妊娠第10周开始造血，但全面生成各种造血细胞是在妊娠7个月以后[2, 9]。

HSCs经血液循环迁移，不但保证了胚胎和胎儿造血器官的形成和变更，而且也是出生后机体的生理现象。联体动物试验证明，联体动物中的一只虽受致死量辐射也不会出现骨髓衰竭，因为未受辐射的另一只动物体内的HSCs能够通过连接的血管迁移到受辐射动物的骨髓重建造血。目前的研究已证明，基质衍生因子-1（SDF-1）及其特异性受体CXCR4组成的SDF-1/ CXCR4生物学轴和β_1整合素在胚胎发育期和成体的HSCs迁移过程中发挥重要作用。基因敲除动物试验证明，

SDF-1/ CXCR4和β_1整合素如迟现抗原-4（VLA-4）信号缺陷会导致HSCs迁移功能下降，其中SDF-1/ CXCR4基因缺陷动物因HSCs从胎肝迁移到骨髓功能缺陷而导致骨髓B淋巴祖细胞数量减少、髓系造血缺陷及导致动物胚胎期死亡。临床HSCs移植需要在移植前能够采集足够的HSCs和在移植后HSCs能够顺利归巢骨髓重建造血，因此我们关心HSCs迁移的一个重要理论问题就是HSCs互为镜像的动员和归巢机制。正常生理条件下，通过血液循环的HSCs终将回归造血器官的特定造血微环境才能够行使其功能，其中HSCs粘附及穿透血管内皮细胞层和HSCs定位于造血微环境是HSCs归巢的重要步骤。许多研究证明，这些重要环节都涉及细胞因子的趋化作用以及粘附分子和粘附分子受体的相互作用。骨髓基质细胞分泌的SDF-1是目前已知最强的HSCs趋化因子，骨髓微环境中SDF-1浓度高于外周血，形成SDF-1浓度梯度，诱导HSCs沿SDF-1浓度梯度由外周血迁移至骨髓微环境中，SDF-1结合其特异性受体CXCR-4后能够增强HSCs表达的粘附分子β_1整合素介导的粘附作用，增强HSCs的运动功能和促进HSCs分泌基质金属蛋白酶，有利于HSCs粘附及穿透血管内皮细胞层。选择素和β_1整合素介导HSCs粘附血管内皮细胞，对HSCs粘附和穿透血管内皮细胞层起着重要作用。HSCs进入血管外骨髓造血微环境后，β_1整合素介导HSCs粘附骨髓基质细胞和胞外基质，调控HSCs在造血微环境中的定位及其与造血微环境之间的相互作用。在造血压力（如感染和化疗）和人为因素（如粒细胞集落刺激因子动员）的条件下，从骨髓进入外周血的HSCs数量增多，导致动员的发生。HSCs动员是多步骤过程，牵涉到HSCs的粘附、运动能力的改变和骨髓基质成分如细胞因子、趋化因子、粘附分子等的改变。首先HSCs与骨髓基质的粘附作用被削弱，该过程需要下调某些特定整合素的表达或亲和力。继之，HSCs选择素的表达或活力增高，有利于HSCs粘附血管内皮细胞层。在细胞因子、趋化因子和蛋白酶的作用下，HSCs的运动和穿透内皮细胞层的能力得到增强，HSCs穿透内皮细胞层进入血液循环。比如，在粒细胞集落刺激因子（G-CSF）动员HSCs过程中，骨髓基质金属蛋白酶水平增高，蛋白酶水解作用增强，SDF-1及其受体CXCR4被蛋白酶水解剪切，血管细胞粘附分子-1（VCAM-1，VLA4的受体之一）被蛋白酶水解剪切，导致VLA-4介导的HSCs与骨髓基质的粘附作用降低。只有深入研究阐明HSCs的迁移机制，我们才可能更有效地动员HSCs和提高干细胞移植后的植入率[10, 11]。

三、特征和识别

HSCs在造血组织中数量稀少，没有明显的形态学特征，都表现为淋巴细胞样的单个核母细胞，这给造血干细胞的研究带来困难。造血干细胞的测试系统是逐步发展完善的，最早的检测方法是1961年Till和McCulloch发明的脾集落生成单位（CFU-S）检测，目前通常是依靠联合多种检测方法来识别HSCs。

细胞表面抗原及其单克隆抗体的研究为HSCs的识别和分离提供了条件。通过对小鼠造血系统的研究发现，细胞表面分化抗原Thy-1、干细胞因子受体（Kit）和CD34等可作为HSCs的识别标志。低表达CD34、高表达Kit和Scal、不表达系分化抗原如红系、粒系、淋系抗原（Lin^-）的小鼠骨髓$CD34^{-/lo}$、Kit^+、$Scal^+$、Lin^-细胞移植入受致死量辐射的受体鼠后具有自我更新和多系分化能力。通过分析小鼠胎肝细胞发现，表达$AA4^+$、Kit^+、$Mac1^+$、$Scal^+$、Lin^-的胎肝细胞群高度富集HSCs。然而，人类HSCs表型特征尚需进一步研究来确定。人类$CD34^+$造血细胞移植的动物试验和临床应用证明，具有重建造血能力的人HSCs表达$CD34^+$抗原。再用CD38单克隆抗体把$CD34^+$细胞分为$CD34^+$ $CD38^+$和$CD34^+$ $CD38^-$两组，前者只有短期建立受者造血系统的能力，只有后者才具有长期重建受者造血系统的能力。更进一步将$CD34^+$细胞分群研究证明，$CD34^+$ Kit^+ $Thy\text{-}1^+$ $CD38^-$ Lin^-细胞具有更强的造血干细胞潜能。胎羊移植模型研究证明，共表达CD133的$CD34^+$细胞亚群具有更强的长期增殖潜能。尽管众多证据证明人类$CD34^+$造血细胞是造血干细胞，然而后来的研究证明$CD34^-Lin^-$造血细胞也具有成功植入NOD/SCID小鼠和胎羊长期重建造血的潜能，$CD34^-Lin^-$造血细胞比$CD34^+Lin^-$造血细胞更为原始，它能分化为$CD34^+$细胞并进一步向髓系和淋系发育。这些研究对传统的人HSCs就是$CD34^+$细胞的观点提出了挑战，也表明具有长期重建造血功能的多能干细胞包括相当长发育阶段的细胞[12]。

鼠和人的HSCs通常是一些处于静止期的细胞，具有染料拒染能力。HSCs至少表达两种ATP-结合盒载体蛋白如多药耐药P糖蛋白（multidrug-resistance P-glycoprotein，MDR1）和乳癌耐药蛋白（breast cancer-resistance protein，BCRP），能够通过ATP依赖的过程将DNA染料Hoechst-33342 (Hoechst，烟酸己可碱)和线粒体染料Rhodamine-123（Rho，罗丹明）排出细胞外。可以根据细胞周期和染料拒染能力将造血干细胞($Rho^{-/lo}$，$Hoechst^{-/lo}$)和定向祖细胞(Rho^{hi}，$Hoechst^{hi}$)鉴别开来。研究证明，具有长期植入受者重建造血潜能的小鼠造血细胞均为Rho^{-}细胞，具有长期植入受者重建造血潜能的纯化人脐血$CD34^{+}$ $CD38^{-}$细胞同样均为Rho^{-}细胞。在人和鼠的造血组织，亦描述为旁群(side-population，SP)的$Hoechst^{-/lo}$细胞群中高度富集HSCs，该表型与BCRP的表达相关。已经在不同物种的造血和非造血组织中识别出SP细胞，目前普遍认为SP细胞是早期干细胞[13]。

体外培养技术的建立为在体外方便地检测HSCs增殖和多系分化潜能提供了可能。目前已建立几种培养体系用于检测和计算鼠和人的造血祖细胞。应用于检测髓系祖细胞分化能力的培养体系可以检测和计算包括集落形成细胞（colony-forming cells，CFCs）、鹅卵石区形成细胞(cobblestone area-forming cells，CAFCs)、高增殖潜能集落形成细胞（high proliferative potential colony-forming cells，HPPCFCs)、长期培养启动细胞（long-term culture-initiating cells，LTC-ICs）和延长培养时间的LTC-ICs（extended-LTC-ICs，E-LTC-ICs)。E-LTC-ICs定义为具有更强的增殖潜能和能够在体外培养体系维持增殖能力达到18周的LTC-ICs亚群。利用骨髓基质细胞、胎牛血清、不含有外源类固醇激素的培养基建立的培养体系能够检测造血细胞分化成为成熟B细胞的能力。利用骨髓基质细胞、鼠胎肝细胞系、人血浆和白介素2建立的培养体系能够检测造血细胞分化成为自然杀伤（natural killer，NK）细胞的能力。使用胸腺培养，造血细胞能够在体外诱导分化成为T淋巴细胞。上述检测方法只能部分满足多能HSCs自我更新和多向分化这两个特征，检出的都不是最早的HSCs[2]。在系定向培养体系的基础上发展的转移培养系统使HSCs的检测成为可能。理论上转移培养系统包括多个培养步骤，首先分离单个有原始细胞表型的造血细胞移入能让其增殖的培养体系，然后将其产生的后代细胞分别移入有利于髓系或淋系分化的培养体系进行培养。具有增殖并分化成为髓系和淋系后代细胞能力的单个细胞可以认为是HSCs。例如单个人$CD34^{+}$ $CD38^{-}$ Lin^{-}细胞与鼠AFT024肝细胞系共培养2～4周，然后将其产生的后代细胞移入利于髓系或淋系分化的培养体系进行培养，如果具有在体外长期启动髓系和淋系造血的能力，我们则称之为髓－淋系启动细胞（myeloid-lymphoid initiating cells，ML-ICs)。目前认为ML-ICs检测是比较可靠的干细胞检测方法，研究证明ML-ICs比较接近HSCs[13]。

虽然体外培养体系能够检测HSCs的自我更新和增殖分化能力，但也存在一些缺点，如不能检测HSCs的归巢潜能、方法较复杂、费时较多及可靠性不如动物体内移植检测等[2]。因此，能够检测造血干细胞长期完整重建受致死量辐射受体造血系统能力的动物试验仍是最权威的HSCs检测方法。40多年来，将细胞注入受致死量辐射的小鼠，观察脾集落形成，此种方法一直作为观察造血干细胞的手段而被实验血液学界广为应用。研究表明，脾集落形成细胞具有自我更新和多向分化潜能，但潜能有限，并不是最早期的HSCs。通过小鼠连续移植检测，我们可以进一步鉴别长期重建造血干细胞（long-term repopulating HSCs，LT-HSCs）和短期重建造血干细胞（short-term repopulating HSCs，ST-HSCs)。ST-HSCs具有短期自我更新能力（约8周)，能够短期重建造血系统，挽救受致死量辐射的第一代小鼠，但取自第一代小鼠重建的造血组织的细胞不能挽救第二代受致死量辐射的小鼠。LT-HSCs能够挽救受致死量辐射的小鼠，并且经过数代移植仍能够长期重建受致死量辐射的小鼠的造血系统。后者还可以用竞争重建分析（competitive repopulating assay）来检测，来自于被检测鼠的造血细胞在移植前按不同比例与来自于竞争小鼠的造血细胞混合后注入受致死量辐射的小鼠。通过限制稀释分析，能够衡量被检测鼠的造血细胞竞争植入受体鼠的能力，并以此推测 LT-HSCs 的数量。对于人的 HSCs 体内植入重建造血能力的检测相对困难，目前应用较多的是使用免疫缺陷动物如 NOD/SCID 小鼠和胎羊的异种移植模型。将人的造血细胞注入免疫系统尚未建立的胎羊或受亚致死量辐射的免疫缺陷小鼠体内，通过检测人细胞表面抗原如人泛白细胞抗原CD45的表达和人特异性DNA来检测人源造血细胞在动物受者造血组织中的比例，确定其能否成功植入动物受者重建造血及其植入能力的高低。能够重建受亚致死量辐射的 NOD/SCID 小鼠造血的造血细胞亦称为 Scid 小鼠重建细胞（Scid repopulative cells，SRCs），相当于 HSCs。然而，由于异种动物体内的内环境与人类存在差异，可能会对人类HSCs在异种动物体内生存产生不利影响，导致利用异种移植模型检测人HSCs功能的检测方法存在不确定性。因此，新的检测方法有待通过进一步的研究来建立。

四、造血干细胞与骨髓造血微环境

骨髓基质由骨髓基质细胞和胞外基质组成，骨髓基质细胞包括成纤维细胞、脂肪细胞、血管内皮细胞、成骨细胞、巨噬细胞和破骨细胞等，胞外基质包括纤连蛋白（FN）、蛋白多糖如硫酸软骨素、透明质酸、层粘连蛋白、胶原蛋白。HSCs与骨髓基质密切接触提示HSCs的生存、增殖和分化决定于HSCs、基质细胞和胞外基质组成的骨髓造血微环境。1975年英国生物学家Schofield的壁龛学说为这种推测做了详尽的描述，他认为骨髓基质细胞能形成许多壁龛样结构，HSCs位于干细胞龛者可保持其自我更新和多向分化潜能，有丝分裂后产生的子代细胞只有占据干细胞龛者可保持多能干细胞性质，离开干细胞龛者即分化。20多年来的研究结果表明骨髓基质能够保持 HSCs 潜能，通过粘附分子介导的细胞－细胞、细胞－胞外基质相互作用和通过细胞因子、趋化因子或其他胞外信号分子的分泌为造血干细胞提供增殖和分化信号。体外培养证明，来源于主动脉－性腺－中肾区、胎肝和骨髓的细胞系具有体外支持HSCs生存的能力。骨髓微环境中的HSCs和基质细胞均表达编码对造血干细胞增殖和分化起重要作用的蛋白质和细胞因子，提示HSCs受自分泌和旁分泌的调节。这些研究表明造血微环境的细胞因子、基质细胞、胞外基质和细胞粘附分子对HSCs功能至关重要。下面具体描述造血微环境的细胞因子、其他影响 HSCs 的信号途径包括 NOTCH 和 WNT 途径、粘附分子介导的 HSCs 与骨髓基质之间的细胞－细胞、细胞－胞外基质的相互作用[8]。

（一）造血微环境的细胞因子

存在于骨髓微环境中的许多细胞因子影响造血干（祖）细胞的生存、增殖、分化和粘附，称之为造血因子。这些细胞因子对造血干（祖）细胞起刺激、共刺激、抑制或其他作用，根据其所起作用分别称为造血生长因子或造血抑制因子。一些因子对造血细胞起双向调节作用如 IL-4。多数因子直接作用于造血细胞，而一些因子如IL-17主要起间接作用。因为作用于造血细胞的细胞因子数量众多、功能多样和新的造血因子不断被发现，所以目前尚不能建立一个完善的分类系统。传统的分类方法是根据造血因子对造血细胞增殖的影响、作用的系特异性等功能对造血因子进行笼统分类。

1. 集落刺激因子　包括巨噬细胞集落刺激因子（M-CSF）、粒细胞集落刺激因子（G-CSF）、粒－单核细胞集落刺激因子（GM-CSF）、白介素-3（IL-3）、IL-5、红细胞生成素（EPO）和血小板生成素（TPO）。这些细胞因子能够促进造血细胞生长，在体外培养体系中单独或与其他细胞因子联合可以促进造血祖细胞集落形成。

2. 共刺激因子　包括干细胞因子（SCF）和 Flt-3 配体（FL）。其作用在本节后文详述。

3. IL-6家族　包括IL-6、IL-11、白血病抑制因子（LIF）、制瘤素M（OSM）。IL-6家族成员是重要的造血调控因子，通过共同的受体信号转导因子糖蛋白 130（gp130）介导发挥作用。

4. 影响造血细胞的其他白介素　包括 IL-1、IL-2、IL-4、IL-7、IL-9、IL-10、IL-12、IL-17、IL-20。

5. 影响造血细胞的传统生长因子　包括胰岛素样生长因子 -1（IGF-1）、碱性成纤维细胞生长因子 -1(b-FGF)、肝细胞生长因子（HGF）、血小板衍生生长因子 -1(PDGF)。

6. 新发现的影响造血细胞的因子　包括Notch

配体、Wnt 家族、血管内皮生长因子家族。其作用在本节后文详述。

7. 抑制性因子　包括趋化因子（如 IL-8、巨噬细胞炎性蛋白 -1α、单核细胞趋化蛋白 -1 等）、干扰素(IFNs)、肿瘤坏死因子-α (TNF-α)、转化生长因子 -β (TGF-β)。

造血生长因子主要来源于骨髓非造血细胞如内皮细胞、成纤维细胞和成骨细胞等和造血细胞的分泌，可分为组成性分泌和可诱导性分泌。一种造血生长因子可作用于多种造血细胞的生成，多种造血生长因子可作用于同一种造血细胞的生成，称为造血生长因子的功能重叠或冗余，不同的造血生长因子之间存在协同效应(表 1-1)。

表 1-1　造血生长因子的功能

造血过程	起促进作用的重要细胞因子
红细胞生成	EPO，SCF，IGF-1，IL-9，IL-3，TPO
血小板生成	TPO，IL-3，IL-6，IL-11，LIF，SCF，EPO
肥大细胞生成	IL-3，SCF，IL-10?
嗜酸性细胞生成	IL-5，IL-3，GM-CSF，SCF
粒细胞生成	G-CSF，GM-CSF，IL-3，SCF，IL-6
巨噬细胞生成	M-CSF，GM-CSF，IL-3
淋巴细胞生成	IL-7，FL，SCF，SDF-1，IL-2，IL-4，IL-5，IL-10，IL-13，IL-15

（二）HSCs 表达的粘附分子

HSCs 通过其表达的粘附分子介导细胞外基质和基质细胞的粘附，目前已确定多种介导这种粘附作用的粘附分子，包括整合素（integrin）、选择素（selectin）、免疫球蛋白超家族成员和CD44等[8]。

1. 整合素　HSCs 表达 β_1 和 β_2 整合素。HSCs 表达的 β_1 整合素包括 $\alpha_4\beta_1$ 和 $\alpha_5\beta_1$ 整合素，$\alpha_4\beta_1$ 整合素亦称迟现抗原 4（very late antigens-4, VLA-4）或 CD49d，$\alpha_5\beta_1$ 整合素亦称迟现抗原 5（very late antigens-5, VLA-4）或 CD49e。$\alpha_4\beta_1$ 和（或）$\alpha_5\beta_1$ 整合素均能介导 HSCs 粘附胞外基质如纤连蛋白，$\alpha_4\beta_1$ 整合素还可介导 HSCs 粘附表达血管细胞粘附分子 -1（VCAM-1）的基质细胞如内皮细胞和成纤维细胞。目前研究证明，$\alpha_4\beta_1$ 整合素在 HSCs 归巢及与骨髓微环境相互作用过程中起重要作用。$\alpha_4\beta_1^{+/-}$ 嵌合鼠HSCs的迁移功能和髓系、淋系造血发育缺陷，而$\alpha_5\beta_1^{+/-}$ 嵌合鼠HSCs的迁移功能和髓系、淋系造血发育无明显异常。$\alpha_4\beta_1$和 $\alpha_5\beta_1$整合素活化导致细胞骨架蛋白募集，还导致与细胞运动、生存和增殖信号传递相关的焦点粘附激酶（focal adhesion kinase，FAK）和焦点粘附相关酪氨酸激酶（related adhesion focal tyrosine kinase，RAFTK）磷酸化，影响细胞的运动和生存。体外研究证明，$\alpha_4\beta_1$ 和 $\alpha_5\beta_1$ 整合素介导 $CD34^+$ 细胞粘附纤连蛋白对细胞的增殖负调控起重要作用。$\alpha_4\beta_1$ 和 $\alpha_5\beta_1$ 整合素功能缺陷会导致异常增殖和进入外周血的造血干（祖）细胞增多，比如慢性粒细胞白血病的白血病细胞$\alpha_4\beta_1$和 $\alpha_5\beta_1$整合素的功能存在缺陷[14]。HSCs表达的β_2整合素是白细胞功能相关抗原-1(leukocyte function-associated antigen-1，LFA-1，CD11a)，其主要作用是介导 HSCs 与表达细胞间粘附分子 -1（intercellular adhesion molecules-1，ICAM-1）的细胞如基质细胞和造血细胞之间的粘附作用。LFA-1 缺陷鼠造血干细胞的增殖和归巢功能没有明显异常，因此LFA-1 对造血干细胞的意义尚未清楚，可能与滞留造血干细胞在骨髓造血微环境相关。

2. CD44　CD44 是一种分布广泛的高度多态性跨膜糖蛋白，通过转录自同一基因的mRNA进行不同的剪接，可产生多达 18 种的剪接亚型。CD44是一种高度糖基化的分子，由于连接糖类的特征和范围不同而赋予其更高的多态性。CD44介导造血干细胞粘附透明质酸、胶原、FN 和 L- 选择素等。不同组织来源的HSCs表达CD44存在差异，比如脐血造血干细胞的CD44表达高于骨髓。CD44与滞留HSCs在骨髓造血微环境相关，CD44缺陷鼠进入外周血的HSCs数量增多。使用CD44阻断抗体能够导致HSCs动员的发生，同时也会导致HSCs归巢骨髓功能障碍。

3. 选择素　选择素家族（CD62家族）成员包括E-选择素、P-选择素和L-选择素，每种选择素分子都包括含有N端的钙依赖型凝集素样结构域和随后的一个表皮生长因子样基序，以及一系列不同数目的重复序列，这些重复序列与各种补体结合蛋白中的重复序列相似。HSCs表达L-选择素，L-选择素介导HSCs与表达粘蛋白样粘附分子如PSGL-1、CD34和PCLP-1等的细胞之间的相互粘附。临床研究表明，移植物的植入速度与输入的L-选择素$CD34^+$细胞数目呈正相关，这说明L-选择素分子与HSCs的归巢功能是密切相关的[15]。

4. 免疫球蛋白超家族分子　HSCs表达免疫球蛋白超家族分子成员细胞间粘附分子-1（intercellular adhesion molecule-1，ICAM-1），ICAM-1介导HSCs与表达β_2整合素如LFA-1和巨噬细胞抗原-1（macrophage antigen-1，Mac-1）的细胞如基质细胞和造血细胞之间的粘附作用，与造血干细胞迁移和定居于骨髓微环境相关。

5. 唾液酸粘蛋白样粘附分子　HSCs表达的粘蛋白样粘附分子包括CD34、PSGL-1、CD164等，这类唾液酸粘蛋白分子通过介导HSCs与表达选择素的基质细胞、造血细胞和内皮细胞之间的粘附作用影响造血干细胞的迁移及定居于骨髓微环境。

五、造血干细胞的命运调控

HSCs有三种命运，即自我更新、分化或凋亡。HSCs自我更新分裂可以是一个HSC对称分裂成为两个相同的保持母代细胞一切增殖和分化潜能的子代HSC；也可以非对称分裂，一个成为子代HSC，而另一个子代细胞向下一阶段分化或凋亡。少量的HSCs增殖分化就能够提供机体终生所需巨大的血细胞量，由此人们推测，大多数HSCs分裂产生的一个子代细胞保持HSC潜能，而另一个子代细胞向下一阶段分化产生各系成熟血细胞。在造血压力存在的条件下，HSCs数量能够得到扩增，因此一个HSC在一定条件下也可能对称分裂成为两个相同的子代HSC以补充消耗的干细胞池。转基因鼠研究证明过度表达*bcl*-2会导致HSCs数量的增加，提示HSCs亦会凋亡，凋亡可能是维持稳态HSCs池平衡的重要机制。为解释HSCs命运的决定，Till和Mc Culloch最早提出了随机模型（stochastic model），即HSCs随机定向于自我更新或分化命运。之后，在越来越多的研究支持的基础上提出了教育模型（instructive model），即HSCs的命运取决于它们所处的造血微环境。目前普遍认为，很早期造血干细胞的自我更新或分化分裂是随机发生的（随机模型），其后的系定向分化和祖细胞的分化成熟由造血微环境决定（教育模型）。新的研究证明，与各系定向分化相关的基因在造血干细胞均有低水平表达，当造血微环境作用于造血干细胞时，一些基因表达增强而其他基因的表达被抑制，导致造血干细胞自我更新增殖或系定向分化。在此基础上提出了多系启动模型(multilineage priming model)，多系启动模型是随机模型和教育模型的折中，提示造血干细胞的命运调节同时取决于细胞内和细胞外的调控因素[16]。

（一）外在因素调控

1. 早期作用细胞因子　几种细胞因子如干细胞因子（SCF）、FLT3配体（FL）和血小板生成素（TPO）已被识别影响造血干细胞的自我更新和分化过程，传统称之为早期作用因子。基因突变小鼠动物试验证明，SCF基因突变（SI^d）会导致小鼠的造血干细胞造血微环境缺陷，将正常野生小鼠造血干细胞移植给SI^d小鼠也不能重建正常造血。同样，将SCF受体Kit突变(W突变)小鼠的造血干细胞移植给正常野生小鼠不能重建正常造血。将FLT3（一种酪氨酸激酶受体）缺陷小鼠的造血干细胞移植给正常野生小鼠后淋系和髓系造血缺陷。同样，将正常野生小鼠造血干细胞移植给FL缺失突变小鼠后共同淋系祖细胞数量减少。提示FL对造血干细胞自我更新和分化是重要的。FLT3和SCF基因双敲除会导致更严重的造血干细胞缺陷，可致出生后早期死亡，提示SCF/Kit和Flt3/FL信号途径对造血干细胞自我更新过程起协同作用。另外一种作用于造血干细胞水平的细胞因子是已知的能够促进巨核细胞增殖分化的TPO。TPO及其受体Mpl缺陷小鼠的巨核细胞和多系祖细胞数量减少。TPO缺陷的小鼠不能支持移植的野生小鼠造血干细胞增殖，但该造血干细胞增殖缺陷可以通过外源TPO纠正。Mpl缺陷小鼠的造血干细胞竞争重建能力降低，提示TPO/Mpl对造血干细胞和早期祖细胞的维持是重要的。其他早期作用因子还包括可同时作用于造血干细胞和内皮细胞的血管内皮生长因子家族成员如血管内皮生长因子（VEGF）和一些促血管生成素（angiopoietins），研究表明IL-6也能增强HSCs的生存和增殖能力。类似于G-CSF促进患者移植后中性粒细胞数量恢复，这些早期作用因子有潜在的临床应用前景，用于促进HSCs在体内增殖，促进短期和长期植入，可能适用于干细胞数量少的脐血成体移植。这些早期作用因子的潜在应用前景还包括应用它们建立体外扩增HSCs的扩增培养体系[17]。

2. 新发现的影响HSCs的因子　除早期作用因子外，新发现的影响HSCs的因子如WNT蛋白和Notch信号途径以及一些对胚胎发育起重要作用的信号蛋白如猬蛋白（hedgehog proteins）和骨形态发生蛋白（bone morphogenetic proteins, BMPs），对成体造血也起重要的作用[5, 18]。

在哺乳动物，WNT蛋白在造血组织中表达，如鼠的卵黄囊细胞、胎肝细胞和胎肝HSCs，人骨髓HSCs也有表达。通过自分泌和旁分泌，WNT蛋白结合其受体frizzled（一种7跨膜结构域蛋白）激活信号级联，导致转录激活因子β-catenin的激活和核转录增加。WNT蛋白在体外培养能够增强HSCs的生存和增殖能力，将WNT5a和HSCs在体外共同培养能够增强单核细胞和红细胞形成及抑制巨噬细胞形成，在有基质细胞支持的体外长期培养体系中加入WNT3a能够抑制HSCs向B细胞和髓系分化。在HSCs中过度表达WNT信号途径的下游效应因子β-catenin能够增强HSCs的自我更新能力。因此，WNT信号能够调控HSCs的自我更新和特异性分化，但目前尚未清楚增强WNT信号是否会导致白血病的发生[19]。

Notch信号的产生需要表达Notch的HSCs与表达Notch配体（包括Jagged和Delta）的骨髓基质细胞（如内皮细胞和成纤维细胞）密切接触。Notch与其配体相互作用调控HSCs生存、增殖和分化。在鼠HSCs过表达Notch胞内结构域以增强Notch信号能够使HSCs转化为具有淋系和髓系分化能力的永生细胞。将表达Notch1的$CD34^+$细胞与表达Jagged1的滋养细胞体外共培养，造血祖细胞的增殖和髓系集落形成受到抑制。然而，Jagged1与SCF协同能够增强$CD34^+$细胞的红系集落形成能力。将HSCs与Delta-1体外共培养的研究证明，Delta-1能够增强HSCs的自我更新和多系分化能力。Notch信号对HSCs自我更新和命运决定起重要作用进一步阐明了骨髓微环境对HSCs调控的机制[20]。

猬蛋白是分泌型糖蛋白，对早期胚层形成起重要作用。对猬蛋白信号途径组成的最初描述是建立在果蝇的研究基础之上的，后来的研究证明该途径在进化中具有保守性。在哺乳动物猬蛋白有三种同族体，包括sonic (SHH)、indian (IHH)和desert (DHH)。研究表明猬蛋白参与胚胎和出生后造血。动物研究证明，IHH能够上调BMP4的表达进而启动（initiate）原始的胚胎造血。猬蛋白信号途径如SHH、SHH受体（如PTCH和SMO）及其下游途径的转录因子GLIS也在人脐血$CD34^+$ $CD38^-$ Lin^-细胞和骨髓基质细胞表达。在体外培养体系中加入SHH能够促进$CD34^+$ $CD38^-$ Lin^-细胞增殖和扩增SRCs，证明其能够应用于体外扩增HSCs。猬蛋白信号途径对造血的生理学意义及其在骨髓微环境与其他信号途径之间的相互作用目前尚未完全清楚，有待进一步研究阐明[5]。

BMPs是TGF-β超家族成员，从果蝇到哺乳动物在进化中具有保守性。BMPs信号途径不仅决定胚胎的背－腹轴发育，在腹侧中胚层的形成中起枢纽作用，而且诱导胚胎原始造血的发生。BMPs信号途径的组成部分如受体及胞内信号分子在出生后的个体体内造血组织如骨髓、脐血和动员外周血均可检测出。在体外培养体系中加入BMP4能够维持$CD34^+$ $CD38^-$ Lin^-细胞和SRCs的生存。研究已证明外源BMP4能够使恒河猴胚胎干细胞表达有利于向造血干细胞分化的GATA2、SCL、CD34、VEGFR、Kit、IL-6R和EpoR。使用非洲爪蟾的实验证明，BMP4能够激活许多造血同源框基因表达。BMP4的生理学意义目前尚未完全清楚，有待进一步研究阐明[5]。

（二）内在调节

1. 在白血病细胞异常表达的基因　在白血病细胞异常表达的基因可能在HSCs的命运调节中起重要作用。动物基因敲除或过表达研究证明，干细胞白血病基因（stem cell leukemia gene,

SCL，亦命名为TAL1)、LMO2（Lim-only protein 2)、AML1 (亦称 RUNX1)、GATA2、MYB 和 IKAROS (亦称ZNFN1A1)均为胚胎期造血系统发育必不可少的。SCL 和LMO2 表达于造血成血管母细胞（hemangioblast）水平，对启动和定向造血细胞分化是必不可少的。GATA2 在 HSCs 表达，对启动和定向造血细胞分化是必不可少的。AML1 和 MYB 对决定鼠和斑马鱼造血起重要作用。然而，这些基因在出生后造血中调控HSCs自我更新和分化的作用目前尚未完全清楚[18]。

2. 同源框基因 同源框基因（homeobox genes）在进化中具有高度保守性，分为 HOC 和非 HOX 家族，后者包括 POU（如 OCT1)、LIM 和 TALE（如 PDX 和 MEIS）家族。人和鼠的 HOX 家族基因都成簇排列，一个 HOX 基因簇可长达 20 ～ 100kb，含有多达 10 个基因，在鼠类和人类基因组中都已被鉴定出4个HOX基因簇（HOXA-D），基因簇分为13个类群，单个基因根据其所处类群在基因簇中的序号（从 3' 到 5' 端的顺序）命名。HOX 基因在 $CD34^+$ 细胞表达，其中 HOXB3 和 HOXB4 在更早期的$CD34^+CD38^-$ 细胞表达。动物基因敲除或过表达研究证明，HOXA9缺失鼠纯合子能够存活，但成年鼠表现出粒细胞、T 和 B 细胞生成异常，在亚致死量照射后自体HSCs移植后造血恢复延迟，它们的HSCs移植到野生型小鼠时表现为植入障碍。反之过表达HOXA9能够引起白血病。临床约有1%急性粒细胞白血病存在t(7;11) 染色体易位，导致 HOXA9 与 NUP98 部分融合，可能是白血病发生的机制之一[16, 18]。

与HOXA9相反，目前其他HOX基因敲除动物研究未能发现明显的造血系统异常。然而，过度表达HOXB4能够增强HSCs自我更新能力，但对其多系分化能力没有明显影响。对鼠的卵黄囊和胚胎干细胞的研究表明，HOXB4能够使胚胎干细胞向真正的HSCs分化并且有利于HSCs植入受体鼠，其机制可能与其能够上调与HSCs归巢功能相关的趋化因子受体 CXCR4 和转录因子 TEL 表达相关。鼠骨髓细胞过度表达HOXB4在体外培养10 ～ 14 天后植入受体鼠，与未过度表达 HOXB4 的对照组细胞比较 HSCs 的频率能够增加约 1 000 倍，而其淋、髓系分化能力并没有改变。同样，人脐血$CD34^+Lin^-$细胞过度表达HOXB4能够增加3 ～ 4 倍的 SRCs，受体鼠在移植后并没有发生白血病转化。因此，通过调控HOXB4过度表达来体外扩增 HSCs 的策略可能应用于临床移植。与 HOXB4不同，使用逆转录病毒转导过度表达其他同源框基因如HOXB8、HOXB3 和HOXA10会导致在祖细胞水平系定向分化能力的改变[16, 18]。

多种机制调节HOX基因的表达。维A酸反应元件（retinoic acid response elements，RARE）存在于 HOXA 和 HOXB 基因簇的 3' 端，在胚胎发育期维A酸调节HOX基因的表达。目前全反式维 A 酸是急性早幼粒细胞白血病的一线治疗用药，其机制是能够诱导白血病细胞分化。研究证明，维 A 酸能够维持体外培养的小鼠 HSCs 的生存，然而尚未能确定这是维A酸能够上调HOX基因表达的结果，需要进一步研究证实。HOX基因的表达亦被 MLL 基因、polycomb 基因及 TALE 基因家族调控，研究表明这些基因的异常表达会导致白血病的发生。然而，这些基因对正常稳态造血干细胞的调节意义尚未清楚[16]。

3. 表观调控 除基因特异性调控外，染色质组分的修饰（亦称表观调控）也可能调控HSCs的命运决定。细胞染色质的基本单位是组蛋白和双链DNA组成的核小体，共价修饰组蛋白包括磷酸化、乙酰化、甲基化和ADP核糖基化等可以通过影响核小体结构调控基因的表达，通过组蛋白修饰可以打开或关闭某些基因的表达。对果蝇发育的研究表明，表观调控对基因转录、DNA的修复和重组起重要作用。在染色质的修饰过程中起着重要作用的IKAROS 锌指蛋白在早期造血发生和早期淋系分化过程中表达，携带 $IKAROS^{null}$ 等位基因的小鼠 HSCs 数量减少，胚胎 B、T 和 NK 细胞发育缺陷伴髓系分化能力增强，表明 IKAROS 对稳态HSCs的增殖和生存及HSCs向淋系分化起重要作用，其作用机制可能与染色质重塑相关。组蛋白修饰可以按基因特异方式被诱导发生，通过某些系定向关键基因的组蛋白修饰，HSCs允许某系定向分化信号产生的同时限制其他系定向分化信号的产生，继而激活一系列分化相关基因，导致细胞沿着特定的系定向分化，因此表观调控亦可能在HSCs分化过程中发挥作用。目前还需要进一步的研究识别牵涉到造血干细胞命运决定的表观调控基因[21]。

（邱录贵）

第二节 血细胞的形态及功能

血细胞质和（或）量的异常是血液系统疾病的重要病理改变之一，因此，研究血细胞形态及功能是血液病临床诊断与治疗的基础工作。研究血细胞形态的方法包括光学显微镜、电子显微镜等。本节介绍常用的瑞氏染色光镜下的血细胞形态及透射电镜下血细胞形态（图 1-1、2）[22, 23]。

【红细胞系】

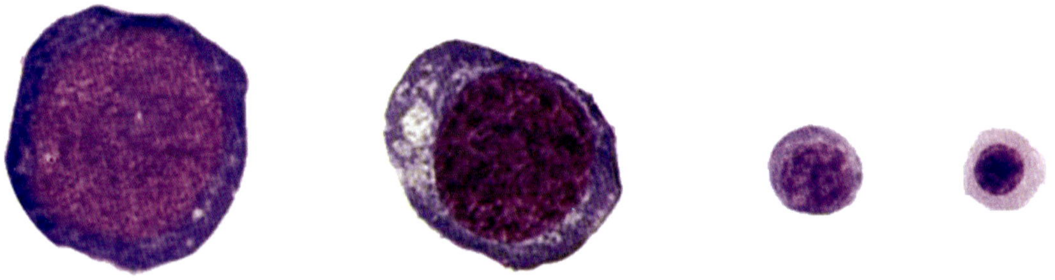

原始红细胞　早幼红细胞　中幼红细胞　晚幼红细胞

【中性粒细胞系】

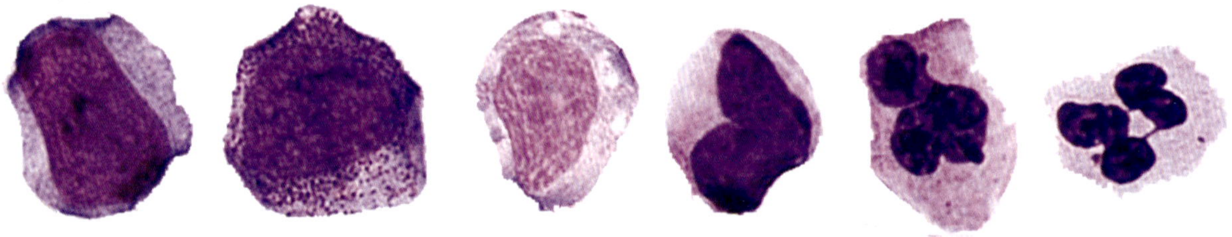

原始粒细胞　早幼粒细胞　中幼粒细胞　中性晚幼粒细胞　中性杆状核粒细胞　中性分叶核粒细胞

【嗜酸性粒细胞系】

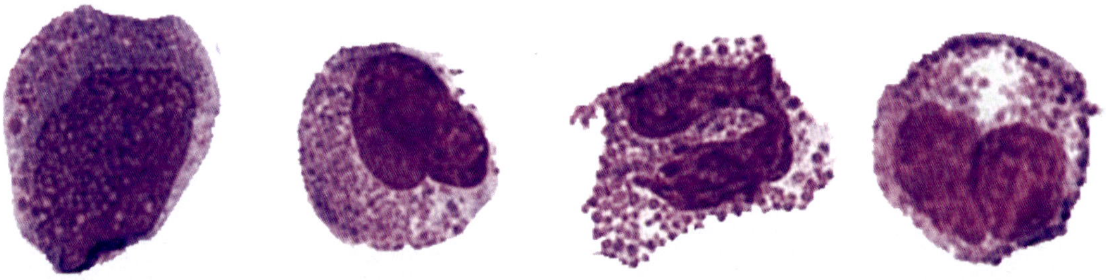

嗜酸性中幼粒细胞　嗜酸性晚幼粒细胞　嗜酸性杆状核粒细胞　嗜酸性分叶核粒细胞

【嗜碱性粒细胞系】

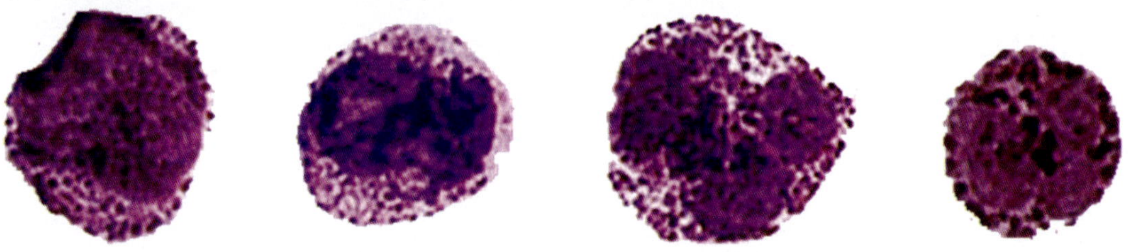

嗜碱性中幼粒细胞　嗜碱性晚幼粒细胞　嗜碱性杆状核粒细胞　嗜碱性分叶核粒细胞

【淋巴细胞系】

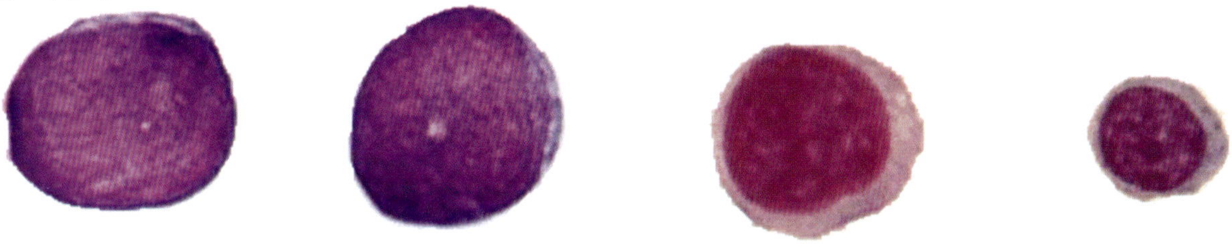

原始淋巴细胞　幼稚淋巴细胞　成熟大淋巴细胞　成熟小淋巴细胞

【浆细胞系】

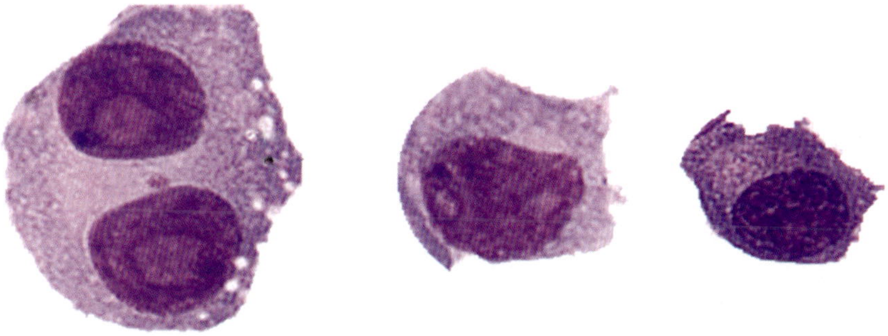

原始浆细胞　幼稚浆细胞　成熟浆细胞

【单核细胞系】

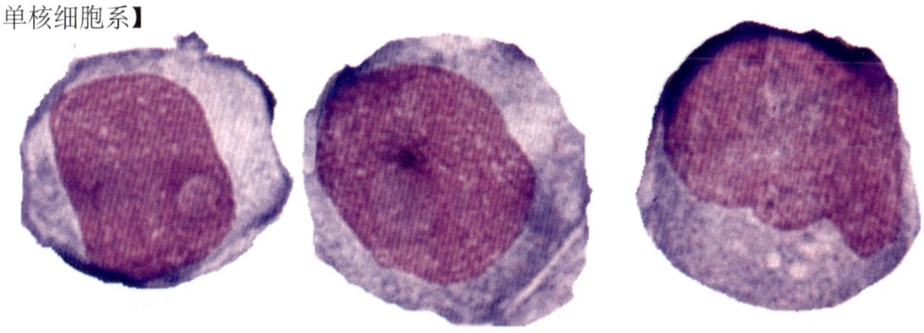

原始单核细胞　幼稚单核细胞　成熟单核细胞

【巨核细胞系】

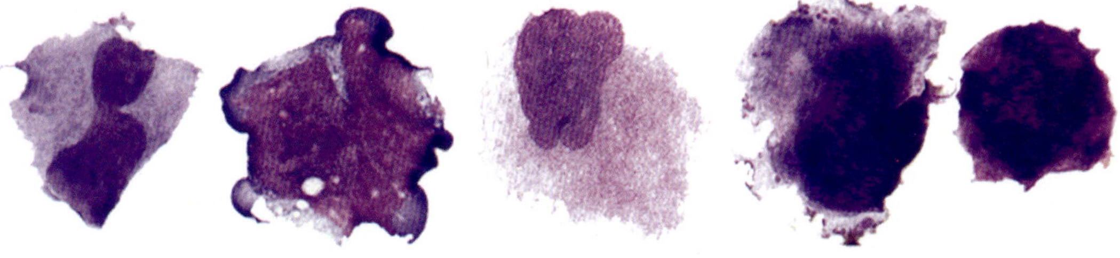

原始巨核细胞　幼稚巨核细胞　成熟不产板巨核细胞　成熟产板巨核细胞　裸核

图 1-1　正常血细胞的光镜图谱

【红细胞系】

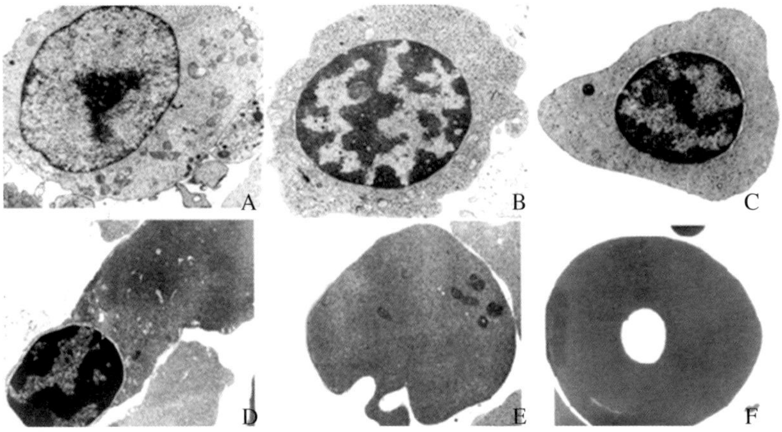

A 原始红细胞　B 早幼红细胞　C 中幼红细胞　D 晚幼红细胞　E 网织红细胞　F 成熟红细胞

【粒细胞系】

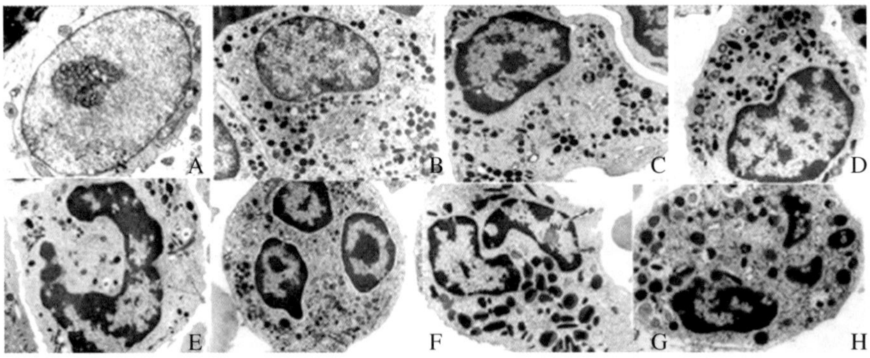

A 原始粒细胞 B 早幼粒细胞 C 中幼粒细胞 D 晚幼粒细胞 E 杆状核细胞 F 分叶核粒细胞 G 嗜酸性粒细胞 H 嗜碱性粒细胞

【淋巴细胞】

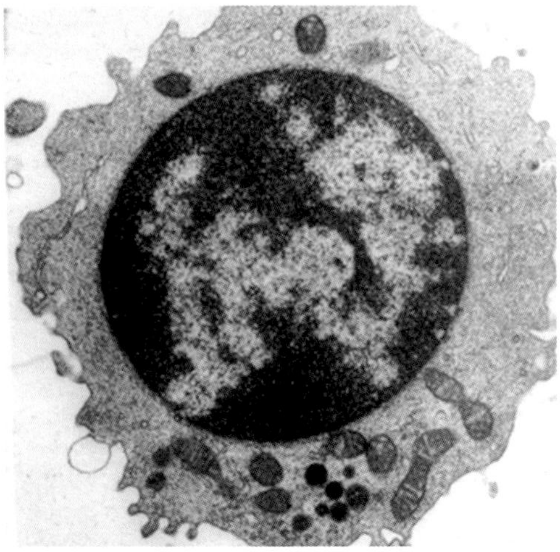

【浆细胞】

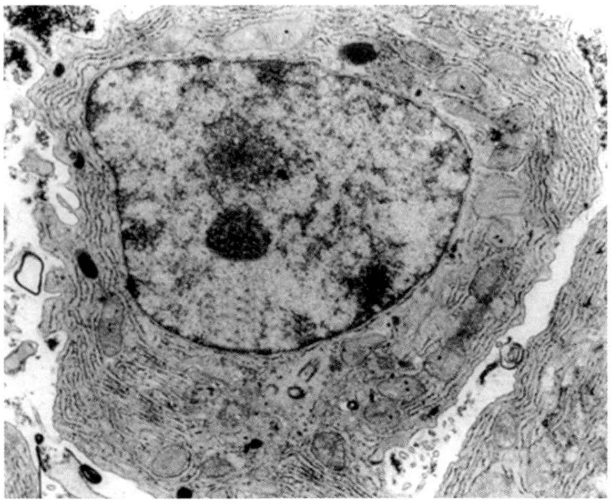

【单核细胞】

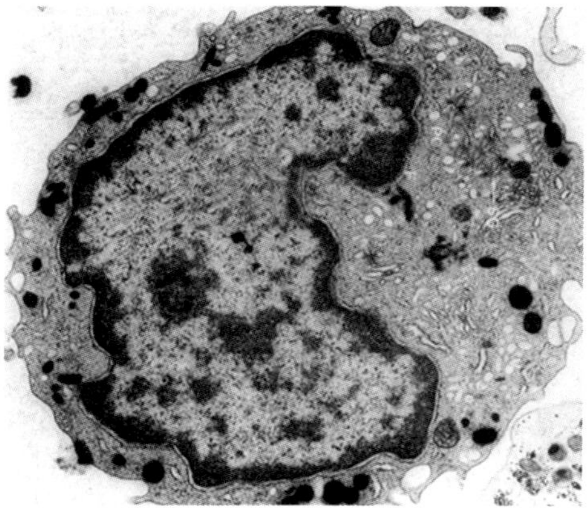

【巨核细胞、血小板】

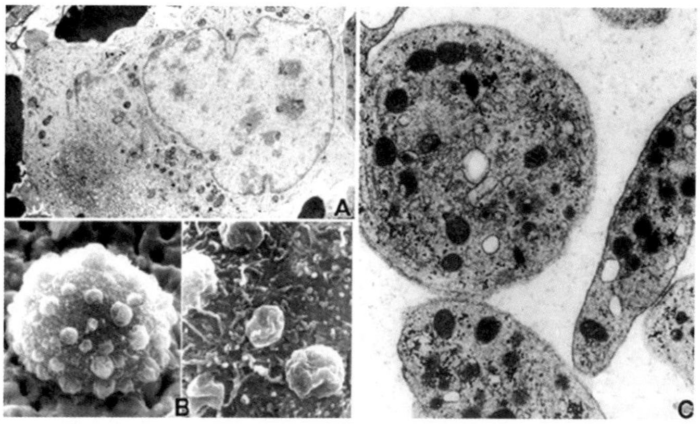

A 巨核细胞透射电镜　B 巨核细胞（扫描电镜示产板巨核细胞）　C 血小板

图 1-2　正常细胞的电镜图谱

一、红细胞系

（一）形态

1. 光镜下

（1）原红细胞：胞体呈圆形或椭圆形，直径 15 ～ 25μm，胞核占细胞面积的 4/5。染色质呈紫红色的细致颗粒，核仁 1 ～ 4 个。胞质呈深蓝色，无颗粒。

（2）早幼红细胞：胞体呈圆形，直径 15 ～ 18μm。染色质聚集成粗颗粒状，核仁消失。胞质稍增多且颜色稍浅。

（3） 中幼红细胞：胞体呈圆形，直径 8 ～ 18μm，核进一步缩小。染色质进一步凝集呈条索状或块状，其间有明显的空隙，犹如打碎的墨。胞质占细胞面积的一半，呈灰蓝色。

（4）晚幼红细胞：胞体呈圆形，直径 13μm，核圆且小。染色质聚集成数个大块或黑褐色团块。胞质浅灰色或浅红色。

2. 电镜下

（1）原红细胞：胞核中常染色质占优势，仅有少量异染色质在核周聚集。核内见一个或数个大核仁。胞质内有丰富的核糖体和线粒体，粗面内质网少而分散，高尔基体发育良好，常包围中心粒。

（2）早幼红细胞：异染色质聚集成粗网状，很少见核仁。胞质中见丰富游离核糖体，线粒体较原红细胞减少，粗面内质网极少。高尔基体发育良好，常包围中心粒。

（3）中幼红细胞：胞核中异染色质占优势，成大块状凝集，无核仁。游离核糖体和线粒体进一步减少，高尔基体少见。胞质中血红蛋白不断增加，因此电子密度不断增加。细胞表面较多胞饮泡。

（4）晚幼红细胞：胞核中异染色质高度凝集，胞质中血红蛋白大量增加，电子密度很高。核糖体和线粒体、高尔基体进一步减少，偶见由铁蛋白颗粒积聚而成的铁蛋白小体。

（二）功能

1. 红细胞膜的功能

（1）物质转运：与其他细胞一样，红细胞内外的气体、无机离子、糖、氨基酸等物质均需通过细胞膜来转运。

（2）受体：红细胞膜上常见的受体包括以下几种：激素受体（如胰岛素受体）、神经递质受体（如去甲肾上腺受体）、丙种球蛋白受体、病毒结合位点、红细胞生成素受体以及转铁蛋白受体等。上述受体与相应配体结合后传导细胞信号，发挥不同的生物学功能。

（3）免疫功能：有大量研究表明红细胞具有清除免疫复合物的功能，同时，红细胞还可以通过调节淋巴细胞功能、促进吞噬细胞的吞噬功能以及调节补体活性而发挥免疫调节作用。

（4）血型抗原：红细胞上已发现 400 多种抗原物质，分属20多个血型系统。常见的有ABO血型抗原，Rh 抗原等。

2. 血红蛋白的功能

（1）运送氧气和二氧化碳：血液中的氧除了极少部分以物理溶解形式运输外，96.4% 的氧通过与血红蛋白的结合来运输。人体代谢产生的二氧化碳 30% 也是由血红素运输到肺排出体外。

（2）调节酸碱平衡：红细胞内酸碱平衡的调节主要通过血红蛋白完成。

二、白细胞系

（一）形态

1. 光镜下

（1）原粒细胞：胞体呈圆形或椭圆形，直径 12～20μm。胞核圆形或椭圆形，紫红色的染色质呈纤细的粒状，有时排列如筛状，非常匀薄而平坦。有清晰的淡蓝色核仁 3 ～ 5 个。胞质量少，呈明亮天蓝色，无颗粒。

（2）早幼粒细胞：胞体呈圆形或椭圆形，直径 12 ～ 25μm。胞核圆形或椭圆形，染色质呈粗粒网状，有大核仁 1 ～ 4 个，较不清晰，胞质淡蓝色，近核凹陷处常有一不着色区，此区首先出现颗粒，但其余胞质部分则含有多少不定的、粗大而不规则的紫红色圆形嗜天青颗粒。

（3）中幼粒细胞：根据嗜天青颗粒的不同，中幼粒细胞分为中性粒细胞、嗜酸性粒细胞及嗜碱性粒细胞。三者继续发育成熟。其中中性粒细胞各阶段形态特点如下：

1) 中性中幼粒细胞：胞体呈圆形或椭圆形，直径15～20μm。胞核多为椭圆形或半圆形，紫红色染色质呈粗颗粒网状排列或聚集呈小块状，无或数个核仁，胞质量增多，核、质比例大于 0.5，胞质呈淡蓝色，近核处出现一丛杏黄色中性颗粒，其周围可仍有或多或少的嗜天青颗粒。

2) 中性晚幼粒细胞：胞体圆形或椭圆形，直径 10 ～ 16μm。胞核呈肾形或有凹陷之半圆形，但其凹陷深度应在假设直径的 1/2 ～ 3/4，染色质呈粗条块状，胞质中充满细小的灰褐色或淡紫色的中性颗粒。

3) 中性杆状核粒细胞：胞体圆形或椭圆形，直径 10 ～ 13μm。胞核之凹陷超过假想核直径的 3/4。核染色质凝集呈团块状，着色不均匀，期间可有空白区，胞质中充满中性颗粒。

4) 中性分叶核粒细胞：胞体圆形或椭圆形，直径 10 ～ 13μm。核分 2 ～ 5 叶，其间以细丝相连。胞质中充满中性颗粒。

（4）各阶段嗜酸性粒细胞：与中性粒细胞相似，也可分为嗜酸性中幼粒细胞、嗜酸性晚幼粒细胞、嗜酸性杆状粒细胞、嗜酸性分叶粒细胞。所不同者为胞质中以嗜酸性颗粒代替中性颗粒。嗜酸性颗粒较中性颗粒大，呈橘红色，大小一致，有立体感，有折光性。

（5）各阶段嗜碱性粒细胞：胞体较同阶段的中性粒细胞和嗜酸性粒细胞小，也可分为嗜碱性中幼粒细胞、嗜碱性晚幼粒细胞、嗜碱性杆状粒细胞、嗜碱性分叶粒细胞。胞质中颗粒为嗜碱性颗粒，为圆形、椭圆形或不规则形，呈深紫色，颗粒较大、较少，有时覆盖在胞核上。染色中有些可溶于水而留下空泡。

2. 电镜下

（1）原粒细胞：细胞表面光滑，微绒毛很少。胞核内常染色质占优势，异染色质仅在近核膜处呈薄层凝聚。胞核内有一个或数个明显的核仁。胞质内有大量游离核糖体及线粒体，粗面内质网少见，高尔基体较小，发育差。

（2）早幼粒细胞：胞核逐渐出现凹陷，常染色质仍占优势，但核周异染色质凝集略有增加。胞质中有大量游离核糖体及线粒体，粗面内质网丰富，高尔基体发育良好并呈半球形围绕中心体。中幼粒细胞、嗜酸性粒细胞及嗜碱性粒细胞的胞质中分别开始出现中性 A 颗粒、嗜酸性颗粒及嗜碱性颗粒。

（3）中幼粒细胞：胞核有凹陷，有时呈肾形。常染色质减少，异染色质在核周进一步凝集并不断向胞核中央发展，两种染色质比例相近。游离核糖体、粗面内质网及线粒体较早幼粒减少，高尔基体发育良好。中幼粒细胞胞质中出现 S 颗粒。嗜酸性粒细胞及嗜碱性粒细胞胞质中的嗜酸性颗粒及嗜碱性颗粒增多。

（4）晚幼粒细胞及杆状核粒细胞：胞核逐渐从肾形经马蹄形向分叶发展，异染色质占优势，仅有少量常染色质位于中央位置，无核仁。游离核糖体、粗面内质网、线粒体均少，高尔基体也逐渐变小。胞质中出现大量糖原颗粒，中幼粒细胞胞质中 S 颗粒增多，A 颗粒减少。嗜酸性粒细胞胞质中有结晶状核心的嗜酸性颗粒增多，无核心的均质嗜酸性颗粒减少。嗜碱性粒细胞的胞质中常出现髓鞘样结构，嗜碱性颗粒继续增多。

（5）分叶核粒细胞：异染色质在核周高度凝

集。胞质中游离核糖体、粗面内质网及线粒体均少，高尔基体小而不活跃。胞质中糖原颗粒丰富。中性粒细胞的颗粒绝大多数是S颗粒，嗜酸性粒细胞的颗粒大部分是有结晶状核心的嗜酸性颗粒，嗜碱性粒细胞有大约40%胞质中出现髓鞘样结构，嗜碱性颗粒进一步增多。

（二）功能

1. 中性粒细胞的功能　中性粒细胞是机体最重要的防御细胞，是机体抵抗病原体入侵的第一道屏障，其主要功能是吞噬和杀菌功能。中性粒细胞首先在趋化因子的作用下粘附于血管内皮细胞并通过变形穿过内皮间隙，然后沿趋化因子浓度梯度向感染源定向移动，到达感染部位后吞噬病原微生物并通过呼吸爆发等机制来杀灭病原体。

2. 嗜酸性粒细胞的功能　嗜酸性粒细胞主要功能包括抵抗寄生虫感染和调节超敏反应。机体感染寄生虫时，嗜酸性粒细胞可以通过抗体、补体介导的途径或释放颗粒蛋白酶的方式杀伤多种寄生虫。

3. 嗜碱性粒细胞的功能　嗜碱性粒细胞的颗粒内含有组胺、肝素和过敏性慢反应物质等，主要功能是参与IgE介导的过敏反应。

三、巨核细胞和血小板

（一）形态

1. 光镜下

（1）原始巨核细胞：胞体呈椭圆形或圆形，边缘多不规则，直径30～45μm。核圆形或椭圆形，常有凹陷或折叠，占细胞绝大部分，染色质呈紫红色，呈粗大颗粒状，排列紧密，核仁2个至数个，不甚清晰。胞质量少，深蓝色，且于胞质周边较深，而近核处较浅，无颗粒。偶见周围附有类似血小板的碎片或1至数个血小板。

（2）幼稚巨核细胞：胞体为圆形或不规则形，直径40～70μm。胞核不规则，有重叠、扭曲、肾形或不规则分叶形，分叶核者各叶大小不等，叶间由粗块染色质或染色质细丝连接。染色质开始凝集成颗粒状或小块状，排列紧密，核仁模糊不清或消失。胞质蓝灰色，可有嗜天青颗粒，有的已凝集成血小板。

（3）巨核细胞：胞体不规则，直径30～100μm。胞核呈不规则或分叶状。染色质粗糙，凝聚呈团块。胞质丰富，呈粉红色，内含多量极细的紫红色颗粒，使胞质显得浓稠如云雾状。

（4）血小板：胞体呈圆形、椭圆形或不规则形，直径约2μm，胞质呈淡蓝色或粉红色，其中心堆积若干淡紫色的小颗粒。

2. 电镜下

（1）原始巨核细胞：胞核表面较多凹陷，呈不规则形。胞核中常染色质占优势，核仁5～6个。胞质中有丰富游离核糖体，粗面内质网短小分散，线粒体小而多。高尔基体发育良好。

（2）幼稚巨核细胞：细胞表面平滑，有少量突起。胞核有大小不等的分叶，异染色质开始凝集，核仁不明显。胞质中有丰富游离核糖体，粗面内质网少而分散，高尔基体发育良好，糖原颗粒增多，血小板颗粒增多。胞质中出现血小板分界膜系统（DMS）。

（3）巨核细胞：胞核形状不规则，异染色质显著凝集，胞质中有大量DMS，使整个细胞呈海绵状。其他细胞器同上。

（4）血小板：呈双面微凸的圆盘状，胞质中含多种颗粒以及线粒体和少量内质网等。

（二）功能

1. 巨核细胞的功能　巨核细胞的主要功能是产生血小板。同时，巨核细胞还参与造血与血管形成的调控、炎症反应、免疫调节等。

2. 血小板的功能

（1）促进止血和加速凝血：当血管损伤而内皮细胞下结构暴露时，胶原纤维与血液中的血小板接触，其外膜发生某些理化变化，从而使两者粘附在一起。之后，更多的血小板聚集成团，形成松软的止血栓。血小板的聚集与其本身释放的ADP和前列腺素等活性物质有关。此外，在创伤出血时，血小板还释放肾上腺素和5-羟色胺，引起局部血管平滑肌收缩，使血管口径缩小，有利于止血。血小板因子3与其他凝血因子一起加速血液凝固过程，促使血凝块的形成，堵塞出血伤口。由于血小板内收缩系统在Ca^{2+}作用下发生收缩，从而使血块缩紧，成为坚实的止血栓，牢固地封住血管伤口。

（2）血小板的营养和支持作用：血小板有维护毛细血管壁完整性的功能。同位素示踪实验证实，血小板与毛细血管内皮细胞相互粘连与融合，从而填补不断脱落的内皮细胞，使红细胞不能透出血管外。

（3）血小板还参与炎症反应以及免疫反应、变态反应等。

四、淋巴细胞系

（一）形态

1. 光镜下

（1）原始淋巴细胞：胞体呈圆形或椭圆形，直径10～20μm。胞核深紫色，染色质呈颗粒状，但比原粒细胞稍粗，排列呈粗网状，核仁1～2个，小而明显，呈淡蓝色或无色，核膜清楚。胞质极少，呈一条蓝色或天蓝色的窄带绕于核周，近核处有一透明区，无颗粒。

（2）幼稚淋巴细胞：胞体呈圆形或椭圆形，直径10～20μm。胞核染色质粗糙，较紧密，核仁模糊不清或消失。胞质少，多呈淡蓝色，偶有少许黑色嗜天青颗粒。

（3）淋巴细胞：圆形，直径5～18μm。核圆形或椭圆形，其一侧可稍向内侧凹陷，染色质粗糙致密排列均匀，常呈块状，有时可有假核仁。胞质量少，蓝色，可有少许嗜天青颗粒。

2. 电镜下

（1）原始淋巴细胞：细胞表面有少量微绒毛。胞核以常染色质占优势，常见1～2个核仁，胞质中含丰富游离核糖体，其他细胞器少见。

（2）幼稚淋巴细胞：胞核出现浅的凹陷，异染色质增多，胞质中游离核糖体丰富，内质网少，线粒体较大但数目不多，高尔基体较小。

（3）淋巴细胞：细胞表面有数量不等的微绒毛。胞核有小的凹陷，常染色质减少，异染色质高度聚集，胞质中见丰富核糖体，其他细胞器少见。

（二）功能

淋巴细胞在机体特异性免疫过程中起主要作用。血液中淋巴细胞按其发生和功能的差异，分为T淋巴细胞和B淋巴细胞两类。

1. 细胞免疫　细胞免疫主要由T细胞来实现。T细胞受抗原刺激变成致敏细胞后，其免疫作用表现在以下三个方面：直接接触并攻击具有特异抗原性的异物，如肿瘤细胞、异体移植细胞；分泌多种淋巴因子，破坏含有病原体的细胞或抑制病毒繁殖；B细胞与T细胞起协同作用，杀灭病原微生物。

2. 体液免疫　体液免疫主要通过B细胞来实现。当B细胞受到抗原刺激变成具有免疫活性的浆细胞后，产生并分泌多种抗体，即免疫球蛋白，以针对不同的抗原。抗体通过与相应抗原发生免疫反应，中和、沉淀、凝集或溶解抗原，消除其对抗体的有害作用。

五、单核细胞系

（一）形态

1. 光镜下

（1）原始单核细胞：胞体圆形或不规则形，直径14～25μm。胞核圆形或不规则形，常有折叠或扭曲，染色质呈淡紫红色，纤细疏松如丝网状，核仁大而清楚，1～3个，圆形或椭圆形，有时非常不规则。胞质灰蓝或浅蓝色，如毛玻璃状，常有伪足伸出，有时可有外质。

（2）幼稚单核细胞：胞体椭圆形或不规则形，直径15～25μm。核形不一，可呈椭圆形或有折叠或分叶，染色质较纤细或稍粗糙，排列呈网状，核仁可有可无。胞质较多，呈灰蓝色，可见多数细小的沙砾状嗜天青颗粒，常有伪足伸出。

（3）单核细胞：胞体椭圆形或不规则形，直径12～20μm。核不规则，常呈折叠状或马蹄形，染色质凝集呈筛状或粗网状，胞质量多，灰蓝色，其中散布多数细小的粉红色颗粒，颗粒多者甚至使胞质呈粉红色。常有空泡和外质出现。

2. 电镜下

（1）原始单核细胞：核内常染色质占优势，核仁易见，胞质中游离核糖体和线粒体较多，粗面内质网较少，高尔基体较小。

（2）幼稚单核细胞：细胞表面有较少量微绒毛。胞核出现凹陷，并逐渐趋向马蹄形，核内异染色质在核周有少量聚集。胞质中游离核糖体丰富，内质网减少，线粒体较多，高尔基体发育良好。

（3）单核细胞：细胞表面有不规则的微绒毛。胞核呈肾形或马蹄形，常染色质丰富，异染色质凝集。高尔基体发育良好，线粒体较多，胞质中有一定的游离核糖体及粗面内质网。

（二）功能

血液中的单核细胞进入组织中后进一步发育成熟为巨噬细胞，进而发挥不同的生物学功能。

1. 防御功能　单核－巨噬细胞通过内吞作用吞噬各种病原微生物、衰老的细胞以及抗原－抗体复合物。同时对病原微生物感染的细胞或肿瘤细胞具有识别和细胞毒作用。

2. 组织的修复更新功能　单核－巨噬细胞通过调节纤维蛋白溶解、骨质吸收等参与伤口愈合。单核－巨噬细胞还可产生多种集落刺激因子而参与造血。

3. 参与免疫应答　单核－巨噬细胞直接参与抗原的捕获、处理及递呈。同时参与对T、B、NK等免疫细胞的功能调节。

（邱录贵　王亚非）

第三节　造血器官及功能

一、骨　髓

骨髓位于封闭的骨髓腔内，是人类能进行充分造血的唯一部位，每天每公斤体重生成约 6 × 10^9个细胞。从出生后到青春期，红髓逐渐退化；到青春期后期，红髓主要局限于颅骨下端、脊椎、肩和骨盆、肋骨以及胸骨等处。手、足、腿和上臂等骨中的造血细胞被脂肪细胞替代（黄髓）。成人中脂肪约占50%的红髓空间，同时随着年龄的增长，脂肪化变生仍持续缓慢进行。当造血需求增加如溶血性贫血等时，黄髓可逆转化为红髓。由此，可以通过增加红髓容量而增加血细胞的生成，并缩短从前体细胞到成熟细胞的转化时间。

骨髓间质由血窦网组成，起源于骨内膜的皮质毛细血管，终止于集合管，最终汇入全身静脉循环。窦壁的三层结构包括内皮细胞；未充分发育的薄层基底膜；外膜网状细胞，是可转化为脂细胞的成纤维细胞。内皮和网状细胞是造血细胞因子的生成细胞。血细胞生成发生于窦间组织，由刺激性和抑制性细胞因子、细胞－细胞间相互作用及细胞外基质成分对邻近细胞的效应调控。在这种独特的骨髓微环境中，淋巴－造血干细胞分化为各种血细胞系，生成及释放成熟细胞维持血细胞水平的稳定状态。在失血、溶血、炎症、免疫性血细胞减少和其他原因等对细胞需求增多时，造血加速。干细胞在其循环过程中可离开或重新归巢骨髓。在外源性细胞因子和趋化因子作用下，髓外循环可增加。

骨髓是人体最大的器官，是血细胞形成最主要的场所。正常成人每天每公斤体重生成约2.5 × 10^9红细胞、2.5 × 10^9血小板和1 × 10^9粒细胞[24]。生成的速率根据实际需要调整，可以于接近零至正常的数倍之间变化。19世纪末之前，血细胞形成被认为来源于淋巴结或肝和脾。直到 1868 年 Neuman 和 Bizzozero 才证实血细胞主要来源于骨髓。

（一）造血部位

1. 胚胎发生和早期干细胞发育　卵黄囊和晚期胎肝是早期红细胞生成的部位，而具有多系分化潜能的细胞发生于妊娠第 8 天卵黄囊。主动脉旁脏层等非卵黄囊区产生 B 前体祖细胞。在胚胎发生期主动脉－生殖腺－中肾（AGM）区包含多能干细胞[25]。AGM区干细胞比胎肝发生早，说明干细胞发育过程中胚胎中胚层区起到重要的作用。早期前体淋巴细胞在第8天卵黄囊中可见[24]。第 9 天卵黄囊中检测到最早期的有重建能力的淋巴－造血干细胞[24]。

早期诱导多能干细胞发育的微环境生成 KIT 配体，由S1位点编码；随后胎儿血细胞生成由早期 KIT 配体依赖性转变为非 KIT 配体依赖性。类似的 KIT 阴性干细胞可产生具有多能干细胞活性的 KIT 阳性细胞。鼠胚胎干细胞发育需要多种生长因子相互作用，如白血病抑制因子（LIF）、KIT 配体和碱性成纤维细胞生长因子（b-FGF）。上述因子直接相互作用和来源于 AGM 间质或内皮细胞的可溶性生长因子及骨髓衍生的间质细胞均增强原始血细胞的存活能力。该作用通过启动 $CD34^+$、$HLA\text{-}DR^-$、未分化的干细胞与外膜网状细胞紧密的相互作用完成。

2. 组织发生　人类约在第15个月胎龄时生成骨髓腔，并迅速成为粒细胞和巨核细胞增殖的唯一场所。在此时期红系造血局限于胎肝，直到胚胎 3 个月末时骨髓微环境才支持红系造血。出生时，骨髓腔成为充分造血的唯一部位，并完全由造血细胞充盈。随后造血活性的高低由间质衍生因子-1（SDF-1）的趋化因子受体（CXCR4）和细胞粘附分子－配体相互作用信号调控，如α_4-整合素与血管细胞粘附分子-1（VCAM-1）或α_4-整合素与纤维连接蛋白。

出生后第4年，人长骨骨干中出现明显的脂肪细胞。这些细胞缓慢逐渐替代造血成分，呈向心性扩张，直到约18岁时红髓只存在于颅骨、脊椎、骨盆、肋骨、胸骨以及股骨和肱骨邻近骨骺等部位。骨髓腔容量出生时占体重的1.4%，到成人增加到4.8%，而血容量从8%减少到约7%。骨髓空间的扩增持续一生，所有骨髓腔脂肪组织也逐渐增加，特别是在长骨。造血需求增加时，部分黄髓可转化为红髓。

（二）骨髓的结构

1. 血管系统　骨髓的血液供给主要有两个来源。营养动脉是主要来源，它通过滋养管穿透皮质。在骨髓腔内，营养动脉分为升支和降支髓动脉，进而呈放射状分支延伸至皮质内面。重新穿透骨内膜后，放射状血管直径变小成为动脉毛细血管，与皮质小管系统伴行。来自于营养动脉的血液与来自肌肉动脉骨膜毛细血管进入皮质毛细血管系统的血液在此混合。重新进入骨髓腔后，皮质毛细血管形成髓窦网。造血细胞位于髓窦间组织，形成造血索。血液在骨髓腔内流过高度分支的髓窦网。这些髓窦汇集入一个较大的中央髓窦，在此血液通过输出静脉进入全身静脉循环。

血管网的组成细胞表达CD31、CD34和CD105（endoglin），缺乏细胞间粘附分子（ICAM）1、2、3或内皮白细胞粘附分子1（ELAM-1，E-选择素），长期骨髓间质培养可获得此类细胞，说明血管和造血活性间存在紧密的联系。一项对骨龄6～28周长骨骨髓早期血细胞生成的研究显示，在血细胞生成开始前缺乏$CD34^+$造血祖细胞，此时优势存在的是$CD68^+$细胞介导软骨溶解，$CD34^+$内皮细胞发育成为由内皮细胞和肌样细胞组成的特异性血管结构。$CD34^+$细胞和原始AGM干细胞均有血管内皮生长因子（VEGF）受体，反映其个体发育的普遍性[24]。$CD34^+$细胞同时表达AC133抗原和人血管内皮受体-2的亚群，即功能性内皮前体细胞的表型[26]。

2. 神经支配　有髓鞘和无髓鞘的神经纤维分布于骨髓动脉周围鞘中，调节动脉血管的紧张性。末梢神经分布于动脉周围外膜细胞层间或靠近动脉平滑肌细胞。无髓鞘纤维终止于造血组织，说明孤立的神经末梢产生的神经激素可影响血细胞生成。在终止于血细胞生成主质或窦壁上的神经末梢，只有不到5%存在交感神经细胞以及髓窦中结构性成分细胞－细胞间的紧密连接。这种解剖学单位称为神经网状复合体，由输出（自律性）神经和骨髓间质细胞通过腔隙性连接而组成。

神经生长因子受体抗体与外膜网状细胞相互作用。在骨髓微环境中快速激肽可刺激或抑制造血活性，其中P物质通过调节间质细胞释放细胞因子如IL-3、IL-6、G-CSF、GM-CSF和KIT配体等，刺激$CD34^+$细胞增殖。神经激肽和血小板衍生的生长因子、IL-1等细胞因子相互作用促使成纤维细胞增殖。骨髓血管内皮中有P物质的神经激肽1受体。因此，应激时肾上腺素能反应可直接调节骨髓的血流和细胞释放，或通过改变骨髓内内源性NO的水平进行调节。骨髓单核细胞在缺氧环境下增加神经介质-2受体的表达，改变髓系和红系祖细胞的增殖。同基因骨髓移植后肾上腺素能药物正性调节血细胞生成，支持血细胞生成受到神经影响[24]。然而，该理论还存在争议。有研究显示小鼠在交感神经切除术或阻断肢体神经支配后，出现非神经调节骨髓的功能[24]。

3. 髓窦的结构和细胞组织　在哺乳动物，造血发生于髓窦间血管外。髓窦壁腔面为内皮细胞层而腔外包被外膜网状细胞。这两层细胞之间是薄的、断续的基底层。

（1）内皮细胞：内皮细胞呈宽扁平状，覆盖于髓窦内表面。内皮细胞是髓－血屏障的主要组成部分，控制化学物质和微粒进出造血索，细胞间互相重叠（overlaping）或相互交错对插（interdigitating）的连接方式可使髓窦体积扩增。髓窦内皮具有主动内吞活性，与此作用有关的包括网格蛋白衣被小凹（clothrin-coated pits）、网格蛋白衣被小泡（clothrin-coated vesicles）、溶酶体（lysosome）、吞噬体（phagosome）、转化小管（transfer tubules）和隔膜窗（diaphragmed fenestrae）。微粒被内皮细胞内吞的第一步是通过网格蛋白衣被小凹完成。

这种内吞特性还与内皮细胞上克隆刺激因子

受体和巨噬细胞中相关的抗原决定簇有关。骨髓内皮细胞表达vWF抗原、Ⅳ型胶原和层粘连蛋白(laminin)，并且持续表达VCAM-1和E-选择素两种粘附分子。髓窦内皮细胞腔面分布着唾液酸和其他碳水化合物类物质，而隔膜窗和衣被小凹上不表达；因为这种分布特征而认为此种糖类物质与内皮的膜功能有关。应用荆豆选择素和CD34单克隆抗体能分离骨髓微血管内皮。在变薄的内皮细胞浆处可形成短的、不连续隔膜窗，只有两层浆膜的厚度；这些有隔膜的区域可能是成熟血细胞穿过窦壁进入外周血的地方。

IL-1、IFN-γ和TNF-α等炎性刺激因子作用于血管内皮细胞，相互调节CD34表达和粘附分子。炎性细胞因子上调骨髓微血管内皮上补体成分C1q的受体。细胞因子还可上调其他介导骨髓细胞运送的受体如断裂因子（fractalkine）。髓窦内皮细胞特异性表达唾液酰基化（sialylated）CD22配体，该配体是再循环B淋巴细胞的归巢受体[24]。

（2）外膜网状细胞：血窦腔外或外膜表面由网状细胞组成。网状细胞体与血窦连接，形成膜外包被的一部分。大量分叉的胞突包绕着血窦外壁，形成外膜鞘。外膜鞘不连续，约覆盖2/3的血窦腔外表面。外膜网状细胞合成网状（嗜银）纤维，沿着胞突，伸入造血组织中形成支撑造血细胞的筛网。细胞体、胞突及其纤维构成骨髓的网状组织。

外膜网状细胞膜中含有高浓度的碱性磷酸酶；表达CD10、CD13和HLA-Ⅰ类抗原；与6/19和STRO-1单克隆抗体反应，表达所有神经营养蛋白（neurotrophin）受体，包括低亲和性的神经生长因子受体（p75LNGFR）和Trk受体（TrkA、TrkB和TrkC），尽管神经生长因子NGF对于STRO-1衍生的基质细胞并非生长因子。外膜网状细胞含有α-平滑肌肌动蛋白、波形蛋白、层粘连蛋白、纤维连接蛋白以及胶原Ⅰ、Ⅲ和Ⅳ。与胚胎成纤维细胞不同，外膜网状细胞CD34通常阴性。基质细胞通过间隙连接蛋白（connexin）-43腔隙性连接而进行细胞－细胞相互接触。骨髓衍生的基质细胞系在表达分子－KIT配体、TPO和Flt-3配体等细胞因子或人Jagged1分化调节基因；功能－cobblestone形成、CD34细胞增殖；表达水平－表达不同水平的ICAM-1、VCAM-1以及胶原Ⅰ、Ⅲ和Ⅳ等方面存在明显的异质性。

（3）脂细胞：骨髓脂细胞由成纤维细胞中脂肪如外膜网状细胞生成。网状细胞可转化为脂肪细胞，通过脂肪分解过程还可转化为成纤维细胞。脂细胞中饱和脂肪酸的比例低于其他脂肪沉积，其组成比例范围因位于红髓或黄髓而变化。脂细胞表达瘦素（leptin）、骨钙蛋白（osteocalcin），并且在分化过程中增加促乳素（prolactin）受体表达，促进血细胞生成和影响骨发生。基质衍生的细胞因子如IL-1和IL-11体外抑制脂细胞成熟。骨髓脂细胞减肥蛋白调节邻近造血祖细胞生长。骨形态形成（morphogenetic）蛋白和瘦素抑制骨髓基质细胞分化脂细胞，而相应地调节骨髓微环境中骨发生和脂肪形成。

（4）间质细胞：间质细胞从动物或人的骨髓中获取，并通过培养来对其进行研究。间质细胞可能源自成纤维细胞；具有独特的表型和功能特征，使其能够在高度特异性的微环境龛内滋养造血发育。间质细胞表达神经生长因子受体、VCAM-1、替拿素、CD105（endoglin）及胶原Ⅳ和Ⅵ，但不表达细胞间粘附分子；不同于骨髓成纤维细胞，骨髓间质细胞在暴露于IL-1时并不上调胶原酶。间质细胞和细胞系对髓系、早期前体B细胞和前体T细胞生长的支持能力不尽相同。这种滋养功能由不同的作用于早期的生长因子联合介导，如Flt-3配体、KIT配体、TPO、LIF和IL-6，这些细胞因子均由间质细胞释放。其他调节造血细胞生存和分化的相互作用由细胞－细胞间通过血细胞生成负性调控因子接触而介导。负性调控因子如转化生长因子β（TGF-β），可下调c-KIT表达；Notch/Jagged路径，抑制髓系分化；间质细胞和$CD34^+$造血细胞上的特异受体（WNT蛋白家族或血管生成素如neuropilin-1）及粘附分子（MUC18、CD164和HCA）[24]。

（5）骨细胞：成骨细胞、破骨细胞和含有纺锤体样核的伸长的平板状细胞形成骨髓骨内膜系。剩余的骨内膜细胞表达波形纤维蛋白（vimentin）、替拿素、α平滑肌肌动蛋白、骨钙蛋白（osteocalcin）、CD51和CD56，不与CD3、CD15、CD20、CD34、CD45、CD68或CD117反应[24]。富集的$CD56^+/CD45^-/CD34^-$骨内膜细胞生长于联合胰岛素生长因子1、碱性成纤维细胞生长因子

(b-FGF)、KIT配体、IL-3和GM-CSF等细胞因子中，不生成造血细胞；显示在这种培养条件下，此类细胞不是全能的间充质干细胞。培养的人骨细胞有高水平的α_1/β_1、α_3/β_1、α_5/β_1、α_v/β_1整合素表达[24]。骨内膜细胞中干细胞丰富，并为造血干细胞归巢提供龛位。STRO-1^+的间充质干细胞可分化为脂细胞、软骨细胞和成骨细胞，STRO-1^+的血管外膜细胞也可见类似的成骨潜能。间充质干细胞这种成骨分化过程与丢失活化的白细胞粘附分子（CD166）表达有关。

（6）巨噬细胞和淋巴细胞　巨噬细胞和淋巴细胞通过生成生长因子（IL-3，MIP-1α）和发育中祖细胞－细胞间相互作用形成骨髓微环境的一部分。在长期淋巴造血培养中，巨噬细胞和淋巴细胞形成整体的粘着单层。在人长期培养粘着层中，成熟T、B淋巴细胞和浆细胞靠近粒细胞生成灶。骨髓间质支持胸腺细胞分化，早期T-祖细胞的成熟发生于骨髓内。骨髓间质通过不同的间质细胞龛、归巢受体和生成如Flt-3配体、KIT配体、IL-7及TGF-β等细胞因子调节B淋巴细胞生成。间质细胞促进自然杀伤（NK）细胞成熟，该效应似由间质衍生的Flt-3配体和IL-15介导。

间质细胞生成并与生长因子肽反应，如血小板衍化生长因子（PDGF）。PDGF上调间质细胞分泌M-CSF，在巨噬细胞和淋巴细胞间形成旁分泌激活剂环。PDGF与巨噬细胞表达的PDGF受体作用上调IL-1分泌从而激活造血细胞。巨噬细胞还调节细胞外基质及其纤维结合素成分的结构和组成。骨髓巨噬细胞表型由连接的间质细胞、辅助细胞、衍化克隆刺激因子和细胞因子调节，如M-CSF上调$\alpha_4\beta_1$和$\alpha_5\beta_1$整合素表达及Flt-3配体促进的巨噬细胞派生物。巨噬细胞表达唾液酸结合受体，在红细胞生成中起到协同作用。

4.细胞外基质（ECMs）　间充质细胞形成的细胞间质生成丰富的地毯状细胞外基质蛋白（ECMs），包括蛋白多糖（proteoglycans）或葡胺聚糖（glycosaminoglycans，GAGs）、纤维连接蛋白（fibronectin）、替拿素（tenascin）、胶原（collagen）、层粘连蛋白（laminin）、血细胞粘连蛋白（hemonectin）和凝血酶敏感蛋白（thrombospondin）等。间质、ECM造血细胞粘附相互作用和趋化性小分子物质、趋化因子和细胞因子共同连接于GAGs的肝素样结构，引发局部信号。相互反应形成特殊的龛位，促进淋巴系（T和B）发育或沿着红系、髓系或巨核系系列特异性地发育。这些龛位的功能还包括促进干细胞存活和保持静止状态。

骨髓长期培养中早期分泌胶原、纤维连接蛋白和层粘连蛋白，这些蛋白沉积于细胞外，与血细胞生成同时发生。脂细胞膜上主要存在GM-CSF。粒－巨噬细胞前体细胞主要生成M-CSF和GM-CSF，而生成KIT配体和G-CSF稍少。内皮细胞和成纤维细胞表面可见GM-CSF、G-CSF和b-FGF，通过硫酸肝素蛋白多糖和GM-CSF双标研究发现，GM-CSF局限于细胞外基质。长期骨髓培养中阴性调节因子如TGF-β限制巨核祖细胞和干细胞扩增。

（1）蛋白多糖（proteoglycans）：蛋白多糖是多氨基酸巨大分子[硫酸肝素、皮肤素（dermatan）、硫酸软骨素和透明质酸]，分布于外膜网状细胞表面和细胞外基质内。细胞表面主要的葡胺聚糖是硫酸肝素，而硫酸软骨素是被分泌的主要形式。D-木糖苷（D-xylosides）刺激硫酸葡胺聚糖合成，增加硫酸软骨素的合成和造血细胞生成。长期骨髓培养中透明质酸和包含硫酸软骨素的蛋白多糖是最主要的粘附和非粘附成分。含肝素和硫酸肝素的蛋白多糖与层粘连蛋白、胶原Ⅴ相互作用，与细胞－细胞间相互作用、细胞因子表达和细胞分化有关；还可介导祖细胞结合间质其他细胞外基质分子如纤维连接素。

CD44是另一个重要的淋巴祖细胞相关蛋白多糖，以透明质酸作为配体，促进间质粘附相互作用。纤维连接蛋白羧基肝素结合结构域上表达淋巴细胞CD44结合位点，CD44的中和抗体抑制血细胞生成。细胞因子GM-CSF、IL-3和KIT配体等快速诱导CD44表达，并增强CD44介导的$CD34^+$造血祖细胞和透明质酸糖胺多糖间粘附。CD44在血细胞生成过程中起重要作用。硫酸软骨素A和B通过CD44依赖性途径介导单核细胞和B细胞活化；而CD44配体透明质酸通过释放IL-1（CD44依赖性）和IL-6（CD44非依赖途径）增加血细胞生成。硫酸肝素介导依赖IL-7的淋巴细胞生成，并通过联合肝细胞生长因子和b-FGF调节血细胞生成及间质细胞、基质重塑。骨髓间质细胞表面含硫酸肝素的蛋白多糖主要由多配体蛋白聚糖（syndecan）3、4和磷脂酰肌醇蛋白聚糖（glypican）-1组成，形成细胞外基质的成分主要是基底膜蛋白聚糖（perlecan）。多配体蛋白聚糖以50 000～55 000核心蛋白变异体形式表达于骨髓间质细胞，在血细胞生成中起作用。基底膜蛋白聚糖可结合GM-CSF，促进b-FGF受体结合和促有丝分裂生成。在多能造血干细胞早期红系分化时也可诱导表达硫酸肝素。骨髓间质细胞和祖细胞可见该家族另一成员磷脂酰肌醇蛋白聚糖-4。IL-6减少B淋巴细胞及其他细胞类型表达多配体蛋白聚糖-1。双糖链蛋白聚糖（biglycan）是与骨粘连蛋白同源的基质糖蛋白Scl，SIM分子选择性地增加依赖于IL-7的B细胞增殖。B细胞与免疫系统其他成分的相互作用由多配体蛋白聚糖-4介导，多配体蛋白聚糖-4促进形成指突状小突并调节灶内粘附、刺激纤维形成和细胞迁移。总之，蛋白聚糖主要作用是形成特异的微环境龛及促进系列特异性血细胞生成。

（2）纤维连接蛋白（fibronectin）：纤维连接蛋白存在于造血细胞与基质细胞的粘附位点，以及这些细胞与发育过程中的粒细胞或单核细胞的相互作用部位。早期红系祖细胞与纤维连接蛋白的细胞结合结构域粘附，这种联系可被纤维连接蛋白整合素受体$\alpha_5\beta_1$和$\alpha_4\beta A_1$的封闭抗体抑制。造血祖细胞与间质粘附部分由纤维连接蛋白介导，这种结合可被蛋白激酶C激动剂如佛波酯增强，提示该过程涉及整合素受体。骨髓微环境是唯一表达改变剪接形式的纤维连接蛋白（Ⅲ型连接片段，ⅢCS）的场所，ⅢCS与造血干细胞上的$\alpha_4\beta_1$整合素受体连接。另外骨髓间质中已发现存在ⅢCS纤维连接蛋白变异体，对干－祖细胞的mRNA剪接进行精细控制。纤维连接蛋白与肽结构域如CS1结构域（可活化α_4整合素）或间质细胞粘附，具有刺激或抑制造血祖细胞生长的双重效应。

整合素VLA-4、VLA-5和CD44协同作用促进纤维连接蛋白粘附相互作用。IL-3、KIT配体和TPO等细胞因子大大增强纤维连接蛋白介导的造血祖细胞粘附和迁移。纤维连接蛋白促进$CD34^+$祖细胞衍生的树突状细胞成熟，介导与成熟细胞粘附，如巨核细胞、肥大细胞、趋化因子活化的T淋巴细胞、嗜酸性粒细胞和中性粒细胞。巨噬细胞表达明胶酶需要纤维连接蛋白的作用，纤维连接蛋白通过M-CSF活化巨噬细胞和软骨细胞调节细胞因子释放。纤维连接蛋白和其造血细胞上整合素配对子之间的相互作用与钠－氢离子交换活化有关，增强细胞生存能力或刺激。

（3）替拿素（tenascin）：替拿素是一种细胞外基质糖蛋白家族，包括3个成员：替拿素C、替拿素R（限制蛋白，restrictin）和替拿素X。正如纤维连接蛋白和胶原Ⅲ，替拿素C在骨髓间质细胞表面表达，存在于环绕成熟造血细胞的微环境中。在长期骨髓培养系统（Whitlock-Witte系统）中，2-巯基乙醇诱导表达替拿素C和促进淋巴系分化。另一方面，长期骨髓培养中糖皮质激素促进髓系分化并下调替拿素表达。替拿素具有独特的功能结构域，促进造血细胞与间质或细胞外基质蛋白粘附，或介导强烈的促有丝分裂信号作用于骨髓单个核细胞。在替拿素缺乏的突变小鼠，骨髓的克隆形成能力显著降低，骨髓长期培养造血祖细胞的产量减少；除去培养中的替拿素C，造血细胞的生成恢复。在这些动物骨髓中纤维连接蛋白也减少，提示骨髓微环境中替拿素C和纤维连接蛋白间可能存在机械性相互作用。这些研究说明在血细胞生成中细胞外基质蛋白如替拿素C和纤维连接蛋白起到重要作用。

（4）胶原（collagen）：胶原Ⅰ和Ⅲ是微血管内皮的成分，而胶原Ⅳ局限于内皮下基底层。胶原凝胶培养中生长骨髓衍生的毛细血管网，体外抑制胶原合成，减少血细胞生成。骨髓衍生的成纤维细胞和间质合成胶原Ⅰ、Ⅲ、Ⅳ、Ⅴ和Ⅵ。胶原Ⅵ是骨髓微环境粗大的细胞粘附成分（纤维素），连接vWF。胶原Ⅺ是另一种纤维相关胶原，促进髓系和淋巴系造血细胞的粘附。巨核细胞中可发生胶原诱导、细胞内钙介导的信号传递。胶原Ⅰ、Ⅳ和纤维连接蛋白定位于骨内膜。这些基质蛋白独特的空间分布决定其在造血干细胞的归巢中起重要作用。

（5）层粘连蛋白（laminin）：层粘连蛋白为具有有丝分裂和粘附位点多结构域的糖蛋白，是细胞外基质和基底膜的主要成分。层粘连蛋白与胶原Ⅴ和基底膜成分如蛋白多糖及巢蛋白（entactin）相互作用，调节白细胞的趋化性。同样，CD34$^+$粒系祖细胞、成熟单核细胞和中性粒细胞与层粘连蛋白粘附。它可以延伸与造血细胞上整合素受体$\alpha_5\beta_1$（VLA-5）和$\alpha_6\beta_1$（VLA-6）的粘附相互作用。VLA-6介导肥大细胞与层粘连蛋白粘附，而Lutheran血型糖蛋白为红细胞上的层粘连蛋白受体。层粘连蛋白为异二聚体，由α、β和γ多肽组成。骨髓中不表达层粘连蛋白-1（$\alpha_1\beta_1\gamma_1$），而表达层粘连蛋白-2（$\alpha_2\beta_1\gamma_1$）、层粘连蛋白-8（$\alpha_4\beta_1\gamma_1$）和层粘连蛋白-10（$\alpha_5\beta_1\gamma_1$）。含α_5链的层粘连蛋白与多能造血细胞（FDCP混合细胞）结合。培养的基质细胞和细胞因子扩增的CD34$^+$细胞均表达层粘连蛋白β_2，层粘连蛋白β_2见于骨髓细胞周围组织和巨核细胞内。层粘连蛋白促进依赖M-CSF的巨噬细胞增殖，此效应部分通过α_6整合素亚单位介导。

（6）血细胞粘连蛋白（hemonectin）：血细胞粘连蛋白是一个60kDa糖蛋白，介导粒细胞和骨髓粘附。这些蛋白在造血组织中表达，小鼠在胚胎期产生。血细胞粘连蛋白与胞浆胎球蛋白糖蛋白有关。半乳糖和甘露糖介导粒细胞与骨髓衍生的血细胞粘连蛋白粘附。然而，目前血细胞粘连蛋白在骨髓微环境中的作用尚不完全明了。

（7）凝血酶敏感蛋白（thrombospondin）：凝血酶敏感蛋白（TSP）是一个450 000多功能细胞外基质蛋白，最初在血小板α颗粒中发现。TSP中存在胶原和纤维连接蛋白相互作用的结构域，参与干细胞的定植。造血和非造血细胞上的受体与TSP相互作用，这些受体包括CD36和CD36/LIMP Ⅱ基因家族的蛋白—— CLA-1。基底膜蛋白聚糖介导TSP与内皮细胞结合。TSP受体CD36在红系（CFU-E阶段）和巨核细胞成熟过程中表达。TSP具有双重活性，抑制巨核细胞生成，同时又对早期造血干细胞、红细胞生成和自然杀伤（NK）细胞有刺激效应。低分子肝素可以部分逆转对巨核细胞生成的抑制，显示N-末端肝素结合结构域在此效应中起作用。TSP另一个重要的功能是，通过其他调节效应如NK细胞扩增而激活TGF-β。全反式维A酸（ATRA）诱导HL-60细胞粒细胞分化与TSP分泌增加有关。抗TSP抗体封闭后该过程被延迟。TSP降低增殖并促进HL-60细胞分化；这种效应并非由TGF-β活化介导。TSP的145 000片段与b-FGF结合，具有抗血管生成特性。抗血管生成炎性细胞因子前体如IL-1和TNF-α抑制内皮细胞TSP表达。TSP刺激内皮细胞基质金属蛋白酶-9活性，对单核细胞和中性粒细胞有趋化作用。这些多种细胞和微环境间的相互作用说明TSP在造血干细胞归巢及分化中起重要作用。

（8）玻连蛋白（vitronectin）：即血清传播因子（serum spreading factor），是一种75 000蛋白，在血浆、血小板和连接组织表达。玻连蛋白作为最主要的细胞粘附糖蛋白，与成纤维细胞、内皮细胞和成熟造血细胞上的特异性整合素受体（$\alpha_v\beta_3$）结合，特别是巨核细胞、肥大细胞、骨细胞如破骨细胞和成骨细胞、单核－巨噬细胞、中性粒细胞和血小板。单核细胞和中性粒细胞的穿内皮运送由$\alpha_v\beta_3$玻连蛋白受体介导。Metargidin（ADAM-15）与单核细胞系上的$\alpha_v\beta_3$受体结合，是Ⅰ型跨膜糖蛋白。它与淋巴细胞系粘附的是另一种整合素受体$\alpha_5\beta_1$，说明不同造血细胞间细胞粘附相互作用的复杂性。识别和吞噬凋亡细胞时$\alpha_v\beta_3$玻连蛋白受体与TSP和CD36协同作用。玻连蛋白和一种血小板获取的GAG即丝甘蛋白聚糖（serglycin）增加巨核细胞血小板前体形成。通过干扰与$\alpha_v\beta_3$受体的相互作用，可溶性玻连蛋白抑制b-FGF介导的内皮细胞粘附。细胞毒T淋巴细胞、γδ淋巴细胞和NK细胞利用$\alpha_v\beta_3$玻连蛋白受体作为共刺激分子，介导信号活化和细胞增殖。TSP受体整合素相关蛋白CD47和$\alpha_v\beta_3$玻连蛋白受体一起介导单核细胞活化和与可溶性CD23相互作用后释放细胞因子。玻连蛋白主要与末期巨核细胞成熟和血小板形成有关，同时在清除凋亡细胞、细胞活化和运送到炎性区域、骨骼重塑和血管生成中起作用。

5. 造血细胞　造血细胞存在于血管窦间的造血索。有核红细胞紧靠血管窦外表排列为独特的细胞群，形成红系造血岛，由一个或多个向心排列的有核红细胞环围绕一个巨噬细胞组成。外层的有核红细胞较内层的有核红细胞成熟。中心的巨噬细胞生出大量细长的膜突并包绕每一个有核红细胞，可吞噬有缺陷的有核红细胞和脱出的核。最适合将晚期红系祖细胞发育成熟为有核红细胞和红细胞的微环境由紧密联系的成纤维细胞、巨噬细胞和内皮细胞组成。红细胞生成由间质细胞来源的活化素（TGF-β 家族的一个成员）刺激，而中胚层红系造血岛由间质细胞来源的生长因子（HGF）和BMP-4加上活化素A或b-FGF共同作用诱导生成。体内稳定的红细胞生成需要细胞－细胞间复合的相互作用。b-FGF和HGF具有增强红细胞生成的能力[24]。

巨核细胞在正常人和骨髓增殖性疾患中均位于血管壁外表，而粒细胞在造血索较深部发育成熟，远离血管窦。这种不连续的间隙结构分区由相互间特异性粘附作用和细胞系列特异性的生长因子决定。共同表达 CRCR4[间质衍生因子 -1（SDF-1）的趋化因子受体]提示巨核细胞和髓窦内皮存在紧密联系。SDF-1 增强巨核细胞跨内皮移行的能力，而TPO增加血小板的形成。血小板生成还受局部产生的协同细胞因子如 IL-11、KIT、IL-6、LIF、TPO和细胞外基质蛋白等调节。干细胞和粒系祖细胞集聚在造血索的皮层下区域[24]。

淋巴细胞和巨噬细胞聚集在动脉血管周围，靠近造血索的中心。计算机三维结构重建分析，确认巨核细胞靠近窦壁，而粒细胞则位于中心动脉壁周围。红细胞主要位于血窦壁周围，形成网状结构或造血索，而不是“造血岛”。基于此，中心动脉、周围血窦和造血索共同构成骨髓的结构单元。类似的结构作为骨髓的多细胞功能单位称为造血元（hematon），含脂肪细胞、间质成分、巨噬细胞和造血干细胞球样小体。

巨噬细胞还是产生干细胞刺激因子（如 IL-1）和抑制因子[如巨噬细胞炎症蛋白（MIP）1α和肿瘤坏死因子（TNF）-α]的细胞，在控制局部血细胞生成中起重要作用。造血细胞的发育需要间质细胞和辅助细胞。调节多能造血干细胞的信号目前尚未明确，但需要细胞因子－趋化因子受体、整合素受体单独或联合肝素硫酸或软骨素、硫酸、蛋白聚糖介导的细胞－细胞间紧密接触作为信号。

（三）细胞的粘附与归巢

造血干细胞（多表达CD34抗原）有多种粘附受体，使其能够粘附骨髓窦状隙的细胞和间质成分，促进干细胞归巢和定植于骨髓，并且提供细胞生存所必需的细胞－细胞间的紧密连接以及调节稳定的增殖。表达在造血干细胞和造血微环境组分上的粘附受体及其配体，介导$CD34^+$细胞和祖细胞绝大多数的相互作用，包括6个亚群：整合素家族、免疫球蛋白超家族、选择素家族、唾液粘蛋白家族、透明粘附因子和其他受体，如CD38（ADP核苷酸环化酶）、CD144（钙粘附因子）和CD157（BST-1），而并不包括调节成熟淋巴细胞运送的受体、配体间相互作用。

1. 细胞粘附

（1）整合素（integrins）：整合素家族成员是二价阳离子依赖的异二聚体蛋白（17α 和 8β 亚基），介导重要的细胞功能，包括胚胎发育、细胞分化以及造血细胞与炎性细胞、周围血管和间质微环境之间的相互作用。整合素基于其β链成分被不全分隔，α链可以和不止一条β链发生联系。造血干细胞内皮和间质间相互作用包含的基本整合素受体 β_1 亚群有 $\alpha_4\beta_1$（VLA-4）、$\alpha_5\beta_1$（VLA-5）和 $\alpha_1\beta_2$（LFA-1）。$\alpha_4\beta_1$ 为基础的间质粘附单独或联合整合素相关蛋白（IAP，CD47）调节红细胞生成。该受体联合免疫球蛋白超家族成员之一 PECAM-1（CD31）也可介导骨髓间质细胞外有选择性的粒细胞生成，同时也是表达IL-7、KIT配体和Flt-3配体驱使前体B细胞在间质细胞外生长和分化所必需的受体。

整合素在与其对应的配体配对或被单克隆抗体激活后也可作为信号分子，多种情况（如粘附激酶的酪氨酸磷酸化、桩蛋白和ERK-2）可触发其转变，终止于*ras*激活。整合素受体与其他粘附受体成员如免疫球蛋白超家族交叉作用[自然杀伤细胞-T细胞（$\alpha_1\beta_2$/DYNAM-1）、$CD34^+$内皮细胞PECAM-1或选择素]，产生由外到内的信号，调节红系、髓系和淋巴系祖细胞的生长。同时，在早期$CD34^+$祖细胞，整合素和相对应的受体结合（如$\alpha_4\beta_1$/VCAM-1 或 $\alpha_4\beta_1$/FN），与降低凋亡率有关。正如慢性粒细胞白血病细胞那样，酪氨酸激酶无限制激活改变整合素亲和力而使得细胞从骨髓释放。应用 IFN-α 直接或间接抑制 Abl 激酶活性，恢复这些祖细胞的粘附特性。

（2）免疫球蛋白超家族（immunoglobulin superfamily）：免疫球蛋白超家族特指一组包含免疫球蛋白中一个或多个氨基酸重复序列的分子，由PECAM-1（CD31）、ICAM-3/R（CD50）和ICAM-1（CD54）、LFA-3（CD58）、ICAM-2（CD102）、VCAM-1（CD106）、KIT（CD117）和PRR2组成。

PRR2作为脊髓灰质炎病毒受体，是一种CD155相关分子。炎性细胞因子（IL-4、IL-13）上调VCAM-1。免疫球蛋白样粘附分子还包括NCAM，一种结合淋巴细胞而不结合造血祖细胞的神经粘附分子；Thy-1，一种MHC Ⅰ类和Ⅱ类干细胞抗原；以及CD2、CD4和CD8。

（3）选择素（lectins or selectins）：细胞归巢需要含半乳糖基和甘露糖基的选择素受体。选择素是粘附分子中的一个家族，每一个均包含C型选择素结构。白细胞选择素（L选择素，CD62L）表达在造血干/祖细胞上，介导与其他受体（如特异性内皮细胞上的CD34唾液粘蛋白）通过唾液酰基化岩藻糖基、糖轭合物之间的粘附。干细胞上的CD34受体不结合L选择素，其上可能存在类似L选择素配体的结构。选择素家族还包括CD62E，E选择素持续表达在髓窦内皮上，调节白细胞迁移和$CD34^+$干细胞归巢。该家族的第三个成员是P选择素，可见于血小板中，并能通过粘蛋白受体P选择素糖蛋白配体（PSGL-1）与造血干细胞结合；PSGL-1与三种选择素均能结合。这些蛋白与白细胞在内皮表面翻滚和栓连有关，进而形成整合素介导的与内皮紧密粘附，并介导归巢于特异性的高内皮小静脉淋巴细胞归巢部位。

（4）唾液粘蛋白（sialmucins）：粘蛋白家族包括无L-选择素配体的CD34干细胞抗原以及CD43，一种能调节造血祖细胞生存的抗粘附大分子糖蛋白（白细胞唾液酸蛋白）。CD34和CD43结合其表面受体时均可通过酪氨酸激酶传导调节信号，其中CD43与细胞支架CD44和ICAM-1形成复合体。CD162（PSGL-1）是细胞运送和干细胞归巢的重要粘附受体，而另一个粘附受体CD164（MGC-24v）传导给干/祖细胞如CD162和CD34一样的抑制信号。CD166，一种造血细胞抗原（HCA、ALCAM），最终形成同源二聚体和（或）与CD6形成异二聚体。

（5）透明粘附因子（hyaladherin）：该组粘附受体是软骨相关性蛋白聚糖CD44，也称淋巴细胞归巢细胞粘附分子（HCAM）。在造血干/祖细胞上表达，和VLA-4及ICAM-1、ICAM-3一起促进造血干/祖细胞归巢和粘附于骨髓。在正常和肿瘤组织，CD44呈多种异构体。CD44v10异构体可调节造血祖细胞动员，在介导细胞基质和间质之间的粘附时起重要作用。

（6）其他粘附分子：CD38是近来发现的粘附受体，与CD31受体和基质透明质酸糖胺多糖结合。CD38表达在早期T、B细胞和$CD34^+$造血祖细胞的亚群上。钙粘附因子是细胞－细胞连接和血管粘合过程中的大分子物质[24]。CD144，即E-钙粘附因子，表达在$CD34^+$祖细胞及骨髓间质、内皮细胞上，提供干细胞植入（定植）的另一条途径。基质粘附受体BST-1（CD157）为一种核糖基环化酶，是CD38类似物，表达在骨髓基质、T和B细胞及髓细胞上，驱动前体B细胞粘附和生长。

2. 细胞归巢　淋巴细胞和白细胞的运送调节过程是多步骤的[28]，包括：①选择素介导栓连（techering）和在血管内皮细胞上翻滚；②触发步骤，在炎性部位通过短程信号，如血小板激活因子（platelet activating factor，PAF）、细胞因子或活化的趋化因子、整合素；③由免疫球蛋白受体（ICAM-1、2，VCAM-1）介导紧密粘附和内皮表面上传输细胞；④CD31介导血细胞渗出同时参与血管内皮细胞连接处选择素介导的栓连。其他分子如替拿素可驱动细胞翻转。而整个移行过程常见多种粘附受体协同作用。

趋化因子与硫酸肝素蛋白多糖连接，直接运送细胞到炎症部位[29]；而在稳态下，SDF-1调节细胞运送。断裂素，一种内皮跨膜粘蛋白－趋化因子杂交分子，表达于活化的内皮细胞表面，介导快速捕获、牢固粘附以及生理循环血流中单核细胞、剩余的或IL-2激活的CD8淋巴细胞和自然杀伤（NK）细胞的活性。TNF-α和IL-1等细胞因子上调断裂素，也需要其在快速吸引效应细胞到炎症部位的过程中起作用。通过局部活化信号，组织限制性趋化因子调节造血细胞间相互粘附，从而增强细胞运送的特异性。

和淋巴结不一样，髓窦未发现特异性的addressins。研究比较人骨髓或脐血来源的内皮细胞系的粘附能力，$CD34^+$祖细胞的粘附性未见明显差别。联合抗$\alpha_4\beta_1$、CD18和（或）E-选择素单克隆抗体对此相互作用封闭的程度不一。这些发现支持干细胞归巢和定植的过程是复合过程，依赖于$CD34^+$细胞和髓窦内皮细胞间多种短程信号－粘附相互作用。

因此，干细胞归巢和定植于骨髓依赖于骨髓

内皮和间质的特征以及造血干细胞内在本质的特性。其一，髓窦内皮细胞持续表达E选择素，其活化时E选择素和P选择素表达均上调；同时还表达VCAM-1，而归巢的$CD34^+$祖细胞表达PSGL-1（CD162）（一种高度糖基化、可与所有选择素结合的唾液粘蛋白）；此外还表达整合素受体$\alpha_4\beta_1$与VCAM-1配对。其二，$CD34^+$祖细胞上的L选择素可以通过碳水化合物与髓腔E选择素及间质之间的相互作用影响植入过程；L选择素还可以增强克隆形成$CD34^+$祖细胞的生存率。髓窦内皮细胞几乎不表达PSGL-1（CD162），而表达其他L选择素配体，如软骨素硫酸和硫酸肝素蛋白多糖，包括VEGF驱动的E选择素。其三，间质细胞和内皮细胞生成SDF-1，一种能增强整合素活化的趋化因子，其介导捕获血流中$CD34^+$细胞并增强$CD34^+$细胞的移行。其四为结构性的间质细胞表达VCAM-1，导致其由$\alpha_4\beta_1$整合素介导紧密、牢固地粘附于骨髓间质$\alpha_4\beta_1$加早期重建造血干细胞和$CD34^+$祖细胞。

其他的归巢信号可来自于$\alpha_5\beta_1$整合素结合纤连蛋白（fibronectin）、CD44结合细胞基质透明质酸葡胺聚糖、泛蛋白结合间质细胞与祖细胞相互作用的位点以及L选择素与PCLP1相互作用。这种异型粘附发生的基础是因为$CD34^+$干细胞和内皮细胞均表达上述受体（配体）对。其他免疫球蛋白超家族受体如PECAM-1、ICAM-1（2）（CD54、CD102）和CD117也参与干细胞的定植过程。KIT（CD117）可与膜结合KIT配体相互作用，启动粘附及交差激活其他整合素受体。

该家族另一个粘附受体为人脊髓灰质炎受体相关2蛋白（PRR2），表达在内皮细胞的细胞间连接区上，大多数$CD34^+$细胞及髓细胞和巨核细胞系前体细胞（$CD33^+$和$CD41^+$）均表达。PRR2可类似PECAM-1（CD31）介导的聚集方式，在内皮细胞表面以同源二聚体或异二聚体形式存在。PECAM-1介导的聚集信号包括受体胞浆内尾部的酪氨酸通过吸引和激活SHP1和SHP2而磷酸化。

缺乏E和P选择素的突变小鼠体内实验模型中，骨髓祖细胞归巢减少。应用VLA-4-VCAM1或SDF-1-CXCR4封闭抗体后也可见类似的结果。封闭后减少间质、干细胞间粘附，消除$CD34^+$细胞与内皮细胞间的移行，从而破坏移植干细胞的归巢。

3. 细胞增殖和发育成熟　最早期的干细胞是多能的，可以分化为淋巴祖细胞或多向造血干细胞。这些多向造血干细胞和祖细胞处于静止状态，并且可耐受髓窦正常的缺氧环境。造血干细胞由于基质相关阴性调节子的作用，不能无限制地增殖；这些阴性调节子如BMPs和TGF-β，单独或联合局部诱导的趋化因子抑制子如MIP-1α和MCP-1起作用。间质和造血祖细胞通过如CD34、CD162和CD164等唾液粘蛋白连接也能引发直接抑制信号。

晚期单能性（定向）祖细胞对系列特异性细胞因子反应，在发育成熟为末期功能性的血细胞前需要经过4～5次细胞分裂。造血生长因子和细胞因子由间质细胞和骨髓的其他细胞成分局部生成。如KIT这样的因子以膜结合形式表达，与蛋白聚糖和细胞基质的硫酸乙酰肝素部分结合，介导造血细胞粘附。细胞与骨髓细胞基质连接是激活信号途径和整合素受体群区关键粘附激酶的过程。这些特性使得间质细胞启动干细胞的自我更新以及抑制造血细胞的凋亡。

发育为定向祖细胞后，红系和粒系原始细胞的成熟经历4～5次有丝分裂，而巨核原始细胞分裂一次后再进行5～6次核有丝分裂。

（四）细胞的释放

通过内皮细胞通道在外膜细胞间迁移而运送细胞。迁移的细胞在内皮细胞胞浆形成裂口。多种因素启动骨髓释放。包括G-CSF、GM-CSF、补体C3e片段、酵母聚糖活化的细胞浆补体碎片、糖皮质激素、雄激素和内毒素等促进粒细胞的外出。某种细胞因子家族（即组织和靶细胞特异性的趋化因子）调节和控制效应细胞在机体内迁移和运送。该趋化因子超家族根据半胱氨酸基序分为几个亚种：“C-X-C”家族（血小板因子4、IL-8、黑素细胞生长刺激因子、中性粒细胞活化蛋白2和粒细胞趋化蛋白2）介导中性粒细胞迁移和活化，而“C-C”家族（MIP-1α和β、RANTES及MIP1、2、3、4、5）介导大多数单核细胞和一部分淋巴细胞趋化。骨髓静脉窦中残余的中性粒细胞在IL-8的作用下迅速释放入血液循环。变态反应时通过趋化因子或RANTES接受IL-5作用后，嗜酸性细胞及其祖细胞从骨髓进入循环。整合素活化与介导跨内皮迁移的表面蛋白水解活化同样重要，封闭β_2整合素CD18可抑制上述细胞的迁移。

网状细胞和血小板的释放因子至今尚未证实，可能无重要的生物学意义，因为早期释放的这些细胞对庞大的循环池细胞几乎无影响。尿毒症患者应用EPO治疗加速了网状细胞释放。外膜网状细胞浆是管腔表面内皮网状细胞的屏障。静脉切开放血术、苯肼诱导的溶血性贫血和EPO可显著减少窦隙上覆盖的外膜细胞，加速细胞穿过内皮而释放。

网状细胞依赖穿膜压力梯度通过膜孔，离开骨髓。髓窦中的压力是搏动的，产生短暂的释放。贫血和应用EPO显著增加骨髓和骨的血流量，而G-CSF只增加骨髓的血流量。该效应不会被去除神经支配而封闭，从而能够解释应用G-CSF后释放细胞的现象。

当淋巴细胞穿透内皮细胞的细胞质而进入窦腔时，部分易位穿过内皮，电镜显示存在显著的变形。与网状细胞一样，当其与内皮细胞的连接区连接时释放细胞。粒细胞细胞核常被分割成块，不像单核细胞和淋巴细胞核那样需要明显变形以穿过迁移孔。骨髓中的不成熟粒细胞通过选择素样粘附分子铆钉于外膜网状细胞。在发育成熟的过程中或活化后逐渐丢失这些分子（如L选择素脱落），使其能够向静脉窦壁运动。骨髓髓系细胞成熟过程中糖蛋白表面一过性的改变（上调CD11b和CD18的α-2，6唾液酰基化）导致间质和纤维结合素粘连降低，而有助于内皮收缩和细胞释放。通过VLA-4整合素途径，活化的中性粒细胞可附着于血流下。中性粒细胞的外出释放多发生于内皮细胞边缘，并完全由P选择素介导。通过改变整合素和降低L选择素的表达，C5a和应用G-CSF可吸引中性粒细胞。

在孔隙形成之前，巨核细胞嵌入管腔表面髓窦内皮细胞，启动血小板释放。巨核细胞胞浆穿过孔隙进入髓窦，完全与巨核细胞体分离，形成复合血小板碎片或前体血小板。前体血小板多为蓬荚样结构，可见于髓窦腔内。继之完全分裂为单个血小板。巨核细胞释放血小板后，核留在骨髓中并且退化、被吞噬。正常人或骨髓病变的患者中均可见到裸核或残余部分细胞浆的完整巨核细胞进入循环，由趋化因子SDF-1和c-Mpl配体调节。

不成熟粒细胞和巨核细胞或完整的巨核细胞偶见于正常血液细胞层。在正常情况下有核红细胞几乎不能逸出骨髓。循环中缺乏幼稚红细胞还与脾具有捕获并祛除循环幼稚红细胞的功能有关。晚期髓细胞和变异的髓细胞对化学吸引的移动能力和变形性不如成熟中性粒细胞，但在正常机制下也可偶尔逸出骨髓。肿瘤细胞侵入骨髓或纤维组织替代骨髓与循环中不成熟细胞增多有关。破坏窦壁的完整性从而损伤了骨髓的结构，使细胞无选择性地进入血液循环。肿瘤细胞生成趋化因子，因而能促进细胞从骨髓内逸出。

髓内表达SDF-1和KIT配体可使干细胞定植于髓内。KIT配体上调$CD34^+$细胞上CXCR4的表达，增强其趋化效应，而动员的外周血$CD34^+$祖细胞对SDF-1缺乏反应。CXCR4表达在早期淋巴造血祖细胞上，使动员的$CD34^+$细胞改变其粘附特性和趋化能力，从而离开髓窦龛进入外周循环。趋化因子MIP联合G-CSF可增强造血祖细胞的动员。

归巢和释放过程需要造血干细胞和骨髓内皮与间质各粘附途径的相互作用。骨髓干细胞归巢依赖于$\alpha_4\beta_1$/VCAM-1粘附途径，CD44影响骨髓和脾的归巢。抑制CD44和（或）$\alpha_4\beta_1$粘附可快速动员干细胞。CS1结构域FN片段并不动员祖细胞，$\alpha_5\beta_1$抗体也不改变归巢。干细胞的释放是一个复合的过程，G-CSF增强灵长类$\alpha_4\beta_1$/VCAM-1整合素封闭抗体的动员活性，而c-KIT信号对整合素为基础的动员过程起协同作用。

（五）干细胞循环

干细胞在血液中循环，能够重新进入骨髓并在骨髓造血索中重建造血。屏蔽单个骨骼后全身照射某一动物，被照射的骨髓能重新恢复，强烈支持干细胞能够从屏蔽的骨髓处迁移至照射部位。同样，来自同基因和组织相容异基因供者的骨髓能重新进入动物或人受者的骨髓并重建造血。血液$CD34^+$祖细胞表达L选择素和CD44与快速植活和血小板恢复有关。脐血$CD34^+$细胞表面表达的L选择素高于成人恒态造血祖细胞，因而具有优先归巢骨髓的能力。异基因移植后很早期在循环中可检测到$CD34^+$、$CD38^-$亚群中的高增殖潜能（HPP）克隆形成细胞，与血细胞计数快速恢复相一致，显示体内干细胞再循环导致持久的造血重建。

干细胞进入骨髓由选择素－糖类的相互作用介导，并且预处理治疗诱导的内皮窦改变可以起到促进作用。给非照射宿主模型输入c-KIT阳性的原始造血干细胞，比接受亚致死照射的宿主归巢更多的器官，如骨髓、脾、肺和胸腺。标记PKH-2膜染色的未纯化骨髓细胞显示该过程由非特异的衰老过程控制，而并非由选择性的归巢信号控制，提示干细胞表现粘附和趋化性能，使之能够优先植入骨髓内皮窦状隙。骨髓内皮细胞受VEGF表达E选择素和VCAM-1的影响，同时产生趋化信号如SDF-1，吸引$CD34^+$细胞[24, 27]。

重组细胞因子如G-CSF、GM-CSF、Flt-3配体、KIT配体、IL-3、IL-7和TPO等能增加干细胞释放入血液循环。KIT配体的受体下调造血细胞暴露于生长因子。KIT配体能够改变受体的亲和力和（或）密度，从而减少将干细胞铆钉于骨髓间质细胞膜的结合KIT配体上，因而KIT配体能够动员干细胞。

CD44介导的粘附以及$\alpha_4\beta_1$/VCAM-1之间的相互作用均影响造血干细胞的释放和归巢。抗体引导的CD44v10异构重整导致造血祖细胞释放入血液循环。在早期干细胞（$CD34^+$，$CD45^+$弱～中等）中发现存在丰富的细胞内透明质酸盐受体（RHAMM）和CD44。恒态骨髓$CD34^+$祖细胞的细胞内RHAMM和CD44含量更高，G-CSF动员采集可以去除细胞内RHAMM组分，从而在外周血液中获得祖细胞。抗CD44和抗β_1整合素抗体可封闭祖细胞粘附，同时β_1整合素和RHAMM抗体还可抑制祖细胞的运动能力，提示干细胞运送的过程中这两种分子间的相互作用。

5种因素可以影响干细胞的外出[29]。此复合的过程与干细胞和骨髓微环境的任何特征无关，而该过程连续的一系列相互作用影响血流量、外膜网状细胞－微血管内皮细胞的收缩、变构的整合素、选择素、细胞因子和细胞支架受体的表达或功能活化。趋化因子如IL-8能有效地动员造血干细胞。IL-8是中性粒细胞整合素功能的激动剂，它使中性粒细胞排出L选择素和脱粒，使邻近的基质成分暴露于蛋白水解酶，如胰弹性蛋白酶和明胶酶B（也叫金属蛋白酶9，MMP-9）。抗明胶酶B抗体抑制干细胞动员。体内应用G-CSF，伴随着IL-8水平的明显升高，可以增强干细胞的释放。此活性并非直接作用，因为IL-8动员的长期植入干细胞不表达$\alpha_1\beta_1$，而应用抗$\alpha_1\beta_1$抗体可封闭IL-8诱导的干细胞释放。

G-CSF受体（GCSFR）缺乏中性粒细胞的研究也显示了细胞因子和化学趋化剂之间的相互作用，说明β整合素的活化需要功能性的GCSFR。在GCSFR敲除的模型中，Flt-3配体可动员祖细胞，而IL-8不能够动员。需要功能性的GCSFR活化β_2整合素及介导IL-8的活化过程，随之释放明胶酶B。抗$\alpha_1\beta_1$抗体的抑制效应和对功能性的GCSFR的需要，提示动员过程包含中性粒细胞髓内活化，增加释放干细胞。活化细胞迁移需要局部蛋白水解（胰弹性蛋白酶和明胶酶B），蛋白水解可被来自IL-8、GCSF活化的中性粒细胞附着于基质硫酸乙酰肝素的相互作用增强。另外，$CD34^+$祖细胞生成明胶酶A和B，应用细胞因子可增加其产量。

因此，明胶酶联合变构的整合素、$\alpha_4\beta_1$-/VCAM-1、CD44以及细胞因子增加血流量、E选择素－趋化因子驱动的跨内皮细胞迁移等因素，可影响干细胞的释放。影响因素还包括明胶酶B、β_2整合素和封闭IL-8动员级联反应的抗体的能力。局部细胞因子的产量和整合素信号及其与CD44的交叉作用，产生复合的基质相互反应，导致上调（或下调）CD34活化趋化因子－趋化因子受体间作用（SDF-1/CXCR4、IL-8/CXCR2、RANTES/CCR1和MIP-1α/CCR1）。

二、脾

脾是次级淋巴组织，为免疫系统细胞提供免疫应答的场所。脾是血液抗原最主要的免疫应答部位。另外，脾红髓中包含巨噬细胞，可清除血液中不需要的外来物质和衰老的红细胞。因此，起到血液过滤器的作用。

（一）脾的解剖学

脾发生于人胚胎的第5周。脾内结缔组织来源于胃背系膜上增厚的间充质，干细胞由卵黄囊或肝经血液循环迁入此部位，分裂、分化后形成血液的各种有形成分。胚胎5个月时，骨髓逐渐代替脾的造血功能，脾转变为一个淋巴器官，脾内仅保留少量造血干细胞，在一定条件下代偿性恢复造血。

脾位于腹部左上象限的腹膜内，在胃底和膈肌之间。它通过脾动脉从全身血液循环获得血液供给，而脾动脉由腹主动脉干和左胃膜动脉分支而来。脾的血液通过脾静脉回流汇入门静脉循环。门脉高压时，脾可充血并增大。

约 10% 的个体有 1 个或多个副脾。副脾直径一般约 1cm，类似淋巴结，如脾一样被覆腹膜。典型的副脾沿脾小动脉或其胃网膜分支排列，或随处排列。最常见的位于近脾门处，但有约1/6的副脾可隐藏于胰尾，有时被误认为胰腺损伤。

成人脾平均重135g（100～250g），排空血液后，其重量只有约80g。有研究活检检查539个正常个体脾，发现脾的重量与脾的充血程度和个体身高相关，而与性别和年龄无关。

脾的体积可以通过腹部CT估算，根据脾的长度和最大横截面的测量值，计算公式如下：$30cm^3+0.58\times$脾宽度、长度和厚度测量值的乘积。研究显示依照该公式[30]，47例正常个体脾体积计算的平均值为 214.6 cm^3，范围为 107.2 ～ 314.5 cm^3，脾体积与个体的年龄、性别、身高、体重或第一腰椎的直径有关。

脾的体积还可以通过超声扫描估算。一项研究观察 32 例成人尸体正常脾标本,将超声测量计算的脾体积与实际脾体积进行比较[30]。实际脾体积的平均值约（148 ± 81）cm^3，而超声测量计算值是（284 ± 168）cm^3，二者之间存在差别，但是通过这些观察找到了二者之间粗略的线性关系。

（二）脾的结构（图 1-3）

脾具有“开放”的循环，从动脉到静脉缺少连续的内皮组织。90% 的血流通过脾脉管，但只有约10% 的脾红细胞见于第一部分腔隙。第二部分腔隙灌注 9% 的总血流量，包含了 70% 的脾红细胞。第三部分腔隙灌注仅 1% 的血流量而含有 20% 的脾红细胞。这些腔隙反映了脾及其基质的解剖学特征。基质由分支样、纤维细胞样的网状细胞组成，这些细胞产生细长的胶原纤维和网状纤维。网状细胞和纤维形成筛网或网状组织滤过血液。根据结构和内容物可以区分三种主要类型的滤过床：白髓、边缘区和红髓。

1. 白髓　白髓富含淋巴细胞和包绕在脾动脉

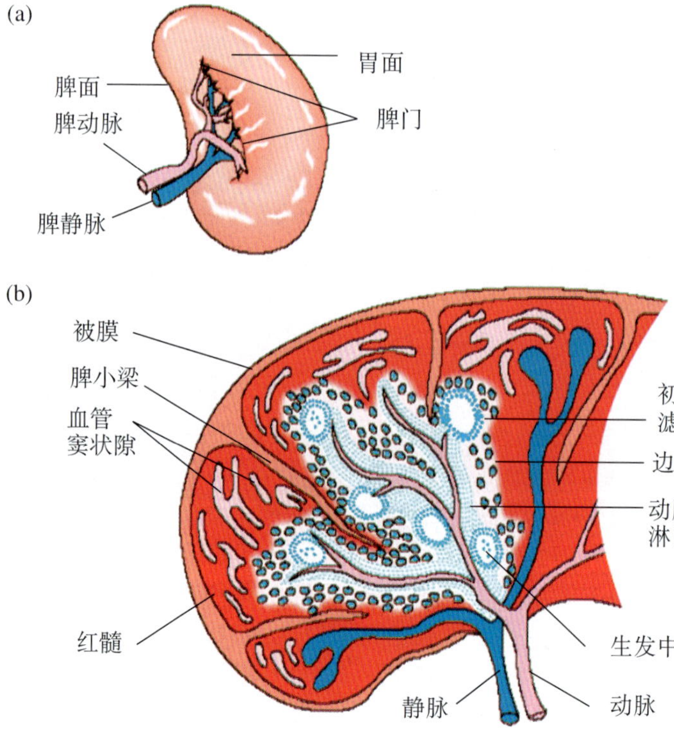

图 1-3　脾的结构

分支小动脉周围的单核细胞。脾动脉在脾门处穿入被膜后，进一步分为细小的分支。每一个分支纵向穿过围绕在每个中心小动脉滤过床的中心轴，称为中心动脉。小动脉外由淋巴细胞组成淋巴细胞套，称作小动脉周围淋巴鞘（PALS）。PALS包含纤维性支持小梁，小梁主要由T细胞构成，约2/3为$CD4^+$ T细胞。连接PALS的是淋巴滤泡，其中一部分滤泡包含具有浅核仁的活化淋巴细胞，其间散在分布大巨噬细胞和树突状细胞。肉眼检查新鲜切割的脾表面，可以看到白色的圆点，称为Malpighian小体。该小体主要包含生发中心，其解剖学特征和功能与淋巴结的次级滤泡相似。

分支离开中心小动脉运送不对称数目的浆细胞和淋巴细胞到PALS的边缘。分支呈锐角走行，导致来自血液的浆细胞选择性地丢失，这种现象恰如萃取。在相对去除浆细胞后，小动脉携带高红细胞比容的血液进入红髓和边缘区的滤过床。因此，红髓和边缘区含相对高浓度的红细胞。

2. 边缘区　边缘区包绕着PALS和滤泡。由网状组织组成，形成细微的筛孔状滤过床，是血液流经脾的前庭。边缘区环绕白髓，并逐渐并入红髓，与红髓无明显分界。其包含的淋巴细胞成分多于红髓。这些淋巴细胞为初级记忆性B细胞和$CD4^+$ T细胞。如红髓一般，边缘区可以充血并清除有缺陷和衰老的红细胞及寄生虫。

3. 红髓　脾红髓由筛孔网状组织组成，称为Billroth脾红髓索和脾窦。该区域主要包含红系细胞，还有大量的巨噬细胞和树突状细胞，而淋巴细胞和浆细胞极少。

当中心动脉出现分支和变小时，PALS也开始分支且直径缩小，但有少量的细胞围绕在小动脉周围。小动脉最终形成鞘，而后终止于边缘区或红髓。这些血管在此处是悬浮的，由周围动脉床的外膜网状细胞固定。血管常常突然终止成为小动脉毛细管或呈喇叭状开放裂隙的血管，这种裂隙称为内皮间裂隙。血液流经这些裂隙进入滤过床，组成大的筛孔腔而相互开放。

红髓和边缘区内的血液流入静脉窦，静脉窦形成吻合的血管盲端。这些静脉窦实际上专指毛细管后静脉。内皮细胞呈细杆状，通过基底纵向的中间细胞骨架丝和肌动蛋白、肌浆球蛋白收缩丝拉直。这些细胞内收缩丝可以缩短血管，使内皮弯曲形成内皮间间隙，有利于传递信息。

内皮细胞粘附在基底膜表面。内皮细胞呈纤维状时，基底膜实际上是细胞外膜壁，带有大的、规则的缺损，暴露于基底内皮表面。组成包括内皮间裂隙，血液通过裂隙从滤过床流入静脉。通常情况下，内皮间裂隙是狭窄甚至关闭的，只在内皮收缩或运送细胞时分开。

脾小动脉长短不一、部分小动脉可与静脉血管直接连接。然而，必须流经脾后，从小动脉流出的血液才能到达静脉远处。因此，血液既可快速通过非静脉窦孔，也可缓慢通过髓窦内皮间裂隙和纤维细胞基质。

纤维细胞基质包含网状细胞和成纤维细胞，也叫做屏障细胞。后者可彼此融合形成连接小动脉末端和静脉内皮间裂隙或孔的膜。和其他成纤维细胞相似，这些细胞同样包含肌动蛋白和肌浆球蛋白，具有收缩功能，使脾小动脉和静脉血管相互接近。因此，纤维细胞基质能影响流经髓窦内皮间裂隙和基质血液的比容。

（三）脾的功能

1. 清除红细胞　红髓基质和边缘区混合存在单核细胞和巨噬细胞。当血液通过基质时，单核细胞可被扣留在基质，基质微环境有助于单核细胞成熟，转变为巨噬细胞和巨大的、树突状的、脂质丰富的吞噬细胞。这些细胞促进衰老细胞机械性过滤。更重要的是，这些细胞具有吞噬活性，能从循环中摄入有缺陷的红细胞、聚集的血小板以及清除如疟原虫等感染性抗原。另外，这些细胞还具有非吞噬功能，如向T细胞递呈抗原或合成某些细胞因子。

脾的解剖学结构使其边缘区和红髓能够拣除有缺陷的红细胞。当血流缓慢通过内皮间窦状隙和纤维细胞基质时，红细胞必须压缩改变其形态以通过这种滤过隔产生的机械性屏障。内皮间窦状隙能够开放约0.5μm，正常红细胞因其柔软、易弯曲性容易通过。而包含大的、不易弯曲内容物的红细胞，如包含疟原虫的红细胞等，通过延迟或被扣留。再者，这些滤过床还可扣留包被抗体膜的红细胞。

当滤过床扣留有缺陷的红细胞时，脾内的血循环池停滞和充血，从而刺激远端静脉括约肌样收缩，致使近端血浆渗出，形成粘滞、高血细胞比容的团块。当大量红细胞被扣留，如疟疾危象或镰状细胞病溶血发作时，脾的体积和重量可以增加 10 ~ 20 倍。尽管白髓特别是生发中心可以增大，但更主要的是边缘区和红髓由于聚集了红细胞和巨噬细胞而明显增大。

2. 脾的免疫功能　脾对抗原的免疫反应与淋巴结类似，主要区别是脾是对来自血液的抗原进行免疫应答最主要的场所，而淋巴结对淋巴内的抗原均可产生反应。因为脾缺乏丰富的内皮小静脉，抗原和淋巴细胞通过血管窦状隙进入脾，之后，淋巴细胞归巢至白髓。T 细胞迁移到 PALS，而 B 细胞迁移到淋巴结。T 细胞和 B 细胞此种分隔的迁移大约需 5 ~ 7 小时。如果缺乏免疫应答反应，这些细胞穿过网状组织，排列在中心动脉环状面周围。

对抗原应答而激活免疫后，淋巴细胞可保留在脾中以维持初级或次级免疫应答。活化的 B 细胞初始位于边缘区，与 PALS 中的 T 细胞相连接，随后迁移至生发中心或红髓。淋巴结通过募集血液和滤泡外周区（即套区）的淋巴细胞而增生。而后这些细胞在淋巴结中心增殖和分化形成生发中心。在从边缘区到滤泡的过程中，B细胞通过PALS，在 PALS 中 B 细胞仍保持与 T 细胞接触数小时，扩充免疫应答反应中 T、B 细胞相互作用的时间。如果在免疫应答反应中未被募集，T和B细胞都通过深部输出淋巴管离开脾，而不通过脾静脉。

这些输出淋巴管并不是与 PALS 分离的结构，PALS紧密薄壁包裹输出淋巴管。这些输出淋巴管对将未反应的淋巴细胞移出脾和产生高红细胞比容的血液很重要。离开脾以后，输出淋巴管成为脾周围淋巴结的输入淋巴管，或者流入胸导管。这些导管连接左侧锁骨下静脉，由此淋巴细胞重新回到静脉循环。

三、胸　腺

胸腺是胸腺依赖淋巴细胞或 T 细胞发育的部位。它是初级淋巴器官，是淋巴发生（淋巴细胞发育）最主要的部位。在胸腺中，T细胞发育成为胸腺细胞，即骨髓来源的淋巴干细胞分化为成熟的、功能性的T细胞。在胸腺内，T细胞获得其特异性的抗原受体，以处理一生中接受的抗原刺激。T细胞完全成熟后离开胸腺，于血液中循环并穿梭于次级淋巴组织。

（一）胸腺的解剖学

胸腺位于上纵隔，依次覆盖头静脉左支（或无名静脉）、无名动脉、左颈动脉和气管。它与心包囊下端的上限重叠，延伸至颈下方和前肋的上方。胸腺的血液供给来自喉内动脉。其静脉血回流入头静脉支和喉内静脉，从而与下胸静脉连接。

胸腺作为聚集淋巴细胞的内皮组织，在妊娠约 8 周时由第三和第四鳃囊发生。胸腺在胚胎期和出生后均逐渐增大，至青春期前持续存在，重约40g，随后，随着年龄的增长逐渐缩小而退化。

胸腺的体积可以通过超声检查估算。一项对149名出生1周内健康婴儿的研究，发现估算的胸腺体积与婴儿的体重明显相关，而与婴儿的性别、身长、年龄及血液中 $CD4^+$ T 细胞或 $CD8^+$ T 细胞的比例无关。从出生到 4 ~ 8 个月，健康婴儿胸腺的体积增大，随后逐渐缩小。4 ~ 10 个月大多数个体胸腺大小不一，与母乳喂养状态、身长有关，患病时缩小。出生时婴儿的胸腺体积相仿，而母乳喂养的婴儿 4 个月时胸腺体积明显大于人工喂养的婴儿[30]。

（二）胸腺的结构（图 1-4）

一条纵裂将胸腺分为不对称的两叶，右叶较大而左叶较小，并衍生右侧和左侧鳃囊。钝性分割可以容易地分离这两部分。

胸腺的两叶被纤维分成许多小叶。每个小叶由外部的皮质和内部的髓质构成。皮质含有浓集的胸腺细胞，为轻度大小不一，伴有散在、细微有丝分裂的淋巴细胞。淡染的髓质内细胞稀少，包括松散排列的成熟胸腺细胞以及特征性紧密包裹鳞状螺环的内皮细胞。这种内皮细胞为残余的退化细胞，富含高分子量细胞角蛋白。

除胸腺细胞，胸腺中还包含其他几类重要的细胞。胸腺内有三种特殊类型的内皮细胞：髓质内皮细胞，形成细胞簇；皮质内皮细胞，形成网状内皮；以及皮质外内皮细胞。皮质和髓质内皮细胞常呈星形，以桥粒相互连接，具有培育细胞功能，从而发育胸腺细胞。另外，胸腺还含有骨髓来源的抗原递呈细胞，主要是并指样树突状细胞和巨噬细胞，尤其是在皮质、髓质连接部位。

青春期后，胸腺皮质开始退化，年老时皮质

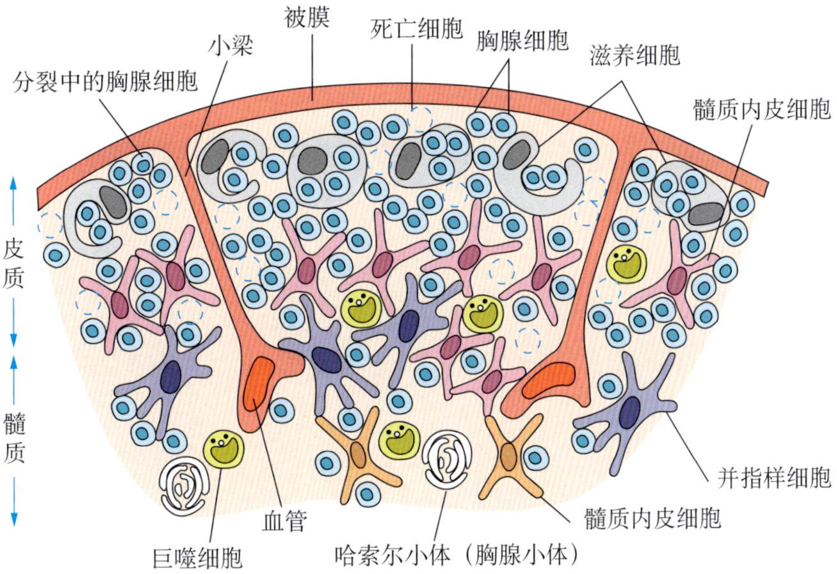

图 1-4 胸腺的结构

区可完全消失，而髓质则终生存在。糖皮质激素可以诱导皮质萎缩，继发于糖皮质激素诱导的皮质胸腺细胞凋亡。这还见于循环激素增加的情况，如怀孕或应激。

（三）胸腺的免疫功能

胸腺前体细胞起源于骨髓，之后迁移至胸腺，在其内发育为成熟 T 细胞。T 细胞的成熟过程伴随着相继获得的多种 T 细胞标记。末端脱氧核苷转移酶（TdT）表达于早期前体淋巴细胞和不成熟淋巴细胞，而成熟淋巴细胞缺失。

前体T细胞通过小血管进入皮质，为CD4和CD8抗原双阴性表达。最早能够检测到的T细胞表面抗原是CD2。胸腺细胞在皮质增殖和分化并获得CD4和CD8抗原表达，随后获得CD3抗原，当其向髓质迁移时表达 T 细胞受体（TCR）。

T 细胞成熟过程中的阳性和阴性选择发生在胸腺中。“双阳性”（$CD4^+$和$CD8^+$）胸腺细胞出现在初始阳性选择阶段，由胸腺表面内皮介导。具有TCR且能与胸腺表面内皮细胞表达的主要组织相容性复合体（MHC）分子相互作用的胸腺细胞扩增，同时发生凋亡。这些阳性选择后的细胞向髓质迁移，进行阴性选择。那些表达TCR并与髓质内皮 MHC 分子和骨髓来源的细胞充分反应的胸腺细胞发生凋亡。大多数发育中的胸腺细胞被破坏。通过此途径，只有那些与自身MHC分子低亲和力的 T 细胞能够达到最终的成熟阶段，被允许保留在胸腺中。

选择后的胸腺细胞进入胸腺髓质，进一步成熟、分化为CD4或CD8“单阳性”细胞，并且获得辅助性或细胞毒性功能。在此，胸腺细胞在其培育的末期还与散布的B细胞相互作用。作为成熟的、“原态”T细胞，一小部分淋巴细胞在胸腺内生成并最终通过输出淋巴管离开髓质。

四、淋巴结

淋巴结是次级淋巴组织。它们形成抗原从组织间液以及淋巴从外周到胸导管的滤过网的一部分。因此，淋巴结是与组织抗原免疫反应的初始部位。

（一）淋巴结的解剖学

淋巴结由圆形或肾形的单个核细胞群组成，直径小于 1cm。典型的淋巴结包绕胶原被膜，进出血管的“门”部凹陷。

淋巴结分布于淋巴管分支处，形成遍布全身的淋巴通路的一部分。将淋巴从区域组织引流入淋巴结的输入淋巴管穿过每一个淋巴结的被膜。通过“门”部输出淋巴管淋巴流出结节，回流入更大的淋巴管，最终汇入胸导管。胸导管流入左锁骨下静脉，由此淋巴重新循环到全身循环系统。

淋巴结簇位于一些关键的部位，引流躯体不同的浅表和深部区域，如颈、腋窝、腹股沟、纵隔和腹腔。接受皮肤淋巴引流的叫做体淋巴结，通常位置表浅；而接受呼吸道表面黏膜、消化道或泌尿生殖道淋巴引流的叫做内脏淋巴结，常位于体腔深处。

（二）淋巴结的结构（图 1-5）

胶原被膜下是被膜下窦，输入淋巴管在此处流入。该窦吞噬细胞排列分布。髓质的放射状纤维小梁连接淋巴结“门”和被膜下淋巴窦，将淋巴结分为数个滤泡，即皮质滤泡。这些小梁和被膜、网状纤维一起支撑着淋巴结的不同细胞成分，并且作为淋巴隙特别是被膜下窦和皮质窦的支架。淋巴隙将髓窦和淋巴结“门”部输出淋巴管连接起来。

每个皮质滤泡浓集小的、成熟的再循环淋巴细胞。皮质滤泡包括B细胞区（皮质）、T细胞区（副皮质）和带有房索的中心髓质区。中心髓质区包含T细胞、B细胞、浆细胞和巨噬细胞。一部分滤泡含有直径1～2mm的淡染区，叫做生发中心。生发中心是生成记忆性B细胞以及通过免疫球蛋白可变区体细胞突变过程完成抗体亲和力发育成熟的特定部位。没有生发中心的滤泡称作初级滤泡，而带有生发中心的为次级滤泡。初级淋巴滤泡结节中主要包含小个的、成熟再循环B淋巴细胞。

抗原刺激1周以内，次级滤泡生成生发中心，生发中心内含有增殖的B细胞和巨噬细胞。小的、未反应的B细胞在滤泡的外周形成厚实的滤泡套区。另一方面，生发中心内的B细胞高度活化，其典型的形态是胞浆丰富、圆形、分裂或卷曲的幼稚细胞。生发中心内可见滤泡树突状细胞。这些细胞可能以免疫复合物的形式捕获并保存抗原达数月之久。当抗原刺激消失后，次级淋巴滤泡的生发中心逐渐退化。

淋巴滤泡浅层皮质周围环绕着淋巴细胞层，其延伸至皮质深层与髓质细胞混合，叫做副皮质。副皮质区大多数为T细胞，T细胞和B细胞的比率约3∶1。髓质含有散在分布的B细胞、树突状细胞、巨噬细胞，而免疫应答反应时还可见浆细胞。淋巴结的浅层皮质和髓质是非胸腺依赖区，而深层皮质富集T细胞，有时被看作是胸腺依赖区。淋巴结内最主要的T细胞群是$CD4^+$ T细胞。滤泡内散在分布$CD4^+$ T细胞，同时滤泡间区含有更多数量的细胞，这拉近了$CD4^+$ T细胞和B细胞之间的距离，对于抗原刺激B细胞增殖和发育成熟的过程中T、B细胞相互作用具有重要的作用。

淋巴细胞首先通过高内皮小静脉（后毛细血

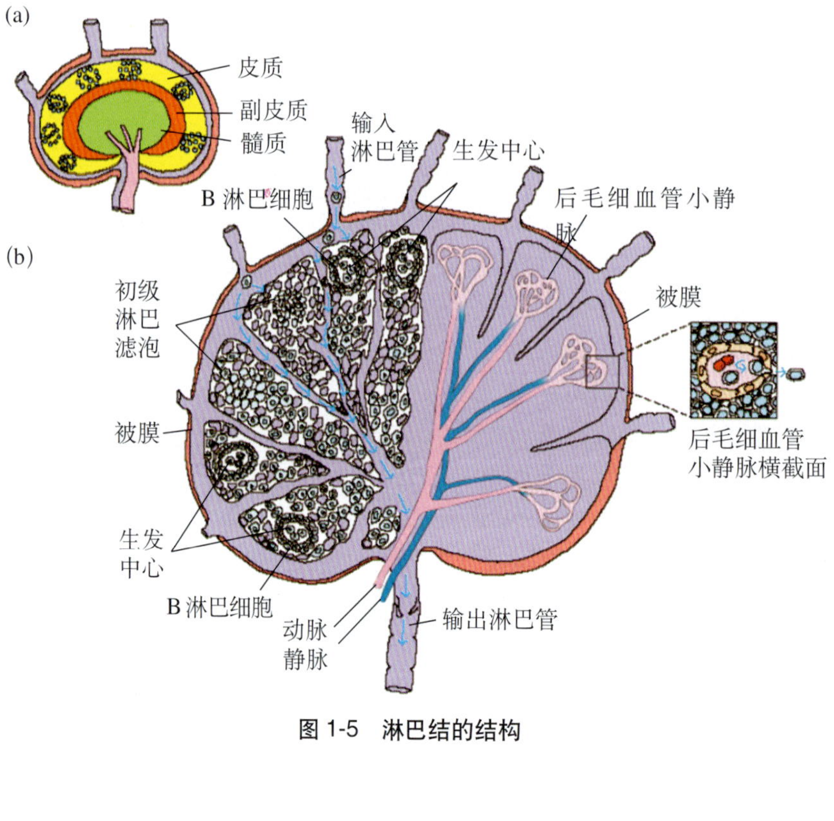

图 1-5 淋巴结的结构

管小静脉）从血液迁移进入淋巴组织。细胞粘附分子和多种细胞因子对决定淋巴细胞的运送方式和淋巴组织的显微解剖学起作用。

（三）淋巴结的功能

淋巴结是不同类型的淋巴细胞、巨噬细胞和树突状细胞相互作用，对进入淋巴的抗原产生免疫应答的部位。当淋巴从输入淋巴管到输出淋巴管通过结区时，微粒的抗原由吞噬细胞处理并运送至淋巴结的淋巴组织中。淋巴中的异常细胞，如肿瘤细胞，也可被淋巴结捕获。

在淋巴结内，抗原通过抗原递呈细胞（APC）的MHC分子处理为肽类递呈给T细胞。各种T细胞亚群组成一个相互反应的细胞网络。$CD4^+$ 和 $CD8^+$ T 细胞介导相互作用，同时 T 细胞来源的可溶性因子，诱导和调节免疫应答。T细胞识别抗原由 TCR 介导。哪些 T 细胞活化取决于 TCRs 的特异性、MHC分子的结构和抗原递呈细胞（APC）的特性，包括树突状网状细胞、巨噬细胞和B细胞。

然而，在TCR与APC中MHC抗原递呈识别过程中，大量的T细胞活化需要第二信号或共刺激信号，这些信号通过 T 细胞上的 CD28 等辅助分子传递。如果缺乏第二信号，T细胞则对抗原刺激无反应。这种特异性的抑制对于维持自身耐受起到重要的调节作用。

T 细胞识别特异的抗原可诱导如白介素等可溶性因子的释放，进一步活化 T 细胞、B 细胞和（或）单核细胞。同时，活化的T细胞表达表面分子如 CD40 配体等，也可激活 B 细胞、树突状细胞和巨噬细胞。

T 细胞依赖的免疫应答包括在抗原暴露数天后形成早期生发中心。在淋巴滤泡内混合存在 B 细胞和活化的 $CD4^+$ T 细胞。T、B 细胞的协同作用通过辅助性的 B 细胞抗原 CD40 和表达于活化T细胞的CD40配体。活化的B细胞转化为不成熟细胞，并且是早期生发中心最主要的细胞组分。随后，不成熟B细胞产生较小的B细胞，即中心细胞。B 细胞在生发中心内进行亲和力的成熟过程。在此过程中，B细胞表面免疫球蛋白的基因编码突变率高，称作体细胞超突变。表达免疫球蛋白与抗原亲和力低或无亲和力的B细胞（包括中心细胞）发生凋亡。凋亡细胞碎片可染色，主要发现于巨噬细胞内，称为巨噬细胞染色小体。另一方面，表达表面免疫球蛋白与抗原亲和力高的 B 细胞增殖、分化为记忆性 B 细胞或浆细胞。启动活化 B 细胞、$CD4^+$ T 细胞和 $CD8^+$ T 细胞的同时，初级免疫应答反应中的T细胞群还可以生成循环 $CD4^+$ 和 $CD8^+$ 记忆 T 细胞。

随着特异性抗体的释放，抗原－抗体复合物可分隔生发中心表面树突状细胞。这些抗原－抗体复合物形成小的、珠状免疫复合物包膜叫做 Iccosomes。Iccosomes 可被 B 细胞和树突状细胞递呈给T细胞。当抗原再进入宿主时，Iccosomes 促进记忆产生高水平的抗体。T 细胞和 B 细胞的记忆功能和自身耐受依赖于与抗原的持续作用[30]。

（邹德慧　邱录贵）

第四节　白血病的来源和历史

一、白血病的历史

人们首次描述白血病距今已 155 年。1845 年苏格兰的 Bennet[31]和德国的 Virchow[32]同时报道了 2 例患者进行性乏力、出血、血细胞增多、巨脾，当时诊断为白细胞增多症。1846年Fuller[33]首先诊断了 1 例白血病。1852 年美国首先报道了第 1 例白血病。我国协和医院邓家栋教授[34]于 1937 年首先报道了我国第 1 例嗜酸细胞白血病。1877 年血液涂片标本的临床应用，开创了血液形态学的新世纪，使形态学成为诊断白血病的主要方法。组织化学的开展使白血病的分类取得了进步。当时主要分为脾性白血病（lienal leukemia）和淋巴白血病（lymphatische leukemia）两种[35]。1889 年 Ebstein[36]首先报道急性白血病。1900 年 Neumam[37]首先定义了急性白血病分为髓细胞性和淋巴细胞性 2 种。1960 年由于造血干细胞和染色体研究的进展，认识到白血病是由于白血病干细胞所致，因此称之为血液系统恶性肿瘤型疾病。

二、白血病干细胞的来源

白血病是一种异质性疾病。1920年造血发生从一元论发展为多元论，产生了多种造血学说。1961 年 McCulloch 和 James[38]同时发现了小鼠 CFU-S，证实造血干细胞来源于一个多能造血干细胞，开创了造血干细胞发生的新纪元，1996年又发现了白血病干细胞（CFU-L），证明了白血病来源于白血病克隆。急性早幼粒细胞白血病(APL)是早幼粒细胞分化凋亡停止，而且必须为2种基因突变。同时也证明了慢性粒细胞白血病（CML）、慢性骨髓增殖综合征（chronic myeloproliferative disorders，CMPD）也是多能造血干细胞突变所致。从而证实了人白血病干细胞（LSC）的存在。

三、针对白血病干细胞的靶向治疗[39]

通过细胞培养和动物白血病模型的基因学研究，已经发现了多种白血病致病基因，由此产生了以白血病干细胞为靶向治疗的新的基因及基因产物的药物。

2001年美国学者通过胚胎及孪生兄弟姐妹和细胞培养的方法，证实了人白血病干细胞（LSC）的存在。已成功分离出急性髓细胞白血病（AML）和慢性髓细胞白血病（CML）的恶性克隆干细胞。这些研究表明LSC在造血中也有一系列的组织等级，小部分LSC有自我更新的功能，大部分LSC细胞群处于静止期，所以化疗对大部分LSC无效，这也是影响白血病疗效的主要原因。

关于LSC起源，一般认为是来自多能造血干细胞（HSC）或祖细胞，这些LSC一般在干细胞水平或祖细胞水平发生基因突变而影响细胞的生存、凋亡和分化，由此导致细胞的恶性增殖而发生白血病。

（一）针对LSC的靶向治疗[40]

随着分子生物学的研究进展，应用免疫细胞反应表达，发现AML的LSC恶性细胞群$CD34^+$、$CD38^-$、$CD71^-$、$HLA\text{-}DR^-$、$CD90^-$、$CD117^-$、$CD123^+$，但只有$CD90^-$、$CD117^-$、$CD123^+$这三种分化抗原的单克隆抗体用于靶向治疗。另外发现AML的LSC上调编码1RF-1和DAP激酶的基因，所以根据LSC的特殊分子生物学特点定出分子靶向治疗。

（二）针对LSC表面分子的靶向治疗[41]

现已上市的单克隆抗体药物如CD20、CD25、CD33均是根据细胞表面免疫表型作为靶点的肿瘤分子靶向治疗方法。抗CD33是治疗AML最有效的单克隆抗体。在AML中由于CD33可以高表达，而部分增殖的LSC也表达CD33，所以CD33针对AML的LSC表达进行抑制性治疗，使AML得到缓解。2004年美国学者又采用细胞因子与细胞毒药物融合的方法来治疗AML，特别是IL-3融合到白喉毒素，可以针对AML的LSC靶点进行治疗，取得了体外抑制的好效果。因此确定LSC细胞群的表面靶抗原是今后的治疗研究方向。

APL主要是造血祖细胞向下分化出现了分化凋亡障碍而致病[42]。应用全反式维A酸（ATRA）和三氧化二砷（ATO）的靶向治疗可使APL患者获得缓解。另外，ATRA和ATO对APL的LSC也有诱导正常和分化凋亡作用，所以临床上应用ATRA和ATO双诱导治疗，可使75%的APL获得临床治愈。

（三）针对LSC特异分子的靶向治疗

2004年全世界已有20个实验室分析出LSC的分子特点。各国学者均考虑针对某种特异的诱导以使LSC凋亡，已设计出13种针对LSC细胞群的分子药物。主要是应用酪氨酸激酶（FLT3）小分子抑制剂，可使大部分LSC受到抑制而凋亡。

另外采用针对LSC的蛋白酶抑制剂可杀伤LSC细胞群。采用蛋白酶抑制剂+蒽环类药物可抑制LSC的NF-κB，使LSC高敏感而达到杀伤作用。蛋白酶抑制剂可以阻断LSC的生存传导信号而抑制PI3激酶的信号传导通路，从而阻断LSC的增殖分化，使白血病停止发展。

虽然对LSC的研究取得了较多进展，使白血病的治疗又有了新的飞跃，但是由于对LSC独特的生物学特性还不完全清楚，对LSC是如何演变和转化为白血病的机制还有很多不解之处，所以必须开展对LSC的分子生物学机制的深入细致研究，从而研究出针对LSC特异性的药物，使白血病得到根本的治愈[43]。

（马　军　周明涛）

参考文献

1. Weissman IL. Stem cells: Units of development, units of regeneration, and units in evolution. *Cell*, 2000, 100: 157-168
2. Leung AYH, Verfaillie CM. Stem Cell model of

hematopoiesis. In: Hoffman R, Benz-Jr EJ, Shattil SJ , eds. *Hematology: Basic Principles and Practice*. 4th ed. New York: Churchill Livingstone, 2005. 199-214
3. Allsopp RC, Weissman IL. Replicative senescence of hematopoietic stem cells during serial transplantation: does telomere shortening play a role? *Oncogene*, 2002, 21: 3270-3273
4. Wynn RF, Cross MA, Hatton C, *et al*. Accelerated telomere shortening in young recipients of allogeneic bone-marrow transplants. *Lancet*, 1998, 351: 178-181
5. Larsson J, Karlsson S. The role of Smad signaling in hematopoiesis. *Oncogene*, 2005, 24: 5676-5692
6. Graf T. Differentiation plasticity of hematopoietic cells. *Blood*, 2002, 99: 3089-3101
7. Lewis ID, Almeida-Porada G, Du J, *et al*. Umbilical cord blood cells capable of engrafting in primary, secondary, and tertiary xenogeneic hosts are preserved after ex vivo culture in a noncontact system. *Blood*, 2001, 97: 3441-3449
8. Dao M, Verfaillie CM. Bone marrow microenvironment. In: Hoffman R, Benz-Jr EJ, Shattil SJ, eds. *Hematology: Basic Principles and Practice*. 4th ed. New York: Churchill Livingstone, 2005. 215-232
9. 宋增璇. 造血干细胞的生物学. 见: 韩忠朝主编. 造血干细胞理论与移植技术. 郑州: 河南科学技术出版社, 2000. 8-16
10. Lapidot T, Petit I. Current understanding of stem cell mobilization: the roles of chemokines, proteolytic enzymes, adhesion molecules, cytokines, and stromal cells. *Exp Hematol*, 2002, 30: 973-981
11. Lapidot T, Dar A, Kollet O. How do stem cells find their way home? *Blood*, 2005, 106: 1901-1910
12. Bonnet D. Hematopoietic Stem Cells. *Birth Defects Res C Embryo Today*, 2003, 69: 219-229
13. Liu H, Verfaillie CM. Myeloid-lymphoid initiating cells (ML-IC) are highly enriched in the rhodamine(-)c-kit(+)CD33(-)CD38(-) fraction of umbilical cord CD34(+) cells. *Exp Hematol*, 2002, 30: 582-589
14. Peled A, Hardan I, Trakhtenbrot L, *et al*. Immature leukemic $CD34^{+}CXCR4^{+}$ cells from CML patients have lower integrin-dependent migration and adhesion in response to the chemokine SDF-1. *Stem Cells*, 2002, 20: 259-266
15. Dercksen MW, Gerritsen WR, Rodenhuis S, *et al*. Expression of adhesion molecules on $CD34^{+}$ cells: $CD34^{+}$ L-selectin^{+} cells predict a rapid platelet recovery after peripheral blood stem cell transplantation. *Blood*, 1995, 85: 3313-3319
16. Shaheen M, Broxmeyer HE. The humoral regulation of hematopoiesis. In: Hoffman R, Benz-Jr EJ, Shattil SJ, eds. *Hematology: Basic Principles and Practice*. 4th ed. New York: Churchill Livingstone, 2005. 233-266
17. Nakano T. Hematopoietic stem cells: generation and manipulation. *Trends Immunol*, 2003, 24: 589-594
18. Zhu J, Emerson SG. Hematopoietic cytokines, transcription factors and lineage commitment. *Oncogene*, 2002 , 21: 3295-3313
19. Reya T, Duncan AW, Ailles L, *et al*. A role for Wnt signalling in self-renewal of haematopoietic stem cells. *Nature*, 2003, 423: 409-414
20. Suzuki T, Chiba S. Notch Signaling in Hematopoietic Stem Cells. *Int J Hematol*, 2005, 82: 285-294
21. Georgopoulos K. Haematopoietic cell-fate decisions, chromatin regulation and ikaros. *Nat Rev Immunol*, 2002, 2: 162-174
22. 邓家栋, 杨崇礼, 杨天楹等, 主编. 邓家栋临床血液学. 上海: 上海科学技术出版社, 2001. 112-124
23. 张之南, 杨天楹, 郝玉书等, 主编. 血液病学. 北京: 人民卫生出版社, 2003. 315-324
24. Abboud CN, Lichtman MA. Structure of the marrow and the hematopoietic microenvironment. In: Beutler E, Lichtman MA, Coller BS, *et al*. *Williams Hematology*. 6th ed. New York: McGraw-Hill Inc, 2001. 29-58
25. Medvinski A, Dzierzak EA. Definitive hematopiesis is autonomously initiated by the AGM region. *Cell*, 1996, 86: 897
26. Peichev M, Naiyer AJ, Pereira D, *et al*. Expression of VEGFR-2 and AC133 by circulating human

CD34$^+$ cell identifies a population of functional endothelial precursors. *Blood*, 2000, 95: 952-958

27. LiL and Xie T. Stem cell niche: structure and function. *Annu Rev Cell Dev Biol*, 2005, 21: 605-631
28. Steeber DA, Tedder TF. Molecullar basis of lymphocyte migration. In: Gallin JI, Snyderman R, *et al. Inflammation Basic Principles and Clinical Correlates*. 3rd ed. Philadephia: Lippincott Williams and Wilkins, 1999. 593-605
29. Muller WA. Leukocyte-endothelial cell adhesion molecules in transendothelial migration. In: Gallin JI, Snyderman R, *et al. Inflammation Basic Principles and Clinical Correlates*. 3rd ed. Philadephia: Lippincott Williams and Wilkins, 1999. 585-592
30. Kipps TJ. The lymphoid tissues. In: Beutler E, Lichtman MA, Coller BS, *et al. Williams Hematology*. 6th ed. Now York: McGraw-Hill Inc, 2001. 59-66
31. Bennett JH. Case of hypertrophy of the spleen and liver in which death took place from suppuration of the blood. *Edinb Med Surg J*, 1845, 64: 413
32. Virchow R. Weisses Blut und Milztumoren. *Med Z*, 1846, 15: 157
33. Fuller H. Particulars of a case in which enormous enlargement of the spleen and liver, together with dilatation of all vessels in the body were found coincident with a peculiarly altered condition of the blood. *Lancet*, 1846, 2: 43
34. 扬崇礼. 白血病流行病学和病因学. 见：邓家栋等主编. 邓家栋临床血液学. 上海: 上海科学技术出版社, 2001. 945
35. Neumann E. Ein Fall von Leukamie mit Erkrankung des Knochenmarkes. *Arch Heilk*, 1875, 11: 1
36. Ebstein W. Ueber die acute Leukamie und Pseudoleukamie. *Dtsch Arch Klin Med*, 1889, 44: 343
37. Neumann E. über myelogene Leukamie. *Berl Klina Wochenschr*, 1878, 15: 69
38. McCulloch EA. Stem cells in normal and leukemic hemopoiesis (Henry Stratton Lecture, 1982). *Blood*, 1983, 62: 1-13
39. Singh SK, Clarke ID, Terasaki M, *et al.* Identification of a cancer stem cell in human brain tumors. *Cancer Res*, 2003, 63: 5821-5828
40. Linenberger ML. CD33-directed therapy with gemtuzumab ozogamicin in acute myeloid leukemia: progresss in understanding cytotoxicity and potential mechanisms of drug resistance. *Leukemia*, 2005, 19: 176-182
41. Taussig DC, Pearce DJ, Simpson C, *et al.* Hematopoietic stem cells express multiple myeloid markers: implications for the origin and targeted therapy of acute myeloid leukemia. *Blood*, 2005, 10:624-627
42. Ma J, Xia GQ, Yang G, *et al.* Clinical observation of AS_2O_3 safety in treatment of pediatric patients with acute promyelocytic leukemia (APL). *Blood*, 2002, 11: 722-723
43. Virchow R. Zur pathologischen Physiologic des Bluts: die Bedeutung der milz-und lymph-drüsen-Krank-heiten für die Blutmischung (Leukaemia). *Virchows Arch*, 1853, 5: 43

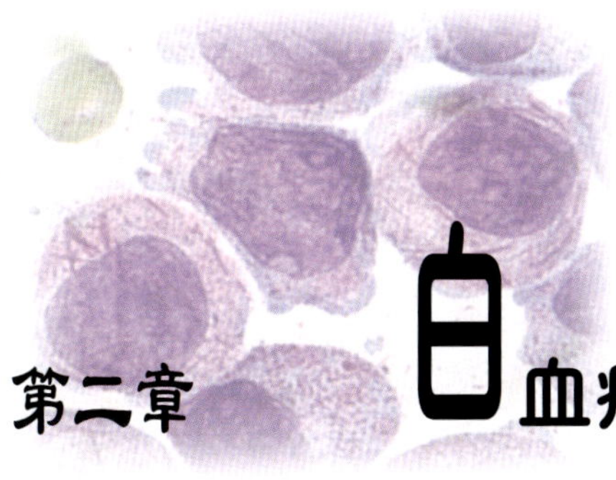

第二章 白血病的流行病学

周明涛
马军

一、白血病的发病率及死亡率

白血病的发病率和死亡率各国均不同[1]。综述世界各国的文献报道，白血病的发病率约为3.2/10万～9.8/10万。其中北美、斯堪的那半岛发病率为6.7/10万～9.8/10万，发病率最高；东欧及西欧发病率为3.6/10万～6.6/10万；亚洲及南美洲为2.4/10万～5.1/10万，为最低。关于白血病的死亡率，国际癌研究中心（IARC）公布了37个国家年龄调整死亡率，男性死亡率为2.5/10万～8.0/10万，以美国、加拿大、芬兰、丹麦及以色列居高，为7.0/10万～8.0/10万，女性死亡率为0.9/10万～5.5/10万。日本白血病死亡率男性为3.8/10万，女性为2.7/10万，明显低于男性。

各类型白血病的死亡率，美国急性淋巴细胞白血病（ALL）1.7/10万～7.0/10万，急性髓细胞白血病（AML）2.6/10万～7.6/10万。日本报道，ALL死亡率为1.2/10万～4.1/10万，AML为1.7/10万～4.2/10万；男性白血病死亡率为3.1/10万～4.0/10万，女性为2.1/10万～3.0/10万。

白血病登记按世界卫生组织(WHO)、IARC提倡的国际疾病分类法(ICD)进行。恶性肿瘤登记以International Classification of Diseases for Oncology (ICD-O)为主，白血病的分类以FAB和WHO（2000年）标准进行综合分类。

二、白血病的国际分型及各亚型发病率

1982年IARC根据14个国家的白血病类型颁布了白血病各亚型的年发病率[2]。ALL为0.6/10万～1.9/10万，AML0.7/10万～3.1/10万，慢性髓细胞白血病(CML)0.7/10万～2.3/10万，慢性淋巴细胞白血病(CLL)0.1/10万～3.1/10万，多发性骨髓瘤(MM) 0.1/10万～2.8/10万。美国东部和西部白血病小组统计的发病率，ALL 0.7/10万～1.4/10万，AML 1.4/10万～4.2/10万，CML 0.2/10万～0.8/10万，CLL 0.5/10万～3.0/10万。英国总结了6个地区，发病率分别是ALL 0.7/10万～1.1/10万，AML 2.1/10万～2.4/10万，CML 0.2/10万～0.9/10万。日本2001年全国白血病研究中心报告的发病率，ALL 0.5/10万～1.5/10万，AML 1.2/10万～2.9/10万，CML 0.3/10万～1.1/10万，CLL 0.1/10万～0.8/10万。

WHO(2000年)造血组织淋巴组织肿瘤新分型[3]

1995年美国血液病理学会和欧洲血液病理学协会联合为WHO进行血液系统肿瘤分类，经过近5年的更新，根据细胞系来源确定肿瘤为四大类型，即髓细胞系、淋巴细胞系、组织细胞系和肥大细胞系肿瘤。在每一个肿瘤类型中，根据细胞形态、免疫表型、遗传系及基因系和临床表现确定各不同类型（表2-1）。

表 2-1 WHO 髓系肿瘤分类

- 骨髓增生性疾病（MPD）
  - 慢性粒细胞白血病：ph[t(9;22)(q34;q11).bcr/abl^{+}]
  - 慢性中性粒细胞白血病
  - 慢性嗜酸性粒细胞白血病/高嗜酸性粒细胞综合征
  - 慢性特发性骨髓纤维化
  - 真性红细胞增多症
  - 原发性血小板增多症
  - 骨髓增殖性疾病不能分类
- 骨髓增生异常 / 骨髓增殖性疾病（MDS/MPD）
  - 慢性粒单细胞白血病（CMML）
  - 非典型慢性髓系白血病（aCML）
  - 幼稚型粒单细胞白血病（JMML）
- 骨髓增生异常综合征（MDS）
  - 难治性贫血
  - 伴有环状铁粒幼细胞（RARS）
  - 不伴有环状铁粒幼细胞（RA）
  - 难治性血细胞减少伴有多系增生异常（RCMD）
  - 难治性贫血伴有原始细胞过多（RAEB）
  - 5q^{-} 综合征
  - 骨髓增生异常综合征不能分类
- 急性髓系白血病（AML）
  - Ⅰ. AML 伴有重现性细胞遗传学易位
    - AML 伴有 t(8;21)(q22;q22)
    - AML1(CBF α)/ETO
    - APL[AML 伴有 t(15;17)(q22;q11-12)及其变异型，PML/RAR α]
    - AML 伴有骨髓异常嗜酸性粒细胞增多
    - [inv(16)(p13;q22)或 t(16;16)(p13;q11).CBFβ/MYH11X]
    - AML 伴有 11q23(MLL)异常
  - Ⅱ. AML 伴有多系增生异常
    - 此前有 MDS
    - 此前无 MDS
  - Ⅲ. 治疗相关性 AML 和 MDS
    - 烷化剂相关性
    - 表鬼臼霉素相关性（有些可能是淋巴细胞性）
  - Ⅳ. 不能在其他方面分类的 AML（沿用 FAB 分类法）
    - M0
    - M1
    - M2
    - M4
    - M5
    - M6
    - M7
    - 急性嗜碱性粒细胞白血病
    - 急性全髓增殖症伴有骨髓纤维化
    - 急性双表型白血病

三、白血病的年龄性别分布

白血病可发生于任何年龄，各国不同年龄段的发病率有所不同[4]。在美国，ALL发病有两个高峰：<5 岁儿童 3.8/10 万，>70 岁老年人 3.7/10 万。西欧报道，<5 岁儿童为 3.6/10 万，>70 岁老年人为3.5/10万。日本白血病分类组统计了AML、ALL、CML 发现，50 岁以上发病率开始上升，70 岁以上老年人发病率明显增高。50岁以下年龄白血病发病率男女无大差别，但50岁以上者，男性发病率较高。5 岁以下儿童 ALL 发病率明显增加，约为 2.9/10 万，非洲黑人儿童<5 岁的 ALL 发病率与白人儿童相同。CLL 发病高峰为 60 岁以上的老年人，欧、美报道为 28.3/10 万。美国 ALL 30 岁以下发病率较低，为 0.8/10 万，之后随年龄增长发病率上升，70 岁以上发病率可达 14.8/10 万。

从性别上看，美国报道男女发病率之比，ALL 为（1.2 ～ 1.6）：1，AML 为（1.3 ～ 2.4）：1，CML 为（1.1 ～ 2.0）：1。

四、白血病发病地区种族差异和季节分布

白血病的发病有着明显的地区和种族差异[5]。CLL 北美发病率最高，为 0.9/10 万～ 3.1/10 万；其次是欧洲、大洋洲、非洲、以色列，为0.1/10万～2.7/10万；南美和东亚最低，为0.1/10万～0.4/10 万。AML在发达国家发病率较高，为2/10万～4/10 万，发展中国家发病率较低，为 0.2/10 万～0.7/10万。CML东南亚发病率较高，为0.9/10万～2.1/10 万，而欧美为 0.4/10 万～ 1.2/10 万。

不同种族白血病的发病率也不同。在美国，ALL 白人儿童发病率为 2/10 万～ 2.6/10 万，黑人儿童仅 0.7/10 万～ 1.0/10 万；AML 白人儿童为 0.5/10 万～ 0.6/10 万，而黑人儿童为 0.2/10 万～0.3/10 万。俄罗斯族白血病的发病率为 6.6/10 万，而吉尔吉斯族为 3.5/10 万，以色列犹太人发病率为 6.1/10 万，非犹太人为 5.3/10 万。白血病发病与时间的关系，美国分析了近60年白血病的发病率，40年间ALL、CLL、CML无明显差异，1990年后 50 岁以上人口 AML 发病率增加。以冬季和春季白血病发病率较高，其他季节发病率较低。

五、我国白血病的发病率和死亡率

我国肿瘤防治办公室 2002 年根据 IARC 和 IACR 分类，对中国哈尔滨、北京、天津、上海、武汉等五个地区进行了分析，白血病的发病率为 2.1/10万～6.9/10万，其中哈尔滨白血病发病率最高，男性 6.9/10 万，女性 5.1/10 万；北京白血病发生率为男性 5.7/10 万，女性 3.2/10 万；上海为男性 4.9/10 万，女性 4.0/10 万。农村白血病发病率较城市低。白血病的死亡率，男性为2.8/10万～4.8/10万，女性为1.4/10万～2.6/10万。国家公布的白血病发病率为 2.1/10 万～ 6.9/10 万，平均为 4.0/10万。白血病各亚型发病率分布为AML 1.85/10万，其中M1 0.20/10万，M2a 0.47/10万，M2b 0.19/10 万，M3 0.35/10 万，M4 0.12/10 万，M5 0.43/10 万，M6 0.08/10 万，M7 0.01/10 万；ALL 为0.69/10万，CML 0.36/10万，CLL 0.05/10万；其他特殊类型为0.03/10万。总体看，中国人各类型白血病的发病率以 AML 最多，其次为 ALL 和 CML，CLL 发病率最低[6]。

参考文献

1. Austin H, Zelell E, Cole P. Benzene and leukemia: A review of the literature and a risk assessment. *Am J Epidemiol*, 1988, 127: 419-422
2. Rinsky RA, Smith AB, Homong R, *et al*. Benzene and leukemia: An epidemiologic risk assessment. *N Engl J Med*, 1987, 316: 1044-1048
3. World Health Organization Classification of Tumours. *Pathology and Genetics of Tumours of Haematopoietic and Lymphoid Tissues*, 2001
4. Tominaga S. Recent trends in cancer in Japan and the world. *Jpn J Cancer Chemother*, 1995, 22: 1-3
5. Vineis P. Incidence and time trends for lymphomas, leukemias and myelomas: Hypothesis generation. *Leuk Res*, 1996, 20: 285-288
6. 中国试点市, 县恶性肿瘤的发病与死亡. 第二卷 (1993-1997). 北京: 中国医药科技出版社, 2002

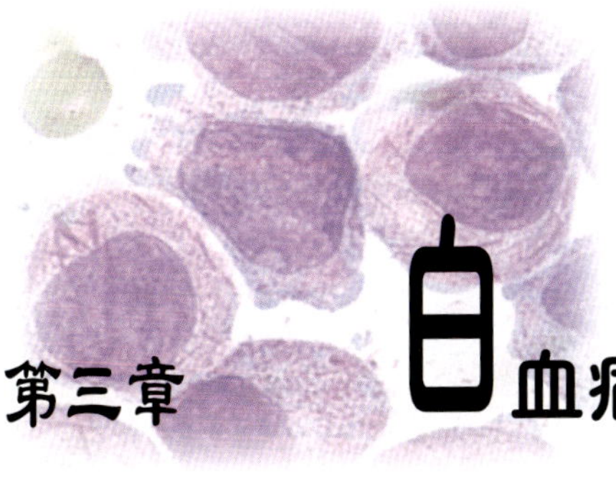

第三章 白血病的病因学

邱 林
罗晓慧

第一节 概 述

白血病的病因是临床医生和基础研究工作者长期以来不断在寻求解答的问题，而且至今尚无圆满答案。由于白血病的病因和发病机制非常复杂，尽管在这一领域的研究已经取得了很大的进展，但白血病的病因仍未完全了解。

随着现代生物科学技术的飞速发展，目前人们对白血病病因的认识已经深入到细胞和分子水平。肿瘤发生的多阶段学说（multi-step theory）证明，白血病的发生和其他肿瘤一样是多因素、多基因、多步骤、多阶段的非常复杂的生物学现象[1]。但其根本原因是外源性或内源性致癌物诱发DNA损伤，使原癌基因突变或过度表达以及抑癌基因失活，基因产物的质和量发生异常，导致正常细胞异常生长和异常分化。因此，任何引起DNA 损伤的物质，都是潜在的致癌因素。

目前普遍认为，绝大多数白血病是由环境因素与细胞的遗传物质相互作用引起的。这里所说的环境因素主要是病毒感染、化学物质、电离辐射。流行病学调查和动物实验都支持环境因素是大多数白血病的病因这一观点。但同时需要强调的是，虽然环境因素是白血病发生的始动因素，但宿主自身因素（如遗传特性、年龄、性别、神经免疫调节和营养状况等）在肿瘤的发生和发展过程中也起重要作用。越来越多的研究资料表明，白血病与其他肿瘤一样，是多种致病因素与基因相互作用的结果，而且环境因素在多种致病因素中占最重要的地位。

过去人们对白血病病因学的研究采用两种方法。一是经典的流行病学调查，即通过大量的人群调查，寻找白血病发生的相关因素，或是通过白血病患者和非白血病患者之间的配对调查，寻找高危险因素。其缺点是灵敏度低，不能证明因果关系，存在未知混杂因素。二是动物实验，即将可疑因素作用于动物，观察动物白血病的发病率，以确定其致白血病的作用。缺点是费时耗资，所用剂量高于人类实际暴露量，所获结果外延到人类尚不肯定。近几年发展的分子流行病学，将检测分子生物标志物（包括生物有效剂量、生物效应和易患性）与流行病学研究相结合，大大增强了流行病学在确定暴露因素与癌症风险因果关系上的力度[2]。

人类主要通过各种生活方式或职业接触暴露于各种致癌因素，而且，在许多情况下，人类不是简单地暴露于单一的致癌因素，而是暴露于复杂的致癌混合物。本章主要介绍上述三种环境因素及遗传因素与白血病发生的关系。

第二节 电离辐射

电离辐射是目前已被证实的两个可诱发白血病的环境因素之一[3]。流行病学的调查结果表明，原子弹爆炸受害者、职业性照射及事故性放射损伤，均可升高白血病的发生。

一、原子弹爆炸受害者

大量研究证实，在日本广岛和长崎原子弹爆炸的幸存者中，白血病的发病率在所有肿瘤中最高。爆炸后3年内，受到辐射的人群中开始出现白血病，并在以后的5～10年中发病率达高峰[4]。接近爆炸中心或接受辐射剂量大于1Gy的人群发病率明显增高。与长崎的幸存者相比，广岛幸存者白血病的发病率更高。出现这一差异的可能原因是广岛核弹具有较高的中子辐射水平。对白血病类型的分析表明，核爆炸幸存者中，急性淋巴细胞白血病（ALL）、急性髓细胞白血病（AML）和慢性髓细胞白血病（CML）的发病率都有增高，而慢性淋巴细胞白血病（CLL）的发病率没有变化。慢性髓细胞白血病（CML）增多的人群主要为男性和爆炸时年龄在45岁以下者[5]。

二、职业性照射

（一）医源性照射

医源性照射包括各种放射治疗和放射诊断，与白血病发病有密切相关性。研究表明，在良性或妇科恶性肿瘤放射治疗后，白血病作为继发恶性肿瘤而发生[6]。Inskip等发现，12 955例新英格兰地区妇女因良性妇科疾病接受治疗（9 770例妇女接受照射治疗，3 185例接受其他治疗），其中64例死于白血病，36例即将死亡，白血病发生率高于正常2.5倍，急性白血病增加3.7倍[7]。Weiss等研究了约15 000例接受照射治疗的强直性脊柱炎病例，发现由于白血病所致的死亡率增加。相反，在853例未接受照射治疗的强直性脊柱炎组，白血病死亡率并无增多[8]。1984年全国26个省市自治区调查30年内从事临床X线工作者2万余人，发现白血病的标化发生率是对照组的3.5倍。在一些因其他疾病而接受各种形式放疗的患者中，也发现白血病发病率增加。这些患者包括因月经过多而接受放疗的妇女，接受^{32}P治疗的真性红细胞增多症的患者，可能还包括接受胸部放疗的胸腺增大的儿童、乳腺癌和宫颈癌患者等。

（二）放射工作者

调查显示几十年前的放射学家与其他医学专家相比，白血病的死亡率明显增高。随着屏蔽和监测技术的改善，放射学家的白血病死亡率也随之下降。联合国原子效应科学委员会（UNSCEAR）2000年报告：现在职业低剂量电离辐射水平已经降至几十年前的一半水平[4]。但回顾性群体调查发现，放射工作者白血病死亡率仍明显升高，尤其是高剂量照射（200mSv），风险率评价为15.65（95%CI 3.33～73.50）[9]。IARC研究小组对7个人群总计96 673核工业工人的死亡率资料调查发现，除CLL外，其他白血病的过度风险性明显与接触电离辐射有关[10]。英国对核武器参试人群的调查表明，其患白血病（除CLL外）的相对危险性也明显增高[11]。UNSCEAR（2000年）也注意到电离辐射与白血病（除CLL以外）有相关性。病例－对照组研究表明，职业电离辐射与骨髓增生异常综合征（MDS）的产生有密切的相关性[12]。电离辐射与血液病发生相互关系的流行病学调查见表3-1。

（三）事故性放射损伤

Moysick等对1986年切尔诺贝利反应堆事故发生十几年后的流行病学调查发现，核辐射地区

表3-1 电离辐射与血液病发生相互关系的流行病学调查

	参考文献	研究方法	风险评估	95%CI
白血病	IARC 1994 [10]	meta分析	ERR = 2.2(by Sv)^a	0.1 ～ 5.7
	Ritz 1999 [9]	群体	RR = 1.60	0.95 ～ 2.52
	Sont 2001 [13]	群体	ERR =5.4 (by Sv)^a	0.2 ～ 20.0
	Muirhead 2003 [11]	群体	RR = 1.83^a	1.15 ～ 2.93
MDS	West 1995 [12]	病例－对照	OR = 2.05^a	1.16 ～ 2.52

注：a=P<0.05，95%CI = 95%可信区间，RR = 相对危险度，OR = 比值比，ERR = 超额相对危险，MDS=骨髓增生异常综合征

儿童和成人白血病发病率未见明显增加，但婴儿发生白血病的危险性增加[14]。乌克兰研究人员调查了 4 百万受到核辐射的居民，发现各型白血病的危险比（RR）明显升高，而有意思的是男性ALL的发病率明显高于女性，且受污染地区ALL的RR值是非污染地区的 3 倍。说明切尔诺贝利反应堆事故核辐射与白血病的危险性升高有关[15]。

（四）电磁场

电磁场属非离子辐射，在生活中随处可见。20世纪70年代以后，人们注意到电磁场诱发白血病的可能性。Kheifets 等通过 meta 分析发现，电力工业工人因工作而接触电磁场（包括低频和极低频），电磁场与 AML 和 CLL 的发生有相关性，而与 ALL 和 CML 无相关性[16]。Villeneuve 等人采用巢穴病例－对照分析方法，研究一组电力工人暴露于电磁场与白血病发病率的关系，结果发现接触 10V/m以上电场与白血病的发生明显相关[17]。尽管这一发现尚未被最近的研究结果所证实，但电磁场仍被认为是可能的致癌因素[18]。电磁场与白血病发生相互关系的流行病学调查见表 3-2。

辐射致癌的机制还不十分清楚。然而，目前普遍认为，使癌基因活化和肿瘤抑制基因失活可能是各种致癌因素作用的共同途径。碱基突变、染色体易位或基因扩增等DNA损伤均可导致癌基因的活化；染色体丢失或碱基突变引起肿瘤抑制基因失活。电离辐射可强烈诱发染色体丢失和易位，同时也可不同程度地诱发碱基突变。因此，对DNA的这些损伤作用可能是辐射致癌的机制所在。

表 3-2　电磁场与白血病发生相互关系的流行病学调查

白血病类型	参考文献	研究方法	风险评估	95%CI
AML	Kheifets 1997 [16]	meta 分析	RR = 1.40^a	1.16 ～ 1.69
	Theriault 1994[17]	病例－对照	OR = 2.25	0.79 ～ 6.46
	Willett 2003 [18]	病例－对照	OR = 0.91	0.69 ～ 1.18
CML	Kheifets 1997[16]	meta 分析	RR = 1.24	0.98 ～ 1.57
	Theriault 1994 [17]	病例－对照	OR = 0.61	0.18 ～ 2.05
ALL	Kheifets 1997 [16]	meta 分析	RR = 1.33	0.93 ～ 1.92
	Theriault 1994[17]	病例－对照	OR = 2.07	0.12 ~ 35.25
CLL	Kheifets 1997 [16]	meta 分析	RR = 1.55^a	1.10 ～ 2.19
	Theriault 1994 [17]	病例－对照	OR = 1.40	0.52 ～ 3.77

注：a = P<0.05，95%CI = 95% 可信区间，RR =相对危险度，OR =比值比

第三节　化学因素

随着工业化进程和环境污染的加重，化学因素诱发白血病在人类致癌因素中占主要地位。诱发白血病的化学致癌物种类繁多，其性质和作用机制多种多样，本文仅就近年来国内外比较关注的化学因素作一介绍。

一、化学物质

（一）苯及其相关化合物

苯是一种具有高脂溶性的天然产物，通过肺和皮肤进入体内，积聚在脂肪和脑组织内。如表 3-3所示，经常接触苯的职业包括石化、橡胶、农药等。苯及其相关化合物是诱发白血病的主要环境因素。国内外大量研究表明，由苯诱发的白血病绝大多数是 ALL，少数为 CML 或 CLL。每天吸入高剂量的苯（超过 10 ppm），AML 的发生率明显升高，而且苯剂量和吸入时间与AML的发生呈线性关系。国内外对不同工业人群的调查表明，接触苯与AML死亡率有密切相关性[19, 20]。此外，长期接触低剂量苯与急性非淋巴细胞白血病及 MDS 的发生有关。

苯的相关化合物如芳香族碳氢化合物和有机溶剂与白血病的关系也越来越得到人们的重视。有报道怀疑芳香族碳氢化合物中二甲苯和甲苯与AML的发生有关[21]。对石化工人不同人群的调查表明，长期接触芳香族碳氢化合物，AML死亡风险性增加[22]。病例－对照研究发现，接触甲苯与AML的发生也有相关性[23]。苯及相关化合物与白

血病发生相关性的流行病学调查见表 3-3。

我国目前使用的大部分装饰材料不同程度地含有苯及其相关的有机溶剂。这些致癌物质造成的室内空气污染，已经成为危害儿童健康的重要因素。研究证明，妇女对苯及其衍生物的吸入反应格外敏感，妊娠期妇女长期吸入苯及其衍生物会导致胎儿发育畸形，甚至引发先天性白血病。另外，居住在加油站和汽车修理厂附近的儿童患白血病的概率较高。北京儿童医院在接诊白血病患儿时，进行了为期半年的家庭居住环境调查，结果发现，90% 的白血病患儿确诊前半年之内家中曾经装修过，而且大多是豪华装修。国际室内空气质量与气候协会中国分会、中国室内装饰协会室内环境监测中心与中国白血病基金会合作，

表 3-3　苯及相关化合物与白血病发生相关性的流行病学调查

白血病类型	参考	研究方法	接触或职业	风险评估	95%CI
AML	Wong 1995[19]	群体	苯	SMR = 5.03[a,b]	1.81 ～ 10.97
	Wong 1995[19]	群体	苯<200ppm / 年	SMR = 0.91	0.02 ～ 5.11
	Wong 1995[19]	群体	苯<200 ～ 400 ppm / 年	SMR = 27.21[a,b]	3.29 ～ 98.24
	Wong 1995[19]	群体	苯>400 ppm / 年	SMR = 98.37[a,b]	20.28 ～ 287.65
	Hayes 1997[20]	群体	苯<10ppm	RR = 3.2[a,b]	1.0 ～ 10.3
	Hayes 1997[20]	群体	苯<25ppm	RR = 7.1[a,b]	2.1 ～ 23.7
	Bloemen 2004[24]	群体	苯	SMR = 1.1	0.30 ～ 2.83
	Jakobsson 1993[25]	死亡率	汽油（3% ～ 5% 苯）	SMR = 3.60[a]	1.70 ～ 6.60
	Huebner 1997[26]	群体	石化工业	SMR = 1.00	0.56 ～ 1.65
	Wong 1999[27]	巢式病例－对照	汽油（3% ～ 5% 苯）	SMR = 1.17	0.69 ～ 1.85
	Sathiakumar 1995[28]	病例－对照	石化工业	OR = 2.8[a]	1.1 ～ 7.3
	Divine 1999[21]	群体	石化工业	SMR = 1.29	0.78 ～ 1.99
	Brown 2002[29]	群体	男性油漆或清漆工人	SIR = 2.2[a]	1.0 ～ 4.2
	Massoudi 1997[30]	病例－对照	化学工业	OR = 1.09	0.40 ～ 2.96
	Lazarov 2000[31]	病例－对照	有机溶剂	OR = 2.52[a]	1.45 ～ 4.39
	Hunter 1993[32]	死亡率	化学实验室	SMR = 1.92[a]	1.12 ～ 3.08
CML	Wong 2001[33]	群体	石化工业	SMR = 1.31	0.43 ～ 3.07
	Huebner 1997[26]	群体	石化工业	SMR = 1.02	0.44 ～ 2.00
	Guenel 2002[34]	群体	苯（高接触人群）	OR = 1.2	0.1 ～ 11.4
	Divine 1999[21]	群体	石化工业	SMR = 1.05	0.54 ～ 1.83
	Lewis 2000[35]	群体	石化工业	SMR = 3.51[a]	1.68 ～ 6.45
MDS	Rigolin 1998[36]	病例－对照	有机溶剂	OR = 7.11[a]	2.42 ～ 20.88
HCL	Clavel 1996[37]	病例－对照	杀虫剂	OR = 1.7[a]	1.0 ～ 2.6
	Clavel 1996[37]	病例－对照	有机磷杀虫剂	OR = 7.6	0.9 ～ 61.6
	Nordstrom 1998[38]	病例－对照	杀真菌剂	OR = 3.8[a]	1.4 ～ 9.9
	Nordstrom 1998[38]	病例－对照	除草剂	OR = 2.9[a]	1.4 ～ 5.9
	Nordstrom 1998[38]	病例－对照	杀虫剂	OR = 2.0[a]	1.1 ～ 3.5
	Nordstrom 1998[38]	病例－对照	溶剂	OR = 1.5	0.99 ～ 2.3
ALL	Divine 1999[21]	群体	石化工业	SMR = 1.01	0.32 ～ 2.35
CLL	Huebner 1997[27]	群体	石化工业	SMR = 1.60	0.85 ～ 2.73
	Huebner 2000[39]	群体	石化工业	SIR = 1.22	0.40 ～ 2.85
	Lewis 2000[37]	群体	石化工业	SMR = 3.51[a]	1.68 ～ 6.45
	Divine 1999[21]	群体	石化工业	SMR = 0.8	0.45 ～ 1.33

注：a = $P<0.05$，b = 计量效应（时间效应）关系，SMR = 标化死亡比

在全国范围开展了对白血病患者家庭的室内环境检测活动，试图解开室内装饰与血液病之间的关系之谜。

由苯引起的白血病，临床表现为潜伏期长，大多有长达10年或更长的接触史，贫血，白细胞和血小板减少，常有染色体异常，包括5号、7号染色体完全或部分丢失等特点。

（二）吸烟

过去公认吸烟与肺癌的发生有关，而与白血病的发生无关。然而，越来越多的流行病学调查表明，吸烟人群患白血病尤其是 AML 的风险增加。而且，随着吸烟的时间和数量的增加，患白血病的危险也随之增加。动物实验和各种流行病学调查结果表明，吸烟与白血病，如AML、MDS和ALL的发生有关[40-47]。有意思的是AML的发生明显与男性吸烟者有关，而与女性吸烟者无关[47]。此外，白血病的发生与吸烟者的年龄有关，大于60岁的吸烟者，发生白血病的风险增加 2 倍。

病例－对照分析表明，吸烟导致的 AML 可能在形态学和染色体类型上有某些特点。吸烟者M2、M5、M6型白血病的发生危险性增高，而非吸烟者M1 白血病发生的危险性增高。M3 的发生与吸烟无关。吸烟的AML患者中，染色体异常的比例明显高于不吸烟的AML患者，而且，患者吸烟时间越长、量越大，染色体的异常变化就越多。文献报道，吸烟与AML的8号染色体三倍体、13号染色体三倍体、7 号染色体畸变和 Y 染色体丢失有关，说明吸烟在AML细胞遗传学异常的产生中发挥重要作用[48]。

吸烟影响白血病发生的机制尚不清楚，但香烟中含有苯，还含有如放射性物质、亚硝胺、氨基甲酸酯和苯乙烯等。这些物质都是致癌物，与白血病的发生有密切关系。实验表明，一支香烟中苯的含量约为 10 ～ 75μg，如果一天吸两包香烟，相当于吸入3mg的苯。根据吸烟量，成人每天吸入的苯含量约为75 ～ 522μg，相当于3.37 ～ 41μg/m^3。而已有可靠证据表明，在工作中长期接触低剂量苯（32～80μg/m^3），白血病的发生率明显升高。说明香烟中的苯在诱发白血病中的重要性[49]。

对吸烟的 AML 患者的预后评价发现，AML的存活率与吸烟时间和吸烟量有明显关系。

二、化学药物

某些治疗药物特别是化疗药物也可引起白血病，称为继发性白血病（secondary leukemia），也称为治疗相关性白血病（therapy-related leukemia，TRL）。德国研究小组报道，实体肿瘤如乳腺癌、肺癌、肉瘤等放化疗后继发白血病的发生率达到0.3% ～ 5%[50]。TRL 的日益增加及预后不佳，近年来已成为临床工作者尤为关注的问题。TRL 可分为两类，一类主要由烷化剂引起，另一类主要由拓扑异构酶 II 抑制剂（topoisomerase II inhibitors）引起。

（一）烷化剂

烷化剂是最早用于治疗恶性肿瘤的化疗药物，是目前实体瘤联合化疗方案及高剂量化疗联合干细胞移植等治疗方案的主要组成部分。这类药物包括美法仑、环磷酰胺、白消安和苯丁酸氮芥等（表3-4）。它们所诱发的继发癌主要为AML和MDS，并于治疗霍奇金病、多发性骨髓瘤及卵巢癌、乳腺癌和其他癌症若干年内发病。发生白血病的风险随着烷化剂的剂量和治疗时间而增加[51]。烷化剂诱发的白血病，潜伏期长，多为5～7年或更久，常伴有骨髓增生异常期。染色体有4种异常形式：5号染色体单纯丢失（5q-/-5），7号染色体单纯丢失（7q-/-7），异常5q-/-5并伴有p53基因的点突变和异常的 7q-/-7 伴有一个 AML1 基因的点突变。

（二）拓扑异构酶Ⅱ抑制剂

这类药物包括蒽环类抗生素、柔红霉素、多柔比星和表柔比星、蒽二酮米托蒽醌、乙双吗啉（bimolane）以及表鬼臼乙毒素（epipodophyllotoxins），是治疗实体瘤和一些免疫性疾病的常用药（表3-4）。国内外大量文献报道，这类药物诱发的继发性白血病都有稳定的染色体重排，包括MLL与11q23, t(8;21)，inv(16)，t(15;17)， t(9;22) 结合的易位，NUP98与11p15结合的易位（见表3-5）。由拓扑异构酶 II 抑制剂诱发的白血病，潜伏期短，一般 1 ～ 3 年，无骨髓增生异常期[52]。

拓扑异构酶II抑制剂诱发白血病的机制尚不清楚，但最近 Mistry 等对米托蒽醌治疗乳腺癌和喉癌诱发继发性（APL）的基因组断裂点区域的检测结果表明，在米托蒽醌诱导的APL中，拓扑异

表 3-4 与治疗相关的骨髓发育不良或 AML 等疾病和药物的风险

血液肿瘤	烷化剂
多发性骨髓瘤	melphalan（美法仑）
霍奇金病	mechlorethamine（盐酸氮芥）
非霍奇金淋巴瘤	cyclophosphamide（环磷酰胺）
真性红细胞增多症	busulfan（白消安）
原发性血小板增多症	dihydroxybusulfan（二羟基二丁醚）
急性淋巴细胞白血病	chlorambucil（苯丁酸氮芥）
实体瘤	carmustine（卡莫司汀）
乳腺癌	lomustine（洛莫司汀）
肺癌	semustine（司莫司汀）
睾丸癌	dacarbazine（达卡巴嗪）
胃肠癌	cisplatin（顺铂）
儿童肿瘤	carboplatin（卡铂）
非恶性疾病	topoisomerase II inhibitrs（拓扑异构酶 II 抑制剂）
类风湿性关节炎	etoposide（依托泊苷）
银屑病	teniposide（替尼泊苷）
韦格内肉芽肿	doxorubicin（多柔比星）
	4-epidoxorubicin（表柔比星）
	daunorubicin（柔红霉素）
	mitoxantrone（米托蒽醌）
	razoxane（丙亚胺）
	bimolane（乙双吗啉）

构酶Ⅱ介导的DNA断裂，参与了染色体断裂点相互平衡易位。其可能的机制见图3-1。最近的研究表明，其他拓扑异构酶Ⅱ抑制剂也具有相同的诱导白血病的作用[53]。

在DNA超螺旋的解旋过程中，拓扑异构酶Ⅱ非共价地与DNA结合，切开DNA双链，切口越过与其交叉的另一条双链，再连接断裂点。拓扑异构酶Ⅱ抑制剂类药物使拓扑异构酶Ⅱ融入DNA裂解酶，破坏了切割－再连接的平衡关系，并因此增加了拓扑异构酶Ⅱ在切割过程中所需要的浓度。尽管酶还不能识别DNA的靶向序列，然而对染色体组的研究提示我们，酶的结合位点可能是在原发性易位断裂点上，并且白血病的相关治疗会引起MLL、AML1-ETO、PML-RARA和NUP98的重排。染色体重排与药物接触之间的关系对拓扑异构酶Ⅱ的影响显示了拓扑异构酶Ⅱ在易位过程中对DNA的切割作用（图3-1），但是这一过程是如何发生的尚不清楚。

表 3-5 拓扑异构酶Ⅱ抑制剂相关白血病的染色体重排和相关基因

染色体重排	交互的基因
t（1;11）（p32;q23）	AFlp
t（1;11）（q21;q23）	AFlp
t（4;11）（q21;q23）	AF4/FEL
t（4;11）（q31;q23）	-
t（6;11）（q21;q23）	AF6q21
t（6;11）（q27;q23）	AF6
t（9;11）（p21;q23）	-
t（9;11）（p22;q23）	AF9
t（10;11）（p12;q23）	AF10
t（11;11）（q13;q23）	-
t（11;11）（q23;q13）	-
Inv（11）（p15;q23）	-
t（1116）（q23;p13）	CBP
t（11;17）（q23;q21）	AF17
t（11;17）（q23;q25）	AF17q25/MSF
t（11;19）（q23;p13.1）	ELL/MEN
t（11;19）（q23;p13.3）	ENL
t（11;19）（q23;q12）	-
t（11;21）（q23;q22）	-
t（11;22）（q32;q13）	P300
t（x ;11）（q13;q23）	AFX1

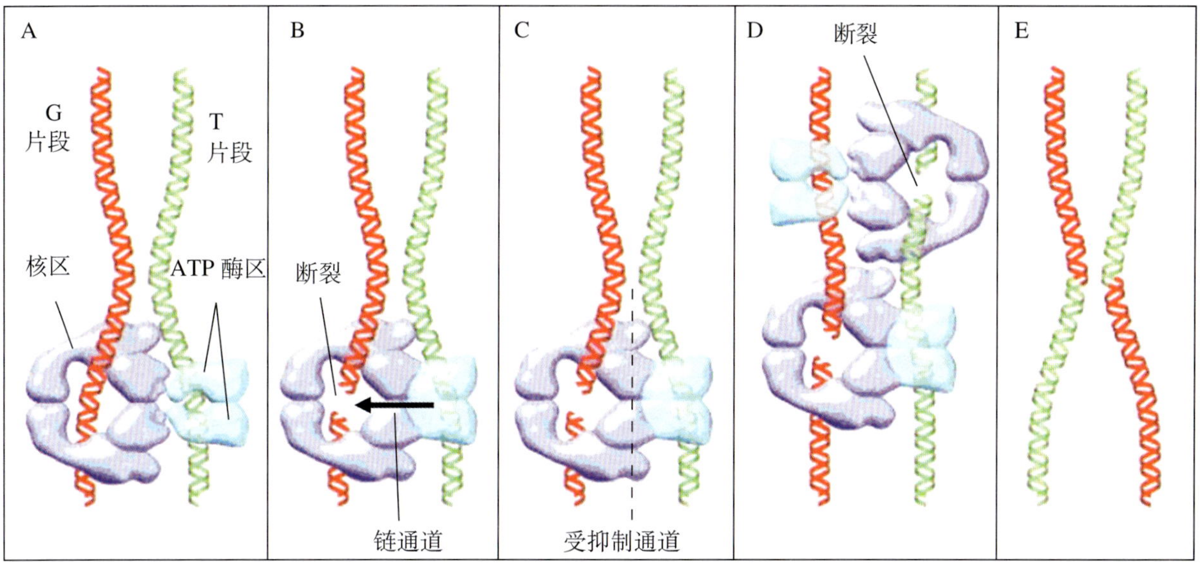

图 3-1　拓扑异构酶 II 抑制剂的作用机制

正常情况下，拓扑异构酶负责解DNA超螺旋，断裂G片段的双链DNA（红色）后，通过断裂发生了未断裂T片段的链通路

第四节　病毒因素

病毒在白血病的病因学研究中有着十分重要的地位。对病毒与白血病关系的研究，不但对白血病病因学有很大的贡献，而且为现代分子生物学的重要发展奠定了基础。

1908 年 Ellerman 和 Bang 发现自发性鸡白血病的无细胞滤液能感染鸡并引起白血病。1951年Gross分离到小鼠白血病病毒，并陆续报道病毒能引起大鼠、豚鼠、猫、狗和猴的白血病。实验证明白血病病毒可垂直传播，从亲代传给子代；也可水平传播，如猫白血病病毒经唾液传播。动物白血病病毒的感染和致癌作用可超越种属界限，例如，小鼠白血病病毒可感染大鼠，猫白血病病毒可感染狗，牛白血病病毒可引起羊白血病。

动物白血病病因和实验方法的建立为人类白血病病因的研究提供了依据和试验技术，有力地促进了对人类白血病病毒的探索。Miyoshi 等将 1 例成年男性 T 细胞白血病（ATL）患者外周血与脐血细胞共同培养，建立了MF-1细胞株。1979年Hinuma在该细胞株中发现新的C型病毒，称为成人T细胞白血病病毒（ATLV）。1980年，美国国立癌症研究所 Gallo 等也报告从蕈样真菌病患者的淋巴结和外周血建立了 HUT102 和 CTCL-3 细胞株，后来又从皮肤型 T 细胞白血病患者的外周血建立了CTC-2细胞株。从这些细胞株中分离到病毒，称为人类T细胞白血病病毒（HTLV），1983 年 9 月在冷泉港举行的 T 细胞白血病病毒会上定名为HTLV。目前，世界各地已经分离出100多株HTLV。由于病毒 RNA 和主要的核心蛋白（p24, p19）相似，所以称这些人类T细胞白血病病毒为HTLV-I。1982年，美国从毛细胞白血病患者的脾建立了一细胞株，其特征是OKT4$^+$的成熟T细胞。从该细胞中分离出 C 型病毒，其核酸序列与HTLV-I仅有部分相同，而核心抗原p24与HTLV-I不同，故称之为HTVL-II，它与疾病的关系目前还不清楚。法国巴斯德研究所 Montagnier 实验室从淋巴结病综合征患者分离到一株新的逆转录酶病毒，命名为淋巴结病综合征相关病毒，也称HTLV-III，目前，国际病毒命名委员会将其定名为人免疫缺陷病毒（HIV）。

血清流行病学调查表明，日本一些地区流行HTLV-I，成人T细胞淋巴白血病抗体阳性率超过95%。美国东南部黑人抗体阳性者主要来自加勒比海地区，该地区ATL患者几乎100%抗体阳性。日本西南部 ATL 流行区正常人血清 HTLV-I 抗体阳性率为 12% ～ 16%，而非流行区仅为 2%，患者家属血清抗体检出率明显高于其他人群。在中国，对28个省市13 000多人检测HTLV-I抗体，检出率仅0.1%，而且抗体阳性者均有日本亲属关系。据报道在日本HTLV-I抗体阳性者超过100万，大部分人无任何病征，仅1%发展成ATL，潜伏期最长可达20年。HTLV-I感染的血清流行病学研究多以病毒感染的细胞作为抗原，以间接免疫学方法检测血清中的抗体，如间接免疫荧光、ELISA、被动血凝和免疫印迹法。近年来，用分子生物学手段检测ATL患者瘤组织或体外培养细胞中的DNA，与血清学结果基本一致，但检测病毒DNA序列更为敏感，有人认为在ATL发病之前可检出整合的病毒DNA。

第五节 遗传因素

流行病学研究表明，不同种族白血病的发病情况有所差异；患有某些遗传性疾病的儿童，如先天愚型（Down综合征）、先天性再障（Fanconi综合征）、先天性血管扩张性红斑病（Bloom综合征）等，白血病的发病率比正常人群高许多倍，这些均提示白血病的发生与某些遗传因素有关。与白血病发生相关的遗传性疾病见表3-6。

表3-6 与白血病发生相关的遗传性疾病

	遗传方式	染色体定位	基因
染色体三体型			
Down 综合征	散发	21q	AML1?
8号染色体三体嵌合	散发	8	
DNA修复缺陷			
Bloom 综合征	AR	15q26.1	BLM
共济失调毛细血管扩张症	AR	11q22-23	ATM
Nijmegen/Berlin 断裂综合征	AR	8q21	
Fanconi 贫血	AR	9q22.3	FACC
		16q24.3	FAA
肿瘤抑制基因综合征			
神经纤维瘤病	AD	17q11.2	Nf1
Li-Fraumeni 综合征	AD	17q13.1	p53
免疫缺陷综合征			
Wiskott-Aldrich 综合征	XLR	Xp11.23	WASP
Bruton 无丙种球蛋白血症	XLR	Xq21.3	BTK
其他			
Schwachman-Bodian 胰腺脂肪瘤病	AR	t(6;12)?	
Kostmann 婴儿遗传性粒细胞缺乏症	AR	1p35	
Blackfan-Diamond 综合征	AD,AR		
纯家族性白血病			
7号染色体单体儿童MDS	AR	inv1p?	
MDS和（或）AML（多种亚型）	AD		
AML M5	AD伴早显遗传		
AML M6	AD伴早显遗传		
CLL	AD伴早显遗传？ AR		
ALL	AR?AD伴早显遗传		
CML	AD伴早显遗传		
多型白血病	AD伴早显遗传？ XLR		
骨髓增生性疾病	AD伴早显遗传		
淋巴瘤	AD伴早显遗传		

参考文献

1. Trosko JE. Role of low-level ionizing radiation in multi-step carcinogenic process. *Health Phys*, 1996, 70: 812-822
2. Perera FP. Molecular epidemiology: on the path to prevention? *J Natl Cancer Inst*, 2000, 92: 602-612
3. Nisse C. Fenaux P Hemopathies malignes. In: Pairon JC, Brochard P, Le Bourgeois JP, Ruffie P, eds. *Les Cancers Professionals*. Paris: Margaux Orange, 2000. 497-535
4. United Nations Scientic Committee on the Effects on Atomic Radiation (UNSCEAR). Sources and effects of ionizing radiation. 2000
5. Ichimaru M, Ishimaru T, Belsky JL. Incidence of leukemia in atomic bomb survivors belonging to a fixed cohort in Hiroshima and Nagasaki. *J Radiat Res,* 1978, 19: 262-282
6. Weiss HA, Darby SC, Doll R. Cancer mortality following X-ray treatment for ankylosing spondylitis. *Int J Cancer*, 1994, 59: 327-338
7. Inskip PD, Kleinerman RA, Stovall M, *et al.* Leukemia, lymphoma, and multiple myeloma after pelvic radiotherapy for benign disease. *Radiat Res*, 1993, 135: 108-124
8. Weiss HA, Darby SC, Fearn T, *et al.* Leukemia mortality after X-ray treatment for ankylosing spondylitis. *Radiat Res*, 1995, 142: 1-11
9. Ritz B, Morgenstern H, Froines J, *et al.* Effects of exposure to external ionizing radiation on cancer mortality in nuclear workers monitored for radiation at Rocketdyne/Atomic International. *Am J Ind Med*, 1999, 35: 21-31
10. IARC. Direct estimates of cancer mortality due to lowdoses of ionising radiation: an international study. IARC Study Group on Cancer Risk among Nuclear Industry Workers. *Lancet*, 1994, 344: 1039-1043
11. MuirheadCR, BinghamD, HaylockRG, *et al.* Follow up of mortality and incidence of cancer 1952-1998 in men from the UK who participated in the UK's atmospheric nuclear weapon tests and experimental programmes. *Occup Environ Med*, 2003, 60: 165-172
12. West RR, Staord DA, Farrow A, *et al.* Occupational and environnemental exposures and myelodysplasia: a case-control study. *Leuk Res*, 1995, 19: 127-139
13. Sont WN, Zielinski JM, Ashmore JP, *et al.* First analysis of cancer incidence and occupational radiation exposure based on the National Dose Registry of Canada. *Am J Epidemiol*, 2001, 153: 309-318
14. Moysich KB, Menezes RJ, Michalek AM. Chernobyl-related ionising radiation exposure and cancer risk: an epidemiological review. *Lancet Oncol*, 2002, 3: 269-279
15. Noshchenko AG, Moysich KB, Bondar A, *et al.* Patterns of acute leukaemia occurrence among children in the Chernobyl region. *Int J Epidemiol*, 2001, 30: 125-129
16. Kheifets LI, A AA, Buer PA, *et al.* Occupational electric and magnetic field exposure and leukemia. A meta-analysis. *J Occup Environ Med*, 1997, 39: 1074-1091
17. Theriault G, Goldberg M, Miller AB, *et al.* Cancer risks associated with occupational exposure to magnetic fields among electric utility workers in Ontario and Quebec, Canada and France: 1970-1989. *Am J Epidemiol*, 1994, 139: 550-572
18. Willett EV, McKinney PA, Fear NT, *et al.* Occupational exposure to electromagnetic . elds and acute leukaemia: analysis of a case-control study. *Occup Environ Med*, 2003, 60: 577-583
19. Wong O. Risk of acute myeloid leukaemia and multiple myeloma in workers exposed to benzene. *Occup Environ Med*, 1995, 52: 380-384
20. Hayes RB, Yin SN, Dosemeci M, *et al.* Benzene and the dose-related incidence of hematologic neoplasms in China. Chinese Academy of Preventive Medicine - National Cancer Institute Benzene Study Group. *J Natl Cancer Inst*, 1997, 89: 1065-1071
21. Divine BJ, Hartman CM, Wendt JK. Update of the

Texaco mortality study 1947-1993: Part II. Analyses of specific causes of death for white men employed in refining, research, and petrochemicals. *Occup Environ Med*, 1999, 56: 174-180

22. Adegoke OJ, Blair A, Shu XO, *et al*. Occupational history and exposure and the risk of adult leukemia in Shanghai. *Ann Epidemiol*, 2003, 13: 485-494
23. Buffler PA, Kwan ML, Reynolds P, *et al*. Environmental and genetic risk factors for childhood leukemia: appraising the evidence. *Cancer Invest*, 2005, 23: 60-75
24. Bloemen LJ, Youk A, Bradley TD, *et al*. Lymphohaematopoietic cancer risk among chemical workers exposed to benzene. *Occup Environ Med*, 2004, 61: 270-274
25. Jakobsson R, Ahlbom A, Bellander T, *et al*. Acute myeloid leukemia among petrol station attendants. *Arch Environ Health*, 1993, 48: 255-259
26. Huebner WW, Schnatter AR, Nicolich MJ, *et al*. Mortality experience of a young petrochemical industry cohort. 1979-1992 follow-up study of US-based employees. *J Occup Environ Med*, 1997, 39: 970-982
27. Wong O, Trent L, Harris F. Nested case-control study of leukaemia, multiple myeloma, and kidney cancer in a cohort of petroleum workers exposed to gasoline. *Occup Environ Med*, 1999, 56: 217-221
28. Sathiakumar N, Delzell E, Cole P, *et al*. A case-control study of leukemia among petroleum workers. *J Occup Environ Med*, 1995, 37: 1269-1277
29. Brown LM, Moradi T, Gridley G, *et al*. Exposures in the painting trades and paint manufacturing industry and risk of cancer among men and women in Sweden. *J Occup Environ Med*, 2002, 44: 258-264
30. Massoudi BL, Talbott EO, Day RD, *et al*. A case-control study of hematopoietic and lymphoid neoplasms: the role of work in the chemical industry. *Am J Ind Med*, 1997, 31: 21-27
31. Lazarov D, Waldron HA, Pejin D. Acute myeloid leukaemia and exposure to organic solvents-a case-control study. *Eur J Epidemiol*, 2000, 16: 295-301
32. Hunter WJ, Henman BA, Bartlett DM, *et al*. Mortality of professional chemists in England and Wales, 1965-1989. *Am J Ind Med*, 1993, 23: 615-627
33. Wong O, Harris F, Rosamilia K, *et al*. An updated mortality study of workers at a petroleum refinery in Beaumont. Texas, 1945-1996. *J Occup Environ Med*, 2001, 43: 384-401
34. Guenel P, Imbernon E, Chevalier A, *et al*. Leukemia in relation to occupational exposures to benzene and other agents: a case-control study nested in a cohort of gas and electric utility workers. *Am J Ind Med*, 2002, 42: 87-97
35. Lewis RJ, Gamble JF, Jorgensen G. Mortality among three refinery/petrochemical plant cohorts. I. 1970-1982 active/ terminated workers. *J Occup Environ Med*, 2000, 42: 721-729
36. Rigolin GM, Cuneo A, Roberti MG, *et al*. Exposure to myelotoxic agents and myelodysplasia: case_control study and correlation with clinicobiological findings. *Br J Haematol*, 1998, 103: 189-197
37. Clavel J, Hemon D, Mandereau L, *et al*. Pesticide use and hairy-cell leukemia. *Scand J Work Environ Health*, 1996, 22: 285-293
38. Nordstrom M, Hardell L, Magnuson A, *et al*. Occupational exposures, animal exposure and smoking as risk factors for hairy cell leukaemia evaluated in a case-control study. *Br J Cancer*, 1998, 77: 2048-2052
39. Huebner WW, Chen VW, Friedlander BR, *et al*. Incidence of lymphohaematopoietic malignancies in a petrochemical industry cohort: 1983-1994 follow up. *Occup Environ Med*, 2000, 57: 605-614
40. Wallace LA. Major sources of benzene exposure. Environ. *Health Perspect*, 1989, 82: 165-169
41. Obe G, Vogt HJ, Madle S, *et al*. Double-blind study on the effect of cigarette smoking on thechromosomes of human peripheral lymphocytes in vivo. *Mutat Res*, 1982, 92: 309-319

42. McDonald TA, Holland NT, Smith MT, *et al.* Hypothesis: Phenol and hydroquinone derived mainly from diet and gastrointestinal flora activity are causal factors in leukemia. *Leukemia*, 2001, 15: 10-20
43. Wallace LA and Pellizzari ED. Personal air exposures and breath concentrations of benzene and other volatile hydrocarbons for smokers and non-smokers. *Toxicol Lett*, 1987, 35: 113-116
44. Brownson RC, Novotny TE, Perry MC. Cigarette smoking and adult leukemia: A meta-analysis. *Arch Intern Med*, 1993, 153: 469-475
45. Kane EV, Roman E, Cartwright R, *et al.* Tobacco and the risk of acute leukaemia in adults. *Br J Cancer*, 1999, 81: 1228-1233
46. Pasqualetti P, Festuccia V, Acitelli P, *et al.* Tobacco smoking and risk of haematological malignancies in adults: a case-control study. *Br J Haematol*, 1997, 97: 659-662
47. Harris RJC, Negroni G. Production of lung carcinomas in C57BL mice exposed to a cigarette smoke and air mixture. *Br Med J*, 1967, 4: 637-641
48. Hill CR. Polonium-210 in man. *Nature*, 1965, 208: 423-428
49. DeMarini DM. Genotoxicity of tobacco smoke and tobacco smoke condensate. *Mutat Res*, 1983, 114: 59-89
50. Pedersen-Bjergaard J, Larsen SO, *et al.* Risk of therapy related leukaemia and preleukaemia after Hodgkin's disease: relation to age, cumulative dose of alkylating agents, and time from chemotherapy. *Lancet*, 1987, 2: 83-88
51. Pedersen-Bjergaard J, Rowley JD. The balanced and the unbalanced chromosome aberrations of acute myeloid leukemia may develop in different ways and may contribute differently to malignant transformation. *Blood*, 1994, 83: 2780-2786
52. Pedersen-Bjergaard J, Christiansen DH, *et al.* Genetic pathways in therapy-related myelodysplasia and acute myeloid leukemia. *Blood*, 2002, 99: 1909-1912
53. Pedersen-Bjergaard J. Insights into Leukemogenesis from Therapy-Related Leukemia *N Engl J Med*, 2005, 352: 15-16

第四章 白血病的细胞生物学

王晓丹 邱林

第一节 细胞增殖

一、概　　论

所有的生命活动都是以细胞为基础的。生命的基本特征之一是细胞增殖，即细胞数量的倍增。白血病细胞生物学的研究，在过去的20多年里取得了巨大进展。人们认识到，白血病的发生是多因素、多基因、多步骤、多阶段的非常复杂的生物学现象。白血病细胞的特征是，它们逃逸了正常细胞增殖的调控体系，而进行自主地无限生长。

随着近年来研究的不断深入，人们对白血病的认识也日趋完善。白血病细胞起源于白血病干细胞，白血病发生的过程与细胞增殖、分化、凋亡等正常生命活动息息相关，密不可分。

二、细胞增殖与信号传导

一般而言，正常细胞增殖需要细胞外因子的信号刺激，如各种生长因子、激素等。但是，大多数细胞生长因子并不直接进入细胞内（少数脂溶性的除外，如性激素），这些刺激细胞增殖的信号从细胞膜外传递到细胞核内，要通过细胞内的网络系统。信号从细胞膜传递到细胞核的这一过程，一般称之为信号传导（signal transduction），而位于网络中的不同路径称之为传导途径。近年来，人们对参与造血细胞的增殖、活化、分化及生存的受体，受体介导的分子及其信号传导途径有了更深入的了解。信号传导领域的研究不仅是近年来白血病研究的热点，也在整个生命科学研究中占据极其重要的地位。本节讨论影响造血细胞产生及其功能的细胞因子、受体和信号传导途径。

（一）基本组成

1. 细胞外因子　能刺激造血细胞分裂增殖的因子很多，最主要的有以下三大类：

（1）生长因子：这是一大类种类繁多、以刺激细胞生长为特征的多肽，因其的生理作用而命名，如上皮生长因子、血小板衍生生长因子、血管内皮生长因子、神经生长因子等。它们的共同特点是，受体都具有酪氨酸激酶活性。

（2）细胞因子：主要是由免疫细胞和造血细胞分泌、能调节细胞功能的小分子多肽。在造血过程中，细胞因子对造血细胞间相互作用、造血细胞的生长和分化有重要调节作用。其中最主要的是白细胞介素（interleukin，IL）和集落刺激因子（colony stimulating factor，CSF）。这一类因子最主要的特点是它们的受体本身都不具有激酶活性，多通过JAK-STAT途径传导信号。

（3）激素和神经递质：属可以刺激细胞生长

的细胞外因子。尽管它们的种类繁多，结构各异，分子大小相差悬殊，但最显著的共同特点是，通过G蛋白连接受体传导信号。如人们熟知的生长激素、乙酰胆碱、肾上腺素等。

2. 受体　是位于细胞膜和细胞内的一些能识别并专一结合相应配体，从而传导信息，使靶细胞产生各种生物效应的特殊蛋白质分子（图4-1）。细胞增殖的信号传导主要通过两大类受体：酪氨酸激酶受体和G蛋白连接受体。

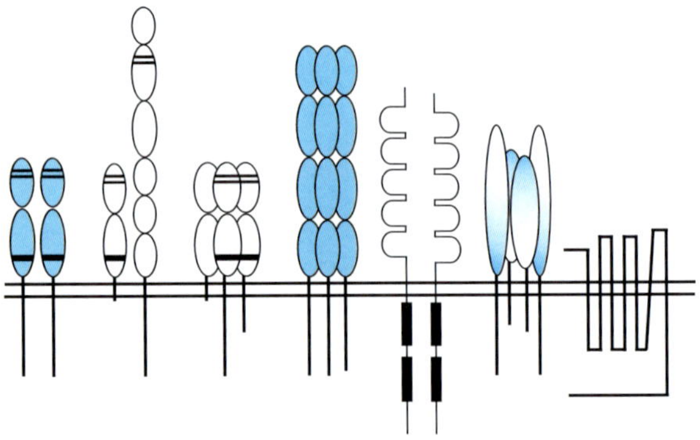

图 4-1　常见的几种细胞表面受体

EpoR：红细胞生成素受体，GPCR：G蛋白双受体，gp130：糖蛋白130，IL-2：白细胞介素2，TGF：转录生长因子，TNF：肿瘤坏死因子

（1）酪氨酸激酶受体：已知的生长因子受体都是酪氨酸激酶受体。因为受体本身就具有酪氨酸激酶活性，所以得名。酪氨酸激酶受体在正常造血细胞增殖和白血病发生中都发挥重要作用，如Abl、NPM、VEGF、c-KIT和Flt-3受体等。

（2）G蛋白连接受体：大多数激素、神经递质等的受体都是G蛋白连接受体。与酪氨酸激酶受体不同的是，首先，这些受体有7个跨膜区（所以有时被称为七次跨膜蛋白受体）；其次，受体本身没有激酶活性，通过与其偶联的经典G蛋白（α、β、γ三联体）传导信号，所以被命名为G蛋白连接受体。

3. 第二信使　第二信使是相对细胞外的第一信号（即生长因子、激素）而言。一般是指有刺激细胞生长的生长因子等与受体结合后，在细胞内产生的、具有生物活性的一些小分子。迄今得到公认的第二信使分子主要有cAMP和cGMP，DAG和IP3等。尽管有人认为Ca^{2+}属第二信使的继发信号，应该成为第三信使，但仍经常被归入第二信使。

4. 联结蛋白　在细胞的信号传导过程中，蛋白与蛋白的相互作用非常重要。诸如生长因子与受体，抗原与受体，受体与膜内其他蛋白，蛋白激酶与蛋白激酶结合形成激酶链等。有些蛋白，本身不具有任何催化活性，所以被称为联结蛋白（或联结子）。联结蛋白含有一些特定的氨基酸序列，能形成特殊的结构，称之为“区域”。蛋白与蛋白相互作用就是通过这些“区域”进行的。与信号传导密切相关的、主要的蛋白结合区域有SH2区、SH3区和PH区等。这些联结蛋白（诸如Grb2、Shc等）通过SH2区和SH3区能够将不同结构、不同功能的蛋白质结合在一起，形成复合物。所以，它们在信号传导过程中发挥着不同的重要功能。

5. G蛋白　G蛋白是指那些需要结合三磷酸鸟苷酸（GTP）后才具有生物活性的蛋白。根据分子量大小，可以分成两大类，一类是连接细胞膜受体的经典G蛋白（即α、β、γ三联体），另一类是分子量较小的G蛋白，称小分子量G蛋白。

（1）经典G蛋白（或大G蛋白）：这一类G蛋白由3个亚单位共同构成，即α、β、γ。每一亚单位又有若干不同的成员。如α亚单位有17个成员，β亚单位至少有5个成员，γ亚单位至少有11个成员。

（2）小分子量G蛋白：小分子量G蛋白是相对经典G蛋白而言的。这些小分子量G蛋白只有一条肽链，且分子量较小，约为20 000～26 000，故名。*ras*基因是被克隆的第一个人类癌基因。克隆后不久就被证明它需要结合GTP才具有活性。随后发现并克隆了许多与*Ras*相关的基因。所以，有时这些小分子量G蛋白又称为*Ras*超家族蛋白。

6. 胞浆激酶　胞浆内的激酶大多是丝氨酸和苏氨酸激酶，与细胞生长关系最密切。近年国际前沿研究最多的是MAP激酶通路。MAP激酶是MAP激酶传导通路中的重要中继站和枢纽，平时位于胞浆内，在起作用时它或者直接激活转录因子，或者激活另外一些蛋白激酶，启动或关闭一些特定基因的转录，对刺激细胞的信号做出必要的反应，调节细胞的正常生命活动过程。

7. 核受体　尽管大部分生长因子和许多激素等刺激细胞生长的信号是通过膜受体完成的，但有些激素（如性激素、糖皮质激素等）却是通过核受体来传导信号的。通常，这类受体位于胞浆内，与酪氨酸激酶受体相似的是，当与配体结合后，受体形成二聚体，然后转运至核内，进入核内后直接调控某些基因的表达。造血系统中最常见的维A酸受体，经常作为异二聚体与RXR受体结合在一起，在造血细胞分化过程中发挥重要作用[1]。

（二）信号传导通路

信号传导涉及细胞外配体与跨膜蛋白质的受体之间的相互作用。受体在膜内和膜外都有结构域。配体与受体结合使受体从非活性状态变成活性状态。这种相互作用的基本原理是，受体在胞外结构域与配体的结合改变了胞质结构域的活性。通过此过程将信号有效地传导过膜，这个过程称为信号传导。信号传导提供了一种放大原始信号的有效方法。

受体胞内结构域具有蛋白质激酶活性。最普遍的激酶受体是酪氨酸激酶，也有一些丝氨酸/色氨酸激酶受体。当配体结合到受体胞外结构域上时，激酶活性被激活，磷酸化自身的胞质结构域。这种自动磷酸化，使受体能够结合并活化靶蛋白质。活化的靶蛋白质又与细胞内其他底物发生反应，通过各种途径传导信号。

实际上，细胞生长的信号传导途径极其复杂。这些传导途径不仅立体多维和相互交融，而且相互影响。既具有特异性，又相互交叉，相互作用；既具有千姿百态的多样性，又在某一层次相互汇合、交融，具有共享性。人们为研究方便，极其简单地将细胞信号传导的主要途径进行分隔式地描述。

1. PI3K/PTEN/Akt 传导途径　PI3K/PTEN/Akt 传导途径与白血病细胞凋亡调节和细胞转化有密切关系。磷脂酰肌醇-3-激酶（PI3K）与蛋白激酶B（Akt）是促进抗细胞作用的重要因子，其过量产生可抑制细胞的凋亡，该过程可能与细胞的转化和白血病的发生有关。PTEN 抑癌基因和其蛋白产物可拮抗PI3K功能，并且，Akt、PI3K传导途径中许多成分突变或失调的发生，进一步证明了PI3K 信号传导途径在细胞转化中的重要作用[2]。

（1）磷脂酰肌醇-3-激酶（PI3K）：PI3K属于PI3K 相关激酶的一个大家族，或 PIKK。这个家族的其他成员包括 mTOR、ATM、ATR、DNA-PK。所有这些成员都具有 PI3K 同源激酶区和一个高度保守的c末端尾部，但只有 PI3K具有内源性脂质底物。重要的是PI3K所有家族成员无论是作为致癌基因的PI3K，还是作为抑癌基因的ATM和 ATR，都与人的肿瘤有关。PI3K 家族由 8 个成员组成（表 4-1）。

表 4-1　PI3K 家族成员

类型	催化亚基	调节亚单位	活化	产物
Ia	p110α	p85	RTK	PtdIns-3，4，5-P3
	p110β		RAS	PtdIns-3，4-P2
	p110δ			PtdIns-3-P
Ib	p110γ	p101	异三聚 G 蛋白	PtdIns-3，4，5-P3
				PtdIns-3，4-P2
				PtdIns-3-P
II	PI3KC2α		RTK，整合素	PtdIns-3，4，5-P3
	PI3KC2β			PtdIns-3-P
	PI3KC2γ			
III	VSP34π			PtdIns-3-P

（2）PTEN 抑癌基因：PTEN 抑癌基因位于10q23号染色体，PETN蛋白既是蛋白质，又是脂质磷酸酶，其磷酸酶区与蛋白质酪氨酸激酶有同源性。PETN 脂质磷酸酶活性可使 3, 4- 二磷酸磷脂酰肌醇（PtdIns-3, 4-P2）和 3, 4, 5- 三磷酸磷脂酰肌醇（PtdIns-3, 4, 5-P3）的 D3 位置去磷酸化，也可使PI3K 脂质激酶活性脂质产物去磷酸化。因此，PTEN 通过 PI3K 途径拮抗信号传导。人体肿瘤中常见 PTEN 的突变，而且在原发和转移癌中经常可见LOH。这些发现强有力地证明 PTEN 在抑制肿瘤中具有十分重要的作用[3, 4]。

（3）丝氨酸/苏氨酸蛋白激酶（Akt）：Akt又称蛋白质激酶 B（PKB），介导许多 PI3K 下游的效应。因此，无论在正常还是病理状态下的PI3K信号传导中，Akt都发挥重要作用。Akt有3个密切相关的同酶异构体，Akt1（PKBα）、Akt2（PKBβ）和 Akt3（PKBγ），它们由 3 个分别位于染色体14q32、19q13、1q43 的基因编码，但它们的结构、大小、活化的机制都相同。

在人类肿瘤中，多种机制都可引起 Akt 的活化异常，如 PI3K 异常活化，*akt* 基因扩增，Akt 蛋白过度表达和 PTEN 的丢失等[5]。

2. PI3K/PTEN/Akt 传导过程　PI3K是一种胞内磷脂酰肌醇激酶，可使肌醇环上的3位羟基磷酸化，其产物包括PtdIns-3, 4-P2和PtdIns-3, 4, 5-P3。Akt 是 PI3K 的靶蛋白之一。Akt 的激活过程可被 PI3K 抑制剂 Wortmannin、Ly294002 所阻断，且Akt的抗凋亡作用被抑制。目前认为，细胞外生长因子的刺激信号可通过增加 PI3K 的活性而上调 Akt 通路的活性。Akt 被 PI3K 活化的主要过程如下：活化的PI3K 催化 PI4-P 与 PI4, 5-P2 的 3 位磷酸化而分别生成 PI3, 4-P2 与 PI-3, 4, 5-P3，后两者仍留在膜上，可以招集下游分子 Akt 到细胞膜上。PI3, 4-P2 可直接激活 Akt，而 PI3, 4, 5-P3 可激活磷脂酰肌醇依赖性激酶 -1（PDK-1，又称 PKBK），后者再使 Akt 的 Thr 磷酸化，在 PDK-2 的存在下，Akt 的 Ser 再被磷酸化而完全被激活，激活的AKT可磷酸化其下游分子，如糖原合成酶激酶 3 与核糖体蛋白 S6 激酶。抑癌基因 PTEN 则通过拮抗 PI3K 对 PIP3 的磷酸化而下调 PI3K/Akt 通路的活性，从而控制细胞的分裂、增殖与细胞周期（图 4-2）。

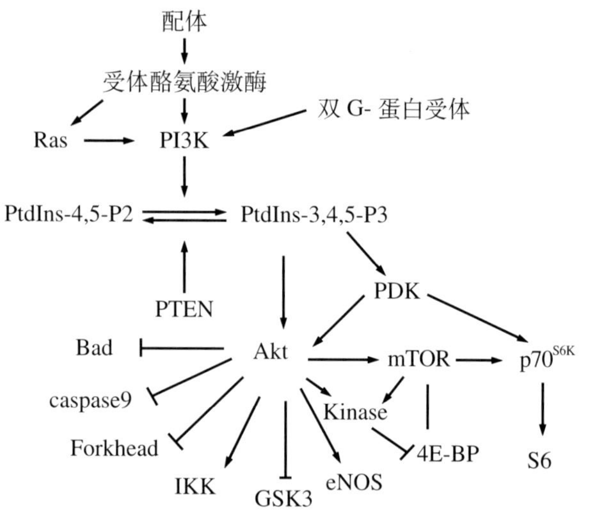

图 4-2　PI3K/PTEN/Akt 信号传导途径

3. PI3K/PTEN/Akt 传导途径的调节　PI3K/PTEN/Akt 传导途径通过多种途径来调节细胞的存活。Akt对细胞存活的调节可通过抑制促凋亡分子的活化，如Bad、caspase-9。另外，Akt调节促凋亡蛋白的表达，如 Fas 配体与 Bim，机制是抑制 Forkhead 家族转录因子 AFX 与 FKHRLl。另一方面，Akt是caspase-3的作用底物，Akt对此的清除能导致存活信号的活化。近来，Akt显示还能控制核因子κB（NF-κB）的活化。PI3K/Akt抗凋亡作用可能涉及以下几种机制（图 4-3）。

（1）抑制胱天蛋白酶（caspase）的活化：降低培养细胞的血清浓度能使caspase-3和caspase-9活化提高，导致其底物多聚腺苷二磷酸核糖聚合酶（PARP）的降解，从而诱发细胞凋亡。在激酶区活化的 Akt 细胞中，可发现该过程被抑制。

（2）影响葡萄糖的新陈代谢：如抑制糖原合成酶激酶 -3（GSK-3）的活性及促进葡萄糖转录因子（GLUT）的合成。在成熟细胞中，GSK的活化可活化肿瘤样结肠息肉（APC）蛋白，使细胞骨架蛋白β-catenin降解，抑制细胞粘附，加速细胞凋亡。在低氧条件下，Akt与GSK-3结合到Akt的Ser。Ser 位点发生磷酸化，从而导致GSK-3 亚基的失活。新近还发现 Akt 通过抑制 GSK-3 而增加 cyclin D的积累，并使细胞进入细胞周期，促进细胞增殖。此外，在撤去生长因子的细胞中，Akt的

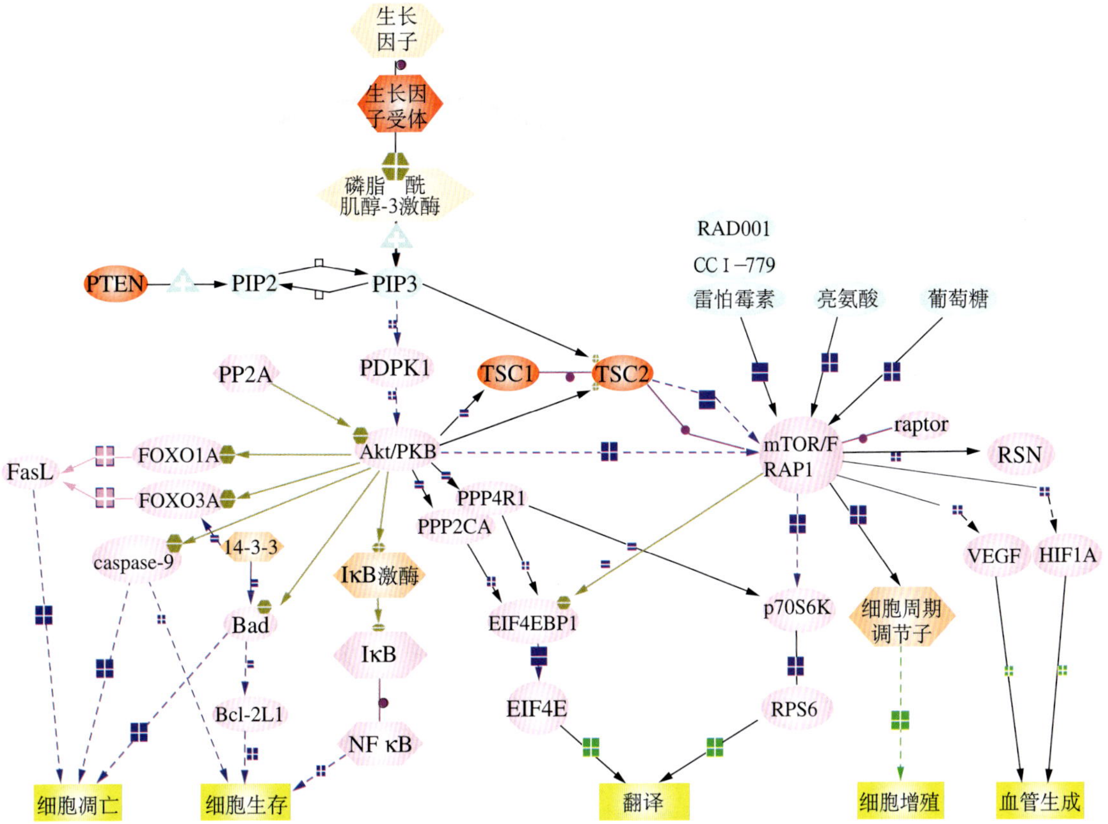

图 4-3　PI3K/Akt/mTOR 抗凋亡调节机制示意图

持续活化引起的抗凋亡效应包括GLUT的转录及GLUT在细胞表面的表达增强。GLUT使葡萄糖的吸收能力增强，且糖酵解速度增加，从而提高葡萄糖氧化生成ATP的水平。因此，Akt可通过加快新陈代谢而阻止细胞凋亡。但GLUT并不能维持持续的细胞存活。

（3）调节Bcl-2家族成员的活性：Bcl-2家族分为促凋亡基因与促存活基因。Bcl-2、Bcl x1等蛋白质可促进细胞生长，而Bcl-xl、Bad、Bax等则促进细胞死亡。Bcl-2家族同源二聚体或异源二聚体的形成及平衡是决定细胞死亡与生存的关键。Bad是Akt的直接底物，PI3K依赖性的Akt的激活可使Bad的Ser 3位点磷酸化，磷酸化的Bad与Bcl-2或Bcl-x1发生解聚，而与磷酸丝氨酸结合蛋白14-3-3结合，游离的Bcl-2或Bcl-x1则促进细胞的抗凋亡作用。当用Wortmannin和Ly294002处理PDGF刺激的细胞时，Akt引起的Bad磷酸化受阻。

（4）抑制促凋亡基因表达：在高剪切力的抗细胞凋亡作用中，Fas表达降低，而FasL表达增加，它与Fas竞争FasL，从而阻断凋亡。此外，抗细胞凋亡作用中，原癌基因*c-myc*的表达也降低。

（5）防止线粒体释放凋亡因子：线粒体可释放细胞色素C及凋亡诱导因子（AIF），参与细胞凋亡。Akt可阻止线粒体释放细胞色素C，抑制细胞凋亡。

（6）影响转录因子：如活化NF-kB，抑制Forkead家族转录因子AFX、FKHRL1，从而加快细胞周期进程。

（7）活化IAP家族蛋白：在细胞中，PI3K/Akt活性的抑制可阻断生存表达的上调，从而阻断细胞周期进程。虽然有多种途径，但哪条是主要途径还不清楚，因为迄今为止，还不能建立一个转基因动物来进行验证。

（三）Ras/MAPK 途径

Ras/MAPK 信号传导途径是目前研究最清楚的酪氨酸激酶受体引发的信号传导途径。它通过GTP 结合蛋白质单体的活化来激活胞内激酶的级联反应。级联反应由酪氨酸激酶受体活化引发，如EGF 或PDGF 受体。受体通过一种衔接蛋白质激活 Ras 途径。Ras 的激活导致 Raf Ser/Thr 激酶被激活，它又激活激酶 MEK（也称为 MAP 激酶），其名字反应了一个事实，即这个激酶磷酸化随后活化一个丝裂原活化蛋白激酶（MAPK）。Ras 通过靠近C 端法尼基化（farnesylation）与膜的胞质面结合。阻止这种修饰的突变会产生癌变，表明处于膜上的位置对 Ras 的功能很重要。

MAP 激酶家族也称为胞外信号调节家族（extracellular signal regulated，ERKs），参与细胞凋亡的信号转导过程。MAPKS级联反应包括3个顺序的活化过程：MAPKKK，MAPKK与MAPK。每一种激酶又由不同成分组成。MAPKKK 由 C-RAF，B-RAF，MEKK等组成；MAPKK由MEK，SEK，MKK3，MKK6等组成；而MAPK包括ERK，JNK/SAPK，p38。MAPK家族有多个成员及多条反应途径，其中Ras-Raf-MEK-ERK信号途径的活化能促进细胞增殖，抑制细胞凋亡。Ras 是 RAS-MAPK 途径启动的关键。当信号分子与受体结合，导致受体的二聚体化，使胞内受体酪氨酸激酶（R-TPK）活化，使其靶蛋白上某些酪氨酸磷酸化，磷酸化部位同具有*src*原癌基因的同源区域-2（SH-2）结构蛋白结合，如Grb2，再通过其SH-3区域与核苷酸转化因子SOS蛋白中富含脯氨酸的区域结合，形成受体 -Grb2-SOS 复合物，从而使Ras蛋白活化，随后引起级联反应。活化的Ras可与 Raf-l 的 Ras 结合域结合，使 Raf-1 脱离其抑制蛋白14-3-3，转位到膜上，从而活化Raf-1。再将Raf-1 的信号经MEK转导到ERK，ERK受磷酸化激活后可转移到细胞核内，使一系列的转录因子发生磷酸化而启动传导（图 4-4）。

ERK的抗凋亡机制：MEK抑制剂可阻断ERK的抗凋亡作用，使 ERK 的活性降低，合成减少，凋亡细胞数目增加。ERK的抗凋亡机制（图4-4）可能有：

（1）活化转录因子 AP-1，如 Fas、Jun。

（2）Bcl-2 家族成员的活化：Ras-Raf-MEK-ERK 途径参与了 Bcl-2 的磷酸化。有趣的是，MAPK 对 Bad 的磷酸化是以非依赖 Akt 的方式进行的。这也为ERK的激活与细胞存活之间提供了潜在的联系。

（3）活化CDK2、CDK4：CDK2与CDK4是促进细胞进入Gl期与S期的关键因子，两者在Raf被激活时均增加。Lavoie 等报道，细胞周期蛋白cyclin Dl的转录需要ERK的长期激活，说明ERK能促进细胞周期的进程。

（4）活化NF-κB：MEK通过受体相互作用蛋白（RIP）参与活化 NIK，最后促进 NF-κB 的活化，可诱导生存基因表达。

大约 30% 的人类肿瘤与 *ras* 基因的突变有关，同样，在白血病、淋巴瘤及骨髓瘤中也有*ras*基因的突变激活，Ras 蛋白表达水平增高。AML 的 *ras* 基因突变率约 25%，ALL 约 6% ~ 20%。CMML的*ras*突变率也很高。Ras在白血病的起始和发展过程中起重要作用。成熟的 Ras 蛋白在胞浆中合成，定位于质膜的内表面，然后被转运和修饰。其修饰发生于具有羟基末端的CAAX功能域，同时需要膜的协助。修饰的第一阶段是首先去除AAX残基，与半胱氨酸的α羟化物接触。后者被膜甲基转移酶甲基乙酰化。然后，Cys-186的巯基被法尼基化。第二阶段是位于蛋白（H-Ras的Cys-181和Cys-184，N-Ras的Cys-181）的超变区的半胱氨酸棕榈酰化。然后蛋白被靶向和结合于质膜，并被活化[6]。经过这些修饰以后，Ras蛋白就能发挥促进生长的作用，导致肿瘤细胞恶性增殖。FTI以法尼基转移酶为作用靶点，抑制修饰酶的作用，从而抑制*ras*突变性肿瘤及一些Ras上游某种蛋白（如 Tyr 蛋白激酶受体）过度表达的肿瘤，达到治疗肿瘤的目的，且在抑制肿瘤的同时对正常细胞无明显毒性。

目前认为 Ras 是髓系白血病一个好的治疗候选靶点。有资料表明，法尼基转移酶抑制剂（FTI）可以有效地抑制细胞生长，诱导具有 H-Ras 的细胞凋亡。体外研究提示 FTI 对 Ph^+的细胞系有抑制作用，与拓扑异构酶抑制剂有协同作用。FTI对AML 和 ALL 的作用无明显差异[7]。FTI 治疗慢粒急变和AML的一期临床试验表明，FTI的治疗有

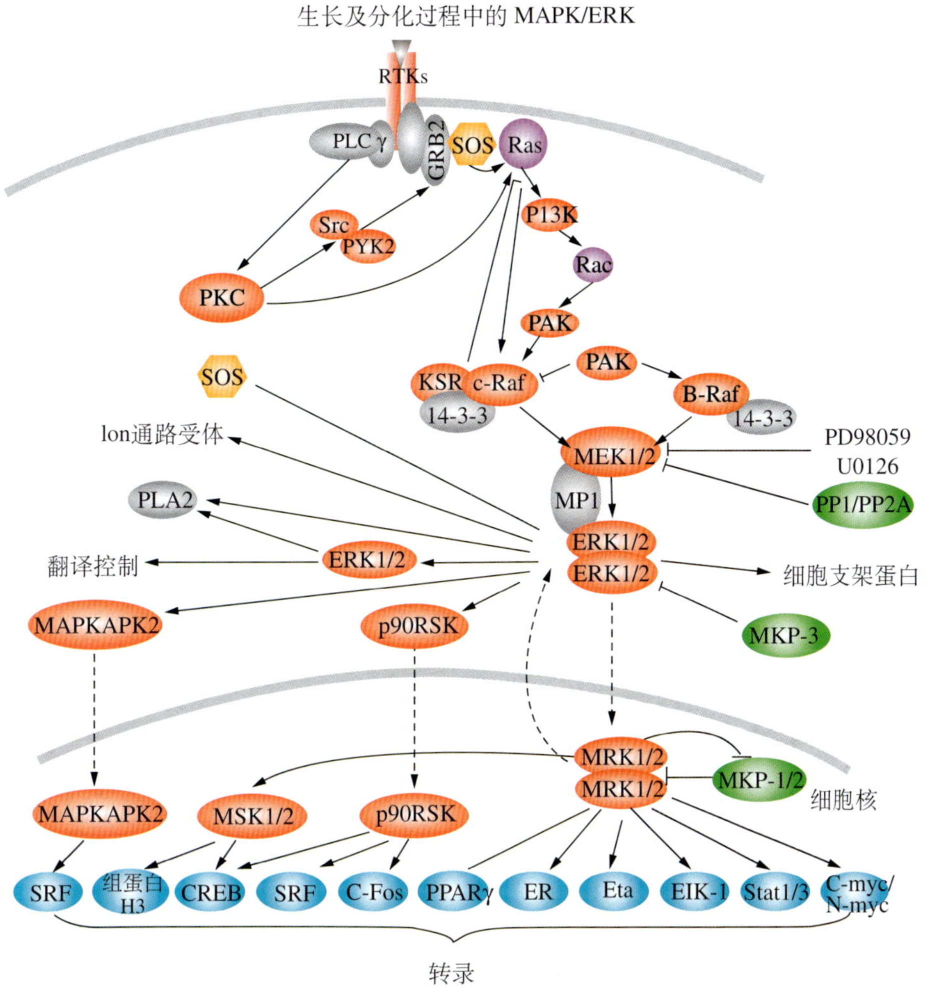

图 4-4　Ras/MAPK/ERK 信号传导途径示意图

效率达29%。FTI还可有效地作用于具有Bcr/Abl融合基因的细胞。其机理是Bcr/Abl是通过结合接头分子激活Ras，这个接头分子与Ras结合之后激活Ras-MAP激酶的级联反应，最后激活ERK丝氨酸/苏氨酸激酶而对其靶点NF-κB起作用[8]。FTI对STI571耐药的CML也有作用。对约15%的CML有效，使50%的CML外周血细胞有所改变。FTI与其他药物的协同作用值得进一步研究[9, 10]。目前临床上使用较多的FTI类药物为Zarnestra (R115777)，其在临床上的抗实体瘤活性及体外抗白血病活性已被证实。Zarnestra治疗高危白血病患者，包括耐药或复发的AML或急性淋巴细胞白血病（ALL），加速期CML，或AML中预后较差的亚型，Ⅰ期临床试验结果显示[9]，总有效率为29%，且无剂量限制的毒性；目前，国外已开展了Ⅲ期临床试验，进一步确定其疗效及最佳的治疗方式。

（四）JAKs-STATs 途径

Janus 激酶细胞－信号传导及转录活化因子(janus kinase-signal transducer and activator of transcription，JAKs-STATs）途径是当前细胞因子研究领域的热点，许多细胞因子和多数造血生长因子均通过此途径完成细胞信号传导。它还是多种炎症介质的重要信号交汇（cross-talk）和调控系统之一。一般情况下，细胞因子通过与细胞因子受体结合而活化JAKs激酶，JAKs活化后激活STATs，活化的STATs进入细胞核中调控基因表达。JAKs-STATs家族由多个成员组成，并可能与其他信号传导通路相互影响，在调节机体的免疫、炎症反应过程中发挥极为重要的作用。

1. JAKs 和 STATs 家族及其结构特点　JAKs 家族是一种非受体型酪氨酸蛋白激酶（PTK），分子量 120 000～130 000，有 JAK1、JAK2、JAK3 和 TYK2 等 4 个成员。该家族中的成员由 7 个功能域构成，Kanus 激酶同源域（JH，JAK homology region）为 JAK 激酶同源域，JH1 是有 PTK 催化活性的激酶功能域；JH2 为激酶样功能域，由于缺乏激酶活化所必需的氨基酸残基而没有激酶活性，同时也是与 STATs 结合的部位，还可能是一些未知类型底物的催化基团。JAKs 与其他的 PTK 不同，其结构内无 *src* 癌基因同源域（SH）。

STAT 是一种 DNA 结合蛋白，结构中含有 SH2、SH3 功能域。STATs 家族共有 7 个成员，即 STAT1、STAT2、STAT3、STAT4、STAT5a、STAT5b 和 STAT6[11]。其中 C 端的酪氨酸磷酸化（Tyr-P）有助于形成同源或异源二聚体。STATs 形成二聚体后进入细胞核内与特异的 DNA 序列及转录因子结合（图 4-5），调节靶基因的转录[12]。

细胞因子信号抑制剂（SOCS）和 PIAS（激活的 STATs 蛋白抑制剂）蛋白是一类直接抑制 JAK 激酶和 STAT 的蛋白家族[13]。

2. JAKs-STATs 途径信号传导的基本过程　研究证实，JAKs 主要由细胞因子受体超家族活化。细胞因子与细胞因子受体结合后，其受体的胞内部分发生二聚体化，JAKs 与二聚体化受体的 box 功能区结合并发生磷酸化而激活。活化的 JAKs 进一步诱发二聚体受体复合物周围的 PTK 底物活化，包括细胞因子受体型 PTK、JAKs 家族成员和 STATs 等。STATs 是 JAKs 激酶底物，同时也是一种含 SH2 功能域的 DNA 结合蛋白。STATs 可通过 SH2 功能域与二聚体受体复合物的酪氨酸位点以及 JAKs 上的 KLD 功能区域结合。STATs 的功能域在 JAKs 的作用下发生 Tyr-P，STATs 被激活。胞浆内活化的 STATs 通过 SH2 功能域形成同源或异源二聚体，如 SIF-A（STAT3 和 P48 等构成）、SIF-B（STAT3-STAT1）、SIF-C（STAT1-STAT1）等。这些二聚体通过特定的机制移位到

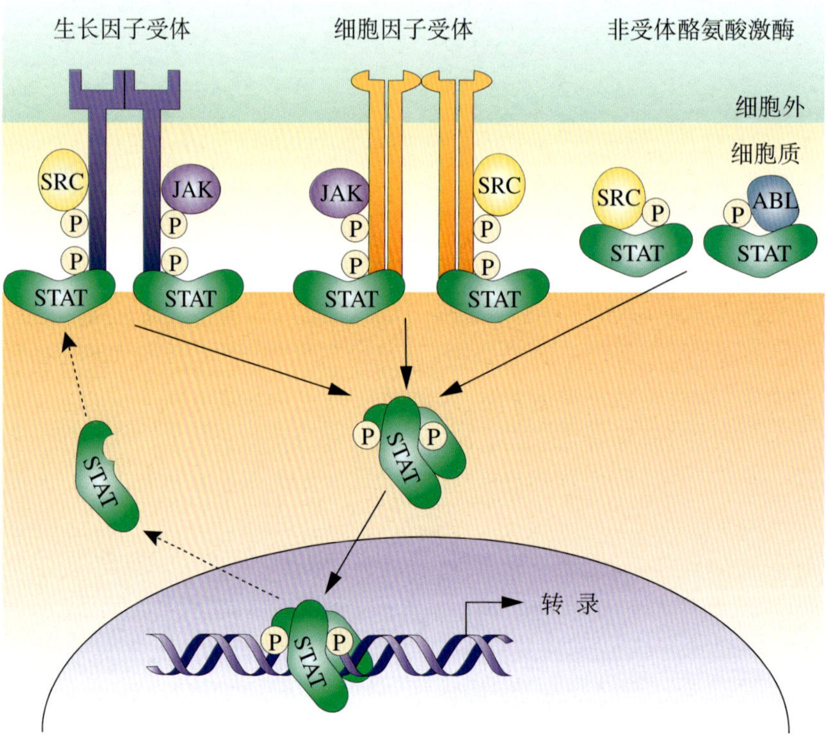

图 4-5　JAKs-STATs 信号传导途径示意图

细胞核内并进一步结合到相应靶基因的启动子上，启动基因表达[11]。JAKs-STATs作为细胞因子受体介导的主要信号传导途径，参与了多种免疫和造血细胞的发育、分化、成熟、凋亡和功能表达过程。

JAKs-STATs途径广泛存在于机体内各种组织细胞内。JAKs及STATs多属于癌基因蛋白和原癌蛋白家族成员，该途径的异常活化与白血病的发生密切相关。寻找与筛选JAKs-STATs途径抑制剂能有助于深入研究JAKs-STATs的调控机制，为白血病的治疗提供新的药物及手段[14]。目前已经发现了一些JAKs-STATs途径抑制剂，它们多属于PTK抑制剂，如AG490是JAK2的特异性拮抗剂，是一种PTK抑制物[15]，可影响淋巴细胞增殖，诱导白血病细胞凋亡。因此，AG490作为一种抗肿瘤药物已用于临床治疗白血病。WHI-P131可以与JAK3的活性部位特异性结合，阻断其催化活性。JAK3催化基团上有一关键残基为天冬氨酸-967（Asp-967），WHI-P131化学结构中苯环上的羟基能够与Asp-967相互作用，进一步增强WHI-P131与JAK3结合，抑制JAK3活性，成为JAK3的特异性拮抗剂[16]，已经证明能诱导JAK3表达阳性的人白血病细胞系NALM-6和LC1发生凋亡。急性原始淋巴细胞白血病是儿童白血病中常见的类型，WHI-P131有可能成为急性淋巴细胞白血病新药研发的基础。

（五）TGF-β信号传导途径

另一个发生在膜上的磷酸化，并引起转录因子进入核内的途径是由转化生长因子TGF-β信号引发的。TGF-β家族包括许多相关的多肽配体，能结合在有两种类型亚基的受体上，两个亚基都有丝氨酸/苏氨酸激酶活性（事实上，所有的丝氨酸/苏酸酸受体激酶都是TGF-β受体家族的成员），见图4-6。

Smads家族蛋白质可分为3个不同功能的类型：特异性激活子（activator）Smad2、3，调节TGF-β/actavin活化素信号；Smad1、5，激活BMP信号传导；Smad4，是能与所有途径特异性Smads形成二聚体的伴侣蛋白（partner）。抑制子（repressor）Smads作为激活子Smads的竞争性抑制子，为该途径提供了另一个水平的复杂度[17]。TGF-β超家族中每一个配体结合一个特殊的受体，沿着有特色的Smads蛋白质组合物传导信号。很多其他蛋白质与Smads二聚体结合，并影响其对转录的作用能力。

TGF-β对造血干细胞的作用主要是降低其细

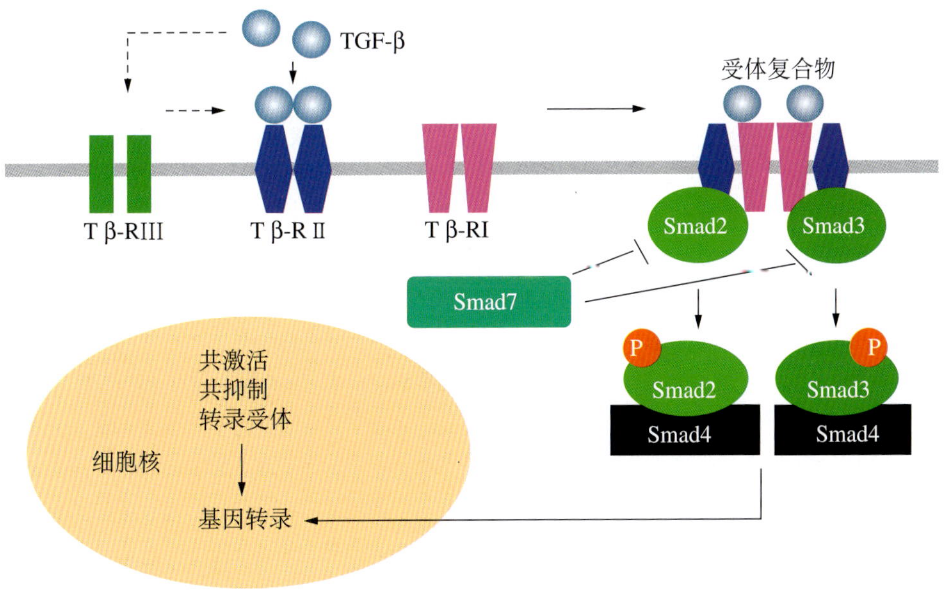

图4-6 TGF-β信号传导途径示意图

胞周期进程，相反，许多生长因子，如SCF、FLT3配体和TPO，都增强干细胞细胞周期和诱导其增殖。TGF-β对细胞周期的作用是由位于细胞核内的Smad2～Smad4介导的，并且是由其复合物在核内的定位决定的。由于生长因子诱导的MAPK导致在Smad2连接区域的几个位点的磷酸化，使细胞质内的Smad多于细胞核，导致TGF-β对细胞周期的抑制作用下降[18]。

（六）NF-κB途径

NF-κB（nuclear transcription factor-κB）是一类关键性的核转录因子，通常存在于几乎所有类型的细胞胞质中，具有十分重要的功能。NF-κB家族由NF-κB1（p50）、NF-κB2（p52，p49，p50B）、Rel A（p65）、c-Rel、Rel B等5位成员构成。它与免疫细胞的活化，T、B淋巴细胞的发育，应激性反应，细胞凋亡等多种细胞活动有关。许多因素可激活核转录因子NF-κB，使其从细胞质转位于细胞核，与NF-κB反应性基因的κB位点结合并调控NF-κB反应性基因的转录。

1. NF-κB的活化机制　NF-κB家族成员通常以同源二聚体或异源二聚体形式与其抑制蛋白IkBs形成复合物，以非活性形式存在于细胞质中，只有在受到各种活化因素的作用下，才能被激活，从NF-κB-IkBs复合物中解离出来，其DNA结合位点暴露并转位于细胞核，与NF-κB反应性基因的κB位点结合，调控NF-κB反应性基因的转录。随着近年来分子生物学的迅速发展，NF-κB的活化机制正逐步被阐明。如肿瘤坏死因子TNF-α对NF-κB的活化是研究最广泛和深入的[19]，TNF-α的转录受NF-κB的调控，它同时又以自分泌或旁分泌的方式作用于细胞，激活核转录因子NF-κB。首先，TNF-α与其膜受体TNFR1结合，接头蛋白TRADD通过死亡结构域与TNFR1的胞质区结合，并将丝氨酸/苏氨酸蛋白激酶RIP/TRAF2与TNFR1连接，形成信号转导复合体，TRAF2与NIK（NF-κB inducing kinase）相互作用并激活IκBa蛋白激酶IκK-a（IκB kinase-a），IκK-a使NF-κB最主要的抑制蛋白IkBa氨基端第32，36位丝氨酸磷酸化，磷酸化的IκBa进一步被蛋白酶降解，使NF-κB从NF-κB-IκBa复合体中解离，NF-κB被活化，其DNA结合位点暴露，并转位于细胞核发挥作用（图4-7）。

2. NF-κB对炎性分子转录的调控　NF-κB参与调控编码炎性分子基因的转录。多种编码炎性分子的基因是NF-κB反应性基因，其调控区都含有κB位点，如单核细胞趋化因子MCP-1、2、3，巨噬细胞炎性蛋白MIP-1a、1b、2及粘附分子ICAM-1等[20, 21]。多种炎性刺激如细菌脂多糖、病毒都可激活NF-κB，活化的NF-κB调控趋化因子，粘附分子的转录，吸引炎性细胞到达炎症部位。但NF-κB对骨髓造血系统来源的巨噬细胞和粒细胞的调控与对非造血系统来源的细胞如成纤维细胞和血管内皮细胞的调控是不同的[22]。NF-κB家族的Rel B以细胞特异性的方式对成纤维细胞和血管内皮细胞进行调控，就像“刹车”一样对成纤维细胞中炎性分子的转录进行负调控。Rel B-/-细胞在细菌脂多糖刺激下合成和分泌的多种炎性分子持续性地增高，而Rel B+/+细胞在受到同样的刺激时，仅出现短暂的炎性分子合成增加，但Rel B在造血统来源的炎性细胞中无上述负调控作用。因此，NF-κB以细胞特异的方式调控炎性分子的表达，是机体正常炎症反应所必需的。

3. NF-κB在细胞凋亡中的作用　NF-κB除调控炎性分子的表达外，与细胞存活及凋亡也密切相关。细胞凋亡与肿瘤治疗关系密切，诱导细胞凋亡是许多抗肿瘤药物治疗的机制之一。但是，肿瘤细胞往往对抗肿瘤药物诱导的细胞凋亡产生抗性，从而削弱治疗效果。最近的研究表明，肿瘤细胞NF-κB的活化是产生抗药性的机制之一，如细胞因子TNF-α的转录受NF-κB的调控，它又以自分泌或旁分泌的方式作用于细胞激活NF-κB[23]。众所周知，TNF-α与TNFR1结合后可通过信号传导途径诱导细胞凋亡，但同时通过另一条信号传导途径激活与细胞存活相关基因NF-κB，而NF-κB抑制TNF-α诱导的细胞凋亡。NF-κB抑制TNF-α及抗癌药诱导的细胞凋亡机理直到最近才阐明，TNF-α在诱导细胞凋亡的同时通过活化NF-κB建立细胞的快速防御机制，在凋亡启动阶段就阻断死亡信号的传导。NF-κB可激活TRAF1（TNFR-associated factor1）、TRAF2、c-IAP1、IAP2（inhibitor-of-apoptosis），这些基因产物可相互协同，在早期抑制TNF-α及抗癌药诱导的细胞凋亡；同时NF-κB对重要的凋亡相关分子caspase-8有直接阻断作用，由此抑制一系列caspase的活化，

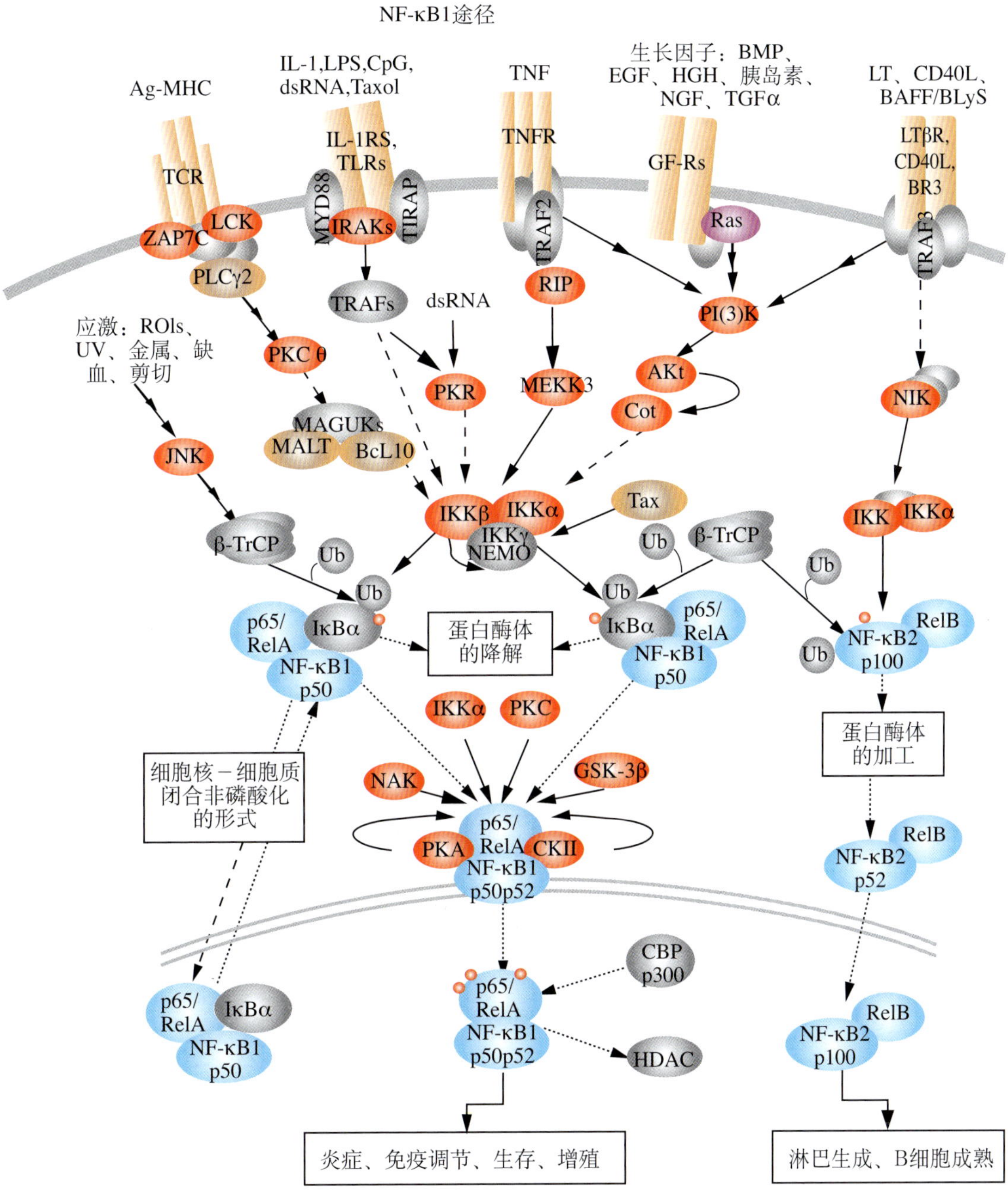

图 4-7　NF-κB 信号传导途径示意图

也是其抗细胞凋亡的重要机制[24]。因此，TNF-α对NF-κB的活化是肿瘤细胞对TNF-α诱导的细胞凋亡产生抗性的原因。实际上，这也是肿瘤细胞对能使NF-κB活化的其他许多抗肿瘤药物产生抗药性的原因[25, 26]。

第二节　细胞分化

一、细胞分化的概念

细胞分化（cell differentiation）是指同一来源的细胞通过细胞分裂产生结构和功能上有稳定性差异的子代细胞的过程。人的受精卵发育成胎儿平均需经41次有丝分裂，可以产生$2^{41}=2.2\times10^{12}$个细胞（成人的细胞数达2×10^{14}）。这些细胞均来源于一个受精卵细胞，最后分化成机体中各种不同类型的细胞，发挥各自的功能。这些细胞在分化过程中，既包括形态结构的变化，又有生理功能和生化特性的变化；不同的发育阶段有不同的形态和功能改变，分化成不同的细胞；细胞一旦分化为一个稳定类型的细胞后，就不可能逆转。细胞分化是一种相对稳定而持久的过程，并可将遗传特性传给后代细胞，从而导致个体发育的不可逆性。但在某些特定条件下，使具有增殖分裂能力的细胞处于有利分化逆转的特定环境中，细胞分化又是可逆的。在诱导分化因素的作用下，可使高度分化的细胞通过重新分裂，回复到胚胎细胞状态，这种现象称为去分化(dedifferentiation)，又称逆转[27]。

二、细胞分化的意义

细胞分化是基因选择性表达的结果，由于基因表达的差异，才可能出现形态和功能上不同的细胞。细胞分化就意味着不同细胞中有不完全一致的基因活化，而表现出某些特异性的功能蛋白。因此细胞分化的机制就是基因表达调控的机制。

细胞增殖是所有生命活动的基础。细胞分化则是进化过程中的必然产物，是多细胞生物生命活动的基础。细胞分化一般是指在个体发育中，原始多潜能细胞向具有特殊功能的终末细胞逐渐成熟的过程。

细胞增殖只能增加细胞的数量。唯有通过细胞分化，才可能产生不同种类的细胞，从而在形态、代谢、行为和功能上能够各尽所能，形成各种组织、器官、乃至系统，最终由一个受精卵形成一个完整的、系统的生物个体。所以，细胞分化是个体发育过程中组织和器官形成的基础。

细胞分化是细胞基因组在个体发育时空程序的调节下，通过有区别地转录表达不同基因的mRNA，翻译形成不同蛋白质来实现的。细胞分化主要在细胞间期G1期内进行。随着细胞分化程度的加深，细胞增殖能力逐渐降低。一旦进入终末分化细胞，则完全脱离细胞周期，丧失细胞增殖分裂的能力，例如红细胞等。

经分化后的各种功能细胞，尽管表型和行为各异，但是，来自于一个生物个体的所有体细胞，其细胞基因组却是完整和相同的，即通常所说的细胞全能性。

三、胚胎细胞的分化

胚胎细胞本身是一种极度幼稚的低分化细胞，是具全能性的多能细胞（pluripotent cell），在微环境的作用下可向特定的专能稳定型分化，外胚层只能分化为神经细胞、角质形成细胞等。在卵裂时由于细胞质分布不均等，可决定早期的细胞分化，这种特殊的卵细胞质组分称为细胞质决定子（cytoplasmic determinant）。随着一次次的细胞质的不均等分裂，致使子细胞发生差异，说明细胞分化受细胞质控制。细胞核中的组蛋白对基因表达有抑制作用，抑制一些基因表达，而非组蛋白可以解除基因抑制，使一些基因开放，在环境中某些物质可诱导这两种蛋白的结合。而调节一些基因的开放和抑制，进而使分化细胞表达不同蛋白，呈现不同的功能。这又说明细胞核的遗传物质与分化细胞生物性状密切相关。此外胚胎细胞的分化受细胞外环境的调节，如细胞外基质中的间质细胞及分泌的分子如胶原、非胶原糖蛋白（纤粘连蛋白、层粘连蛋白、软骨粘蛋白、骨粘连蛋白等）。胚胎的发育是细胞分化的结果，但分化机制还不十分清楚，有待进一步研究[28]。

四、成体细胞的分化

成体中的细胞分化是通过不断更新来进行的，细胞生长发育的过程就是细胞不断分化的过程，主要靠组织中存在的一小部分未分化的干细胞，可自主进行分裂，再经分化形成子代细胞。干细胞可无限制地分裂，分裂的子代细胞可作为干细胞不断分裂以维持组织特性，或不可逆地向终末分化直到衰老死亡。由此可见组织中存在永生性干细胞，分裂的干细胞的功能性分化，可能是干细胞胞质中调节分化的蛋白质分布不均所致。

（一）造血干细胞的分化

人体脾和骨髓是一种造血器官，具有较多的自我增殖分化的多能造血干细胞，多能造血干细胞增殖分化产生定向干细胞，定向干细胞再分裂分化产生各种血细胞。定向干细胞的特点是①已有所分化，失去多方向分化的能力；②增殖能力有限，只能再分裂数次；③具有对某些调节因子起反应的受体结构。

当脾起代偿性造血作用时，在脾可形成脾造血灶，即脾集落形成单位（colony forming unit-spleen, CFU-S）。

骨髓是造血的主要器官，富含多能干细胞，在造血因子存在下，在体外进行骨髓细胞培养时能形成细胞集落，称为体外培养的集落形成单位（colony forming unit-culture, CFU-C）。造血干细胞的分化依赖于所处的造血微环境，主要靠骨髓质细胞分泌细胞因子和细胞外基质（extra-cellular matrix, ECM）。

骨髓细胞中的多能干细胞可分化成髓系定向干细胞和淋巴定向干细胞。淋巴定向干细胞最终可分化成 T 细胞、B 细胞，而髓系定向干细胞最终可分化为粒细胞、单核细胞和巨核细胞。在含甲基纤维素的体外集落培养时，若加入大剂量红细胞生成素（EPO），可形成 1 000 个以上大型红细胞集落，称爆式红系集落形成单位（burst forming unit-erythroid, BFU-E）；若加入小剂量 EPO，则产生 8 ~ 50 个细胞的小型集落，称红系集落形成单位（colony forming unit-E, CFU-E）；若加入 GM-CSF，则形成粒细胞巨噬细胞集落形成单位（CFU-GM）；若加入血小板生成素（TPO），则形成巨核细胞集落形成单位（colony forming unit-megakaryocyte, CFU-Meg）。造血细胞因子对造血细胞分化的作用见图 4-8。

（二）白血病细胞分化

白血病是细胞增殖和分化的异常，癌基因表

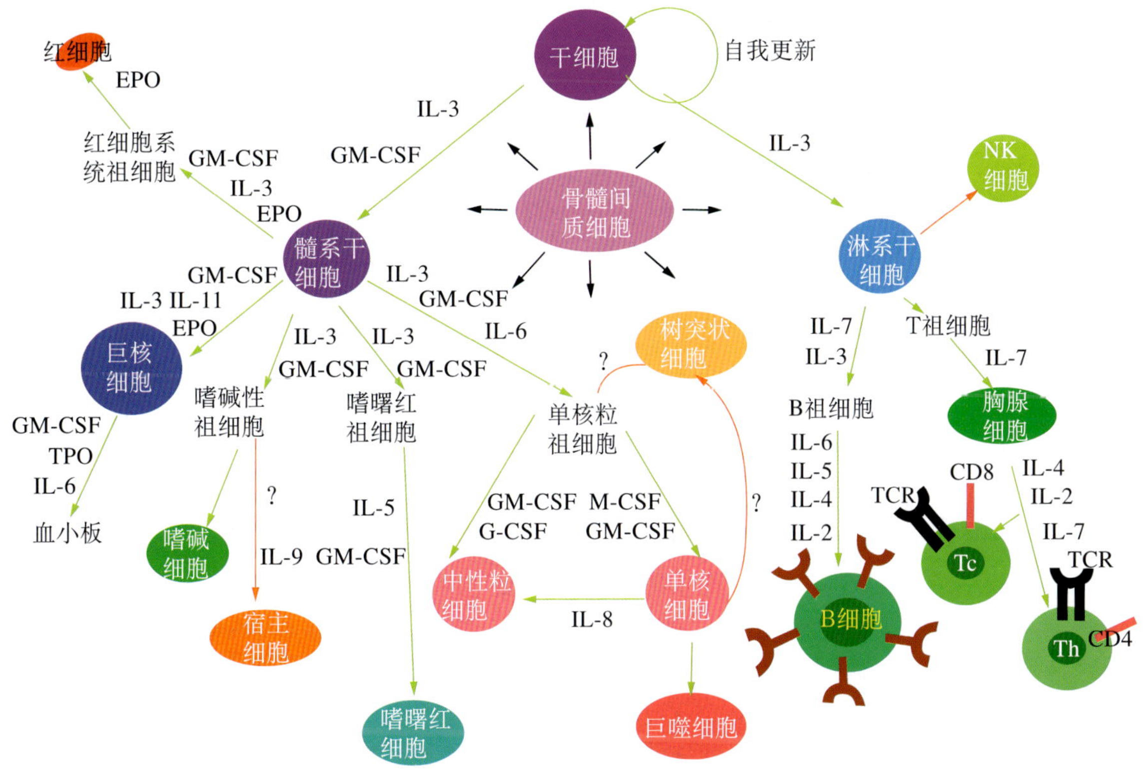

图 4-8　细胞因子与造血细胞分化示意图

达失调，至少某些恶性肿瘤是细胞分化受阻的结果。从肿瘤发生的条件来看，干细胞的确是癌变基因的理想萌生处和持久的载体。首先，肿瘤发生在某个细胞上需要这个细胞具有不断分裂的能力，而且该细胞的基因突变不会因为组织更新而丢失；其次，发生基因突变的肿瘤细胞必须能在体内保持。这样看来，高度分化的组织特异性细胞不会是肿瘤的始作俑者，因为它们终究会走向凋亡，而具有长久活力的干细胞很可能是肿瘤发生的真凶。

令人兴奋的是，最近几年的研究对肿瘤的发生有了突破性的认识，成体组织干细胞诱导肿瘤发生得到了进一步验证。密歇根大学的Wicha等发现肿瘤细胞中只有一小部分可以分裂成为肿瘤组织中的各种细胞[29]。在研究中，他们发现可以用细胞表面的标记蛋白将肿瘤细胞分成两类，将两类蛋白分别注入小鼠的乳腺中，第一类肿瘤细胞（有标记蛋白）虽然只占整个细胞数量的极小部分，但却能引起肿瘤发生，第二类肿瘤细胞占整个细胞的绝大多数，却不能引起肿瘤发生。在上述小鼠的肿瘤中，继续重复上述实验，发现有蛋白标记的第一类肿瘤细胞在每一代都可以引起新的肿瘤发生。进一步研究发现，这些细胞类似于成体干细胞、有着分裂增殖、自我更新以及分化成其他细胞的能力，因此被命名为肿瘤干细胞。到目前为止，肿瘤干细胞已经在白血病、脑癌、肺癌等肿瘤组织中得到了验证[29-33]。那么肿瘤干细胞自何而来？肿瘤干细胞和成体干细胞在分子标记和行为形态上的相似性，使人们很容易将其起源与成体干细胞联系起来。由此不难勾勒出一幅肿瘤发生的草图，其中的三个关键点就是：正常成体干细胞、基因突变的成体干细胞和肿瘤干细胞。

正常成体干细胞由于内源性或外源性的刺激，导致基因发生突变，并进入细胞周期，迅速分裂，继而转变为肿瘤干细胞，肿瘤干细胞不断增殖分化，成为肿瘤细胞疯狂生长的源泉，同时，肿瘤干细胞具有干细胞的转移性，使肿瘤在机体内蔓延。然而，这条肿瘤发生的通路还有很多未解之谜，我们知道正常成体干细胞是很少增殖的，从某种意义上说，即使发生了基因突变，也不能使其进入细胞分裂周期，除非突变本身可以驱使细胞进入分裂期，否则，就需要其他的信号再来使成体干细胞增殖，这个信号是什么还一直没有定论。另外，肿瘤干细胞与成体干细胞虽然有很多相似之处，但也不完全相同，成体干细胞转变为肿瘤干细胞的分子机制也还没有找到答案[32]。

五、白血病细胞诱导分化

白血病细胞的基本特征之一就是细胞的分化异常。白血病细胞逃逸正常增殖的调控而无限生长的同时，往往也失去了正常分化的能力。随着人们对细胞分化的生物学本质及调控机制，以及肿瘤发生与细胞分化的关系的认识，“细胞一旦成为癌细胞，永远是癌细胞”的观点已经有了根本性改变。既然肿瘤细胞大多失去分化的能力而无限生长，而细胞进入分化程序后就失去增殖的潜能，那么，诱导肿瘤细胞重新分化，促使其停止生长的“诱导分化”治疗之设想便应运而生，并在临床治疗中得以实施。

目前已经确定，在体外细胞水平，可诱导细胞分化的化合物主要有维生素A类化合物、环核苷酸衍生物、二甲基亚砜等极性化合物、佛波酯类等促癌剂、维生素D类化合物、某些抗肿瘤药物（如阿糖胞苷、甲氨蝶呤等）以及干扰素等其他一些分化诱导剂（表4-2）。诱导剂主要是诱导肿瘤细胞分化基因重新启动，而使恶性的癌基因受到抑制或灭活。近来发现，抑癌基因也有诱导肿瘤细胞分化的功能。可表现为生长抑制，具有特异的形态特征，产生特异的糖蛋白、酶及分泌物，出现一些正常细胞的生理功能等。有一部分人和动物的白血病细胞株可用来作诱导分化试验，最常用的是早幼粒白血病细胞株HL-60，经一定剂量分化诱导剂作用一定时间，可出现分化表型，由早幼粒细胞分化为中幼粒、晚幼粒、杆状核细胞或分叶核细胞[33]。

在临床治疗上影响最大且最为成功的首推全反式维A酸（ATRA）治疗急性早幼粒细胞白血病（APL）[34]。维A酸在肿瘤化学预防方面也有重要作用。APL细胞遗传学的典型特征是染色体15与17的相互易位，t（15；17）（q22；q11-21），而其分子机制是位于17q21的RARA基因与15q22的PML基因相互融合。由于RARA基因突变与APL发生直接相关，所以应用ATRA进行治疗能取得良好效果。

表 4-2　体外诱导分化的常用诱导分化剂

细胞类型	所用的诱导分化剂
红白血病	化疗药物：三尖杉酯碱、阿糖胞苷、甲氨蝶呤、DNA 甲基转移酶抑制剂、4- 氮杂 -2- 脱氨胞苷
成髓细胞和髓细胞白血病（HL60、K562、KG1、ML3、U937 等）	细胞生长因子：G-CSF、IL-3、IFN 维 A 酸类：视黄醛、视黄醇、维 A 酸等 极平面化合物：二甲亚砜、丁酸、乙酰胺、三乙基糖 其他：前列腺素、维生素 D_3 及其衍生物

第三节　细胞周期

一、周期特点

细胞增殖，即细胞数量倍增，是通过DNA复制和有丝分裂来完成的。细胞增殖具有明显的周期性，即细胞周期。一个母细胞经过复制，然后分裂成为两个完全相同的子细胞，通常经历 4 个时期。其中有2个功能期：①DNA合成期（S期），②分裂期（M 期）；两个准备期：①间期 1（G1 期），②间期 2（G2 期）。人们普遍接受的周期顺序是 G1 → S → G2 → M。完成分裂期的子细胞，如果继续进行分裂，则再次进入 G1 → S → G2 → M 的周期。这一周期性的细胞分裂活动一般称为细胞分裂周期或细胞周期。

细胞周期的发现是 20 世纪 70 年代细胞学的重大发现，是细胞生物学发展的重要里程碑之一。同时，它为70年代兴起、90年代蓬勃开展的细胞周期调控的分子机制研究奠定了良好的基础。通过对细胞周期的研究，人们不仅由表及里地认识了细胞生命世界的奥秘，揭示了细胞分裂、增殖的本质和规律，而且使得人们对肿瘤发生的认识更加丰富和深入，为临床治疗肿瘤提供了充分的理论依据。

不论低等单细胞真核生物（如酵母）或高等哺乳动物，细胞周期都具有如下共同特点：

1. 周期性　凡是细胞分裂，均按照G1→S→G2 → M 的顺序，周而复始。

2. 保守性　经过漫长的生物进化，从酵母细胞到高等哺乳动物细胞，细胞周期的基本调控机制沿袭不变，充分说明细胞周期调控机制对维持生命活动的重要性。

3. 精确性和守时性　尽管不同的细胞在各个时相的时间略有不同，但所有细胞都是在极严格和精确的调控机制下进入细胞周期，完成细胞分裂。肿瘤之所以发生，就在于细胞周期调控出现障碍，细胞失去控制而自主地不断分裂、繁殖，从而由正常细胞最终演变成肿瘤细胞。细胞周期领域的研究和细胞信号传导领域一样，都是21世纪生命科学研究的热点和重点。

二、各期介绍

1. G1 期　有时称之为 DNA 合成前期，位于分裂期（M）与 DNA 合成期（S）之间。随着细胞周期的发现，认为间期是细胞处于静止状态的观点已被废弃，G1期的重要性日益显现。最重要的发现在于，确定在G1期内，存在一个决定细胞是否进入分裂的限制点。促使细胞分裂的各种因子必须持续刺激，让细胞通过R点，DNA合成才能顺利进行，完成细胞分裂。细胞在完成分裂期后，若没有细胞增殖信号存在，或是指令细胞分化的信号来临，则细胞或者进入暂停分裂的休眠期（G0 期），或者进入细胞分化的程序。

2. S 期　即 DNA 合成期。经过 G1 期长时间的准备，细胞DNA合成极为活跃。S期的主要功能是 DNA 复制，将 2 倍（2n）DNA 复制一份拷贝，成为 4 倍（4n）DNA，为一个细胞分裂成两个细胞奠定遗传物质基础。

3. G2 期　有时又称为 DNA 合成后期。在细胞完整复制其基因组DNA后，另一个重要的工作就是将4倍DNA完全对称、非常精确地分成两份（2 × 2n），为细胞分裂做准备。这一过程及一些必要的蛋白质合成都是在 G2 期完成的。

4. M期　细胞分裂期。DNA和蛋白质一起形成染色体，染色体均匀、对称分离，分别进入两个子细胞，完成细胞分裂周期。

5. 检测点（checkpoints）　细胞周期领域近年

来一个重大的进展就是发现并确定在细胞内部，存在一个完整的监控系统。监控系统的功能是检验细胞周期各期的状态。如果发现问题（如DNA严重损伤或复制出现错误等），监控系统则行使其功能，使细胞暂时滞留在某一时相，进行修复。待错误修复完毕后，再进入下一时相。于是，人们形象地称这一监控系统为检测点。

三、细胞周期调控

（一）cyclin 和 cyclin 依赖性激酶（CDKs）

细胞周期调控系统主要由两大类蛋白家族组成。一类是细胞周期素（cyclin），已发现的有cyclin A、B、C、D、E、F、G等，它们是调节亚单位。另一类是与 cyclin 结合并激活底物蛋白磷酸化的 cyclin 依赖性激酶（CDKs），其家族成员 CDK1、2、3、4、5、6、7等是催化亚单位。细胞由不同的 cyclin 与相应的 CDK 形成复合物（表 4-3）。cyclin/CDK 复合物对细胞周期的运行、停滞、退出、再进入等进行精细调控。这些调节主要包括cyclin的合成和降解，cyclin/CDK复合物的形成，CDK 的活化以及 cyclin/CDK 复合物的活化等。

表 4-3 CDK、相关 cyclin 和其作用的细胞周期时相

CDK	相关 cyclin	细胞周期时相
CDK1	cyclin A，B	G2/M
CDK2	cyclin A，D，E；H?	G1/S，S，G2/M
CDK3	Ik3-1，Ik3-2	G1
CDK4	cyclin D	G1/S，S
CDK5	cyclin D	G1/S
CDK6	cyclin D	G1/S，S
CDK7	cyclin H	G1/S，转录调节
CDK8	cyclin C	G1/S，G2/M，转录调节
CDK9	cyclin T1，T2	作用于分化，与 tat 相互作用 HIV 病毒转录调节
CDK10	与 ets-2 相互作用	G2/M
CDK11	RanBPM，RNPS1 酪蛋白激酶 cyclin L	促进凋亡

（二）CDK 抑制因子

最重要的调控因子是近年来发现的一类CDK抑制因子。由于这一类抑制因子失活，使得CDK活性增高，细胞周期调控系统失去正常的调控能力而导致肿瘤发生。最著名的例子就是 p16 被作为广谱抑癌基因而克隆，克隆后才发现它属于CDK抑制因子这一家族。CDK抑制因子家族成员包括两类。第一类CDK抑制剂是Kip家族，抑制所有的G1期 和S 期CDK酶，有3个成员：$p21^{cip1}$、$p27^{kip1}$ 和 $p57^{kip2}$。第一个发现的 Kip 家族成员是 $p21^{cip1}$[35]。$p21^{cip1}$ 可结合到几种 cyclin/CDK 复合物，如 cyclin A/CDK2、cyclin /CDK4 和 cyclin E/CDK2[36-38]，表明它可能阻碍 G1/S 时期的进程。$p21^{cip1}$ 参与几种不同的细胞周期调节（图 4-9）。$p21^{cip1}$ 的促进子部分存在p53的 结合点。p53表达水平上调可导致 $p21^{cip1}$ 转录活性增高，降低细胞周期的运行。$p27^{kip1}$ 的序列与 $p21^{cip1}$ 部分相关，它也与 CDK/cyclin 复合物结合，但 $p21^{kip1}$ 主要与CDK2结合，而 $p27^{kip1}$ 主要与CDK4结合。$p27^{kip1}$ 的过量表达阻碍细胞S 期的过程，当用TGF-β处理使细胞进入静止期时，$p27^{kip1}$ 水平升高。它们也抑制CDK周期蛋白复合物的活性。另一类CDK抑制剂是 INK4 家族，含有 4 个成员：$p16^{INK4A}$、$p15^{INK4B}$、$p18^{INK4C}$ 和 $p19^{INK4D}$。它们通过结合cyclin D1/CDK4 和 cyclin D1/CDK6 复合物而抑制细胞周期的运行。INK4 蛋白质特异性地与 CDK4 和 CDK6结合，表明它与G0/G1转换的关联。$p16^{INK4A}$ 不能抑制 RB 缺失的细胞增殖，表明它通过抑制 CDK 周期蛋白以 RB 作底物的激酶活性而起作用，如图4-9所示。通过与CDK亚基结合，INK4

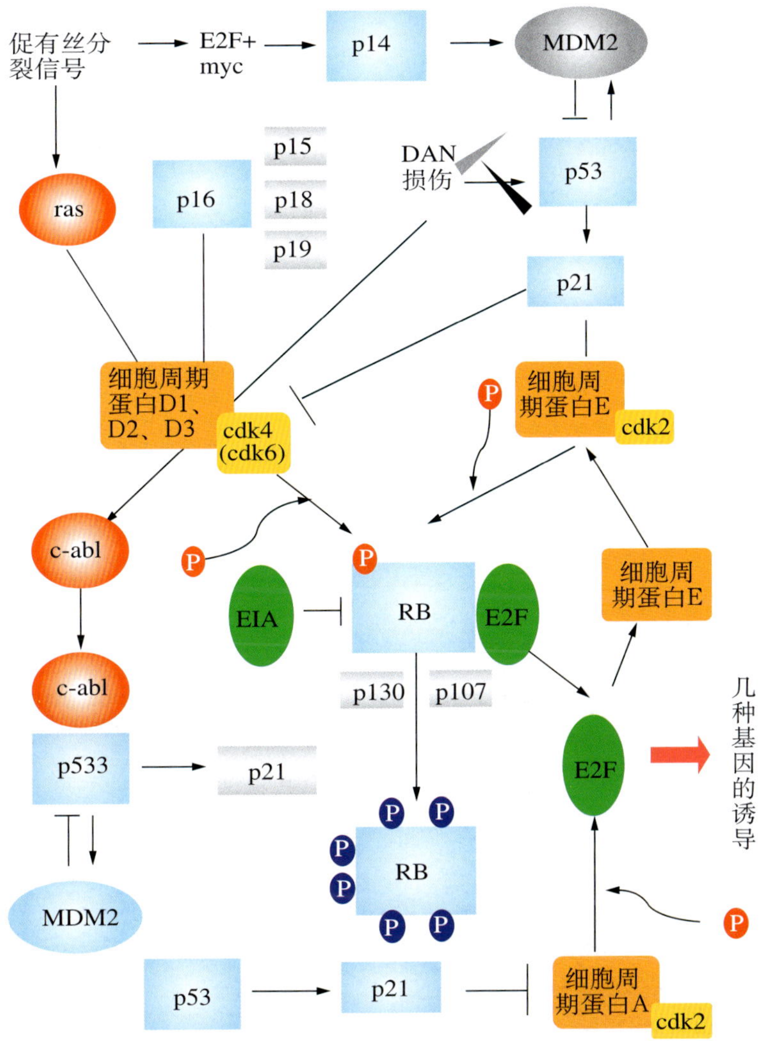

图 4-9　依赖细胞周期蛋白的激酶抑制剂（p16，p14，p21），p53 和 Rb 之间的相互作用示意图

蛋白抑制 CDK4 周期蛋白 D 和 CDK6 周期蛋白 D 的活性。

（三）抑癌基因

抑癌基因（tumor suppressor gene）在细胞周期的调节中发挥重要作用。颇负盛名的肿瘤抑制基因RB和p53的正常生理功能都与细胞周期调控过程密切相关。RB基因定位在染色体的13q14并且具有几个下游效应器，其中转录因子 E2F 是最具特点的一个[39]。RB基因家族包括3个关系密切的蛋白质（RB、p107、p130），这3个蛋白质都能与 E2F 家族中的几个成员相互作用。

由 RB 家族成员、E2F 家族成员和所谓 DP 蛋白组成的复合物可介导激活和抑制转录过程。RB 除了在细胞周期起控制作用外，还能调节RNA聚合酶活性。因此，它将细胞周期进程与转录调节连接起来。已经证明超过30种以上的细胞蛋白质可与RB结合，包括转录因子、生长因子、蛋白激酶、蛋白磷酸酶、核基质蛋白。在白血病中经常可见 RB 基因发生突变[40]。

RB 是抑制生长的多个途径的靶点，可能是生长抑制信号使细胞保持在 G1（或 G0）期的作用方式。多种生长抑制信号，包括生长抑制因子 TGF-β，都通过CDK周期蛋白激酶的抑制因子起作用，这些抑制因子称为CKIs[41]。在非活性复合物中，它们作为被限定在CDK周期蛋白二聚体中的蛋白质被鉴定，例如，在静止细胞中，通过保持 CDK 周期蛋白复合物的非活性形式，抑制 RB 的磷酸化，阻止细胞进入 S 期。

不同周期阶段都发现了抑癌基因，包括 CKI 蛋白质、周期蛋白D1、D2和RB，表明从CKI 蛋白质到RB的途径极其重要。CKI蛋白质对抑制细胞无限生长是必须的，显然是细胞周期控制的核心环节，它可能是阻止细胞进入分裂循环的关键过程（若已进入周期则通过G1期限制点，如静止在G0期则重新进入G1期）。

p53基因被称为基因组DNA的“监护者”，因为它传递各种DNA损伤的信号，导致细胞周期停止或凋亡。主要调节p53表达的是MDM2。MDM2蛋白抑制p53表达并促进p53降解[42, 43]。最近发现编码在$p16^{INK4A}$位点的$p14^{ARF}$肿瘤抑制基因通过不同的连接来控制MDM2活性。$p16^{INK4A}$基因依赖于p53发挥作用，因为在p53野生型细胞中，过度表达$p16^{INK4A}$引起细胞周期停止，而在p53依赖型细胞中，过度表达$p16^{INK4A}$不引起细胞周期停止[44]。E2F调控$p16^{INK4A}$的转录过程，而E2F同时要在RB控制下，这表明在RB与p53之间，存在着另一个反馈环[45]。最近研究发现，Ras蛋白是$p16^{INK4A}$因子参与的MDM2-p53-p21-RB调控中的另一个因子[46, 47]。

已经发现50%人类肿瘤都有p53基因的异常，令人吃惊的是在一些正常细胞中也发现异常的p53。仍不清楚这些“正常”细胞是代表正常机体的肿瘤前状态，还是多步骤肿瘤发生中的一步。p73作为p53同源体，在DNA结合、转录活化、寡合甘酸聚合等方面与p53相似。p73位于1p36染色体。在肿瘤中，该区域经常发生细胞遗传改变。p73蛋白能结合p53基因，抑制其转录活性[48]。与p53基因相比，p73基因突变在许多肿瘤中明显少见。在白血病和淋巴瘤中，p73基因通过CpG岛促进子区的超甲基化而被灭活，这一发现支持p73基因是位于1p36染色体上的肿瘤抑制基因的假说。表4-4所列为到目前为止已发现的抑癌基因。

（四）组蛋白去乙酰基转移酶

造血细胞分化、发育十分关键的转录因子，均能与组蛋白乙酰基转移酶（histoneacetylase, HAT）或组蛋白去乙酰基转移酶（histonedeacetylase, HDAC）相互作用。HAT与HDAC活性的平衡控制着核小体核心组蛋白的乙酰化水平，进而影响相关基因的转录活性。组蛋白乙酰基化是由HAT和HDAC共同调节的，高乙酰基化的染色质与转录激活基因有关，低乙酰基化的染色质则与转录抑制基因有关。抑制HDAC的活性能够抑制基因的转录，促进细胞分化。许多类型的白血病均涉及染色体易位、倒位和基因重排，其中某些染色体易位的共同特点之一就是能够招募HDAC/转录共抑制因子（CoR）复合体的转录因子与造血发育分化相关的转录因子融合，抑制后者所调控的靶基因表达，引起造血分化受阻和白血病发生。例如，APL患者的髓系细胞中，染色体易位产生的PML-RARA融合蛋白，通过招募HDAC到RAR调节基因，抑制维A酸依赖性转录，从而导致组蛋白低乙酰化，细胞周期静止，细胞成熟分化的停滞。而组蛋白去乙酰基酶抑制剂（HDACI）通过抑制HDAC活性使组蛋白乙酰化，重新激活白血病细胞中由于不适当的组蛋白去乙酰化而表达受阻的基因，并诱导其分化[49]（图4-10）。

HDACI是近年来抗肿瘤药物研究领域中的热点之一。目前已经有数种HDACI类抗肿瘤药物成功进入临床试验阶段[50]。不过，有关HDACI抗肿瘤作用机理一直不甚明确。最近的研究表明，HDACI可以通过增加肿瘤细胞中死亡受体配体TRAIL的表达，从而加速肿瘤细胞的死亡[51,52]。例如，在髓性白血病细胞中，致癌性染色体易位融合蛋白产物PML-RAR或AML1-ETO可以通过与HDAC相互作用，致使基因沉默以及细胞变形，诱导TRAIL选择性上调[53]。

研究表明，丙戊酸是第一个选择性地抑制HDAC2的抑制剂[54]。它通过诱导HDAC2蛋白酶体的降解，减缓AML1-ETO或PML-RARα介导的转录抑制[55]。此外，丙戊酸的促凋亡作用并不是由于它抑制了PML-RAR所诱导的抑癌基因p53产物的降解过程，而是因为它诱导了死亡受体DR5和Fas及其同源配体TRAIL和FasL的选择性上调[56]。并且，利用抑制性抗体阻断上述死亡受体及其对应配体的结合，可以阻止丙戊酸所诱发的细胞凋亡过程。体内RNA干扰试验进一步证实了这一结果[57]。

意大利米兰欧洲肿瘤研究所的研究人员最近首先建立起PML-RARA诱导APL的小鼠模型[58]，然后分别利用丙戊酸和ATRA来进行治疗。结果发现，两药均能有效延长小鼠生存时间，不过两者作用机制却有所不同。ATRA主要通过诱导白血病原始细胞的终末分化而发挥作用，而丙戊酸

表 4-4 人类抑癌基因及其特征

抑癌基因	染色体位置	疾病	主要的失活机制
Cadherin 1（E-cadherin）	16q22.1	胃肠道的恶性瘤	CpG 岛的超甲基化，突变
CDKN1A（p21，Cip1）	6p21.2	几种人类恶性和非恶性疾病	纯合子缺失？
CDKN1C（p57，Kip2）	11p15.5	乳腺癌？ Wilms 瘤	CpG 岛的超甲基化，突变？
CDKN2A（p16）	9p21	几种人类癌症	纯合子缺失，CpG 岛的超甲基化，突变
CDKN2B（p15）	9p21	几种人类癌症	纯合子缺失，CpG 岛的超甲基化
$p14^{ARF}$	9p21	几种人类癌症	纯合子缺失，CpG 岛的超甲基化，突变
p53	17p13.1	几种人类癌症	突变
WT1	11p13	Wilms 瘤，肾母细胞瘤	纯合子缺失，突变
DMBT1	10q25.3-26.1	恶性脑瘤	纯合子缺失
PTEN	10q23	恶性胶质瘤，乳腺癌	突变
p73	1p36	白血病，淋巴瘤	CpG 岛的超甲基化，突变？
VHL	3p	von Hippel-Lindau 病	CpG 岛的超甲基化
H19	11p15.5	肝母细胞瘤，Wilms 瘤	CpG 岛的超甲基化
HIC1	17p13	急性髓系白血病，肝细胞癌，乳腺癌	CpG 岛的超甲基化
Rb	13q14.2	几种人类癌症	突变
nm23	17q21.3-22	神经母细胞瘤，乳腺癌，前列腺癌，黑色素瘤	突变，CpG 岛的超甲基化？
H-cadherin	16q24	肺癌	CpG 岛的超甲基化
N33	8p22	多种恶性胶质瘤	CpG 岛的超甲基化，突变
S100A2	1q21	乳腺癌	CpG 岛的超甲基化，突变
APC	5q21-q22	腺瘤样结肠息肉病	纯合子缺失，CpG 岛的超甲基化突变
NF-1，NF-2	17q11.2 22q12.2	神经纤维瘤病 双侧听神经瘤	突变

则可以促使大量原始细胞凋亡。

（五）蛋白酶体：循环结构

蛋白酶体是存在于所有真核细胞中的多功能催化蛋白酶，是细胞蛋白质降解通路中最主要的组成部分，是许多细胞调节信号的中心通道，在细胞的蛋白调节中扮演重要角色。它是一个桶状结构，称为 20S 微粒，由 4 个含 7 个小亚基的环相叠而成（图 4-11）。蛋白酶体的第二部分是，2 个拷贝的 19S 微粒结合到 20S 核心上。只有泛肽结构的蛋白质才能在蛋白酶体中被降解。泛肽蛋白酶体途径在降解细胞内蛋白中扮演关键性的角色，包括细胞周期的控制、转录因子的活性、凋亡以及通过三磷酸腺苷（ATP）依赖机制的肿瘤生长[59]。白血病细胞依赖于快速的细胞周期，这就需要很多调节蛋白的表达和降解。一些蛋白质受到包括细胞周期蛋白和CDK抑制剂的分解。迅速循环的这些基因产物激发特定的人类恶性肿瘤的快速生长率，因此蛋白酶体是用于新药开发的完美的新型靶向。

PS-341 作为第一个蛋白酶体抑制剂类新药，已于 2003 年通过 FDA 注册，用于治疗复发或耐受的多发性骨髓瘤。它可选择性抑制蛋白酶体，

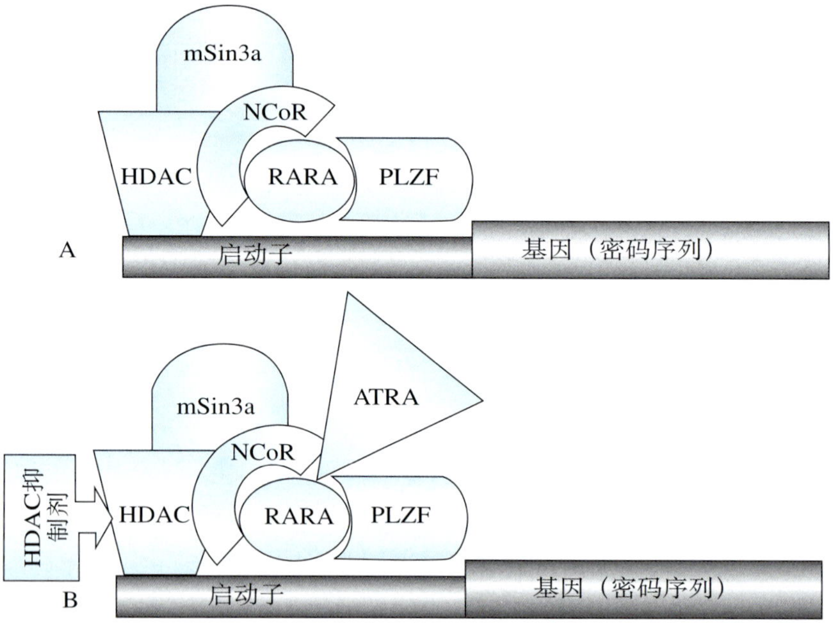

图 4-10 具有 t（11；17）的 AML 中，通过募集 HDAC 引起的转录沉默

A. NCoR-mSin3a-HDAC 与 RARA，PLZF 复合体抑制基因转录

B. HDACI 和 ATRA 使转录再激活，诱导细胞分化

稳定细胞周期的调节蛋白，干扰细胞增殖，诱导细胞凋亡。国外一项使用 PS-341 治疗 202 例复发性难治性多发性骨髓瘤（MM）患者的多中心非随机II期临床试验，结果发现[60]，在可评估的193例患者中有 35% 治疗有效，中位生存期为 16 个月，中位有效期为 12 个月。目前 PS-341 的 III 期临床研究正在进行中。

（六）致癌基因

在细胞周期网络中，也存在着多种与抑癌基因作用相反的致癌基因，到目前为止，文献已报道 100 多个致癌基因和候选致癌基因。它们可直接作用于细胞周期的调节蛋白，或通过磷酸化和去磷酸化控制细胞周期。几乎所有的肿瘤发生都与致癌基因有关，尤其是造血系统的恶性肿瘤，与之关系更为密切。在原发性AML中经常发生染色体相互易位，如t(8；21)（q22；q22），t（15；17）（q22；12），inv16（p13；q22），t（9；11）（p22；q23），t（9；22）（q34；q11），t（3；3）（q21；q26），t（8；16）（p11；p13），t（6；11）（q27；q23），t（11；19）（q23；p13.1），t（11；19）（q23；q13.3），t（16；16）（p13；q22），t（16；21）（p11；q22）和t（1；22）（p13；q13）[61]。相反，在继发性白血病中，多发生染色体数目的异常，如del（5q），del（7q），-7或del（20q）等[62]。这些染色体的丢失与患者的不良预后有关。染色体相互易位也可发生在一些 ALL 和淋巴瘤，如 t（9；21），t（4；11），t（8；14），t（11；14），t（2；5），和 t（14；18）等（见表 4-5）。

尚不清楚融合蛋白导致肿瘤发生的确切机制。但近年来的研究结果发现，有些基因在形成融合基因前后对细胞周期的作用完全不同。如在正常情况下，AML1通过缩短G1期可促进细胞周期的进程，并且也可抑制 p21^{cip1} 促进子的活性。但在 AML，当 AML1 与 ETO 由于 t（8；21）形成融合蛋白AML1/ETO 时，AML1 反而减慢细胞周期的进程[63]。

在APL也有类似的现象，PML本身是肿瘤抑癌基因，它可通过停止细胞周期的G1期抑制各种不同类型细胞的生长。但在 APL，维 A 酸受体（RARA）与 PML 形成融合蛋白后，干扰 PML 对细胞周期正常的调节作用[64]。

在 CML，*bcr*-Abl 融合基因不但调节细胞增殖、凋亡、分化和粘附，而且通过对DNA修复机制、细胞周期检测点和 Bcl-2 蛋白家族成员的修

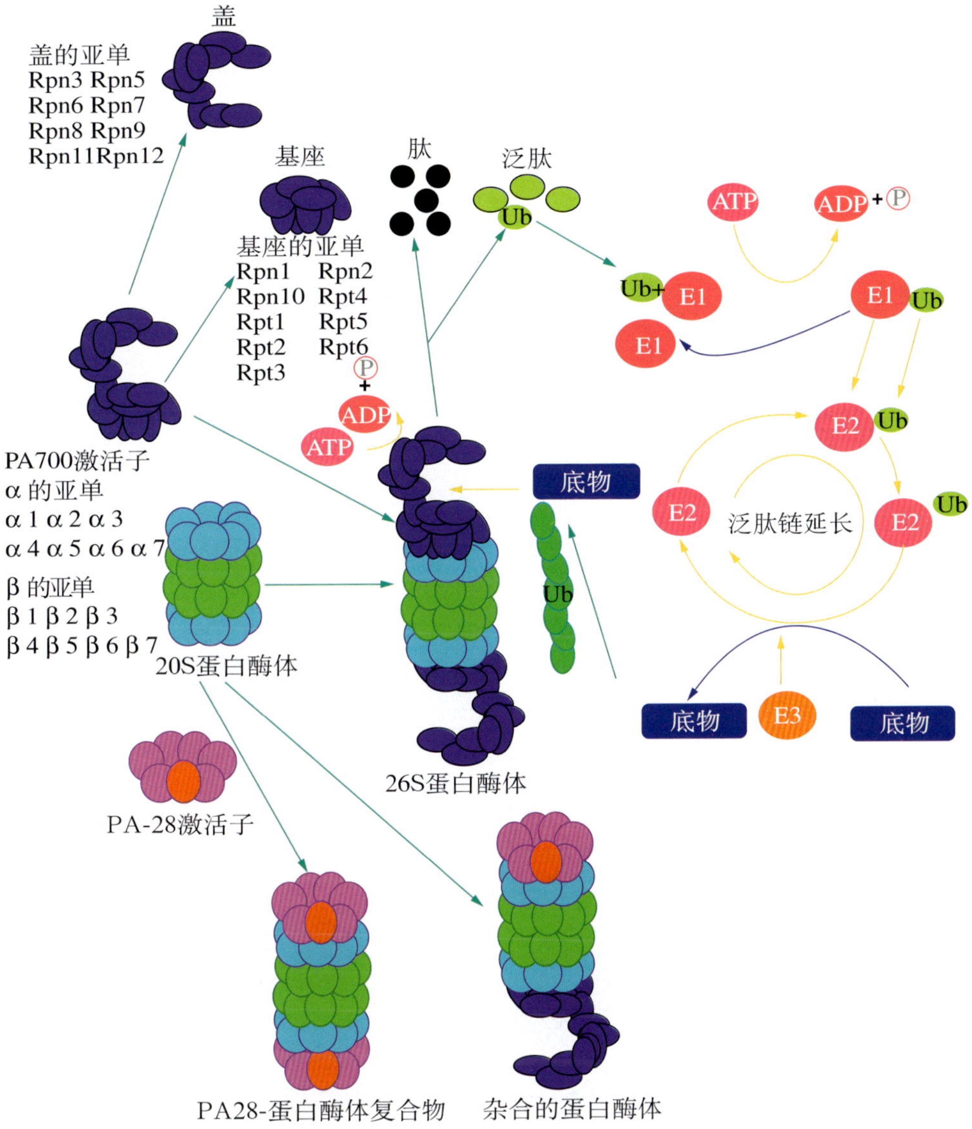

图 4-11　蛋白酶体结构及作用示意图

饰，诱导抑制细胞生长药物的耐药性。*bcr*-Abl 融合基因还通过增强DNA 损失的修复能力，延长细胞周期监测点的活性，为细胞修复DNA损伤提供更多时间，使细胞更具存活优势。有报道显示，Bck-Abl 阳性细胞对于各种化疗或照射表现出明显的G2/M期延迟。其确切机制尚不清楚，但似乎Bck-Abl 影响了 cdc2-cyclin B1 的调节作用[65]。

四、细胞周期的临床意义

细胞周期的发现不仅具有重大的理论意义，而且对白血病的治疗也具有十分重要的临床意义。不同类型的白血病细胞增殖速度不同，而且处于细胞周期不同时相的白血病细胞对于临床所用化疗药物和放射线的敏感程度不同。尤其值得注意的是，处于G0期的白血病细胞对于各类化疗药物均不敏感，化疗药物通常只对进入细胞周期的白血病细胞起作用，而对G0期的白血病细胞无作用。所以，如何促使白血病细胞从G0期进入细胞周期，对白血病的治疗非常重要。

表 4-5　人类造血恶性病相关的癌基因和他们的染色体位置

癌基因	解注	位置	功能	相关恶性肿瘤
*abl*1；*abl*2	Abelson 鼠白血病病毒	9q34.1；1q24q25	酪氨酸蛋白激酶	淋系和髓系肿瘤
*akt*1；*akt*2	鼠胸腺瘤病毒	14q32.3；19q13.1	丝氨酸 / 苏氨酸激酶	乳腺癌，胸腺瘤
*aml*1	AML 相关蛋白	21q22.3	转录因子	急性髓系白血病
*bcl*2，*bcl*3	B 细胞白血病相关癌基因	18q21；19q13.1-q13.2	凋亡调节	B 细胞白血病，淋巴瘤
EGFR	表皮生长因子受体	7q12	生长因子受体	几种人类肿瘤
erb	鸟红白血病病毒的癌基因	17q21.1	EGF 受体	脑瘤，乳腺癌
erg	v-ets 鸟红白血病病毒	21q22.3	转录因子	急性髓系白血病
eto	在 AML 中与有关 t（8；21）	8q22	转录因子？	急性髓系白血病
fgr	Garder-Rasheed 猫肉瘤病毒	1p36.2-p36.1	酪氨酸激酶	髓系白血病
fos	鼠骨肉瘤病毒	14q24.3	转录因子	几种人类肿瘤
fyn	与 src，fgr，yes 相关的癌基因	6q21	酪氨酸激酶	几种人类肿瘤
jun	鸟肉瘤病毒 17	1p32-p31	转录因子	卵巢，乳腺，结肠，肺，白血病
kit	Hardy-Zuckerman 4 猫肉瘤病毒	4p11-p12	酪氨酸激酶受体	急性髓系白血病
lyn	Yamaguchi 肉瘤相关病毒	8q13	酪氨酸激酶	淋系和髓系肿瘤
myb	鸟髓细胞瘤病毒	6q22-q23	转录因子	造血紊乱，几种人类肿瘤
myc	MC29 成髓细胞瘤病毒	8q24.12-q24.13	转录因子	髓系、淋巴结肿瘤，肾癌
npml	核磷蛋白质	5q35	酪氨酸激酶	儿童急性髓系白血病
piml	鼠白血病病毒	6p21.2	丝氨酸 / 苏氨酸激酶	T 细胞淋巴瘤
pml	在 PML 中有关 t（15；17）	15q22	转录因子	早幼粒细胞白血病
raf	鼠白血病病毒	3p25	丝氨酸 / 苏氨酸激酶	几种人类肿瘤
rar	视黄酸受体	17q12	转录因子	（早幼）粒细胞白血病
ras	Harvey 肉瘤病毒癌基因	几种	G 蛋白	髓系肿瘤，几种人类肿瘤
spi	脾病灶形成病毒	11p12-p11.22	转录因子	髓系白血病，淋巴瘤?
src	Rous 肉瘤病毒	20q11.2-q12	酪氨酸激酶	淋巴瘤
taxl	人 T 细胞白血病病毒结合蛋白	7q13	绑定蛋白	急性 T 细胞白血病
tel	t（5；12）相关癌基因	12p13	转录因子	髓系白血病
tmll	类 TCL1/MTCP1 蛋白	14q32.1	?	T细胞白血病，淋巴瘤

第四节 细胞凋亡

细胞凋亡是正常机体细胞在受到生理和病理性刺激后，在基因的调控下，主动结束生命的过程，又称为自杀。凋亡又称程序化细胞死亡（programmed cell death，PCD）。两者的概念略有差别，前者是侧重于形态特点的概念，后者是侧重于功能上的概念，目前文献中两个名词多可相互替代。凋亡一词来源于古希腊语，原意是指树的自然凋亡。澳大利亚科学家Kerr在长期观察肝组织细胞坏死的过程中，发现了一种不同于病例坏死的细胞死亡现象，并于1972年首次引用凋亡一词形象地从形态学角度，描述和命名这种不同于病理坏死的细胞死亡现象[66]。

细胞凋亡和细胞增殖都是生命的基本现象，是维持体内细胞数量动态平衡的基本措施。在胚胎发育阶段，通过细胞凋亡清除多余的和已完成使命的细胞，保证了胚胎的正常发育；在成年阶段，通过细胞凋亡清除衰老和病变的细胞，保证了机体的健康。和细胞增殖一样，细胞凋亡也是受基因调控的精确过程。

随着对凋亡研究的深入，人们不但从形态学，而且从生物化学和分子生物学水平认识了凋亡；不但了解了其在正常组织分化、器官发育、机体稳态的维持中的作用，而且了解其在病理条件下，如肿瘤、自身免疫性疾病、病毒感染和神经退化性疾病等中的作用。

一、细胞凋亡的生物学特点

（一）形态学特点

光镜下，典型的凋亡细胞体积缩小，并与邻近的细胞分开，故周围有一圈透亮区，胞浆嗜酸性增强，核染色质呈不规则半月形或核固缩。如核消失，胞浆浓缩可形成嗜酸性小体。在组织中常见细胞凋亡形成的凋亡小体，呈圆形或卵圆形，大小不一，由强嗜酸性的胞质或深染的核碎片组成。凋亡小体周围有明显的淡染晕环。

透射电镜下，凋亡的细胞皱缩，体积缩小。细胞连接和膜结构消失，细胞器密集，核染色质凝集于核膜下，呈半月形或环形。继而，核碎裂成小片状，细胞膜起泡或出芽向外突起，细胞膜内陷将细胞分割形成大小不等的有膜包裹的圆形小体，称为凋亡小体（apoptotic body）。凋亡小体是由细胞膜包裹，内含浓缩的胞质、细胞器和核碎片的圆形小体。凋亡小体最终被巨噬细胞或邻近的细胞吞噬。

（二）与细胞坏死的区别

凋亡细胞具有与坏死细胞不同的形态变化。凋亡的发生既可在生理条件下，也可在病理条件下。有研究表明，凋亡小体形成后，由于细胞膜表面露出单糖，膜内侧磷脂酰丝氨酸外翻，有利于巨噬细胞的识别和吞噬。由于凋亡过程中，没有细胞膜和溶酶体的破裂，细胞内容物不外流，故不引起炎症反应。凋亡常发生于单个细胞，在组织中呈单个散在分布。而坏死则发生在病理条件下，如缺血、缺氧、物理、化学及生物病原体等造成细胞的病理性死亡，又称他杀或意外事故性细胞死亡。细胞坏死的表现与凋亡完全不同，表现为细胞通透性增加，细胞肿胀，体积增大，内质网、线粒体扩张和肿胀。核染色质浓缩成块，可见核固缩、碎裂和溶解。细胞内容物破裂并流入细胞间隙，引起炎症反应。细胞坏死不受基因控制，常常累及大片细胞（表4-6）。

（三）生物化学变化

细胞凋亡的一个显著特点是细胞染色体的DNA降解，这是一个较普遍的现象。这种降解非常特异并有规律，所产生的不同长度的DNA片段约为180～200bp的整倍数，而这正好是缠绕组蛋白寡聚体的长度，提示染色体DNA恰好是在核小体与核小体的连接部位被切断，产生不同长度的寡聚核小体片段。实验证明，这种DNA的有控降解是一种内源性核酸内切酶作用的结果，该酶在核小体连接部位切断染色体DNA，这种降解表现在琼脂糖凝胶电泳中就呈现特异的梯状（ladder）图谱，而坏死呈弥漫的连续图谱。

二、细胞凋亡的过程及机制

细胞凋亡发生的过程和机制相当复杂，目前尚未完全阐明。细胞凋亡的过程大致可分为以下几个阶段：接受凋亡信号→凋亡调控分子间的相互作用→蛋白水解酶的活化（胱天蛋白酶，caspase）→进入连续反应过程。

凋亡信号有很多种，已经发现一些诱导和抑

表 4-6 细胞凋亡与细胞坏死的区别

区别点	细胞凋亡	细胞坏死
起因	生理或病理性	病理性变化或剧烈损伤
范围	单个散在细胞	大片组织或成群细胞
细胞膜	保持完整，一直到形成凋亡小体	破损
染色质	凝聚在核膜下，呈半月状	呈絮状
细胞器	无明显变化	肿胀、内质网崩解
细胞体积	固缩变小	肿胀变大
凋亡小体	有，被邻近细胞或巨噬细胞吞噬	无，细胞自溶，残余碎片被巨噬细胞吞噬
基因组 DNA	有控降解，电泳图谱呈梯状	随机降解，电泳图谱呈涂抹状
蛋白质合成	有	无
调节过程	受基因调控	被动进行
炎症反应	无，不释放细胞内容物	有，释放内容物
蛋白质合成	有	无
调节过程	受基因调控	被动进行
炎症反应	无，不释放细胞内容物	有，释放内容物

制凋亡的因素。这些因素既有病理性的，又有生理性的，既有外源性的，又有内源性的。诱导凋亡的因素主要有肿瘤坏死因子，转化生长因子，细胞毒 T 细胞，糖皮质激素，病毒感染，细菌，自由基，化疗药物及电离辐射。抑制凋亡的因素主要有雌激素，雄激素，生长因子，细胞外基质，癌基因及病毒基因等。

细胞凋亡的途径主要有两条，一条是通过胞外信号激活细胞内的凋亡酶胱天蛋白酶，一条是通过线粒体释放凋亡酶激活因子激活胱天蛋白酶。这些活化的胱天蛋白酶可将细胞内的重要蛋白降解，引起细胞凋亡。虽然一般认为这两种途径是不同的，但实际上二者之间存在着广泛的联系（cross-talk）（图 4-12，4-13）。

（一）膜受体途径

细胞表面的凋亡受体是属于肿瘤坏死因子受体（TNFR）家族的跨膜蛋白，它们包括Fas（Apo-1/CD95）、TNFR1、DR3/WSL、DR4/TRAIL-R1和DR5/TRAIL-R2[67]。其配体属于 TNF 家族，目前已比较清楚的是 Fas 介导的细胞凋亡途径。

Fas 具有 3 个富含半胱氨酸的胞外区和 1 个称为死亡结构域（death domain，DD）的胞内区。Fas 的配体 FasL（Fas ligand）与 Fas 结合后，Fas 三聚化使胞内的 DD 区构象改变，然后与接头蛋白 FADD（fasassociated death domain）的 DD 区结合，而后 FADD 的 N 端 DED 区（death effector domain）就能与胱天蛋白酶 -8（或 10）前体蛋白结合，形成 DISC（death-inducing signaling complex）[68]，引起胱天蛋白酶 -8、10 通过自身激活，启动胱天蛋白酶的级联反应，使胱天蛋白酶-3、6、7激活，这几种胱天蛋白酶可降解胞内结构蛋白和功能蛋白，最终导致细胞凋亡。胱天蛋白酶 可激活名叫CAD（caspase-activated Dnase）的核酸酶，CAD能在核小体的连接区将其切断，形成约为 200bp 整数倍的核酸片段。正常情况下CAD存在于胞质中，并且与抑制因子ICAD/DFF-45蛋白结合，不能进入细胞核。胱天蛋白酶活化后可以降解ICAD/DFF-45，释放出CAD，使它进入细胞核降解 DNA。

Fas/FasL 系统在免疫系统中具有重要的作用。其一是参与免疫调节，活化成熟的外周 T 细胞主要通过 Fas/FasL 系统介导的细胞凋亡清除与自身抗原有交叉反应的克隆和由自身抗原激活的细胞克隆，以限制 T 细胞克隆的无限增殖，防止对自身组织的损伤，即产生外周免疫耐受。淋巴细胞凋亡异常导致的免疫耐受失控，是自身免疫性疾病的主要病因。其二是细胞毒T细胞（CTL）可以通过FasL诱导靶细胞凋亡，但遗憾的是，某些肿瘤细胞也可以通过这一途径诱导淋巴细胞凋亡，从而逃脱免疫监控。

（二）线粒体途径

线粒体是细胞生命活动控制中心，它不仅是细胞呼吸链和氧化磷酸化的中心，而且是细胞凋亡的调控中心。细胞应激反应或凋亡信号能引起

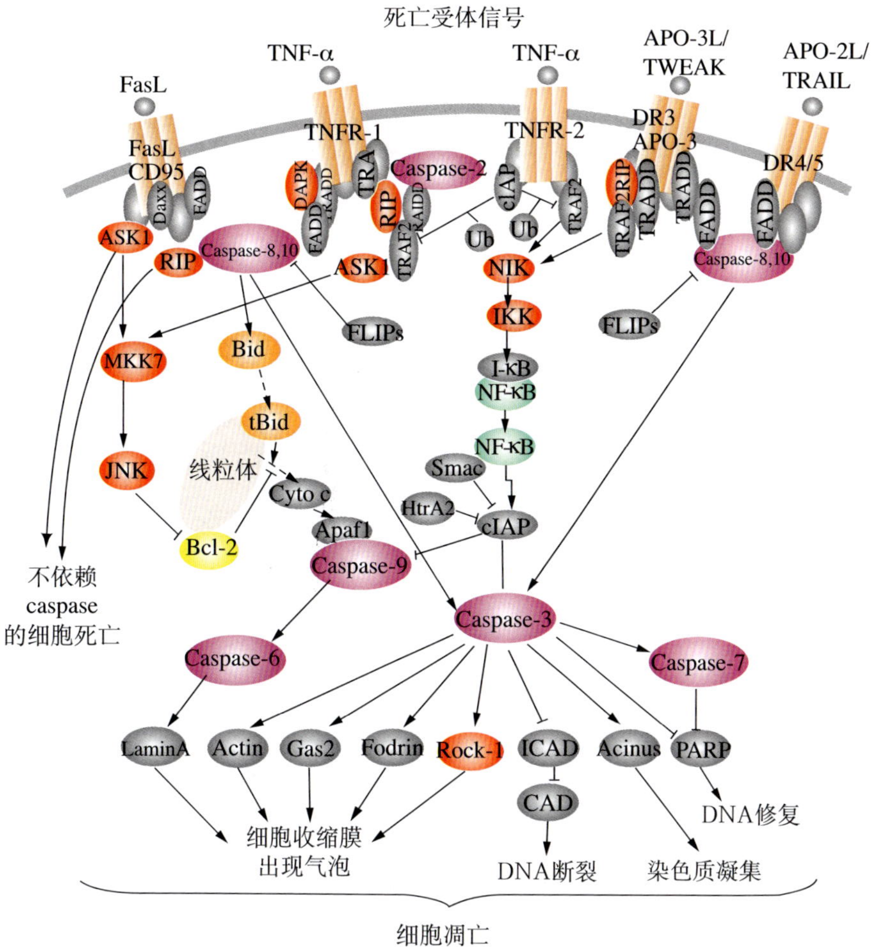

图 4-12　细胞凋亡的膜受体途径示意图

线粒体细胞色素C释放，作为凋亡诱导因子，细胞色素C能与Apaf-1、胱天蛋白酶-9前体、ATP/dATP形成凋亡体（apoptosome），然后召集并激活胱天蛋白酶-3，进而引发胱天蛋白酶级联反应，导致细胞凋亡[69]。

细胞色素C释放到细胞质中是线粒体途径发生凋亡的关键。目前普遍认为细胞色素C是通过线粒体PT孔（permeability transition pore）或Bcl-2家族成员形成的线粒体跨膜通道释放到细胞质中的。线粒体PT孔主要由位于内膜的腺苷转位因子（adenine nucleotide translocator，ANT）和位于外膜的电压依赖性阴离子通道（voltage dependent anion channel，VDAC）等蛋白质所组成[70]，PT孔开放会引起线粒体跨膜电位下降和细胞色素C释放。Bcl-2家族蛋白对于PT孔的开放和关闭起关键的调节作用，促凋亡蛋白Bax等可以通过与ANT或VDAC的结合介导PT孔的开放，而抗凋亡类蛋白质如Bcl-2、Bcl-xL等则可通过与Bax竞争性地与ANT结合，或者直接阻止Bax与ANT、VDAC的结合来发挥其抗凋亡效应。

三、胱天蛋白酶的效应机制

凋亡细胞的特征性表现，包括DNA裂解为200bp左右的片段，染色质浓缩，细胞膜活化，细胞皱缩，最后形成由细胞膜包裹的凋亡小体，然后，这些凋亡小体被其他细胞所吞噬，这一过程大约经历30～60分钟，胱天蛋白酶（caspase）引起上述细胞凋亡相关变化的全过程尚不完全清楚，但至少包括以下三种机制。

（一）凋亡抑制物

正常活细胞因为核酸酶处于无活性状态，而不出现DNA断裂，这是由于核酸酶和抑制物结合在一起，如果抑制物被破坏，核酸酶即可激活，引起DNA片段化（fragmentation）。现知胱天蛋白

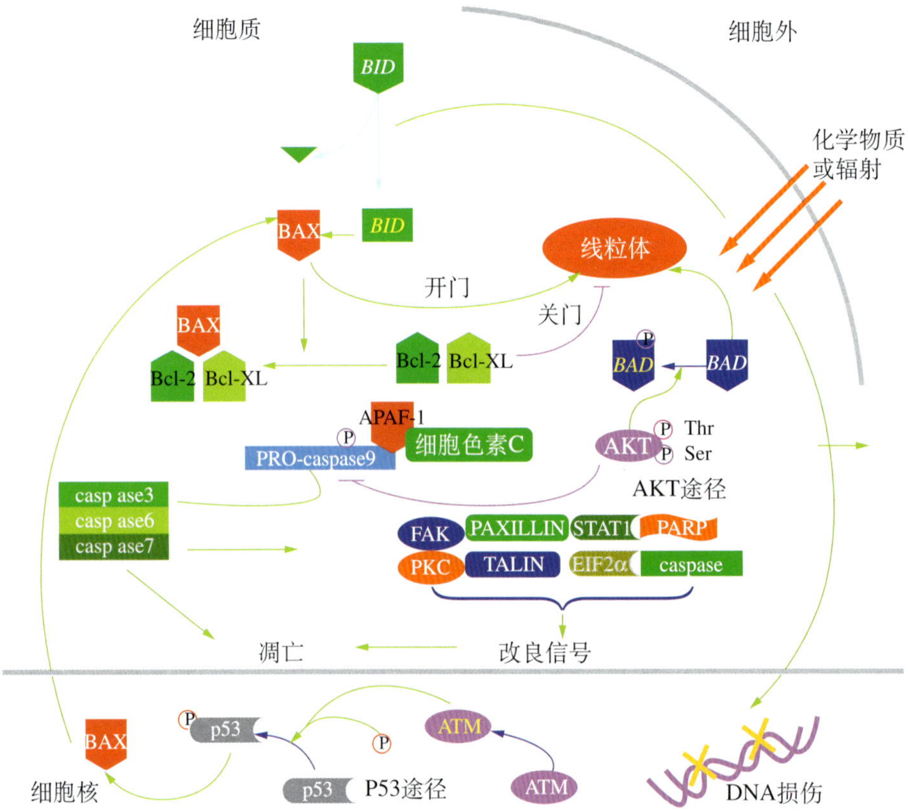

图 4-13　细胞凋亡的线粒体途径示意图

酶可以裂解这种抑制物而激活核酸酶，因而把这种酶称为胱天蛋白酶激活的脱氧核糖核酸酶(caspase-activated deoxyribonulease, CAD)，而把它的抑制物称为ICAD。因而，在正常情况下，CAD不显示活性是因为CAD-ICAD以一种无活性的复合物形式存在。ICAD一旦被胱天蛋白酶水解，即赋予CAD以核酸酶活性，DNA片段化即产生。有意义的是CAD只在ICAD存在时才能合成并显示活性，提示CAD-ICAD以一种其转录方式存在，因而ICAD对CAD的活化与抑制都是必需的[71]。

（二）破坏细胞结构

胱天蛋白酶可直接破坏细胞结构，如裂解核纤层，核纤层（lamina）是由核纤层蛋白通过聚合作用而连成头尾相接的多聚体，由此形成核膜的骨架结构，使染色质（chromatin）得以形成并进行正常的排列[72]。在细胞发生凋亡时，核纤层蛋白作为底物被胱天蛋白酶在一个近中部的固定部位所裂解，从而使核纤层蛋白崩解，导致细胞染色质的固缩。

（三）调节蛋白丧失功能

胱天蛋白酶可作用于几种与细胞骨架调节有关的酶或蛋白，改变细胞结构。其中包括凝胶原蛋白（gelsin）、聚合粘附激酶（focal adhesion kinase，FAK）、p21活化激酶α（PAKα）等。这些蛋白质的裂解导致其活性下降。如胱天蛋白酶可裂解凝胶原蛋白而产生片段，使之不能通过肌动蛋白（actin）纤维来调节细胞骨架。除此之外，胱天蛋白酶还能灭活或下调与DNA修复有关的酶、mRNA剪切蛋白和DNA交联蛋白。由于DNA的作用，这些蛋白功能被抑制，使细胞的增殖与复制受阻并发生凋亡。

所有这些都表明胱天蛋白酶以一种有条不紊的方式进行“破坏”，它们切断细胞与周围的联系，拆散细胞骨架，阻断细胞DNA复制和修复，干扰mRNA剪切，损伤DNA与核结构，诱导细胞表达可被其他细胞吞噬的信号，并进一步使之降解为凋亡小体。

四、细胞凋亡的调节

细胞凋亡受到严格调控，在正常细胞胱天蛋白酶处于非活化的酶原状态，凋亡程序一旦开始，胱天蛋白酶被活化，随后发生凋亡蛋白酶的层叠级联反应，发生不可逆的凋亡。研究表明，细胞是通过凋亡抑制分子精确调节细胞凋亡。迄今为止，已发现多种凋亡抑制分子，包括p35、CrmA、IAPs、FLIPs以及Bcl-2家族的凋亡抑制分子。

（一）p35和CrmA（cytokine response modifer A）

p35和CrmA是广谱凋亡抑制剂。体外研究结果表明，p35以竞争性结合方式与靶分子形成稳定的具有空间位阻效应的复合体并且抑制胱天蛋白酶活性[73]；CrmA是血清蛋白酶抑制剂，能够直接抑制多种蛋白酶的活性[76]。但目前在哺乳动物中尚未发现p35和CrmA的同源分子。

（二）FLIPs（FLICE-inhibirory protins）

FLIPs能抑制Fas/TNFR1介导的细胞凋亡[74]。它有多种变异体，但其N端功能前区（prodomain）完全相同，C端长短不一。FLIPs通过DED功能区，与FADD和胱天蛋白酶-8、10结合，拮抗它们之间的相互作用，从而抑制胱天蛋白酶-8、10募集到死亡受体复合体和它们的起始化。

（三）凋亡抑制蛋白

凋亡抑制蛋白（inhibitors of apoptosis protein，IAPs）为一组具有抑制凋亡作用的蛋白质[75]，包括XIAP（hILP/MIHA/BIRC4）、hILP-2（TS-IAP）、细胞IAP1（c-IAP1/HIAP2/MIHB/BIRC2）、细胞IAP2（c-IAP2/HIAP1/MIHC/BIRC3）、黑素瘤IAP（ML-IAP/Livin/KIAP1/BIRC7）、神经元凋亡抑制蛋白（NAIP/BIRC1）、存活因子（TIAP1/BIRC5）和Apollon（BRUCE/BIRC6）（图4-14）。

1. HIAP　HIAP位于染色体11q22-23[76]。HIAP-1和HIAP-2的结构和功能相似，二者都是TNFR-2复合体的成员。干扰TNF激活的死亡信号，从而抑制凋亡。在脾和胸腺中有大量HIAP-2的表达，可见HIAP-2在调节人体免疫方面有一定意义。

2. XIAP　XIAP基因位于X染色体q24-25，是含497个氨基酸的蛋白[77]。结构生物学分析表明XIAP的BIR2区有3个反平行b片层、4条a螺旋、3个高度保守的半胱氨酸和1个组氨酸，并螯合1个锌原子，能直接抑制编码胱天蛋白酶-3、7，但是不能直接抑制胱天蛋白酶-1、6、8、10，同时BIR3区还可直接抑制胱天蛋白酶-9前体C末端的亚单位，XIAP-胱天蛋白酶-9的结合区域是一个潜在的药物设计靶点。SMAC（second mitochondria-derived activation of caspase）也称DIABLO（direct IAP-binding protein with low PI），全长cDNA编码一段239个氨基酸读码框，与IAP结合加速凋亡。在细胞凋亡过程中，线粒体释放SMAC/DIABLO中和IAPs，提高依赖cyto-c/apaf-1/胱天蛋白酶-9的凋亡途径。SMAC与XIAP结合可能是SMAC的N末端取代了胱天蛋白酶-9小亚基的N端，而使活性酶释放。激活的胱天蛋白酶-9裂解胱天蛋白酶-3前体，使其成为有活性的胱天蛋白酶-3，胱天蛋白酶-3又正反馈于胱天蛋白酶-9。SMAC末端残基Ala-Val-Pro-Ile（AVPI）与XIAP BIR3结合，抑制其与胱天蛋白酶-9的作用（图4-15）。如果在体外含AVPI的小分子多肽能与XIAP结合，可用来合成一种选择性抑制肿瘤细胞上调的XIAP药物，选择性激活胱天蛋白酶，从而达到治疗肿瘤的目的。

受体介导的外源性细胞凋亡途径是在胱天蛋白酶-8的激活下启动的，进而再激活胱天蛋白酶-3。内源性细胞凋亡途径首先由*bcl*-2家族致凋亡成员（像*bax*基因）提高线粒体膜的通透性，使之释放出细胞色素C进入胞质，后者与前体胱天蛋白酶-9、Apaf-1（apoptosis protease activating factors）组成凋亡体，结果激活前体胱天蛋白酶-9，进而激活胱天蛋白酶-3，分解死亡底物，完成细胞凋亡过程。有些情况下，受体介导的信号也可以通过线粒体通路传到，如Bid、FADD的激活。

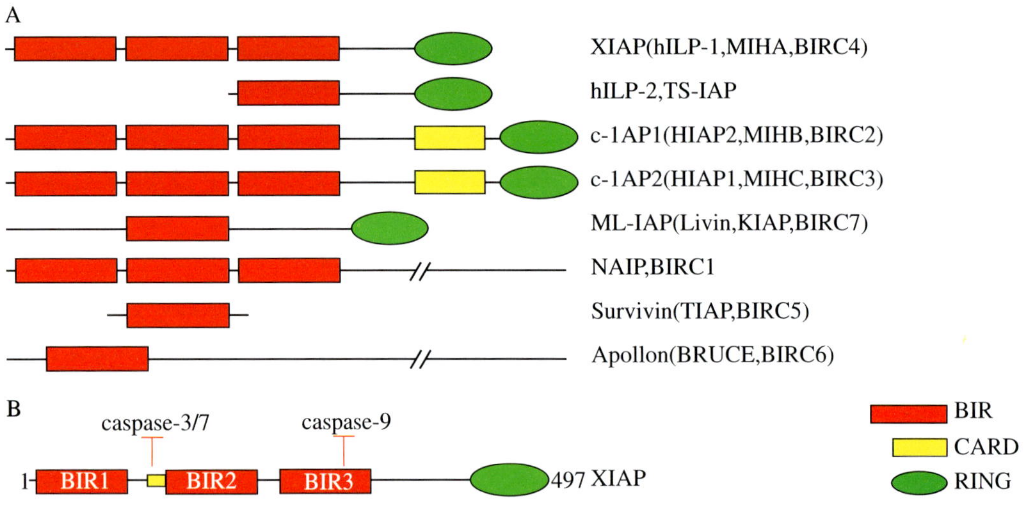

图 4-14 凋亡抑制蛋白家族成员蛋白结构示意图

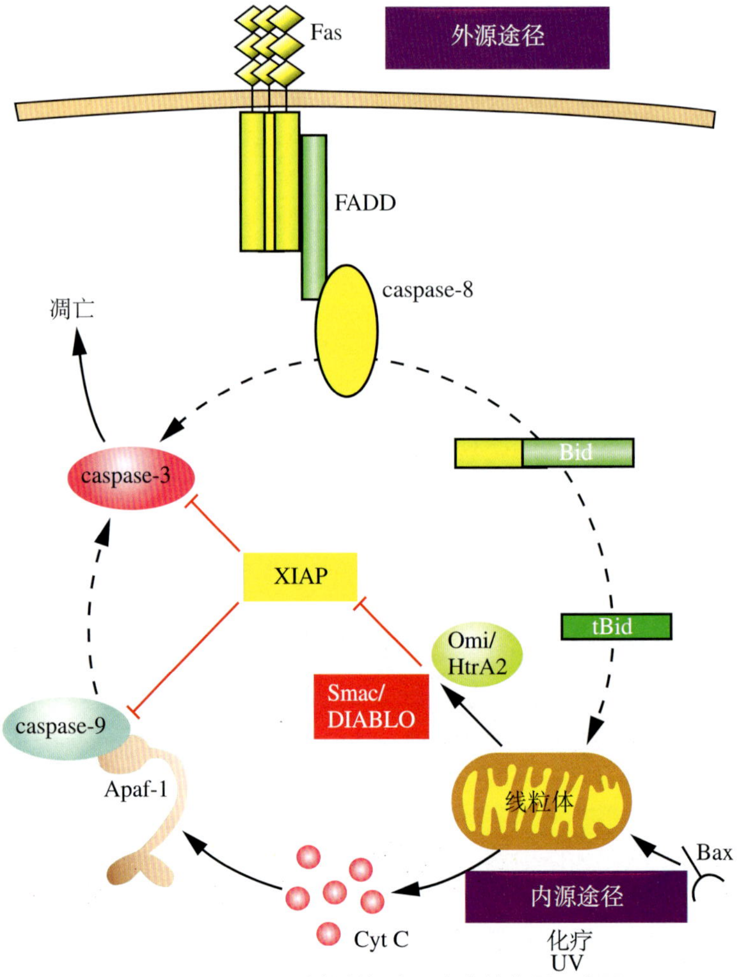

图 4-15 XIAP 在抑制细胞凋亡中的作用示意图

3. 存活因子　存活因子（survivin）是一种新近发现的结构独特的IAPs成员。人类存活因子基因定位于染色体17q25，靠近端粒，包含4个外显子和3个内含子，全长14.7kb，转录产物为1.9kb[78]。存活因子是IAP家族中最小的成员，仅由142个氨基酸残基构成，分子量只有165 000。结构上与其他IAP蛋白略有不同，存活因子只包含2个特定的结构：N端含有一个单拷贝的BIR结构域，并且存在一个由Cys-Pro-Thr三氨基酸组成的插入片段，将BIR结构域分成2个二等分的模块，这一插入片段是存活因子所特有的，其他潜在重要性目前尚不清楚，具体功能还有待进一步研究。

存活因子是迄今发现的最强的凋亡抑制因子，其抑制细胞凋亡的作用远大于Bcl-2家族成员。具有抑制细胞凋亡和调节细胞周期与细胞分裂的双重功能。主要功能是通过抑制胱天蛋白酶-3、胱天蛋白酶-7而阻断细胞凋亡；还与微管蛋白相互作用调控细胞有丝分裂以及参与血管形成。存活因子主要表达于胚胎和发育的胎儿组织，同时高表达于绝大多数肿瘤组织和转化细胞，而在终末分化成熟的正常成人组织中无表达。研究表明，100%淋巴造血组织系统肿瘤都有存活因子的表达。AML细胞株可检测到存活因子表达，相反经过ATRA处理的HL-60、OCI-AML3、NB-4细胞的存活因子水平明显降低，表明存活因子在髓系白血病高表达并受ATRA的抑制。存活因子在50%～60%高度恶性非霍奇金淋巴瘤有表达，而在低度恶性非霍奇金淋巴瘤无表达。Adida等[79, 80]用免疫组织化学方法研究弥漫性大细胞淋巴瘤，发现60%的患者有存活因子表达，存活因子阳性组生存率低于阴性组，存活因子可作为弥漫性大细胞性B细胞淋巴瘤（DLBCL）预后的参考指标。

存活因子可能是一种癌基因，它参与肿瘤的发生发展过程，提示是一个有潜在价值的肿瘤标志物，对于肿瘤诊断、治疗及预后判断有重要意义[81, 82]。针对存活因子设计了一系列的拮抗剂，如应用反义存活因子降低细胞凋亡的阈值，促使肿瘤细胞凋亡增加[83]、RNA干涉存活因子基因的表达[84]、设计存活因子突变体以及特异性抗体免疫治疗[85]等，可抑制肿瘤生长，增强肿瘤细胞对化疗药物的敏感性。这些策略具有良好的靶向性、特异性及安全性。

（四）*Bcl-2* 家族

这一家族有众多成员，如Mcl-1、NR-B、A1、Bcl-w、Bcl-x、Bax、Bak、Bad、Bim等，它们既有抗凋亡作用，也有促凋亡作用。多数成员间有两个结构同源区域，在介导成员之间的二聚体化过程中起重要作用。Bcl-2成员之间的二聚体化是成员之间功能实现或功能调节的重要形式。Bcl-2生理功能是阻遏细胞凋亡，延长细胞寿命。

Bcl-2可以抑制多种形式的细胞凋亡，包括糖皮质激素、射线照射、佛波酯、离子霉素、CD3单抗交联等各种因素引起的细胞凋亡。细胞因子依赖性细胞在细胞因子撤除时发生的凋亡也可以被Bcl-2阻断，Bcl-2过量表达可以阻止IL-3撤除引起的IL-3依赖的前B细胞和前髓样细胞系的凋亡，并使细胞停留在G0期[86]。Bcl-2也可以作用于IL-4、IL-2、GM-CSF依赖的细胞系以及对NGF依赖的神经元。Bcl-2还可以阻断病毒引起的细胞凋亡，如腺病毒E1A基因引起的宿主细胞的凋亡[87]。但Bcl-2对胸腺的阴性选择没有影响，也不能保护CTL杀伤的靶细胞。

总之，细胞凋亡的调节是非常复杂的，参与的分子也非常多，还有很多不为我们所知的机制需要我们一步的探索。

五、正常造血细胞中的细胞凋亡

（一）胸腺细胞成熟过程中的凋亡

胸腺细胞经过一系列的发育过程而成为各种类型的免疫活性细胞。在这一发展过程中，涉及了一系列的阳性和阴性细胞选择过程，以形成$CD4^+$的T淋巴细胞亚型及$CD8^+$的T淋巴细胞亚型；同时，对识别自身抗原的T细胞克隆进行选择性地消除，其细胞克隆死亡的机制主要是通过程序性细胞死亡。因此，正常的免疫系统发育的结局，既形成了有免疫活性的淋巴细胞，又产生了对自身抗原的免疫耐受。耐受机制的形成，主要靠识别自身抗原的T淋巴细胞克隆的程序性细胞死亡机制的活化[88]。

（二）活化诱导的细胞死亡

活化诱导的细胞死亡（activation-induced cell death, AICD）是T淋巴细胞程序性死亡的又一个主要类型。正常的T淋巴细胞在受到入侵的抗原刺激后，T淋巴细胞被激活，并诱导出一系列的免疫应答反应。机体为了防止过高的免疫应答，或防止这种免疫应答无限制地发展下去，便由AICD来控制激活T细胞的寿命[89]。实际上，T淋巴细胞的增殖与T淋巴细胞AICD具有共同的信号通路。T淋巴细胞受到刺激后就开始活化，活化以后的T淋巴细胞如果有生长因子的存在，即发生增殖反应，如果没有或只有较少的生长因子存在，则发生AICD。

（三）淋巴细胞对靶细胞的攻击

免疫活性细胞，特别是淋巴因子激活的杀伤细胞（LAK），是过继性免疫治疗的一种重要形式，在抗肿瘤、抗病毒及免疫调节中具有重要作用。这些免疫活性细胞在攻击肿瘤细胞、病毒感染的细胞时，可诱导靶细胞发生程序性死亡。

（四）中性粒细胞

在造血系统中，中性粒细胞（PMN）的生成和破坏的速度很快，而其破坏和被清除的过程是通过凋亡。GM-CSF生长因子促进中性粒细胞生成，抑制凋亡的发生。中性粒细胞是机体防御系统的主要组成部分，素有“机体卫士”之称。PMN的功能相当复杂，一方面能消灭入侵的病原体，一方面也能损伤自身的组织造成疾病。PMN在急性呼吸窘迫综合征（ARDS）和多器官功能衰竭（MOF）等炎症性器官损伤的病理生理过程中，都起着重要的作用。

外周血中PMN为成熟的终末分化细胞，在白细胞中寿命最短。一般认为，PMN在血液中仅存在6～10小时，然后逸出血管进入组织至体腔内；PMN在组织内可行使防御功能1～2天，然后发生自然凋亡。凋亡的PMN主要在肝、脾和淋巴结内被巨噬细胞识别、吞噬、降解。PMN在体外培养基中也很快发生自然凋亡。另外，在凋亡的PMN表面还表现一些分子表达的改变。凋亡的PMN表面CD59和CD55表达减少，这两种分子都是通过GPI（glycosyl phosphatidylinositol）锚定蛋白与膜相连接的。凋亡PMN表面的另一GPI锚定分子CD16（即FcγRIII）也显著降低。但表达减少的膜蛋白并不限于GPI锚定蛋白，一些跨膜分子包括CD11a、CD11b和CD18在凋亡PMN的表面表达也降低，而其他分子如CD35、CD46则没有改变[90]。这些分子表达改变的机理尚有待进一步研究。

凋亡的PMN通过玻连蛋白受体被巨噬细胞识别、吞噬、降解，从而减少了PMN对自身组织的损伤，保证了组织结构的完整性。而坏死的PMN，伴随细胞膜通透性的改变，细胞器肿胀，早期膜破裂，溶酶体酶释放和活性氧的代谢，能引发周围细胞的损伤和组织炎症。

六、细胞凋亡的临床应用

治疗白血病的目的在于使白血病细胞死亡。临床应用的化疗、放疗、生物疗法治疗白血病，其作用机制之一就是诱导白血病细胞凋亡。

（一）化学治疗药物

大多数治疗白血病的化疗药物都能引起敏感细胞的凋亡，这些药物包括DNA复制抑制剂、抗代谢剂、拓扑异构酶抑制剂、微管蛋白抑制剂以及酪氨酸蛋白酶抑制剂等[91]。砷化物在低浓度时可引起淋巴细胞凋亡，高浓度则引起它们坏死。化疗诱导白血病细胞的凋亡也已在体内发现；ATRA既诱导血细胞分化又诱导其凋亡。化疗对白血病细胞产生的效果不仅仅依赖于与特异的生化靶分子的相互作用，也依赖于引起白血病细胞的凋亡。

白血病细胞对化疗的抗性机制有多种解释，主要是多药耐药，包括p170糖蛋白和多药耐药相关蛋白（MDRP）等。对诱导凋亡的抗性是多药耐药产生的一个新机制。不同的白血病细胞对化疗的反应不同，主要原因是各种细胞对凋亡的阈值不同，对化疗剂有抗性的白血病细胞实质上是不能活化其凋亡途径。由这个认识出发，建立一种治疗前定量测量患者白血病细胞对化疗药物诱导凋亡的反应性和阈值的方法，将对临床医生制定化疗方案有一定意义。

（二）放射治疗

在放射治疗肿瘤使之发生萎缩的过程中，凋亡起着重要的作用。示踪剂量的辐射可使淋巴瘤细胞发生凋亡。造血细胞对射线诱导的凋亡很敏感，少至1 Gy的γ射线就可导致休止的B和T细胞全部凋亡[92]。放疗诱导凋亡的程度因肿瘤不同而异，对有些肿瘤细胞不仅仅是通过损伤DNA使基因失活而起作用，还通过活化凋亡过程杀死肿瘤细胞。活化凋亡过程是由p53基因调控的。p53缺陷小鼠不能被离子辐射诱导凋亡。DNA的损伤无论是在链水平还是碱基水平都足以使 p53 表达水平增高并诱导凋亡。

抑癌基因 p53 在放疗诱导凋亡中具有重要作用。其主要功能之一是监控基因组 DNA 的稳定，因此，有人称p53为“基因组守护者”。射线照射细胞，引起细胞核内 DNA 损伤，从而激活 p53。活化的 p53 蛋白能使受损的细胞滞留在细胞的某一时相进行修复，或者诱发无法修复的细胞进入凋亡程序。值得注意的是，这是正常的p53功能。所以，肿瘤细胞是否含有正常野生型 p53 是射线是否引发细胞凋亡的关键。

（三）生物治疗

随着人们对细胞凋亡通路和机制的日趋了解，以及分子生物学的飞速进展，在肿瘤细胞中导入促进细胞凋亡的基因，灭活抑制凋亡的基因或输入某些细胞因子基因来加速肿瘤细胞的凋亡，已经成为现实。我国在世界上首先将野生型 p53 基因治疗应用于临床[93]。

1. 增加诱导凋亡基因的表达　将野生型 p53 基因导入人头颈部鳞癌细胞株，体内外都有抑制生长的作用。将野生型 p53 经逆转录病毒转导致白血病细胞株，增加了它对紫外线照射引起凋亡的敏感性。以同样的p53病毒感染CML患者的骨髓细胞促进了它的凋亡[94]。这些实验证据提供了白血病基因治疗的良好前景。

2. 抑制抗凋亡基因的表达　将反义*bcl*-2导入一种淋巴瘤细胞株，逆转了它对化疗的抗性。以逆转录病毒为载体将反义 *bcl*-2 RNA 导入白血病细胞株，促进了它的凋亡。而导入反义*bcl*-2和正义 *bcl*-xS 双顺反子至白血病细胞株，在体内外都产生了较强的促凋亡和抑制肿瘤生长的作用[95]。

3. 将*bcl*-2基因序列导入造血干细胞以增加其对化疗致凋亡的抗性，从而对再植入的自体干细胞起保护作用[96]。

4. 输入某些使宿主产生有效抗肿瘤免疫反应的细胞因子如 IL-2、TNF、GM-CSF 等。

5. 降低内源性生长因子或受体的活性。

总之，我们认识了肿瘤自发凋亡使机体清除受损细胞的自我保护机制，也认识了理化及生物因素诱导的肿瘤细胞凋亡，了解了其分子机制，从而从认识自发凋亡转向主动地诱导凋亡，以改进肿瘤的治疗。

参考文献

1. Collins SJ. The role of retinoids and retinoic acid receptors in normal hematopoiesis. *Leukemia*, 2002, 16: 1896-1905
2. Segrelles C, Moral M, Paramio JM, *et al*. Molecular determinants of Akt-induced keratinocyte transformation. *Oncogene*, 2006, 25: 1174-1185
3. Oki E, Baba H, Maehara Y, *et al*. Akt phosphorylation associates with LOH of PTEN and leads to chemoresistance for gastric cancer. *Int J Cancer*, 2005, 117: 376-380
4. Zainuddin N, Jaafar H, Isa MN, Abdullah JM. Presence of allelic loss and PTEN mutations in malignant gliomas from Malay patients. *Med J Malaysia*, 2004, 59: 468-479
5. Hay N. The Akt-mTOR tango and its relevance to cancer. *Cancer Cell*, 2005, 8: 179-183
6. Liu L, Dudler T, Gelb MH. Purification of a protein palmitoyltransferase that acts on H-Ras protein and on a C-terminal N-Ras peptide. *J Biol Chem*, 1996, 271: 23269-23276
7. Karp JE. Farnesyl protein transferase inhibitors as targeted therapies for hematologic malignancies. *Semin Hematol*, 2001, 38 (Suppl 7) : 16-23
8. Morgan MA, Dolp O, Reuter CW. Cell-cycle-dependent activation of mitogen-activated protein kinase kinase (MEK-1/2) in myeloid leukemia cell lines and induction of growth inhibition and apoptosis by inhibitors of RAS signaling. *Blood*, 2001, 97: 1823-1834
9. Lancet JE, Rosenblatt JD, Karp JE. Farnesyltransferase inhibitors and myeloid malignancies: phase I evidence of Zarnestra activity in high-risk leukemias. *Semin Hematol*, 2002, 39: 31-35
10. Ribrag V, Suzan F, Ravoet C, *et al*. Phase II trial of CPT-11 in myelodysplastic syndromes with excess of marrow blasts. *Leukemia*, 2003, 17: 319-322
11. Ihie J N. Cytokine receptor signaling. *Nature*, 1995, 377: 591-594

12. Imada K, Leonard W J. The JAK-STAT pathway. *Mol Immunol*, 2000, 37: 1-11
13. Kisseleva T, Bhattacharya S, Braunstein J, *et al.* Signaling through the JAK/STAT pathway, recent advances and future challenges. *Gene*, 2002, 285: 1-24
14. Luo C, Laaja P. Inhibitors of JAKs/STATs and the kinases: a possible new cluster of drugs. *Drug Discov Today*, 2004, 9: 268-275
15. Miyamoto N, Sugita K, Nakazawa S, *et al.* The JAK2 inhibitor AG490 predominantly abrogates the growth of human B-precursor leukemic cells with 11q23 translocation or Philadelphia chromosome. *Leukemia*, 2001, 15: 1758-1768
16. Uckun FM, Ek O, Liu XP, Chen CL. In vivo toxicity and pharmacokinetic features of the janus kinase 3 inhibitor WHI-P131 [4- (4′ hydroxyphenyl) -amino-6, 7-dimethoxy-quinazoline]. *Clin Cancer* Res, 1999, 5: 2954-2962
17. Wotton D, Massague J. Smad transcriptional corepressors in TGF beta family signaling. *Curr Top Microbiol Immunol*, 200, 254: 145-164
18. Lin HK, Bergmann S, Pandolfi PP. Cytoplasmic PML function in TGF-beta signalling. *Nature*, 2004, 431: 205-211
19. Liu ZG. Molecular mechanism of TNF signaling and beyond. *Cell Res*, 2005, 15: 24-27
20. Freter RR, Alberta JA, Hwa ng GY, *et al.* Platelet derived growth factor induction of the immmediate-early gene MCP-1 is mediated by NF-kappa B and a 90-kDa phosphoprotein coactivator. *J Biol Chem*, 1996, 271: 1741-1753
21. Sprenger H, Kaufmann A, Gemsa D, *et al.* Induction of neutrophil-attracting chemokines in transforming rat hepatic stellate cells. *Gastroenterology*, 1997, 113: 277-285
22. Yin Y, Allen PD, Newland AC, *et al.* Constitutive levels of cAMP-dependent protein kinase activity determine sensitivity of human multidrug-resistant leukaemic cell lines to growth inhibition and apoptosis by forskolin and tumour necrosis factor alpha. *Br J Haematol*, 2000, 108: 565-573
23. Wang CY, Mayo MW, Korneluk RG, *et al.* NF- κ B antiapoptosis: Induction of TRAF1 and TRAF2 and c-IAP1 and c-IAP2 to suppress caspase-8 activation. *Science*, 1998, 281: 1680-1683
24. Beg AA and Baltimore D. An essential role for NF-κB in preventing TNF-α-induced cell death. *Science*, 1996, 274: 782-784
25. Van Antwerp DT, Martin ST, Kafri T, *et al.* Suppression of TNF-α-induced apoptosis by NF-κB. Science, 1996, 274: 787-789
26. Garcia MG, Alaniz L, Alvarez E, *et al.* Inhibition of NF-kappaB activity by BAY 11-7082 increases apoptosis in multidrug resistant leukemic T-cell lines. *Leuk Res*, 2005, 29: 1425-1434
27. Taranger CK, Noer A, Collas P, *et al.* Induction of dedifferentiation, genomewide transcriptional programming, and epigenetic reprogramming by extracts of carcinoma and embryonic stem cells. *Mol Biol Cell*, 2005, 16: 5719-5735
28. Moon SY, Park YB, Kim DW, *et al.* Generation, culture, and differentiation of human embryonic stem cells for therapeutic applications. *Mol Ther*, 2006, 13: 5-14
29. Bonnet D. Cancer stem cells: lessons from leukaemia *Cell Prolif*, 2005, 38: 357-361
30. Pilkington GJ. Cancer stem cells in the mammalian central nervous system. *Cell Prolif*, 2005, 38: 423-433
31. Berns A. Stem cells for lung cancer? *Cell*, 2005, 121: 811-813
32. Soltysova A, Altanerova V, Altaner C. Cancer stem cells. *Neoplasma*, 2005, 52: 435-440
33. Honma Y, Cotylenin A. A plant growth regulator as a differentiation-inducing agent against myeloid leukemia. *Leuk Lymphoma*, 2002, 43: 1169-1178
34. Wang Z, Sun G, Chen Z, *et al.* Differentiation therapy for acute promyelocytic leukemia with all-trans retinoic acid: 10-year experience of its clinical application. *Chin Med J (Engl)* , 1999, 112: 963-967

35. Zhang H, Xiong Y, Beach D. Proliferating cell nuclear antigen and p21 are components of multiple cell cycle kinase complexes. *Med Biol Cell*, 1993, 4: 897-906

36. Xiong Y, Hannon GJ, Zhang H, *et al*. p21 is a universal inhibitor of cyclin kinases. *Nature*, 1993, 366: 701-704

37. EI-Deiry WS, Harper JW, Wang Y, *et al*. WaF1/CIP1 is induced in p53-mediated G1 arrest and apoptosis.*Cancer Res*, 1994, 54: 1169-1174

38. Li Y, Jenkins CW, Nichols MA, Xiong Y. Cell cycle expression and p53 regulation of the cyclin-dependent kinase inhibitor p21. *Oncogene*, 1994, 9: 2261-2268

39. Yunis JJ, Ramsay N. Retinoblastoma and subband deletion of chromosome 13. *Am J Dis Child*, 1978, 132: 161-163

40. Mitani K. Molecular mechanisms in leukemogenesis. *Gan To Kagaku Ryoho*, 2002, 29: 1107-1112

41. Schmidt M, Fan Z. Protection against chemotherapy-induced cytotoxicity by cyclin-dependent kinase inhibitors (CKI) in CKI-responsive cells compared with CKI-unresponsive cells. *Oncogene*, 2001, 20: 6164-6171

42. Haupt Y, Maya R, Oren M, *et al*. Mdm2 promotors the rapid degradation of p53. *Nature*, 1997, 387: 296-299

43. Kutat MH, Jones SN, Vousden KH. regulation of p53 stability by Mdm2. *Nature*, 1997, 387: 296-303

44. Kamiji T, Zindy F, Roussel MF, *et al*. Tumor suppression at the mo use INK4a locus mediated by the alternative reading frame product p19ARF. *Cell*, 1997, 91: 649-659

45. Bates S, Phillips AC, Clark PA, *et al*. p14arf links the tumor suppressors Rb and p53. *Nature*, 1998, 395: 124-125

46. Privies C. Signaling to p53. Breaking the MDM2-p53 circuit. *Cell*, 1998, 95: 5-8

47. Sherr CJ. Tumor surveillance via the ARF-p53 pathway. *Genes Dev*, 12 1998, 12: 2984-2991

48. Di Como CJ, Gaiddon C, Prives C. p73 function is inhibited by tumor-derived p53 mutants in mammalian cells. *Mol Cell Biol*, 1999, 19: 1438-1449

49. Vigushin DM, Coombes RC. Histone deacetylase inhibitors in cancer treatment. *Anticancer Drugs*, 2002, 13: 1-13

50. Kim DH, Kim M, Kwon HJ. Histone deacetylase in carcinogenesis and its inhibitors as anti-cancer agents. *J Biochem Mol Biol*, 2003, 36: 110-119

51. Insinga A, Monestiroli S, Pelicci PG, *et al*. Inhibitors of histone deacetylases induce tumor-selective apoptosis through activation of the death receptor pathway. *Nat Med*, 2005, 11: 71-76

52. Nebbioso A, Clarke N, Altucci L, *et al*. Tumor-selective action of HDAC inhibitors involves TRAIL induction in acute myeloid leukemia cells. *Nat Med*, 2005, 11: 77-84

53. Insinga A, Minucci S, Pelicci PG. Mechanisms of selective anticancer action of histone deacetylase inhibitors. *Cell Cycle*, 2005, 4: 741-743

54. Gleissner B, Thiel E. Molecular genetic events in adult acute lymphoblastic leukemia. *Expert Rev Mol Dian*, 2003, 3: 339-355

55. Ungerstedt JS, Sowa Y, Marks PA, *et al*. Role of thioredoxin in the response of normal and transformed cells to histone deacetylase inhibitors. *Proc Natl Acad Sci U S A*, 2005, 102: 673-678

56. McBride WH, Iwamoto KS, Syljiuasen R, *et al*. The role of the ubiqitin/proteasome system in cellular responses to radiation. *Oncogene*, 2003, 22: 5755-5773

57. Richardson PG, Barlogie B, Berenson J, *et al*. A phase 2 study of bortezomib in relapsed, refractory myeloma. *N Engl J Med*, 2003, 348: 2609-2617

58. Mrozek K, Heinonnen K, Bloomfield CD. Clinical importantce of cytogenetics in acute myeloid leukemia. *Best Pract Res Clin Haematol*, 2001, 14: 19-47

59. Dann EJ, Rowe JM. Biology and therapy of secondary leukemia. *Baillieres Best Pract Res Clin Haematol*, 2001, 14: 119-137

60. Scandura JM, Boccuni P, Nimer SD, *et al*. Tran-

scription factor fusions in acute leukemia: Variations on a theme. *Oncogene*, 2002, 21: 3422-3444

61. Minucci S, Monestiroli S, Pelicci PG, *et al*. PML-RAR induces promyelocytic leukemias with high efficiency following retroviral gene transfer into purified murine hematopoietic progenitors. *Blood*, 2002, 100: 2989-2995
62. Slupianek A, Hoser G, Skorski T, *et al*. Fusion tyrosine kinases induce drug resistance by stimulation of homology-dependent recombination repair, prolongation of G (2) /M phase, and protection from apoptosis. *Mol Cell Biol*, 2002, 22: 4189-4201
63. Kerr JF, Wyllie AH, Currie AR. Apoptosis: a basic biological phenomenon with wide-ranging implications in tissue kinetics. *Br J Cancer*, 1972, 26: 239-257
64. Baker S, Reddy EP. Modulation of life and death by the TNF receptor superfamily. *Oncogene*, 1998, 17: 3261-3270
65. Kischkel FC, Peter SME, *et al*. Cytotoxicity-dependent APO-1 (Fas/CD95) -associated proteins form a death-inducing signaling complex (DISC) with the receptor. *EMBO*, 1995, 14: 5579-5588
66. Zou H, Li Y, Liu X, Wang X. An APAF-1/cytochrome c multimeric complex is a functional apoptosome that activates procaspase-9. *J Biol Chem*, 1999, 274: 11549-11556
67. Vyssokikh MY, Brdiczka D. The function of complexes between the outer mitochondrial membrane pore (VDAC) and the adenine nucleotide translocase in regulation of energy metabolism and apoptosis. *Acta Biochem Pol*, 2003, 50: 389-404
68. Lechardeur D, Drzymala L, Lukacs GL, *et al*. Determinants of the nuclear localization of the heterodimeric DNA fragmentation factor (ICAD/CAD) . *J Cell Biol*, 2000, 150: 321-334
69. Rao L, Perez D, White E. Lamin proteolysis facilitates nuclear events during apoptosis. *J Cell Biol*,1996,135: 1441-1455
70. Zhou Q, Krebs JF, Salvesen GS, *et al*. Interaction of the baculovirus anti-apoptotic protein p35 with caspases: specificity, kinetics, and characterization of the caspase/p35 complex. *Biochemistry*, 1998, 37: 10757-10765
71. Zhou Q, Snipas S, Salvesen GS, *et al*. Target protease specificity of the viral serpin CrmA: analysis of five caspases. *J Biol Chem*, 1997, 273: 7797-7800
72. Peter ME, Krammer PH. The CD95 (APO-1/Fas) DISC and beyond. *Cell Death Differ*, 2003, 10: 26-35
73. (IAPS) Salvesen GS, Duckett CS. IAP proteins: blocking the road to death's door. *Nat Rev Mol Cell Biol*, 2002, 3: 401-410
74. Holcik M, Gibson H, Korneluk RG. XIAP: apoptotic brake and promising therapeutic target. *Apoptosis,* 2001, 6: 253-261
75. Chiou SK, Jones MK, Tarnawski AS. Survivin-an anti-apoptosis protein: its biological roles and implications for cancer and beyond. *Med SciMonit*, 2003, 9: 25-29
76. Adida C, Recher C, Dombret H, *et al*. Expression and prognostic significance ofsurvivin in de novo acute myeloid leukaemia. *Br J Haematol*, 2000, 111: 196-203
77. Adida C, Haioun C, Molina TJ, *et al*. Prognostic significance of survivin expression in diffuse large B-celllymphomas. *Blood*, 2000, 96: 1921-1925
78. Escuin D, Rosell R. The anti-apoptosis survivin gene and its role in human cancer: an overview. *Clin Lung Cancer*, 1999, 1: 138-143
79. Altieri DC. Survivin, versatile modulation of cell division and apoptosis in cancer. *Oncogene*, 2003, 22: 8581-8589
80. Nam NH, Parang K. Current targets for anticancer drug discovery. *Curr Drug Targets*, 2003, 4: 159-179
81. Mesri M, Morales-Ruiz M, Altieri DC, *et al*. Suppression of vascular endothelial growth factor-mediated endothelial cell protection by survivin targeting. *Am J Pathol*, 2001, 158: 1757-1765

82. Fornaro M, Plescia J, Languino LR, *et al.* Fibronectin protects prostate cancercells from tumor necrosis factor-alpha-induced apoptosis via the AKT/survivinpathway. *J Biol Chem*, 2003, 278: 50402-50411
83. Ling X, Li F. Silencing of antiapoptotic survivin gene by multiple approaches of RNA interference technology. *Biotechniques*, 2004, 36: 450-454
84. Low W, Olmos-Centenera G, Collins MK, *et al.* Role of Bax in apoptosis of IL-3-dependent cells. *Oncogene*, 2001, 20: 4476-4483
85. Bartholomeusz C, Hung MC, Ueno NT, *et al.* Bcl-2 antisense oligonucleotide overcomes resistance to E1A gene therapy in a low HER2-expressing ovarian cancer xenograft model. Cancer Res, 2005, 65: 8406-8413
86. Iarilin AA, Bulanova EG, Budagian VM, *et al.* Apoptosis and thymocyte development (epithelial cells as inducers of thymocyte apoptosis) . *Izv Akad Nauk Ser Biol*, 1998, 2: 142-150
87. Zhang J, Xu X, Liu Y. Activation-induced cell death in T cells and autoimmunity. *Cell Mol Immunol*, 2004, 1: 186-192
88. Jones J, Morgan BP. Apoptosis is associated with reduced expression of complement regulatory molecules, adhesion molecules and other receptors on polymorphonuclear leucocytes: functional relevance and role in inflammation. *Immunology*, 1995, 86: 651-660
89. Adachi S, Leoni LM, Nakahata T, *et al.* Apoptosis induced by molecular targeting therapy in hematological malignancies. *Acta Haematol*, 2004, 111: 107-123
90. Lowe S W, Schmitt E M, Jacks T, *et al.* p53 is required for radiation-induced apoptosis in mouse thymocytes. *Nature*, 1993, 362: 847-849
91. Peng Z. Current status of gendicine in China: recombinant human Ad-p53 agent for treatment of cancers. *Hum Gene Ther*, 2005, 16: 1016-1027
92. Rui HB, Ye DF, Zhuo GS, L et al. Inhibition of K562 cell proliferation by wild type p16 and p53 genes co-transfection. *Zhongguo Shi Yan Xue Ye Xue Za Zhi*, 2002, 10: 400-403
93. Cioca DP, Aoki Y, Kiyosawa K. RNA interference is a functional pathway with therapeutic potential in human myeloid leukemia cell lines. *Cancer Gene Ther*, 2003, 10: 125-133
94. Chanan-Khan A. Bcl-2 antisense therapy in B-cell malignancies. *Blood Rev*, 2005, 19: 213-221
95. Sheikh MS, Huang Y. Death receptors as targets of cancer therapeutics. Curr *Cancer Drug Targets*, 2004, 4: 97-104
96. Chua HL, Serov Y, Brahmi Z. Regulation of FasL expression in natural killer cells. *Hum Immunol*, 2004, 65: 317-327

第五章 白血病的实验诊断

薛永权 陈苏宁 魏负禾 陈立君 孙明艳 李宗敏 于波海

第一节 白血病的细胞学检验

一、红细胞检验

（一）红细胞计数的意义

1. 红细胞（RBC）增多见于

（1）血液中红细胞绝对值增多，见于真性红细胞增多症。

（2）机体长期缺氧，如慢性肺源性心脏病、发绀性先天性心脏病引起继发性红细胞增多。

（3）因一时性血浆中水分丢失过多、血液浓缩，如剧烈吐泻、脱水、烧伤引起相对性红细胞增多。

2. 红细胞减少　见于各种原因引起的贫血，如骨髓造血功能障碍，造血原料缺乏，红细胞破坏过多、过早等。

（二）血红蛋白测定的意义

血红蛋白（Hb）增减的意义大致与红细胞增减相似，但在各种不同类型贫血中，红细胞数与血红蛋白量的减低不一定呈平行关系。如小红细胞性贫血时，血红蛋白含量比红细胞数减少更为明显；在大红细胞性贫血时，红细胞减少的程度较血红蛋白减少更为严重。

红细胞与血红蛋白的正常参考值见表 5-1。

表 5-1　血红蛋白及红细胞正常参考值一览表

	血红蛋白（g/L）	红细胞（$\times 10^{12}$/L）
成年男性	120 ~ 165	4.0 ~ 5.5
成年女性	110 ~ 150	3.5 ~ 5.0
新生儿	170 ~ 200	6 ~ 7

（三）红细胞形态学检查

1. 红细胞大小异常包括

（1）小红细胞：直径小于6μm，厚度薄，常见于缺铁性贫血。

（2）大红细胞：直径大于10μm，体积大，常见于维生素 B_{12} 或叶酸缺乏引起的巨幼红细胞性贫血。

（3）红细胞大小不均：大小相差 1 倍以上，常见于各种增生性贫血，但不见于再生障碍性贫血。

2. 红细胞形态异常包括

（1）球形红细胞：直径缩小，厚度增加，常见于遗传性球形红细胞增多症、自身免疫性溶血性贫血。

（2）靶形红细胞：呈靶形，主要见于珠蛋白生成障碍性贫血、某些血红蛋白病、脾切除术后等。

（3）椭圆形红细胞：长径增大，横径缩小，呈椭圆形，见于遗传性椭圆形细胞增多症，也可见于巨幼红细胞性贫血。

(4) 镰形红细胞：如镰刀形、柳叶状等，主要见于镰形红细胞性贫血。

(5) 红细胞缗线状形成：呈平行叠串状排列，见于骨髓瘤、高球蛋白血症、高纤维蛋白原血症等。

3. 红细胞染色异常　红细胞染色深浅反映着血红蛋白含量，包括

(1) 低色素性：红细胞内含血红蛋白减少，见于缺铁性贫血及其他低色素性贫血。

(2) 高色素性：红细胞内含血红蛋白较多，多见于巨幼红细胞性贫血。

(3) 嗜多色性：是未完全成熟的红细胞，呈灰蓝色，体积稍大，见于骨髓造红细胞功能旺盛的增生性贫血。

4. 红细胞结构异常包括

(1) 嗜碱性点彩：见于重金属（铅、铋、银等）中毒，硝基苯、苯胺等中毒及溶血性贫血、恶性肿瘤等。

(2) Cabot 环　可能是幼红细胞核膜的残余物，见于溶血性贫血、某些增生性贫血。

(3) Howell-Jolly小体：可能是细胞核的残余物，见于巨幼红细胞性贫血、溶血性贫血及脾切除术后[1]。

二、白细胞检验

（一）白细胞计数的意义

1. 白细胞（WBC）增多见于

(1) 急性感染：包括化脓菌感染、杆菌感染引起肾盂肾炎、胆囊炎等，病毒感染引起传染性单核细胞增多症、乙型脑炎等，寄生虫感染引起急性血吸虫病，螺旋体病引起的钩端螺旋体病等，重度感染时可引起白细胞总数显著增高并可出现明显核左移。

(2) 严重烧伤、较大手术后、心肌梗死等引起的组织损伤、坏死。

(3) 数量极度增高时，见于恶性肿瘤、白血病，尤其是慢性白血病。

(4) 急性失血，尤其是内脏破裂、宫外孕等引起的内出血。

(5) 急性有机磷中毒，也见于糖尿病酮症酸中毒、尿毒症等引起的代谢性中毒。

2. 白细胞减少见于

(1) 革兰阴性杆菌感染：如伤寒、副伤寒；病毒感染，如流感 、病毒性肝炎；寄生虫感染，如疟疾等。

(2) 某些血液病：如再生障碍性贫血、粒细胞缺乏症、白细胞不增多型白血病等。

(3) 自身免疫性疾病：如系统性红斑狼疮、免疫抗体导致的白细胞减少。

(4) 理化损伤及药物反应：如苯及其衍生物引起的放射线损伤、化学品中毒，氯霉素、保泰松、抗癌药等引起的各种反应。

(5) 其他：如肝硬化、脾功能亢进等。

（二）白细胞分类（DC）的意义

1. 中性粒细胞（N）增多或减少的临床意义与白细胞相似。

2. 嗜酸性粒细胞（E）增多见于

(1) 过敏性变态反应：如支气管哮喘、药物性皮疹、血管神经性水肿、血清病等。

(2) 寄生虫病：如肠道寄生虫钩虫、蛔虫等。

(3) 某些皮肤病：如湿疹、天疱疮、剥脱性皮炎等。

(4) 急性传染病恢复时，一般在起病时细胞数常减少，开始恢复时可增多，提示病情好转。

(5) 某些血液病及恶性肿瘤：如慢性粒细胞白血病、淋巴瘤、肺癌等。

3. 嗜酸性粒细胞减少见于

(1) 肾上腺皮质功能亢进或应用肾上腺皮质激素治疗时。

(2) 急性发热性传染病，尤其在伤寒、副伤寒、严重烧伤、大手术后。

4. 嗜碱性粒细胞增多见于

(1) 某些血液病：如慢性粒细胞白血病、红细胞增多症。

(2) 脾切除术后、疫苗预防注射后等。

5. 嗜碱性粒细胞减少　一般无临床意义。

6. 淋巴细胞（L）增多见于

(1) 初生婴儿、儿童的生理性增多。

(2) 某些血液病：如再生障碍性贫血、粒细胞减少症可引起淋巴细胞相对性增多。

(3) 某些感染：如病毒感染性疾病，细菌性感染如百日咳，慢性感染如结核病恢复期。

（4）急、慢性淋巴细胞白血病。

7. 淋巴细胞减少　大多是相对性减少，或见于长期接触放射线或应用肾上腺皮质激素治疗后。

8. 单核细胞（M）增多见于：

（1）某些感染：如结核病活动期，亚急性细菌性心内膜炎，疟疾等。

（2）某些血液病：如淋巴瘤、Gaucher病、单核细胞白血病且可出现原、幼单核细胞。

9. 单核细胞减少　一般无特殊临床意义。

白细胞计数的正常参考值：

新生儿：20×10^9/L

2 岁：11×10^9/L

成人：$(4 \sim 10) \times 10^9$/L

白细胞分类计数的正常参考值：

中性粒细胞（N）：0.50～0.70（出生后2天～2 岁 0.31 ～ 0.40）

嗜酸性粒细胞（E）：0.005～0.05，直接计数：$(50 \sim 300) \times 10^6$/L

嗜碱性粒细胞（B）：0.0～0.01，直接计数：$(20 \sim 50) \times 10^6$/L

淋巴细胞（L）：0.20 ～ 0.40，直接计数：$(1.684 \pm 0.404) \times 10^9$/L

单核细胞（M）：0.01 ～ 0.08，直接计数：$(0.196 \pm 0.129) \times 10^9$/L

未成熟细胞：0.03 ～ 0.10

（三）白细胞的常见形态变化

1. 中性粒细胞的核像变化包括

（1）核左移：常见于感染，尤以急性化脓性感染最常见，其他如急性中毒、急性溶血时也可出现。

（2）核右移：主要见于营养性巨幼红细胞性贫血、使用抗代谢药物治疗后、感染恢复期等。

2. 中性粒细胞的形态异常包括

（1）中毒颗粒：常见于严重的化脓性感染、大面积烧伤等。

（2）空泡变性：常见于严重感染，特别是败血症，因粒细胞受损发生脂肪变性所致。

（3）核变性：临床意义同空泡变性。

（4）棒状小体：仅见于白血病细胞中，但在急性淋巴细胞白血病不出现棒状小体。

3. 淋巴细胞形态变异　根据形态特点分为Ⅰ型（空泡型）、Ⅱ型（不规则型）、Ⅲ型（幼稚型）。除以上 3 型外，尚可有呈浆细胞样或组织细胞样的异形淋巴细胞，见于病毒感染性疾病，某些细菌性感染，原虫、螺旋体感染，某些免疫性疾病、药物过敏等。

三、血小板检验

（一）血小板计数的意义

1. 血小板减少见于

（1）血小板生成减少：如再生障碍性贫血、急性白血病、骨髓纤维化、放射线损伤。

（2）血小板破坏过多：如免疫性血小板减少性紫癜、过敏性药物损伤。

（3）血小板消耗过多：如弥漫性血管内凝血、血栓性血小板减少性紫癜。

（4）血小板分布异常：如脾肿大、输入大量血浆血液被稀释等。

2. 血小板增多见于

（1）急性大失血和溶血后可呈反应性增多。

（2）骨髓增生病：如原发性血小板增多症、慢性粒细胞白血病、真性红细胞增多症等。

（二）血小板形态检查

正常血小板呈圆形或椭圆形，直径2～4μm，含嗜天青颗粒。功能正常的血小板多数个成簇聚集，若呈单个分散分布提示血小板功能不良。幼稚血小板体积大，胞质蓝色加深。当血小板异常增生时，大小不等，形态异常。

血小板的正常参考值：$(100 \sim 300) \times 10^9$/L。

四、骨髓细胞检验

（一）骨髓细胞学检验的临床应用

1. 诊断造血系统疾病。

2. 帮助诊断某些代谢障碍性疾病。

3. 诊断原发性和继发性转移瘤。

4. 诊断某些原虫性疾病。

5. 做干细胞培养及染色体检查，以辅助诊断某些类型血液病。

（二）涂片及染色

骨髓液的涂片与染色，要求比较严格，否则将会造成细胞鉴别上的困难，影响检查结果。取出骨髓液后，应立即涂片，以免凝固，所用的玻片必须绝对干净，将一滴骨髓液置于玻片一端，以一边缘整齐的另一玻片作推片，涂片方法与血片制作相同。涂片宜薄，以免细胞重叠、挤压发生变形。染色常用的方法为瑞特染色法，与血片染色相同，但染色时间比较长。通常各种骨髓细胞的形态特点是以瑞特染色法所反映的特点来描述的。

（三）检查步骤

1. 低倍镜检查

（1）首先应在低倍镜下观察取材、涂片、染色是否满意，选择最好的涂片进行检查。

（2）骨髓增生程度：根据骨髓片中成熟红细胞与有核细胞的比例来估计，增生程度一般分为五级（表 5-2）。

表 5-2　骨髓增生程度一览表（分五级）

增生程度	成熟红细胞：有核细胞	常见情况
增生极度活跃	1 ~ 4（1）: 1	白血病
增生明显活跃	4 ~ 20（10）: 1	白血病，增生性贫血
增生活跃	20 ~ 50（20）: 1	正常骨髓，增生性贫血
增生减低	50 ~ 100（50）: 1	再生障碍性贫血
增生极度减低	150 ~ 500（200）: 1	再生障碍性贫血

（3）计算巨核细胞：一般低倍镜计算全片巨核细胞的数目，特别要注意骨髓涂片的边缘及末端，以油镜鉴定发育阶段。

（4）注意观察有无体积较大的特殊细胞，如转移瘤细胞、Gaucher 细胞、尼曼－匹克细胞等。

2. 油镜检查

（1）在油镜下对每个细胞作仔细观察分类，一般共计数 500 个细胞，然后计算出各种细胞所占百分比。

（2）计算粒细胞与有核红细胞的比例，正常为（2 ~ 4）: 1，即各阶段粒细胞的百分率总和：各阶段有核红细胞的百分率总和。

（3）淋巴细胞。

（4）单核细胞。

（5）巨核细胞。

（6）注意有无特殊细胞（肿瘤细胞）及寄生虫。

3. 根据骨髓检查结果，结合血象作出诊断。

（四）骨髓细胞的鉴别要点

骨髓细胞种类甚多，在辨认上会有困难，有些细胞大同小异，有些则差别较大，如果能抓住它们的共性和个性，掌握鉴别要点，就能逐步掌握。

1. 原始阶段细胞

（1）共同点：细胞体积大；染色质细致有核仁；胞质呈蓝色，无颗粒。

（2）不同点：见表 5-3。

2. 粒细胞系统

（1）原始粒细胞（表5-3）：正常骨髓内约占 0.5% ~ 2%。

（2）早幼粒细胞：常较原始粒细胞稍大，较圆或椭圆形。核偏于一侧。染色质较粗糙，稍有浓集。核仁仍存在或开始消失。胞质较原始粒细胞为多，蓝色稍浅，有颗粒，呈紫红色，大小形态不一，分布不均匀，可盖在核上或在核周围。正常约占 0.5% ~ 4%。

（3）中幼粒细胞：为圆形，核呈卵圆形偏于一旁，约占整个细胞的 1/2，胞质中出现特异颗粒细胞。按颗粒性质不同分中性、嗜酸性、嗜碱性 3 种。正常中幼粒细胞约占 2% ~ 12%，嗜酸性中幼粒细胞约占 0 ~ 1%，嗜碱性中幼粒细胞偶见。

（4）晚幼粒细胞：圆形，胞核呈肾形或马蹄形，染色质更粗糙，排列更紧密，胞质量多，有多量特异性颗粒，正常约占 3% ~ 13%。

（5）杵状核粒细胞：圆形，核弯曲呈带状，核凹很深，染色粗糙，排列紧密呈细小块状，染色不均匀，胞质内充满特异颗粒，正常约占 16% ~ 32%（平均 23%）。

（6）分叶核粒细胞：胞质呈无色或极浅的淡红色，有许多弥散分布细小的（0.2 ~ 0.4μm）浅红或浅紫色的特有颗粒。细胞核呈杆状或2 ~ 5分叶状，叶与叶间有细丝相连。

表 5-3　各种原始细胞形态比较一览表

基本特点		原始粒细胞	原始淋巴细胞	原始单核细胞	原始红细胞
	大小	大	较小	较大	较大
胞	形状	圆，卵圆或有凹陷	圆	不规则，有扭折	圆
	核膜	不清楚	清楚，边缘染色质密集	不清楚	较清楚
核	核仁	较小，2 ～ 5 个	明显，1 ～ 2个，常为 1 个	大而显著，1 ～ 2 个	常不清楚
	染色质	细薄，沙状，均匀分布	粗颗粒状，分布均匀，核膜及核仁周围浓集	纤细，网状，有起伏不平感	细沙状
胞	量	少	较少	较多	少
质	色	天蓝，透明	蓝，较透明	灰蓝	混浊，深蓝

3. 红细胞系统

(1) 原始红细胞：细胞较大，核染色质呈粒状，核仁1～3个，核膜清楚。胞质量少，呈不透明的深蓝色，常有伪足突起。正常约占 0～1.5%。

(2) 早幼红细胞：体积变小，核染色质变粗，核仁模糊或消失，胞质仍为蓝色，正常约占0～2%。

(3) 中幼红细胞：体积较前显著变小，胞核变小，染色质排列甚为紧密，浓集成块，排列如车轮状，其间有明显空隙，核仁已完全消失，胞质明显增多，呈灰蓝色（开始有血红蛋白），少数也可呈蓝色或灰红色，正常约占 2% ～ 10%。

(4) 晚幼红细胞：呈圆形，大小已接近成熟红细胞，胞核更小，染色质更紧密成团块，胞质量更多，染色与一般红细胞相同，但稍淡，正常约占 10%。

4. 淋巴细胞系统

(1) 原始淋巴细胞：圆形或椭圆形，胞核圆形，染色质粒状，核仁清晰，1～2个，胞质量极少，呈浅蓝色，无颗粒。

(2) 幼淋巴细胞：圆形或椭圆形，与原始淋巴细胞大小相仿或稍小，胞核圆形，染色质较为紧密，核仁模糊或不见。胞质稍增多，呈淡蓝色，有少许嗜天青颗粒，正常约占 0.5%。

(3) 淋巴细胞：有大小之分。小淋巴细胞呈圆形，染色质粗糙紧密，排列均匀，胞质量极少，偶见大小不等的嗜天青颗粒。大淋巴细胞胞体较大，染色质疏松，胞质丰富，呈淡蓝色，有少量大小不等的嗜天青颗粒。

5. 单核细胞系统

(1) 原始单核细胞：正常骨髓很少见，细胞胞体较大，呈圆形或不规则形，染色质疏松呈网状，核仁明显，1～3个，胞质丰富，呈毛玻璃样的灰蓝色。

(2) 幼单核细胞：体积有时较原始单核细胞大，核形状不一，为椭圆形，亦可呈折叠或分叶状。染色质疏松，较原始单核细胞为粗，但仍呈网状，核仁可有可无。胞质增多，灰蓝色，可见多数细小的嗜天青颗粒。正常骨髓中很少见。

(3) 单核细胞：呈不规则的圆形或椭圆形，细胞核呈不规则的圆形、椭圆形或肾形，染色质轻度聚集，胞质量较多，呈毛玻璃样半透明，含有较多细小的嗜天青颗粒。

6. 巨核细胞系统

(1) 原巨核细胞：常较其他原始细胞为大，外形多为不规则的多边形，很少呈卵圆形。胞核大，呈圆形，核偏在一旁，或不规则形。染色质为较粗的粒体，呈网状排列，可有 2～3 个核仁，但不明显。胞质量较多，边缘不规则，染色深蓝色，不含颗粒。正常骨髓中很少见。

(2) 幼巨核细胞：比原巨核细胞稍大，外形不规则，核为肾形或不规则形，染色质较粗糙，核仁可有可无。胞质量增多，形状不规则，可有伪足，呈蓝色，近核周处较淡，核周有少许嗜天青颗粒。正常骨髓中约占 0 ～ 5%。

(3) 巨核细胞：为正常骨髓中最大的细胞，胞核呈不规则或分叶状，染色质粗糙，排列很紧密，胞质多呈均匀的淡紫红或淡红色，内含极细的紫红色颗粒。若胞浆中无血小板形成，为过度型巨核细胞（颗粒巨），占 10% ~ 27%；若胞浆中出现血小板，即为成熟型巨核细胞（产板巨），约占 44% ~ 60%。

（4）裸核：巨核细胞胞质完全血小板化后，细胞退化而成为裸核。亦可由于巨核细胞脆弱，在涂片过程中受到损伤，致使核排出而成，占 8% ~ 30%。

（5）血小板。

（五）细胞的发生与发展

1. 红细胞发生　红细胞发生历经原红细胞(proerythroblast)、早幼红细胞（或称嗜碱性成红细胞，basophilic erythroblast）、中幼红细胞（或称多染性成红细胞，polychromatophilic erythroblast）、晚幼红细胞（或称正成红细胞，normoblast），后者脱去胞核成为网织红细胞，最终成为成熟红细胞。从原红细胞发育至晚幼红细胞大约需 3 ~ 4 天。巨噬细胞可吞噬晚幼红细胞脱出的胞核和其他代谢产物，并为红细胞的发育提供铁质等营养物。各阶段红细胞的一般形态特点见表 5-4。

表 5-4　红细胞发生过程的形态演变一览表

发育阶段和名称		胞体		胞核				胞质		
		大小(μm)	形状	形状	染色质	核仁	核质比	嗜碱性	着色血红蛋白	分裂能力
原始阶段	原红细胞	14 ~ 22	圆	圆	细粒状	2 ~ 3	＞3/4	强，墨水蓝	无	有
幼稚阶段	早幼红细胞	11 ~ 19	圆	圆	粗粒状	偶见	＞1/2	很强，墨水蓝	开始出现	有
	中幼红细胞	10 ~ 14	圆	圆	粗块状	消失	约 1/2	减弱，嗜多染性，红蓝间染	增多	弱
	晚幼红细胞	9 ~ 12	圆	圆	致密块	消失	更小	弱，红	大量	无
		7 ~ 9	圆盘状	无						
		7	圆盘状	无						
成熟阶段	网织红细胞							微，红	大量	无
	红细胞							无，红	大量	无

2. 粒细胞发生　粒细胞发生历经原粒细胞(myeloblast)、早幼粒细胞（又称前髓细胞，promyelocyte）、中幼粒细胞（又称髓细胞，myelocyte）、晚幼粒细胞（又称后髓细胞，metamyelocyte），进而分化为成熟的杆状核和分叶核粒细胞。从原粒细胞增殖分化为晚幼粒细胞大约需 4 ~ 6 天。骨髓内的杆状核粒细胞和分叶核粒细胞的贮存量很大，在骨髓停留 4 ~ 5 天后释放入血。若骨髓加速释放，外周血中的粒细胞可骤然增多。各阶段粒细胞的一般形态特点见表 5-5。

3. 单核细胞发生　单核细胞的发生经过原单核细胞（monoblast）和幼单核细胞（promonocyte）变为单核细胞。幼单核细胞增殖力很强，约38%处于增殖状态。单核细胞在骨髓中的贮存量不及粒细胞多，当机体出现炎症或免疫功能活跃时，幼单核细胞加速分裂增殖，以提供足量的单核细胞。

4. 血小板发生　原巨核细胞（megakaryoblast）经幼巨核细胞（promegakaryocyte）发育为巨核细胞，巨核细胞的胞质块脱落成为血小板。原巨核细胞分化为幼巨核细胞，体积变大，胞核常呈肾形，胞质内出现细小颗粒。幼巨核细胞的核经数次分裂，但胞体不分裂，形成巨核细胞。巨核细胞呈不规则形，直径 40 ~ 70μm 甚至更大，细胞核分叶状。胞质内有许多血小板颗粒，还有许多由滑面内质网形成的网状小管，将胞质分隔成许多小区，每个小区即是一个未来的血小板，内含颗粒。并可见到巨核细胞伸出细长的胞质突起沿着血窦壁伸入窦腔内，其胞质末端膨大脱落即成血小板。每个巨核细胞可生成约 2 000 个血小板。

表 5-5　粒细胞发生过程的形态演变一览表

发育阶段和名称		胞	体	胞	核			胞	质		
		大小(μm)	形状	形状	染色质	核仁	核仁、核质比	嗜碱性	着色颗粒	嗜天青颗粒	特殊分裂能力
原始阶段	原粒细胞	11 ~ 18	圆	圆	细网状	2 ~ 6	>3/4	强，天蓝	无	无	有
幼稚阶段	早幼粒细胞	13 ~ 20	圆	卵圆	粗网状	偶见	>1/2	减弱，淡蓝	大量	少量	有
	中幼粒细胞	11 ~ 16	圆	半圆	网块状	消失	约 1/2	弱，浅蓝	少	增多	有
	晚幼粒细胞	10 ~ 15	圆	肾形	网块状	消失	<1/2	极弱，浅红	少	明显	无
成熟阶段	杆状核粒细胞	10 ~ 15	圆	带状	粗块状	消失	<1/3	消失	少	大量	无
	分叶核粒细胞	10 ~ 15	圆	分叶	粗块状	消失	更小	消失	少	大量	无

五、细胞化学染色

（一）过氧化物酶（POX）染色

1. 原理　联苯胺反应显示POX的存在，当此酶活性存在时，可将底物（H_2O_2）分解产生出新生态氧，进而使无色的联苯胺氧化为蓝色的联苯胺蓝。

2. 意义　POX主要存在于粒细胞系，除原粒细胞外，随细胞成熟，POX阳性反应增强（嗜碱性粒细胞反应阴性）。单核细胞系从幼单核细胞起呈弱阳性反应，淋巴细胞系、红细胞系及巨核细胞系则在任何阶段均呈阴性反应。本染色法最主要用于鉴别急性白血病的细胞类型，急性粒细胞白血病呈强阳性，单核细胞白血病呈弱阳性，急性淋巴细胞白血病呈阴性反应。

（二）中性粒细胞碱性磷酸酶（NAP）染色

1. 原理　当细胞内的 NAP 活性存在时，在 pH9.2 ~ 9.5的碱性条件下，可将作用液中的基质β- 甘油磷酸钠水解，释出磷酸，进而与作用液中的钙离子结合，成为磷酸钙沉淀，再经过硝酸钴和硫化胺的作用，生成不溶性硫化钴，呈黑色沉淀，定位于胞浆。

2. 临床意义

（1）细菌性感染时，NAP活性明显增高，病毒性或寄生虫感染时常无明显变化或减低。

（2）慢性粒细胞白血病时明显减低，类白血病反应时显著增高。

（3）慢性粒细胞白血病时 NAP 活性明显减低，急变时活性增强。

（4）急性粒细胞白血病时活性减低，急性淋巴细胞白血病时活性增高。

（5）再生障碍性贫血时活性增强，阵发性睡眠性血红蛋白尿时活性减低。

（三）铁染色

1. 原理　机体多余的铁以铁蛋白及含铁血黄素的形式储存，在幼红细胞中也有非血红素的含铁小粒。这些铁与铁氰化钾在酸性溶液中发生反应而呈蓝色。

2. 临床意义

（1）鉴别缺铁性与非缺铁性贫血。

（2）诊断铁粒幼细胞性贫血。

（四）特异性酯酶

特异性酯酶（naphthol AS-D chloroacetate esterase，SPE，CE）通常被看成是粒细胞及肥大细胞的标志酶，很多报道都强调了它对粒细胞有较强的特异性。1953年Gomori首先证明中性粒细胞含有 SPE。Molong 和 Bustone 等于 1960 年探讨了 SPE 染色原理并应用于临床，提出此酶主要存在于粒系统里，在粒系白血病，原始粒细胞为强阳性反应，但成熟粒细胞的酶反应下降。

国际血细胞标准化委员会1985年推荐固紫酱GBC法（fast garnet GBC salt）和新品红方法（new fuchisn）。

1. CE 染色原理　细胞内的氯醋酸萘酚酯酶，在作用液中将氯醋酸AS-D萘酚进行水解，释放氯醋酸 AS-D，与重氮盐偶联产生不溶性有色沉淀，定位于胞质内。

2. 特异性酯酶染色的临床意义 我们总结了203例急性白血病，其阳性率由强到弱的排列顺序为M3>M2b>M5>M2a>M4>M6>Ml>ALL。

粒系：原始及早幼粒细胞一般阴性，少部分可见弱阳性反应（+～++）。自中幼粒细胞以下阶段反应较强，阳性物充满胞浆，反应强度为（+++～++++）。部分M2b细胞核的凹陷处呈团块状反应（图5-1）。M3异常早幼粒细胞呈强阳性，易见柴束样结晶。嗜碱性粒细胞阴性，个别弱阳性。嗜酸性粒细胞阴性或弱阳性。

单核细胞：阴性或弱阳性反应（+～++），阳性物为颗粒，散在分布。

ANLL中Auer小体CE可呈阳性。

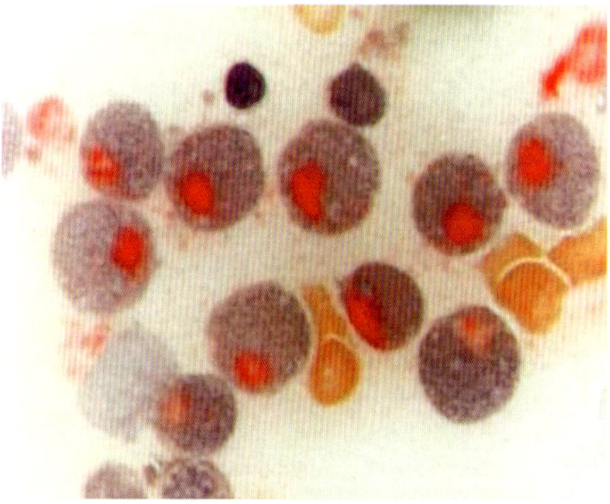

图 5-1 M2bCE 部分呈团块状反应

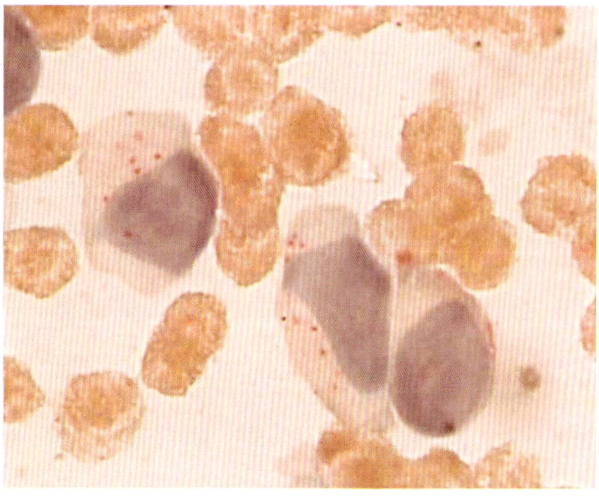

图 5-2 NK 细胞 50%CE 为阳性

ALL：阴性。NK细胞一般为阳性，阳性率约在50%左右（图5-2）。

其他：巨核细胞、高雪细胞和尼曼－匹克细胞阴性。海蓝细胞阴性或弱阳性。浆细胞阴性，仅发现一例多发性骨髓瘤浆细胞呈阳性反应。组织嗜碱细胞强阳性（图5-3）。

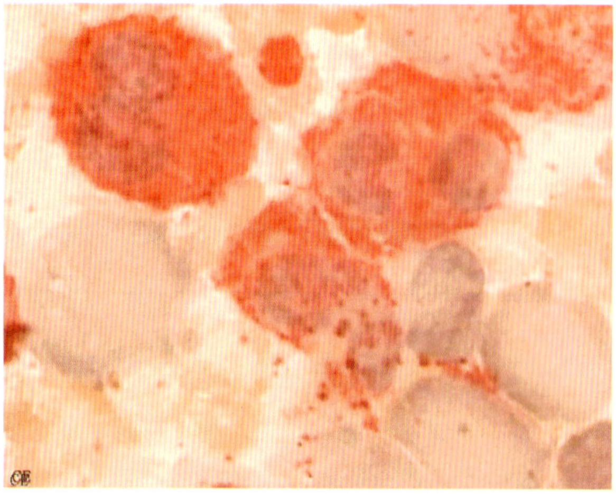

图 5-3 组织嗜碱细胞 CE 强阳性

3. MPO、SBB、SPE三种染色比较

（1）SBB出现早，反应强，其次是MPO，存在于嗜天青颗粒里，CE出现最晚。

（2）CE对M1、M2a早期粒细胞（原始及早幼粒细胞）的检出率，不如MPO、SBB。

（3）CE在M5b时较相应MPO阳性率高，比M1、M2a的CE高。

（4）CE在M3、M2b染色时，阳性率、阳性指数与MPO、SBB相平行。

CE染色对鉴别M2b与M2a，M5b与M2a、M3b，M2a与M3b都有重要意义。

（五）非特异性酯酶

非特异性酯酶（non-specific esterase）是一组在酸性、中性和碱性pH条件下，水解各种短链脂肪酸酯或芳香族酯的酶。几乎存在于所有血细胞中，包括巨核细胞、浆细胞，甚至上皮细胞的溶酶体内。该酶是单核细胞、巨噬细胞的标志酶。根据pH不同分为中性非特异性酯酶、酸性非特异性酯酶、碱性非特异性酯酶。

1. 底物 α-醋酸萘酚酯酶（α-naphthyl acetate esterase，α-NAE）；萘酚AS醋酸酯酶（naphthyl AS acetate esterase，NASAE）；萘酚AS-D醋酸酯

酶（naphthyl AS-D acetate esterase，NAS-DAE）；α- 丁酸萘酚酯酶（α-naphthyl butyrate esterase，α- NBE）。

重氮盐：坚牢蓝B，固蓝BB，六偶氮付品红等。

1985年国际血液学标准化委员会推荐的非特异性酯酶染色方法为 α- 丁酸盐反应和萘酚 AS-D 醋酸盐固蓝 BB 法。

2. 原理　NSE 是指作用于短链脂肪酸的酶。NSE 水解基质液中 α- 醋酸萘酯而产生 α- 萘酚，后者与重氮盐偶联生成不溶性有色沉淀，定位于胞质中。

3. 临床意义　NSE 主要存在于单核细胞系，从原单细胞到成熟单核细胞其活性逐渐增强。在急性单核细胞白血病时呈强阳性反应，但其活性能被氟化钠抑制。急性粒细胞白血病时，部分病例可呈弱阳性反应，其活性不能被氟化钠抑制，有助于急性单核细胞白血病与急性粒细胞白血病的鉴别。

（六）过碘酸－雪夫反应

过碘酸－雪夫反应（periodic acid-Schiff，PAS）又名糖原染色。糖原是人类一种重要的贮存糖，是产生能量的重要物质，在化学上糖原是D-葡萄糖分子组成的聚合体。

1. 原理　过碘酸－碱性品红中的过碘酸是氧化剂，可以打开多糖乙二醇基，-CHOH，CHOH 变成 -CHO 和 -CHO，OH 将多糖中的 CHOH-CO 变成CHOCO，后者与无色碱性品红染液结合成紫色染料。

2. PAS 阳性结果　胞浆内出现紫色颗粒，珠状、块状或片状，细胞核为蓝色。

3. PAS 阳性物分布　细颗粒弥散状；中粗颗粒、粗颗粒散在分布；呈裙边样反应；细颗粒弥散状基础上可见小珠；珠状、块状成冠。

4. PAS 染色临床意义

（1）原、幼淋巴细胞PAS阴性或阳性，阳性反应物多呈中粗颗粒，粗颗粒散在分布；珠状和块状围绕核周。成熟淋巴细胞多为细颗粒、中粗颗粒、粗颗粒散在分布。

（2）急性粒细胞白血病：原粒及早幼粒细胞呈阴性或弱阳性，阳性反应物多为细颗粒弥散状。异常早幼粒细胞的PAS反应呈强阳性，阳性反应物为密集的细颗粒弥散状，胞浆边缘及外浆处多分布粗大颗粒，大部分病例细胞胞浆内易见柴束状结晶（图 5-4），少数病例在细颗粒弥散状基础上可见 1 ～ 2 个小珠。

（3）原、幼单核细胞PAS较粒细胞强，阳性反应呈细颗粒弥散分布，部分夹杂中粗颗粒、粗颗粒，胞质边缘及伪足处呈大粗颗粒，少部分可见小珠，少数可见裙边样反应。

（4）M4Eo 异常嗜酸粒细胞 PAS 可见深粉红色小珠，ANLL Auer 小体 PAS 阳性。

（5）微分化型 AL（M0）PAS 可为细颗粒、中粗颗粒散在分布，部分可见小珠。

（6）巨核细胞白血病原始巨核细胞PAS呈阴性或阳性反应，部分为细颗粒弥散状，部分表现为强阳性，阳性反应物为中粗颗粒、粗颗粒散在分布，部分可见小珠或块状。小巨核细胞PAS呈细小颗粒弥散状，边缘处为粗颗粒及小珠。

（7）嗜碱性粒细胞白血病的嗜碱性粒细胞PAS 为强阳性，阳性物多表现粗颗粒、珠状、块状，与幼稚淋巴细胞较难鉴别。

（8）AHL PAS部分细胞呈细颗粒弥散状，部分细胞呈粗颗粒、珠状。

（9）浆细胞PAS弱阳性，一般呈淡粉色，看不清颗粒，极少数病例可见粗颗粒和小珠。

（10）高雪细胞PAS呈强阳性反应；尼曼－匹克细胞为阴性或弱阳性，空泡中心阴性，以此鉴别高雪细胞和尼曼－匹克细胞。

（11）非霍奇金淋巴瘤（NHL）细胞：PAS呈阴性或阳性反应，阳性反应物为中粗颗粒、粗颗粒散在分布；Reed-Sternberg细胞则为弱阳性或阴

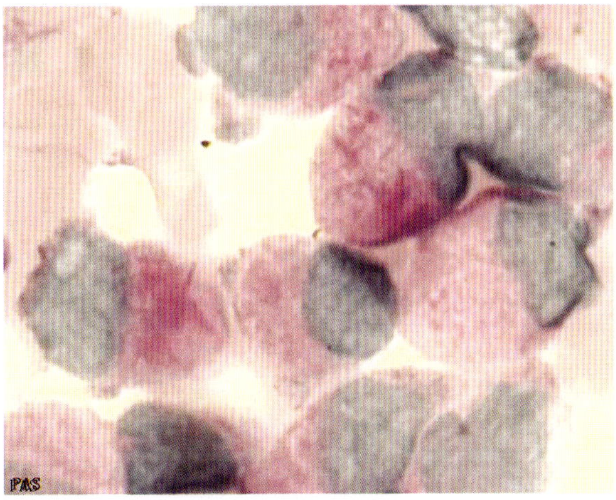

图 5-4　M3 细胞 PAS 易见柴束状结晶

性反应。

(12) 骨髓转移瘤细胞PAS大部分呈强阳性；腺癌细胞PAS呈强阳性反应，表现为红色颗粒或块状。

(13) 组织嗜碱细胞PAS强阳性，细颗粒弥散状，部分可见大粗颗粒。

(七) 酸性磷酸酶染色法（ACP）和抗酒石酸酸性磷酸酶染色（TRAP）

抗酒石酸酸性磷酸酶是一组能在pH酸性条件下，水解磷酸酯的酶。它定位于溶酶体中，并被认为是这些细胞器的标志酶。1970年Li及1978年Shibata和Sakaki等发现在大部分有核血细胞的胞浆里均存在酶活性。

1. 原理　萘酚AS-BI磷酸被细胞内酸性磷酸酶水解，产生AS-BI萘酚，再与稳定的重氮盐偶联产生不溶性有色沉淀，定位于胞质内。酸性磷酸酶是一组同工酶，其中同工酶5具有独特的抗酒石酸功能。

国际血液学标准委员会推荐的酸性磷酸酶染色法：固紫酱GBC法，固红ITR（fast red ITR method），副品红方法（pararosaniline method）。

2. 临床意义　磷酸酶存在于许多造血细胞的溶酶体中，如粒细胞、T淋巴细胞、浆细胞、单核细胞、巨核细胞、有核红细胞和吞噬系统。用聚丙烯酰胺凝胶电泳证明，人类白细胞的酸性磷酸酶中共有7种同工酶（ACP 0、1、2、3、3b、4、5）。同工酶0存在于高雪细胞、单核细胞和巨噬细胞；1、2、4存在于中性粒细胞；1、4存在于单核细胞；3b存在于各型AL的原始细胞内；3存在于淋巴细胞；5存在于毛细胞，具有独特的抗酒石酸的功能，是HCL所特有，也有提示高雪细胞、巨噬细胞中也存在。

(1) 毛细胞白血病的诊断：20世纪某医疗单位观察22例HCL，发现75%～95%的病例存在强阳性反应；还观察了318例病例，发现霍奇金病上皮样细胞有比较强的阳性反应（++～+++）。我们观察的8例HCL，7例ACP阳性，4例阳性率>60%，3例阳性强度为++++（图5-5）。TRAP后6例为阳性，2例仍为++++（图5-6）。8例HCL平均阳性率56%，比欧美报道（98%）低，与日本报道（52%）相同。有人认为TRAP中有一个++++可诊断HCL。在我们总结的622例不同类型的AL

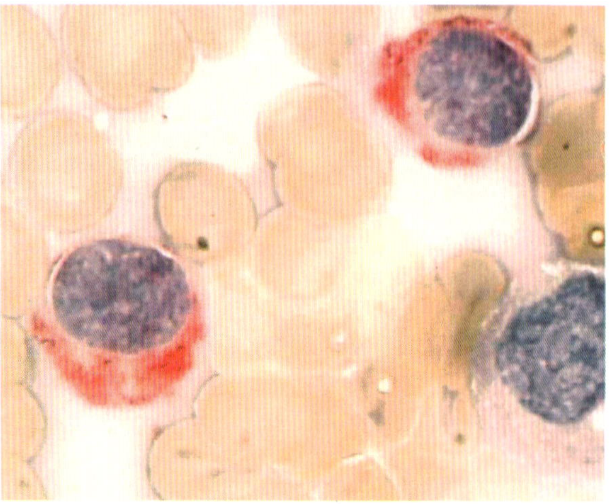

图5-5　HCL ACP呈强阳性

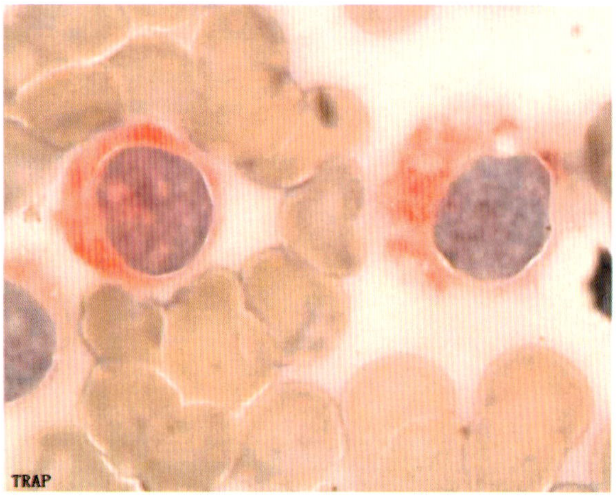

图5-6　HCL TRAP阳性

中，发现6个病种23例具有抗酒石酸的功能，有HAL、B-CLL、T-ALL、AHL、GALL、CML急淋变和NHL。

(2) 淋巴瘤诊断：国外有人报道一些恶性淋巴性疾病也具有抗酒石酸的功能。根据我们的观察，较多NHL，特别是脾型（图5-7、8）和具有毛细胞样脾型的淋巴瘤，具有抗酒石酸功能，有些阳性率很高，对诊断有指导意义，有时与HCL很难鉴别。

(3) 网状细胞ACP呈强阳性反应，有些细胞具有抗酒石酸功能。

(4) 高雪细胞和尼曼－匹克细胞的鉴别：高雪细胞ACP呈强阳性反应，并具有抗酒石酸功能。尼曼－匹克细胞呈阴性或弱阳性反应。

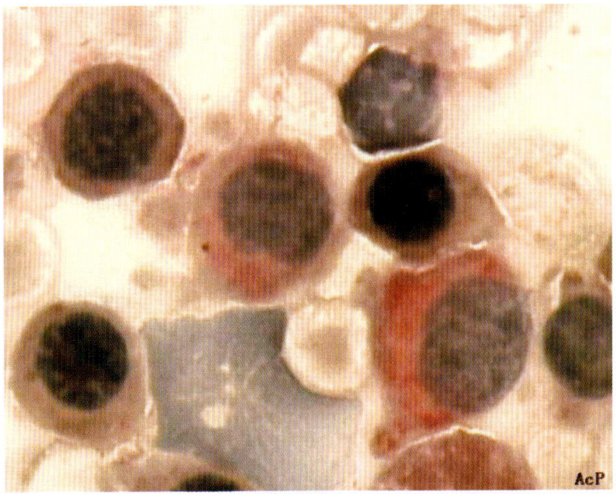

图 5-7　淋巴瘤 ACP 阳性

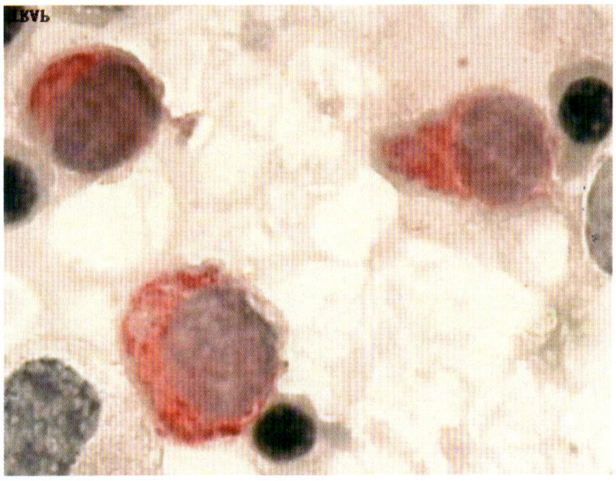

图 5-8　NHL TRAP 阳性

（5）ACP 对 T-ALL 和 B-ALL 有鉴别意义。在人体发育中，T 淋巴细胞的酸性磷酸酶出现在发育早期胸腺细胞阶段，并持续到成熟。定位于 Golgi 体中，所以大多数急性和慢性T淋巴细胞增生疾病都表现ACP活性，阳性物多呈颗粒型，也可以为阴性，以T-ALL 的反应最强，B 淋巴细胞增生的 ACP 反应弱阳性或阴性。

（6）急性髓系白血病的ACP反应：原始单核和幼稚单核细胞ACP为强阳性反应；原粒细胞对ACP反应不一，早幼粒细胞和中幼粒细胞ACP较弱，异常早幼粒细胞较强。

（7）用于ALL和ANLL的鉴别：ALL阳性物多为颗粒型，ANLL 呈弥散状。

（8）巨核细胞 ACP 呈较强的阳性反应。

（9）浆细胞ACP呈较强的阳性反应，阳性物为大粗颗粒和珠状，散在分布于细胞浆内。

（10）转移瘤细胞强阳性。

（八）细胞化学染色一览表

见表 5-6。

表 5-6　细胞化学染色一览表

染色方法	结果判定	临床意义
过氧化物酶染色（POX）	胞质中无蓝黑色颗粒为阴性反应，颗粒细小分布稀疏者为弱阳性反应，颗粒粗大密集者为强阳性反应	急性粒细胞白血病多呈强阳性反应 急性单核细胞白血病多呈弱阳性反应 急性淋巴细胞白血病呈阴性反应
糖原染色（PAS）	胞质中出现红色物质为阳性反应，以强阳性、弱阳性、阳性、阴性表示	①红血病或红白血病时幼稚红细胞呈强阳性反应，有助于与其他红细胞系统疾病鉴别；②急性粒细胞白血病呈阴性或弱阳性细颗粒状或均匀红色；③急性淋巴细胞白血病呈粗颗粒状或块状阳性；④急性单核细胞白血病多呈弥漫均匀红色或细颗粒状阳性
α- 醋酸萘酚酯酶染色（α-NAE）	胞质中出现有色沉淀物为阳性反应	急性单核细胞白血病细胞呈强阳性且可被 NaF 抑制 急性粒细胞白血病呈阴性或弱阳性，不被 NaF 抑制
中性粒细胞碱性磷酸酶染色（NAP）	胞质中出现灰黑色以至深黑色颗粒或块片状沉淀为阳性反应，强度分为五级，即 −，1+，2+，3+，4+；积分 0，1，2，3，4 分	慢性粒细胞白血病时明显减低，类白血病反应时明显增高 PNH 常降低，再生障碍性贫血常升高 急性淋巴细胞白血病增高，急性粒细胞白血病降低，MDS 可降低，增生型再障可增高
铁染色	细胞外铁阳性：骨髓小粒上呈浅蓝绿色均匀物质或蓝色深蓝色小颗粒，按阳性反应分五级 细胞内铁阳性：幼红细胞胞浆中蓝色细小颗粒（铁粒幼细胞）	缺铁性贫血时外铁可呈阴性，内铁减少，并可指导治疗 非缺铁性贫血升高 铁粒幼细胞性贫血时外铁增多，环形铁粒幼细胞增多

（九）细胞化学染色应用前景

血细胞化学染色以最直观、最简单的方式被广泛应用于各类血液病的诊断及鉴别诊断，并已从简单的酶反应发展到与免疫学结合的免疫细胞化学。并可在此基础上进行酶双染、免疫细胞化学双染、细胞化学和免疫细胞化学双染，对于较难鉴别的白血病的诊断有重要意义。近几年细胞化学同分子生物学、免疫学有机地结合起来，研究并应用杂交瘤技术和DNA重组技术，发展了原位杂交细胞化学，通过染色体基因定位、核酸分子原位杂交、原位聚合酶链反应，使检测从细胞水平发展到基因水平，为肿瘤早期诊断、治疗、预后判断以及肿瘤防治展现了美好前景[2]。

六、白血病的分型

（一）FAB 分型

白血病的分型根据细胞的分化程度、自然病程的长短，分为急性和慢性两大类，再根据细胞的类型分为若干型。如急性白血病又分为急性淋巴细胞白血病和急性非淋巴细胞白血病。我国一向以细胞形态学（morphology，M）和细胞化学（cytochemistry）为主，参照法、美、英三国血液学家共同拟定的FAB 分类，提出以下分型：

1. 急性白血病

（1）淋巴细胞型：

①第一型（L1）；

②第二型（L2）；

③第三型（L3）。

（2）非淋巴细胞型：

①粒细胞白血病：未分化型（M1）；

②粒细胞白血病：部分分化型（M2）；

③颗粒增多的早幼粒细胞白血病（M3）；

④粒－单核细胞白血病（M4）；

⑤单核细胞白血病（M5）；

⑥红白血病（M6）；

⑦巨核细胞白血病（M7）。

2. 慢性白血病

（1）淋巴细胞白血病；

（2）粒细胞白血病；

（3）粒－单核细胞白血病；

（4）单核细胞白血病。

（二）MIC 分型

除上述形态学分型外，还可以结合免疫学、细胞遗传学进行分型，即 MIC 分型。

1. 形态学分型　1986年在天津召开的白血病分型讨论会，将ANLL分为七型，诊断标准如下：

（1）急性粒细胞白血病未分化型（M1）：骨髓中原粒细胞（Ⅰ+Ⅱ型）≥90%（非红系细胞），早幼粒细胞很少，中性中幼粒细胞以下阶段不见或罕见。

（2）急性粒细胞白血病部分分化型（M2）：分两个亚型，① M2a：骨髓中原粒细胞（Ⅰ+Ⅱ型）30%～90%（非红系细胞），单核细胞＜20%，早幼粒细胞以下阶段＞10%；② M2b：骨髓中异常原始及早幼粒细胞明显增多，以异常的中性中幼粒细胞增生为主，胞核常有核仁，有明显的核浆发育不平衡，此类细胞＞30%。

（3）急性颗粒增多的早幼粒细胞白血病（M3）：骨髓中以颗粒增多的异常早幼粒细胞增生为主，＞30%（非红系细胞），胞核大小不一，胞浆中有大小不等的颗粒。可分两个亚型，①粗颗粒型（M3a）：嗜苯胺蓝颗粒粗大、密集甚至融合；②细颗粒型（M3b）：嗜苯胺蓝颗粒密集而细小。

（4）急性粒－单核细胞白血病（M4）：依原粒和单核细胞系形态不同，包括下列 4 种亚型：① M4a：原始和早幼粒细胞增生为主，原幼单核细胞和单核细胞＞20%（非红系细胞）；②M4b：原、幼单核细胞增生为主，原始和早幼粒细胞＞20%（非红系细胞）；③M4c：原始细胞既具粒系，又具单核细胞系形态特征者＞30%；④$M4_{EO}$：除上述特点外，有粗大而圆、嗜酸颗粒着色较深的嗜酸性粒细胞，占 5% ～ 30%。

（5）急性单核细胞白血病（M5）：分两个亚型，①未分化型（M5a）：骨髓中原始单核细胞（Ⅰ+Ⅱ型）≥80%（非红系细胞）；②部分分化型（M5b）：骨髓中原始和幼稚细胞＞30%（非红系细胞）；原单核细胞（Ⅰ+Ⅱ型）＜80%。

（6）红白血病（M6）：骨髓中红细胞系＞50%，且常有形态学异常的原始粒细胞（Ⅰ+Ⅱ型），或原始＋幼单核细胞＞30%；血片中原粒细胞（Ⅰ+Ⅱ型）或原单核细胞＞5%，骨髓非红系细胞中原粒细胞（或原始＋幼单核细胞）＞20%。

(7)巨核细胞白血病(M7):外周血有原巨核(小巨核)细胞;骨髓中原巨核细胞＞30%。原巨核细胞由组化电镜或单克隆抗体证实。骨髓造血细胞少时往往“干抽”,活检有原始和巨核细胞增多,网状纤维增加。

ANLL的组织化学染色特征见表5-7。

表5-7 ANLL组织化学染色与FAB分型的关系一览表

组化染色	FAB分型						
	M1	M2	M3	M4	M5	M6	M7
糖原	−	−	−	−	−	+	+/−
苏丹黑	+	+	+	+/−	−	−	−
过氧化物酶	+	+	+	+/−	−	−	−
氯醋酸酯酶	+	+	+	+/−	−	−	+/−
非特异性脂酶	+	+	+	+/−	+	+	+/−
氟化钠抑制	−	−	−	+/−	+	−	+/−

2. 免疫学分型 ANLL的分型主要依靠形态学(包括细胞化学)来区分。免疫学分型的研究进展较ALL慢,主要用于ANLL与ALL的区别。在髓系细胞的分化过程中,CD34出现于粒系－单核系祖细胞(granulocyte-macrophage progenitor cell,CFU-GM),分化至原始粒细胞阶段消失。CD33、CD13见于髓系分化的全过程。HLA-DR存在于CFU-GM和各期单核细胞。幼稚及成熟期粒、单核细胞表面出现CD11b,粒系表达CD15,单核细胞表达CD14。红系祖细胞(BFU-E、CFU-E)表达血型糖蛋白A。巨核细胞系表达Ⅱb/Ⅲa/Ib。ANLL的免疫标志见表5-8。一般来说,ANLL的免疫学分型与FAB分型无明显相关,但少数类型有一定相关,如M4、M5表达CD14,M3缺乏HLA- DR抗原。

3. MIC分型 1986年9月,第二届国际MIC研究协作组制定了ANLL的MIC分型标准。首先根据细胞形态、细胞化学染色及免疫学标志区分ANLL与ALL(表5-9)。

表5-8 急性非淋巴细胞白血病FAB分型与膜标志一览表

抗体	M1	M2	M3	M4	M5	M6	M7
HLA-D R	+	+	−	+	+	+ /−	+ /−
CD34	+	+ /−	−	+ /−	+ /−	−	+ /−
CD33	+	+	+	+	+	+ /−	+ /−
CD13	+ /−	+	+	+	+	−	未报告
CD14	−	+ /−	−	+	+	−	未报告
CD15	−	+	+ /−	+	+	+ /−	未报告
血型糖蛋白A	−	−	−	−	−	+	−
血小板GpⅡb/Ⅲa /Ib (J15、AN51,C17)	−	−	−	−	−	−	+

表5-9 细胞系列标志一览表

粒系	单核系	红系	巨核系	B细胞系	T细胞系
过氧化物酶(POX)		血型糖蛋白A ②	血小板膜糖蛋白	S m Ig ③	CD5
CD34	ANAE ± F ①		Ⅱb/Ⅲa /Ib	CyIg ④	CD3
CD13	CD34	Spectrin		CD19	CD2 ⑤
	CD13			CD20	CD7 ⑤
	CD14				

① ANAE ± F = α-萘酚醋酸酯酶±氟化物抑制;② 血型糖蛋白A=glycophorinA;③ SmIg = 细胞表面免疫球蛋白;④ CyIg = 细胞浆免疫球蛋白;⑤ CD2、CD7尚可在少数AML的细胞上表达

ANLL的特异染色体改变较ALL多见，常有独立的预后价值。根据染色体是否异常与形态学相关分为两大类。

（1）与形态学相关的特异性染色体异常（表5-10）。

（2）与形态学无相关的染色体异常（表5-11）。

表 5-10 AML 的 MIC 分类：核型－形态相关性一览表

核型改变	频率（%）	FAB 亚型	建议的 MIC 命名
t(8；21)(q22；q22)	12	M2	M2/t(8；21)
t(15；17)(q22；q12)	10	M3	M3/t(15；17)
t/(del(11)(q23)	6	M5a(M5b,M4)	M5a/t(11q)
inv/del(16)(q22)	5	M4Eo	M4Eo/inv(16)
t(9；22)(q 34；q11)	3	M1(M2)	M1/t(9；22)
t(6；9)(p21-22；q34)	1	M2或M4伴嗜碱细胞增多	M1/t(6；9)
in v (3)(q21q26)	1	M1(M2,M4,M7)伴血小板增多	M1/inv(3)
t(8；16)(p11；p13)	＜0.1	M5b伴吞噬细胞增加	M5b/t(8；16)
t/del(12)(p11-13)	＜0.1	M2伴嗜碱细胞增多	M2B a so/t(12p)
+4	＜0.1	M4(M2)	M4/+4

表 5-11 AML 的 MIC 分类：没有特异形态相关的体异染色常一览表

核型改变	频率(%)	建议的MIC命名
+8	8	M? /+8
−7	4	M? /−7
7q−	3	M? /7q−
5q−	3	M? /5q−
−y	1	M? /−Y
+21	1	M? /+21
9q−	＜0.1	M? /9q−
i (17q)	＜0.1	M? /i(17q)
20q−	＜0. 1	M? /20q−
+22	＜0. 1	M? /+22

（三）WHO 髓系肿瘤及白血病 2000 分型

1997年来自美、欧、亚等各大洲的国际血液病学家和肿瘤学家组成的临床医师委员会与病理学家共同讨论，提出血液肿瘤疾病、白血病、淋巴瘤的新分型方法。在白血病FAB、MIC分型方法的基础上，提出了 WHO 分型法，经过 2 年的临床试用，于 1999 年及 2000 年对新分型进行修订，做了进一步的解释和认定，形成 WHO 2000 分型[3]。下面就 WHO 2000 分型中关于髓系肿瘤疾病及白血病部分作简单介绍。

1. 髓系肿瘤（包括髓系白血病） 髓系肿瘤疾病包括骨髓增殖性疾病（myeloproliferative disorders，MPD）、骨髓增生异常综合征（myelodysplastic syndrome，MDS）、骨髓增生异常/骨髓增殖性疾病（MD/MPD）、急性髓细胞白血病（acute myelocytic leukemia，AML，ANLL）。2000 分型对急性白血病骨髓原始细胞数做了调整，同时取消了骨髓增生异常综合征－原始细胞增多转化型（MDS-RAEBT）。对骨髓增生异常综合征提出新的分型，增加了“难治性血细胞减少伴多系增生异常”（RCMD），该类型在临床上没有贫血，仅见白细胞减少或血小板减少，但骨髓存在多系病态造血。对多年来争论较多的慢性粒－单核细胞白血病，意见趋于一致，认为不再列在骨髓增生异常综合征中，另归类在骨髓增生异常/骨髓增殖性疾病（MDS/MPD）中。在急性髓细胞白血病中有细胞遗传学异常或分子生物学异常的类型，单独列出，如AML伴有t（8：21)(q22：q22)、AML1(CBF a)/ETO。

急性白血病时骨髓原始细胞数：原始细胞数≥20%时，诊断为急性白血病；有明显髓系肿瘤染色体异常，在原始细胞数未达20%时，也应诊断为急性白血病；在红系细胞>50%时，应计算非红系细胞（NEC）。红系细胞>50%时，原始细胞数≥20%（非红系细胞）时应诊断为急性白血病。

（1）骨髓增殖性疾病（MPD）

慢性粒细胞白血病：Ph[t（9；22)(q34；q11). BCR/ABL]$^+$

慢性中性粒细胞白血病

慢性嗜酸粒细胞白血病/高嗜酸粒细胞综合征

慢性特发性骨髓纤维化

真性红细胞增多症

原发性血小板增多症

骨髓增殖性疾病，不能分类

（2）骨髓增生异常 / 骨髓增殖性疾病（MD/MPD）

慢性粒单细胞白血病（CMML）

不典型慢性髓系白血病（aCML）

幼年型慢性粒单细胞白血病（JMML）

（3）骨髓增生异常综合征（MDS）

难治性贫血

伴有环状铁粒幼细胞（RARS）

不伴有环状铁粒幼细胞（RA）

难治性血细胞减少伴多系增生异常（RCMD）

难治性贫血伴原始细胞过多（RAEB）

5q 综合征

骨髓增生异常综合征，尚难分类

（4）急性髓系白血病（AML）

1）AML 伴有重排性细胞遗传学易位

AML伴有t（8：21）（q22：q22）.AML1（CBFa）/ETO

APL [AML 伴有 t（15：17）（q22：q12）及其变体. PML/RARa]

AML 伴有骨髓异常嗜酸粒细胞 [inv（16）（p13：q22）或 t（16：16）（p13：q11）.CBFb/MYH11X]

AML 伴有 11q23（MLL）异常

2）AML 伴有多系增生异常

此前有 MDS

此前无 MDS

3）AML 和 MDS，治疗相关性

烷化剂相关性

表鬼臼脂素相关性（有些可能是淋巴细胞性）

4）AML，不另做分类（沿用 FAB 标准）

M0，M1，M2，M4，M5，M6，M7

急性嗜碱粒细胞白血病

急性全髓增殖症伴骨髓纤维化

急性双表型白血病

2. 急性淋巴细胞白血病　急性淋巴细胞白血病（acute lymphocytic leukemia，ALL）的诊断强调了白血病细胞表面抗原标志，将急性淋巴细胞白血病分为3种亚型：B细胞急性淋巴细胞白血病（B-ALL），T细胞急性淋巴细胞白血病（T-ALL），Burkitt 细胞白血病。同时在急性淋巴细胞白血病的诊断中，重视细胞遗传学异常及分子生物学异常的发现，如 B 细胞急性淋巴细胞白血病伴有 t（9；22）（q34；q11）；BCR/ABL重排基因等。不再把急性淋巴细胞白血病分为 L1、L2、L3。

急性淋巴细胞白血病的分类：

（1）B 细胞急性淋巴细胞白血病（B-ALL）

t（9；22）（q34；q11）；BCR/ABL

t（v；11q23）；MLL

t（1；19）（q23；p13）；E2A/PBX1

t（12；21）（P12；q22）；ETV/CBFa

（2）T 细胞急性淋巴细胞白血病（T-ALL）

（3）Burkitt 细胞白血病

（四）各型白血病的实验诊断

1. 急性原始粒细胞白血病未成熟型，M0 型（acute myeloblastic leukemia without cytologic maturation）　M0型发病率非常低，占急性粒细胞白血病的 2% ～ 3%，1991 年 FAB 分类原始细胞 MPO SBB 阳性率小于 3%，表达 CD13、CD33，成人 M0 型可表达 CD13、CD33、CD34、TdT，儿童M0型可表达CD34，不表达或弱表达CD13。形态学可见原始细胞胞体较大，染色质较细致，并有一个或多个明显的细胞核，N/C 小，细胞浆嗜碱性，无嗜天青颗粒及奥氏小体。在骨髓病理标本中应用免疫组织化学染色技术是近年来发展的一个非常有用的技术。

2. 急性髓系白血病，M1型（AML，M1）急性原始粒细胞白血病低分化型（acute myeloblastic leukemia with minimal differentiation）。骨髓中原粒细胞（I 型和 II 型）≥ 90%[非红系细胞（nonerythroid cells，NEC）]。极个别病例存在大量的Ⅲ型原始细胞。原始细胞3%以上MPO SBB阳性。单一的奥氏小体偶见。早幼粒细胞很少，中幼粒细胞以下阶段不见或罕见，单核系细胞<10%（NEC）。

（1）血象：半数AML患者白细胞数增高，多

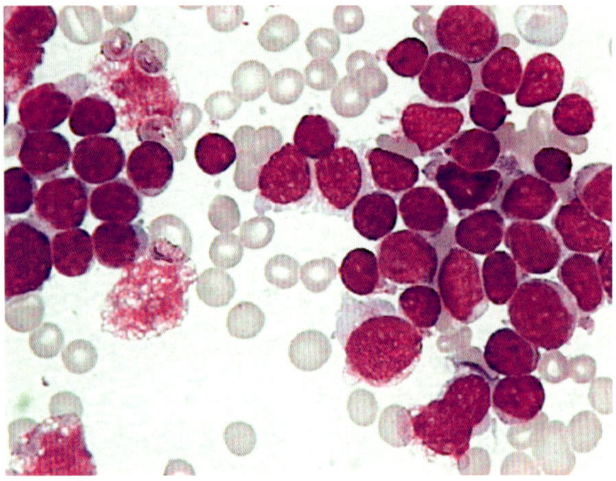

图 5-9 骨髓中原粒细胞大于或等于 90%（NEC）。细胞形态较单一，胞核/胞质比例高，染色质细致，部分原粒细胞胞质中可含有少量嗜天青颗粒，可见 Auer 小体。早幼粒及其以下各阶段细胞很少

在（10～100）×10^9/L之间，20%的病例甚至>100 × 10^9/L。部分患者白细胞数可正常，少数病人（如老年病例）白细胞数<4.0 × 10^9/L。80%患者血红蛋白低于正常值，甚至出现严重贫血，网织红细胞常减少。血小板数多数患者减少，少数正常或轻度增高。

（2）骨髓象：多数患者高度增生，正常造血细胞被白血病细胞取代；少数患者骨髓增生低下，但原始细胞仍在90%以上。如胞浆内发现Auer小体，更有助于排除ALL而确诊为AML（图5-9）。

（3）凝血异常：出现DIC时可出现血小板减少，凝血酶原和部分凝血活酶时间延长，血浆纤维蛋白原减少，纤维蛋白降解产物增多和凝血因子 V、VII、VIII、X 等的缺乏。

（4）代谢异常：高尿酸血症常见于白细胞数增高和诱导化疗期患者，且与肿瘤溶解有关。

3. 急性髓系白血病，M2型（AML，M2）按我国修订标准分为 M2a 和 M2b 两种亚型。M2 急性原始粒细胞白血病明显成熟型（acute myeloblastic leukemia with significant maturation），骨髓中原粒细胞（Ⅰ型 + Ⅱ型）30% ～ 90%（非红系细胞），大多数为Ⅱ型原始粒细胞，原始及幼稚单核细胞不超过20%，大于10%的骨髓有核细胞是早幼粒细胞或更成熟阶段的细胞。易见 Auer 小体。40% ～ 80%的t（8；21）病粒中CD19阳性，MPO SBB 强阳性（图 5-10）。

M 2a 型：骨髓中原粒细胞比例 30% ～ 90%（NEC），低于 M1 型，其中 II 型原始细胞百分率增高。白血病细胞大小不一、形态多变，Auer小体较 M1 型易见。早幼粒细胞及以下阶段细胞比 M1 型增多，往往大于 10%，单核细胞小于 20%。一部分病例可伴嗜碱性粒细胞增多。

M 2b型：骨髓中原粒细胞和早幼粒细胞比例略高，但以形态异常的中性中幼粒细胞增生为主（大于 30%），该类细胞胞核、胞质发育明显不平衡，细胞核常有凹陷，染色质细微、疏松，核仁明显，胞质丰富，可见Auer小体。其中分化差的细胞胞质嗜碱，核凹陷处有透亮区，可见少量嗜中性颗粒。分化良好者含有较多细小而弥散分布的粉红色嗜中性颗粒。

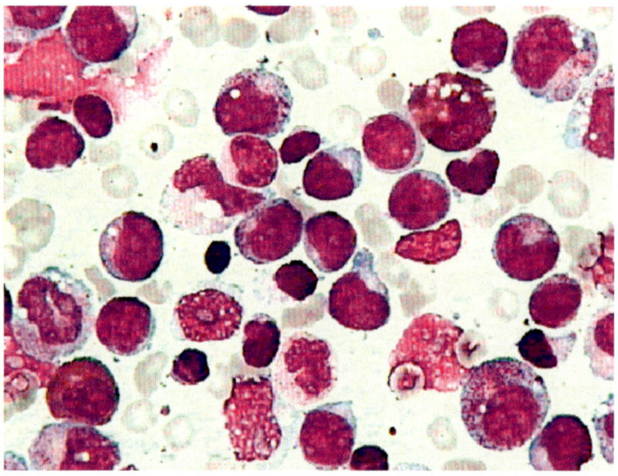

图5-10 骨髓中以形态异常的中性中幼粒细胞为主，核仁明显，胞质量丰富，可见 Auer 小体

4. 急性髓系白血病 M3 型（AML，M3）/ 急性早幼粒细胞白血病（actue promyelocytic leukemia，APL） APL 是早幼粒细胞的异常增生，多伴有 t（15；17）及 DIC（disseminated intravascular coagulation），分为粗颗粒型（M3a）和细颗粒型（M3b）（图 5-11）。

粗颗粒型APL由含有较多嗜天青颗粒的早幼粒细胞组成，可含有一个或多个Auer小体，少数病例可不出现t（15；17）。免疫分型多颗粒型APL CD117 MPO 强阳性，CD13、CD33 阳性；HLA-DR CD34 阴性。

细颗粒型 APL 由不典型的早幼粒细胞组成，该细胞胞核形状不规则，可见扭曲，折叠细胞浆含有细小的嗜碱性颗粒。免疫分型细颗粒型 APL 除全粒系抗原外，可见CD2、CD34、CD117阳性。

（1）血象：多数患者在 10×10^9/L 以上，但目前＜4.0×10^9/L的患者有上升趋势。大多数患者血红蛋白低于正常值，多数患者血小板减少，出血情况 M3a 多见。

（2）骨髓象：骨髓增生极度活跃或明显活跃，以颗粒增多的异常早幼粒细胞为主＞30%，其胞核大小不一，多偏于一侧，胞浆中有大小不等的异常颗粒，多数 Auer 小体呈束状。

5. 急性髓系白血病，M4型（AML，M4）/急性粒单核细胞白血病（acute myelomonocytic leukemia） M4 的发病率在成人急性白血病中占20%～30%，在儿童急性白血病中占20%，是由不同比例的原始及幼稚粒细胞和原始及幼稚单核细胞同时增生组成。非红系的原始细胞占30%～80%，骨髓中单核细胞系占非红系有核细胞（NEC）的20%以上，原始单核细胞略高于原始粒细胞。有丰富的细胞浆，明显的核仁，至少3%的原始细胞 MPO 阳性。外周血单核细胞增多可达 5×10^9/L 或更多。免疫分型可见单核细胞表达CD11c、CD11b、CD36、CD13、CD14、CD33、CD64、HLA-DR，原始粒细胞表达CD13、CD33、CD34、CD117、HLA-DR（图 5-12）。

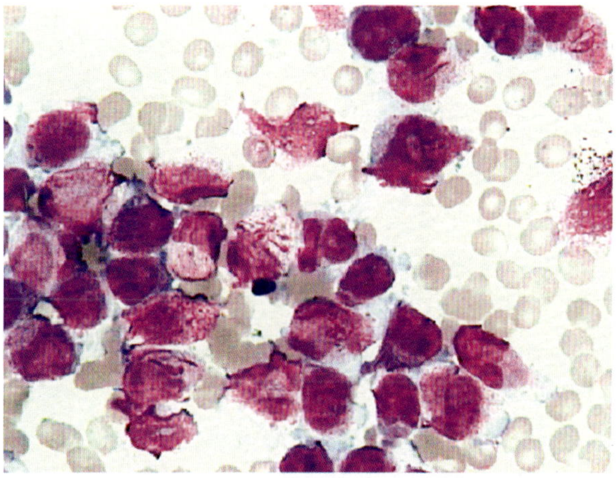

图5-11　骨髓中以颗粒增多的异常早幼粒细胞增生为主，占30%～90%（NEC），原粒细胞比例无明显增加。早幼粒细胞特点为细胞大小不一，胞核常不规则，染色质粗细不等，核仁常被嗜天青颗粒所覆盖而不清。胞质丰富，含有大量密集紫红色嗜天青颗粒，并可见蓝色无颗粒之外浆呈伪足状突出。Auer小体易见，有时可呈柴捆状，称为“柴捆细胞”（faggot cell）

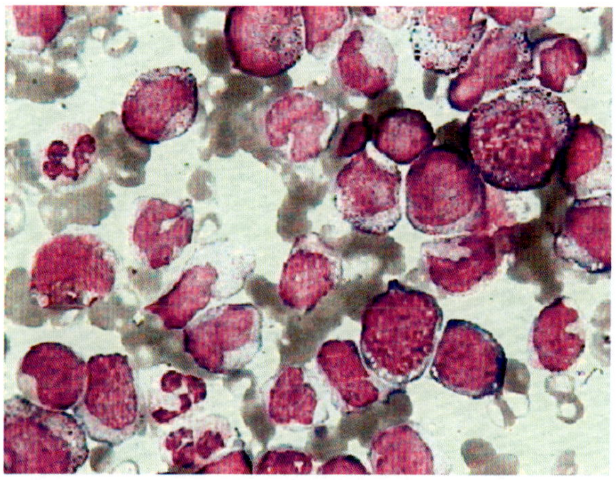

图5-12　骨髓中原始细胞既具有粒系又具有单核系特征，同时伴有嗜酸性粒细胞增多

根据粒、单核两系增生程度的不同可分为4种亚型。

（1）M4a 型：骨髓中以原粒细胞及早幼粒细胞增生为主，原幼单核细胞和单核细胞大于 20%（NEC）；

（2）M4b 型：骨髓中以原幼单核细胞增生为主，原粒细胞和早幼粒细胞大于 20%(NEC)；

（3）M4c 型：原始细胞既具有粒系又具有单核系特征者大于或等于 30%(NEC)；

（4）M4Eo型：除上述特点外，嗜酸性粒细胞占5%～30%，胞质中嗜酸颗粒粗大而圆，着色较深。

6. 急性髓系白血病，M5型（AML，M5）/急性单核细胞白血病（acute monocytic leukemia）根据骨髓中单核细胞分化程度不同又可分为两种亚型。

（1）M5a型（未分化型）：骨髓中原单核细胞显著增生，大于或等于80%（NEC），幼单核细胞较少。白血病细胞单一，细胞类圆形或不规则形；胞核可有凹陷、折叠；染色质疏松，呈细网状，核仁明显，含有丰富的嗜碱性细胞浆，有空胞感，含有少量的嗜天青颗粒，无Auer小体，可有伪足突出（图5-13）。

（2）M5b型（部分分化型）：骨髓中可见分化不一的单核系的白血病细胞，原单核细胞小于80%（NEC），幼单核细胞较M5a明显增多，可大于20%。白血病细胞大小不一，形态不规则，可形如拖尾状；胞核有折叠，呈笔架形、马蹄形、肾形、S形等；染色质网状或条索状，胞质丰富，呈蓝灰色，可有粗细不一的紫红色颗粒，偶见Auer小体，常有明显伪足。

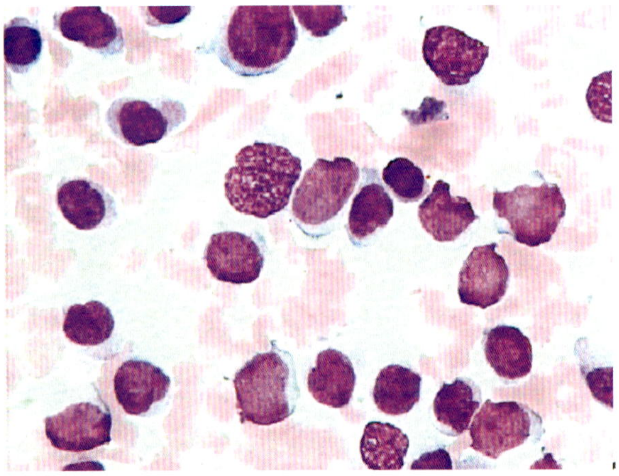

图5-13 骨髓中以原单核细胞增生为主，幼单核细胞少见

7. 急性髓系白血病，M6型（AML，M6）/红白血病（acute erythroleukemia） M6的发病率占急性白血病的4%～5%，分两种亚型：M6a和M6b。

（1）M6a：骨髓中原始及幼稚红细胞占50%以上，原始粒细胞占20%以上（图5-14）。

（2）M6b：为有核红细胞恶性增殖性疾病，红系比例≥80%，且无原始粒细胞显著增多。

PAS染色可出现强阳性反应，2/3的病例中可出现染色体的复杂移位核型。

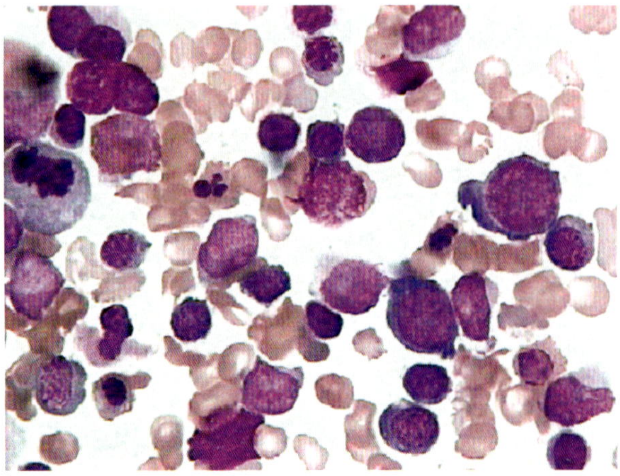

图5-14 骨髓中红细胞系显著增生，幼红细胞往往大于50%，且伴有形态异常，表现为巨幼样变、多核、巨形核、母子核、核碎裂等。同时有白细胞系的异常增生，原粒细胞（原、幼单核细胞）大于20%（NEC）

8. 急性巨核细胞白血病，M7型（acute megakaryocytic leukemia） M7是急性粒细胞白血病中的一种，原始细胞大于20%，其中50%的细胞起源于巨核细胞系。发病率较低，占急性粒细胞白血病的1%～2%。分成人和儿童两类，以儿童多见，约占儿童白血病的10%～20%（欧洲），多伴有Down综合征，在我国尚无明确统计。形态学的变化主要依靠原始巨核细胞的成熟程度。在大多数病例，原始巨核细胞中等大小，细胞核圆形或轻度不规则形，胞质呈嗜碱性，含有小空泡。免疫分型可表达CD33、CD41、CD61、CD44，细胞遗传学检查可发现t（1；22）或t（1；9），儿童多伴有+21。FISH（荧光原位杂交）可发现MLL-MLLT10融合基因，分子生物学检查可发现MLL基因重排等。

9. 急性淋巴细胞白血病（ALL）

（1）B细胞急性淋巴细胞白血病（B-ALL）：B-ALL是B原始淋巴细胞的恶性增生。原始淋巴细胞中等大小，N/C（细胞核与细胞浆之比）大，核染色质细致、均匀，核仁明显。免疫分型可见CD19、CD79a、CD10、HLA-DR、TdT阳性，部分表达CD13的病例可伴有Ph'染色体（图5-15）。

（2）T细胞急性淋巴细胞白血病（T-ALL）：T-ALL是T原始淋巴细胞的恶性增生。T原始淋巴细胞与B原始淋巴细胞非常相似，中等大小，胞质量少，偏于一侧，染色质细致，核仁不明显。免疫分型可见CD7、CD3、CD5 阳性，CD4、CD8可同时阳性也可同时阴性，偶见 CD4 或 CD8 阳性，CD45、TdT 阳性。

（3）Burkitt 细胞白血病：Burkitt 细胞白血病是 B 淋巴细胞的恶性增生。淋巴细胞中等大小，核仁较明显，胞质量多，含有大量的空泡。免疫分型可见CD19、CD20、CD22、CD79a阳性，TdT阴性。

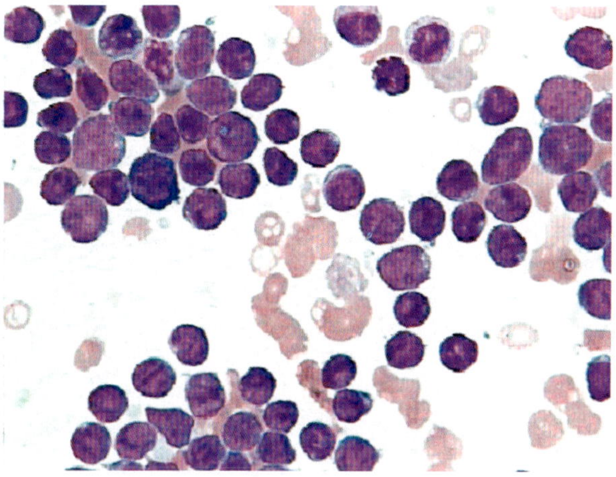

图5-15　骨髓中以原始及幼稚淋巴细胞增生为主，粒系、红系重度受抑制

10. 慢性淋巴细胞白血病（CLL）　CLL是一种以血、骨髓、淋巴结、肝、脾和其他器官中成熟淋巴细胞增殖和蓄积为特征的高度变异性疾病。95%以上为B细胞的克隆性增殖（即B-CLL），仅不到5% 的病例为T 细胞表型（即T-CLL）（图5-16）。

（1）骨髓象

1）增生明显活跃或极度活跃。

2）淋巴细胞系高度增生，以成熟小淋巴细胞为主，占有核细胞的50% 以上，细胞形态与正常淋巴细胞相似。原始及幼稚淋巴细胞少见，一般 < 5%。易见篮状细胞。

3）粒系及红系细胞均明显减少。

4）巨核细胞减少或缺如。

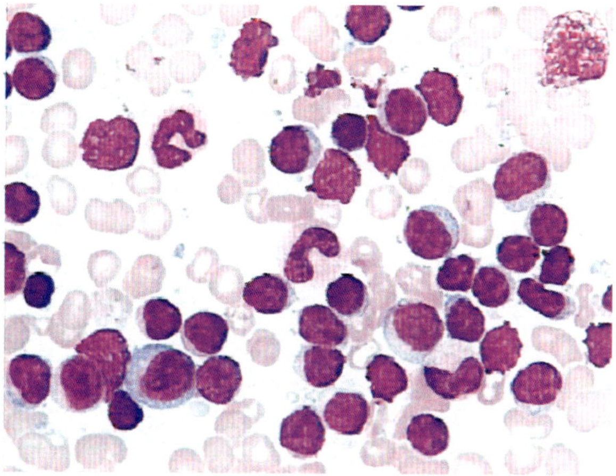

图5-16　骨髓中以成熟淋巴细胞增生为主，偶见幼稚淋巴细胞

（2）血象：淋巴细胞绝对计数多超过$10 \times 10^9/L$，一般单克隆 B 淋巴细胞达（5 ~ 10）$\times 10^9/L$即可诊断。CLL 细胞和正常淋巴细胞不易区别，一般而言CLL 细胞体积更小，疾病晚期可见大细胞，而且可有核仁。约15% 的患者在就诊时可有贫血，为正细胞、正色素性贫血，主要与骨髓受累、脾功能亢进、免疫抑制有关。

11. 慢性粒细胞白血病（chronic myelogenous leukemia，CML）是一种以贫血、外周血粒细胞增高和出现各阶段幼稚粒细胞、嗜碱性粒细胞增高、常有血小板增多和脾肿大为特征的，起源于多能造血干细胞的克隆性疾病。本病有一个从慢性期（chronic phase，CP）演变为加速期（accelerate phase，AP）最终进入急变期（blastic phase，BP）的病理演变过程，白血病细胞有特征性的 t（9；22）（q34；q11）染色体易位异常。

（1）骨髓象：骨髓增生极度活跃或明显活跃，粒细胞系明显增多，主要为中幼粒，晚幼粒及杆状核比例显著增高，嗜碱性粒细胞及嗜酸性细胞增高；红细胞系比例早期正常，晚期减少；巨核细胞早期正常或增多，晚期减少。

（2）血象：白细胞计数明显增加，一般为（100 ~ 250）$\times 10^9/L$，甚至可高达 500 $\times 10^9/L$以上。分类情况与骨髓所见相似。组织化学 NAP 活性明显减低。Ph 染色体 90% ~ 95% 阳性。

（于波海）

第二节 白血病的流式细胞分析

一、流式细胞术简介

流式细胞术（flow cytometry，FCM）是20世纪70年代发展起来的一种利用流式细胞仪对细胞等生物粒子的理化及生物学特性（细胞大小、DNA/RNA 含量、细胞表面抗原表达等）进行定量、快速、客观多参数相关检测分析的新技术。它借鉴了荧光显微镜技术与血细胞计数原理，同时利用荧光染料、激光技术、单抗技术以及计算机技术的发展，大大提高了检测速度与统计精确性，而且从同一个细胞中可以同时测得多种参数，为生物医学与临床检验学发展提供了一个全新的视角和强有力的手段。FCM在生命科学中的应用，标志着细胞生物学、肿瘤学、免疫学等进入了细胞和分子水平的研究。

二、流式细胞术在白血病中的应用

（一）概述

流式细胞术白血病免疫分型是利用荧光素标记的单克隆抗体作分子探针，多参数分析白血病细胞的细胞膜和细胞浆或细胞核的免疫表型，由此了解被测白血病细胞所属细胞系列及其分化程度。

从多能造血干细胞分化成熟为功能细胞的过程中，细胞表面和细胞浆内抗原随着分化成熟过程不断发生改变，这些抗原称为造血细胞分化抗原，其出现、增多、减少或消失与造血细胞分化密切相关，从而表现出与细胞系列及分化程度相关的特异性。这些抗原可作为鉴别和分类造血细胞的标记。如髓系细胞的 MPO、CD33、CD13、CD14、CD15 等抗原；巨核系的 CD41、CD41、CD61抗原；T淋巴细胞的CD2、CD3、CD4、CD5、CD7、CD8 等抗原；B 淋巴细胞的CD19、CD20、CD22等抗原。白血病细胞是造血细胞在某一分化阶段的大量积累，表达与之相应的造血细胞分化抗原，因此可用造血细胞分化抗原类标记检测白血病细胞。但白血病细胞毕竟不是正常造血细胞，其抗原表达与正常造血细胞并不完全相同，常有丢失某一分化发育阶段正常应有的抗原，或表达某一分化发育阶段正常不应有的抗原，或表达其他系列抗原，部分丧失了系列专一性和分化的严格性。目前公认的系列特异性指标是：T淋巴细胞系胞浆 CD3（cCD3），B 淋巴细胞系 cCD22 或 cCD79[4, 5]，髓系 MPO 或 cCD13。一般可先用他们区分细胞系列后再进一步分析某一系列亚型和分化阶段。

国际白血病MIC分型协作组认为免疫分型对每一例急性白血病都是必不可少的，对下列情况意义更大：①用形态学、细胞化学染色不能肯定细胞来源的白血病；②形态学为急性淋巴细胞白血病（ALL）或急性未分化白血病（AUL），但缺乏特异性淋巴细胞系列抗原标记；③混合性白血病；④部分髓系白血病，目前，免疫分型对粒细胞和单核细胞白血病的鉴别尚有一定困难；⑤慢性淋巴细胞白血病；⑥微小残留白血病。

国内采用CD45/SSC设门法[6-8]（图5-17），该法优于FSC/SSC法，因为FSC与SSC分别反映细胞大小和细胞的颗粒性，而白血病细胞的这些特性与正常细胞差异不显著，当原、幼细胞少时从FSC/SSC 图中难以区分，CD45 为白细胞共同抗原，其表达量在淋巴细胞最高，单核细胞、成熟粒细胞、早期造血细胞（blasts）依次减弱。红细胞（中、晚幼红细胞，成熟红细胞）不表达CD45。SSC 在成熟粒细胞最大，以下依次为单核细胞＞原、幼细胞与淋巴细胞＞红细胞。用 SSC/CD45 PerCP 双参数分析鉴别骨髓和血液中的原始或成熟细胞十分容易。用两个系列或阶段特异性McAb加 CD45 进行四色免疫荧光染色，经 FSC、SSC、McAbl-FITC、McAb2-PE、McAb3-APC、CD45-PerCP参数分析，可特异地分析原幼白血病细胞的免疫表型而不受成熟细胞的干扰。

（二）白血病的免疫分型

1. 急性髓细胞白血病（AML） 目前所有粒、单核系的单克隆抗体基本无分化发育阶段特异性，因此AML的免疫学分型FABM0、M1、M2界限不十分明显。但 M3 多不表达 HLA-DR 和 CD34，常表达CD13、CD33、CD9、CD38；GPA在鉴别红白血病（M6）时可提供帮助；巨核细胞白血病（M7）则有 CD41、CD42、CD61 系列特异标记，为确诊的重要指标。

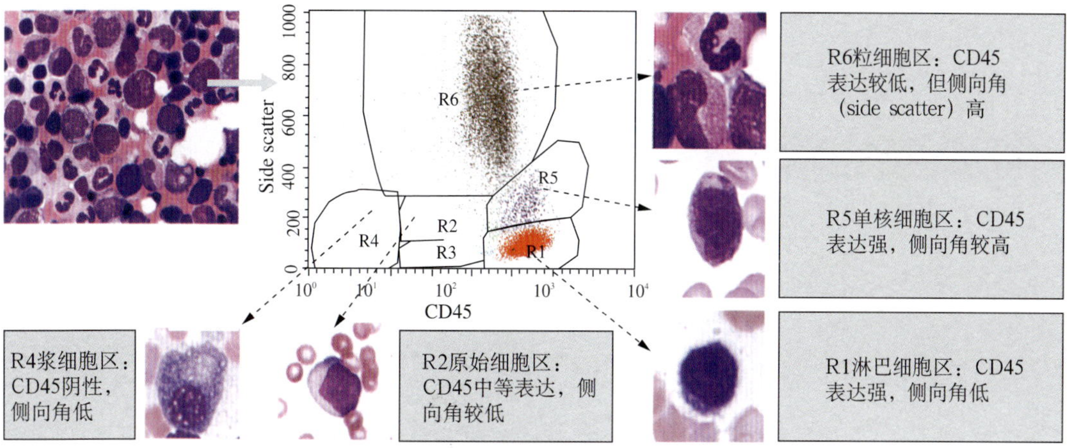

图 5-17　流式细胞免疫表型分析采用 CD45/SSC 设门法

（1）M0：有低的SSC和FSC。在CD45-SSC图上出现在淋巴细胞位置上，强表达CD34、HLA-DR，常表达CD38、CD117以及CD33、CD13。TDT可能阳性，但一般淋系T、B标志阴性。AML也可表达CD7[9]或CD19，有些研究表明CD19与CD34共表达预后差，原始细胞MPO阳性表达<3%。

（2）M1：流式上M1与M0相似，不易区分，CD34表达较M0少，M1一般表达CD13、CD33和HLA-DR，部分可能表达CD15，至少3%原始细胞MPO阳性表达。

（3）M2：与M1的主要区别是成熟度增加，blasts减少，CD15较M1显著，CD34弱于M1，CD13有时表达强于CD33，多数病例HLA-DR（+）。部分M2表达CD19和CD56伴有t（8；21），罕见的伴有t（8；21）的M2不表达CD13、CD33和CD14，但MPO阳性（图5-18）。

（4）M3：具有特殊的免疫表型。粗颗粒型M3，缺乏HLA-DR和CD34，而强表达MPO和CD117。流式可见SSC增加，表达CD13、CD33及CD117，而且缺乏HLA-DR及CD34。细颗粒型M3，其细胞表面部分来自于泛髓系抗原，通常CD2、CD34及CD117有阳性表达。部分M3患者可能表达CD56，表达CD56者应作基因检查（APL/RARα）以排除髓/NK细胞急性白血病（图5-19）。

（5）M4：至少3%的原始细胞MPO阳性表达，流式图有两个明显的细胞群，成熟C出现在单核区，表达CD11b、CD11c、CD13、CD14、CD33、CD64和DR，原始细胞表达CD34、CD117、CD13、CD33和DR。部分M4可见CD2、CD7、CD34和CD56阳性，如图5-20。

（6）M5：较M0、M1、M5有更大的FSS和SSC，M4较M5表达更多的CD34（+），CD45-SSC图上，重要的表型为CD11b、CD11c、HLA-DR、CD33和CD13，CD33可表达强于CD13，CD33（+）、CD13（-）、CD34（-）及MPO（-）很可能为M5，部分M5可见CD56和CD64阳性

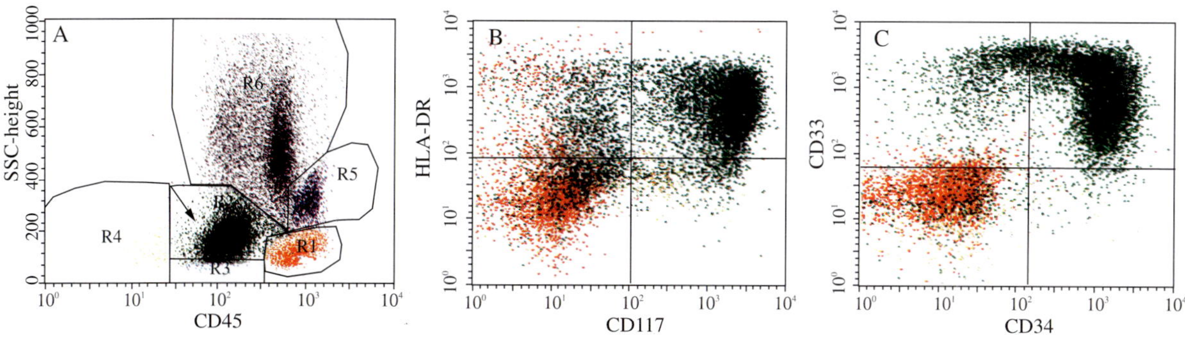

图 5-18　M2：A. 原始细胞（绿色）呈低的 SSC，中等表达 CD45；B. CD117（+），HLA-DR（+）；C. CD34（+）

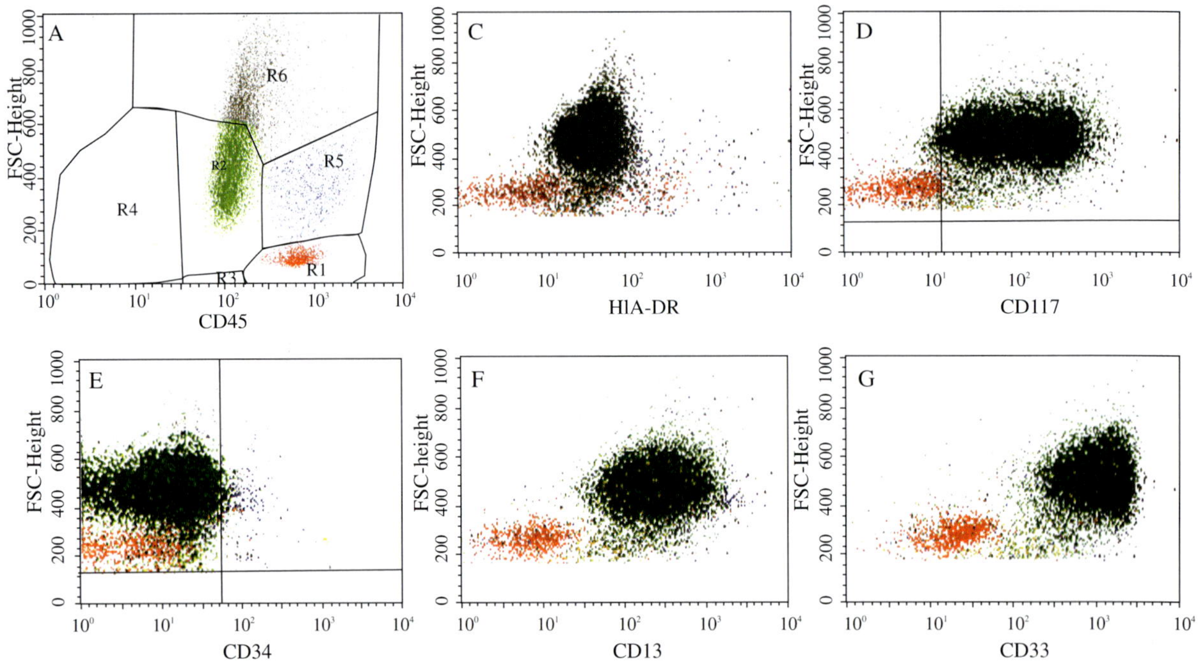

图 5-19　M3：流式可见高的 SSC，D、F、G：表达 CD117、CD13、CD33，E、C：CD34 DR 阴性

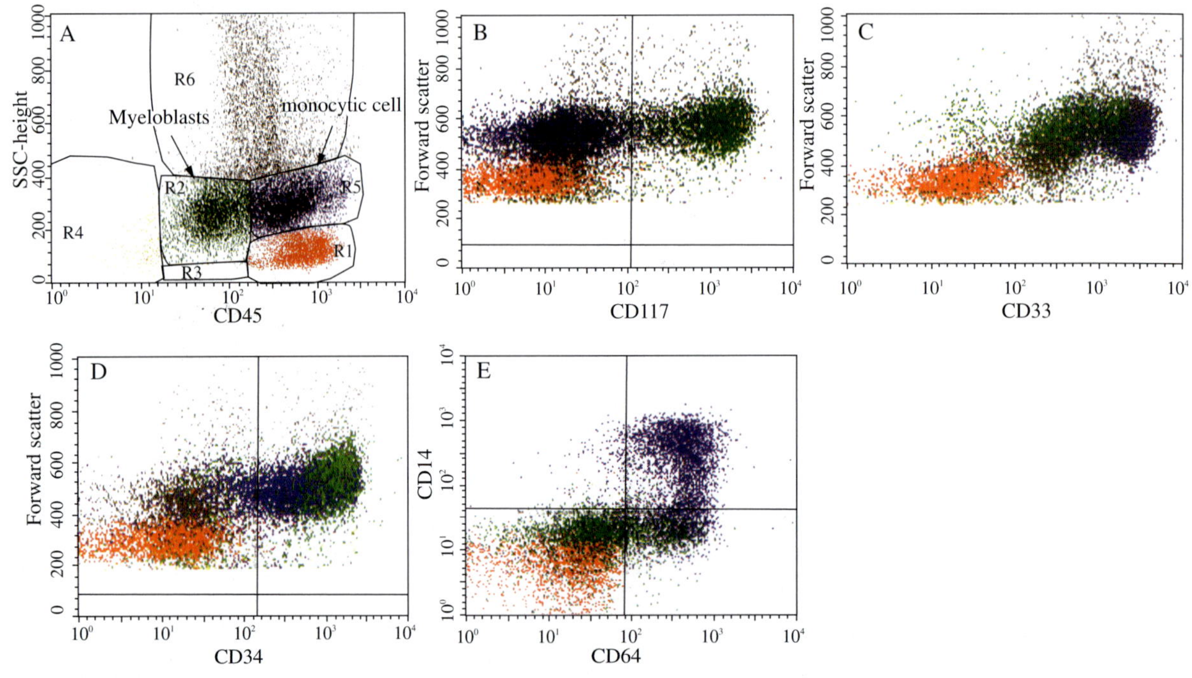

图5-20　M4：流式显示两个明显细胞团：原始细胞（绿色）呈低的SSC，中等表达CD45；单核细胞（紫色）SSC低，强表达CD45（A）。原始细胞表达CD117、CD33、CD34B、C、D，单核细胞强表达CD33（C），弱表达CD34（D），CD117 阴性（B）。大多数单核细胞表达 CD14 和 CD64（E）

(图 5-21)。

(7) M6：属罕见型，约占 AML 病例数的不足 5%，红白血病原始细胞占非红细胞的 20% 以上，红系细胞占骨髓全部有核细胞数的 50% 以上；真性红系白血病（true erythroid leukemia）属罕见型，以赘生性幼红细胞增殖为主，占骨髓全

部有核细胞数的80%以上，无原粒细胞增殖。CD45-SSC图显示主要为红系，血型糖蛋白(glycophorin A, GPHA)阳性表达[7](图5-22)。

(8) M7：巨核细胞白血病，在AML中少于1%。免疫学表型一般为$CD41^{+}$、$CD42^{+}$、$CD61^{+}$、$CD33^{+/-}$、$CD13^{+/-}$、$CD34^{+}$、$DR^{+/-}$、CD10[10]。特异性标记CD41、CD42、CD61阳性可确诊M7，但要注意排除血小板黏附于细胞上的假阳性结果(图5-23)。

2. 急性淋巴细胞白血病(ALL)　ALL是儿童中最常见的恶性肿瘤，约占全部肿瘤的25%，在成人，ALL约占急性白血病的25%。ALL主要

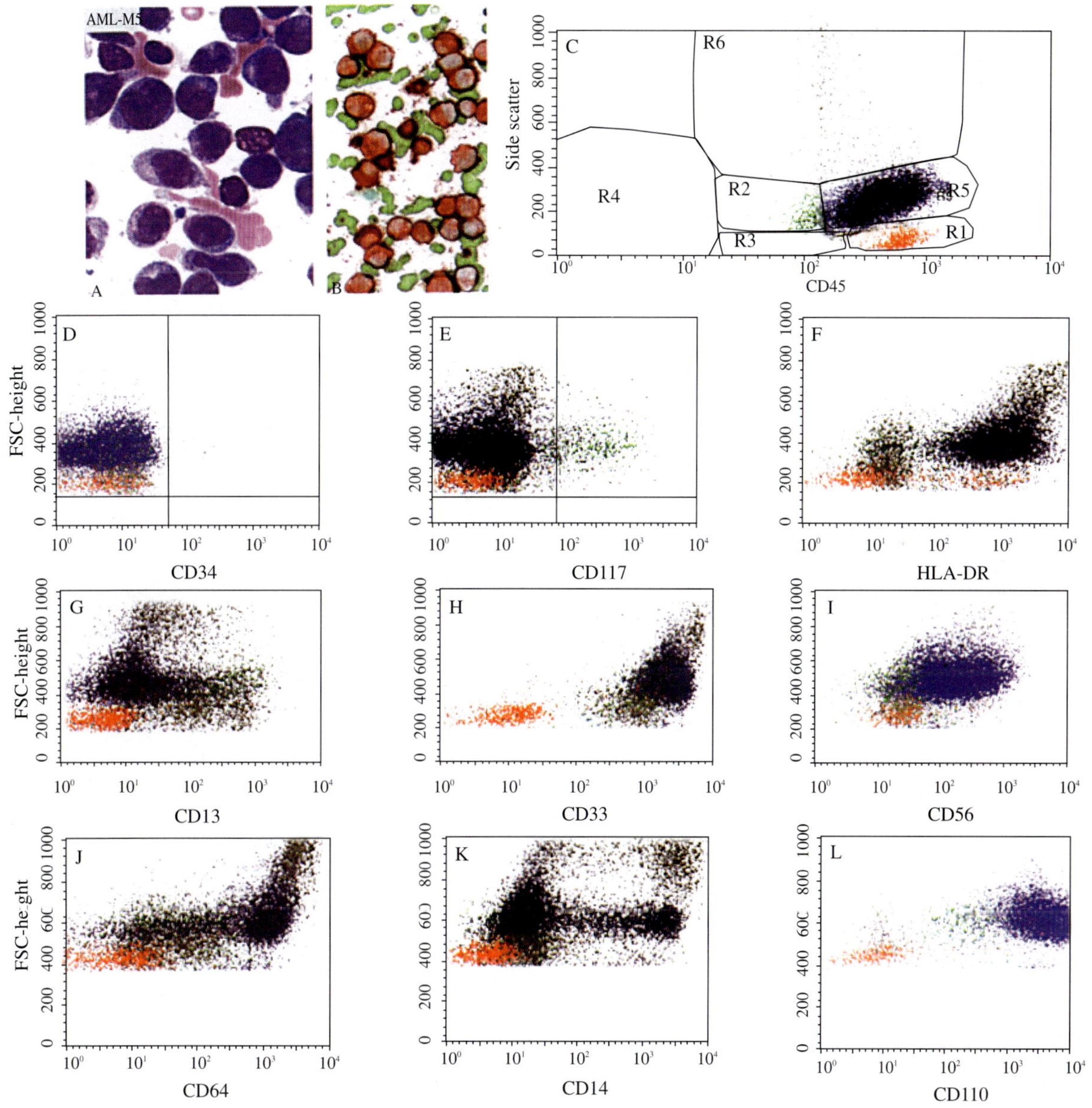

图5-21　M5(A、B)，细胞学NSE染色阳性，流式显示强表达CD45(C)，表达HLA-DR(F)、CD33(H)、CD56、(I)、CD64(J)、CD11c(L)，CD13弱表达(G)，CD14有不同程度表达(K)，CD34、CD117阴性(D、E)

分为T-ALL和非T-ALL，见表5-12。目前在ALL分型中最常选用的标记物是CD2，CD3，CD7，CD10，CD19，CD20，CD34，DR和TDT，有时少数AML患者的白血病细胞可呈TDT或CD7阳性，此外约有10%～30%的ALL可表达髓系相关抗原，例如CD13和CD33。

（1）早期B前体细胞ALL：本型仅占非T-ALL的5%，不表达Ig或T细胞相关抗原，过去常称“无标记”或“零”ALL，但可呈TDT、DR和CD34阳性，亦可表达CD19。

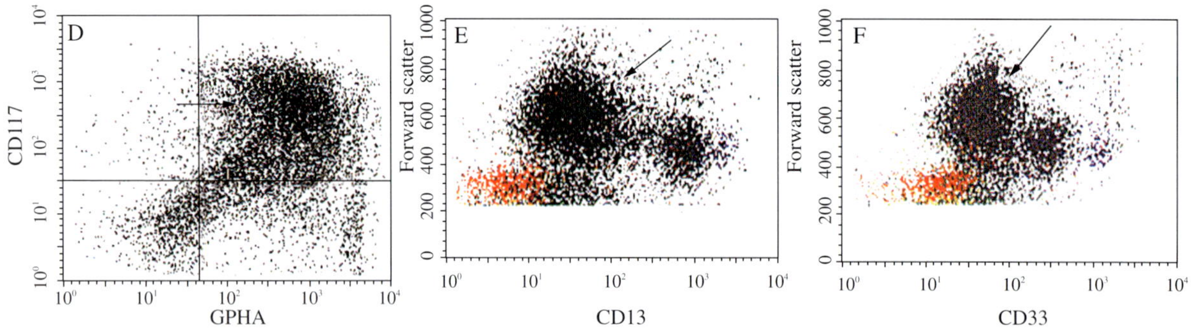

图 5-22　M6 表达 CD117 和血型糖蛋白（D），CD13 和 CD33 阴性（E、F）

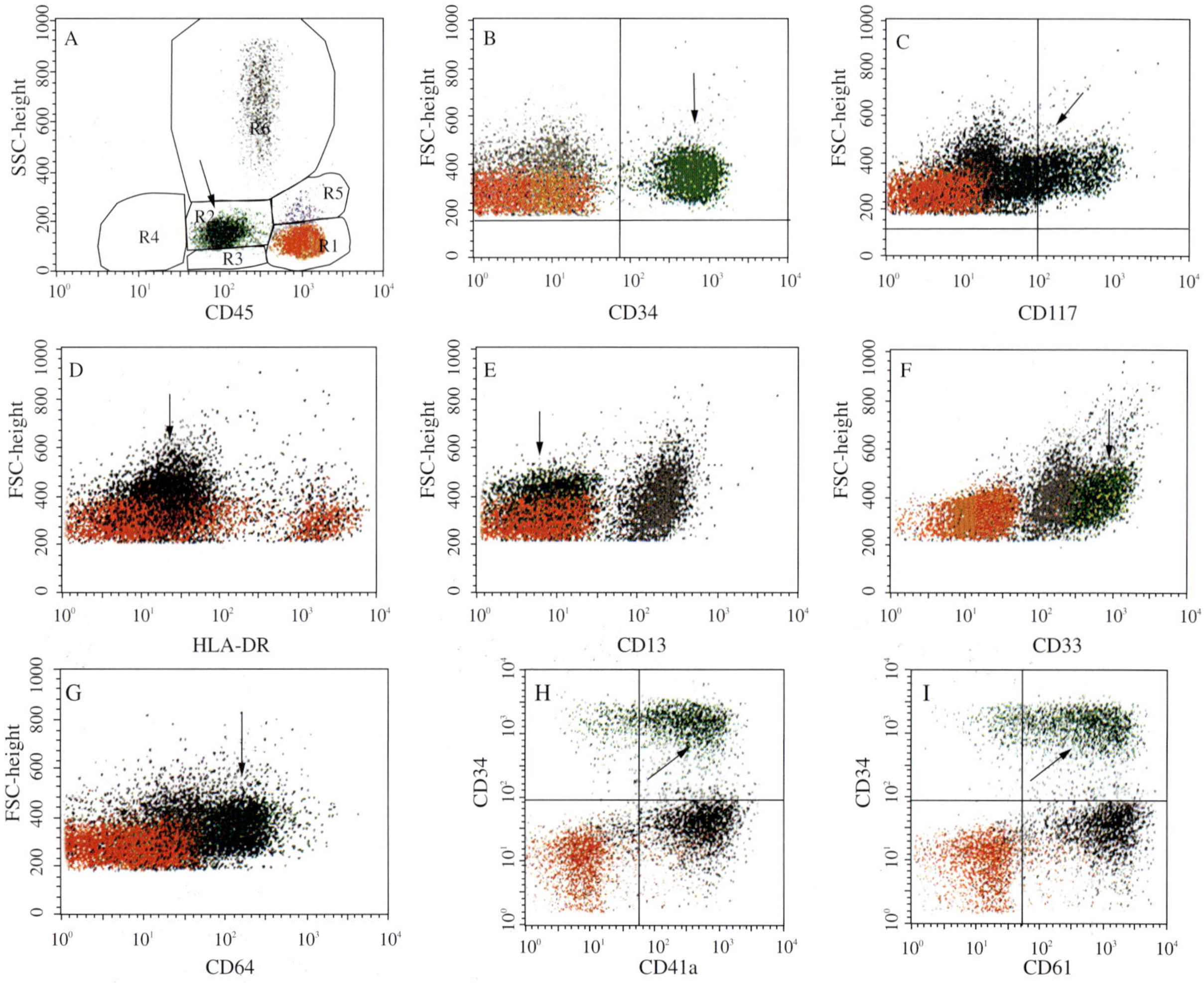

图5-23　M7流式显示低SSC（A），表达CD34（B）、CD33（F），弱表达CD64（G）、CD117（C），共同表达CD41a和CD61（H、I），而HLA-DR及CD13阴性（D、E）

表 5-12　ALL 的免疫分型分类

免疫分型	分类	表达
T-ALL	早期前体细胞	CD7，TDT，CD34
	幼稚胸腺细胞	CD2，cCD3，CD5，CD7，CD34（±），TDT
	中间型胸腺细胞	CD1，CD2，CD3，CD4，CD5，CD7，CD8，TDT
	成熟胸腺细胞	CD2，CD3，CD4 或 CD8，CD5，TDT（±）
非 T-ALL	早期 B 前体细胞	DR，TDT，CD19，CD34
	前体细胞（普通型）	DR，TDT，CD10，CD19，CD20（±），CD34（±）
	前 B 细胞	DR，TDT（±），CD10，CD19，CD20，胞浆 IgM(cμ)
	B 细胞	DR，CD10（±），CD19，CD20，SIg

（2）前体ALL：约占总病例的70%，在FSC-SSC图上，原始细胞位置较低，是FAB标准的L1或L2。本型以B前体细胞表型，伴免疫球蛋白重链基因的重排，外加早期B淋巴细胞抗原的表达为主要特征，表达CD10、CD19、CD20、CD34、DR和TDT。

（3）前B细胞ALL：此型约占非ALL的10%～15%，常伴胞浆IgM(Cμ)的表达，同时还表达DR、CD19、CD10及CD20，CD34多为阴性。此型预后更差，可能与t（1；19）有关，B系列ALL中$CD34^-$是独立的预后不良标记。

（4）B细胞ALL：白血病细胞的FSC和SSC较B祖细胞ALL明显增加，B细胞ALL更为成熟，在CD45-SSC图上出现在淋巴和单核细胞区域。典型标记是细胞膜免疫球蛋白（sIg）阳性，表型一般为CD19、CD20、CD22、CD24阳性，多数病例$CD10^+$[11]，但sIg和成熟抗原出现可区别于更早的B系ALL。此型FAB分类一般为L3，罕见病例有B细胞ALL标记而FAB分类一般为L1，这些患者多有t（1；19）和t（14；18）。

（5）T细胞ALL：T细胞ALL占儿童ALL的15%，成人ALL的25%。多数表型为胸腺细胞型，

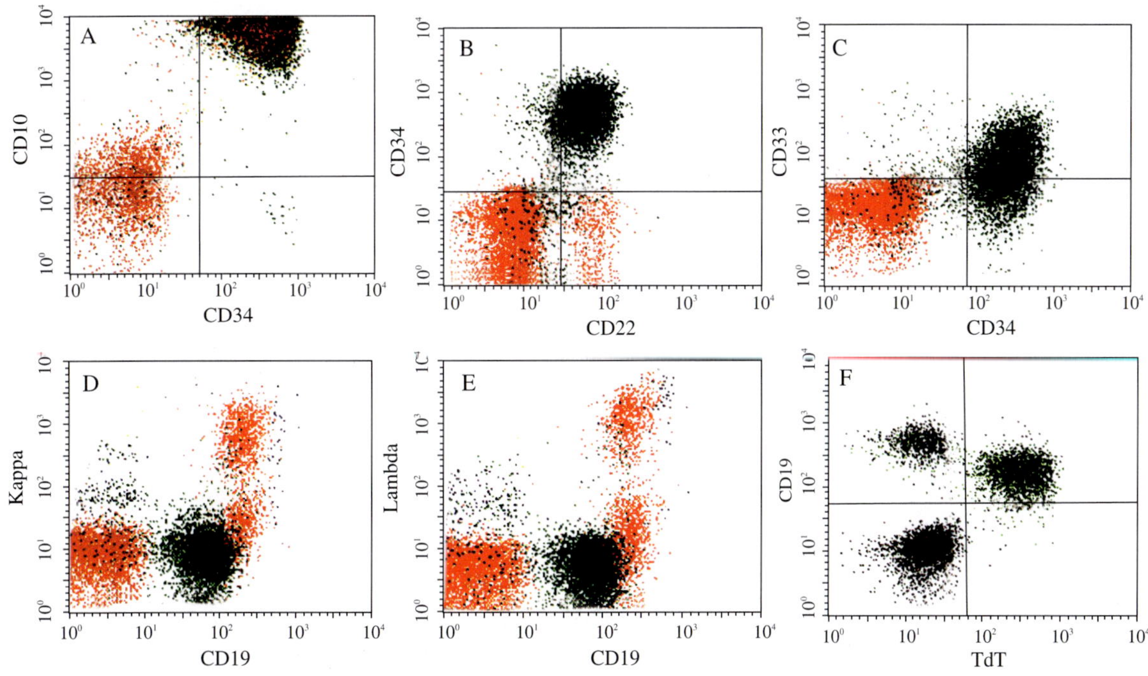

图 5-24　前 B-ALL 流式显示表达 CD10、CD34（A、B），CD22（B），CD33（C），CD19（D、E）和 TDT（F）。Kappa、Lambda 阴性（D、E）

最常见的是晚期胸腺皮质细胞亚型，$CD1^+$、$CD2^+$、$CD5^+$、$CD7^+$，$CD4^+CD8^+$，CD3表达较少，TdT常阳性；另一常见亚型是早期胸腺皮质细胞亚型，$CD2^+$、$CD5^+$、$CD7^+$、TdT^+。髓质期亚型较少见，$CD2^+$、$CD5^+$、$CD7^+$，$CD3^+CD4^+$或$CD3^+CD8^+$，TdT表达较少。前T细胞亚型，仅有CD7和cCD3而无其他T系抗原表达，预后较差。T系肿瘤性疾病多有特异性正常抗原表达的下调或表达该分化阶段正常不应出现的抗原。成人T细胞ALL预后较好，而儿童T细胞ALL较儿童B祖细胞ALL和前B细胞ALL预后差。虽然各亚类预后仍不甚明确，但CD10阴性者预后不良。

3. 慢性粒细胞白血病（CML） 由于慢性期显著的细胞分化，在CD45-SSC图上除了髓系细胞占主导外，只显示一个正常骨髓象，CML可确诊。CML起病与发展相对缓慢，慢性期持续1年左右最终发展为加速期和急变期。流式细胞技术对急变期亚型的诊断具有极高价值，直接影响到治疗效果。急变期CML主要表现为髓系，偶为淋系，髓性急变可表现出多种形态包括未分化细胞；淋性急变具典型形态特征，为$CD10^+$ B祖细胞ALL，极少有T细胞型ALL。

4. 慢性淋巴细胞白血病（CLL） CLL细胞主要为较正常淋巴细胞稍大的小淋巴细胞。CLL分B和T细胞两型，90%以上的B-CLL细胞属CD5阳性B细胞表型，伴弱的SmIg表达为特征，B细胞标记物（CD19、CD20、CD23、CD79a和DR）呈阳性。在约5%～10%的B-CLL病例中，其白血病性B淋巴细胞呈CD5阴性，多数CD5-CLL亦呈$CD23^-$，但可表达CD13。B-CLL的另一突出特点是赘生性淋巴细胞可与大鼠红细胞形成自发性玫瑰花环结。T-CLL表型比较复杂，细胞表现成熟T细胞标志CD3、CD2、CD5，既有$CD4^+$型，又有$CD8^+$型及$CD4^+/CD8^+$双表型，研究发现$CD8^+$型预后良好。

5. 其他白血病

（1）杂合型急性白血病（HAL）：HAL分3种类型。双表型HLA指患者骨髓的白血病细胞同时表达淋巴和髓系系列特征；双克隆HLA指患者骨髓的白血病细胞一部分表达淋巴系特征，而另一部分表达髓系特征；转换型HLA指治疗后患者骨髓中的白血病细胞从一个系列转换成另一系列（淋系→粒系，或粒系→淋系）。随着流式技术的广泛应用，我们发现许多病例并不能严格划分为淋系或髓系，真正的双表型患者多为t（9；22）或（11q23）。现在杂合型的误诊率很高，最常导致误诊的原因是在分析中未能排除非白细胞，过度强调弱的非特异性结合，忽略了某些抗体缺乏系特异性，最重要的系特异性抗原在B系、T系、髓系分别为CD22、CD3和MPO。目前多联合应用形态学、细胞化学、免疫分型、染色体分型和分子生物学等多手段确定HAL的诊断[12]。目前HAL分型标准多按Catovsky[13]的方法进行，见表5-13。

表5-13 HAL的积分标准（Catovsky）

积分	B系	T系	髓系
2	cCD79a	CD3	MPO
	cIgM	anti-TCR	
	cCD22		
1	CD19	CD2	CD117
	CD20	CD5	CD13
	CD10	CD8	CD33
		CD10	CD65
0.5	TDT	TDT	CD14
	CD24	CD7	CD15
		CD1a	CD64

必须从两个不同细胞系所得之积分>2，才能诊断为急性双表型白血病

（2）NK细胞白血病：NK系列白血病最早描述的是大颗粒淋巴细胞白血病（T细胞或NK细胞）。T细胞型表达$CD3^+$、$CD8^+$、$CD2^+$、$CD16^+$、$CD57^{+/-}$、$CD56^-$、$CD4^-$、$CD25^-$、TCR^+；NK细胞型表达$CD2^+$、$CD16^+$、$CD56^+$、$CD3^-$、$CD4^-$、$CD8^{+/-}$、$CD57^{+/-}$、$TCR\alpha^-\beta^-$。最近NK系列白血病又有新的亚型发现，如急性前髓系/NK细胞白血病、急性髓系/NK细胞白血病、原始NK细胞白血病（图5-25）、NK样T细胞白血病。急性前髓系/NK细胞白血病有明显髓外涉及，不成熟的原始淋巴细胞样形态，伴MPO^-、$CD7^+$、$CD33^+$、$CD13^+$、$sCD3^-$、$cCD3^-$、$CD56^+$，预后不良。急性髓系/NK细胞白血病，形态学和免疫表型类似于M3，但无RARa基因重排，一般HLA-DR、$CD33^+$、

CD13⁺、CD56⁺，多见于老年人，对维A酸无反应。原始NK细胞白血病，无髓系和淋巴系抗原，CD56⁺、cCD3⁺/⁻、CD2⁺/⁻、CD4⁺/⁻、CD7⁺/⁻，少数有TCRβ基因重排，而无TCRγ-δ基因重排。NK细胞系列白血病的新亚型近10年才被较多注意到，其临床特点、免疫表型、染色体及基因改变需进一步积累病例进行研究才能彻底明了。

（3）成人T淋巴细胞白血病（ATL）：ATL细胞表达成熟T和活化T细胞标志，免疫表型为CD3⁺、CD4⁺、CD5⁺、CD6⁺、CD38⁺、HLA-DR⁺，常有粘附分子L-选择素的异常表达，通常不表达CD7，但CD25呈强表达，伴有p53异常者预后不良。

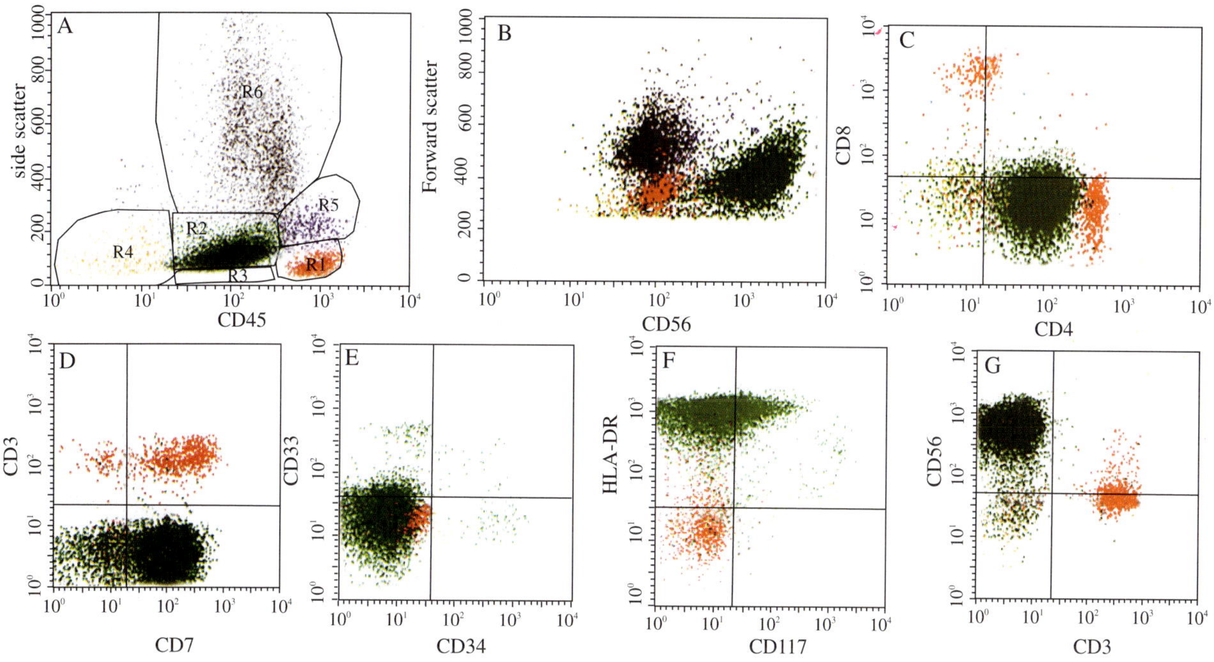

图5-25　原始NK细胞白血病流式显示低SSC（A绿色），表达CD45（A），CD56（B），CD4（C）和HLA-DR（F），而CD34和CD3阴性（E、G）

（4）幼淋巴细胞白血病（PLL）：PLL大多为B细胞型，通常FMC7[14, 15]、sIg表达强，CD5和CD23阴性或弱阳性B细胞表型，中度表达CD22。困难的是原发B-PLL和由B-CLL转化为B-PLL的区分。由B-CLL转化来的B-PLL，CD5阳性而CD22表达弱，类似于B-CLL。尚有少部分PLL为T细胞标志，表达CD2、CD3、CD5和CD7，大多数患者CD4⁺CD8⁻，但偶有CD4⁺CD8⁺，单独表达CD8者少见，较B-PLL恶性度高。

（5）毛细胞白血病（HCL）：毛细胞是一种处于发育后期的B细胞，即前浆细胞，HCL属CD5⁻B细胞表型，带有克隆性Ig基因重排，在表达浆细胞标记物PCA-1的同时，伴以CD19、CD20、CD22表达。此外，还可表达罕在其他B细胞增殖性疾病时表达的表面抗原CD25、CD11c和CD103[16]。HCL可分成下列两种免疫表型，一种强烈表达CD11c、CD22、CD25和CD103；另外一种表达全B细胞抗原，如在显示CD19、CD20和CD22的同时，又复合表达CD11c、CD25或CD103（图5-26）。

（6）浆细胞白血病：由于大多数患者骨髓标本中瘤细胞丧失了大多数B细胞系特异性标记，用流式细胞仪分析浆细胞白血病较为困难，成熟B细胞上表达的标志在浆细胞表面均不表达，典型的浆细胞CD38、CD138强表达而CD45弱表达。一般浆细胞sIg弱表达，cIg阳性（图5-27）。

（三）流式细胞分析技术检测微小残留病变

免疫学方法检测白血病的微小残留病灶（MRDL），理论上讲，可采用特异单抗来区分白血病细胞，而后通过多种技术，如荧光染色、荧光

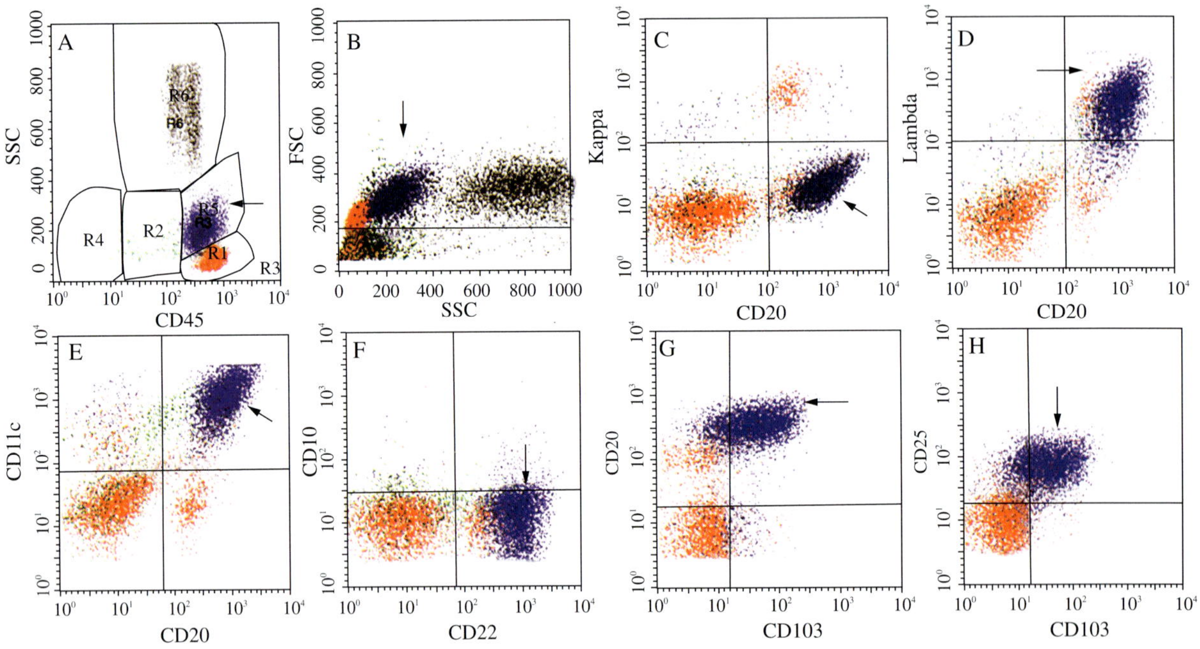

图5-26　毛细胞白血病。流式显示白血病细胞高的SSC（A），位于单核细胞位置，表达CD20（C～E），Lambda（D），CD11c（E），CD22（F），共同表达 CD25 和 CD103（G ～ H）

显微镜及流式细胞技术等进行检测。但实际应用中前 2 种方法由于样本处理、敏感性及方法稳定性受限，并不适合常规MRDL检查。因此，流式细胞技术作为目前临床最为常用的MRDL免疫学检测方法，越来越受到人们的关注和认同。

一般来讲，大多数白血病并未发现白血病细胞的特异性抗原，但尚有一些单项免疫标志能从数量差异作出判断，如CD34、早期淋系的某些标

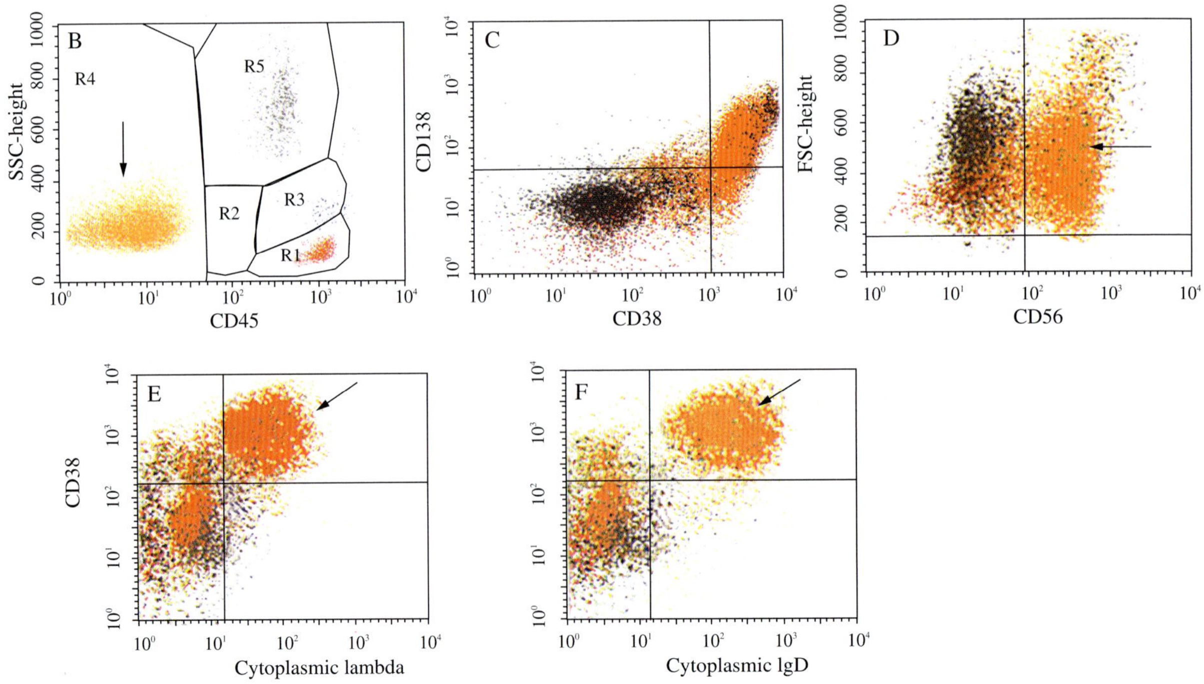

图 5-27　浆细胞白血病，共同表达 CD138、CD38（C），表达 CD56、Lambda、IgD（D，E，F）

志物（CD10、CD20、CD7、CD3、或 CD2 等），而髓系标志（CD13、CD15、CD33等）在判断MRDL时并不理想[17]。TdT 通常表达于胸腺 T 细胞、多数急淋细胞及原始淋巴细胞上，若在外周血及脑脊液中测到表达 TdT 的细胞则可认为是白血病细胞[18]。

采用 FCM 进行 MRDL 检测，更多的是依靠多个抗原组合，如 B 系 ALL，常选用 TdT/CD19/CD10 或 CD19/CD34/CD10/CD38 等；T 系 ALL，常选用TdT/CD5/CD3或CD34/CD3/CD7等，特别是当脑脊液中发现TdT^+细胞时，可作为白血病脑膜浸润的证据。Campana等（1995）推荐作为AL时 MRD 检测中较为常见的免疫表型联合模式[17]（表 5-14）。

近些年，随着人们对CD45抗原这一白细胞共同抗原的认识，已有人利用其特点结合FCM侧向角进行设门，将早期未成熟的细胞划入门内，再用标记有其他荧光素的特异抗体进行双色、三色甚至四色的标记法来识别完全缓解后骨髓或外周血中的 MRDL[19]。

尽管多项研究表明，多参数流式分析是评估MRDL的较为快速、经济且可预测疗效的理想方法，但是由于MRDL的生长特点较为复杂，并往往随着机体情况而变化，准确检测MRDL仍比较困难[20]。而且 FCM 检测 MRDL 时，其阴性界值和抗体选择均尚未制定及统一，因此还需进一步实践、完善。

（李宗敏　孙明艳　陈立君）

表 5-14　推荐 AL 时 MRD 检查的常见免疫表型的联合模式

白血病类型	表型	频率（>10% 阳性原细胞）	正常骨髓频率（阳性细胞 % ± s）
B-ALL	TdT-CD10 或 CD19-CD34	7%	0.02 ± 0.01
	外加：CD13	8%	0.03 ± 0.02
	CD33	7%	0.02 ± 0.01
	CDw65	10%	0.02 ± 0.01
	CD21	10%	0.02 ± 0.01
	CD56	9%	< 0.01
	TdT/Cμ/CD34	14%	0.03 ± 0.01
T-ALL	TdT/cCD3	90%	< 0.01
AML	CD34/CD56	20%	< 0.01
	CDw56/CD34/TdT	15%	< 0.01

第三节　白血病的细胞遗传学

目前积累的大量资料表明，绝大多数白血病患者都有非随机的染色体畸变。它们不但是白血病诊断分型和预后评价的重要标志，而且为发病机制的研究提供了非常有价值的线索。目前细胞遗传学在白血病的诊治过程中已得到广泛应用。本节首先介绍白血病染色体畸变的几个特征，然后分别介绍各型白血病的染色体异常，最后总结白血病染色体畸变的临床和生物学意义。

一、白血病染色体畸变的基本特征

（一）获得性

一些研究发现：①同卵双生子之一患慢性粒细胞白血病（CML），Ph 染色体只见于患者而不见于其健康的兄弟；②伴有染色体畸变的白血病患者所生子女通常缺乏同样的白血病和核型异常的证据；③白血病患者的染色体畸变只存在于白血病细胞而不见于皮肤、淋巴和结缔组织细胞。以上事实强烈表明，白血病的染色体畸变为后天获得性而非先天遗传性。

（二）克隆性

所谓克隆性是指来自同一个恶性转化细胞的一群白血病细胞具有相同的染色体异常。白血病患者的染色体畸变常呈克隆性。此种克隆性明确提示疾病的恶性本质。人类细胞遗传学国际命名体制[ISCN（1995）]规定[21]，至少2个细胞有同样的染色体增加或结构重排，或者至少 3 个细胞有同样的染色体丢失，方可确认为存在1个异常克隆。

（三）原发性和继发性

白血病的染色体畸变可分为原发性和继发性两大类[22]。原发性畸变是指发生于疾病早期，与白血病发生有关，和白血病的细胞学、免疫学改变密切相关，因而对白血病有分型和标志意义并决定其生物学特征（预后和治疗反应）的一类异常。它们常作为单一异常出现。继发性畸变是指病程中由于克隆演化所致的异常，虽和疾病的发生无关，但却赋予疾病更加恶性的特征。一旦出现继发性异常，疾病经过更加凶险，对治疗出现抵抗，常难以获得完全缓解（complete remission，CR）和长期生存。它们往往和原发性畸变相伴存在，大多为复杂异常。

（四）平衡性和不平衡性

尽管白血病染色体畸变的类型很多，但不论是原发性或继发性，根据DNA含量有无改变均可归纳为以下两大类。一类是平衡性畸变，通常表现为染色体的结构重排如相互易位或倒位，其DNA含量虽无改变，但由于染色体畸变致使原来不在一起的两个基因并置在一起，导致了基因功能的改变：①原癌基因和DNA激活序列例如免疫球蛋白基因或T细胞受体基因相邻，结果导致前者的异常表达；②由于编码转录因子、受体酪氨酸激酶或核孔蛋白的基因和正常时无关的基因融合，产生具有癌基因活性的新的融合蛋白，从而导致细胞的恶性转化。另一类是不平衡性畸变，常表现为染色体整条或部分的增加或丢失，其结果或是由于癌基因量的增加（例如三体），或是由于肿瘤抑制基因的丢失（例如单体或缺失）而导致细胞的恶性转化。

二、急性髓细胞白血病（AML）

大约80%～90%的AML患者有非随机的染色体畸变，其类型多达100多种，但可分为两大类：一类是和FAB亚型不相关的异常，其中大多数为数目异常，特别是＋8（13%）和－7（10%）的检出率最高；另一类是和FAB亚型相关的特异性染色体重排，见于60%左右的患者，以易位最多见，其次为倒位。CR后原有异常消失，部分患者由于克隆演化可出现新的继发性异常。新近世界卫生组织（World Health Organization，WHO）关于造血系统肿瘤诊断分型建议中提出4种以再现性染色体重排为特征的AML[23]。现重点介绍如下：

（一）t（8；21）（q22；q22）

该易位约见于15%的AML，它和伴有成熟分化的急性原粒细胞白血病（AML-M2）有特别的联系（92%为AML-M2，7%为AML-M4，个别为AML-M1）。t（8；21）白血病常显示下述典型的细胞学特征：强的髓过氧化物酶活性，Auer小体显著，胞浆空泡易见，骨髓嗜酸性粒细胞增多，成熟中性粒细胞胞浆中有橙红色颗粒。白血病细胞还显示下述免疫学表型特征：$CD34^+$、HLA^-DR^+、$CD13^+$、$CD33^+$以及$CD19^+$和$CD56^+$。t（8；21）白血病常伴有额外的染色体异常，其中性染色体丢失（男性Y，女性X）最多见（73%），其次为9号染色体长臂的中间缺失（11%）。分子生物学上该易位导致原位于21q22上的AML1基因易位到8q22上和位于该处的ETO基因并置，形成AML1-ETO融合基因，从而干扰了许多与髓系细胞生成、分化有关的基因表达，最终导致细胞的恶性转化[24-27]。该易位也可采用荧光原位杂交（fluorescence in situ hybridization，FISH）和逆转录聚合酶链反应（reverse transcription polymerase chain reaction，RT-PCR）技术进行检测。临床上t（8；21）白血病好发于儿童和青年。成人患者有较高的CR率（90%）和较长的中位生存期（median survival，MS）（52个月），但儿童患者或伴有9q-、复杂异常、髓系肿瘤和CD56表达者通常预后较差。

（二）t (15; 17) (q22；q21)

该易位迄今仅见于早幼粒细胞白血病（acute promyelocytic leukemia，APL）。大约85%的APL患者包括多颗粒型和微颗粒型APL均可检出t（15；17）易位。分子生物学上该易位导致原位于17q上的维A酸受体α基因（RARα）易位到15q22上，和位于该处的早幼粒细胞白血病（PML）基因并置，形成PML-RARα融合基因，致使招募到的下游蛋白分子复合物为转录共抑制分子（CoR）包括N-CoR、Sin3和HDAC而不是转录共激活分子（CoA）如CBP/P300、P/CAF等组蛋白乙酰化酶，结果基因转录被抑制[24-27]。近年来还发现4种少见的变异型易位：t（5；17）（q32；q21）、t（11；17）（q13；q21）、t（11；17）（q23；q21）和dUp（17q），它们的分子学改变和典型的t（15；17）不完全相同，虽然都涉及17q21的RARα基因，但“对手”基因分别为核磷蛋白（nucleophosmin，NPM）、核有丝分裂器蛋白（nuclear mitotic apparatus protein，NUMA）、早幼粒细胞白血病锌指（promyelocytic leukemia zinc factor，PLZF）和转录5的信号转导和激活物（signal transducer and activators of transcription 5，STAT5b），而不是PML。临床上凡有t（15；17）易位或PML-RARα融合基因的APL病例应用全反式维A酸（all trans retinoic acid，ATRA）治疗有效，而具有t（11；17）（q23；q21）或PLZF-RARα融合基因的APL患者对ATRA和三氧化二砷治疗不敏感。

（三）inv (16) (p13q22)

该易位约见于8%的AML和25%的AML-M4患者。细胞遗传学上有两种类型：inv(16)(p13q22)和t（16；16）（p13；q22），但以前者常见。+8和+22是最常见的继发性改变，后者有预报inv（16）AML的价值。细胞学上该型白血病常显示粒系和单核系的白血病细胞浸润伴特征性骨髓嗜酸性粒细胞异常：数目增加（＞5%）或质的异常（嗜酸性颗粒中夹杂大而不规则的嗜碱性着色颗粒，糖原和氯醋酸酯酶均呈强阳性）。分子水平上该重排导致原位于16p13的平滑肌肌球蛋白重链（MYH11）基因和位于16q22的核心结合因子β亚单位（CBFβ）并置，形成CBFβ-MYH11融合基因[24-27]。临床上该类患者CR率接近100%，MS长达5年以上。由于inv (16) 是一种微小的异常，常规核型分析往往难以发现，应用MYH11或CBFβ断裂点分开的双色探针进行FISH和RT-PCR分析是更为敏感可靠的检测方法。

（四）t/del (11) (q23)

该异常和单核细胞白血病有特别的联系，可见于AML-M4或AML-M5亚型，包括原发性和治疗相关性。细胞遗传学上该异常可表现为缺失或易位，均涉及11q23带，易位的“对手”染色体多达50种之多，但以t(6；11)(q27；q23)、t(9；11)(p22；q23)、t(10；11)(p12；q23)、t(11；17)(q23；q21)、t(11；19)(q23；p13）等5种较常见。结果导致位于11q23的MLL基因和来自“对手”染色体上的基因如AF6（6q27）、AF9（9p22）、AF10（10p12）、AF17（17q21）和ELL（19p13）并置在一起，分别形成MLL-AF6、MLL-AF9、MLL-AF10、MLL-AF17、MLL-ELL等融合基因[24-27]。该型白血病有特殊的年龄分布：占成人AL的5%，儿童AL的50%和婴儿AL的70%。临床上常有高白细胞计数、脏器肿大和皮肤受累等表现，预后大多不佳。

上述4种特异性染色体重排一经检出，不论骨髓原始细胞百分比是否大于20%，均应诊断为AML。

AML中其他特异性染色体重排均较少见（1%或更少）。例如t (6；9) (p23；q34)，见于伴有骨髓嗜碱性粒细胞增多的AML-M2或AML-M4，患者较年轻，治疗后CR率较低（50%左右）；t (8；16) (p11；p13)，见于AML- M5b，白血病细胞吞噬红细胞为其主要的形态学特点，临床上常有中枢神经系统受累和由于原发性纤溶或弥散性血管内凝血所致的出血倾向，CR率50%左右且为时短促；inv（3）（q21q26），见于AML-M3以外的各AML亚型，主要特点为相对性或绝对性血小板增多和骨髓小巨核增多，多数病例伴有其他染色体异常，特别是-7/7q-和-5/5q-，化疗效果大多不佳，预后较为恶劣；t/del（12）（p12-p13），见于伴有骨髓嗜碱性粒细胞增多的AML-M2；t（9；22）（q34；q11），发生率约为1%～2%，见于AML-M3以外的各AML亚型，免疫学检测常同时表达髓系和淋系抗原，仅30%～40%的患者可获CR，早期复发多见，通常无慢性粒细胞白血病（chronic myelogenous leukemia，CML）病史，骨髓中常有正常核型的细胞，缺乏CML急变时常见的继发性染色体异常，CR后Ph染色体消失，融合基因产物为p190蛋白，借助以上诸点不难与CML急变相鉴别；t（7；11）（p15；p15），主要见于AML-M2，偶可见于AML-M4，患者几乎均系东方人种，白血病细胞可见奥尔小体，NAP减低，化疗后72.7%的患者可获CR，MS13个月，分子学研究发现该易位导致原位于11p15的核孔素基因（NUP98）和位于7p15的同源盒基因（HOXA9）并置在一起，形成NUP98-HOXA9融合基因；t（16；21）（p11；q22），见于AML-M4或AML-M5，临床上病情进展快，治疗效果差，CR率低，复发率高，分子水平上有FUS-ERG融合基因形成；t（1；22）（p13；q13），仅见于小儿AML-M7（28%的儿童AML-M7和67%的婴儿AML-M7），通常预后不良。

三、急性淋巴细胞白血病（ALL）

大约60%～85%的ALL患者可检出克隆性染色体畸变，其中66%为特异性染色体重排。

（一）染色体数目畸变[27-29]

ALL按染色体众数可分为以下5种亚型。

1. >50的超二倍体　约见于25%～30%的儿童ALL患者，染色体众数在51～65，峰值55，数目增加的染色体常见为4、6、10、14、17、18、20、21和X等。FAB分型为ALL-L1或L2，免疫学检测显示CD10阳性的早期前B细胞表型，患儿年龄2～10岁，常伴有低的白细胞计数和乳酸脱氢酶（serum lactate dehydrogenase，SLDH）水平，化疗效果好，MS大于2～3年。

2. 47～50的超二倍体　见于10%～15%的ALL患者，FAB分型为ALL-L1或L2，免疫学检测示早期前B细胞表型，预后居中。

3. 假二倍体　见于40%的ALL患者，染色体数目为46，但有各种数目和结构畸变，常伴有高白细胞计数和SLDH增高，预后大都恶劣（详见结构畸变）。

4. 正常二倍体　见于10%～15%的ALL患者，FAB分型为ALL-L1或L2，T细胞ALL中正常核型者高达30%，预后居中。

5. 亚二倍体/近单倍体　前者染色体数目<46，见于7%～8%的ALL患者，后者染色体数目<30，见于不到1%的ALL患者。FAB分型为ALL-L1或L2，免疫学检测示早期前B细胞表型，预后较差。

（二）染色体结构畸变[28, 29]

ALL的特异性染色体重排主要和白血病细胞的免疫学亚型相关。

1. 前体B淋巴细胞白血病

（1）t（4；11）（q21；q23）：该易位见于2%～6%的ALL，特别是30%的新生儿和60%的婴儿ALL。63%的患者可同时有CD15表达。临床上常有高白细胞计数和中枢神经系统受累，预后十分恶劣。分子水平上该易位导致MLL-AF4融合基因。

（2）t（1；19）（q23；p13）：该易位见于5%～6%的儿童ALL，特别是25%的儿童前B细胞ALL。患者常为非白种人，临床上有高白细胞计数、高SLDH水平和DNA指数小于1.16等特点，预后不良。分子水平上该易位导致E2A-PBX1融合基因。

（3）t（9；22）（q34；q11）：该易位见于2%～5%的儿童ALL和15%～33%的成人ALL。部分病例可同时有CD13、CD33的表达。临床上白细胞计数常增高，化疗效果差，CR率低，复发率高。其分子学改变和Ph^{+}CML不同：成人病例中融合蛋白P210和P190各占半数，而儿童病例中P190高达82%。现主张给予强烈化疗，一旦获得首次CR即采用异基因骨髓移植治疗。

（4）t（12；21）（p13；q22）：该易位约见于16%～29%的儿童B细胞ALL。临床上CR率高，复发少见。分子水平上该易位导致TEL-AML1融合基因。由于该异常十分微小，难以被常规细胞遗传学技术所检出，只有用FISH或RT-PCR技术才能诊断。

2. 伯基特型淋巴细胞白血病　该型白血病的染色体改变和伯基特淋巴瘤相同。t（8；14）（q24；q32）为最多见的异常，见于90%伴有表面免疫球蛋白的成熟B细胞ALL（FAB-L3型），而其变异型t（2；8）（p12；q24）和t（8；22）（q24；q11）各见于5%的病例。临床上1/3病例常合并脑膜白血病和（或）腹部肿瘤。对常用化疗方案反应差，预后恶劣。分子水平上该易位导致原位于8q24的*c-myc*基因和免疫球蛋白基因之一[IgH（14q32）、Igκ（2p12）、Igλ（22q11）]并置而致高表达。

3. 前体T淋巴细胞白血病　染色体易位类型甚多，但其断裂点常涉及T细胞受体基因位点如TCRα/δ（14q11）、TCRβ（7q35）和TCRγ（7p15）。涉及前二者的易位较多见，约占T细胞ALL染色体异常的40%～50%。其中t（11；14）（p13；q11）、t（10；14）（q24；q11）、t（1；14）（p32；q11）、t（8；14）（q24；q11）和t（11；14）（p15；q11）分别见于25%、5%～10%、3%、2%和1%

的T-ALL。分子水平上上述易位导致不同“对手”染色体上编码转录因子的基因如LMO2（11p13）、HOX11（10q24）、TAL1（1p33）、myc（8q24）和LMO1（11p15）与T细胞受体基因之一并置，致使前者调控失常而高表达。临床上常有白细胞增高、纵隔肿块和脑膜白血病等表现。预后除t（10；14）和t（11；14）外均不佳。

4. 系列非特异性　患者可有T细胞ALL或B细胞ALL表型

（1）见于4%～13%的儿童ALL，成人ALL较少见，断裂点位于6q15和6q21，预后较好。

（2）$9p^-$ 见于7%～12%的ALL，关键缺失区为9p21-p22，预后不良，MS少于1年，分子学研究发现该异常导致与细胞周期调控有关的p16、p15和p14基因的丢失。

（3）$12p^-$ 见于10%～12%的ALL，可以是缺失或易位，最常见累及12p12，其中dic（9；12）（p11；p12）具有前B或早前B ALL表型，预后较佳，治疗后几乎均可获得CR，MS为61个月[30]。

四、慢性粒细胞白血病（CML）

Ph染色体是CML的重要诊断标记，借此可将CML和类白血病反应、骨髓增生异常综合征（MDS）以及其他骨髓增生性疾病等进行鉴别。疑为骨髓增生性疾病的患者若发现Ph染色体，应诊断为CML而除外真性红细胞增多症（PV）、原发性血小板增多症（ET）、慢性中性粒细胞白血病（CNL）和特发性骨髓纤维化（CIMF）等。按照Ph染色体的有无可将CML分为两类：Ph^+CML，约占95%；Ph^-CML，约占5%。大约92%的Ph^+CML患者有典型的Ph易位即t（9；22）（q34；q11），其余8%的患者有变异、复杂和隐匿的Ph易位。分子学研究证实，原位于9q34的*abl*原癌基因易位到22q11上和*bcr*基因一部分融合，产生*bcr-abl*融合基因，后者转录为8.5Kb的*bcr-abl*融合mRNA，最终翻译成210 000的蛋白质。该融合蛋白具有高度酪氨酸激酶活性[31]。Ph^+CML患者具有相同的临床、血液学、预后和分子学特征而不论其易位类型如何。70%的CML慢性期患者有46，Ph核型，30%的患者除Ph染色体外还可有-Y、+8或$^+$Ph异常。初诊时绝大多数Ph^+CML患者骨髓中Ph^+细胞百分比为100%，完全缓解（CR）后Ph染色体通常并不消失，但应用干扰素或STI571（格列卫）治疗后其阳性细胞可减少甚至消失。异基因骨髓移植获得成功后Ph^+细胞可显著减少或消失。CML加速期或急变期时，20%的患者保持46，Ph核型不变，而80%的患者可出现额外的染色体异常，其中2Ph、+8和i（17q）为最多见的类型。它们可单独或联合出现，通常比临床或血液学上的急变征象早出现2～4个月，因此病程中定期检测染色体核型有助于早期诊断CML加速期或急变。此外，额外异常细胞的有无及多少也与患者的预后有关：无额外异常的患者中80%对治疗有反应，中位生存期（MS）5.7个月；部分细胞有额外异常的患者中50%对治疗有反应，MS 4.9个月；全部细胞有额外异常的患者中30%对治疗有反应，MS 2.5个月。必须指出的是，Ph染色体并非CML所特有，也可见于其他恶性血液病如15%～33%的成人ALL以及少数淋巴瘤、慢性淋巴细胞白血病甚至MDS患者，因此Ph^+者拟诊CML时，仍需结合临床，防止绝对化。

近来应用FISH技术揭示大约10%～15%的CML患者其衍生9号染色体断裂点附近有较大的序列缺失。伴有该缺失的CML患者有较短的慢性期、较快的疾病进展期和较短的生存期，因而是CML有价值的预后指标。

Ph^-CML是一组异质性疾病。其中半数为Ph^- *bcr^+*，实质上仍属于Ph^+CML范畴，半数为Ph^-*bcr^-*，其临床和血液学表现多不典型，预后恶劣，多数学者认为它是慢性粒单细胞白血病的一种亚型或伴有过多原始细胞的难治性贫血，真正的Ph^-CML实际上并不存在。

五、慢性淋巴细胞白血病（CLL）

早年采用不加有丝分裂刺激剂的骨髓培养或加植物血凝素（PHA）的外周血培养大多揭示正常核型。1979年后由于多克隆B细胞激活剂的应用（EBV、LPS、TPA、PWM），发现1/3～1/2的B细胞CLL有克隆性染色体异常：12号三体（+12）、$14q^+$和del（13q）是3种最常见的异常，分别见于30%、20%和20%核型异常的患者。此外，还可见11q-、17p-和6q-等异常。应用FISH技术可揭示82%的CLL有染色体异常，其中13q-

为最常见的异常（55%），其次为11q-（18%）、+12（16%）和17p-（10%）。13q-患者的预后和正常核型相同，而伴有+12、14q+、11q-或17p-患者的预后均较差。T细胞CLL患者的特征性染色体异常为inv（14）（q11q32）[32]。

六、其 他

（一）治疗相关性白血病（therapy-related leukemia，TRL）

由于强烈化疗和（或）放疗的应用，TRL似有不断增多的趋势，约占急性白血病患者总数的10%。90%以上的TRL有克隆性染色体畸变，目前认为可分为以下两大类[33, 34]。

1. 烷化剂所致的TRL，常以-5/5q-和（或）-7/7q-为特征，临床上潜伏期较长（5～7年），常有白血病前期，其细胞学类型可以是除AML-M3以外的各FAB亚型，患者多为老年，对化疗反应差，长期生存者少见。其中-7，+der（7）t（1；7）（q10；p10）是一种不平衡易位，导致1q三体和7q单体，常见于AML-M4。

2. DNA拓扑异构酶Ⅱ抑制剂所致的TRL，以累及11q23和21q22等特异性染色体易位为特征。其中由鬼臼素类（VP16、VM26）所致者常涉及11q23的易位，尤以t（9；11）（p22；q23）多见；由蒽环类所致者则有t（3；21）（q26；q22）、t（15；17）和t（8；21）等异常；由二氧哌嗪类（乙亚胺、丙亚胺和乙双马啉）所致者可有t（15；17）、t（8；21）或t（7；11）（p15；p15）等异常。临床上潜伏期较短（2～3年），常无白血病前期，患者大多年轻，对化疗反应好，长期生存者多见。

（二）慢性中性粒细胞白血病（chronic neutrophilic leukemia，CNL）[35]

大多数CNL患者有正常核型，37%的CNL患者有不一致的克隆性染色体异常，包括+8、+9、del（11q14）、+21和del（20q）等。近年来发现少数CNL患者有Ph染色体，其分子学重排方式为e19a2。有人认为该类病例应重新诊断为中性粒细胞性CML（N-CML）而不是真正的CNL。

（三）慢性嗜酸性粒细胞白血病（chronic eosinophilic leukemia，CEL）

FIP1L1-PDGFRA融合基因是近年来的一个重要发现，据此可将CEL和嗜酸性粒细胞增多综合征（hypereosinophilic syndrome，HES）相鉴别[36]。它是4q12上一个大约800kb的微小序列缺失导致FIP1L1基因的5’端和PDGFRA基因的3’端融合的结果。该异常采用常规染色体分析不能被发现，只有RT-PCR或FISH才能检出。该融合基因是酪氨酸激酶信号转导抑制剂作用的新靶点，临床上CEL患者应用小剂量伊马替尼（100mg/d）即可获得迅速的疗效。报道过的CEL的其他染色体异常还有[37]①8p11综合征：目前已发现位于8p11的成纤维细胞生长因子受体1（fibroblast growth factor 1，FGFR1）基因和位于5个不同染色体上的“伙伴”基因即6q27的FOP，9q33的CEP110，13q12的FIM/INF198，22q11的*bcr*和19q13的HERV-K等基因分别融合，患者通常预后较差；②t（5；12）（q31-33；p12-13）：该易位主要见于伴有嗜酸性粒细胞增多的慢性粒-单核细胞白血病（chronic myelomonocytic leukemia，CMML），少数情况下也可见于CEL。t（5；12）导致位于12p13上的ETV-6和位于5q33上的PDGFRβ基因融合，临床上应用伊马替尼治疗有效；③涉及4q12的平衡易位如t（3；4）（p13；q12）、t（4；7）（q11；q32）、t（4；7）（q11；p13）也有个例报道；④见于单个病例的涉及5q31-35的平衡易位，可能提示位于5q上的PDGFRβ或编码其他细胞因子如IL-3、IL-4、IL-5、IL-9或GM-CSF等基因受累；⑤其他如-7、t（1；7）（p10；q10）、+8、+10、+15、i（17q）、del（20q11）和-Y等，也有过少数病例报道。

（四）急性嗜碱性粒细胞白血病（acute basophilic leukemia，ABL）[38, 39]

至今未发现ABL有特异性染色体重排。报道过的异常包括涉及6、9和12号染色体的重排如t（6；9）（p23；q34）、+21、+7、del（7q）、i（17q）、del（16）（q22）、t（16；17）（q22；q21）和t（X；6）（p11；q23）。临床诊断为ABL者，若发现t（9；22）易位，应重新诊断为CML急变。

（五）浆细胞性白血病（plasma cell leukemia，PCL）

PCL的染色体异常检出率（50%）高于多发性骨髓瘤。异常类型包括各种数目和结构异常，前者如+6、+8、+9和+17，后者中60%的病例包括涉及1、8、11和14号染色体的重排，40%的病例有-13或13q14部分缺失。其他还可见6q-和17p13的缺失。14号染色体受累常表现为14号和其他染色体相互易位所致的14q+，其中以t（11；14）（q13；q32）最多见，其次还可见t（8；14）（q24；q32）、t（2；14）（p13；q32）、t（14；18）（q32；q21）、t（14；19）（q32；p13）和t（7；14）（q32；q32）等。伴有del（13）（q14）和17p13缺失者预后差。

（六）淋巴瘤细胞白血病

染色体改变和淋巴瘤基本相似。大多数来自B细胞淋巴瘤的患者涉及14q32的重排，如伯基特淋巴瘤的t（8；14）（q24；q32）及其变异型t（2；8）（p12；q24）和t（8；22）（q24；q11），滤泡细胞淋巴瘤的t（14；18）（q32；q21），外套细胞淋巴瘤的t（11；14）（q13；q32）和弥漫性大B细胞淋巴瘤的t（3；22）（q27；q11）或t（3；14）（q27；q32）；来自T细胞淋巴瘤的患者有涉及14q11、7q34-35或7p15等T细胞受体基因位点的重排。

（七）红白血病（erythroleukemia，EL）

红白血病的染色体改变有以下3种类型：①正常核型；②较少的核型异常（minor karyotypic abnormalities）；③较多的核型异常（major karyotypic abnormalities）。至今虽未发现红白血病有特异性染色体重排，但以涉及5和（或）7号染色体异常、多倍体、环状染色体、双微体和各种标记染色体为其特征。哈尔滨血液病肿瘤研究所曾对40例EL作了回顾性分析，发现25例（62.5%）有克隆性染色体异常，其中11例有复杂异常（≥3种异常）。

（八）骨髓增生异常综合征（myelodysplastic syndrome，MDS）[40]

MDS旧称白血病前期。大约40%～70%的患者有克隆性染色体畸变。和早期阶段MDS（RA、RAS）患者相比，晚期阶段的MDS患者（RAEB）有较高的染色体异常检出率且畸变类型也更复杂。MDS染色体畸变的类型很多，但主要表现为染色体整条的增加或丢失和部分缺失，至于易位较为少见，其中−5/5q、−7/7q、+8和20q最常见，分别见于20.8%、19.2%、16.9%和6.4%的患者。其他异常还有1q三体、t（1；7）（q10；p10）、idic（X）（q13）、t（3；5）（q25；q34）和复杂异常。上述异常中孤立性5q-和RA可能有特别的联系，多见于老年女性，常有大细胞性贫血、血小板正常或增多和骨髓巨核细胞不分叶等特点，WHO分型将其作为MDS中一个独特的亚型5q-综合征。新近有研究表明反应停的同系物CC-5013治疗5q-综合征可诱导完全的红系反应和细胞遗传学缓解[41]。近年来江苏省血液研究所还在国际上首先报道了一种MDS中虽然少见但属于再现性的核型异常idic（20q-）[42]。该异常多见于老年患者，临床上缓解率低，死亡率高，预后很差。继发性MDS染色体畸变率更高，异常类型也更复杂，其中−5/5q和−7/7q分别占40%左右。MDS的染色体畸变有重要的预后价值。根据核型可将MDS分为三种不同的预后亚型：①低危：正常核型、-Y、单纯5q或20q；②高危：−7/7q、复杂异常或有核型演变；③中危：其他异常如+8等[43]。Yunis等总结有关文献，发现正常核型者MS 49个月以上，转为白血病的风险低；单纯5q者MS 40个月以上，1/8病例转为白血病；+8者MS 25个月，部分病例转为白血病；−7/7q者MS 12个月，72%的患者病情恶化或转为白血病；复杂异常者MS仅4个月左右。

七、白血病染色体畸变的临床和生物学意义

（一）克隆性染色体异常的检出有助于白血病的诊断和鉴别诊断

克隆性染色体异常的发现是诊断MDS或白血病的重要依据。据此可将MDS或白血病与其他非恶性血液病进行鉴别。但阴性结果也不能否定诊断，因为这可能是白血病细胞有丝分裂指数低下或者相关的异常是涉及亚显微水平的改变以致只有正常核型被检出的缘故。

（二）特异性染色体重排的发现有助于白血病的分型

特异性染色体重排不但有助于AML和ALL的鉴别，而且有助于进一步识别它们中的各自亚型。新近WHO提出的恶性血液肿瘤的诊断分型建议中就已采用特异性染色体重排来命名特定的AML亚型。

（三）染色体畸变可作为监测白血病病情变化的重要指标

急性白血病最初的核型异常经治疗后完全消

失而代之以正常核型提示CR。CR后原有异常重新出现，提示白血病复发。除原有异常外，又增添了新的异常，提示发生了克隆性核型演变，通常意味着疾病的进展如CML加速期或急变期。因此病程中反复多次染色体检查有助于判断急性白血病的CR、复发和CML急变。

（四）性染色体标志可用来检测骨髓移植后供受体细胞的嵌合状态

供者为异性别的骨髓移植后，若发现男性患者骨髓细胞中Y染色体消失而代之以一对X染色体，即与女性供者的核型相同；反之，若女性患者骨髓细胞中出现Y染色体，即与男性供者的核型相同，均提示为完全的嵌合体，表明移植成功。骨髓移植后白血病复发时，若发现性染色体构成和患者不同时则表明发生了供者源白血病。应用FISH技术检测性染色体比常规核型分析更为敏感、准确和简便。

（五）染色体是独立的预后指标

诊断时的核型是白血病最有价值的预后因素，它决定着患者获得CR的几率、持续时间和总生存期的长短。根据核型可将AL患者分为3个不同的预后亚型（表5-15）。

表5-15 AL细胞遗传学亚型的预后危险度分级

预后危险度等级	核型 AML	核型 ALL
低危	t（8；21）、t（15；17）、inv（16）	>50条的高超二倍体、t（12；21）
中危	正常核型、+8、+21、+22、11q23重排、del（9q）、del（7q）、del（17p）、-Y	正常核型、6q-、t（10；14）、t（11；14）
高危	−5、−7、del（5q）、3q重排、复杂异常（≥3种异常）	t（9；22）、t（8；14）、t（4；11）、t（1；19）、亚二倍体/近单倍体

（六）染色体发现有助于治疗方案的选择

白血病患者若伴有预后较好的核型如t（15；17）、inv（16）或t（8；21）等，通常只需接受强烈化疗即可，一般不主张在首次CR后进行骨髓移植；若伴有不良预后的核型异常如t（9；22）或t（4；11），需接受更为强烈的化疗方能获得CR，且主张尽可能在首次CR后即作骨髓移植；伴有t（9；22）易位者可采用格列卫靶向治疗；伴有t（15；17）或PML-RARα融合基因者采用ATRA或三氧化二砷等靶向治疗有效，反之，伴有t（11；17）或PLZF-RARα融合基因则对ATRA不敏感。

（七）染色体发现为分子学研究提供了重要线索

染色体易位断裂点的克隆导致一系列与白血病有关的重要基因被相继发现。这不但对白血病的诊断及其微小残留病的检测有很大的应用价值，而且对研究白血病的发病机制和探索新的治疗药物也有重要的理论意义。

（魏负禾）

第四节 白血病的分子遗传学

白血病是造血细胞的恶性克隆性疾病，以获得性的遗传学改变为特征。1960年费城染色体（Ph染色体）的发现使人们开始将细胞遗传学与白血病联系起来。目前，细胞遗传学的改变已成为白血病最重要的预后判断指标之一，一些特殊的细胞遗传学异常在WHO分型建议中已被列为特殊亚型[44]。近年来分子遗传学的迅猛发展不但丰富了我们对白血病发病机制的理解，也为发展新的靶向治疗提供了契机。以下对各种白血病的分子遗传学进展逐一进行介绍。

一、急性髓细胞白血病（AML）

大约55%的AML患者通过常规核型分析可检出克隆性的染色体异常（包括数目异常以及易位、倒位、插入、缺失等结构异常），染色体改变已成为AML患者最重要的独立预后指标之一（表5-16）[45]。此外，对不同细胞遗传学类型的AML

患者进行个体化治疗可以获得更好的疗效。在新的WHO AML分型建议中，一些特殊的细胞遗传学异常，如t（8；21）（q22；q22）、inv（16）（p13q22）/t（16；16）（p13；q22）、t（15；17）（q22；q21）和11q23异常，已被列为特殊的AML亚型。

表 5-16　AML 患者细胞遗传学异常预后风险分类[45]

风险分组	MRC	SWOG/ECOG	CALGB*
良好组	t（8；21）	伴有 del（9q）或复杂核型异常的 t（8；21）	t（8；21）
	inv（16）/t（16；16）	inv（16）/t（16；16）/del（16q）	inv（16）/t（16；16）
	t（15；17）	t（15；17）	del（9q）
中危组	正常核型	正常核型	正常核型
	del（7q）	-Y	-Y
	+8	+6	del（5q）
	del（9q）	+8	del（7q）
	11q23 异常	del（12p）	t（9；11）
	+21		+11
	+22		del（11q）
	其他不能分组的异常		12p 异常
			+13
			del（20q）
			+21
高危组	3q 异常	3q 异常	inv（3）/t（3；3）
	−5/del（5q）	−5/del（5q）	t（6；9）
	−7	t（6；9）	t（6；11）
	≥ 5 条染色体受到累及	−7/del（7q）	−7
		t（9；22）	单纯 +8 或附加其他的染色体异常
		9q 异常	t（11；19）
		11q 异常	≥ 3 条染色体受到累及
		17p 异常	
		20q 异常	
		21q 异常	
		≥ 3 条染色体受到累及	

MRC：英国医学研究委员会；SWOG/ECOG：美国西南肿瘤协作组/东部肿瘤协作组；CALGB：癌症和白血病协作组

尽管细胞遗传学的技术有了显著进步，荧光原位杂交技术（FISH）的应用进一步提高了异常核型的检出率，仍有大约45%的患者不能检出核型异常。近年来，分子遗传学研究的进展使得大多数AML患者可以检出基因水平的异常，如Flt-3的内部串联重复（ITD）或点突变、CEBPα基因及 NPM 基因的突变等[45]。

（一）AML 常见的易位及融合基因

1. t（8；21）（q22；q22）　是 AML 中最常见的染色体易位之一（约占 7% ～ 8%），多见于FAB分型中的M2，易位结果是位于8号染色体上的ETO 基因与21 号上的AML 1 基因融合，形成了位于 8 号染色体上的 AML-ETO 融合基因。AML1-ETO 融合蛋白通过与 CBFβ 形成异二聚体而调节基因的表达，并与DNA 结合而抑制转录，还可抑制AML1 功能，并通过抑制CBF靶基因的表达导致髓系分化的阻滞。该类患者治疗缓解率高且中位生存期较长，预后良好。但近年来的研究结果显示20%～30%伴有t（8；21）的患者存在c-KIT基因的突变，这些患者的复发率增高，预后不佳[46]。伊马替尼对c-KIT表达阳性但不伴有c-KIT基因突变的患者有效，而伴有c-KIT基因突变的患者对伊马替尼耐药[47]。由于在一些长期血液学缓解的患者中仍可检测到AML-ETO融合基因的表达，因此对AML-ETO进行RT-PCR检测的预后意义尚不明确。实时定量PCR技术的发展为AML-ETO融合基因的动态定量检测提供了可能，治疗后融合基因的拷贝数显著减少往往提示患者预后良好，而融合基因的拷贝数超过初诊时的1%则提示高复发风险。

2. t(15；17)(q22；q21)　95%以上的急性早幼粒细胞白血病（APL）患者具有涉及17q21上的维A酸受体基因α（RARα）的染色体重排。其中最常见的为t（15；17）（q22；q21），该易位使得17号染色体上的RARα基因与15号染色体上的PML基因发生重排，形成PML-RARα融合基因，成为APL特异的分子标志，对APL诊断具有高度特异性，也是APL治疗的分子生物学基础。PML-RARα融合蛋白可通过与野生型RARα的竞争阻断早幼粒细胞的分化。此外，少数APL患者也存在其他罕见的染色体易位，分别形成PLZF-RARα、NPM-RARα、STAT5b-RARα和NUMA-RARα等融合基因。实时定量PCR检测PML-RARα融合基因可用于APL患者完全缓解（CR）后微小残留病变（MRD）的检测，对监测复发、判断预后和确定停药时机均有重要意义。此外，75%的APL患者可检出RARα-PML融合基因[48]。

3. inv(16)(p13q22)及t（16；16）（p13；q22）　约占AML的5%，形态学主要为M4Eo亚型。inv（16）/t（16；16）等染色体异常产生的CBFβ-MYH11融合蛋白可于MYH11基因的尾部形成同源二聚体或多聚体，而不与AML1形成异二聚体，从而以显性负方式抑制野生型AML1的转录活性。由于16号染色体较小以及带型的限制，inv（16）难以被常规核型分析所检出。RT-PCR检出CBFβ-MYH11成为诊断的重要依据。由于定性RT-PCR可在部分长期缓解的患者中检出CFBβ/MYH11融合基因的转录本，因此实时定量PCR技术的发展更显示出重要的意义。一些研究发现，该类患者首次缓解时的CFBβ/MYH11融合基因转录水平与患者的复发率有着相关性。近年来发现部分该类患者存在c-KIT基因的突变，其复发率增高，预后不佳[46]。

4. 涉及MLL基因的染色体异常　约8%的儿童AML和3%的成人AML患者可检出累及MLL基因的染色体异常，在婴儿AML和继发性AML患者中发生率更高。该类异常最多见于AML中的M4和M5亚型。MLL的断裂点主要位于8.3kb的断裂点丛集区（bcr），其伙伴基因超过40多种，常见的有包括编码核转录因子的AF-4（4q21）、AF-9（9p22）、AF-10（10p12）、ENL（19p13）以及编码胞浆蛋白的AF-1P（1p32）、AF-6（6q27）等。MRC AML10的研究结果将伴有11q23异常的AML划为中危组[49]，而另一些研究结果则认为伴有11q23异常的AML为高危组[50, 51]。MLL的不同伙伴基因也可能提示不同的预后，通常认为t（10；11）、t（6；11）和t（11；19）提示预后不佳，而占AML患者11q23异常40%的t（9；11）则提示良好的预后[44]。多重PCR和芯片技术的发展使得对常见涉及MLL基因的染色体异常进行精确的诊断成为可能。一些研究显示获得长期缓解的患者多数伴随着融合基因的转阴。涉及MLL基因的染色体异常可见于ALL或AML，基因表达谱的研究显示这些白血病细胞具有相同的基因表达谱[45]。

5. 涉及NUP98基因的染色体异常　NUP98基因定位于11p15.5，编码分子量为98 000的核孔素，是核孔复合体（NPC）的一个成分。NPC在细胞核与细胞质间蛋白质和RNA的选择性双向转运机制中起重要作用。近年来恶性血液病中有关11p15染色体异常的报道不断增多，目前已有15种之多，包括形成NUP98-PMX1融合基因的t（1；11）（q23；p15）、形成NUP98-HOXD13和NUP98-FN1融合基因的t（2；11）（q31；p15）、形成NUP98-TOP2B融合基因的t（3；11）（p24；p15）、形成NUP98-RAP1GDS1融合基因的t（4；11）（q21；p15）、形成NUP98-NSD1融合基因的t（5；11）（q35；p15）、形成NUP98-C6orf80融合基因的t（6；11）（q24. 1；p15.5）、形成NUP98-HOXA9融合基因的t（7；11）（p15；p15）、形成NUP98-LEDGF融合基因的t（9；11）（p22；p15）、形成NUP98-PRRX2融合基因的t（9；11）（q34；p15）、形成

NUP98-adducin 3 融合基因的 t（10；11）（q25；p15）、形成 NUP98-DDX10 融合基因的 inv（11）（p15q22）、形成 NUP98- HOXC13 融合基因的 t（11；12）（p15；q13）、t（11；14）（p15；q11）、t（11；17）（p15；q21）和形成 NUP98-TOP1 融合基因的t（11；20）（p15；q11）。该类异常均涉及 11p15 的 NUP98 基因并有相似特点，成为一组新的遗传学亚型。

6. 其他少见的染色体异常　AML中还有一些相对少见的核型异常，例如：①t（9；22）（q34；q11）：见于 0.5% ～ 1% 的 AML 患者，PCR 可检出BCR-ABL融合基因，多见于M0、M1或M2亚型，预后不佳。②t（6；9）（p23；q34）：在AML中发生率约为 1%，RT-PCR 可检出 DEK-CAN 融合基因，预后不良。实时定量PCR可用于MRD的监测。③t（8；16）（p11；p13）：形成MOZ-CBP融合基因，多见于M4和M5亚型，与单核细胞白血病相关，骨髓易见吞噬红细胞现象，预后不佳。定量PCR可用于MRD的监测。其他累及MOZ基因的重排还包括：inv（8）（p11q13）中的 MOZ-TIF2融合基因，t（8；22）（p11；q13）中的MOZ-p300融合基因。④t（3；5）（q25；q35）：形成NPM/MLF1 融合基因，多见于 MDS 及由 MDS 转化的 AML，骨髓活检易见多系病态造血，预后不良。

（二）AML 常见的基因突变

1.*flt*3 基因的突变　是 AML 患者最常见的遗传学异常之一，约占 AML 患者的 30%，包括*flt*3 基因的内部串联重复（internal tandem duplication，ITD）和点突变[52]。

（1）内部串联重复：ITD是*flt*3基因最常见的突变类型，可见于 25% 的 AML 患者。常见于伴有 t（15；17）、t（6；9）和正常核型的 AML 患者，在伴有t（8；21）、inv（16）和11q23异常的患者中少见。伴有*flt*3-ITD 和 t（15；17）的 APL 患者在形态上通常表现为微颗粒型。突变部位通常位于 14 号和 15 号外显子编码的穿膜区，重复的长度在 3 ～ 400 个碱基之间（通常为 12 ～ 294 个碱基）。*flt*3 ～ ITD 可导致配体非依赖性磷酸化及激酶区的活化，并激活下游的 *ras*、MAPK 和 STAT5 信号途径。*flt*3 晶体结构的分析结果显示，*flt*3-ITD 可导致其穿膜区自身抑制功能的丧失[53]。此外一些报道发现，*flt*3-ITD 还可抑制 CEBPA 和 PU.1 等与髓系分化相关的转录因子的表达，$CD34^+/CD38^-$ 的白血病干细胞可检出 *flt*3-ITD，*flt*3-ITD 与 WNT 信号通路协同作用于 AML 细胞的髓系转化，上述事实提示这一突变与AML干细胞的起源和维持有关[54]。*flt*3-ITD在缺乏其他分子和细胞遗传学标志的AML患者中作为MRD标志的价值有限。初诊时发现*flt*3-ITD的患者复发时异常可能消失，因此*flt*3-ITD 阳性AML患者随访过程中 *flt*3-ITD 检测阴性不能作为持续缓解的分子标志[44]。但是*flt*3-ITD 阴性AML患者缓解后的随访过程中发现该突变提示疾病可能复发。*flt*3-ITD 与AML患者的复发和生存期缩短有相关性，为预后不良的独立指标[45]。

（2）点突变：约 7% 的 AML 患者在 *flt*3 基因的第 2 个酪氨酸激酶区（TK2）可出现点突变[52]。最常见的突变类型为*flt*3 基因 20 号外显子累及密码子 D835 和 D836 的错义或缺失突变，此外也有 D839 和 D842 的报道[45]。*flt*3 基因的点突变位于 TK2 的关键部位 A-loop 内，与 ITD 相似，也可通过受体的自身磷酸化而激活 STAT5，进而阻止 AML细胞的凋亡。尽管如此，一些研究发现，部分 AML 患者可同时存在*flt*3-ITD 和点突变，提示二者的作用机制可能存在差异。此外，大约3.4%的 MDS 患者及 2.8% 的 ALL 患者也可发现*flt*3 基因的点突变。与*flt*3-ITD相反，多项大系列研究结果显示，*flt*3 基因的点突变与 AML 患者的预后没有相关性[45]。

（3）*flt*3 基因突变的靶向抑制研究：由于*flt*3 基因突变在 AML 患者中的高发生率和对不良预后的提示作用，针对*flt*3基因突变的靶向抑制研究成为近年来的一个研究热点。目前*flt*3基因突变靶向抑制的主要策略为开发小分子酪氨酸激酶抑制剂，抑制蛋白质磷酸化，干扰信号转导途径，影响白血病细胞的增殖和分化。目前正在进行临床研究的 *flt*3 抑制剂有 4 种：PKC-412、CEP-701、MLN518 和 SU11248。初步结果显示这些药物易耐受，对伴有*flt*3 基因突变的复发 AML 患者有一定的效果，但疗效远不能令人满意[55]。令人意外的是，一些不伴有 *flt*3 基因突变的 AML 患者对 FLT3 抑制剂产生了治疗反应[45]。

2. MLL 基因的部分串联重复（partial tandem duplication，PTD）　大约 5% 的 AML 患者可检

出MLL基因的PTD，在正常核型或伴有三体11的AML中更为常见[44]。突变导致3或4号外显子与8或11号外显子之间的串联复制，Southern杂交或PCR/RT-PCR可检出该异常。有报道采用巢式PCR自部分正常个体的外周血中可检出较低水平的MLL-PTD，其中的原因并非是MLL基因存在基因重组，更可能是异常剪切的结果。伴有MLL-PTD的AML患者缓解期短，通常预后不良[44]。

3.*kit*基因的突变　KIT也属于Ⅲ型受体酪氨酸激酶，在AML患者中*kit*突变率为5%～8%。*kit*基因突变多发生于8号外显子的D816，特别多见于伴有t（8；21）或inv（16）/t（16；16）的AML患者，发生率可达30%左右，伴有*kit*基因突变的AML患者复发率明显增高[46]。*kit*基因D816突变中最常见的类型如D816V或D816Y，对伊马替尼耐药，但体外实验显示对十字孢碱来源的酪氨酸激酶抑制剂PKC412有一定的敏感性。

4. *ras*基因突变　*ras*基因家族包括H-*ras*、K-*ras*和N-*ras* 3种，其信号通路由一些造血生长因子受体与配体结合后活化，因而在造血细胞的增殖和生存中起着重要的作用。*ras*基因突变是造血系统肿瘤中最常见的癌基因异常之一。AML患者N-*ras*和K-*ras*基因突变的发生率分别为25%和15%，突变位置通常位于12、13或61号编码子[45]。在一些缺乏*ras*突变的患者中，可通过上游的酪氨酸激酶基因如*kit*和FLT3基因的突变导致*ras*-GTP的聚集。*ras*突变的预后意义尚不明确。

5. 核磷蛋白基因（NPM）突变　NPM是一种广泛表达的磷蛋白质，其作用为在细胞核与细胞浆之间穿梭，NPM基因可与ALK、RARα和MLF-1等形成融合基因，参与多种白血病或淋巴瘤的发病[56]。近来，多项研究显示47%～62%的正常核型AML患者存在NPM基因的突变，而异常核型AML患者少见。NPM突变最常见的类型为12号外显子发生4个碱基的重复导致蛋白C端结构改变，携带NPM突变的AML患者表现出NPM蛋白异常的胞浆内分布（正常情况下分布于细胞核内），化疗后的完全缓解率高，预后良好。由于NPM基因具有肿瘤抑制基因的功能，可调节p53信号通路，有学者推测NPM基因的突变可影响p53信号并进而导致遗传学不稳定性，因此NPM基因的突变使得AML细胞能够获得其他的遗传学改变。

6. CEBPA基因突变　CEBPA基因是一个介导多潜能髓系祖细胞向成熟粒细胞分化的转录因子。近年来，多项研究发现AML患者中CEBPA基因突变的发生率可达10%左右，且多见于M1和M2亚型[57]。CEBPA基因的突变分为两类，第一类发生于亮氨酸拉链区，突变影响了蛋白的DNA结合以及与其他c/EBP家族成员二聚体化能力；第二类突变是发生于N端的无义突变，从而阻碍了全长CEBPA基因的表达，所产生的蛋白仅含有N端，并通过显性负作用影响正常CEBPA蛋白的功能[57]。伴有CEBPA基因突变的患者通常预后良好。

7. AML1基因突变　大约20%的AML-M0患者存在AML1基因突变，突变主要簇集于AML1的Runt结构域，错义突变影响了AML1的DNA结合力及反式激活作用，无意义突变后基因编码的蛋白则完全丧失功能，常伴随另一个等位基因的变异或缺失。目前尚未观察到AML1基因突变与患者预后的相关性[44]。

（三）基因的异常表达

1. Wilms瘤抑制基因（WT1）　WT1基因最早发现于Wilms瘤，编码一个锌指转录因子。有研究发现大约75%的AML患者的白血病细胞有WT1的高水平表达，且WT1基因高表达的患者缓解率低、预后差[44]。由于正常造血细胞的WT1基因表达水平极低甚至不能被检测到，因此可以将WT1基因作为一种泛白血病标志用于缺乏遗传学标志的AML患者微量残留病（MRD）检测的指标。在AML患者缓解后的随访过程中，如果实时定量PCR显示WT1基因的表达水平增高，往往提示疾病可能复发[44]。

2. EVI-1基因　inv(3)(q21, q26)等涉及3q26的染色体异常可导致EVI-1基因的重排，且往往提示预后不佳[44]。实时定量RT-PCR可在10%的原发性AML（包括有3q26异常的患者）中发现有EVI-1转录水平的增高。

3. *flt*3基因　不伴有*flt*3-ITD的患者存在FLT3基因的过表达也是预后不良的标志[44]。

4. PRAME基因：PRAME基因的表达是预后良好的标志[44]。

（四）白血病的“二次打击”理论

动物模型的研究发现，白血病的发病需要多种遗传学改变的协同。例如将 AML1-ETO 或 CBFβ-SMMHC于转基因小鼠中表达后，仅能阻断髓系分化而不出现白血病。而表达PML/ RARα融合蛋白的小鼠可出现骨髓增殖性疾病样的改变，观察 12 ~ 14 个月后仅 10% 发生急性白血病。此外一些小的信号分子如 FLT3 或 RAS 家族成员的活化也可诱导骨髓增殖性疾病样的表型。小鼠体内实验的结果也证实不同的突变可能产生协同作用。临床研究也发现一些患者的白血病细胞可同时携带一种以上的突变。这些事实表明AML的发生至少是由两类突变协同作用的结果：I 类突变导致信号传导途径的激活，如*flt*3、c-*kit*、c-*fms*、*ras*和BRAF等基因的突变，该类突变可促进细胞增殖、抑制凋亡；II类突变是指涉及转录因子或转录共激活复合体成分的突变，可抑制细胞分化，并可使造血祖细胞获得异常的自我更新特性，如 AML1、CBFβ、MLL 和 RARα 等基因的突变[45]。多数情况下同一类的突变不会出现于同一患者，而与之相反，不同类别的突变可在同一患者的白血病细胞内出现[45]。

二、急性淋巴细胞白血病（ALL）

相当部分 ALL 患者可检出染色体易位，部分染色体易位对指导治疗和判断患者的预后有重要意义（表 5-17）。基因芯片的研究结果显示伴有不同染色体易位的 ALL 患者的白血病细胞有着不同的基因表达谱。近来，分子遗传学研究的结果显示，部分早前 B-ALL 和早前 T-ALL 患者存在一些小信号分子的突变，并可能成为靶向治疗的目标[58]。

表 5-17 ALL 患者常见细胞遗传学异常及预后价值

疾病类型	融合基因	核型异常	发生率（%）	免疫表型	预后
B-ALL	E2A-PBX1	t（1；19）	5（儿童） 3（成人）	$CD10^+$，$D19^+$，cIg^+，pre-B-ALL	经积极治疗后预后良好
	TEL-AML1	t（12；21）	22（儿童） 2（成人）	$CD10^+$，pre-B-ALL	经积极治疗后预后良好
	BCR-ABL	t（9；22）	3（儿童） 25（成人）		预后差
	MLL-AF4	t（4；11）	3（儿童） 60（婴儿）	$CD10^-$，$NG2^+$	预后差
T-ALL	SIL-SCL	1p32 缺失	25		预后良好
	TCRD-SCL	t（1；14）	3		
	TCR-HOX11	t（10；14） t（7；10）	5		HOX11 表达增高，预后好
	TCRD-HOX11L2	t（5；14）	20	$CD3^+$ $CD10^+$	不详

本表引自参考文献 44

1. TEL-AML1　见于t（12；21）（p13；q22）易位，由位于12p13的TEL基因与21q22的AML1基因相互融合而成。TEL 基因的断裂点位于 5 号和 6 号外显子，AML1 基因的断裂点位于第 1 或第2个内含子。t（12；21）约占儿童ALL的22%，但在成人 ALL 中少见（2%），免疫表型为早前 B 细胞性ALL。TEL-AML1融合蛋白是一种转录因子，可以异常地募集组蛋白去乙酰化蛋白（HDACs），导致染色质浓聚和靶基因如 HOX 基因的失活。基因芯片的研究结果显示 TEL-AML1 阳性的ALL患者有特征性的基因表达谱[45]。流行病学研究发现一些TEL-AML1阳性的ALL儿童患者在白血病发病前 5 ~ 10 年的新生儿外周血样中可以发现有融合基因，这一结果提示 TEL-AML1 易位可能是该类白血病的起始事件。常规核型分析难以发现该易位，分子遗传学技术如 PCR 或 FISH 可检出该异常。实时定量 PCR 检测 TEL-AML1融合基因可用于MRD的监测。TEL-AML1

融合基因阳性是预后良好的一个独立判断指标，多数研究显示ALL患者的无病生存可达90%。但多项临床研究的结果显示强烈化疗是此类患者改善预后的必要条件[44]。

2. 超二倍体　超二倍体也是早前B-ALL患者最常见的染色体异常之一，预后良好。与TEL-AML1类似，基因芯片研究也发现伴有超二倍体的ALL细胞有特征性的基因表达谱。近来，有研究显示20%的超二倍体ALL患者伴有FLT3基因的突变[58]。这一发现不仅提示激活的酪氨酸激酶在超二倍体ALL患者可作为癌基因参与其发病机制，也预示着小分子酪氨酸激酶抑制剂可能有助于该类型ALL患者的治疗。

3. E2A-PBX1　见于t（1；19）（q23；p13）易位，由位于1q23的同源盒基因PBX1与19 p13的E2A基因相互融合而成。E2A-PBX1融合蛋白可阻断HOX基因和E2A靶基因的表达。t（1；19）约占儿童ALL的5%和成人ALL的3%，免疫表型为前B细胞性ALL。有关E2A-PBX1的预后意义尚有争议，在成人ALL中更为明显。UKALLXA的临床研究结果显示，伴有t（1；19）的成人ALL患者预后良好。而法国血液细胞遗传学协作组的报告则显示，伴有t（1；19）的成人ALL患者预后不佳。两个研究的不同结论可能与病例数少以及治疗方案不同有关。目前比较一致的意见是：伴有t（1；19）的ALL患者标准化疗的预后差（儿童ALL更为明显）；而强烈化疗后的预后良好[44]。

4. MLL基因重排　涉及MLL基因的染色体易位约占儿童和成人ALL的8%～10%，但在婴儿（初诊<1岁）ALL患者可达60%～70%。基因芯片研究也发现伴有MLL基因重排的白血病细胞与其他类型的ALL和AML相比有特征性的基因表达谱。MLL基因重排可通过FISH和流式细胞技术检测NG2的表达等检出。ALL患者最常见的MLL基因重排是MLL-*af*4［见于t（4；11）］，伴有该异常的ALL细胞表现为前B细胞表型。MLL基因重排的对手基因可达40种以上，多重PCR和芯片技术已被用于相关检测，加快了检测速度，提高了效率。ALL患者MLL基因重排的预后意义差异很大。伴有MLL基因重排的婴儿，无论是何种对手基因，预后极差[45]。伴有t（4；11）的儿童和成人ALL患者预后不良。其他涉及MLL基因重排的易位总体来说预后不佳，但是报道并不一致[45]。ALL患者巩固治疗结束后MLL-*af*4融合基因检测阳性提示疾病极可能复发，实时定量PCR对预测此类患者复发更有价值。

5. *bcr-abl*　见于t（9；22）（q34；q11）易位，由位于9q34的*abl*基因与22q11的BCR基因相互融合而成。*bcr-abl*有活化的酪氨酸激酶活性，可激活*ras*和其他信号通路。t（9；22）约占儿童成人ALL的25%和ALL的3%，在40～50岁年龄组ALL更可达50%[44]。伴有*bcr-abl*融合基因是儿童和成人ALL最差的预后标志。根据断裂部位的差异，t（9；22）可形成两种融合蛋白：p190和p210。其中绝大多数儿童ALL和50%的成人ALL患者为p190。实时定量PCR可用于MRD的监测，*bcr-abl*融合基因转录水平的动态变化对指导造血干细胞移植和伊马替尼的治疗以及预测患者复发的风险有重要的价值。

6. *scl*基因的重排（1p32）　T-ALL的遗传学异常以一些癌基因（特别是一些转录因子）的过表达为主要特点。T-ALL患者最常见的遗传学异常为累及1p32上*scl*（TAL1）基因的重排。其中t（1；14）（p32；q11）可见于3%的T-ALL患者，易位导致*scl*基因与T细胞受体δ（TCRD）基因发生并置。此外，25%的儿童T-ALL患者1p32存在90kb的缺失，导致*scl*基因的编码区与SIL基因发生融合。融合基因可被RT-PCR或定量PCR检出并作为MRD的检测标志。*sil-scl*融合基因是一个预后良好的标志，但也有报道指出该类型患者复发率增高。此外，有报道认为*scl*基因的过表达是一个预后不好的标志。

7. HOX11基因的过表达　T-ALL患者可存在位于10q24的HOX11基因的过表达。t（10；14）或t（7；10）易位可使HOX11与TCRA/D或TCRB发生并置而使HOX11基因活化。实时定量PCR可用于HOX11基因表达的监测，临床研究表明HOX11基因过表达的T-ALL患者预后良好[44]。

8. HOX11L2基因的过表达　HOX11L2基因位于5q35，是T-ALL发病机制中被关注的另一个HOX基因，可通过t（5；14）（q35；q32）或t（5；14）（q35；q11）而活化。t（5；14）（q35；q32）见于20%的儿童T-ALL，易位可导致HOX11L2基因接近BCL11B而活化。而t（5；14）（q35；q11）

则导致 HOX11L2 与 TCR δ 相互融合而活化[58]。上述两种易位经常规核型分析难以检出，FISH研究显示 20% 的儿童 T-ALL 可发现 t（5；14）。尽管一些研究认为 HOX11L2 基因过表达的 T-ALL 患者预后不佳，Cave等发现接受强烈化疗的患者预后良好[59]。

9. 其他涉及 TCR 位点的易位　包括导致 LMO1 或 LMO2 过表达的 t（11；14）、产生异常 LYL1蛋白的t（7；19）和导致LCK过表达的t（1；7）[44]。其中LYL1过表达的T-ALL患者预后不佳[58]。由于大多数T-ALL的基因重排不产生新的融合基因，因此传统的 RT-PCR 技术不能用于疾病的诊断和监测。实时定量PCR可用于T-ALL相关癌基因过表达的检测。基因芯片技术的发展未来可能会对 T-ALL 患者的预后提供更多的信息。

10. NOTCH-1基因突变　NOTCH-1基因编码的蛋白作为一种跨膜受体，可参与调节正常 T 淋巴细胞的发育以及其他组织的胚胎发育。NOTCH-1蛋白最初以前蛋白的形式合成，经过氟林蛋白酶样的蛋白酶作用形成异二聚体，并迁移至信号与配体结合的细胞膜区域，经过进一步的酶切形成胞内的 NOTCH 蛋白，并转移至细胞核内与CSL蛋白以及mastermind辅因子形成复合体启动转录过程[58]。Ellisen 等报道了一种罕见的 t（7；9）易位，可导致NOTCH-1基因受到累及[58]。Weng 等发现超过 50% 的原发性 T-ALL 患者白血病细胞存在NOTCH-1基因的突变，突变位置集中在该基因的异二聚体和 PEST 区域[58]。NOTCH-1 基因突变的预后意义尚不明确。初步的研究显示，NOTCH-1 基因突变可能成为 T-ALL 治疗的靶点之一，Dana-Farber肿瘤研究所和芝加哥大学正在对难治或复发的T-ALL或T淋巴母细胞淋巴瘤患者进行I、II的临床实验，以验证Notch-分泌酶抑制剂 MRK002 的疗效[60]。

三、慢性粒细胞白血病（CML）

t（9；22）（q34；q11）（Ph 染色体）是白血病中最常见的染色体异常，易位导致22号染色体上的 *bcr* 基因与 9 号染色体上的 *abl* 相互融合。90% ~ 95%的CML患者可检出经典的Ph染色体，另有约 5% 的 CML 患者除 Ph 染色体外还可出现 1 个或多个附加异常。其余的CML患者虽然核型分析不能发现 Ph 染色体，但 PCR 检测可发现隐匿性染色体易位产生的 *bcr-abl* 融合基因[44]。*bcr-abl*融合蛋白有异常的酪氨酸激酶活性，可影响细胞内的多个信号通路。

*bcr*基因的断裂位点并不恒定，因此RT-PCR检测中融合基因的转录本也可有多种类型。大多数CML患者的断裂点位于M-*bcr*区域，产生的融合基因转录本为 e13a2（见于 40% 的 CML 患者）和 e14a2（见于 55% 的 CML 患者），所形成的融合蛋白分子量为210 000（即p210蛋白），另有5%的患者可同时检出两种转录本[44]。两种转录本唯一不同的临床特点是e14a2-CML患者的血小板计数常更高（在白细胞<100 × 10^9/L 时更为明显）。其他少见的转录类型还有e1a2（一般多见于ALL，编码 p190 蛋白，伴有 e1a2 的 CML 患者可有明显的单核细胞增多）和 e19a2（编码 p230 蛋白）。

此外 60% 的 CML 患者可检测到 *abl-bcr* 的转录本，但与预后无关。Huntly 等报道 10% ~ 15% 的 CML 患者在衍生 9 号染色体 *abl-bcr* 区域可有一大片段的缺失，该缺失和易位同时发生，并且和CML的不良预后密切相关，是一项有独立预后价值的指标。伊马替尼可改善这类患者的预后[61]。

RT-PCR 技术能检出 *bcr-abl* 融合基因的转录本，可作为 CML 患者诊断和 MRD 检测的工具。实时定量 RT-PCR 技术的发展为 CML 患者 MRD 的监测提供了一个更为可靠的工具。*bcr-abl*融合基因转录水平的动态变化对指导造血干细胞移植、供体淋巴细胞输注（DLI）和伊马替尼的治疗以及预测患者复发的风险有重要的价值。例如，伊马替尼治疗 12 个月后转录水平下降>3log 的患者其后 12 个月的无病生存率可达 100%，而转录水平下降<3 log的患者其后12个月的无病生存率只有95%。此外，伊马替尼治疗过程中*bcr-abl*融合基因的转录水平升高 2 倍以上往往提示白血病克隆出现酪氨酸激酶区的突变并导致对伊马替尼耐药。

CML细胞激酶区突变可通过直接测序或高效液相色谱进行检测。发生于ATP磷酸结合环（P-loop）的突变提示预后不佳。伊马替尼耐药的出现促使其他可同时识别正常和突变*bcr-abl*融合基因的酪氨酸激酶抑制剂成为研究的热点。

CML患者由慢性期进入加速或急变期的机制

尚未完全阐明。然而近年来白血病干细胞生物学、CML耐伊马替尼机制和*bcr-abl*相关的基因组不稳定性等方面的研究进展对此提出了一些解释：① BCR-ABL融合蛋白可导致CML干细胞或祖细胞出现基因组不稳定性或表观遗传学的变化；②基因组不稳定性的程度与BCR-ABL激酶活性相关；③ CML干细胞对以*abl*为靶点的治疗不敏感，成为疾病进展的源头。上述原因导致了CML细胞分化受阻，并进展为急性白血病[62]。一些研究表明BCR-ABL的存在使得CML细胞容易出现和保持继发性的DNA改变。CML由慢性期进入加速或急变期最常见的克隆演化特征包括Ph染色体的复制、三体8和i(17?) 等，但是这些异常同样也可以在CML的早期阶段出现。尽管比慢性期多见，p53基因的突变也只见于24%的急变患者。$p16^{ink4A}$基因的丢失可见于半数的急淋变患者，但在髓系急变中罕见。因此，克隆演化可能在CML的进展过程中充当着重要的角色，其机制为BCR-ABL导致正常的凋亡途径失调节。尽管克隆演化可导致BCR-ABL非依赖性的疾病进展，进展期CML出现的细胞遗传学异常产生的直接效应更可能是基因组不稳定性。有研究显示，LYN、AKT和STAT5信号通路的激活可导致BCR-ABL非依赖性的白血病。在伊马替尼问世前，不接受异基因造血干细胞移植的CML患者出现疾病的进展几乎不可避免，而酪氨酸激酶抑制剂可以延长大多数CML患者的慢性期，这一事实提示BCR-ABL融合蛋白的酪氨酸激酶活性对CML的进展至关重要。CML患者出现激酶区突变后，白血病细胞内BCR-ABL激酶的活性增高且难以被伊马替尼所完全抑制，这种情况下细胞获得继发遗传学改变并导致急变的风险可能会相应增加。Willis等也证实BCR/ABL激酶区的突变与患者的克隆演化和疾病进展有相关性[63]。

四、慢性淋巴细胞白血病（CLL）

常规核型分析可在40%～50%的CLL患者白血病细胞中检测出染色体异常，结合间期FISH可在80%的CLL患者发现遗传学异常（表5-18）[64]。CLL患者最常见的核型异常包括del（13q）、del（11q）、del（17p）和12号染色体三体等。del（13q14.3）是CLL患者最常见的细胞遗传学异常，总的发生率可达55%，其缺失区域包括一个不转录的基因和两个小分子核糖核酸（micro-RNA）基因。后者由正常细胞包括B淋巴细胞产生，可调节许多基因的功能，其中包括一些与肿瘤发病相关的基因。伴有单一del（13q）异常的CLL患者预后较好，中位生存期可达133个月。CLL患者预后最恶劣的染色体改变是11q22-23、17p13和6q21的缺失（表5-18）。尽管上述缺失累及的基因尚不明确，初步研究显示del（17p13）累及的基因为p53基因，而del（11q22-23）累及的为ATM基因，p53和ATM基因均可调节凋亡及诱导耐药。

表5-18 CLL患者常见细胞遗传学异常及预后价值

异常	发生率（%）	中位生存期（月）
13q-（单一异常）	36	133
正常核型	18	111
三体12	14	114
11q-	17	79
17p-	7	32
3q-、6q-、8q三体或t（14q32）	8	无报道

1999年，两个研究小组同时发现CLL患者存在免疫球蛋白重链可变区（IgV_H）的突变，且与预后有相关性，伴有IgV_H突变的患者生存率远优于不伴有突变的患者[65]。不同的IgV_H基因可有不同的预后价值，如VH3-21与较差的预后相关。此外CLL患者淋巴细胞CD38的低表达（<30%）与IgV_H的突变也有相关性，两者均是独立的预后指标。

五、高嗜酸性粒细胞综合征/慢性嗜酸性粒细胞白血病

高嗜酸性粒细胞综合征/慢性嗜酸性粒细胞白血病（HES/CEL）是一组以克隆性的嗜酸性粒细胞持续增高并伴有多系统损害为特征的疾病。2001年Schaller等首次使用伊马替尼治疗1例HES患者，疗效显著，提示HES可能存在酪氨酸激酶基因的活化。2003年，两个研究小组几乎同时分别自HES患者及体外培养的EOL21细胞（CEL细胞系）中检测发现，发生在4q12的大约800 kb的亚显微缺失产生了FIP1L1-PDGFRA融合基因[66, 67]。Cools等的研究证明，FIP1L1-PDGFRA融合蛋白

有酪氨酸激酶活性，其下游目标是转录活化因子5（STAT5），STAT5的激活可促进嗜酸性粒细胞的增殖。体内外实验证实FIP1L1-PDGFRA融合蛋白存在转化功能[45]。Cools等2003年报道的资料显示，11例HES患者中有6例存在FIP1L1-PDGFRA融合基因，其中FIP1L1基因的断裂点往往不固定，常发生在第7号至第10号内含子长约40kb的区域内，而PDGFRA基因的断裂点多位于第12号外显子内。由于具有FIP1L1-PDGFRA融合基因的HES患者对伊马替尼治疗反应良好，因此FIP1L1-PDGFRA融合基因的检测可作为伊马替尼治疗的筛选指标。但也有研究发现，一些FIP1L1-PDGFR阴性的CEL/HES患者伊马替尼治疗有效，提示可能有其他酪氨酸激酶的活化参与其发病[68]。

小结：细胞和分子遗传学的发展进一步丰富了我们对白血病发病机制的认识，并为将白血病患者按遗传学异常的不同进行分组和个体化治疗提供了可能。随着分子遗传学的不断发展，未来白血病的治疗模式将会因此而改变，更有效的靶向治疗的发展将会彻底改变白血病的治疗前景[45]。

（陈苏宁　薛永权）

参考文献

1. 刘志杰, 黄文源, 刘方文, 等. 实用临床血液细胞学图谱. 北京: 科学出版社, 1996. 32-37
2. 孙自镛, 夏穗生, 黄光英, 等. 实验诊断临床指南. 第2版. 北京: 科学出版社, 2005. 1-67
3. Peter H, Wiernik, John M, *et al*. *Neoplastic Diseases of the Blood*. 4th. Cambridge: Cambridge University Press, 2003. 176-415
4. 刘艳荣, 于弘, 常艳, 等. 探讨流式细胞术检测胞浆抗原的方法及其在白血病免疫分型中的意义. 中国实验血液学杂志, 2002, 10: 17-21
5. Buccheri V, Mihaljevic B, Matutes E, *et al*. Mb-1: a new marker for B-lineage lymphoblastic leukemia. *Blood*, 1993, 82: 853-857
6. Borowitz MJ, Guenther KL, Shults KE, *et al*. Immunophenotyping of acute leukemia by flow cytometric analysis use of CD45 and right-angle light scatter to gate on leukemiac blastic in three-color analysis. *Am J Clin Pathol*, 1993, 100: 534-540
7. Rainer Ro, Hodges L, Seltzer GT. CD45 gating correlates with bone marrow differential. *Cytometry*, 1995, 22: 139-145
8. 陈珊珊. 流式细胞术－白血病免疫分型规范化. 中国实验血液学杂志, 2002, 10: 1-5
9. Jense AW, Hokland M, Jorgensen H, *et al*. Solitary expression of CD7 among T-cell antigens in acute myeloid leukemia: identification of a group of patients with similar T-cell receptor β and δ rearrangements and course of disease suggestive of poor prognosis. *Blood*, 1991, 78: 1292-1300
10. Wojciech, Gorczyca, James, Weisberger. *Atlas of Differential diagnosis in neoplastic Hematopathology*. United Kingdom: Taylor & Francis Group, 2005. 222-225
11. Lavabre-Bertrand T, Janossy G, Ivory K, *et al*. Leukemia-associated changes identifyied by quantitative flow cytometry CD10 expression. *Cytometry*, 1994, 18: 209-217
12. Killick S, Matutes E, Poweles RL, *et al*. Outcome of biphenotypic acute leukemia. *Haematological*, 1999, 84: 699-726
13. Catovsky D, Matutes E, Bucchei V, *et al*. A classification of acute leukemia for the 1990s. *Ann Hematol*, 1991, 62: 16-21
14. Greer J, Foerster J, Lukens J. *Wentrobe's clinical hematology*. 11th. Lippincott: Williams & Wilkins, 2004
15. Scott CS, Llmbert HJ, Roberts BE, *et al*. Prolymphocytoid variants of chronic lymphocytic leukemia: an immunological and morphological survey. *Leuk R*, 1987, 11: 135-140
16. Robbins BA, Ellison DJ, Spinosa JC, *et al*. Dignosis application of the two- color flow cytometry in 161 case of hairy cell leukemia. *Blood*, 1993, 82: 1277-1287
17. Campana D, Pui CH. Detection of minimal residual disease in acute leukemia: methodologic advances and clinical significance. *Blood*, 1995, 85: 1416-1434

18. Coustan-Smith E, Behm FG, Sanchez J, *et al.* Immunological detection of minimal residual disease in children with acute lymphoblastic leukemia. *Lancet*, 1998, 351: 550-554
19. Jennings CD, Foon kA. Recent advance in flow cytometry: application to the diagnosis of hematologic malignancy. *Blood*, 1997, 90: 2863-2892
20. Weir EG, Cowan K, LeBeau P, *et al.* A limited antibody panel can distinguish B-precursor acute lymphoblastic leukemia from B precursor with four color flow cytometry: Implications for residual disease detection. *Leukemia*, 1999, 13: 558-567
21. F Mitelman, S Basel, Karger AG. ISCN (1995) : An International System for Human Cytogenetic Nomenclature, 1995
22. Sandberg AA. The chromosomes in human leukemia. *Semin Hematol*, 1986, 23: 201-217
23. Jaffe ES, Harris NL, Stein H, Vardiman TW. World Health Organization Classification of Tumors. *Pathology & Genetics Tumors of Haematopoietic and Lymphoid Tissues*. Lyon: IARC Press, 2001
24. Sawyers CL. Molecular abnormalities in myeloid leukemias and myelodysplastic syndromes. *Leuk Res*, 1998, 22: 1113-1122
25. Le Beau MM. Molecular biology of cancer. In: Devita VT, Hellmans, Roseuberg SA, eds. *Cancer Principles and practice of oncology*. 5th ed. Philadelphia: Cippincott-Raren, 1997. 103-119
26. CUneo A, Micucci C, Hagemeijer A. Cytogenetic and molecular abnormalities in myeloid malignancies. In: Degos L, Linch DC, Löwenberg B, eds. *Textbook of Malignant Hematology*. London: Martin Dunitz Ltd, 1999. 205-225
27. Sheila NJ Sait and Maria R BaerMR. Cytogenetics. In: Green JP, Foerster J, Lukens, *et al*, eds. *Wintrobe's Clinical Hematology*. 11th ed. Philadelphia: Lippincott Williams wilkins, 2004. 131-152
28. Hunger S. Cytogenetic and molecular abnormalities in lymphoid malignancies. In: Degos L, Linch DC, Löwerberg B, eds. *Textbook of Malignant Hematology*. London: Martin Dunitz Ltd, 1999. 187-203
29. Raimondi SC. Current status of cytogenetic research in childhood acute lymphoblastic leukemia. *Blood*, 1993, 81: 2237-2251
30. Sawyers CL. Chronic myeloid leukemia. *N Engl J Med*, 1999, 340, (17) : 1330-1340
31. Sinclair PB, Nacheva EP, Laversha M, *et al.* Large deletion at the t (9; 22) breakpoint are common and may identify a poor-prognosis subgroup of patients with chronic myeloid leukemia. *Blood*, 2000, 95: 738-743
32. Juliusson G, Oscher DG, Fitchett M, *et al.* Prognostic subgroups in B-cell chronic lymphocytic leukemia defined by specific chromosomal abnormalities. *N Engl J Med*, 1990, 323: 720-724
33. Pederson-Bjegarrd J, Philip P. Two different classes of therapy-related and de novo acute myeloid leukemia? *Cancer Genet Cytogenet*, 1991, 55: 119-124
34. XUe Y, Lu D, Guo Y, Lin B. Specific chromosomal translocations and therapy-related leukemia induced by bimolane therapy for psoriasis. *Leuk Res*, 1992, 16: 1113- 1123
35. Reilly J T. Chronic neutrophilic leukemia: A distinct entity? *Br J Haematol*, 2002, 116: 10-18
36. Gotlib J, Cools J, Malone Ⅲ J M, *et al.* The FIP1L1-PDGFR α fusion tyrosine kinase in hypereosinophilic syndrome and chronic eosinophilic leukemia: implication for diagnosis, classification and management. *Blood*, 2004, 103: 2879-2891
37. Bain BJ. Cytogenetic and molecular genetic aspects of eosinophilic leukemias. *Br J Haematol*, 2003, 122: 173-179
38. Dastugue N, Duchayne E, Kuhlein E, *et al.* Acute basophilic leukemia and translocation t (X; 6) (p11; q23) . *Br J Haematol*, 1997, 98: 170-176
39. Shvidel L, Shaft D, Stark B, *et al.* Acute basophilic leukemia: eight unsuspected new cases diagnosed by electron microscopy. *Br J Haematol*, 2003, 120: 774-781

40. Mhawech P and Saleem A. Myelodysplastic syndrome: review of the cytogenetic and molecular data. *Oncol/Hematol*, 2001, 40: 229-238
41. Sekeres MA, List AF. Lenalidomide (Revlimid, CC5013) in myelodysplastic syndromes: is it any good? *Curr Hematol Rep*, 2005, 4: 182-185
42. Li TY, Xue YQ, Wu YF, *et al*. Clinical and molecular cytogenetic studies in seven patients with myeloid diseases characterized by I (20q-) . *Br J Haematol*, 2004, 125: 337-342
43. Greenberg P, Cox C, Le Beau M, *et al*. International scoring system for prognosis in myelodysplastic syndromes. *Blood*, 1997, 89: 2079-2088
44. Bench AJ, Erber WN, Scott MA. Molecular genetic analysis of haematological malignancies: I Acute leukaemias and myeloproliferative disorders. *Clin Lab Haematol*, 2005, 27: 148-/71
45. Bullinger L, Valk PJ. Gene expression profiling in acute myeloid leukemia. *J Clin Oncol*, 2005, 23: 6296-6305
46. Kohl TM, Schnittger S, Ellwart JW, *et al*. KIT exon 8 mutations associated with corebinding factor (CBF) -acute myeloid leukemia (AML) cause hyperactivation of the receptor in response to stem cell factor. *Blood*, 2005, 105: 3319-3321
47. Kindler T, Breitenbuecher F, Marx A, *et al*. Efficacy and safety of imatinib in adult patients with c-kit-positive acute myeloid leukemia. *Blood*, 2004, 103: 3644-3654
48. Grimwade D. The significance of minimal residual disease in patients with t (15; 17) . Best Practice and Research. *Clin Haematol*, 2002, 15: 137-158
49. Grimwade D, Walker H, Oliver F, *et al*. The importance of diagnostic cytogenetics on outcome in AML: analysis of 1, 612 patients entered into the MRC AML 10 trial. The Medical Research Council Adult and Children's Leukaemia Working Parties. *Blood*, 1998, 92: 2322-2333
50. Schoch C, Schnittger S, Klaus M, *et al*. AML with 11q23/MLL abnormalities as defined by the WHO classification: incidence, partner chromosomes, FAB subtype, age distribution, and prognostic impact in an unselected series of 1897 cytogenetically analyzed AML cases. *Blood*, 2003, 102: 2395-2402
51. Slovak ML, Kopecky KJ, Cassileth PA, *et al*. Karyotypic analysis predicts outcome of preremission and postremission therapy in adult acute myeloid leukemia: a Southwest Oncology Group/Eastern Cooperative Oncology Group Study. *Blood*, 2000, 96: 4075-4083
52. Kottaridis PD, Gale RE, Linch DC. Flt3 mutations and leukaemia. *Br J Haematol*, 2003, 122: 523-538
53. Griffith J, Black J, Faerman C, *et al*. The structural basis for autoinhibition of FLT3 by the juxtamembrane domain. *Mol Cell*, 2004, 13: 169-178
54. Levis M, Murphy KM, Pham R, *et al*. Internal tandem duplications of the FLT3 gene are present in leukemia stem cells. *Blood*, 2005, 106: 673-680
55. Stone RM, DeAngelo DJ, Klimek V, *et al*. Patients with acute myeloid leukemia and a deteriorating mutation in FLT3 response to a small molecule FLT3 tyrosine kinase inhibitor, PKC412. *Blood*, 2005, 105: 54-60
56. Falini B, Meucci C, Tiacci E, *et al*. Cytoplasmic nucleophosmin in acute myelogenous leukemia with a normal karyotype. *N Engl J Med*, 2005, 352: 254-266
57. Steffen B, Müller-Tidow C, Schwäble J, *et al*. The molecular pathogenesis of acute myeloid leukemia. *Critical Reviews in Oncology/Hematology*, 2005, 56: 195-221
58. Armstrong SA, Look AT. Molecular Genetics of Acute Lymphoblastic Leukemia. *J Clin Oncol*, 2005, 23: 6306-6315
59. Cave H, Suciu S, Preudhomme C, *et al*. Clinical significance of HOX11L2 expression linked to t (5; 14) (q35; q32) , of HOX11 expression, and of SIL-TAL fusion in childhood T-cell malignancies: results of EORTC studies 58881 and 58951. *Blood*, 2004, 103: 442-450
60. Deangelo DJ. The Treatment of Adolescents and Young Adults with Acute Lymphoblastic Leukemia. *Hematology Am Soc Hematol Educ*

Program, 2005. 123-130

61. Quintas-Cardama A, Kantarjian H, Talpaz M, *et al.* Imatinib mesylate therapy may overcome the poor prognostic significance of deletions of derivative chromosome 9 in patients with chronic myelogenous leukemia. *Blood*, 2005, 105: 2281-2286
62. Ilaria RL Jr. Pathobiology of lymphoid and myeloid blast crisis and management issues. *Hematology Am Soc Hematol Educ Program*, 2005. 188-194
63. Willis S, Lange T, Demehri S, *et al.* High sensitivity detection of BCR-ABL kinase domain mUtations in imatinib-naïve patients: correlation with clonal cytogenetic evolution but no response to therapy. *Blood*, 2005, 106: 2128-2137
64. Massimo Gentile, Francesca Romana Mauro, Anna Guarini, *et al.* New developments in the diagnosis, prognosis and treatment of chronic lymphocytic leukemia. *Curr Opin Oncol*, 2005, 17: 597-604
65. Tobin G, Soderberg O, Thunberg *U*. Rosenquist R. V (H) 3-21 gene usage in chronic lymphocytic leukemia: characterization of a new subgroup with distinct molecular features and poor survival. *Leuk Lymphoma*, 2004, 45: 221-228
66. Cools J, DeAngelo DJ, Gotlib J, *et al* . A tyrosine kinase created by fusion of the PDGFRA and FIP1L1 genes as a therapeutic target of imatinib in idiopathic hypereosinophilic syndrome. *N Engl J Med*, 2003, 348: 1201-1214
67. Griffins JH, Leung J, Bruner RJ, *et al* . Discovery of a fusion kinase in EOL21 cells and idiopathic hypereosinophilic syndrome. *Proc Natl Acad Sci USA*, 2003, 100: 7830-7835
68. Gotlib J, Cools J, Malone JM, *et al.* The FIP1L1-PDGFRalpha fusion tyrosine kinase in hypereosinophilic syndrome and chronic eosinophilic leukemia: implications for diagnosis, classification, and management. *Blood*, 2004, 103: 2879-2891

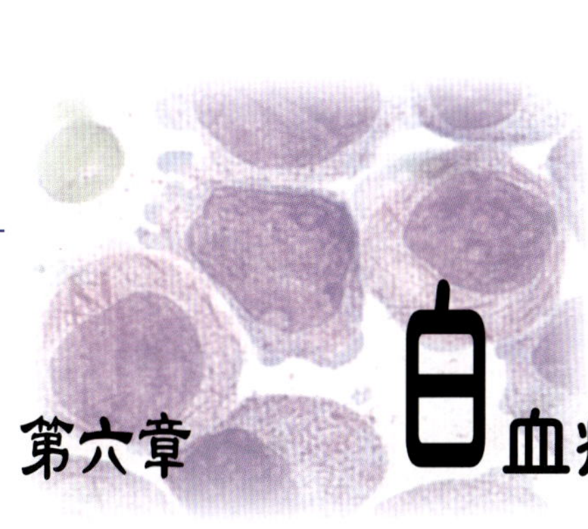

第六章 白血病的临床特征

王来慈

第一节 急性白血病的临床特征

各种类型急性白血病的共同临床特征是：由于正常造血细胞生成减少而致发热、感染、出血、贫血等；同时尚有由于白血病细胞的浸润导致肝、脾、淋巴结肿大、骨痛以及其他器官的病变。

一、发 热

急性白血病患者约半数以上以发热起病，初期多误以为“感冒”而延误诊治。

二、感 染

急性白血病患者的感染往往和发热一起发生，如发热时体温 > 38.5°C时多伴有感染而加重发热。感染多见于咽峡炎、扁桃体炎、肺感染、肛周感染等，可由各种细菌、结核菌、真菌、病毒和支原体等所致。感染发生的机制如下。

1. 中性粒细胞的数量减少及功能缺陷　白血病细胞抑制骨髓正常粒系祖细胞的生成，再加上化疗药物对骨髓的抑制毒性，造成粒细胞减少、缺乏，同时粒细胞的功能如趋化、游走、吞噬、杀菌等均降低，不能产生正常的炎症反应而致感染且极易扩散。

2. 免疫缺陷　化疗药物及肾上腺皮质激素的应用可加重免疫紊乱，免疫球蛋白的合成减少、补体缺乏、细胞免疫功能的障碍，使机体的细胞防御能力减低而感染。

3. 皮肤黏膜屏障的破坏，更利于病原体的侵入。

4. 院内感染　长期住院患者的感染多数为院内感染，而且细菌常呈耐药性。

三、出 血

常见的有皮肤出血点、瘀斑、鼻衄、牙龈出血、月经过多等，严重时可有尿血、便血、颅内出血、DIC 等。出血的发生率约为 65% ～ 75%，死于出血者约占 10% ～ 15%，其中死于 DIC 者占 20% ～ 25%，尤其是急性非淋巴细胞白血病 M3 型，极易产生 DIC。出血的发生机制为：

1. 血小板减少及质量异常　当血小板 < 5×10^9/L 时极易产生严重出血，同时血小板的粘附、聚集和释放功能异常，血小板膜糖蛋白Ib、IIb/IIIa 异常。

2. 血管壁异常　多由白血病细胞浸润、感染、内毒素以及大量化疗所引起，尤其是当白血病细胞异常增多时，可致小动脉和小静脉内白血病细胞堆积而致白细胞淤滞，引起出血。

3. 凝血障碍　凝血因子缺乏，特别是急性早幼粒细胞白血病，异常的早幼粒细胞颗粒中含有促凝物质，在大剂量化疗后常发生出血。

4. 抗凝物质增多 急性白血病患者肝素或类肝素样物质增多，并且在细菌感染时释放有抗凝作用的多糖体，故感染时可加重出血。

四、贫　血

大多数急性白血病患者在初诊时即有较明显的贫血表现。贫血的发生机制为：

1. 白血病细胞能抑制正常多能造血干细胞以及红系祖细胞，从而使红系细胞生成减少。

2. 无效造血。

3. 溶血。

4. 某些化疗药物如甲氨蝶呤和阿糖胞苷均影响细胞 DNA 的合成。

5. 急、慢性失血等。

五、肝、脾和淋巴结肿大

急性白血病患者50%以上有肝、脾、淋巴结肿大，尤其是急性淋巴细胞白血病更容易有淋巴结和肝、脾的肿大。由于肝脾肿大而造成消化道功能障碍，如食欲减退、腹胀、乏力及体重减轻等。巨大脾主要见于慢粒急变、幼淋巴细胞白血病及毛细胞白血病。

六、神经系统

中枢神经系统白血病以蛛网膜及硬脑膜浸润最常见，而急性淋巴细胞型白血病更易并发脑膜白血病。

七、骨和关节

骨痛及胸骨下端压痛常见，尤其是慢粒急变时骨痛更甚。其原因：①白血病细胞浸润骨膜；②骨梗死和骨髓坏死；③高尿酸血症致痛风发作；④溶骨性粒细胞肉瘤等。

八、口腔及皮肤

白血病细胞浸润口腔、黏膜可致牙龈肿胀或巨舌等，浸润皮肤可形成白血病疹、结节、斑块、溃疡等，亦可因感染形成蜂窝织炎。

九、心血管和呼吸系统

由于白血病细胞浸润心肌，可致心肌炎、心律失常，甚至心衰。肺部浸润，加上感染及白细胞淤滞，可引起肺部病变如胸膜炎等，严重时可出现呼吸窘迫综合征、肺动脉栓塞、肺梗死等。

十、性　腺

白血病细胞浸润可致睾丸白血病及阴茎异常勃起。

十一、其　他

由于白血病细胞的浸润，可出现各系统的临床表现及并发症，如高尿酸血症，电解质紊乱如高血钾等，急性肿瘤细胞溶解综合征。

第二节　慢性白血病的临床特征

慢性白血病是一组异质性造血系统肿瘤，临床上分为二大类：①慢性髓系白血病，包括慢性粒细胞白血病、慢性粒－单核细胞白血病、不典型慢性粒细胞白血病、幼年型粒－单核细胞白血病、慢性中性粒细胞白血病、慢性嗜酸性粒细胞白血病等。WHO分型已将慢性髓系白血病归入慢性骨髓增殖性疾病和 MDS/MPO 等综合征。②慢性淋巴系白血病，又称慢性淋巴细胞增殖性疾病，包括慢性淋巴细胞白血病、幼淋巴细胞白血病、毛细胞白血病、绒毛淋巴细胞脾淋巴瘤、大颗粒淋巴细胞白血病、成人 T 细胞白血病 / 淋巴瘤、Sézary综合征。慢性淋巴细胞增殖性疾病根据免疫分型分成 B 细胞型、T 细胞型和 NK 细胞型。

一、慢性粒细胞白血病

一般起病缓慢，疲乏、无力、食欲不振、多汗、体重减轻及上腹部不适，多因脾肿大及外周血白细胞增多而就诊。

1. 脾大 90% 的患者有脾大，可平脐或入盆，质硬而无压痛，多在体检时发现。合并脾周围炎或脾梗死时可有左上腹疼痛，局部有压痛和摩擦音。当有自发性脾破裂或脾出血时，可表现为失血性休克。

2. 发热 由于外周血和骨髓中白血病细胞极度增生，肿瘤负荷增加，可有典型的怕热、消瘦、盗汗等高代谢症候群。

3. 感染 慢性粒细胞白血病在初期少有感染，后期由于白细胞的粘附、游走、吞噬等功能降低而并发感染。

4. 出血和贫血　慢性粒细胞白血病在后期，尤其是加速期或急变时才容易出现出血和贫血。

5. 白细胞淤滞综合征　当白细胞异常增多，尤其是＞100×10^9/L，为高白细胞白血病时，由于白细胞淤滞、循环受阻可出现呼吸困难、发绀、脏器梗死、视乳头水肿、眼底出血和阴茎异常勃起甚至脑出血等。

6. 其他　胸骨压痛较常见，或自发性骨痛。由于细胞的破坏、血尿酸增多，导致痛风性关节炎。由于嗜碱粒细胞增多，组胺释放，可出现荨麻疹、皮肤瘙痒等。

二、慢性淋巴细胞白血病

慢性淋巴细胞白血病初期常无症状，多因发现无痛性淋巴结肿大或不明原因的淋巴细胞绝对值升高而就诊。可有轻度乏力、易疲劳等，如果病情进展，可表现为全身淋巴结肿大和脾肿大，体重减轻，易感染、出血和贫血。由于慢性淋巴细胞白血病表现为低免疫球蛋白血症，补体少，T细胞功能缺陷，故极易出现免疫缺陷和免疫紊乱表现。

急性白血病和慢性白血病的鉴别要点见表6-1。

表 6-1　急性白血病和慢性白血病鉴别要点

相关项目	急性白血病	慢性白血病
年龄	多见于青少年	老年人较多
起病	急	缓
病程	短	较长
症状	高热、出血为主	贫血为主
脾大	较轻	明显
WBC	稍增多或减少	增多明显
分类	异常原始细胞增多为主	接近成熟细胞为主
骨髓细胞	原始+早幼细胞增多为主	接近成熟细胞为主

第三节　病史采集

白血病是恶性肿瘤性血液病，其病因、病机尚不清楚，所以在听取病史时应注意：

1. 询问病史时应了解患者的职业特点（如物理、化学因素），是否接触过化学毒素和放射线，是否经常应用一些化学药物，是否经常患有一些病毒感染性疾病，是否有过不正确居室装修。

2. 既往是否经常出现一些血液疾病的特点，如：

（1）出血：皮肤出血点、鼻衄、牙龈出血、月经过多等。

（2）发热：多为高热，体温多在38℃～39℃。

（3）感染：急性扁桃体炎、肺感染、肛周感染等。

（4）贫血：颜面是否苍白，有无疲乏、无力。

（5）浸润表现：有无骨痛、淋巴结肿大、脾肿大等。

3. 血常规检查，三系有无变化，尤其是外周血出现幼稚细胞情况，是否查过骨髓象。

第四节　血液学及骨髓检查

一、血　　象

1. 近80%的急性白血病患者初诊时有中等程度的贫血，为正常细胞性贫血，且呈进行性加重。个别有红细胞大小不等、嗜碱性点彩、多染性红细胞及幼红细胞，网织红细胞数偏低。初诊时外周血白细胞计数可降低、正常、增高或显著增高。大约1/4的病例白细胞计数可小于4.0×10^9/L，甚至小于1.0×10^9/L。近1/10的病例白细胞计数大于100×10^9/L，称为高白细胞急性白血病。外周血白细胞分类示原始和幼稚（早幼）细胞百分比显著增多。但白细胞不增多性白血病外周血中可仅有极少数甚至没有原始和幼稚细胞出现，而正常白细胞所占比例明显减少。初期血小板数均减少。

2. 慢性粒细胞白血病患者初诊时白细胞升高是主要特征，多大于25×10^9/L，多数患者大于100×10^9/L。白细胞分类可见各阶段粒细胞，但中性晚幼粒细胞及杆状核粒细胞的比例明显增多，原粒和早幼粒细胞很少，可见过度分叶核粒细胞，嗜酸性和嗜碱性粒细胞绝对值均可增多。红细胞数大多正常或轻度变化，随病情进展呈现轻度贫血，可为小细胞性、正常细胞性或大细胞性，少数可出现红细胞形态异常，并可见到少量有核红细胞。血小板计数可正常或轻度增高，在慢性期可逐渐增高，如果血小板计数明显升高或降低，则预示疾病向加速期或急变期进展。

二、骨髓象

1. 急性白血病患者初诊时骨髓象增生度大多数为极度活跃或明显活跃。分类中原始和幼稚（早幼）细胞大量增生，而正常造血细胞如幼红细胞和巨核细胞受抑而明显降低。约1%的急性髓细胞白血病骨髓活检呈增生减低，称为低增生性急性白血病，但分类中原始细胞比例增高。白血病细胞大小不一，多数体积增大，核浆比例明显增大，细胞核形态不规则，核染色质粗糙，分布不均，核仁大而明显，核分裂象多见，核浆发育失衡，细胞分化停滞在原始或幼稚（早幼）细胞阶段。而趋向于稍成熟的细胞少见，杆状核及分叶核粒细胞尚有保留，呈现所谓“裂孔”现象。Auer小体是白血病细胞的形态标记，系嗜苯胺蓝颗粒聚集和浓缩过程紊乱融合而成。细胞化学染色在急性白血病的分类中有重要作用，常用的有过氧化物酶（POX）、过碘酸雪夫染色（PAS）、中性粒细胞碱性磷酸酶（NAP）、α萘酚醋酸酯酶（α-NAE）、萘酚氯醋酸酯酶（NASD-CL）及血清（尿）溶菌酶等。目前白血病的诊断一般是以光学显微镜的细胞形态学和细胞化学染色为基准，但有时尚需借助高分辨率的透射电镜、扫描电镜以及电镜的细胞化学技术提供诊断依据。

2. 慢性粒细胞白血病的骨髓象增生度为极度活跃。以粒系增生为主，红系增生受抑，粒、红比值可达10～30：1。粒系细胞分类与外周血相似，原粒和早幼粒一般不超过5%～10%，嗜酸性及嗜碱性粒细胞增多，巨核细胞数正常或增加。一些慢性粒细胞白血病患者可有网状纤维增生而合并骨髓纤维化，除需要检查骨髓象外，尚有①中性粒细胞碱性磷酸酶的测定，其积分降低；②细胞遗传学检查，可有Ph染色体t（9；22）（q34；q11）；③分子生物学检测 *bcr/abl* 融合基因阳性。

第五节　特殊检查

目前白血病的分型诊断包括形态学、免疫学、遗传学和分子生物学等方法（MICM）。MICM分型不仅对白血病的诊断具有重要意义，而且对白血病的治疗、判断预后都有重要价值。

一、白血病细胞形态学

1. 根据骨髓中白血病细胞所占比例和细胞形态特点以及组化染色来确定白血病的不同类型。

2. 骨髓病理学（骨髓活检）　骨髓活检对白血病的诊断意义不大，仅在骨髓“干抽”，疑有骨髓纤维化时采取。

二、白血病免疫学

白血病的免疫学检查主要是应用流式细胞测量术检测白血病细胞的免疫表型，即用特异的单克隆抗体检测白细胞的核、浆或膜上的抗原。

1. B系淋巴细胞　CD19、CD20。

2. T系淋巴细胞　CD2、CD3、CD4/CD8、CD7等。

3. 髓系细胞　CD11b、CD13、CD33、CD41、CD61、CD34、HLA-DR。

三、白血病的遗传学

1. M2b　最常见的特异性染色体易位是t（8；21）（q22；q22）。

2. M4Eo　inv（16）（P13；q22）。

3. M3　t（15；17）（q22；q21）。

4. CML　t（9；22）（q34；q11）。

四、白血病分子生物学

1. 聚合酶链反应(PCR)　是一种酶促反应，模拟天然DNA复制过程的体外扩增法，现在主要用于M2b、M3、M4Eo、CML、ALL等白血病融合基因的检测。

2. M2b　AML/ETO融合基因。

3. M3　PML/RARa融合基因。

4. M4Eo　CBF /MYH11融合基因。

5. CML　*bcr/abl* 融合基因。

6. ALL　AF4/HRX或HRX/AF-4融合基因。

参考文献

1. 陈灏珠主编. 实用内科学. 第12版. 北京: 人民卫生出版社, 2005. 2310-2329

2. 叶任高, 陆再英，主编. 内科学. 第6版. 北京: 人民卫生出版社, 2005. 603-618

第七章 抗白血病药物治疗及耐药机制

马军 王静波 江滨

抗白血病药物根据其化学结构分为烷化剂，抗代谢药，抗生素类，生物碱类，铂类，酶类及激素类等。根据药物对细胞增殖周期的作用特点分为细胞周期非特异性药物和细胞周期特异性药物。细胞周期非特异性药物包括烷化剂，抗生素类以及某些杂类；细胞周期特异性药物包括抗代谢药，酶类以及某些激素类。这些传统的抗肿瘤药物被称作细胞毒药物，其抗白血病作用主要依赖白血病细胞与正常细胞之间的生长动力学差异。目前一些新的以白血病细胞表面抗原为靶点或针对发病机制中某一关键环节所设计的药物被称为靶向药物，根据药物靶点大致可分为单克隆抗体，酪氨酸激酶抑制剂，法尼基转移酶抑制剂，组蛋白去乙酰化酶抑制剂，凋亡诱导剂，血管生成抑制剂等。现分述如下。

第一节 抗白血病药物的作用机制

一、烷化剂

烷化剂主要包括氮芥类的环磷酰胺（cyclophosphamide，CTX），异环磷酰胺（ifosfamide，IFO），苯丁酸氮芥（chlorambucil，CLB），亚硝脲类的卡莫司汀（carmustine，BCUN）、洛莫司汀（lomustine，CCNU）、司莫司汀（semustine，Me-CCNU）、白消安（busulfan，BUS）等。烷化剂的烷基和DNA每条链上鸟嘌呤N部位发生烷化作用，使双链DNA形成链间交叉联结，阻碍DNA双螺旋结构的分离，致DNA不能复制。同时由于鸟嘌呤被烷化，使脱氧核糖间的氮碳链联结不稳定，导致DNA主干断裂。此外，烷化后的DNA碱基结构也发生变化，形成错误的密码，影响以DNA为模板的RAN合成。烷化剂对细胞周期各时期的细胞均有杀灭作用。以下分述主要烷化剂。

（一）环磷酰胺（cyclophosphamide，CTX）

为氮芥的环状磷酸胺酯，原型无抗癌活性，经肝内微粒体氧化及包括肿瘤细胞在内的磷酸胺酶和磷酸酯酶参与下，产生烷化活性代谢产物。其中，磷酸胺氮芥为主要细胞活性烷化基团。为细胞周期非特异性药物。

（二）异环磷酰胺（ifosfamide，IFO）

为CTX异构体，属噁唑磷酰胺氮芥（oxazaphosphorine nitrogen mustard），在体内经酶作用后活化，作用机制同CTX。与CTX差别在于，IFO中有一氯乙基连接在噁唑磷酰胺环上，使之溶解度及代谢活性均增加。但IFO对肝内混合性功能酶系统的亲和力小于CTX与该酶系的亲和力，4羟化反应慢于CTX，使IFO活性较CTX减慢，故临床常用大剂量。IFO活化过程主要为4位碳的水解，产生4-羟基异环磷酰胺，后者又自动形成醛异环磷酰胺、丙烯醛及乙－氯乙基磷酸；除上述环水解外，侧链可氧化形成去氯乙基化衍生物及氯乙醛。活性代谢物4-羟基异环磷酰胺及丙烯醛为具有强泌尿系毒性的化合物。

（三）卡莫司汀（carmustine，BCNU）

属亚硝脲类。这类药主要使DNA断链、链间交联，破坏DNA。可修饰核苷、多核苷酸和DNA的碱基，使碱基上氮及氧原子所带的羟乙基、氨乙基及卤乙基烷化而发挥细胞毒作用。BCNU为细胞周期非特异性药物，但对G1及S期边缘细胞作用显著。进入体内自动裂解为两部分，一部分使DNA烷化，导致断链、链间交链而失活；另一部分与蛋白质包括某些酶发生氨基甲酰化，从而抑制DNA多聚酶、DNA修复、mRNA合成。本品及其代谢活性物易通过血脑屏障，静脉注射后，脑脊液中浓度为同期血浆浓度的15%～70%。

（四）司莫司汀（semustine，Me-CCNU）

为CCNU的4-甲基衍生物。作用机制同BCNU及CCNU，唯毒性低于二者。口服后迅速吸收、代谢完全，血浆及尿中均检测不出Me-CCNU原形。代谢活化物氯乙基血浆$T_{1/2}$为36小时，24小时后47%从尿排出，10%由肺排出，5%由粪便排出。本品在肝、肾、胃、肺、肠中浓度最大，血脑屏障穿透力似BCNU及CCNU。

二、抗代谢药

此类药物的化学结构与体内某些代谢物类似，虽不具有其功效，但可取代这些代谢物位置，从而干扰DNA前体物质，如嘌呤和（或）嘧啶碱基的生物合成，进而使DNA、RNA及蛋白质合成障碍，导致细胞死亡。多数属细胞周期特异性药物，主要为S期特异性药物。该类药物与细胞代谢间的相互作用，系通过下述之一途径实现：代替某些关键分子如DNA、RNA的组成成分，干扰细胞功能；与细胞正常代谢物竞争关键酶的催化位点；与细胞正常代谢物竞争对重要酶或重要受体的调节作用。抗代谢药包括拮抗嘌呤和（或）嘧啶碱基生物合成的药物及其衍生物，其中甲氨蝶呤和羟基脲既干扰嘧啶碱基，又干扰嘌呤碱基的生物合成。以下分述用于白血病治疗的主要抗代谢药。

（一）甲氨蝶呤（methotrexate，MTX）

周期特异性药物，主要作用于S期细胞。为叶酸类似物，竞争性地抑制二氢叶酸还原酶（DHFR），干扰二氢叶酸还原为具有生物活性的四氢叶酸生物合成，减少四氢叶酸池。干扰DNA（阻碍DNA前体物胸腺嘧啶核苷酸合成）、RNA（阻碍RNA前体物次黄嘌呤核苷酸合成）及蛋白质（四氢叶酸为其合成过程中的辅助因子）的合成。故MTX既干扰嘌呤碱基，又干扰嘧啶碱基生物合成。其中导致细胞死亡的关键是抑制DNA合成，而RNA与蛋白质合成受抑，又延缓细胞进入S期，故MTX又为自限性S期特异药。N5-甲酰四氢叶酸（citrovorum factor，CF）或胸腺嘧啶核苷（thymidine，TdR）可解救MTX对胸腺嘧啶核苷酸的抑制。

（二）巯嘌呤（mercaptopurine，6-MP）

抗嘌呤代谢物，结构类似黄嘌呤。体内经次黄嘌呤－鸟苷酸转移酶代谢为相应的伪核苷酸-6-硫肌苷酸，干扰次黄嘌呤核苷酸转化为腺嘌呤及鸟嘌呤核苷酸，影响DNA合成。本品主要作用于S期，但对其他各期亦有影响，如对G1期有延缓作用。

（三）阿糖胞苷（cytarabine，Ara-C）

阿糖胞苷在体内代谢为活性的三磷酸阿糖胞苷（Ara-CTP）等，后者具有强烈抑制DNA的作用：掺入DNA的核苷酸链内，阻碍DNA链延长或使之断裂；抑制DNA多聚酶，但作用弱于对DNA链的效应。Ara-C抑制DNA所需浓度仅为抑制DNA多聚酶的1/100。耐药机理与代谢Ara-C的酶有关。去氧胞苷脱氨酶及dCMP脱氧酶等使Ara-C转变为无活性代谢物；或Ara-C转运入细胞的能力受损害致使摄入减少。实验及临床均证实，高剂量Ara-C可克服由常规剂量所致的肿瘤耐药性，机制不明。主要作用于DNA，为周期特异（S期特异）性药物。

（四）吉西他滨（gemcitabine）

阿糖胞苷衍生物，以多模式作用于DNA合成的S期，为细胞周期特异性药，在一定条件下可阻止G1期细胞向S期进展，为广谱抗代谢药物。在细胞内经核苷酸激酶作用，代谢为活性型吉西他滨二磷酸盐（gemcitabine diphosphate，dFdCDP）

及吉西他滨三磷酸盐（gemcitabine triphosphate，dFdCTP），以细胞毒、掩蔽链终止及自我增强等多模式作用，发挥其独特的抗癌效应。

1. 细胞毒作用 dFdCDP通过抑制核糖核酸还原酶，使DNA合成及修复所必需的脱氧核苷，特别是脱氧胞苷三磷酸（deoxycytidine triphosphate，dCTP）含量减少，致使DNA合成受阻。

2. 掩蔽链终止作用 dFdCPT与dCTP竞争结合进入DNA链，并插入DNA链中脱氧胞苷位点，进而与鸟苷配对，使dFdCTP在鸟苷所掩蔽，免受核酸外切酶切除、修复，使DNA断裂，合成终止，终致细胞凋亡。

3. 自我增强作用 首先，增加活性代谢产物dFdCTP在细胞内的浓度。已知dFdCDP使dCTP含量减少，低水平的dCTP通过对相关酶的作用，抑制本药活性物dFdCTP转化为本药的生化过程，致使dFdCTP含量增加，掩蔽链终止作用增加，DNA断裂、合成终止增加；其次，减少药物从细胞内排出从而增加本品在细胞内浓度。脱氧胞苷脱氨酶（deoxycytidine deaminase）为细胞清除本药的关键酶，dFdCDP间接抑制了该酶的脱氨作用，而dFdCTP却直接抑制该酶活性，致使本药清除受阻。故本药经自身代谢过程保持和（或）增加了本药在细胞内的活性及浓度，从而达到自身增效。

（五）5-氮杂胞苷（5-azacitidine，AZACR）

为抗代谢抗肿瘤药，细胞周期特异性药物，可与DNA和RNA结合，干扰核糖核酸代谢，导致蛋白合成降低；同时也是一种DNA甲基转移酶抑制剂，通过抑制DNA甲基化，可间接激活多种抑癌基因，诱导肿瘤细胞凋亡。主要用于高危MDS和AML的治疗。

（六）氟达拉滨（fludarabine，FDB）

9-β-D阿拉伯呋喃糖腺嘌呤的氟化类似物，在体内被去磷酸化，转化为2-F-Ara-A，进入细胞内经脱氧胞嘧啶核苷酸酶作用，又被磷酸化生成2-F-Ara-ATP，后者抑制DNA及RNA多聚酶、核糖核苷酸还原酶、DNA启动酶及DNA连接酶I，造成DNA缺失和突变，故抑制分裂细胞的DNA合成。主要用于恶性淋巴细胞系增生性疾病。对惰性生长的淋巴细胞白血病细胞具细胞毒作用。机制可能为：①抑制RNA多聚酶；②消耗烟酰胺腺嘌呤二核苷酸（NAD），使细胞能量贮备减少；③干扰DNA正常修复过程。

三、抗肿瘤抗生素

此类分离或培养自不同种类的放线菌，通过下列方式抑制DNA和（或）RNA合成。①插入DNA碱基，造成DNA螺旋裂解，同时也造成DNA模板的改变，影响RNA合成；②抑制拓扑异构酶II（TOPO II），致DNA链断裂；③抑制DNA多聚酶；④形成自由基，分别作用于细胞膜蛋白质及切断DNA双链。属于周期非特异药物，副作用似烷化剂，但小于后者。以下分述主要抗肿瘤抗生素。

（一）博来霉素（bleomycin，BLM）

为周期非特异性药物，G2期敏感，尤其是G2后期。在体内与铁的复合物结合后嵌入DNA，使DNA双链或单链断裂，阻扰DNA复制。迅速分布至全身组织，肝、脾、肾、皮肤及肺较多，部分通过血脑屏障。血中消失呈双相性，体腔内浓度比血浆浓度高10倍，其中45%进入体循环。在组织内被酰胺酶水解灭活，由肾排出。给药24小时后，肾排出约50%。

（二）柔红霉素（daunorubicin，DNR）

本品代谢活性产物可嵌入DNA螺旋中，与碱基对、氨基、磷酸基广泛结合，形成固定复合物，导致不可逆的DNA螺旋裂解，抑制DNA或RNA多聚酶，最终抑制DNA、mRNA及蛋白质合成，发挥细胞毒作用。中等剂量主要作用于S期或G2期细胞，而高剂量则为周期非特异性作用。

（三）多柔比星（doxorubicin，ADM）

为柔红霉素衍生物，但体内、体外细胞毒作用均较柔红霉素强。其代谢活性物嵌入DNA碱基时，与之形成复合物，抑制DNA及依赖DNA的mRNA的合成；亦影响线粒体的结构与功能。为周期非特异性药，本药为广谱高效抗癌药。

（四）表柔比星（epirubicin，EPI）

为半合成蒽环类抗肿瘤抗生素，是多柔比星的立体异构体。本药的特点是氨基糖部分的4'位置上的羟基由顺位变为反位。为周期非特异药。与DNA结合，抑制核酸合成以发挥其细胞毒作用。

（五）吡柔比星（pirarubicin，THP-ADM）

为半合成的新的蒽环类抗癌药，化学结构、

作用机制、抗瘤谱、毒性等均与ADM类似，但亦有少许差别，特别是疗效及毒性略优于ADM。本药进入细胞核后迅速嵌入DNA核酸碱基对间，干扰转录过程，阻止 mRNA 合成；抑制 DNA 聚合酶及 DNA TOPO Ⅱ 酶（topoisomerase Ⅱ，TOPO Ⅱ）活性，干扰DNA合成。故本药同时干扰DNA、mRNA合成，在细胞增殖周期中阻断细胞进入G1期而干扰肿瘤细胞分裂，抑制肿瘤生长。

（六）去甲氧柔红霉素（idarubicin）

蒽环类抗生素，有抗有丝分裂和细胞毒作用，与 DNA 结合，抑制核酸聚合酶，对 RNA 的合成及成纤维细胞的抑制作用比柔红霉素强，抗肿瘤活性分别较阿霉素和柔红霉素强4倍和8倍。心脏毒性比阿霉素和柔红霉素小。用于急性髓系细胞和淋巴细胞白血病的治疗。

（七）米托蒽醌（mitoxantrone，MIT）

全合成蒽醌类药物，结构类似ADM。主要通过与碱基强有力的结合而嵌入 DNA，使 DNA 链间、链内交叉连接，导致单、双链断裂而抑制DNA合成。本药与尿苷、脱氧胸苷的结合力较ADM大6～7倍，此外，还可抑制 DNA 聚合酶，从而破坏DNA结构，抑制DNA复制，并抑制RNA及蛋白质合成，终致细胞死亡。

四、生物碱

（一）长春碱（vinblastine，VLB）

细胞增殖周期中G2期为纺锤体合成期。微管为纺锤体合成的基本单位，微管由微管蛋白聚合而成。有丝分裂微管（纺锤体）与有丝分裂有关，轴突微管（轴突）与神经毒有关。本药作用靶点为微管，与其上的二聚体结合，抑制微管聚合、组装，干扰纺锤体形成，使细胞分裂停止。作用与浓度有关：低浓度抑制微管聚合，在细胞内促使微管不完全解聚；高浓度则促进微管聚集，形成类结晶体。对核酸及蛋白质合成亦有影响。高浓度（30μmol/L）时对轴突有影响。

（二）长春新碱（vincristine，VCR）

作用机制似长春碱，为主要作用于有丝分裂期（M）的周期特异性药。阻滞增殖期细胞于有丝分裂期（M），这一同步化作用，为其他抗肿瘤药发挥作用提供了条件。本药尚可通过抑制RNA多聚酶而抑制RNA合成。亦能抑制细胞膜的类脂质合成及氨基酸在膜上的转运。

（三）长春地辛（vindesine，VDS）

为半合成长春碱，化学名称16-甲酰氨基-17-去乙酰基-16-去甲氧碳酰长春碱。作用机制似长春碱，与微管蛋白的二聚体结合，抑制微管聚合，阻滞增殖细胞于 G1 及 M 期，故为周期特异性药物。长春地辛与其他长春碱类药物相似，亦干预微管的其他生物功能，如参与细胞的趋化作用，作为支架维持细胞表型，参与受体锚定（固定）及细胞信号传递等。

（四）长春瑞滨（vinorelbine，NVB）

为半合成的去甲 -5'- 长春新碱系列中的新药。其结构变化在长春碱母环，而不同于其他长春碱类药的结构变化，故使本药具有独特的抗肿瘤作用。本品作用机制与长春碱基本类同，微弱于长春碱及长春新碱，但是唯一能在高浓度（25mmol/L）下诱导微管完全解聚的长春碱类药物，也是此类药物中对轴突微管亲和力最小的药，浓度达 40mmol/L 时才对轴突微管有作用。

（五）依托泊苷（etoposide，VP-16）

为半合成的鬼臼毒素衍生物，周期特异性药物，干扰晚S期及G2期细胞进入分裂期。高浓度（≥100μg/ml）时，使进入分裂周期的细胞溶解；低浓度（3～10μg/ml）时，抑制细胞进入分裂期。但不影响微管装置，主要作用靶点为DNA拓扑异构酶Ⅱ（topoisomeraseⅡ，TOPO Ⅱ）。嵌入DNA，与TOPO Ⅱ结合，构成本品与TOPO Ⅱ及DNA结合的稳定复合物，干扰DNA断链的重新修复（正常情况下，TOPO Ⅱ参与DNA单链或双链断裂后的修复）。本品经肝微粒体酶系及胞浆过氧化酶作用后，产生的活性物如正二羟衍生物，具有使DNA 单链及双链断裂的细胞毒作用。

（六）替尼泊苷（teniposide，VM-26）

为中性亲脂性鬼臼碱半合成物，作用机理同依托泊苷，唯可进入脑脊液，为血浆量的1%，但脑瘤或脑转移时浓度较高。与Ara-C有协同作用。耐药时与依托泊苷呈完全耐受；与蒽环类呈部分耐受。对长春碱类多数呈100%交叉耐受，但亦有与长春新碱无交叉耐药的报道，如耐本药的白血病细胞，对长春新碱仍敏感；而耐长春新碱的细胞，则与本药有交叉耐受。

（七）三尖杉酯碱（homoharringtonine，HHRT）

抑制蛋白质合成。体外研究证明本药抑制^{3}H-门冬酰胺及^{3}H-LD亮氨酸参入蛋白质，抑制蛋白质合成；亦可抑制^{3}H-胸腺嘧啶核苷参入DNA，或抑制DNA聚合酶α活性，直接干扰DNA合成。电子显微镜证实，本品使细胞核变性坏死过程为“凋亡”过程。为周期特异性药物，主要作用于S期，并延缓S期细胞向G2期移行。

（八）拓扑替康（topotecan）

为半合成喜树碱水溶性衍生物，属周期特异性药。DNA拓扑异构酶I（DNA topoisomerase I，TOPO I）为DNA复制的关键酶之一，本药与TOPO I形成共价结合的稳定的DNA-酶复合物，干扰DNA复制而促细胞凋亡。

五、酶　　类

门冬酰胺酶（asparaginaes，ASP）系从埃希属大肠杆菌ES-2培养液中提取的高分子量的酶。主要作用为水解血清中的门冬酰胺酶，从而抑制依赖外源性ASP的肿瘤细胞的生长；抑制肿瘤细胞的蛋白质合成，对DNA及RNA亦有延缓抑制作用。周期特异药，G1期为其靶点。不通过血脑屏障。ASP是目前对白血病唯一有效的酶制剂。白血病细胞，尤其是起源于淋巴细胞系统的白血病细胞，对门冬酰胺需求量大，但本身又不能合成，完全靠宿主正常细胞供给。ASP使宿主体内的门冬酰胺很快分解耗尽，造成白血病细胞因缺失门冬酰胺致蛋白质合成受阻而死亡。

六、激 素 类

糖皮质激素类（glucocorticoid）：淋巴细胞系起源的白血病细胞有糖皮质激素受体，皮质激素通过和受体结合发挥细胞毒作用，可溶解淋巴细胞。临床主要用于ALL。此外，也应用于白血病并发的自身免疫性溶血性贫血及血小板减少症，还可减少化疗药物的毒性反应。

七、单克隆抗体

（一）抗CD33单抗

CD33为分子量39 200的膜蛋白，在粒细胞和单核细胞上表达。85%的急性髓系白血病（AML）原始细胞表达CD33，正常造血干细胞（HSC）和非造血组织不表达。

吉妥单抗（gemtuzumab ozogamicin，GO，Mylotarg）是重组人源化IgG4 λ型抗CD33单抗与细胞毒抗生素calicheamicin（加利东霉素，源自单孢丝菌）的免疫交联物，静脉注射后交联物中的单抗与靶细胞膜上的CD33结合，通过胞饮进入细胞内，在溶酶体内释放加利东霉素，后者与DNA结合使双链断裂导致靶细胞死亡。现已批准用于老年AML，也用于APL分子学复发患者。目前还进行联合其他化疗药诱导初治AML的临床试验。

（二）抗CD52单抗

CD52表达于绝大多数B细胞、T细胞、NK细胞及大多数单核巨噬细胞表面。红细胞和造血细胞不表达。大多数恶性淋巴细胞表达CD52，慢性白血病和小细胞淋巴瘤上的表达强于正常淋巴细胞，脾边缘带淋巴瘤（MZI）和毛细胞白血病（HCL）上也有表达。

阿仑单抗alemtuzumab，Campath-1H）为重组人源化IgG1κ型抗CD52单抗，分子量约150 000。本药与表达CD52的细胞结合，通过抗体依赖细胞毒作用使靶细胞溶解。已批准用于对烷化剂、氟达拉滨耐药的进展期CLL。也被用于CD52阳性的T或B幼淋巴细胞白血病（PLL）以及造血干细胞移植后GVHD的治疗。

（三）抗CD20单抗

CD20为分子量35 000～37 000的跨膜蛋白，在多数B细胞上表达。B细胞来源的恶性肿瘤细胞上CD20的表达强度依次为毛细胞、大细胞、Burkitt细胞、边缘带细胞、滤泡细胞、小裂细胞、LP/Waldenstrom细胞、套细胞、CLL/PLL、CLL。

利妥昔单抗（rituximab，美罗华）为重组人源化IgG1 λ型抗CD20单抗，分子量为145 000。通过抗体依赖细胞毒作用和补体依赖性细胞毒作用（CDC）杀伤B细胞，也可诱导细胞凋亡。主要用于B细胞NHL和进展期CLL的治疗。

替伊莫单抗（^{90}Y-ibritumomab tiuxetan）为放射性核素^{90}Y标记的CD20单抗。药物注入后，单抗与靶细胞结合，^{90}Y发射β粒子将其杀伤。^{90}Y半衰期短（2.5天），无γ射线，适合于门诊应用。

八、酪氨酸激酶抑制剂

酪氨酸激酶（TK）可催化靶蛋白上酪氨酸残基磷酸化，激活多条信号传导通路。TK过量表达、蛋白磷酸化异常在白血病发病中起关键作用。因此，包含TK在内的蛋白激酶成为重要的抗肿瘤药物靶，酪氨酸激酶抑制剂通过抑制TK活性、阻断异常信号传递起到抗白血病作用。

甲磺酸伊马替尼（imatinib mesylate，格列卫）是小分子酪氨酸激酶抑制剂，可特异性抑制部分TK活性，包括Bcr/Abl（慢性髓性白血病融合基因所编码的蛋白）、c-Kit（干细胞生长因子受体）和PDGFR（血小板衍生生长因子受体），但对其他TK无抑制作用。伊马替尼Abl酪氨酸激酶的ATP结合位点竞争结合，阻断磷酸基团由ATP自底物酪氨酸激酶转移，抑制该酶激活，使一系列下游底物不能磷酸化，传递增殖信号的通路受阻，从而抑制Ph阳性恶性克隆增殖，正常造血得以恢复。本药还抑制PDGF和SCF（干细胞因子）介导的各种细胞生物反应。伊马替尼是CML的首选治疗，也用于治疗Ph^{+}ALL和CD117阳性的胃肠道间质瘤。

AMN107是伊马替尼衍生物。达沙替尼（dasatinib，BMS-354825）是噻唑类药物，与伊马替尼结构不同。这两种药物对Bcr/Abl激酶区突变克隆具有强大的抑制作用，可用于对伊马替尼耐药的CML和Ph^{+}的ALL的治疗。

FLT3抑制剂：30%～50%的AML、一部分ALL和MDS基因突变，导致TK活性增强。目前有4种FLT3抑制剂在临床试验阶段，即PKC-412、CEP-701、MLN518、SU11248。

九、蛋白酶体抑制剂

真核细胞中80%以上蛋白降解是通过蛋白酶体介导的，蛋白须经泛素化后才能被蛋白酶体识别而降解，此过程称作泛素化途径。蛋白酶体可降解多种调节蛋白，这些调节蛋白水解降低可致肿瘤发生和生长。蛋白酶体抑制剂通过对蛋白酶体的抑制发挥抗肿瘤作用。

硼替佐米（bortezomib，临床试验代号PS-341）是一种特异性、可逆性、选择性的蛋白酶体抑制剂，通过与26S蛋白体的糜蛋白酶样部位结合而抑制该蛋白酶体活性。硼替佐米抗肿瘤作用涉及多种机制，其中最重要的是NF-κB途径。NF-κB是转录因子大家族成员，与抑制性IκB结合成复合物存在于细胞浆中，当IκB被蛋白酶体降解时，NF-κB释放，进入到细胞核中启动粘附分子、原癌基因等转录，并抑制凋亡。硼替佐米通过抑制蛋白酶体对IκB的降解而抑制NF-κB的激活，发挥抗肿瘤作用。硼替佐米是第一个进入临床的蛋白酶体抑制剂，在多种血液肿瘤如多发性骨髓瘤、淋巴瘤和一些实体肿瘤中显示出明确的抗肿瘤作用。

十、维A酸、砷剂、沙利度胺

详见各章。

（江　滨）

第二节　抗白血病药物的耐药机制

白血病耐药系白血病细胞对抗白血病药物的不敏感性或产生抵抗。导致白血病耐药的机制中最主要的是多药耐药（multidrug resistance，MDR），即白血病细胞对结构和药效机制不同的多种抗白血病药物均产生耐药。耐药是白血病患者不能获得缓解，或缓解后复发的主要原因。

一、药理学耐药

药理学耐药主要指多药耐药。所谓多药耐药是指白血病细胞对化疗药物的广泛耐受（即对化学结构、作用机制不同的药物产生交叉耐药）。MDR可由于细胞杀伤过程中任何步骤的改变而产生，涉及药物转运、代谢、药物靶、细胞修复机制、细胞识别、细胞毒作用及凋亡的产生。

（一）耐药蛋白

1. 通透性糖蛋白（permeability glycoprotein，PGP）　1976年Juliano在中国仓鼠卵巢细胞株的胞膜上发现一种分子量为170 000的跨膜蛋白，即P170。由1 280个氨基酸组成，属转运蛋白ATP结合家族，由位于第7号染色体的MDR1基因编码。P170实为一能量依赖型药物转运泵，能将疏水亲脂性药物泵出细胞外而导致细胞耐药；部分药物在未进入细胞之前，在胞浆膜上即与P170组合，而无法进入细胞。和P170有关的抗白血病药物有蒽环类、长春碱类、鬼臼类。

2. 多药耐药相关蛋白（multidrug resistance associated protein，MRP） 1992年Cole等在小细胞肺癌耐药株（H69AR）上发现一种在结构和功能上与P170相似的糖蛋白，分子量为190 000，即P190。由1 531个氨基酸组成，是一种与ATP结合的高度磷酸化的糖蛋白，由位于第16号染色体的MRP基因编码。P190能识别并转运与谷胱甘肽（GSH）耦合的底物，含正电荷药物（如DNR、VP-16）和GSH耦合后，即被P190识别并被泵出细胞外。同一个细胞中可并存PGP、MRP 2种耐药蛋白，但在耐药发生过程中，MRP过度表达早于PGP。

3. 肺耐药相关蛋白（lung resistance protein，LRP） 1993年Scheper等在非PGP介导的耐药肺癌细胞系（SW-1573/2R120）中发现一种分子量为110 000的糖蛋白，因其首先在肺癌细胞中发现，故命名为LRP。其编码基因位于第16号染色体短臂。LRP在调控细胞核物质和胞浆囊泡运输中起作用，可能阻止以DNA为靶点的药物进入细胞核，或将已进入细胞核的药物通过转运载体排出胞核，再经胞质中的运输囊泡通过胞饮机制将药物排出细胞。与LRP有关的药物同PGP，但铂类、MEL的耐药也与此有关。

上述耐药蛋白如在初治时即高表达，提示为原发耐药，如在复发时才高表达，则提示为继发耐药。此外，临床上随化疗次数增多，耐药蛋白表达也逐渐增强，说明抗白血病药物也是诱发白血病耐药的原因之一。

（二）酶活性异常

当体内下列酶活性异常时，常导致耐药。

1. 谷胱甘肽转移酶（glutathione transferase，GST） GST是一种多功能药清除酶，能催化亲电物质（如烷化剂）与其结合，也可和亲脂药物结合，一旦和药物结合，即增加药物的水溶性，促进其排泄，故药效作用时间缩短。烷化剂、蒽环类、鬼臼类、长春碱类及铂类的耐药与GST活性升高有关。

2. 谷胱甘肽过氧化酶（glutathione peroxidase，GPO） GPO为一种抗氧化损伤酶，清除抗白血病药物在白血病细胞周围所生成的OH、H_2O_2，从而使白血病细胞免遭损伤而耐药。蒽环类等药物在体内生成过氧化物发挥部分抗白血病效应，如GPO活性升高必将影响其疗效。

3. 二氢叶酸还原酶（dihydrofolic acid reductase，DHFR） 四氢叶酸是嘌呤、嘧啶等碱基生成的必需辅助因子，由二氢叶酸经DHFR催化生成。DHFR是MTX的靶酶，当其活性增高时，可造成白血病细胞对MTX的耐药，无法阻断DNA的合成。

4. 蛋白激酶C（protein kinase C，PKC） PKC参与蛋白质磷酸化过程，当PKC活性增高时，加速PGP、MRP的磷酸化，故增加白血病细胞的耐药性。PKC还诱导MDR1基因的过度表达。

5. 脱氨酶（deaminase） Ara-C进入体内后通过脱氨酶的脱氨，迅速转化为阿糖脲苷（Ara-U）而失活。脱氨酶活性过强者，无疑将降低Ara-C的药效。

6. DNA拓扑异构酶是控制DNA拓扑状态的酶变，可分成两类，即拓扑异构酶I（TOPO I）和拓扑异构酶II（TOPOII）。TOPOII是重要的核酶，在真核生物中TOPOII的生物功能更活跃。真核细胞中TOPOII是一种同源二聚体，分子量约170 000，在DNA复制及有丝分裂中起关键作用，在DNA的转录、修复及重组等生物学过程中也起重要作用。TOPOII的存在具有增殖依赖性，其细胞内含量也与细胞周期密切相关。鼠和人类细胞中的TOPOII分为两种同工酶：TOPOIIα（170 000）、TOPOIIβ（180 000）。以TOPOII为靶点的抗肿瘤药物包括DNA嵌入剂如蒽环类、蒽醌类、吖啶类等，非DNA嵌入剂依托泊苷等。TOPOII在肿瘤细胞耐药中起重要作用，与TOPOII相关的耐药机制包括：①TOPOII表达下降，包括mRNAT和蛋白的下降；②基因重排的转录异常；③翻译后修饰，主要是磷酸化的异常；④TOPOII突变。各种机制的结果都导致细胞内总酶活性降低。蒽环类药物或依托泊苷抑制TOPOIIα的活性而对TOPOIIβ的活性影响不明显；然而仅TOPOIIβ的活性与细胞对这些药物的敏感性有关。Gieseler等发现在复发的AML中，TOPOIIα和β比例明显下降，但有待进一步证明TOPOII α和β是否均与AML的预后有关。

（三）与致癌和抑癌基因的关系

Correntic等调查了18 000例乳腺癌病人，发现有多发性癌基因改变，过度表达的是c-*myc*、*int*-2、*neu*和c-*myb*，用slot blot分析浸润癌的mRNA，发现30%的肿瘤同时有MDR1和c-*myc*的高水平表达。Norris等也从神经肉瘤细胞的耐药性研究中证实，MRP的表达与n-*myc*扩增有关，有n-*myc*扩增的细胞 MRP基因表达高，MRP高表达者的5年生存率是57%，低表达者是94%，据此认为MRP的表达情况有预后意义，而MDR1和n-*myc*则无。但上述结果却与Khyari等的研究不一致，他的研究显示，MDR1过度表达，伴有细胞核内c-*myc*、c-*myb*表达减少，而c-*fos*和c-*jun*表达增加。这些说明MDR与癌基因有关，但不同的情况下可能有不同的解释。另外，Rafki等研究发现p53基因的表达和功能的变异与cEM-VLB细胞的耐药性有关，在MDR细胞中，野生型p53受抑制，而变异的p53可特异地激活*mdr1*启动子，与此对应，当用小剂量诱导药物长春碱作用于这些耐药细胞时，p53基因表达增高。应用不同的细胞均证明，*mdr1*基因与癌基因的活性有关，同时也与抑癌基因的丢失有关。

（四）DNA修复

烷化剂和顺铂是可引起DNA链内交联的细胞毒药物，这些药物的耐药与DNA修复有关。真核细胞中主要有3种DNA修复机制：恢复(reversion)、切除、耐受，其中切除修复是最主要的。在这种损伤修复中涉及TOPOII，但TOPOII并非直接参与DNA修复，而可能是DNA修复相关的多酶复合物的一种，亦可能间接起作用（如发现DNA损伤、诱导或调节修复过程所涉及的其他基因表达）。

（五）细胞识别DNA损伤

许多研究发现，在细胞周期的不同阶段，药物诱导的DNA分裂和细胞毒作用并不一致，这种现象可能与肿瘤细胞转录因子（如c-*fos*、c-*jun*、AP-1等）的表达有关。

（六）与细胞生活环境变化的关系

1. 与pH值的关系　Hamilton等通过结肠癌细胞株研究了MDR逆转剂与细胞内pH值的关系。在加入逆转剂的同时加入含碳酸氢盐/CO_2的林格缓冲液，使细胞内pH值逐渐降低（0.1～0.3U），发现细胞内酸化可以加强细胞的化学敏感性，特别在碱性的细胞外环境下，有助于减少MDR修饰因子的效应，同样有助于P-糖蛋白阴性细胞化学敏感性的提高。Miller等在研究柔红霉素在克鲤鱼近端肾小管的分泌情况时，发现pH值为8. 25时，细胞内柔红霉素的聚集不受环孢素A的影响，当pH值为7. 25时，药物在细胞内的聚集被环孢素A所增加。其机制可能是pH值为8. 25时药物通过简单扩散穿过管侧膜，并由MDR传输蛋白分泌入管腔，而pH值为7. 25时，除扩散外，还有有机阳离子载体介导的重吸收，故而分泌减少，细胞内含量增加。现在已知P-糖蛋白的ATP酶活性的最适pH值是7.5。

2. 温度的关系　P-糖蛋白有药物刺激性ATP酶活性，其作用位点对核苷酸有低亲和力和低特异性，Vrbatsch等从富含P-糖蛋白的中国仓鼠卵巢浆膜中发现，钒酸盐可诱导俘获核苷酸，可稳定抑制P-糖蛋白的合成，而若恢复P-糖蛋白的活性，37℃时需84分钟，4℃时超过30个小时，说明ATP酶的恢复与俘获的核苷酸的释放和温度有关。加温能使细胞膜流动性增加，稳定性下降，通透性增加，提高化疗药物的渗透和吸收；温度升高，不仅加快了药物的摄取和反应速度，而且可减少DNA断裂的修复；加温还使镶嵌在膜脂双层中的抗原流动性增加，并可聚积在液化细胞膜表面，有利于抗体和补体的结合，发挥免疫功能。体外实验证明，42℃2个小时可使化疗药物的抗癌作用增强10～100倍，43℃联合AT1258的毒性作用是二者单独作用乘积的218倍。目前高温逆转肿瘤耐药的现象和机理已受到重视。与热疗相对应，有人通过研究小鼠乳腺癌细胞生长的冷敏感性发现，小鼠乳腺癌FM3A细胞在低温下（33℃）生长变慢，并且TOPOⅡ-α的表达也降低。

3. 基质及营养条件的影响　Lorico等在研究小鼠淋巴细胞株WEHI-3B/NOVO对新生霉素和依托泊苷的交叉耐药性时，在培养基中加入能量代谢抑制剂叠氮化物和脱氧葡萄糖，依托泊苷的排除明显受抑制，当重新加入葡萄糖后又恢复了原来的排除率，这说明营养条件对耐药性有很大影响。John等将成年大鼠肝癌细胞分别培养于Ⅰ型胶原、基底膜凝胶、Ⅳ型胶原和层粘蛋白上，观察其对化疗药的耐药性。结果表明，细胞外基质对肝细胞的耐药性具有调节作用，I型胶原能使P-糖蛋白mRNA表达增加，而基底膜凝胶对其表达无显著影响，IV型胶原和层黏蛋白可降低其表达水平。

4. 氧浓度的影响　高氧浓度可激活超氧化物歧化酶，降解自由基，减轻药物的细胞毒作用。如肺部肿瘤由于局部氧浓度高，对多柔比星不敏感，而皮下组织肿瘤由于相对缺氧，则对多柔比星敏感。Lene-Han等研究了人MDR淋巴细胞（HL-60/AR）及其亲代敏感细胞（HL-60），证明HL-60/AR细胞MDR过度表达，抗氧化剂能力较HL-60增强10倍，抗氧化剂功能增强可以说明其对某些有氧化作用的药物产生耐药。

二、再生耐药

亦可称为生物学耐药（biological resistance），表现为细胞毒药物能大量杀灭肿瘤细胞，即肿瘤细胞对治疗药物敏感，但疗程结束后由于肿瘤细胞的快速再生，导致治疗失败。AML和ALL中均发现白血病细胞增殖周期与诱导缓解的疗效、缓解持续时间有明显相关性（大多数持续缓解时间长的患者化疗前白血病细胞增殖周期较长）。

再生耐药（regrowth resistance）的肿瘤细胞具有以下特性：①肿瘤细胞对化疗药物敏感，化疗可以杀死肿瘤细胞，达到骨髓抑制；②肿瘤细胞增殖速度很快；③处于增殖状态的肿瘤细胞比例高；④肿瘤细胞从增殖池中消失的速度慢；⑤细胞对生长刺激因子或抑制因子敏感增高；⑥肿瘤细胞或其微环境中的细胞能产生细胞因子。

myc、*bcl*-2、*p*53等基因的异常表达在肿瘤细胞再生耐药中起重要作用。*myc*基因能促进肿瘤细胞增殖，抑制其分化，使肿瘤细胞对生长因子的敏感性增高，甚至能使肿瘤细胞不依赖生长因子而生长，所以*myc*基因的异常表达很容易导致肿瘤细胞的再生耐药。*bcl*-2基因是一种抗凋亡基因，可与*myc*基因协同作用，其异常表达使AML和ALL产生再生耐药，并与治疗效果差有显著关系。*p*53基因也常涉及肿瘤的再生耐药，*p*53基因突变的肿瘤细胞接受细胞毒药物治疗后，由于肿瘤细胞的快速增生，可使治疗失败。*p*53突变基因也可特异性地激活MDR1/P-gp启动子，使肿瘤细胞出现MDR，因此部分肿瘤细胞可能同时存在经典的MDR及再生耐药。

（江　滨）

第三节　抗白血病药物耐药的预防与逆转

一、耐药的预防

1. 使用对MDR1细胞敏感的药物　这些药物不作为P-gp底物，因而不被溢出，如DDP、CBP、5-FU、BLM等。

2. 增大化疗剂量　大剂量化疗可以提高血药浓度，使耐药细胞内的药物浓度增加，从而达到克服MDR的目的，但同时化疗药物的骨髓抑制等毒性作用也大大增加，因此在缺乏干细胞移植的条件下，应用受到限制。

3. 改变药物剂型或结构　用脂质体包被药物，进入细胞内可以防止被P-gp泵出细胞外，从而逆转耐药。

4. 应用单克隆抗体逆转MDR　一些单克隆抗体可逆转肿瘤多药耐药，如MRK17（IgG1）在体外可特异性抑制耐药细胞的生长，但不影响细胞克隆形成，说明该抗体的抑制作用并不是对细胞的直接杀伤作用，可能是通过表皮生长因子来调节耐药细胞的生长。UIC2（IgG2a）与长春新碱合用，可明显增强抑瘤效果，使IC50值由650ng/ml降至150ng/ml，但抗体本身并无抑瘤作用，该抗体对长春新碱、柔红霉素、放线菌素D、鬼臼乙甙和秋水仙素等药物抑制耐药细胞的生长均有增强作用，而对5-FU、顺铂、庆大霉素等无此作用。由于P-gp的6个对称折叠结构，使得抗体识别抗原表位变得多样化，抗体生物学功能也随之复杂化。

5. 应用双功能抗体逆转MDR　是将肿瘤靶细胞抗原与效应细胞触发因子（如CD3抗原）连接起来，将被活化的淋巴细胞（如细胞毒性T淋巴细胞、CTL）定向导向到肿瘤部位，以便更有效地杀伤肿瘤靶细胞，特别是耐药肿瘤细胞，并且不良反应小。

二、耐药的逆转

1. 环孢素A（CsA） 是一种常用的免疫抑制剂，通过竞争性结合P-gp，抑制药物从细胞内排出，临床上CsA的化疗药物合用已证实为一种效果肯定的耐药逆转剂，但有肾功能损害，必须谨慎应用。CsA的类似物Valspodar（SDZ-PSC833）逆转耐药功能较CsA强10倍，且无免疫抑制和肾毒性，是目前临床上最看好的一种耐药逆转剂，其不良反应轻，包括短暂的血胆红素升高及共济失调。

2. 干扰素α（IFNα）、白细胞介素2（IL-2）均可提高抗白血病药物在细胞内的浓度，可能和它们减少P-gp、MRP的表达，抑制P-gp、MRP的功能有关。此外，还有抑制白血病细胞增殖、促进凋亡的效应。IFNα、IL-2逆转耐药是上述几种功效综合的结果。

3. 钙离子通道阻滞剂 研究表明钙离子通道阻滞剂在MDR1基因的翻译水平上抑制P-gp的合成及活性，增加肿瘤细胞内的化疗药物浓度，克服肿瘤细胞的耐药性，提高化疗效果。主要有维拉帕米及其衍生物、双氢吡啶类化合物及其硫氮唑酮等，其衍生物R-VER和nor-VER的钙离子通道阻滞作用很小，同时又具有较低的细胞毒性和较高的逆转能力，最有希望用于临床。双氢吡啶类化合物作为钙离子通道阻滞剂也用于耐药的逆转。

4. 钙调蛋白抑制剂 作用机制与钙离子通道阻滞剂相似。主要包括三氟拉嗪、三氟丙嗪、氯丙嗪等。其中三氟拉嗪已进入临床研究，在不发生不良反应的浓度下三氟拉嗪能明显延长多柔比星以及柔红霉素在小鼠耐多柔比星白血病细胞株P388的滞留时间，同时还可以增加其细胞毒性。但最近报道三氟拉嗪并不能有效逆转乳腺癌病人对长春碱的耐药，原因可能是三氟拉嗪在体内未达到有效浓度；另一方面，可能乳腺癌病人中除了MDR的耐药机制外还有其他的耐药机制。

5. 蛋白激酶抑制剂 蛋白激酶（PKC）可以改变药物在MDR细胞中的蓄积，在一些MDR的肿瘤细胞中PKC的活性增加。根据作用于PKC的部位，PKC抑制剂可分为3类，一类作用于调节区，一类作用于催化区，一类作用于上述两区。其中CGP41251是高度选择性的PKC抑制剂，作用于催化区，具有抗肿瘤作用及有效的耐药逆转作用，可使MDR细胞系对多柔比星和长春新碱的敏感性增加。其机制可能是直接与P-gp竞争ATP或通过竞争P-gp上的药物结合位点从而阻断了P-gp的泵出功能，达到逆转耐药的作用。CGP41215已经作为抗肿瘤药物进入Ⅰ期临床试验，但发现其逆转MDR的同时也产生较大的毒性作用，限制了临床应用。

6. 谷胱甘肽转移酶（GST）及TOPO异构酶抑制剂 GSH与化疗药物结合可以自发进行，也可以由一组GSH转移酶（GSH transferases，GST）催化。GST分为α、μ、π等多种同工酶。在许多人类肿瘤和动物致癌模型中，GST-π常常过度表达，因此，GST-π常作为肿瘤细胞耐药的一个标志。临床报道，运用GST-π抑制剂利尿酸后可以增加肿瘤细胞对烷化剂的敏感性。利尿酸引起细胞生长缓慢的原因可能是细胞对程序化死亡的易感性增强。

7. 抗激素类化合物 雌激素非完全拮抗剂他莫昔芬（tamoxifen）作为MDR逆转剂已用于临床。Kirk在对5种新的抗雌激素衍生物的逆转耐药效果的研究中发现，雌激素完全拮抗剂ICI164的逆转效果更好，它使多柔比星和长春新碱对MDR细胞MCF-7/ADR的毒性分别增加25倍和35倍。ICI164能完全逆转转染了MDRl基因的肺癌细胞S1/1.1对长春新碱的耐药，阻断P-gp对长春新碱的泵出。

8. 通过改变膜流动性逆转MDR

（1）通过改变生物膜脂质组成提高肿瘤化疗的敏感性：膜脂质包括3种成分：磷脂、糖脂及胆固醇，其中磷脂中的甘油磷脂包括甘油骨架、两个脂肪酸及磷酸化的醇，是组成膜脂的主要成分。脂肪酸可调节肿瘤细胞中化疗药物的转运。Callaghan等发现在培养介质中加入使膜流动性降低的饱和脂肪酸，如硬脂酸，或使膜脂流动性升高的不饱和脂肪酸，将使MDR细胞的长春碱和罗丹明123积累增加，使细胞毒作用增强。以加入卵磷脂的方法改变细胞膜流动性，在恶性病变程度高的耐药淋巴瘤细胞多柔比星的聚集量增加5倍，在较低恶性变异的细胞多柔比星聚集仅达1.4倍，故加入卵磷脂也可提高化疗敏感性。

（2）通过表面活性剂改变膜流动性而逆转耐药：Wood-Cock 等应用人白血病细胞系 CCRF-CEM 和其多药耐药衍生的 R100 细胞在体外检验了 16 种表面活性剂对柔红霉素在 R100 细胞内的蓄积和细胞毒作用的影响。数据显示，Tween80，Do-decylpoly CremophorEL，TritonX-100及Lobrol组的柔红霉素胞内蓄积显著高于对照组。利用膜荧光探针DPH标记测定表面活性剂CremophorEL对膜流动性的影响，表明随着CremophorEL浓度的增加，在敏感和耐药细胞系荧光的各向异性（anisotropy）降低。而各向异性值越小，分子排列越无规则，流动性越大。故CremophorEL在一定浓度下，可使膜流动性显著升高。与之相反，Dudeja 等应用 KB-3-1 和耐药细胞 KB8-5-11 进行实验，发现具有逆转活性的 SolutolHS-15、Tween40 和 CremophorEL 则降低耐药细胞原生质膜及完整细胞脂质流动性，没有逆转活性的表面活性剂不影响膜脂流动性。出现这两种截然不同结果的原因，可能与两实验室所用细胞系、实验方法及条件不同有关。据文献报道，博来霉素是一种高度细胞毒药物，但在进入细胞时，通过原生质膜的转运产生障碍，用能提高原生质膜流动性的长春碱预处理，与对照组比较，长春碱和博来霉素联合应用疗效优于单用。

9. 基因水平逆转 MDR 肿瘤的发生是一个多因素、多基因协同作用的多阶段过程。传统的肿瘤技术、化疗和放疗自身的局限性，限制了其应用范围。随着分子生物学各项技术的日趋成熟，基因治疗作为肿瘤治疗的一个新靶点，日益受到人们的重视。基因治疗是指将目的基因导入靶细胞和宿主体内，通过基因的整合成为宿主遗传物质的一部分，纠止错误的基因表达和基因表达的错误，以达到治疗目的。1990年美国科学家首次完成了 1 例联合免疫缺陷综合征的基因治疗并取得了较好的疗效。1990年Cline用重组β-珠蛋白基因治疗 2 例地中海贫血症的患者，也取得了很好的疗效。随着基因分子生物学的发展，反义技术的出现为克服肿瘤耐药带来了希望，其原理为设计与耐药基因互补的反义寡核苷酸片段，使反义核苷酸与耐药基因结合，阻断其表达而达到逆转效果。

（1）阻断 MDR1 基因的反义核酸：1989 年 Vasantha 首先用反义寡核苷酸调节 MDR1 基因表达，结果发现与人白细胞耐药细胞系 K562/III 育后P170糖蛋白合成完全被抑制，细胞对柔红霉素的敏感性部分增加。1995 年 Nakashima 将针对互补于MDR1基因5' 端转录起始部位的含25个碱基的反义核酸作用于白细胞耐药细胞株 P388/ADR，结果发现P170表达下降，细胞内长春新碱药物浓度及肿瘤药物杀伤作用大大增强，且与小剂量维拉帕米合用有明显协同作用。

（2）阻断 *bcl*-2 基因反义核酸：Keith 用 *bcl*-2 的反义寡核苷酸对17例白血病患者骨髓进行体外逆转试验，结果发现 7 例患者 *bcl*-2 蛋白表达明显降低。用针对*bcl*-2 mRNA的反义寡核苷酸处理多发性骨髓瘤患者的恶性浆细胞，Bcl-2蛋白表达量减少，并伴有凋亡增加和对化疗药物的敏感性增加。在现阶段刚刚发展起来的反义基因技术比反义RNA治疗更进一步，它是通过寡聚核苷酸与双链DNA结合形成局部的三链结构来抑制基因的转录，从而调控基因的表达。由于遗传信息从DNA流向RNA是一个遗传信息放大的过程，而反义基因技术是在转录水平发挥作用，因而较反义RNA疗法更有效。

10. 目前研究的逆转剂　目前研究的逆转剂还有奎尼丁类（奎尼丁，奎宁）、抗生素（红霉素）、抗 P-gp 抗体（MRK16）、中药（汉防已甲素，粉防已甲素）等。而且应用脂粒作载体与抗肿瘤药物结合以提高其疗效也受到很大关注。因肿瘤的多药耐药机理复杂多样，有些逆转剂的逆转机制也相应的复杂多样。如天然黄酮类药物皮素是通过抑制GST和PKC活性、抑制p53表达，下调*bcl*-2、影响 TOPO Ⅱ DNA 断裂复合物的稳定性而发挥抗肿瘤作用。应用逆转剂的另一进展是逆转剂的联合应用，如联合应用汉防已甲素和他莫西芬能协同逆转 K562/VCR 细胞株对 VCR 的耐药。

11. 新的逆转剂研究　我国研制成功一种新的MDR逆转剂PND，这是我国自己研制合成并已应用于临床治疗的非抗肿瘤药物。不仅对 K562/A02、MCF-7/ADR、KBV200 等 P-gp 表型的多药耐药细胞株，而且对 HL-60/ADR 等 MRP 表型的MDR细胞株和非MDR类的耐药细胞株ADDP 549都具有明显的逆转作用。这提示即使临床病人因化疗已产生耐药性，仍可用 PND 来杀灭肿瘤细胞。PND为4.40μmol/L，逆转K562/A02和MCF-7/ADR分别达240.5倍和29.68倍，而VPL为10μmol/L时，逆转倍数仅为49.05倍和8.84倍，可见PND与现有逆转剂VLP相比，逆转MDR作用更显著。在相同剂量下，PND几乎不影响ADR对敏感细胞的毒性作用，说明PND对多药耐药细胞具有特异性的逆转作用。PND逆转MDR的作用机制一方面可能与抑制P-gp表达或同化疗药物竞争P-gp的结合从而抑制P-gp药物外排泵的功能有关；另一方面可能与增加肿瘤细胞凋亡有关。PND有其独特的优点：①最高血药浓度高于体外最大逆转剂量，保证了其作为MDR逆转剂在临床应用的可行性；②不良反应轻微，有利于临床的安全使用；③逆转MDR作用强于维拉帕米，显示了高效性。因此PND可能会在临床肿瘤病人的化疗中发挥高效、安全的逆转MDR作用，很有开发前途。

12. 中药逆转剂

（1）川芎嗪（TMP）：是川芎的主要有效成分之一，属酰胺类生物碱，可通过降低GST活性、影响MDR1表达和P-gp的功能等多种机制逆转MDR。TMP能降低DNR对Hk60/HT细胞的IC50，也能不同程度地降低HI60/VCR细胞对VCR、VP-16、ADR、DNR等化疗药物的IC50值；联合CsA有较好的逆转复发难治性白血病MDR的作用，治疗组CR率达44.4%。这些研究结果显示，TMP可有效逆转白血病的MDR。

（2）苦参碱（MAT）：是从中药苦参的干燥根中提取的一类四环喹嗪啶生物碱，能降低MDR1的mRNA表达，使细胞膜上P-gp量减少，从而逆转K562/A02细胞对DNR和K562/Vin细胞对VCR的MDR。另外有研究报道，MAT还可以抑制肿瘤生长、诱导MDR肿瘤细胞凋亡。提示苦参碱在联合化疗中，具有杀伤肿瘤细胞和提高其他化疗药物毒性的双重作用，有可能作为MDR逆转剂广泛应用于临床。

（3）蝙蝠葛碱（DRC）和蝙蝠葛苏林碱（DRS）：均为防己科蝙蝠葛双苄基异喹啉类生物碱。体外研究显示，DRC能明显逆转MCF-7/ADR细胞对ADR的耐药，也能明显增强VCR诱导MCF-7/Dox的凋亡作用；二者在KBv200细胞和BEL-7402细胞对ADR和VCR均有明显增敏作用。DRC和DRS的逆转作用类似于VRP，但心血管毒性较小，因而用于临床逆转MDR的前景较大。

（4）槲皮素槲皮素（quercetin，QT）：是植物界分布较广的黄酮类化合物，是强有力的肿瘤MDR逆转剂，不良反应小，在肿瘤的化学治疗中具有良好的应用前景。Scambia等发现，1 ~ 10 mmol/L QT可明显抑制MCF-7 MDR细胞P-gp泵活性，浓度增加到10mmol/L时，就可直接抑制P-gp的表达。Sliutz等报道，QT可逆转过表达Hsp70 cDNA的纤维肉瘤细胞WEHI-S对吉西他滨（gemcitabine）和拓扑替康的耐药。Versantvoort等研究MRP过表达的肺癌细胞系COR-L23/R和MOR/R发现，QT可使细胞内DNR积聚增加。Zhang等发现，QT可增加结肠腺癌细胞对化疗药物的敏感性，明显抑制GST活性。靳英等报道，QT能提高MCF-7/ADR细胞对ADR的敏感性，逆转倍数为3.19倍，并能降低MCF-7/ADR细胞P-gp的表达。以上众多研究表明，QT可通过与MDR基因及P-gp、热休克蛋白和热休克因子、谷胱甘肽和GST及MRP作用等多种机制发挥逆转肿瘤耐药的作用。

（5）冬凌草甲素：是从中药冬凌草中提取的一种四环二萜类化合物，可显著逆转K562/A02细胞对DNR、HHT的MDR，使其对DNR的耐药倍数由40.5倍降至4.4倍，对HHT的耐药倍数由117倍降至10.2倍。其作用机制尚不清楚。

（6）板蓝根组酸活性单体5b：是从十字花科菘蓝的根中分离出的高级不饱和脂肪酸，能降低2种不同的肝癌耐药细胞BEL-7402/ADM和BEL-7404/ADM对ADR的MDR，明显增高细胞内ADR的含量，但MDR1和P-gp的表达改变不明显，其逆转作用可能与降低P-gp外排功能有关。

（7）布拉他辛（bullatacin）：是从番茄枝科（Annona 6）树皮分离出来的邻双四氢呋喃类化合物，能使MCF-7/ADR细胞内Fura-2的积累增加，也能增加细胞内ADR的积累。作用机制可能与影响MDR细胞P-gp的功能有关。

（8）其他：莲心碱可逆转BEL-7402细胞对VCR的MDR；甲基莲心碱能增强VCR诱导MCF-7/Dox细胞的凋亡作用；药根碱和靛玉红均可逆转KBv200细胞对VCR的MDR；千斤藤素能明显提高低分化喉癌细胞Hep-2对平阳霉素的敏感性，

并能明显降低P-gp的表达；甾体类生物碱PM1或PM2可明显逆转MCF-7/ADR和HIf/ADR细胞对DNR的MDR。人参皂苷Rb1、贝母甲素、东亚钳蝎毒和Fw13-te41也可逆转白血病耐药细胞MDR。

（江　滨）

第四节　三氧化二砷治疗白血病的机制及临床应用

一、三氧化二砷的临床应用历史

砷（arsenic，AS）位于元素周期表上的第33位，原子量74.92，属于氮族元素，是广泛分布于环境中的自然物质，作为微量元素存在于正常人体内，总量约为14～21mg。以纯元素状态存在的情况少见，多以高毒性、化学不稳定性的硫化物、氧化物或与钾、钙、钠结合成砷化物存在。无机砷化物主要有三种类型：红色砷化物，主要成分为二硫化二砷（As_2S_2）；黄色砷化物，主要成分为三硫化二砷（As_2S_3）；白色砷化物，主要成分为三氧化二砷（As_2O_3）。砷在化合物中经三价或五价砷原子与碳原子键结合而形成的有机砷化合物，24小时分布至肝、脾、胃肠道壁等器官中。砷在机体内主要在肝发生甲基化而解毒，经肝、肾排泄，皮肤、汗腺和唾液腺也有微量砷排出，过量的砷往往沉积于表皮、毛发、指甲及骨骼等部位。有机砷化物则是稳定而少具毒性的。

中医药学用于临床治疗的砷剂主要有砒石、砒霜、雄黄和雌黄。砒霜是一味古老的中药，《本草纲目》早有记载："砒乃大热大毒之药，而砒霜之毒尤烈"。砒石经升华药成为砒霜，其主要化学成分为As_2O_3（arsenic trioxide），是一种以毒攻毒的中药，如"太平圣惠方"用砒黄丸治疗诸恶疮肿，时而有出奇制胜的效果。19世纪Lissauer用1%As_2O_3口服液（fowler液）治疗白血病，并于1931年在*JAMA*杂志发表文章。由于口服用药毒性大，尤其是变为二价无机砷更加强了肝毒性，所以停止了应用。1971年哈尔滨医科大学第一医院韩太云药师随医疗队下乡巡回医疗，偶然发现林甸县民主公社卫生院一位老中医用民间中药秘方，主要以砒霜外用治疗淋巴结核。后韩太云药师将其改制成水针剂肌肉注射治疗各种癌症及白血病，分别命名为"713"、"癌灵一号"。以后张亭栋教授、金镇敬教授、孙鸿德教授、张鹏教授及马军教授相继报道了对急性早幼粒细胞白血病（APL）治疗的成功经验，完全缓解率为65.6%～91.5%，而且对复发难治性APL完全缓解率也达到72.3%～80.2%。As_2O_3已经成为治疗APL特别是复发的APL最有效的药物之一。

二、三氧化二砷治疗急性早幼粒细胞白血病的原理及方法

As_2O_3治疗APL主要是细胞凋亡和诱导分化的靶向治疗，但真正确切的作用机制尚未完全确定。

（一）诱导细胞凋亡和分化作用

1994年马军发现As_2O_3治疗APL的机制主要是诱导细胞凋亡，发现治疗后的APL有较多的细胞凋亡现象，引起了国内外学者的关注。1996年陈竺和马军发表了As_2O_3可引起APL细胞凋亡的研究，被*Science*杂志称为创新性发明。实验及临床研究表明，As_2O_3可活化胱天蛋白酶进而启动APL细胞凋亡。另外细胞毒性乃至白血病细胞分化而胱天蛋白酶1和胱天蛋白酶3活化同时启动细胞凋亡而诱导分化同时进行。As_2O_3主要作用于PML基因，下调其蛋白活性而达到治疗目的。实验表明As_2O_3除使APL细胞凋亡外，对多发性骨髓瘤（MM）细胞也有凋亡作用。U226和PRMI8226为MM细胞株，As_2O_3在0.1～1.0mmol/L即可诱导细胞凋亡，DNA含量的亚G1细胞明显增多，诱导线粒体跨膜电位下降，胱天蛋白酶3被激活。也有学者对淋巴瘤、肺癌、肝癌、乳腺癌进行了研究，发现As_2O_3也有诱导凋亡的作用。

（二）抑制血管新生物作用

肿瘤血管形成是肿瘤恶性生长、浸润和转移的形态学基础，且与预后有着密切关系。以不同浓度As_2O_3（0.01～5mg/ml）处理人类脐静脉内皮细胞（human umbilical vein endothelial cells，HUVECS），结果表明此细胞产生显著的活化性形态改变，使内皮细胞产生了凋亡，这种现象与剂量依赖和时间依赖有密切关系。也有实验表明经As_2O_3处理后的白血病细胞株（HEL）VEGF分泌被抑制。经世界各实验室重复，结果表明As_2O_3具

有抗肿瘤血管形成作用。

（三）细胞毒抑制肿瘤生长

As_2O_3有原浆毒作用，可抑制干扰机体内含巯基的酶或蛋白质活性，主要影响丙酮酸氧化酶、丙酮酸脱氢酶、磷酸酯酶、细胞色素酶和脱氧核糖核酸聚合酶，直接干扰细胞代谢过程。As_2O_3作用于APL细胞后抑制了细胞核分裂，使部分细胞DNA断裂而死亡。有研究表明，不同剂量As_2O_3用于人和小鼠肝癌细胞株，均可抑制癌细胞的增殖，可以发现肝癌细胞生长缓慢及细胞坏死现象。发现前列腺癌细胞株经As_2O_3处理后，经多种酶调控（P38、JNK、胱天蛋白酶3、ROS）而诱导细胞死亡和抑制细胞生长。As_2O_3也能抑制裸鼠结肠癌腹腔转移。

（四）诱导细胞凋亡过程中抑制酪氨酸蛋白激酶活性

近年实验研究表明，As_2O_3可抑制慢性粒细胞白血病（CML）细胞株（如K562）的ABL蛋白酪氨酸激酶活性，主要通过凋亡作用使病人缓解。近年哈尔滨血液病肿瘤研究所联合应用STI-571和As_2O_3，使*bcr/abl*阳性的CML急性髓系白血病病变的病人获得完全缓解。

（五）三氧化二砷的用法及用量

As_2O_3主要是静脉输注，剂量为0.15mg/（kg·d）或5mg/（m^2·d），以5%葡萄糖或0.9%氯化钠100～500ml稀释，静脉输注2～4小时，如有急性血管反应可延长输注时间。

三、三氧化二砷的临床应用

（一）急性APL及复发APL的治疗

APL是血液系统恶性肿瘤，过去主要应用诱导分化、化疗、造血干细胞移植治疗。1986年王振义首先在国际上应用全反式维A酸（ATRA）成功治疗了APL，开创了诱导分化治疗的新纪元。APL存在特异性染色体t（15；17）（q22；q21）t（11；17）所致的PML/RARa和PLZ/RARa融合基因。实验证明As_2O_3主要是降解PML/RARa融合蛋白，并且有双向调节作用，即主要是诱导细胞凋亡部分为诱导细胞分化，故称为靶向治疗。

自1971年哈尔滨医科大学第一医院采用As_2O_3首次成功地治疗APL以后，至2001年全世界已使用As_2O_3治疗了近2 100例APL，其中哈尔滨小组治疗了1 450例，占56%。

As_2O_3现已成为治疗APL的首选药物之一。综述哈尔滨小组共478例初治APL患者的疗效观察（表7-1），用药总量一般在180～670mg，平均310mg，时间18～67天，平均31天即可获得血液学缓解（CR）。CR率为76.4%～90.4%，NR率9.6%～15.4%，7年长期生存率为63.2%～76.5%。As_2O_3仍可造成大约13%的高白细胞综合征，但较RART轻。同时As_2O_3可使促凝活性（PCA）的表达下调，从而阻止了APL合并DIC的发生。经4个小组临床观察表明，As_2O_3治疗的死亡率为8%～12.4%，明显低于化疗组，所以As_2O_3也是治疗APL最有效的药物之一。

表7-1 As_2O_3治疗初治APL的疗效观察

报告者	病例数	用药时间（天）	CR率（%）	NR率（%）	死亡率（%）	7年生存率（%）
张亭栋	42	19～67（29）	90.4	9.6	8.0	71.4
孙洪德	48	18～59（34）	76.4	14.6	9.2	76.5
张鹏	24	18～64（32）	87.9	12.1	12.4	65.4
马军	264	21～54（34）	84.6	15.4	10.6	63.2

1988年哈尔滨血液病肿瘤研究所应用As_2O_3治疗了4例复发APL，均获得完全缓解。我国从1988～2001年共治疗复发APL506例，CR率为72.1%，PR率为13.4%，CR+PR率为85.5%。临床观察表明As_2O_3是治疗复发APL最有效的药物（表7-2）。

表 7-2 AS_2O_3 治疗复发难治性 APL 的疗效观察

报告者	例数	用药时间（天）	CR 率（%）	NR 率（%）	7年生存率（%）
张亭栋	38	24 ～ 78	86.4	13.7	71.6
孙洪德	40	22 ～ 89	82.4	8.1	4.3
张鹏	118	24 ～ 68	74.2	25.8	76.7
沈志祥	15	19 ～ 48	93.0	7	
马军	368	19 ～ 68	71.2	20	70

（二）三氧化二砷协同其他药物治疗复发难治性 APL

哈尔滨血液病肿瘤研究所对应用 ATRA 或化疗、As_2O_3治疗失败复发者采用二药联合治疗，可使多次复发难治性 APL 获得完全缓解。

1. As_2O_3 联合 ATRA 治疗多次复发 APL 的临床观察　哈尔滨血液病肿瘤研究所应用 ATRA20mg/次，1 日 2 ～ 3 次口服，联合 $As_2O_3$10mg/d 静脉滴注，使 45 例多次复发的 APL 中 32 例（71%）获得再次完全缓解（表 7-3）。

表 7-3 ATRA 联合 As_2O_3 治疗难治性 APL 的临床疗效

报告者	病例数	CR时间(天)	CR率	PR率	NR率
马军	45	24～107(36)	32/71	5/10	8/9

2. As_2O_3 联合α- 干扰素治疗 APL 的临床观察　哈尔滨血液病肿瘤研究所应用 As_2O_3 联合α- 干扰素治疗了 32 例多次复发难治性 APL。方法：$As_2O_3$10mg/d，应用 14 天后，再每日应用α- 干扰素 300 万 U 共 8 ～ 14 次。32 例患者中 CR21 例，CR 率为 56%，PR6 例，PR 率为 19%，CR+PR 为 75%（表 7-4）。

表 7-4 As_2O_3 联合α- 干扰素治疗难治性 APL 的临床疗效

报告者	病例数	CR时间(天)	CR率	PR率	NR率
马军	32	21～96(34)	21/56	6/19	5/15

3. As_2O_3 联合 GM-CSF 治疗多次复发 APL 的临床观察　哈尔滨血液病肿瘤研究所应用 As_2O_3 联合GM-CSF 治疗了 12 例多次复发 APL。方法：As_2O_3 10mg/d+GM-CSF2 ～ 4μg/（kg·d），GM-CSF 一般应用 14 天。12 例中 CR7 例，CR 率为 58%，PR2例，PR率为17%，CR+PR率为75%（表7-5）。

表 7-5 As_2O_3 联合 GM-CSF 治疗多次复发 APL 的临床观察

报告者	病例数	CR时间(天)	CR率	PR率	NR率
马军	12	18～84(29)	7/58	2/17	3/25

（三）AS_2O_3治疗其他血液系统疾病的临床研究

As_2O_3 在 APL 治疗中获得了成功经验以后，各国学者通过体外实验证实，As_2O_3对慢性粒细胞白血病细胞株、B淋巴瘤、多发性骨髓瘤、神经母细胞瘤等都有较好的凋亡诱导分化作用。但是体内实验如何仍是各国血液肿瘤学者研究的目的之一。

近 8 年哈尔滨血液病肿瘤研究所对使用 AS_2O_3 联合其他药物治疗各类血液系统疾病进行了临床疗效观察。

1. As_2O_3 治疗 MDS-RA、MDS-RAEB 的临床疗效观察　本组单一使用As_2O_3治疗了21例MDS-RA和18例MDS-RAEB，全部病例诊断符合FAB

和WHO分类标准。21例MDS-RA经3个月连续治疗，CR 6例（29%），PR 8例（30%），CR+PR 59%，NR7例。经单一使用As_2O_3维持，CR组中仍有3例持续CR（3年），PR组经加用全反式维A酸和细胞因子后续治疗，有2例获CR。单一AS_2O_3治疗18例MDS-RAEB，仅1例PR，2例症状好转，12例在治疗中疾病进展（表7-6）。

表7-6 As_2O_3治疗MDS-RA的临床疗效观察

报告者	病例数	诊断	染色体改变	治疗时间(d)	CR(%)	PR(%)	NR(%)
哈尔滨血液病肿瘤研究所	21	MDS-RA	2^+	90	6(29)	8(38)	7(33)
哈尔滨血液病肿瘤研究所	18	MDS-RAEB	9^+	90		1(5)	
242医院	7	MDS-RAEB RAEB -T	早幼粒增多型	30	3(43)	2(28)	2(28)

2. As_2O_3治疗CML及CML ANLL变的疗效观察　单用As_2O_3治疗初治CML 29例，其中19例CR（65.5%），4例PR（13.9%），CR+PR为74.9%。As_2O_3治疗量在10～15mg/d为佳。单用AS_2O_3治疗CML-BC 26例，CR+PR率只有10.6%。加用高三尖杉酯碱（2mg持续静脉滴注）及阿糖胞苷（25mg/m^{2}皮下注射）组21例中有8例CR者，4例转回慢性期。3例进行了异基因干细胞移植，2例持续CR 3年（表7-7）。

表7-7 As_2O_3治疗初治CML的临床疗效观察

报告者	病例数	用药时间(天)	CR率(%)	PR率(%)	NR率(%)	Ph BCR/ABL(%)
马军	39	45～78(54)	71.4	5.9	20.6	4↓　1(-)
张亭栋	34	46～89(58)	73.5	5.9	20.6	

3. As_2O_3联合STI571治疗CML ANLL变的临床观察　美国及中国学者已经报道As_2O_3在诱导CML细胞凋亡的过程中，胞浆、胞膜蛋白及ABL蛋白酪氨酸激酶（PTK）活性下降，同时诱导激活多种细胞内信号分子的酪氨酸磷酸化。STI571对CML急性髓变有效率为35%，如和As_2O_3联合治疗可提高疗效。哈尔滨血液病肿瘤研究所对18例CML ANLL变采用STI-571联合As_2O_3治疗，9例CR，2例PR，现已有5例获长期生存（22个月以上）。

4. As_2O_3联合LD-阿糖胞苷治疗老年急性单核细胞白血病的疗效观察　哈尔滨血液病肿瘤研究所单用As_2O_3治疗老年型（>60岁）ANLL M5病人14例，仅有1例有效。但联合LD-Ara-C［15mg/(m^2·d）皮下注射］共治疗了26例老年性ANLL M5病人，8例CR（30.7%），6例PR（23%），CR+PR 53.7%，其中3例获长期生存（分别超过58个月、51个月、40个月）。

5. As_2O_3联合COHP方案治疗神经母细胞瘤　哈尔滨血液病肿瘤研究所采用单一As_2O_3治疗2例神经母细胞瘤，均无效。近3年采用As_2O_3联合CHOP方案治疗2例，1例获CR，已长期生存21个月以上。

6. As_2O_3治疗多发性骨髓瘤的观察　本组应用As_2O_3治疗6例耐药晚期MM，其中3例症状改善，骨痛减轻，食欲增加，但无1例CR或PR。

7. As_2O_3治疗脾切除后难治性ITP的观察　哈尔滨血液病肿瘤研究所采用单一As_2O_3治疗难治性ITP病人9例，病程4～16年不等，包括各种疗法及脾切除术后无效者。采用持续静脉滴注6小时共48天，其中3例显效，血小板均升至正常。经每2个月14天的治疗，3例至今缓解已分别超过58个月、51个月、42个月，有2例病人出血症状减轻，4例无效。

四、三氧化二砷的禁忌证和毒副作用

（一）禁忌证

1. 伴有严重肝、肾、心脏功能障碍者。

2. 妊娠及婴儿 APL 患者要慎用。

3. 明显砷中毒者。

4. 对砷剂耐药者。

（二）三氧化二砷的毒副作用

1. 消化系统 恶心、呕吐、腹胀，约占21.3%；AST 增高占 11.3%，肝坏死 2 例，占 0.025%。

2. 皮肤损害 皮疹、色素沉着、干燥占 23.48%；2 例出现皮肤溃疡，占 0.025%。

3. 肾功能 颜面及下肢水肿占11.4%；肾功能改变 1.2%；出现胸腔及腹腔积液 4 例，占 0.05%。

4. 黏膜损伤 可出现口腔溃疡、咽干等。

5. 循环系统 心悸、胸闷占4.15%，其中5例出现窦性心动过速；ST 段下降占 0.06%，心电图改变初诊者较化疗后复发者要多，复发APL大约有 34% 出现心电图改变。

6. 神经系统 失眠、麻木占4.51%；4例出现颅内压增高，占 0.05%；精神病 3 例，占 4%。

7. 骨骼系统 骨痛 6 例，占 0.06%。

8. 二次癌症 其中 1 例 APL CR 3 年后发生肺癌。

（三）三氧化二砷中毒的防治

As_2O_3静脉滴注2小时后测得高峰血浓度的峰值时间为 4 小时，一般 10mg As_2O_3 治疗后 24 小时总排砷量为1mg左右，砷进入人体后95%与细胞内血红蛋白结合，再分布至全身，80% 停留在肝、肾、胃肠、脾、肺，平均血浆半衰期为（0.89 ± 0.29）小时，消除半衰期为（0.89 ± 0.29）小时。一旦出现肝、心脏、肾功能异常应立即停药，对症治疗。如果急性中毒可应用二巯丙磺钠，首次剂量 5% 溶液 2 ~ 3ml 肌肉注射，以后 1 ~ 2.5ml，每 4 ~ 6 小时 1 次，1 ~ 2 天后 2.5ml，每日 1 次，疗程为 1 周左右。

慢性砷中毒应用 5% 二巯丙磺钠 2.5 ~ 5.0ml，肌肉注射，每日 1 次，连续 3 天后停药，4 天为一疗程。一般应用 2 ~ 3 个疗程。可应用 10% 硫代硫酸钠10ml静脉注射，以辅助砷排泄。皮肤或黏膜病损处可外用 2.5% 二巯丙醇油膏或地塞米松软膏。

（马 军）

参考文献

1. 张亭栋, 李元善, 张鹏. 癌灵1号注射液与辨证施治治疗急性粒细胞白血病. 黑龙江医药, 1979, 4: 7-9

2. 孙鸿德, 马玲, 胡晓晨, 等. 癌灵 1 号注射液治疗急性早幼粒细胞白血病 32 例. 中国中西医结合杂志, 1992, 12: 170-171

3. 马军. 急性早幼粒细胞白血病的靶向治疗. 中国肿瘤, 1999, 8: 80-84

4. 张鹏, 王树叶, 胡晓晨, 等. AS_2O_3 注射液治疗急性早幼粒细胞白血病72例. 中华血液杂志, 1996, 17: 58-59

5. 马军, 秦叔逵, 王健民, 等. AS_2O_3 治疗 386 例复发急性早幼粒细胞白血病. 见：中国肿瘤教育手册. 北京: 中国医药科技出版社, 2001

6. Ma Jun, Liu Jiwei, Chen Liying, *et al*. Clinical observations on arsenic trioxide (AS_2O_3) and all-trans retinoic acid (atra) in the treatment of acute promyelocytic leukemia (APL) . *Blood*, 1998, 10: 483-484

7. Ma Jun, Xia Guoqiang, Yang Guang, *et al*. Clinical observation on arsenic trioxide in the treatment of relapsed acute promyelocytic leukemia. *Blood*, 1998, 10: 404

8. Ma Jun, Xia Gguoqiang, Yang Guang, *et al*. Clinical observation of AS_2O_3 safety in treatment of pediatric patients with acute promyelocytic leukemia (APL) . *Blood*, 2002, 11: 722-723

9. 陈灏珠, 丁训杰. 实用内科学. 第 11 版. 上海: 人民卫生出版社, 2001. 827-829

第八章 造血干细胞移植疗法

章卫平 高春记 刘开彦 陈峰 吴德沛 黄晓军 孙琪云 艾辉胜 王健民 张伯龙 苏丽萍 施兵 俞志勇 楼晓 陈虎

第一节 造血干细胞移植历史及进展

一、造血干细胞移植历史

造血干细胞移植的历史并不长，原因是人们对于造血干细胞的准确认识时间也不长。实际上早在1909年，旅德的俄国生物学家Maximow就推测外周血中可能存在造血干细胞，他发现这种细胞外形类似小淋巴细胞，可以反复获取，具备多向分化潜能[1]。但他的发现并未得到人们的认可和重视。1922年，Fabricious-Moeller发现将豚鼠屏蔽腿部以后施以大剂量全身照射（TBI）可以避免血小板和血红蛋白降低[2]。1949年，Jacobson等发现经过脾区屏蔽的小鼠可以在全身致死性照射后幸存下来，同时也发现静脉输注脾细胞也可以使受照小鼠幸存，由此造血干细胞的概念真正进入到人们的视野中来[3]。1951年，Lorenz等发现受到致死性照射的小鼠和豚鼠可以通过输注同基因骨髓得到救治[4]。1957年，Thomas等报道了他们用化放疗和静脉输注健康供者骨髓方法治疗6例终末期恶性血液病患者，结果仅有1例出现了短暂的骨髓植入[5]。1959年，Thomas等首次进行同基因骨髓移植治疗终末期白血病（骨髓来自同卵孪生同胞），移植前给予748cGy剂量的全身照射，移植后造血顺利重建并且无病存活4个月，证实了致死性照射联合相合骨髓的移植具有抗白血病效应[6]。1959年，Mathe等首先对5名前南斯拉夫核事故中受照射3Gy以上的患者进行了骨髓移植治疗[7]。1963年，Mathe等首先为1例难治性急性淋巴细胞白血病的患者进行了同种异基因骨髓移植，用了6位患者亲属的骨髓，植入获得成功，患者存活20个月，但最终死于疱疹病毒性脑炎，尸解无白血病征象[8]。1964年，我国同基因骨髓移植治疗再生障碍性贫血（AA）获得成功。20世纪60年代到70年代末期，HLA配型技术的发展更促进了造血干细胞移植的进展，并大大提高了移植的成功率。1968年，Gatti等首先对1名重症免疫缺陷的患儿进行了HLA相合同胞异基因骨髓移植（Allo-BMT），获得了免疫重建[9]。1969年，Buckner等[10]对1位46岁急变期慢性粒细胞白血病患者实施了HLA相合同胞异基因骨髓移植，全身照射中心剂量为954cGy，移植后+13天供者细胞植入，+56天死于巨细胞病毒性肺炎（尸检证实）1980年，Abrams等将大剂量同基因外周血干细胞输入患者体内治疗Ewing肉瘤，这是人类外周血干细胞的第1次临床应用[7]。80年代中期，国际及国内开始试验胎肝细胞移植治疗免疫缺陷病、再生障碍性贫血、白血病、地中海贫血等[12]。此后1985～1986年间，人们已开始应用自体外周血干细胞治疗实体肿瘤。1986年，美国NMDP（National Marrow Donor Program）成立，NMDP有180个造血干细胞移植中心，登记捐赠志愿者超过500万，是全球最大的造血干细胞捐献志愿者登记处。1989年，一次偶然的事件，由于供者拒绝捐献骨髓，改而采集外周血干细胞移植治疗1名急性淋巴细胞白血病患者获得成功，也揭开了人类异基因外周血干细胞移植临床应用的序幕[13]。几乎所有Allo-BMT能治疗的疾病均可改用异基因外周血造血干细胞移植（Allo-PBSCT）来治疗。1988年10月，法国巴黎圣路易医院与美国印第安纳大学医学院合作，在国际上率先应用HLA相合的同胞脐带血造血干细胞进行移植，治疗1例Fanconi贫血患者获得成功[10]。现在，造血干细胞移植在世界各地广泛开展，挽救了越来越多患者的生命。目前，全世界已有10万以上的患者在移植后生存5年以上，这一数字还在迅速增加。有资料显示，至少对于急性髓细胞白血病（AML）和AA患者，在移植成功5～8年后，如果患者依然存活，其死亡率即恢复到与其年龄和性别相同的普通人的水平[15]。今后的造血干细胞移植将向更为精细的细胞工程方向发展，为不同的患者配置出不同的“鸡尾酒”，使更多的患者得益于这一治疗方法。

二、我国造血干细胞移植现状

造血干细胞移植是19世纪中后期随着HLA系统的发现和免疫学的发展而逐渐发展起来的一种医疗技术，主要用于血液病和放射病的治疗。通过造血干细胞移植，众多血液病和放射病患者得到救治，长期生存率得以大幅度提高。在近半个多世纪中，随着实验血液学的发展，造血干细胞移植技术迅速发展，并大大拓宽了应用范围，逐渐成为治疗多种疾病的平台性治疗技术。目前可采用造血干细胞移植治疗的疾病主要包括：①血液系统疾病：急、慢性白血病、骨髓增生异常综合征、骨髓增殖性疾病、淋巴增殖性疾病、多发性骨髓瘤、重症再生障碍性贫血、阵发性睡眠性血红蛋白病、Fanconi贫血、地中海贫血等；②急性放射病；③放化疗敏感的实体肿瘤：黑色素瘤、乳腺癌、肾癌、肺癌、各种肉瘤、恶性生殖细胞瘤、脑肿瘤等；④自身免疫性疾病：多发性硬化症、类风湿性关节炎、系统性红斑狼疮、干燥综合征等；⑤遗传代谢性疾病：先天性联合免疫缺陷病、镰状细胞性贫血、先天性成骨不全症、Hurler综合征（MPS-Ⅱ型）、脂质沉积病等；⑥缺血性疾病：冠心病、糖尿病足等。根据造血干细胞来源的不同，造血干细胞移植主要包括骨髓移植、外周血干细胞移植和脐血移植。按供者类型不同，又分为异体移植和自体移植；按供受者之间有无血缘关系，又将异体移植分为有血缘关系移植和无血缘关系移植。

国内对造血干细胞移植的研究最早由军事医学科学院的刘永教授和解放军307医院的陈又新教授进行，他们于1959年开始进行骨髓移植的动物试验研究。1963年，307医院俞受程教授首次对三里庵放射事故中对1例极重度骨髓型放射病患者输注了异体骨髓。1964年，北京大学人民医院陆道培教授首次利用同卵双胎的骨髓救治了1名再障患者。1979年，307医院叶根耀、钱凤伟教授首次利用胎肝细胞移植治疗白血病。1981年，北京大学人民医院陆道培教授主持的首例同种异基因骨髓移植获得成功。1995年，307医院陈虎教授主持的首例同种异基因外周血干细胞移植获得成功。1996年，307医院陈虎教授主持的大陆首例无血缘关系供者骨髓移植获得成功（供者骨髓由中国台湾慈济骨髓干细胞中心提供）。1997年，307医院陈虎教授主持的首例$CD34^+$细胞移植获得成功。

目前我国主要有两大骨髓库，可以提供无血缘关系造血干细胞。中国造血干细胞捐献者资料库（中华骨髓库）在全国共建立了30个省级分库，库容量增长迅速，已达32万余人份（截至2005年10月），超过中国台湾慈济骨髓库，成为全球范围内最大的华人骨髓库。中国台湾慈济骨髓干细胞中心拥有志愿捐赠者22万余人，是全球范围内第二大华人骨髓库。

我国脐带血移植起步较早，但发展缓慢。全国已建立和正在建立的脐带血库有10家，6家保存可供移植的脐带血23 000份，其中4家（北京、天津、山东、广州）分别超过5 000份，但移植的病例仅有200例左右，远低于国际上脐血发放的比例。因此，应在全国开展脐带血联网，进行多中心合作，以提高我国脐带血移植水平。

与国外相比，我国在造血干细胞移植领域有

以下特点：①有一定的中国特色，在一些领域有自己的特点和优势；②地区发展不平衡，每年能进行 50 例以上移植的中心不多；③规模相对较小；④多中心合作研究少。

由于我国实行计划生育政策，同胞相合供者移植的机会越来越少，促使我国在HLA不合移植和无关移植领域有较大发展。同样，由于HLA相合同胞供者的限制，自体移植和自体移植后的免疫治疗在我国取得较大的发展。另外，我国在一些病种上的移植处于国际领先地位。

三、造血干细胞移植进展

造血干细胞移植（HSCT）在世界范围内蓬勃发展，由于造血干细胞移植相关研究取得了多方面的进展以及围移植期支持治疗的改进，移植相关死亡率已显著下降，各种类型的造血干细胞移植均有较大的发展。根据世界范围内造血干细胞年移植例数统计，外周血干细胞移植例数稳定增长，成为成人移植的主要类型。异基因移植在老年患者中的应用趋多，这要归功于支持治疗的改善和预处理相关毒性、死亡率的降低。13% 的异基因移植病例和53%的自体移植病例年龄超过50岁，2%的异基因移植病例和20%的自体移植病例年龄超过60岁[16]。自体移植后最主要的死因是疾病复发。异基因移植后主要的死因是感染、间质性肺炎和多器官功能衰竭。移植物抗宿主病（GVHD）是有血缘关系和无血缘关系移植的最主要并发症。在同种异基因移植中，尽管对HLA的认识已不断深入，检测方法也不断提高，但在HLA相合和不合移植中存在的主要问题仍然是移植的GVHD，该并发症可导致10% ～ 20% 的移植最终失败。不论是自体移植和异体移植，恶性造血系统疾病的复发仍然是亟待解决的问题，对某些类型、某些状态的恶性血液病，复发率可达 30% 以上。对 10% 左右异体移植后发生重度慢性 GVHD 的患者，生存质量的提高也是需要解决的问题[17]。

（一）非亲缘供者造血干细胞移植

造血干细胞移植可以治疗血液系统恶性疾病和一些遗传性疾病，但只有约30% 的患者可以找到HLA配型相合的同胞供者，因此非血缘关系的造血干细胞移植日益受到重视。异基因移植中1/3来自无血缘关系供者，有血缘关系和无血缘关系移植适应证相同[18, 19]。过去10 年无血缘关系移植病例所占比例稳步增长，可能有如下原因：供者可得性增加；目前非血缘关系的造血干细胞移植的疗效已经接近同胞移植，研究结果显示无血缘关系移植与 HLA 相合同胞移植的治疗结局相同，对年轻患者尤其如此[20]。

（二）单倍型造血干细胞移植

国际上 20 世纪 80 年代开始单倍型相关造血干细胞移植，Beatty 于 1985 年首先系统报告了 HLA 2 ～ 3 个位点不合的相关移植[21]。20 世纪 80 年代末到90年代初，对单倍型移植更深入的实验研究及临床实践，观察到去除植入物中 T 细胞后，可控制GVHD发生，但是由于植入物的排斥、白血病的复发及移植后免疫功能重建迟缓等原因，移植的结果未见改善。20 世纪 90 年代至今，单倍体移植取得了很大进步。目前存在的主要问题是移植后急性、重型GVHD发病率高，严重影响移植成功率。目前主要采取以下措施来预防 GVHD 的发生：

1. 去除移植物中的T细胞（TCD） 许多研究者在进行HLA半相合移植时采取TCD策略来预防GVHD，使急性 GVHD 的发病率显著降低，Ⅰ度以上急性移植物抗宿主病（aGVHD）发病率从100%降至36%，Ⅲ～Ⅳ度GVHD从92%降至19%。

2. 阻断 T 细胞激活共刺激信号途径 Guinan 等在为 16 例难治性恶性血液病患者进行 HLA 半相合移植时，在体外将供者骨髓和单个核细胞与 CTLA-4-Ig、经放射线照射的受者外周血单个核细胞（作为同种异体的抗原递呈细胞）共同培养以诱导产生免疫无反应性，然后输入受者体内。在可评价的 15 例患者中，仅 4 例发生轻度 aGVHD，1 例发生慢性移植物抗宿主病（cGVHD）[22]。

3. 序贯免疫治疗 Henslee-Donwney 等对 76 例半相合移植患者，在体外应用T细胞特异性单抗对移植物进行部分去除T细胞，移植后再应用抗胸腺细胞球蛋白（ATG）进行体内 TCD，结果显示Ⅱ～Ⅳ度 aGVHD 发病率仅为 7%。纪树荃等对供者应用G-CSF动员7天后采集骨髓（不去T细胞），HLA 单体型受者接受包括环孢素、甲氨蝶呤、霉酚酸酯、ATG 及抗 CD25 单抗等连续的免疫抑制剂以预防GVHD，结果显示38 例患者均获完全供者造血，发生Ⅱ～Ⅳ度aGVHD 4例，无病存活大于6个月。可评价的28例患者，均发生cGVHD，但表现轻微和局限，广泛性cGVHD仅3例。

4. 大剂量HLA单倍型CD34$^+$细胞移植。

5. 骨髓间充质干细胞（MSC）在单倍型移植中的应用　Lee等报道1例20岁女性高危急性髓系白血病患者，接受HLA半相合的父亲的外周血CD34$^+$细胞和MSC联合移植，植入迅速，无aGVHD和cGVHD，无病生存达31个月[23]。

HLA相合的亲缘或非亲缘供者是异基因造血干细胞移植最合适的供者。但仅有25%～30%的患者能找到HLA相合的亲缘供者，而在非亲缘人群中找到相合供者的概率是1/5万～1/10万，甚至更低。若进行HLA单倍型相合造血干细胞移植，则有90%的患者能找到供者，可为更多需接受移植治疗而无HLA相合供者的患者带来福音。目前有限的HLA单倍型相合移植临床资料提示，对于无HLA相合供者而又急需进行异基因造血干细胞移植的患者来说，HLA单倍型相合移植无疑是一个可接受的选择。与HLA相合移植相比，HLA单倍型相合移植面临植入失败率高、造血重建慢、GVHD重、免疫重建迟、致死性感染发生率高、移植相关死亡率高等诸多问题。

（三）减低预处理强度的异基因造血干细胞移植

作为传统清髓预处理方案的一个替代选择，减低强度的预处理（RIC）方案至今已经研究了10年余。RIC方案通常用于老年患者以及使用传统清髓预处理方案非复发死亡率高的疾病。霍奇金病、骨髓瘤和低度恶性淋系肿瘤已成为RIC方案最有效果的疾病[24]。RIC方案在老年患者以及有合并疾病的患者中也已显示出安全性和有效性，尽管在化疗难治的疾病患者中仍然复发率高、结果差。RIC方案的严重毒性发生率及非复发死亡发生率较低；然而，感染、移植物抗宿主病与原发病复发仍是获得成功的最常见障碍[25, 26]。目前，RIC方案主要为不适合接受清髓预处理的患者接受异基因移植提供了一条途径，但尚未显示出优于其他移植及非移植治疗方案。RIC方案对生存的影响以及相对传统预处理方案或其他治疗的益处仍有待阐明[27]。目前用来提高RIC异基因移植结果的策略主要集中在联合使用靶向治疗上，如将利妥昔单抗、伊马替尼和吉姆单抗作为预处理方案的一部分或作为维持治疗。使用疫苗或细胞治疗等免疫治疗，特别是NK细胞输注，也有可能成为研究的热点[28]。

（四）脐血造血干细胞移植

对于造血系统肿瘤、骨髓衰竭性疾病及遗传性免疫缺陷病来说，异基因造血干细胞移植是一种救命的手段，但因需要适合的HLA配型供者，使其应用受限。对这些患者来说，脐血干细胞作为一种可以替代的干细胞来源，应用逐年增加。脐血有易于采集、供者没有危险、转入感染的风险小、应用简便快捷等优点，其免疫耐受的特性使HLA配型不完全相合的干细胞也能成功植入。成人和儿童患者脐血干细胞移植的早期临床研究显示，脐血干细胞的植入率稍低，早期感染的风险稍大，然而重要的是，即使是HLA配型不合的脐血干细胞移植，重度（Ⅲ、Ⅳ度）急性GVHD的发生率也很低[29]。有关重度急性GVHD的低发生率的细胞学和分子学机制以及脐血移植物的移植物抗白血病（GVL）效应有待进一步研究。初步临床观察显示，成人患者也能进行无关的脐血干细胞移植，能产生延迟但持久的造血重建，急性GVHD的发生率和严重度均较低[30, 31]。到目前为止，全世界范围内已有超过6 000例的儿童和成人患者接受了脐血干细胞移植。然而脐血中有限的细胞数限制了成年患者的广泛应用，这也促使人们在脐血干细胞体外扩增及脐血植入工程，包括促进脐血干细胞植入和重建的辅助细胞等领域进行深入研究。最近有两个来自欧洲和北美的大宗病例的回顾性研究证实，脐血可以作为无HLA配型相合供者的成人患者的干细胞来源[32]。脐血可以应用于干细胞移植和组织再生医学领域，初期工作显示脐血源性的CD45$^+$和CD45$^-$干细胞在组织修复工程的前景令人鼓舞。

（五）异基因造血干细胞移植后的临床免疫治疗

由于支持治疗，特别是先期的预防性抗感染治疗、细胞生长因子的应用及外周血造血干细胞的采用，造血干细胞移植的疗效已取得突破性进展，移植相关并发症及病死率已大幅降低。尽管防治GVHD的免疫抑制剂不断推陈出新，包括抗淋巴细胞球蛋白，抗TNF、CD52、CD25单抗等，GVHD仍是造血干细胞移植最棘手的并发症。采用各种免疫抑制防治的同时势必导致感染等各类严重的并发症及肿瘤的复发。因此，目前的焦点问题是如何在防治GVHD的同时避免免疫抑制所造成的各种并发症。20多年前开始采用的去T细胞移植尽管使GVHD得到控制，但移植排斥、复发、因免疫重建延迟带来的严重感染等问题随之而来，去T细胞移植后的无病生存（DFS）与非去T细胞移植相比并无显著区别。如何在临床移植中防治GVHD的同时保留GVL效应是需要研究的课题。目前的临床资料表明，GVHD和GVL效应两者是可分离的，但在临床的具体实施上仍有尚未解决的问题。

2003年，Michalek等的实验研究成功地找到了引起GVL效应和GVHD反应的T细胞确实来源不同的分子学证据[33]。在半相合移植治疗儿童非肿瘤性疾病的临床研究中，以蓖麻毒素-A链免疫毒素选择性地去除CD25，初步结果显示，GVHD的发生率明显降低，免疫重建也明显优于非选择性去T细胞的移植。来自NIH的非清髓性HLA相合同胞移植研究，同样应用上述免疫毒素选择性地去除$CD3^+$细胞 10^8/kg，结果显示供者细胞完全植入，GVHD减轻。

在动物实验中，供者Tc2细胞不启动GVHD，但可介导GVL效应，且这些Tc2细胞发挥了强力的否决（veto）效应而避免移植排斥。因此，筛选Tc2细胞可促进植入，启动GVL效应而避免GVHD。

在自身免疫模型和异体移植模型中，$CD4^+$、$CD25^+$辅助性T细胞可诱导和维持自身免疫耐受，具有强大的免疫调节作用[34]。但同时该类细胞的应用是否会削弱GVL需要进一步研究来证实。

实验研究证明，具异源反应活性的NK细胞的输入与AML移植后复发率的降低直接相关。Ruggeri等在57例高危AML移植中输注异源反应活性NK细胞，结果白血病的复发率显著降低，同时也避免了GVHD[35]。Velardi等对1993～2003年85例晚期AML（CR2≥80%）半相合移植进行了分析，结果显示供者不相合NK细胞促进了植入而未加剧GVHD，更有意义的是显著控制了白血病的复发[36]。异源反应性NK细胞具有良好的应用前景。

（六）自体造血干细胞移植

自体造血干细胞移植始于20世纪70年代，80年代后期开始迅速发展，自90年代起每年完成的病例已超过异基因移植。根据国际骨髓移植登记处和自体骨髓移植登记处（IBMTR/ABMTR）的统计，目前自体移植的例数已远远超过异基因移植。欧洲血液及骨髓移植组织（EBMT）公布的1990～2000年10年间，共有132 963例患者接受移植，其中44 165（33%）为异基因移植，88 798（67%）为自体移植。根据IBMTR/ABMTR的统计，1989～1990年85%的自体移植采用骨髓采集，至2000～2001年仅有不足5%的自体移植仍采集骨髓。所以，目前绝大多数自体移植病例采用自体外周血造血干细胞移植。

近些年来，自体造血干细胞移植有以下几个方面的进展。

1. 单克隆抗体抗白血病和淋巴瘤治疗　抗CD20单抗加入预处理方案中，治疗淋巴瘤；抗CD52单抗加入预处理方案中，治疗淋巴系统恶性肿瘤；放射性核素标记的单抗（如CD33、CD66、CD45等），用于自体和异基因移植治疗白血病[37, 38]。

2. 放射性核素标记的单抗能否替代TBI　Washin-gton大学和FHCRC共同进行的一项临床I/II期研究，52例非霍奇金淋巴瘤（NHL）接受自体移植的患者中，预处理方案为^{131}I-CD20+CTX＋VP16，结果77%的患者达完全缓解（CR），10%的患者达部分缓解（PR），预期所有52例患者2年的总生存率为83%，无进展生存率为68%，明显优于同期非随机、采用TBI/CTX/VP16预处理方案的患者[36]。该中心的另一研究，在16例套细胞淋巴瘤自体移植（预处理方案^{131}I-CD20+CTX+VP16）的患者中，可评估者11例，73%的患者达CR，9%的患者达PR，18%的患者病情稳定，但在随后的3个月和12个月时达CR，这样，总有效率为100%，91%达CR。FHCRC的一组研究，34例AML、进展期骨髓增生异常综合征（MDS）和急性淋巴细胞白血病（ALL）患者的自体移植，TBI/CTX的预处理方案中加入^{131}I-CD45，28%的AML和MDS患者存活26～100个月，33%的ALL患者存活34～82个月。

3. 新药的应用　沙利度胺主要用在多发性骨髓瘤（MM）移植前的诱导治疗、移植后的维持治疗。还有抗血管新生药物、反意义链、免疫调节剂等[40]。

4. 自体造血干细胞移植后免疫治疗　自体造血干细胞移植的主要问题是原发病的复发，其原因是缺乏异基因移植所具备的GVL作用。目前常用的移植后免疫治疗多为细胞因子，主要是IL-2、IFN-α和IFN-γ。一些小样本的研究发现，自体移植后IL-2的应用减少了原发病的复发。在一项回顾性分析中，自体移植后注射IFN-α的473例MM和未注射的419例相比，总生存率和无进展生存率均有明显差异，两组的平均生存时间可相差2.5年。307医院的临床结果表明，急性非淋巴细胞白血病在自体骨髓移植后应用树突状细胞免疫治疗，无病生存时间和长期生存率均有明显改善，明显提高了自体移植治疗白血病的长期临床疗效[41]。

（陈　虎　楼　晓　俞志勇）

第二节　人类白细胞抗原系统

一、HLA基因及遗传形式

20世纪初即已发现，在不同种属或同种不同系的动物个体间进行正常组织或肿瘤移植会出现排斥，这是供者与受者组织不相容的反映。其后证明，排斥反应由组织表面的同种异型抗原诱导，这种代表个体特异性的同种抗原称为组织相容性抗原（histocompatibility antigen）或移植抗原（transplantation antigen）。机体内与排斥反应有关的抗原系统多达20种以上，根据组织相容性的重要程度，可将其分为主要和次要两大类。主要组织相容性复合体（major histocompatibility complex，MHC）是决定一个器官移植入遗传基础不同的个体时，是否被排斥的一组基因，也广泛参与免疫应答的诱导与调节。不同种属的哺乳类动物其MHC及编码的抗原系统有不同的命名，人类主要组织相容性复合物的产物称为人类白细胞抗原系统（human leucocyte antigen，HLA）。

（一）HLA复合体

HLA复合体定位于人类第6号染色体的短臂6p21.3，DNA片段长度约4 000kb。HLA系统一个特点为基因数量和结构上的高度多样性，是迄今所知人类最复杂的遗传系统。图8-1显示了HLA复合体结构。根据基因产物的结构、表达方式、

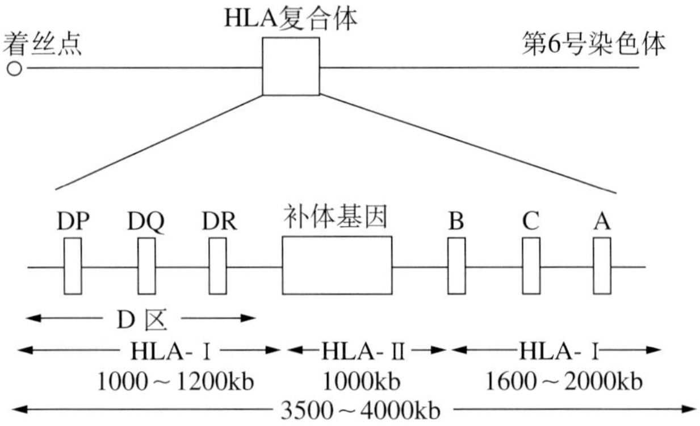

图8-1　人类HLA复合体结构示意图

组织分布与功能可将HLA复合体分为3类。

1. HLA-Ⅰ类基因　HLA-Ⅰ类基因区长约1 500kb，编码移植抗原。Ⅰ类基因包括HLA-A、B、C、E、F、G、H、J、K、L等位点的等位基因，其中HLA-A、B、C位点基因具有相似的基因结构，编码的抗原称为经典的HLA-Ⅰ类抗原分子。HLA-E、F、G基因可编码非多态的Ⅰ类样抗原，HLA-H、J、K、L为假基因。

经典的HLA-Ⅰ类基因编码HLA-Ⅰ类分子的α链，β链由15号染色体上的基因编码。编码α链的基因由7个内含子和8个外显子组成。第1外显子编码主导序列，其产物与重链插入细胞膜有关；第2、3、4外显子编码α链的α1、α2、α3区，决定HLA-Ⅰ类分子的特异性；第5外显子编码肽链的跨膜区；第6、7、8外显子主要编码细胞内区域和非翻译区域蛋白。

HLA-Ⅰ类抗原分布在人体各种组织的有核细胞表面，包括血小板和网织红细胞，成熟的红细胞上一般无HLA-Ⅰ类抗原分布。各种组织细胞上HLA-Ⅰ类分子表达数量也不相同，淋巴细胞上密度最高。血浆或其他体液中可以有可溶性HLA-Ⅰ类抗原，可能是细胞表面的HLA分子溶解到其中或由细胞直接分泌到其中。

在移植配型中，最常用的是HLA-A、B位点的配型。

2. HLA-Ⅱ类基因　HLA-Ⅱ类基因区十分复杂，主要包括HLA-DR、DP和DQ等位点，它们所编码的分子称为经典的HLA-Ⅱ类分子。在DP与DQ之间，有两个HLA位点，编码大多数多功能蛋白酶（large multifunctional protease，LMP）

和抗原肽转运子（transporter of antigenic peptides，TAP）。LMP和TAP基因是与抗原加工和提呈有关的基因，其编码的分子称为非典型的HLA-Ⅱ类分子。HLA-Ⅱ类抗原分子均由第6号染色体上的Ⅱ类基因编码的α链和β链通过非共价键结合而成，形成异源性二聚体。编码α链的基因有DRA、DQA、DPA、DMA等，含有5个外显子。编码β链的基因有DRB、DQB、DPB、DMB等，含有6个外显子。这些外显子分别编码α链和β链的结构域。HLA-Ⅱ类基因中也包括一些假基因。

HLA-Ⅱ类抗原主要分布在活化B淋巴细胞、巨噬细胞、树突状细胞及其他抗原提呈细胞（APC）和活化的T淋巴细胞等。在某些病理条件下，有些组织的细胞也可以异常表达Ⅱ类分子。

在移植配型中，最主要的是HLA-DR、DQ位点的配型。

3. HLA-Ⅲ类基因　HLA-Ⅲ类基因区域目前已发现40多个基因座，其中C2、C4（C4A与C4B）、B因子（B-factor properdin，Bf）编码相应的补体成分，另外还有21羟化酶基因（cytochrome p450 subfamily，CYP21A、CYP21B）、肿瘤坏死因子基因（tumor necrosis factor，TNFα、β）、热休克蛋白70（heat shock protein70，HSP70）基因以及一些功能尚不清楚的基因。大多数Ⅲ类分子基因产物合成后分泌到体液中。

（二）HLA复合体遗传形式

HLA复合体是单倍型遗传。有必要先区分HLA表型、基因型与单体型这三个概念。某一个体HLA抗原特异性型别称为表型（phenotype）；HLA基因在体细胞两条染色体上的组合称为基因型（genotype）；HLA单倍型（haplotype）是指紧密连锁在一条染色体上的HLA各位点的基因组合。由于HLA各位点间距离非常近，所以连锁在一条染色体上各位点的等位基因很少发生同源染色体间的交换。在遗传过程中，HLA单倍型作为一个遗传单位直接传给子代，因此，子代的HLA基因型（HLA genotype）中，一条单倍型来自父方，另一条来自母方。这样子代与亲代之间总有一条单倍型是相同的，而且，同胞间HLA基因型完全相同的概率是25%，完全不同的概率也为25%，一条单倍型相同的概率为50%。实际工作统计中发现，同胞之间约1/3的HLA基因型完全相合。这提示我们在选择器官移植的供体时，首先应该从同胞供者中查找。

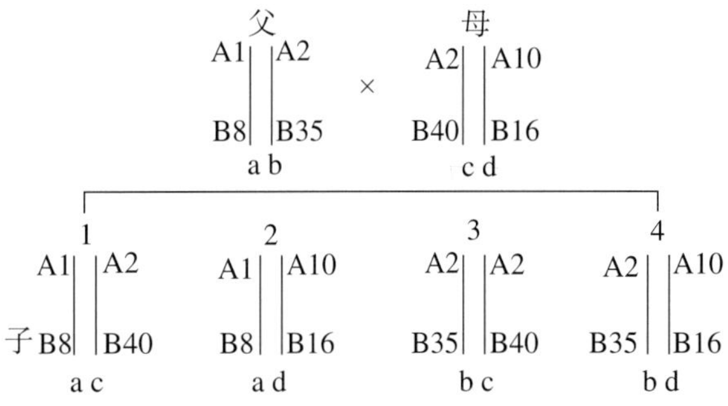

图8-2　HLA单倍型遗传示意图

注：a、b、c、d代表单体型，A1、B8、A2、B35等代表HLA基因座等位基因

图8-2是HLA配型中的一个家系实例，通过这个家系认识一下HLA一些基本概念和单倍型遗传形式。

HLA位点上的等位基因都是显性基因，其编码的抗原共同表达在细胞膜上。某一个位点都应该表现出两种抗原特性，当只检测出一种时，可能是试剂中抗原谱没有包括被检者的特异性或者是纯合的。一个个体某一位点有两个不同的等位基因称为杂合子基因，如为相同的等位基因称为纯合子基因。共显性遗传特点使HLA的表型在人群中形成多态性。而且，HLA复合体各个位点上存在多个等位基因，如目前已知HLA-A位点上有325个等位基因，B位点上有592个等位基因，C位点上有175个等位基因。HLA-Ⅱ类基因的多态性更为突出，如仅HLA-DRB1位点就存在458个等位基因。因此在无血缘关系的人群中很难找到一个HLA完全相合的供者。

HLA基因的遗传还有一个连锁不平衡（linkage disequilibrium）的特点。即实际观察到的某些基因出现在同一条单体型上的频率显著高于预测值，提示这些基因倾向于组合在一起。不同种族中的连锁不平衡格局不尽相同，譬如，HLA-A2、B46、DR9和HLA-A30、B13、DR7是中国人最常见的存在连锁不平衡的单体型；HLA-A1、B73、DR10是中国人中发现的罕见连锁不平衡HLA单体型。

二、HLA血清型和基因型

HLA分型在科研、临床医学、法医学鉴定等领域具有重要作用。20世纪60年代建立的血清学及细胞学分型技术，主要针对HLA抗原特异性分析，20世纪80年代起建立的DNA分型方法则侧重于基因的分型。细胞学分型方法由于分型细胞来源困难且操作十分繁琐，故在实际中很少采用。本节主要介绍不断完善的血清学分型以及发展中的基因学分型。

（一）HLA抗原血清学分型

HLA抗原血清学分型主要用于HLA-A、B、C抗原和HLA-DR、DQ抗原特异性分析。最常用的是微量淋巴细胞毒方法，因有补体参与，或称补体依赖的细胞毒试验（complement dependent cytotoxicity test）。方法为取含有已知针对某种HLA抗原的细胞毒抗体的血清加入待测外周血淋巴细胞，作用后加入兔补体，充分作用后加入染料，在显微镜下观察结果，着染的细胞为死亡细胞。依据特异性抗体介导的补体系统对靶细胞溶解的原理，表示待检淋巴细胞表面具有已知抗血清所针对的抗原。根据使用的抗体特异性的不同，又有宽特异性和窄特异性之分。如，HLA-A9抗原是宽特异性，它可以被分解为A23和A24两个窄特异性；HLA-B15被分解为B62、B63、B75、B76、B77等窄特异性；DR2被分解为DR15和DR16窄特异性。HLA-Ⅱ类抗原与Ⅰ类抗原的血清学分型方法有所不同，所用抗血清须经过血小板吸收以去除针对Ⅰ类抗原的抗体，待测细胞须是经纯化的B淋巴细胞，而检测HLA-Ⅰ类抗原采用的是混合淋巴细胞或T淋巴细胞。

血清学分型技术创立40多年，在研究HLA的多态性及其功能意义，器官移植组织配型，尤其是筛选异基因骨髓移植无关供体，建立骨髓库等方面发挥了主要作用。同时，血清学分型技术本身也得到了迅速发展。

1. 分型技术微量化　1μl抗体，1μl细胞，1μl补体，成为国际通用的标准技术。

2. 交流标准细胞株和交换标准抗血清的国际大协作，基本上满足了不同地区、不同种族的人群HLA分型的要求。HLA领域的国际大协作是迄今为止各类技术合作中最有效、最成功的典范。

3. 分型技术与方法得到了进一步完善。如：

（1）1994年UCLA（University of California，Los Angeles）组织配型中心建立了单克隆抗体技术用于标准抗血清的筛选，大大提高了标准抗体的特异性，简化了抗血清筛选的程序。同时，采用单克隆抗体干板代替血清板，更利于运输和保存。

（2）同期建立的免疫磁珠淋巴细胞分离技术，使T淋巴细胞和B淋巴细胞的分离简捷、快速，特异性更强。

（3）快速荧光染色技术的发展，使计算机读板成为可能。

（4）自动化程序提高：目前从加样到读板均已实行自动化操作，大大提高了工作效率，使大批量样本的HLA分型成为可能。如UCLA配型中心周处理样本量可达数千份到1万份。

综上所述，HLA血清学分型技术成熟，操作简捷、快速，标准化和自动化，对HLA-Ⅰ类A、B抗原分型结果基本可靠，仍然是目前HLA分型，尤其是HLA-Ⅰ类抗原分型技术的主要方法之一。但是，HLA抗原血清学分型方法也存在诸多的不足。

1. 随着分子生物学技术的发展，对HLA分子结构与核苷酸序列分析研究的深入，每年都有许多新的等位基因特异性被发现和确定。血清学方法已经无法获得能够分辨出所有特异性的标准抗血清。

2. HLA等位基因序列的高度同源性，使血清学出现较多、较强的交叉反应，影响了分型结果的准确性，并为亚型的进一步确定带来困难。如B40、B48同时存在时，确定B60、B61、B48较为困难，常常只能根据不同人群、种族与地域的抗原频率分布高低来判断。存在B62时，B71就难以分辨。A19分裂子的判断也常常出现误差。

3. 分型血清本身的问题

（1）Ⅱ类分型血清一般比较弱，容易出现假阴性反应。

（2）相当多的Ⅱ类分型血清是用血小板吸收去除Ⅰ类抗体的方法得到的，可能造成抗体效价的下降，同时残留的Ⅰ类抗体也可以干扰分型结果。

4. HLA-C抗原血清学分型，至今缺乏理想的单特异性的抗血清。

5．血清学方法检测的是淋巴细胞膜表面的HLA表现型。血清学的表型相同，DNA核苷酸序列不一定完全相同。HLA的个体遗传学差异的本质不是在血清学方法所检测的基因产物上，而是在编码基因产物的DNA水平上。

6. 淋巴细胞膜抗原的表达受多种因素的影响与干扰。最近的研究显示，膜上的HLA抗原有可能被遮盖或表达能力下降。如HLA-C抗原等位基因序列目前血清学尚不能分辨，淋巴细胞膜表面C抗原表达只有A抗原或B抗原的10%。

7. HLA-Ⅱ类抗原主要在B淋巴细胞表达，血清学分型较Ⅰ类A、B抗原误差率更高。

8. 目前用于血清学分型的抗血清或单克隆抗体，主要依据白种人群的HLA背景与频率分布特点而定，中国人的标准抗血清很少。因此，源于白种人群的血清学分型用于非白种人群的检测，本身就存在一定的误差。

9．标准抗血清或单克隆抗体的筛选技术复杂，难度大，试剂来源受到限制。

10. 血清学需要活的淋巴细胞，对于特定条件下的尸体组织器官移植，样本的来源受到一定的限制。

综合考虑血清学分型的优缺点，结合我国的实际情况，建议HLA-I类A、B抗原分型仍以血清学方法为主，尤其是大样本量的检测，如建立骨髓库，更适于用血清学分型作为初步筛选。对于血清学分型困难、空白或交叉反应明显，影响亚型确定者，有必要采用DNA分型作进一步确认。HLA-II类抗原尤其是DR抗原分型，推荐采用DNA分型技术取代血清学方法。

（二）HLA抗原基因学分型

20世纪80年代以来，随着分子生物学技术的发展，尤其是PCR技术问世以后，基于DNA水平上的HLA基因分型技术业已成熟。1996年第12届国际HLA讨论会后，在整个HLA领域，DNA分型取代血清学方法已成定局。DNA分型具有许多优点：分型准确，重复性好，结果可靠，操作易于标准化、规范化，不同实验室间DNA分型结果可比性强。HLA的DNA分型方法很多，各有其特点。目前常用的方法大致可分为6大类。

1. 限制性片段长度多态性（restricted fragment length polymorphism，RFLP）分型技术　RFLP方法的原理是将目的基因片段PCR扩增后，利用多种限制性内切酶对扩增产物进行酶切，不同的基因序列会产生不同的酶切产物，经电泳分离再转移到硝酸纤维素滤膜上，与cDNA探针杂交，采用放射性自显影技术观察分型结果。RFLP以简单、敏感、准确，无需放射性核素等优点成为目前较常用的HLA基因分型技术之一。但是也有局限性，譬如仅能显示某一特定内切酶位点的改变，无法分辨杂合子，且只能区分有限的多态性，而且需要制备特异性DNA探针，复杂的结果判断程序也限制了PCR-RFLP技术的广泛应用。

2. 聚合酶链反应单链构象多态性（PCR with single strand conformation polymorphism，PCR-SSCP）分型技术　PCR-SSCP方法原理可概括为，在不含变性剂的中性聚丙烯酰胺凝胶中电泳时，单链DNA因碱基序列不同所形成的构象不同，泳动速度也不同。通过PCR扩增包括发生单个碱基置换部位及两侧DNA片段，变性后进行SSCP分析，可分辨出单个碱基的改变，有效地检出点突变和DNA的多态性。主要应用于检测癌基因的突变和HLA多态性。如同RFLP，构象分析的主要问题也是检测技术与结果的判断程序太复杂，影响了该项技术的实际应用。

3. 聚合酶链反应寡核苷酸探针杂交方法（PCR with sequence-specific oligonucleotide probe，PCR-SSOP）　PCR-SSOP方法是目前最常用的DNA分型技术之一。首先使用PCR扩增某一段HLA基因，然后通过与序列特异性寡核苷酸探针（SSOP）杂交来鉴定HLA型。SSOP分型除存在杂交污染外，与SSCP一样，并不能对所有等位基因多态性均作出精确的分辨。

4. DNA序列测定（sequencing based typing，SBT）　以测定DNA序列为基础的HLA基因分型，是目前HLA分型最直接、最精确、最可靠的方法。常用于对新发现的HLA特异性进行DNA序列分析。这一方法已经成为国外组织配型实验室的必备技术。但是由于技术难度较高，测序仪器和SBT试剂盒价格昂贵，影响了其在国内的应用。

5．序列特异引物聚合酶链反应技术（PCR with sequence-specific primers，PCR-SSP）　根据

HLA 抗原的核苷酸序列，设计出一系列针对各亚型的顺序特异引物，通过PCR扩增各等位基因的型别特异性DNA片段；扩增产物借助常规的琼脂糖凝胶电泳，即可根据是否存在特异性扩增产物的电泳条带直接进行分型。该方法已被大多数 HLA 实验室所采用。

PCR-SSP 技术的显著特点是结果容易判断，可以根据实际需要调整分辨度水平，分型速度快。

6. 寡核苷酸芯片分型技术　也就是基因芯片分型技术，原理是首先将待检样品的HLA基因扩增，并固定在附着物上，制备成HLA芯片，然后，用一套基因探针和芯片进行杂交反应，再观测结果。所谓“基因探针”实际上是一段人工合成的基因碱基序列，由于它的结构和特性是事先设计好的，根据碱基互补的原理，就可以反过来识别出芯片上的基因特征。这是目前分型通量最高的 HLA 分型方法。

综上所述，以上 6 种以 DNA 为基础的 HLA 分型方法，常用的是PCR-SSOP、PCR-SSP、SBT 等。由于以上方法中可以使用不同的引物或探针，因此，HLA 基因分型的分辨水平不尽相同，一般分低、中、高分辨率等 3 个水平。除序列测定（SBT）和基因芯片方法外，目前还没有一种测定技术能检出所有已知HLA等位基因型别，故常需要结合两种以上的HLA基因分型技术，以分辨不易检出的多态性位点，如PCR-SSP与PCR-RFLP 结合，PCR-SSCP与PCR-SSOP结合，PCR-SSOP 与 SBT 结合等。

（施　兵）

第三节　自体造血干细胞移植

一、自体造血干细胞移植治疗白血病的原理和特点

（一）自体造血干细胞移植治疗白血病的原理

自体造血干细胞移植（autologous hematopoietic stem cell transplantation，AHSCT）是指将患者自身的造血干细胞采集出来，进行或不进行特殊处理后再回输到经过超大剂量放疗和（或）化疗处理后的患者体内，使其造血及免疫功能得以恢复重建的过程。实际上也即是使用这些采集出并加以保存的自体造血干细胞（AHSC）去解救经过超大剂量放疗和（或）化疗预处理的患者的骨髓及免疫功能，使其得以在较短时间内恢复，不致因骨髓及免疫功能衰竭而导致出血、感染等一系列问题而致死。通过这一治疗措施，使患者体内及体外（在对自体造血干细胞采集物进行了净化处理的条件下）残留的白血病细胞数量尽可能减少到最小，加之笔者认为重建后的免疫机制很可能又恢复了正常免疫监视及对少量残留的恶变的异常自体细胞的清除作用，从而达到最终治愈白血病的效果。但目前对免疫重建后对白血病细胞的清除作用，尚未给予应有的重视及深入的研究，故知之甚少[45-48]。

（二）治疗白血病所行自体造血干细胞移植的分类

依移植中回输的造血干细胞来源，可分为自体骨髓移植（autologous bone marrow transplantation，ABMT）、自体外周血造血干细胞移植（autologous peripheral blood stem cell transplantation，APBSCT）和自体脐带血移植（autologous cord blood transplantation，ACBT）。依移植中回输的造血干细胞种类可分为，经过体外特殊处理手段去除了白血病细胞的净化的自体造血干细胞移植（purged autologous hematopoietic stem cell transplantation，PAHSCT）和未进行体外白血病细胞去除的未净化的自体造血干细胞移植（unpurged autologous hematopoietic stem cell transplantation，unpurged AHSCT）。考虑到造血干细胞移植时具体目的、要求、条件的不同，移植中必然会采用上述方式的不同组合，从而展现出多种移植形式[49, 50]。

（三）自体造血干细胞移植的优缺点

与异基因造血干细胞移植（allogeneic hematopoietic stem cell transplantation，Allo-HSCT）相比，AHSCT不受供者的限制，只要患者病情及身体状况符合进行AHSCT的条件，均可进行，这在我国独生子女家庭将成为主要家庭组成形式的未来一段时间中显得更为重要。此外，AHSCT移植相关的合并症较 Allo-HSCT 发生率低，且一般偏轻，也没有可造成相当比例患者死亡的移植物抗宿主病（GVHD）的发生，故移植风险相对较小，移植相关死亡率低，费用也较少，技术难度较低，

患者年龄限制较宽（可到60岁以上），易于被患者及其家属所接受。其缺点是回输的AHSC采集物中可能污染有未清除干净的肿瘤细胞或白血病细胞，以及因移植后缺乏GVHD而导致缺乏相应存在的移植物抗肿瘤或抗白血病（GVT/GVL）作用，因而复发率较高，影响患者的长期无病生存[46-48]。

（四）自体造血干细胞移植及其治疗白血病的发展动态

1. AHSCT数量急剧增长，已超过Allo-HSCT的年数量。AHSCT工作较大规模地开展始于20世纪70年代中期，近年来AHSCT的数量增长很快。根据国际骨髓移植登记处和自体骨髓移植登记处(IBMTR/ABMTR)的统计，在1980年，AHSCT只完成数百例，且少于也只有数百例的Allo-HSCT。1985年，AHSCT的数量仍无明显上升，但Allo-HSCT数量已达每年3 000例。此后AHSCT数量急剧增多，于1990年，年数量达到近6 000例，并已略超过Allo-HSCT。在1995年，AHSCT的年数量达17 000例左右，明显超过当年Allo-HSCT 11 000例的总数量。1997～1998年，AHSCT的年数量已超过30 000例，远远超过这两年中Allo-HSCT 17 000例左右的年数量[51]。

有关AHSCT的来自国际性权威机构的最重要指导性信息莫过于欧洲血液及骨髓移植组织(EBMT)有关造血干细胞移植（HSCT）的指导手册，先后已有三版，分别于1998年[52]、2000年[53]及2004[54]年出版，后两版属修订版，内容日趋全面、完整，包括了有关EBMT组织中最新的与造血干细胞移植相关的多项重要统计资料，使读者对HSCT领域的进展趋势有一总体了解，同时还推荐与HSCT相关的最新诊断治疗常规方案，供读者参照使用，以期提高HSCT的整体治疗水平，是目前国际上最有权威性和实用价值的有关HSCT的出版物。

从先后三版手册中了解到，1973年EBMT成立时仅有5个国家的8支移植队伍，年内完成Allo-HSCT16例，未开展AHSCT。10年后即1983年，整个欧洲已有17个国家的97支移植队伍，年内完成Allo-HSCT 880例，AHSCT 473例（仅为Allo-HSCT的一多半），总计1 353例。1990年，移植队伍扩大至143支，1991年完成Allo-HSCT 2 175例，AHSCT 2 786例（已超过Allo-HSCT数量），总计4 961例。1997年452支移植队伍完成Allo-HSCT 4 751例，AHSCT 12 199例，总计16 950例[55]。2004版手册总结2002年EBMT组织中总计586支队伍，完成Allo-HSCT 6 915例，AHSCT 13 292例，总计20 207例[56]。说明随着时间的推移，造血干细胞移植技术日益得到推广，其中AHSCT较Allo-HSCT得到更为广泛的使用，其疗效也已得到移植界同道们的认可。

AHSCT日益广泛使用，在某些疾病治疗中尤为突出，但在另一些疾病的使用中，随着对其疗效认识的进一步深入，出现了使用更为慎重、适应证更为严格、数量急速下降的趋势，在白血病治疗方面也是如此。具体见表8-1（根据2004和2000版EBMT手册提供数字列出）。

表8-1　1997年与2002年中主要白血病移植例数比较[55, 56]

适应证	1997年例数（452个单位）		2002年例数（586个单位）	
	Allo	Auto	Allo	Auto
AML				
CR1	641	641	986	837
非CR1	522	201	914	154
ALL				
CR1	365	218	606	206
非CR1	586	130	709	76
CML				
CP1	924	180	687	6
非CP1	276	73	299	22
CLL	32	110	176	192

Allo：Allo-HSCT，Auto：AHSCT，AML：急性髓细胞白血病，CR1：第一次完全缓解，ALL：急性淋巴细胞白血病，CML：慢性髓细胞白血病，CP1：第一次慢性期，CLL：慢性淋巴细胞白血病

从表8-1可看出，对于AML患者，于CR1时行HSCT疗效好，故无论是Allo-HSCT还是AHSCT均可采用，因此两组数量同时几乎同比例增长，而在非CR1时因复发率高，虽然AHSCT尚有一定的价值，但当前趋势为更多考虑使用Allo-HSCT。对于ALL患者，因其治疗中的高复发率，故多考虑行Allo-HSCT，尤其是非CR1期患者更是如此。对于CML患者目前更多采用Allo-HSCT，1997年时尚在试行AHSCT治疗CP1期患者，但因疗效不佳，至2002年已为大多数同道所放弃。而对于CLL患者，AHSCT仍有一定的使用价值，不过Allo-HSCT使用比例有明显上升趋势。

2. AHSCT治疗中越来越多采用自体外周血造血干细胞移植（APBSCT），而自体骨髓移植（ABMT）的数量日渐减少。在白血病治疗中亦如此。以上趋势可从表8-2中得到反映（根据2004和2000版EBMT手册提供数字列出）。

表8-2　1997年与2002年主要白血病中不同AHSCT方式例数比较[55, 56]

适应证	1997年例数（452个单位）		2002年例数（586个单位）	
	ABMT	APBSCT	ABMT	APBSCT
AML				
CR1	198	389	93	721
非CR1	61	120	27	122
ALL				
CR1	61	145	35	167
非CR1	36	88	10	64
CML				
CP1	10	164	0	6
非CP1	8	63	0	22
CLL	5	103	3	183

注：尚有少数同时使用BM和PBSC的AHSCT例数未列出，缩略字意义同表8-1

从表8-2可以看出各类病种中采用AHSCT治疗时，均以APBSCT为主，且这种趋势日益明显，即使在过去一度对使用APBSCT有顾虑的AML病例，也是如此。

二、自体造血干细胞移植治疗主要白血病的适应证

从理论上讲，凡属对化放疗敏感的恶性肿瘤，在化放疗过程中由于部分受到相关造血系统毒性的限制，无法进一步提高化放疗剂量，致使治疗不能按预定方案继续，从而影响肿瘤根治者，均为AHSCT的适应证。白血病的治疗也如此。

EBMT在1998年所建议的AHSCT治疗主要白血病的适应证如表8-3[57]。

（一）急性髓细胞白血病（AML）

既往下述AML患者属于常规化疗情况下预后不良者，有条件时应考虑进行异基因或自体造血干细胞移植的原则已为大多数同道所接受，其中前五项被广泛接受，即①年龄＞55岁；②初诊时外周血WBC ≥ 25 × 10^9/L；③伴骨髓增生异常的形态学特点；④经1～2个标准的诱导缓解化疗方案未能达到完全缓解（CR）；⑤存在与预后不良相关的，诸如$5q^-$、$7g^-$、T（9；22）、inv3等，以及复杂的染色体核型异常者。此外与预后不良有关的其他高危因素还包括按FAB分型为M0、M1、M5、M6、M7者，骨髓白血病细胞具有CD34表型者，或具有多药耐药基因（MDR1）表达者，血清乳酸脱氢酶（LDH）升高≥1 000U/L者。继发性AML或在骨髓增生异常综合征（MDS）基础上出现的AML者也属于预后不良的高危患者[58]。通常具有上述高危因素的AML患者因CR率低，或即使达到CR1后，均首先考虑接受Allo-HSCT，如无合适供者，则在达到CR1后，也应考虑进行AHSCT，但即使经过AHSCT后，此组患者仍较其他经AHSCT后的患者复发率高[59, 60]。此外，AML在复发后又经化疗虽可有25%（60～80岁）～50%（15～60岁）的患者可再次达到CR（CR2），但此次CR2持续时间较CR1明显缩短，且大多数

表 8-3 EBMT 建议的 AHSCT 治疗主要白血病的适应证及应用原则（1998 年）

病 种	疾病状态	AHSCT 应用原则
急性髓细胞白血病（AML）	CR1	常规可进行
	CR2 或 CR3	常规可进行
	复发	一般不推荐
急性淋巴细胞白血病（ALL）	CR1（高危）	常规可进行
	CR2	常规可进行
	复发	一般不推荐
慢性粒细胞白血病（CML）	慢性期	可行临床试验
	加速期	可行临床试验
	急变期	一般不推荐

通过化疗不能最终治愈，故在此时进行AHSCT是适宜的[61, 62]。虽然在未缓解或复发情况下，采集AHSC会含有较大数量的白血病细胞，但如对造血干细胞采集物进行体外净化后进行AHSCT，或如在复发时，以在以前CR时间所采集的AHSC（无论来自骨髓或外周血）进行AHSCT，则仍有可能使患者再次达到CR，不过因复发率极高，远期效果一般并不理想[61-63]。

欧洲骨髓移植登记处（EBMT）在最新的2004年版HSCT的指导手册中提出，对于AML现有的共识为，急性早幼粒细胞白血病患者除非在初始化疗后复发者以外，不宜进行HSCT。按细胞遗传学将AML患者分为预后良好、中度危险和高度危险三组。预后良好组仅需给予化疗；中度危险组推荐进行AHSCT，但并非适用于所有病例，也可行以 HLA 完全相合的同胞为供者的 Allo-HSCT；高度危险组则应进行 Allo-HSCT。其中预后良好组为具有t（8；21）或inv（16）的患者，中度危险组为不具有异常核型或仅有-Y的患者，高度危险组则为具有其他任何核型异常的患者[64-66]。虽然对于AHSCT疗效是否优于4～5个疗程的化疗仍未取得共识[67, 68]，目前 AHSCT 在欧洲及美国（略少一些）仍广泛用于无合适供者的CR1期AML患者[64]。同样，对于采用净化的AHSCT的疗效是否优于未净化的AHSCT，因至今仍无有说服力的前瞻性随机对照临床研究，故仍未取得共识[64]。不过，随着AHSCT技术的广泛开展，经验增多，AHSCT 可用于 65 岁甚至年龄更大一些的患者已为广大同道们所接受[64]。

（二）急性淋巴细胞白血病（ALL）

对于成人 ALL 在 CR1 后采用何种治疗方式（包括化疗、AHSCT 和 Allo-HSCT）能达到最佳效果至今仍在争论中[69-71]。目前普遍认为伴有下列高危因素的ALL预后差：年龄＞30岁，发病时外周血 WBC ＞ 30 × 10^9/L、非 T 细胞表型、存在髓外病变、Ph 染色体阳性以及经 4 周标准化疗治疗未达 CR 者[48]。此类患者首先应考虑在 CR1 后进行Allo-HSCT。如无合适供者，也可行AHSCT。处在CR2的患者，因依靠单纯化疗，长期无病生存可能性很小，故更应首先考虑 Allo-HSCT。如无合适供者，应行 AHSCT。对于 CR2 后的患者，一般预后极差，即使行AHSCT也不能有效地改善预后，故不宜再进行。总之，因成人ALL患者靠单纯化疗而获长期无病生存者少，故符合HSCT条件的患者，应积极进行HSCT。鉴于AHSCT效果明显低于HLA完全相合的Allo-HSCT，在成人高危 ALL 患者中考虑进行 HSCT 种类的先后顺序一般依次为HLA完全相合的同胞兄弟姐妹为供者的Allo-HSCT、HLA 完全相合的无关供者的 Allo-HSCT、AHSCT、HLA 部分相合的同胞兄弟姐妹为供者的 Allo-HSCT[46-48, 57, 72]。一旦决定进行AHSCT，如经济条件较好，多倾向于采用APBSCT。因 APBSCT 较 ABMT 安全性更高，合并症更少。由于在过去50余年化疗方案的改进，儿童ALL患者经强烈化疗70%以上可以治愈[73]，故只对某些高危患儿（≥ CR2 的患儿）方考虑进行 HSCT，此时如无合适供者，也可考虑进行 AHSCT[72]。

（三）慢性粒细胞白血病（CML）

20 世纪 80 年代初即已开始使用 AHSCT 治疗CML急变患者，以冷冻保存的采集于自体慢性期时的骨髓或外周血进行移植，可使绝大部分患者回复到慢性期，部分患者甚至可达到细胞遗传学的完全缓解，但均在半年至1年左右复发，故此法已被废弃[74-76]。目前认为CML患者如有HLA完全相合的供者，应常规在发病1年内进行AllO-HSCT，5年无病生存率可达30%～80%[77]。但有相当一部分患者并无此类供者可用。在此情况下，当患者仍处于慢性期或加速期时可考虑在某些患者中试行AHSCT[57]。这种做法的理论基础在于，已有充分证据说明在CML患者的外周血及骨髓中Ph^-与Ph^+的造血干细胞可能同时存在[78]。特别是在接受了白消安或类似于治疗急性白血病的大剂量联合化疗后，少数患者可能出现一时性甚至较长时间的持续Ph染色转阴的细胞遗传学水平的完全缓解[79, 80]。使用α干扰素后更有10%～20%的患者可获得Ph染色体转阴的细胞遗传学水平的完全缓解，其中部分患者甚至可获得*bcr/abl*基因转阴的分子生物学水平的完全缓解。此时应是进行AHSCT的最好时机[81, 82]。此外，通过对CML患者骨髓的体外长期培养，可得到Ph^-的初始祖细胞，即长期培养起始细胞（LTC-IC）[83]。这些研究结果使人们认识到，首先，通常在CML起病4～5年后患者不可改变地转化为急性变，其间减少的细胞凋亡及肿瘤细胞池的扩大在部分意义上促成了导致急性变转化的额外分子水平异常的出现。因此采用减少Ph^+干细胞的方法可能会延迟急性变的出现。其次，动物试验显示以Ph^+及Ph^-细胞进行HSCT中Ph^-细胞克隆在植入上占有优势[84]。据认为此可能系由于Ph^+细胞克隆在粘附及归巢方面存在缺陷，从而使Ph^+干细胞池减少所造成。因此，即使自体移植物中仅仅部分去除Ph^+细胞，移植本身可能会进一步利于Ph^-，而非Ph^+干细胞的植活[85, 86]。随着格列卫（STI571）的问世，无论在CML慢性期、加速期和急变期均可通过应用该药，使部分患者甚至达到分子生物学的完全缓解，上述认识使得对CML进行AHSCT可能会有一定疗效的想法得以付诸临床研究成为可能[87]。

（四）慢性淋巴细胞白血病（CLL）

自20世纪90年代以来，以AHSCT治疗CLL的临床研究从未中断过，虽然从理论上来讲，AHSCT不太可能治愈CLL，但通过此方法达到延长患者生存期及改善生活质量的效果则被认为是目前所行AHSCT的实际目的[88]。移植时采用的可为净化的AHSCT（通过使用CD20、CD10等抗体进行体外骨髓净化）方法[89]，也可为未净化的APBSCT方法[90]。

三、自体造血干细胞移植中的几个关键问题

（一）AHSCT时机的选择

考虑到AHSCT目前主要用于恶性肿瘤性疾病，而所采用回输的自体造血干细胞很有可能受到残留肿瘤细胞(包括白血病细胞）的污染，成为以后复发的根源之一，故在此类患者中，先经诱导缓解化疗取得CR，再经过若干疗程的巩固强化治疗以进一步减少体内肿瘤细胞的负荷后采出部分造血干细胞保存，然后对患者进行超大剂量的根治性化疗和(或)放疗，以期最大限度地杀灭体内残留的肿瘤（包括白血病）细胞，再将保存的自体造血干细胞回输给患者，重建造血和免疫功能[45-48]。虽然在预处理强度方面，AHSCT和allo-HSCT一般均相同，但前者的复发率明显较后者高。究其原因，主要为回输的自体移植物中可能含有一定数量的残留肿瘤(包括白血病)细胞以及没有Allo-HSCT时出现的GVL/GVT作用[66, 91]。为了最大限度地减少自体移植物中可能残留的肿瘤（包括白血病）细胞，应在AHSC采集前给予患者尽可能强而有效的巩固强化治疗，使患者在达到CR基础上，进一步减少体内肿瘤(白血病)细胞的负荷，尽可能最大限度地达到体内净化，而又能在尚未出现肿瘤(白血病)细胞耐药表现的情况下，完成AHSCT。为此，目前一般认为对于肿瘤性疾病(包括白血病)的患者最为理想的AHSCT时间为患者达到CR后，再经过3～6个疗程化疗，即3～6个月时。同时也普遍认识到，过多、过强的化疗，会使自体骨髓的采集，特别是自体外周血造血干细胞的动员及采集出现困难，因不易采集到足够数量的AHSC，使移植后骨髓功能的恢复，尤其是血小板的恢复明显减慢，增加了移植的难度以及患者出现合并症乃至意外的危险性[67, 92, 93]。

（二）AHSCT前自体造血干细胞的采集与移植中所需回输的细胞数量

1. 自体骨髓造血干细胞（AHSC）的采集

（1）自体骨髓采集前应特别注意：①一般距离末次化疗结束30～40天，否则骨髓恢复较差，

术中不易采集到足够的细胞数量。②采集前必须做骨髓穿刺涂片检查，以明确患者在经过较长时间（30～40天）的化疗后仍处于CR状态。同时也了解骨髓增生确已达到活跃或明显活跃状态，使采集中能得到足够的细胞数量。两者中任何一者存在问题均不宜进行采集。③采集前2～4周（最好4周）不宜进行腰穿，同时检查出凝血时间应正常，以免硬膜外麻醉时形成漏药，造成麻醉意外。④采集前两周开始每周采集自体血400ml，共800ml，准备在自体骨髓采集术中使用，这样可保证在采集术中采集到1 500ml左右时仍可不使用异体血，减少因输异体血而可能出现的输血反应，影响手术进行。同时也可因反复采血而反馈性地刺激骨髓增生，利于细胞的采集，减少采集的骨髓总量，减少术中因采集量过大，出现血压下降、烦躁等休克前期症状，保证术中的安全。⑤采集的自体血必须严格按采血常规操作，采集物袋标记清楚（姓名、病案号、血型、自体血、采集日期），最好放血库的4℃冰箱保存。⑥采集前再预约同型异体血600～800ml，以保证一般所需采集量1 500～2 000ml的需求。异体血必须进行25Gy照射，以杀灭淋巴细胞，避免术中输入后又被采集到采集物中，造成以后的严重GVHD。⑦术前一天各有关部门，如血库、实验室、手术室、层流病房、麻醉科、手术医生、护士的协调工作必须完成。下达手术通知单，完成手术同意书签字及手术有关医嘱（特别是暂禁食、水医嘱），做好采髓物品的消毒，准备好实验室有关冷冻和检测物品的消毒，如有需要，应准备好采髓中所需的RPMI1640 1 500～2 000ml，并完成对其细菌培养及致热源的检测。专门从药房领取保证质量的肝素。⑧术前留置导尿管。

（2）自体骨髓采集术中应特别注意：①国外多采用全身麻醉，麻醉效果好，但术后易出现肺部合并症。哈尔滨血液病肿瘤研究所常规采用硬膜外麻醉，效果满意。②术中采集一般以髂后上棘为主，一般均可达到所需采集量。如数量不够，距要求相差不多，可加采胸骨，一般可采集到60～100ml，使采集细胞总量有明显提高。不到万不得已，不再采集髂前上棘，主要是为了减少手术时间，因如再采髂前上棘，需重新消毒、铺单，而采集胸骨，只需局部消毒后，铺一块孔巾，以2%普鲁卡因局部浸润麻醉即可。③于髂后上棘，虽然双侧共穿刺采集200～300次，但皮肤穿刺点仅为6～10个。每次抽吸采集量不宜超过10ml，以免过多混血，使采集量过多，影响循环血压。④采集骨髓量达到500～750ml时，即应开始回输术前保存的自体血，以保证血压的稳定。

（3）自体骨髓细胞采集量：只需术中计数有核细胞数（NC）即可。应使NC尽量达到（1.5～2.0）$\times 10^8$/kg，以保证经过冷冻保存后回输时NC数仍能达到（1.0～1.5）$\times 10^8$/kg。虽然普遍公认回输时可保证骨髓重建造血的NC数最低为0.5 $\times 10^8$/kg，但一般在采集时仍应尽量保证NC数最低在1.0 $\times 10^8$/kg以上，以策安全。如拟对采集的骨髓进行净化或纯化处理，考虑到经上述处理后细胞回收率只有50%～75%，则采集的NC数至少应达到2.0 $\times 10^8$/kg。采集后为了解造血干（祖）细胞情况，应做$CD34^+$细胞和CFU-GM的检测。

2. 自体外周血造血干细胞（APBSC）的采集

APBSC的采集通过使用血细胞分离机来完成，采集物的成分多为单个核细胞，尤其是淋巴细胞，故与自体骨髓采集的整个骨髓细胞及混入的全血成分不同。

（1）APBSC的动员：因平时正常人乃至患者外周血中一般只有0.1%以下的APBSC，故必须使用化疗和（或）注射细胞因子方能使骨髓中的造血干细胞动员释放到外周血中，比例达到1%～2%甚至更高，以利采集。经过多年的研究，目前已经清楚，采用化疗+细胞因子的联合动员方案明显优于单纯使用化疗或细胞因子的方案，故本文只对联合动员方案进行介绍。但应说明，即使在疾病相对稳定的状态时，不使用化疗及细胞因子，只通过血细胞分离机，经过多次（7～8次乃至更多）分离，也能得到足够进行APBSCT的APBSC。而联合使用化疗及细胞因子，只需采集1～3次，即可得到足够的APBSC。目前最普遍的化疗+细胞因子的动员方案为环磷酰胺2～3g/m^2，一次静脉滴注，其后当外周血WBC下降至最低值时（一般<1.0 $\times 10^9$/L，在使用环磷酰胺后7～10天），开始皮下注射细胞因子（G-CSF或G-CSF+GM-CSF）5～10μg/（kg·d），一旦WBC上升至5.0 $\times 10^9$/L以上（一般需3～5天），即可开始APBSC采集。使用环磷酰胺后应注意利尿、水

化及碱化尿液，同时给予美斯钠（mesna），第一次系在使用环磷酰胺后立即给予，此后每3～4小时1次，共3～4次，可有效预防环磷酰胺所致的出血性膀胱炎。除此方案外，尚有众多的使用单纯或联合化疗+不同细胞因子组合的方案，但究其根本，无论使用何种方案化疗，只要能使骨髓达到一定程度抑制（最好能使外周血WBC短暂达到 1.0×10^9/L 左右），一般即可于骨髓造血恢复时，外周血中出现较平时明显增多的造血干细胞，如能在骨髓抑制时加用细胞因子，则于骨髓造血恢复过程中，特别是外周血WBC达到（3.0～5.0）$\times 10^9$/L 以上时，外周血中可出现更大比例的造血干细胞。此时采集APBSC最为理想。应强调的是，上述化疗不宜过弱或过强。过弱，则不能使骨髓达到抑制，对动员作用不大；过强，使骨髓过度抑制，造血恢复慢，一方面导致过长时间使用昂贵的细胞因子，另一方面也因血象恢复慢，而增加患者感染及出血等的机会，甚至使采集无法适时进行。为此，如使用联合化疗，最好选择曾用过的化疗方案，从而能大致了解此方案的强弱程度，以便此次使用中作为参考或加以适当调整。至于细胞因子的使用，国外多于化疗结束后立即或3～5天后开始；我国最初基于经济方面的考虑，多于WBC下降至最低值时开始。笔者采用后一种方法完成100余例APBSC的动员后，认为其效果可靠、满意、方便且经济。细胞因子的选择以G-CSF最为理想，G-CSF联合GM-CSF也可达到相同效果，唯GM-CSF常有发热的不良作用，患者不易接受且影响对病情的判断。单纯使用GM-CSF效果较差，且发热症状重，故已放弃。此外，细胞因子应采用皮下注射的方法给予，如使用静脉注射，不仅不方便，更重要的是效果较差，为达同样效果，一般认为应使用皮下注射时剂量的2倍。化疗后如出现感染，必须及时给予强有力的抗生素，以免延误采集。如出现血小板和（或）血红蛋白低，可给予血小板或浓集红细胞输注，但必须于输注前进行25Gy的照射，杀灭淋巴细胞，否则其后的APBSC采集物绝对不能用于APBSCT[94]。值得一提的是，2004版EBMT指导手册中提出了为AHSCT而动员和采集外周血造血干细胞（PBSC）的“金标准”，即从0天开始每日给予rhG-CSF 5μg/kg皮下注射，1～2次；或环磷酰胺（C TX）1～4g/m^2，iv，1次，+rhG-CSF，10μg/kg，皮下注射，每日1次。单用G-CSF组至第3或4天，C TX+G-CSF组至第10或11天时测定外周血中CD34$^+$细胞水平，如＞10～20/μl时，则可于次日进行PBSC采集。单用组于第4天至7天、联合组于第11天至14天进行采集，要求采集的CD34$^+$细胞总数最低达到 2×10^6/kg。在联合组中如患者于第14天外周血中CD34$^+$细胞仍不能达到＞10～20/μl水平，即属“动员效果差”，此时应考虑或改用采集骨髓，其中CD34$^+$细胞数应达到 1×10^6/kg，以行ABMT，或在下一次动员方案中将G-CSF量加倍，或在联合组中以VP-16替代环磷酰胺，不过最推荐的方法仍是采取骨髓，行ABMT，即便如此，此类患者于AHSCT时仍存在移植后植活不完全的危险。

（2）APBSC的采集：APBSC采集时特别应注意：①普遍公认Baxter公司生产的CS3000plus型与Cobe公司生产的Spectra型血细胞分离机APBSC分离效果无明显不同。②必须在分离当日清晨查静脉血的血常规，以了解HCT及相关血象数值，满足血细胞分离机的程序设定需要。③如患者外周静脉条件不好，应提前准备股静脉插管。笔者在70余例APBSC采集中，40余例采用Arrow牌12F双腔静脉插管留置股静脉中，可保证采集过程中血液流速稳定在45～60ml/min，只有在此稳定流速下，APBSC的分离效果才满意。每次采集后先以生理盐水冲管，再以100mg/2ml肝素加入0.8ml生理盐水，每个管腔各注入1.4ml做封管处理，使第二天采集时导管畅通，无凝血。必要时可在采集当晚，患者睡前，再做一次封管。每次封管及采集前，务必将管内的肝素抽出，避免注入体内。④每次采集时多完成总循环量8～10L，必要时可更多些。国内外均有大容量一次分离的报道，认为一次16L总循环量，可使一次采集的APBSC数量达到要求。但这只有在外周血中APBSC经动员后达到较高比例时方能完成。

（3）APBSC的采集量：一般认为（1～2）$\times 10^6$/kg的CD34$^+$细胞或（15～20）$\times 10^4$/kg的CFU-GM回输是快速重建造血的最低阈值，上限阈值则为（5～8）$\times 10^6$/kg的CD34$^+$细胞或 50×10^4/kg的CFU-GM，高于此阈值不再出现造血重建的进一步加快，反而会造成污染的肿瘤细胞数量的过度增多。而（0.5～1）× 10^6/kg的CD34$^+$细胞或（5～10）× 10^4/kg的CFU-GM则为重建长期造血的最低阈值。目前所使用的化疗+细胞因子的动员方式，一般可使APBSC的采集物中达到10～100个CFU-GM集落/10^5单个核细胞(MNC)，而CD34$^+$细胞也可达到MNC总数的1%以上，故为完成快速重建造血所需输注的最低MNC数量为（4～5）× 10^8/kg，而完成重建长期造血所需输注的最低MNC数量则为1 × 10^8/kg。冷冻保存后细胞回收率一般为70%～95%，所以在采集中MNC数量一般在（5～6）× 10^8/kg即可[94]。

（4）APBSC采集物的冷冻保存　一般先经程控降温仪冷冻至－80℃后放入－196℃的液氮，或直接放入－80℃的冰箱冷冻。前者需特殊的程控降温仪（进口的约4～5万美元，国产的仅1～2万人民币）和液氮罐，后者只需－80℃冰箱。两种方式中所使用的冷冻保存液配方有所不同。前者冷冻保存液成分为70%的PRMI1640，20%的二甲基亚砜（DMSO）及10%的AB血清。将等量的4℃的冷冻液缓慢加快地加入4℃的细胞悬液中(3～5分钟)，充分混匀，程序控制仪以1℃～3℃/min的冻速降温，至－80℃后放入液氮中，细胞活性可保存10年以上。后者系张伯龙在解放军总医院时与血液科实验室同道们共同研究的，以简便易得的10%的DMSO，6%的羟乙基淀粉（HES，即国产的706代血浆）及20%的人血白蛋白所组成的冷冻保存液。具体配方为：[PBSC采集物容积（ml）× 1份+DMSO原液× 1/7份+20%人血白蛋白液× 1/4份] +（与前3种物质总容积等量的6%的HES）。举例：（50ml PBSC采集物+7ml DMSO+12.5ml 20%人血白蛋白液）+70ml 6%HES。配制操作步骤：将4℃冰箱内预冷的DMSO加入4℃冰箱中预冷的706代血浆（HES）中（在量筒中配制）。另一方面，将预置于4℃冰箱中的PBSC终产物放入大烧杯内，再放入20%白蛋白液混匀。其后将706代血浆（HES）和DMSO混合液从量筒中缓慢倒入PBSC产物及白蛋白混合液中，分装入冷冻袋，直接入－80℃冰箱平放保存，保存物终浓度为50%DMSO、3%HES与9%的20%白蛋白（≈2%的白蛋白）。注意，不能将白蛋白直接放入HES和DMSO混合液中，否则会产生丝状沉淀。细胞活性最长可保存一年。冻存液化冻后锥虫蓝拒染率一般均在90%以上，冷冻效果非常可靠。

（三）AHSCT治疗白血病时的预处理方案[95]

AHSCT时的预处理方案均来自ABMT的使用经验，而原ABMT所使用的方案大部分又源于行之有效的Allo-BMT。对于肿瘤性疾病，AHSCT中制定预处理方案的目的是，在保证患者各器官组织（骨髓除外）最大耐受的条件下，最大限度地清除患者体内的肿瘤细胞。目前临床上最常使用的预处理方案中何种方案最佳尚无定论。不过目前发展趋势是更多强调使用不含全身照射(TBI)的方案，因TBI所致的远期继发性肿瘤的发生率较高的问题日益受到重视。应该强调的是，经验证明TBI在某些对放疗更为敏感的肿瘤，特别是包括ALL和恶性淋巴瘤在内的淋巴系统恶性肿瘤的治疗中，很难被其他药物所代替。

即往EBMT所推荐的方案并无特殊针对性，随着经验的积累，对方案的适应证有了更深入的认识，故有了更新和更合理的推荐方式。现将2004年EBMT最新推荐使用的与白血病有关的预处理方案介绍如下（因其具有一定程度的代表性和权威性）。

1. 传统的“老”方案

（1）CTX/TBI

CTX	120mg/kg：60mg/kg，iv，1小时内，-6、-5日
TBI	12～14.40Gy：2～2.4Gy（每日2次），-3、-2、-1日

（2）BUS/CTX（Santos）

BUS	16mg/kg：1mg/kg，口服，q6h，-9、-8、-7、-6日
CTX	200mg/kg：50mg/kg，iv，1小时内，-5、-4、-3、-2日

（3）BACT

BCNU	200mg/m^2：200mg/m^2，iv，2小时内，-6日
Ara-C	800mg/m^2：200mg/m^2，iv，2小时内，-5、-4、

	-3、-2 日
CTX	200mg/kg：50mg/kg，iv，1 小时内，-5、-4、-3、-2 日
6-TG	800mg/ m^2：200mg/ m^2，po，-5、-4、-3、-2 日

2. 替代的“标准”方案

（1）TBI/VP-16

TBI	12 ~ 13.2Gy：2 ~ 2.25Gy（每日2~3次），-7、-6、-5、-4 日
VP-16	60mg/kg：60mg/kg，iv，2 小时内，-3 日

（2）AC/TBI

Ara-C	36g/m^2：3g/m^2，iv，q12h，2 小时内，-9、-8、-7、-6、-5、-4 日
TBI	12Gy：2Gy（每日 2 次），-3、-2、-1 日

（3）Mel/TBI

Mel	110~140mg/m^2：110~140mg/m^2，iv，1 小时内，-3 日
TBI	10~14.85Gy：2Gy（每日 2 次），-2、-1、0 日

（4）BUS/CTX（Tukschka）

BUS	16mg/kg：1mg/kg，口服，q6h，-7、-6、-5、-4 日
CTX	120mg/kg：60mg/kg，iv，1小时内，-3、-2日

（5）BUS/Mel

BUS	16mg/kg：1mg/kg，口服，q6h，-5、-4、-3、-2 日
Mel	140mg/m^2：140mg/m^2，iv，1 小时内，-1 日

3. 强化方案

（1）CTX/VP-16/TBI

CTX	120mg/kg：60mg/kg，iv，1小时内，-6、-5日
VP-16	30 ~ 60mg/kg：30 ~ 60mg/kg，iv，2小时内，-4 日
TBI	12 ~ 13.75Gy：2 ~ 2.25Gy（每日 2 次），-3、-2、-1 日

（2）TBI/TT/CTX/ATG

TBI	13.75Gy：1.25Gy（每日3次），-9、-8、-7、-6日
TSPA	10mg/kg：5mg/kg，iv，1~2小时内，-5、-4日
CTX	120mg/kg：60mg/kg，iv，1小时内，-3、-2日
ATG	120mg/kg：30mg/kg，iv，5 ~ 6 小时内，-5、-4、-3、-2 日

（3）BUS/CTX（Tukschka）

BUS	16mg/kg：1mg/kg，口服，q6h，-7、-6、-5、-4 日
CTX	120mg/kg：60mg/kg，iv，1小时内，-3、-2日
Mel	140mg/m^2：140mg/m^2，iv，1 小时内，-1 日

4. 减低强度的方案

（1）TBI/Fludarabine

TBI	2Gy：2Gy，0 日
FA	90mg/m^2：30mg/m^2，iv，半小时内，-4、-3、-2 日

（2）FA/BUS/ATG

FA	180mg/m^2：30mg/m^2，iv，半小时内，-10 ~ -5 日
BUS	8mg/kg：1mg/kg，口服，q6h，-6、-5 日
± ATG	40mg/kg：10mg/kg，iv，8~10小时内，-4、-3、-2、-1 日

上述方案，对传统的Allo-HSCT、Syn-HSCT和AHSCT均适用。但应强调指出，减低强度的方案不适用于 Syn-HSCT 和 AHSCT。

（四）自体造血干细胞采集物中残留的白血病细胞的体外净化

体外净化自体造血干细胞采集物（骨髓或外周血造血干细胞采集物）中残留的白血病细胞在AHSCT中的价值争论至今。虽然从理论上讲体外净化肯定具有重要意义，动物实验也多支持体外净化可以减少复发率，但临床上仅有部分报道认为体外净化在临床AHSCT的复发率方面有肯定作用，而另一部分报道则显示AHSCT后相当一部分患者的复发系由于体内残留的肿瘤细胞而非回输物的肿瘤细胞所致。虽然如此，仍有一些移植中心继续坚持体外净化自体造血干细胞采集物的作法[49, 50, 64, 96]。

体外净化自体造血干细胞采集物中白血病细胞的基本原理系利用白血病细胞与正常造血干/祖细胞的生物学差异，在最大限度地杀伤白血病细胞的同时，尚能保存足够用以重建造血的正常造血干/祖细胞，以达到最大限度地减少AHSCT后来源于回输物中白血病细胞所致的复发[49, 50, 64, 96]。

文献报道的净化方法很多，主要有物理学方法、药物学方法、免疫学方法、生物学方法以及上述方法的不同方式的联合使用。

1. 物理学方法　最早时试图利用肿瘤与正常造血细胞在大小形状、表面电荷、温度敏感性上的差异，采用渗透性休克、冻融、密度梯度离心、细胞电泳及激光照射等方法进行净化，但因操作繁琐，效果欠佳，故大多已废弃。目前仍在研究的主要是利用肿瘤与正常造血干/祖细胞对温度损伤的耐受性不同，采用深低温或高热（42℃～43℃）的方式，起到部分净化的作用[97]。同时还有将高热方法与干扰素及某些抗肿瘤药物联合应用的报道[98]。此外针对肿瘤细胞在选择性结合、摄入某些光敏物质（如部花青、血卟啉衍生物等）后经一定光照产生的光效应的特点，可杀灭4～5个对数级的白血病细胞，而对正常造血干/祖细胞损伤较轻[99]。

2. 药物学方法　尽管多年来在肿瘤细胞体外净化中试用了很多种药物[49]，疗效明确的仍然只有4-氢过氧环磷酰胺（4-hydroperoxycyclophosphamide，4HC）及磺乙硫环磷酰胺（mafosfamide，ASTA-Z）。两者均为环磷酸胺的衍生物，对AML患者AHSC采集物中白血病细胞的体外净化有肯定作用，并得到公认[63, 100, 101]。

3. 免疫学方法　本法系针对正常造血细胞与肿瘤细胞表面抗原的不同，使用对肿瘤细胞或正常造血干/祖细胞具有特异性的单克隆抗体（单抗）处理自体造血干细胞采集物，使抗体选择性地结合在肿瘤细胞或正常造血干/祖细胞上，然后通过适当方法将结合及不结合抗体的细胞进行分离。利用这种方法将正常造血干细胞从自体造血干细胞采集物中纯化出来者称为正净化，而将肿瘤细胞从自体造血干细胞采集物中清除出去者则称为负净化。目前最大的问题在于迄今在大多数肿瘤细胞中尚未发现有特异性抗原，而正常造血干/祖细胞的特异抗原CD34又常在多种肿瘤细胞表面有所表达，故正、负净化的效果至今仍不满意。在临床上免疫学方法主要用于ALL。系采用有针对性的特异性高、活性强的抗靶细胞单抗，此单抗对肿瘤靶细胞所携带的抗原反应强，对早期造血干/祖细胞及成熟血细胞无交叉反应[50, 96]。主要通过：

（1）补体介导细胞毒法：即单抗与相应肿瘤靶细胞表面抗原结合后，遇补体则靶细胞溶破[102]。

（2）免疫毒素介导细胞毒法：即单抗偶联强毒素，前者为特异性运载工具，后者攻击靶细胞，称为免疫毒素，常用的有蓖麻毒素、红豆碱、白喉毒素及假单胞菌外毒素等。通过内向化，毒素进入细胞溶酶体中，不可逆地灭活60S核糖体，抑制蛋白合成，非特异性地杀灭靶细胞[103]。

（3）免疫物理技术：将单抗或第二抗体（如兔抗鼠IgG）标记颗粒、微球或金属胶体，再将标记单抗与靶细胞结合，使上述颗粒、微球或金属胶体与靶细胞间接相连，再用密度梯度离心沉淀或强磁场吸引清除靶细胞[104]。此外，免疫学方法还主要用于$CD34^+$细胞的纯化（正净化）。目前已有多种纯化$CD34^+$细胞的设备仪器，使纯化$CD34^+$细胞的比例达95%以上，回收率达50%～70%，临床应用日益增多。但因白血病细胞具有CD34抗原，故此法无法用于白血病细胞的净化。

4. 生物学方法　系利用正常造血干/祖细胞与肿瘤细胞生物特性的不同，通过改变细胞外周环境或使用某些细胞因子，使肿瘤细胞的生长受抑，达到净化的目的。其中最常用的为长期液体培养法[83]。采用从人胎肝组织中得到的天然低分子肿瘤抑制物（邻苯二甲酸正丁醇）[105]，以及反义寡核苷酸封闭肿瘤相关基因[106]等方法，均有一定的体外净化作用，然效果尚不肯定。

如将上述四种方法以不同方式组合，净化作用应较单一方法更好，但因有部分报道提示肿瘤的复发多为体内残存的肿瘤细胞所致，故体外自体造血干细胞采集物中肿瘤细胞的净化在提高临床疗效上是否有实际意义尚无定论，因此大多数AHSCT仍采用不做体外净化的方式[49, 50, 64, 96]。

（五）AHSCT后的治疗

AHSCT在初始阶段为观察其疗效，一般均未做移植后的治疗。随着AHSCT后复发率较Allo-HSCT为高这一事实已为同道们所接受及注意[64, 91]，AHSCT后的继续治疗问题不可避免地被提到议事日程上来。笔者以为对AHSCT后的治疗确应给予足够的重视，尤其对那些具有高危及预后不良因素的患者，更应考虑在AHSCT后是否应给予继续治疗。目前对AHSCT后的治疗主要包括免疫治疗或生物治疗，这其中主要包括使用诸如白细胞介素2[107, 108]，LAK（lymphokine-activated killer）细胞[109, 110]，CIK（cytokine-induced killer）细胞[111]，细胞毒NK细胞[112]，CTLS（cytotoxic T lymphocytes）细胞[113]，以及树突状细胞（DC）[114]，以杀灭残留的白血病细胞，不过其作用如何，因无前瞻性随机对照临床研究，至今尚无法确定。

四、自体造血干细胞移植的主要毒副作用及近期并发症

（一）感染

感染是AHSCT患者的常见并发症，特别是多见于早期，发生率高达50%～80%。导致感染发生的因素很多，主要由于AHSCT患者多为恶性肿瘤患者，在移植前即已接受多次化疗和（或）放疗，其造血组织及免疫组织已受到损害，移植中又再次使用超剂量化疗，有时还加有TBI或全淋巴结照射（TLI），使上述组织功能严重受抑，患者处于免疫低下状态，加之经预处理的化、放疗后致使口腔、消化道乃至其他部位黏膜损伤，因而极易发生感染。AHSCT的感染一般分为3期，早期为移植后（移植物输入后）1个月内，中期为移植后1～3个月，晚期为移植后3个月后。各期感染的特点及病原体也有所差别[46, 115, 116]。

1. 感染的诊断

（1）早期感染：此期由于白细胞低于0.1×10^9/L，以及大剂量化、放疗所致的黏膜损伤，故感染常见。其间化、放疗使用中，特别是放疗后1日内可有短暂的体温升高，＞38℃，输血或输液反应可有一过性体温＞38℃。此外，如再出现腋下体温＞38℃或在2小时内体温持续＞37.5℃，均应考虑存在感染，须立即给予抗感染治疗，不可延误。此期中常见的病原体为细菌和真菌以及单纯疱疹病毒。细菌多为内源性，特别是来源于肠道、口咽部及呼吸道。绝大多数为G^-杆菌和G^+球菌。G^-杆菌，主要为绿脓假单胞杆菌、大肠杆菌、克雷白杆菌及其他肠杆菌科杆菌。G^+球菌，主要为表皮葡萄球菌、金黄色葡萄球菌、肠球菌。既往此期感染以G^-杆菌为主，但近年来G^+球菌感染日渐增多。此期因免疫功能严重抑制，极易发生败血症。临床上如出现发热，且又找不到明确的感染灶，应首先考虑为肺部感染或败血症，必须常规做血培养。此时还应特别警惕智齿冠周炎、肛周感染及急性阑尾炎，一旦出现，进展极快。虽然众多资料中强调了导管感染在导致G^+球菌感染方面的重要性，但笔者的临床观察表明，其发生率极低（连续150余例AHSCT中无1例证实存在导管感染）[117]。随着预防措施及支持治疗的加强，新的强有力的广谱抗生素的使用，真菌感染的发生率有明显增多趋势，在早期阶段也并不少见。最多见为白色念珠菌感染，多见于口咽部，且多来源于消化道。其次为曲霉菌、毛霉菌、热带念珠菌等，多见于肺部感染，甚至导致败血症，主要来源于空气传播及呼吸道[118]。病毒感染则以单纯疱疹病毒所致的口咽部黏膜炎为主要表现，主要来源于体内潜在病毒的激活[119]。

（2）中期感染：此期骨髓造血功能已基本恢复，外周血白细胞大多＞2.0×10^9/L，但细胞与体液免疫功能仍未恢复，常见的病原体为巨细胞病毒（CMV）与其他病毒、细菌、真菌及卡氏肺孢子菌[116]。其中CMV属于疱疹病毒，虽然是Allo-HSCT中最为常见的病毒感染，死亡率极高，但在AHSCT中发生率很低，可能是由于AHSCT中未用免疫抑制剂且无GVHD的产生，因而免疫抑制相对较轻，恢复较快。笔者连续观察150余例AHSCT，无1例死于明确的CMV感染。CMV感

染可为初发，也可为体内原有的CMV被激活所引起。初发者的CMV来自所输血液制品。CMV感染可分为CMV感染及CMV病两个阶段。CMV感染只是表示患者体内携带CMV，但并未出现临床表现，CMV病则是因CMV感染而出现临床表现，可表现为肺炎、肝炎、肠炎、视网膜炎及外周血中白细胞和血小板的减少等。其中CMV所致的肺炎均为间质性肺炎，主要表现为发热、呼吸困难、进行性低氧血症和肺部间质性病变，最后可因呼吸衰竭而死亡，文献报道死亡率可高达80%。CMV感染的诊断：血中CMV病毒抗原检测阳性，或CMV病毒抗体IgM明显动态升高，或IgG在原有基础上升高3～5倍[116, 120, 121]。需要说明的是，CMV所致的间质性肺炎只占整个HSCT后间质性肺炎的50%，其余的间质性肺炎还包括放射性肺炎和特发性肺炎综合征（IPS）等[121]。其他病毒主要为腺病毒、单纯疱疹病毒（HSV）、BK病毒和肝炎病毒。腺病毒可引起肺炎、肾脏和肝的损害；HSV可引起脑炎；腺病毒和BK病毒可引起迟发（移植1～2个月后）出血性膀胱炎，且较难治疗[122]。肝炎病毒主要为乙型及丙型肝炎病毒，系因输血液制品而被感染。乙型肝炎和丙型肝炎的潜伏期分别为6周～6个月及1～4周。考虑到AHSCT中输血液制品多于移植的早期进行，故因血制品而感染的上述肝炎多于移植的中、后期发病。不过随着对献血员检测技术的进步及制度的严格，移植后病毒性肝炎的发生率已明显降低，不再成为移植后的重要问题。乙型肝炎和丙型肝炎的诊断可通过血中相应病毒的直接检测和（或）相应抗体的出现来确诊[123]。中期感染中细菌和真菌的感染较为少见。如有感染也多为G^-杆菌或G^+球菌所致。此外，对卡氏肺孢子菌（PCP）的感染也应提高警惕，不过因目前多已预防性口服复方磺胺甲噁唑，此类感染甚少见[124]。笔者所行200余例HSCT中无1例死于明确的卡氏肺孢子菌肺炎。

（3）晚期感染：此期感染并不多见。在AHSCT后，因3个月后骨髓造血已恢复，患者全身状况已明显改善，大多已出院，恢复正常生活。此时相对较多出现的感染为带状疱疹病毒（VZV）及肝炎病毒感染。肝炎病毒感染如前述[123]。带状疱疹病毒感染大多由于体内潜在VZV的激活，绝大多数为皮肤型，扩散至全身、肺和脑的罕见[125]。

2. 感染的预防

（1）保护性隔离及加强护理：通过使用空气层流病房及加强护理能明显减少移植后感染的发生率。

（2）预防性应用抗生素：可分为胃肠道消毒及全身性预防用药两方面。鉴于移植后化/放疗严重损伤了胃肠道黏膜的屏障作用，加之全身免疫力的严重低下，极易出现源于胃肠道细菌的败血症，故一般认为胃肠道消毒是必要的。胃肠道消毒已从最初的完全性胃肠道消毒发展为选择性胃肠道灭菌，即从完全性杀灭胃肠道的致病菌及非致病菌到选择性地只杀灭胃肠道致病菌。实践证明后者的效果并不比前者差，且并发症少、经济、方便。全身预防性抗生素的使用也从过去认为不宜进行而转变为适当的预防性使用是正确的。特别是在回输APBSC采集物的当天及其后2～3天，为防止采集物中可能存在的细菌污染而使用较广谱的抗生素，已为大家所接受。而常规使用1～2个月的复方磺胺甲噁唑预防卡氏肺孢子菌肺炎也已得到广泛共识。

（3）加速造血及免疫功能的重建：近年来众多报道已显示，重组的人细胞生长因子（如G-CSF、GM-CSF等）可加速造血重建，特别是加速粒细胞与单核巨噬细胞系统的恢复，从而使因粒细胞低下而发生的严重感染明显降低。

（4）此外，静脉输注较大剂量的丙种球蛋白（2.5～5.0g/d×7～10天），对预防感染有一定效果[46, 116]。

3. 感染的治疗　AHSCT中一旦怀疑存在感染应及时使用强有力的抗生素，即体温升高到38℃以上，应立即给予广谱高效的抗生素。用药原则为：①静脉给药，以便见效快，作用强；②足量；③几种不同抗菌谱药物联合使用；④不需等待感染的细菌学证据，应立即开始经验性治疗，待细菌学证据明确后再做适当调整。其中经验性治疗，笔者的经验表明一般首先用一种三代头孢抗生素+一种氨基糖苷类药物，多选用头孢拉定+丁胺卡那，主要针对G^-杆菌的感染，兼顾G^+球菌；如3日后体温未控制，应改为万古霉素或去甲基万古霉素+泰能，主要针对G^+球菌及厌氧菌；3日后体温仍未控制，感染症状明显，则可考虑改用两性霉素B，主要针对真菌。也可采用另一种经验性治疗方式，即开始时使用泰能+丁胺卡那，主要针对G^-杆菌、G^+球菌及厌氧菌；如3日后无效则改为三代头孢霉素+万古霉素或去甲基万古霉素，以进一步加强对可能存在的绿脓假单孢菌属及G^+球菌的治疗；如3日后又无效，则改为两性霉素B，主要针对真菌。张伯龙所在解放军总医院血液科6年中连续100余例HSCT，采取上述方法治愈了95%的患者的感染及发热，无一例死于结核以外的细菌及真菌感染。虽然众多文献提到氟康唑及伊曲康唑的抗真菌效果不错，据笔者经验，上述两种药物在AHSCT的严重感染中疗效并不理想，唯有两性霉素B的疗效最为肯定和可靠。如在使用了针对细菌和真菌的常用强有力抗生素后感染仍未控制，应考虑下列问题：有无特殊耐药菌的产生、有无脓肿的形成、有无军团菌、支原体、结核菌以及病毒的感染。因针对嗜麦芽窄食单孢菌需使用复方替卡西林；脓肿已形成，必须切开引流；军团菌及支原体感染，须使用大环内酯类药物；对结核菌感染则须使用抗结核药物；而对病毒感染，如为单纯疱疹病毒则使用阿昔洛韦，而对CMV必须每1～2周常规检查CMV相关抗原PP-65，一旦阳性则应及时使用更昔洛韦（ganciclovir）250mg，iv，12小时1次，或膦甲酸（foscarnet），100～160mg/（kg·d），iv，至少2周后，PP-65转为阴性方可逐渐减量，一般均使用1个月，以免复发[121]。输血后肝炎则按肝炎的治疗进行[123]。但在骨髓造血重建尚未完全时，应慎用干扰素，因其对骨髓造血的恢复有负面影响。

（二）出血性膀胱炎

出血性膀胱炎（hemorrhagic cystitis，HC）是AHSCT中常见的合并症之一。既往国外文献报道其发生率可达25%～70%，国内报道的发生率较国外低。张伯龙采用常规水化、碱化尿液和使用美斯钠（mesna）后，仅1例出现明确的HC，临床表现不重，经对症治疗很快治愈。故笔者愿意强调指出，针对HC应重在预防，国人在采取得当预防措施后，HC的发生率是非常低的。HC可分为急性和迟发性两种。前者多在移植后两周内出现，后者多在移植一个月后出现。前者病因主要系大剂量环磷酰胺使用后其代谢产物丙烯醛（acrolein）直接损伤尿道及膀胱所致，后者病因多与病毒（如腺病毒、BK病毒）感染膀胱有关，且较前者更难治疗[126]。HC轻重不等，重者可为严重血尿，患者痛苦万分，轻者可仅有镜下血尿，症状很轻。急性HC的预防可通过均匀的超量水化，即保证每日尿量在3 000ml/m^2以上，每小时在150ml以上。因大剂量环磷酰胺有抗利尿作用，故必须加用静脉注射速尿，每日2～3次，每次20～40mg。同时注意使用4%～5%的碳酸氢钠注射液，每日2次，每次250ml，以保护黏膜。最为重要的是使用美斯钠，在使用环磷酰胺的同时及其后4、8、14小时分别给予，共4次，每次剂量为当日环磷酰胺总剂量的20%。一旦出现HC必须增加输液量及利尿，防止血块形成，甚至阻塞尿道。针对迟发性HC并无预防的方案，在出现后除常规利尿外，还应给予抗病毒药物[127]。

（三）肝窦隙阻塞综合征

肝窦隙阻塞综合征（sinusoidal obstruction syndrome，SOS）取代了旧名词肝静脉闭塞病（hepatic veno-occlusive disease，HVOD），是一种以非血栓形成的肝内小静脉纤维性闭塞及其周围的中央小叶肝细胞的损害为主要病理改变的疾病。事实上，SOS发生的同时，因其轻重不同而伴有多少不等的多脏器（特别是肝肾）功能衰竭综合征。造成肝脏损害的最主要原因系由于经放化疗的直接作用以及释放细胞因子的间接作用所致末梢肝内小静脉的内皮损伤[127]。诊断标准仍采用西雅图或巴尔的摩标准。西雅图诊断标准为：在移植后20天内出现下述2或3项即可诊断，①总胆红素＞2mg/dl；②肝肿大或出现右上腹疼痛；③体重增加＞2%[128]。巴尔的摩诊断标准为：在移植后21天内出现总胆红素＞2mg/dl，同时伴有下列2项者即可诊断，①疼痛性肝肿大；②腹水；③体重增加＞5%[129]。SOS重在预防，国内在这方面已积累了较为丰富和成熟的经验。一般均采用下述方法：①张伯龙采用低分子右旋糖酐250ml，iv，每日2次+复方丹参16ml，iv，每日1次。②低分子肝素4 000U，ih，每日1次；或③前列腺素E 200～300mg，iv，每日1次。效果好。SOS一旦发生治疗甚为困难。目前多采用对症处理，限制钠盐摄入，改善微循环，使用抗凝剂，特别是应用利尿剂。此外，国外报道使用基因重组的组织血浆素原激活剂（recombinant tissue plasminogen activator，rh-tPA）50mg，静脉注射，每日 1 次，连用 4 天，有较好疗效[130]。

（四）毛细血管渗漏综合征

毛细血管渗漏综合征（capillary leak syndrome）的临床特点为 HSCT 后 15 天内出现① 24 小时体重增加＞3%；②全身性水肿（腹水、胸膜渗出、心包炎），且速尿治疗无效，可伴有心动过速、低血压、肾前性肾功能不全、低蛋白血症等。发病机制为血管内皮损伤导致血管内液丢失到组织间隙中。但本合并症在AHSCT中罕见。治疗选用甲基泼尼松龙[131]。

（五）植入综合征

植入综合征（engraftment syndrome）的临床特点为，在中性粒细胞出现于外周血前24～48小时内出现①非感染性高热；②皮疹；③肺浸润或低氧血症，并可伴有腹泻、体重增加以及一些器官（肝、肾、中枢神经）功能障碍。其发生的高危因素可能与对非血液系统疾病进行 AHSCT 有关，还可能与 HSCT 中使用 G-CSF 及输入细胞数量大有关。建议使用甲基泼尼松龙1mg/kg，每12 小时 1 次，共 3 天，之后在 1 周内减量至停用，可使 80% 以上的病例在 1 ～ 5 天内治愈[132]。

（六）弥漫性肺泡出血

弥漫性肺泡出血（diffuse alveolar haemorrhage，DAH）[133, 134]的发病机制与 SOS 非常相似，但表现于肺。大系列研究显示其发病率为10% ～ 21%。临床特点为，在移植后30天内，特别是11～19天，出现①呼吸困难，干咳，呼吸急促；②需要吸氧的低氧血症；③胸部X线片显示有局灶性或弥漫性浸润；④支气管肺泡灌洗（BAL）液呈现渐进性出血加重，而这并非由感染（BAL中未找到病原体）、血小板减少、输液过量或心力衰竭所致。治疗应给予静脉滴注甲基泼尼松龙 250 ～ 500mg，每 6 小时 1 次，连用 4 ～ 5 天，后逐渐减量，至2～4周后减完。不予治疗死亡率可达90%。经甲基泼尼松龙治疗可使死亡率降至 6%。

（七）HSCT 相伴的血栓性微血管病

据统计HSCT相伴的血栓性微血管病（thrombotic microangiopathy associated with HSCT）[135]在 AHSCT 中发病率为 4%。其临床表现为①微血管病性溶血性贫血（MHA）（贫血、破碎细胞＞2%～5%，存在其他溶血表现）；②血小板减少或对输注血小板的需求增多；③非感染性发热；④肾功能不全或神经系统改变。常由 GVHD、感染（CMV、真菌）、合用环孢素 A 或他克莫司（tacrolimus）以及预处理时应用全身放疗（TBI）所致。治疗应首先停用环孢素A或他克莫司，改用其他免疫抑制剂，给予支持治疗，并进行血浆置换。

（八）特发性肺炎综合征

特发性肺炎综合征（idiopathic pneumonia syndrome，IPS）[136]系由放（化）疗所致肺损伤并伴有全身性感染所致，发病机制与成人型呼吸窘迫综合征（ARDS）类似，但在AHSCT中很少见。其临床特点为，在移植后 21 天左右出现①发热，干咳；②呼吸急促，低氧血症；③X线片或CT扫描示肺的弥漫性肺泡或间质浸润。诊断标准为，临床上存在上述表现，肺泡灌洗或肺活检未检出病原体，并排除其他可能因素。治疗方法为支持治疗（包括机械通气），使用甲基泼尼松龙及给予抗肿瘤坏死因子（anti TNF）。死亡率达 50% ～ 70%。

（九）多器官功能障碍综合征

多器官功能障碍综合征（mutiple-organ dysfuntion syndrome, MODS）[137]系由以上所提及的所有机理综合作用所致。临床特点为，在预处理方案开始进行后 2 ～ 25 日左右出现下述 4 项中之 2 项：①中枢神经系统功能异常；②肺功能异常；③肾功能异常；④心功能异常。目前并无有效的治疗方法。

（十）其他

其他一些相对常见的 AHSCT 后的近期合并症与毒副作用，还包括急性肾功能受损、心血管系统毒性作用、口腔黏膜溃疡及消化道反应等。发生率或较低，或症状不重，治疗方法为对症处理[127]。

五、自体造血干细胞移植的晚期并发症[138, 139]

AHSCT 的晚期并发症一般是指在 AHSCT 100天以后（AHSC回输100天以后）发生的并发症。可发生于全身各个系统，主要见于以下几方面。

（一）皮肤黏膜

可表现为皮肤色素沉着或色素脱失。据认为以TBI所致的可能性大。部分原因可能系患者自身对放疗的特殊反应。此种并发症可通过选择不包括TBI的预处理方案来加以预防。但某些患者，尤其是淋巴系统恶性肿瘤患者，必须使用包括TBI的预处理方案方能达到较满意的疗效，故无法避免。虽然目前尚无有效的治疗方法，但其对患者的日常生活和工作能力一般并无妨碍。

（二）腺体分泌功能减退[140]

大剂量放/化疗可严重损伤口腔及眼部外分泌腺腺体，使其功能在相当长的一段时间内不能恢复，故患者可出现轻重不等的口干及眼干，并由此易导致口腔及眼睛的感染。因大剂量放/化疗为AHSCT所必须，故难避免。有同道在TBI时将眼睛及腮腺屏蔽，使局部总剂量减至4.2～6.0Gy，可减轻或防止出现上述并发症。一旦出现，只有加强漱口及人工泪液点眼等对症处理。

（三）白内障[141]

白内障是AHSCT患者较常见的主要并发症之一。发病机理主要与TBI时使用的总剂量、剂量率有关，还与AHSCT前疾病种类有关。如有文献报道急性淋巴细胞白血病（ALL）患者HSCT后白内障的发生率较高，但这是否系部分由于ALL患者在前期化疗中使用肾上腺皮质激素时间较长、剂量较大所致尚不清楚，因肾上腺皮质激素的全身性用药与白内障的出现正相关，这一现象在某些较长期使用肾上腺皮质激素进行治疗的结缔组织病（如类风湿性关节炎等）中也出现，已为同道们所共识。作为预防，可在TBI时屏蔽双侧晶体，使局部总剂量仅为4.2～6.0Gy，据文献报道，疗效甚好。多数同道则不采用晶体屏蔽，因目前对于白内障的治疗进展很快，人工晶体置换术快捷、安全，而屏蔽部分区域则有使其成为肿瘤细胞掩蔽所的危险，有可能成为复发之来源。

（四）白质脑病[142]

白质脑病是AHSCT后最严重的并发症之一。多出现于AHSCT后数月至1年，有文献报道，在移植前接受过中枢神经系统放/化疗，或在进行包括TBI为预处理方案的AHSCT后又接受鞘内注射甲氨蝶呤（MTX）的患者，发生率可高达7%～17%。但笔者在150余例AHSCT中尚未见到1例并发白质脑病的患者，不过该组患者既无移植前接受过中枢神经系统放疗者，也无在AHSCT后又接受反复鞘内注射MTX者。白质脑病的主要临床表现为精神异常、神志淡漠或精神错乱，共济失调，言语不清，可有癫痫样发作，严重者可出现吞咽困难乃至去脑强直状态。病理改变为脱髓鞘改变伴灶性坏死。MRI较CT更能早期确诊本病。脑脊液检查除蛋白含量增高外，无特殊发现。本病重在预防，尤其对接受了包括TBI在内的预处理方案的AHSCT患者，如再进行鞘内MTX注射，应极为慎重，注意密切观察。白质脑病无特效治疗，可试用肾上腺皮质激素。

（五）生长发育与内分泌并发症[142]

1. 对生长的影响　儿童行ABMT后，生长激素较同龄儿童低，体格发育及智力也受到轻重不等的影响。主要由于TBI时对颅脑照射的结果。因此对儿童患者进行AHSCT时，应尽量选用不包括TBI的化疗预处理方案，同时对行AHSCT的患儿，可在移植后给予生长激素治疗。

2. 性腺机能减退　AHSCT后大剂量放/化疗对性腺损害较大，导致性腺机能减退甚为常见。有文献报道75%的患者在移植1年后仍有性机能减退，表现为性欲减低，男性伴有精液减少，女性则均闭经。大部分患者的性机能减退为不可逆性。尚无有效的防治措施，影响患者今后的正常生活。

3. 甲状腺机能减退　AHSCT后甲状腺机能减退的发生率不高。但有文献报道，包括TBI进行预处理的AHSCT患者，30%～50%可出现血中T4下降或促甲状腺激素（TSH）上升，表现为隐性甲状腺机能低下，多数在移植后3～5年发生。因甲状腺对化疗的耐受性较好，故甲状腺功能低下主要系放疗所致，尤其是一次性给予TBI者较分次给予TBI者更易引起甲状腺机能低下。故对接受预处理的AHSCT患者（特别是包括TBI）的甲状腺功能应定期进行监测。如出现甲状腺素机能低下，可给予甲状腺片进行替代治疗，效果佳。

4. 肾上腺皮质功能减退　AHSCT后呈现肾上腺皮质功能减退所致的临床症状的患者并不多见。但部分患者在经包括TBI的预处理方案的AHSCT后，出现血浆中11-脱氧皮质醇水平降低，尿中17-羟皮质类固醇水平降低和（或）促肾上腺皮质激素（ACTH）反应试验结果低于正常水平。

（六）继发性恶性肿瘤[143]

据文献报道HSCT后继发性恶性肿瘤的发生率较对照组增高6～7倍，其发生率在1%～2%。统计资料显示，在2 246例BMT后，有35例发生继发性肿瘤，占1.6%，其中16例为非霍奇金淋巴瘤（占7%），6例为白血病（占0.3%），13例为实体瘤（占0.6%）。这一结果也恰恰代表了HSCT后继发性恶性肿瘤的三种类型，即淋巴系统肿瘤（以恶性淋巴瘤为代表）、骨髓增生异常综合征（MDS）与白血病、实体瘤。继发性肿瘤的发病机制有多方面，主要包括放/化疗，特别是TBI，免疫抑制及遗传因素等。

六、疗　　效

随着AHSCT技术的日趋成熟，其疗效在逐步提高的基础上也已渐趋稳定。AHSCT在世界范围内已广泛开展，有关其疗效的报道，不胜枚举。故极难判断及选择以哪一家之报道作为典型予以介绍。唯以介绍IBMTR/ABMTR 2004年发表的截至2003年有关部分疾病HSCT疗效的统计资料最为合适，因该资料是继2000年发表的有关资料后的最新资料，反映了现阶段国际范围内HSCT疗效的普遍水平，具有代表性及权威性。此外，EBMT在个别白血病（AML）中所统计的相关疗效的最新资料也同样具有代表性及权威性，值得介绍。

（一）AML

根据IBMTR/EBMTR 2004年公布的统计资料，在不同疾病状态下，接受AHSCT的CR1期≤20岁和＞20岁的两组患者，3年预期存活率分别为62%±5%及48%±2%；≥CR2期的相应两组患者的3年预期存活率分别为48%±8%及37%±4%；处于未缓解期的相应两组患者的3年预期存活率差，仅在20%左右。而以HLA完全相合的同胞兄弟姐妹为供者的Allo-HSCT治疗，处于CR1期及≥CR2期的患者3年预期存活率分别为61%±3%及48%±2%，疗效略高于AHSCT。无关供者的Allo-HSCT治疗，处于CR1期及≥CR2期的患者3年预期存活率分别为41%±2%及42%±2%，疗效与AHSCT相仿。此外，EBMT在2004年公布的统计资料，1996～2001年2 100例AML患者接受AHSCT后，5年无病存活率（LFS）为43%，总体存活率（OS）为51%，复发率（RI）为53%，移植相关死亡率为9%。虽然接受Allo-HSCT的患者病情及预后肯定较接受AHSCT者差，但上述结果仍可说明AHSCT确是AML患者治疗中应给予充分重视的一种治疗方式。

（二）ALL

根据IBMTR/ABMTR 2004年公布的统计资料，接受AHSCT的CR1期、≥CR2期及未缓解期的ALL患者，3年预期存活率分别为51%±4%、44%±7%及10%±6%；接受以HLA完全相合的同胞兄弟姐妹为供者的Allo-HSCT，≤20岁和＞20岁的两组以及处于CR1期和≥CR2期的患者，3年预期存活率分别为62%±2%和48%±2%，52%±2%和38%±2%；而CR1期接受无关供者的Allo-HSCT的相应3年预期存活率分别为46%±3%和42%±3%。虽然接受Allo-HSCT的患者病情及预后肯定较接受AHSCT者差，但上述结果仍可说明AHSCT是ALL患者治疗中应给予重视的一种治疗方法。

（三）CLL

根据IBMTR/ABMTR 2004年公布的统计资料，接受AHSCT和以HLA完全相合的同胞为供者的Allo-HSCT，3年预期存活率分别为83%±4%和50%±3%，以AHSCT疗效为优。但应考虑到接受Allo-HSCT的患者多具有更多的预后不良因素，而AHSCT的安全性也是其疗效较好的原因之一，只是从理论上讲AHSCT不可能治愈本病。

（四）CML

可能因接受AHSCT患者数量过少，故IBMTR/ABMTR及EBMT均无相关的统计资料。

（苏丽萍　张伯龙）

第四节　异基因造血干细胞移植

异基因造血干细胞移植（allogeneic hematopoietic stem cell transplantation，Allo-HSCT）的应用是近半个世纪以来人类在恶性肿瘤治疗方面所取得的最为重要的突破性进展之一，尤其是挽救了许多白血病患者的生命。20世纪90年代以来，随着实验和临床血液学及其相关学科的迅速发展，特别是对造血的发生与调控、造血干细胞特性的深入认识以及造血生长因子、血制品、抗生素的广泛应用，使造血干细胞移植技术迅速发展并日益成熟，已成为包括白血病在内的众多恶性血液病的最重要的治愈方法之一。本节主要介绍Allo-HSCT的关键技术及其在白血病治疗中的临床应用。

一、适 应 证

（一）急性髓细胞白血病

综合迄今的多数报道，急性髓细胞白血病（AML）移植应尽量在完全缓解（CR）期进行，但究竟是在首次CR（CR1）或CR2更为合适，目前尚存在争论。一般认为应按照疾病的相对危险性选择合理的治疗：低危AML强烈化疗的复发风险小于25%，不应盲目选用Allo-HSCT；中、高危AML化疗的复发风险率达40% ~ 80%，Allo-HSCT的治疗收益高于风险，尤其是高危AML，如伴有Ph染色体的AML及由骨髓增生异常综合征转化而来的AML常早期复发，应尽快进行移植；年轻的AML患者移植相关死亡率（TRM）较小，更倾向于采用Allo-HSCT。关于低危、中危、高危AML的标准，除年龄、达CR时间、染色体改变等之外，应重视某些肿瘤相关基因的改变，FLT3-TID、p53、*bcl*-2、Wtl、EVI-1、MLL等基因高表达或突变等常提示预后较差，而C/EBP α及*c-kit*突变等则提示预后良好。CR1移植后长期无病生存率（DFS）较高；在未缓解时进行移植，移植后复发率高，应尽量避免。有研究表明，首次复发早期移植者长期DFS与取得CR2后再行移植的DFS相近，故在复发早期也可考虑移植治疗。急性早幼粒细胞白血病（APL）有疗效极佳的药物治疗，如全反式维A酸及砷剂。CRl及PCR检测微小残留病（MRD）阴性的APL患者，无需进行HSCT；CR2及MRD-PCR检测阳性的APL可以进行Allo-HSCT或Auto-HSCT。

（二）急性淋巴细胞白血病

对于急性淋巴细胞白血病（ALL），目前多主张应在CR2期接受Allo-HSCT移植。对那些预后不良的患者，如年龄＞35岁、CRl期较短、具有T（9；22）或T（4；11）等预后不良染色体异常的高危CRl ALL、诱导治疗失败或诱导化疗＞4周未获CR的患者、诊断时白细胞计数＞30 × 10^9/L的非T细胞ALL，以及Burkitt型ALL（2 ~ 3疗程仍未CR），应尽早移植。

（三）慢性髓细胞白血病

慢性髓细胞白血病（chronic myelogenous leukemia，CML，慢粒）是一种起源于多能干细胞的恶性骨髓增生性疾病，其临床特征为骨髓和血液中粒系细胞显著增多，尤以中、晚幼粒细胞为甚。绝大多数CML细胞有特异性Ph染色体。CML临床上后经历慢性期（CP）、加速期（AP）和急变期（BP）的演变过程，各期的中位持续时间分别为3年、3 ~ 9个月和3 ~ 6个月。目前临床研究结果显示，单用化学药物治疗如羟基脲、白消安等只能改善慢性期的症状，而不能阻止病程进展；应用干扰素治疗能够延长生存期，但停药后易复发，一般不能根治；基因靶向治疗药物甲磺酸伊马替尼（格列卫，STI-571）的近期疗效肯定，已经在很大程度上改变了CML的治疗策略，但伊马替尼的远期疗效有待进一步观察，部分患者出现了格列卫耐药，此外，其对加速期和急变期患者的有效期也较短。故Allo-HSCT仍是治愈CML最可信赖的方法。Allo- HSCT曾经是所有具有HLA相合同胞供体的CML患者的首选治疗。在伊马替尼时代，如何处理初诊的CML患者，学术界出现了分歧。一部分学者认为，所有初诊CML患者都应给予伊马替尼治疗，治疗失败后才进行Allo-HSCT；亦有人认为，有适应证的患者尤其是年轻患者仍应进行Allo-HSCT，因为后者是目前唯一已知可以治愈CML的疗法。

基于我国的国情，HSCT仍是CML患者重要的首选治疗之一。移植时机以慢性期疗效最佳，诊断成立后1年内移植的疗效优于1年后移植的疗效。对年龄小于45岁的CML患者可首选Allo-HSCT；对于应用伊马替尼治疗的患者，如何早期判断伊马替尼无效对后续的治疗极为重要。以下几点通常提示伊马替尼疗效不佳：①给予伊马替尼（至少300mg/d）治疗后3个月无完全血液学反应（CHR）；②伊马替尼（至少400mg/d）治疗后3个月未出现细胞遗传学反应，即Ph^+细胞比例>65%；③伊马替尼（至少400mg/d）治疗后6个月未出现显著细胞遗传学反应（MCgR），即 Ph^+ 细胞比例>35%；④伊马替尼（至少400mg/d）治疗后 12 个月未出现完全细胞遗传学反应（CCgR），即 Ph^+ 细胞比例为 0；⑤治疗过程中，*bcr/abl* 拷贝数与对照基因比值增加 1 个对数级以上。对于上述患者应考虑 Allo-HSCT。移植前近期长时间应用干扰素对移植疗效可能有不良影响，故移植前 2 个月最好停用干扰素治疗。

（四）骨髓增生异常综合征

骨髓增生异常综合征（myelodysplastic syndrome，MDS）是一组难治性以血细胞质、量异常和高风险发展为急性白血病为特征的造血干细胞克隆性疾病。其血液学特点是外周血表现为 1 ～ 3 系血细胞减少，骨髓象有 2 系或 3 系血细胞病态造血。发病率约为1/10万～2/10万，中老年多见。按 1982 年 FAB 分型标准，可分为难治性贫血（RA）、环形铁粒幼细胞性难治性贫血（RAS）、伴原始细胞增多的难治性贫血（RAEB）、伴原始细胞增多的难治性贫血转化型（RAEB-T）、慢性粒－单核细胞性白血病（CMML）共 5 型。根据有无明确病因，MDS 又可分为继发性和原发性两类，发病机制至今未明。近年来，WHO分型在FAB分型基础上又提出了一些新亚型。与此同时，人们对 MDS 的治疗也进行着各种尝试，但时至今日 MDS的疗效仍不能令人满意。Allo-HSCT是目前唯一可能治愈 MDS 的方法。

目前一般认为在诊断MDS后，危险度为中度或高度的患者应尽早进行移植较好。对于贫血程度较轻，不伴有原始细胞异常定位（ALIP）和骨髓纤维化（MF），无染色体改变或仅有-5/5q⁻、20q⁻ 的 RA 和 RAS 患者，可先以对症支持治疗为主；而对外周血或骨髓原始细胞较高的 RAEB、CMML 和 RAEB-T 患者，骨髓 ALIP 或 MF（+）患者，染色体-7/7q⁻、+8以及复杂染色体改变的患者，应尽早进行移植治疗。

二、移植供体的选择

按照造血干细胞供体与受体（患者）的关系，HSCT可分为自体和异体HSCT两大类，后者又可分为同基因移植（同卵双生的同胞供体）和同种异基因移植。在同种异基因 HSCT 中，按照供受体的血缘关系，分为亲缘关系供体和非亲缘关系供体（无关供体）HSCT。在亲缘关系供体中，按供受体主要组织相容性抗原（MHC，在人类即HLA）的配对情况，还可以分成 HLA 相合同胞、部分相合以及半相合（单倍体）供体等。随着我国独生子女政策的实施，家庭规模日趋变小，HLA 相合同胞供体日益减少，造血干细胞捐献志愿者资料库登记的无关供体和脐带血将逐步成为移植的主要干细胞来源[145]。

自体造血干细胞移植造血干细胞取自患者本人，因此是患者作自己的移植供体，可用于部分白血病、恶性淋巴瘤和多发性骨髓瘤的治疗。其本质是应用自体造血干细胞作为大剂量放化疗后的支持治疗。

在异体移植供体中，同基因供体（同卵双生同胞间）由于不具有组织相容性屏障，不会发生移植排斥反应和移植物抗宿主病，移植成功率高，对再生障碍性贫血等非恶性疾病是很好的选择；对于白血病等恶性肿瘤性疾病，同基因移植植活较为容易，一般也不需要预防移植物抗宿主病，但因为缺少移植物抗肿瘤作用，移植后复发率较高，疗效反而不如异基因移植，故以HLA相合的同胞供体为首选，其次是1个HLA位点不合的同胞或亲缘关系供体（母亲、父亲、同胞或子女），此后选择的顺序依次是 HLA 相合的非亲缘关系供体，1个HLA位点不合的非亲缘关系供体，2 ～ 3 个位点不合的亲缘关系供体。应当指出的是，这一选择顺序是相对的，如果无HLA相合同胞供体，选择其他供体应充分考虑患者的病情和移植的风险，权衡利弊，通常应作为预后较差的患者的挽救治疗手段。

无关供体造血干细胞移植（MUD-HSCT）近年来逐渐增加，随着中华骨髓库的自愿者在2005 年突破 30 万，必将成为今后重点发展的方向之一。但MUD-HSCT后的移植相关并发症比亲属供体更多，主要适用于中高危的患者。

三、造血干细胞移植物种类的选择

按造血干细胞获取的途径，可分为骨髓造血干细胞（BMSC）、动员的外周血造血干细胞（PBSC）和脐血造血干细胞（CBSC）。在BMSC、PBSC和 CBSC 之间的选择应考虑三者之间生物学特征的差异以及对供体和受体的影响，当然，能否找到与患者HLA相合或部分相合的可供选择的合适供体是一切的前提。

（一）外周血干细胞和骨髓造血干细胞

在20世纪80年代末以前，BMSC是Allo-HSCT主要移植物来源。第一例异基因外周血干细胞移植（Allo-PBSCT）于1989年报道，其后发展迅速，目前已占Allo-HSCT的50%以上。一般认为，PBSCT对供受体均有利。对供体来说，PBSC采集安全简便，能获得大量造血干细胞，受体能在较短时间内重建造血和免疫功能，治疗相关死亡率较低，住院时间较短。一组随机临床研究表明[146]，Allo-PBSCT患者接受的有核细胞总数为7.0（2.6～14）$\times 10^8$/kg，而BMT者为3.1（1.6～4.5）$\times 10^8$/kg，$CD34^+$细胞分别为4.2（1.4～19）$\times 10^6$/kg和1.4(0.3～4.2)$\times 10^8$/kg。同时，由于PBSC中各类淋巴细胞（T、B、NK）的含量和功能均明显高于BMSC，达6～24倍，可增强GVL作用，对具有不良预后因素的白血病的疗效优于BMT。较多随机对照的临床研究表明，Allo-PBSCT急性GVHD的发生率与BMT相当或稍高，但慢性GVHD明显高于BMT。广泛性慢性GVHD是移植晚期影响患者生存质量最重要的因素，有报道Allo-PBSCT长期生存者较BMT低，有待于进一步观察。需要指出的是，目前我国非血缘关系供体资料库（中华骨髓库）只提供动员的外周血干细胞。

（二）脐血造血干细胞

脐带血中富含造血干细胞，1988年10月Gluckman等率先采用脐血造血干/祖细胞移植治疗范科尼贫血患儿并取得成功，为临床脐血造血干/祖细胞移植开辟了新的途径。随后美国Broxmeyer等对脐血造血干/祖细胞的生物学、免疫学特性等进行了广泛的研究，为脐血造血干、祖细胞在临床的广泛应用奠定了基础，成为重要的造血干细胞来源。1998年Wegner等总结了500例脐血干/祖细胞移植的临床结果[147]。治疗的病种包括范科尼贫血，再生障碍性贫血，急、慢性白血病，实体肿瘤等。全世界已有逾140 000份脐血入库，进行了2 000多例同胞及无血缘关系脐血移植（cord blood transplantation，CBT）。我国山东、北京、天津、广州、上海等地也纷纷建立了脐血库，各移植中心也相继开展了脐血干/祖细胞移植的临床应用研究，并在脐血干/祖细胞移植治疗白血病、再生障碍性贫血、遗传性疾病等方面积累了一定经验。

脐血移植的优点主要有：①可以较快获得造血干细胞，因为CBSC系预先采集冻存，经检测合格的无血缘关系供体的脐血，如果HLA配型合适，即可用于移植；②对供体无害；③传播传染性疾病如CMV及EB病毒的机会极低；④急、慢性GVHD的发生率较低，即使是1～3个HLA位点不合，也可用于异基因移植。CBT与造血重建相关的有利因素主要有受体体重≤30kg、ABO血型相合、亲属供体、HLA相合、采集细胞数≥4.6×10^7/kg或输注细胞数≥3.7×10^7/kg等。脐血移植的缺点主要有：①每份脐血的容量较少，约50～120ml，因此造血干细胞绝对数较低，是影响移植后长期生存率最重要的因素。一组儿童异基因移植患者，骨髓移植和脐血移植者接受的有核细胞中位数分别为4.2（3.0～6.0）$\times 10^8$/kg和0.38（0.24～3.6）$\times 10^8$/kg，成人脐血移植则更少，为0.2（0.1～0.63）$\times 10^8$/kg；$CD34^+$细胞中位数分别为1.4（0.3～4.2）$\times 10^6$/kg和0.12（0.02～1.7）$\times 10^6$/kg。②脐血移植后植入延迟，中性粒细胞和血小板恢复的时间平均分别为32天和81天，而无血缘关系供体骨髓移植的恢复时间分别为18天和29天。③脐血移植后造血和免疫系统重建延迟，增加感染的危险。亲属CBT的机会很少，因此，CBT的广泛开展有赖于建立严格管理的脐血库[148]。

四、造血干细胞的采集

（一）骨髓

骨髓采集应在无菌手术室进行。供体取俯卧位，行硬膜外麻醉，在髂后上棘多点穿刺，分次采取骨髓血，与含有100U/ml肝素的1640培养液以2：1的比例混合成骨髓悬液，用80目及100目滤器过滤后，做有核细胞计数，采集的有核细胞数应>2×10^8/kg（受体体重），$CD34^+$细胞数应>2×10^6/kg（受体体重），通常需采集700～1 000ml骨髓血。为了防止采集大量骨髓血导致供体严重失血，需在采集前2～3周预先采集供体自体血贮存。通常在采集2周前采300～400ml自体血，1周后回输，再采集600～800ml自体血贮存，再过 1 周后采集骨髓，同时回输贮存的自体血。

（二）外周血造血干细胞

正常情况下外周血仅有极少数CD34$^+$造血干细胞循环，经用某些药物后可使外周血造血干细胞含量明显增加，这一过程称为“动员”。重组人粒细胞集落刺激因子（G-CSF）或粒－单核细胞集落刺激因子（GM-CSF）是最常用的“动员剂”，可使骨髓中的中性粒细胞和CD34$^+$造血干细胞表面粘附分子表达水平发生变化，使其脱离骨髓造血微环境，进入外周血循环。常用剂量5～10μg/(kg·d)，每日 1 次皮下注射，4～5 天时白细胞升至20×10^9/L以上，CD34$^+$细胞升至1%左右，开始用全自动血细胞分离机采集外周血干细胞。采集的单个核细胞数应>3×10^8/kg（受体体重），CD34$^+$细胞数>2×10^6/kg，一般每次循环血量为供体血容量的2～3倍，每天1次，采集1～3次可达此数。6～7天以后外周血白细胞总数和CD34$^+$细胞数开始下降，并逐步恢复至正常水平。

（三）脐血

应由国家有关部门认可的脐血库负责采集和保存。选择健康产妇并经知情同意，在采集前需对产妇进行必要的病史和家族史采集以及体格检查。脐血的采集有多种方法，通常在无菌条件下通过脐静脉穿刺收集，目前常用无菌塑料采血袋密闭式采血，使用方便，受孕妇血液或微生物污染机会少，采集的脐血每份约60～150ml，其中单个核细胞数为（1～3）×10^6/ml。一般经离心去除血浆和红细胞，加上冷冻保护液分装后深低温保存。应留下足够的标本检定ABO血型和HLA型别，计数有核细胞总数和CD34$^+$细胞数，并检测毒、乙肝、内肝、巨细胞病毒、HIV 等，确保所保存的脐血符合移植标准。

五、移植前的预处理

（一）概念和目的

预处理是指在回输造血干细胞前对患者进行超大剂量放疗和（或）化疗及免疫抑制治疗。预处理的目的有两个，一是最大限度清除患者体内残存的肿瘤细胞；二是抑制患者的免疫系统，以防止宿主抗移植物反应（即移植物排斥），并为造血干细胞植入提供骨髓空间，确保异基因造血干细胞的植入。

（二）常用预处理方案

1. 含全身照射方案　①对于低危型白血病，AML、ALL 处于 CR1 时，采用经典的 CTX+TBI 方案：CTX120mg/kg，d（-4）～（-3），TBI 7～8Gy，d（-1），或 10～12Gy，分 3 天照射。②对于高危白血病，AML、ALL处于CR2以上或早期复发时，在上述方案基础上加用VP-16 20～40mg/kg，d（-4）～（-3），或加用Ara-C 2g/m^2，d（-4）～（-3）。③对无关供体移植，为防治严重 GVHD，有利于造血干细胞植入，在上述方案基础上可加用 ATG 5～10mg/（kg·d），d（-4）～（-1），或CD25单克隆抗体，如舒莱20mg，d（0）及d（+3）各 1 次。应当指出的是，全身照射的剂量率通常应小于10cGy/min，对儿童患者目前多不主张应用全身照射。

2. 不含全照射方案　目前应用最多的是BUS+CTX方案［BUS 4mg/（kg·d），d（-7）～（-4），CTX 60mg/（kg·d），d（-4）～（-3）］和BEAM 方案。

（三）预处理方案的演变和非清髓性预处理

有研究表明，即便是超致死剂量（20～30Gy）的全身照射也无法杀灭所有的白血病细胞，能最终清除残留白血病细胞的是移植物抗白血病作用（GVL）。另一方面，西雅图小组研究证实，对犬进行上半身照射后回输造血干细胞，未受照射的下肢骨髓中亦有供体来源的造血细胞重建，提示移植物能否植入的决定因素不在于骨髓中是否存在空余龛位，而在于是否能有效抑制宿主的免疫排斥功能。随后，不同的研究组在实验中证实，单用免疫抑制剂就足以实现异基因造血干细胞在受体的植活。在此基础上提出了非清髓性 HSCT[149]的设想，并在临床实践中证实了其可行性。由于避免了超大剂量的放、化疗预处理，毒副作用减小，高龄及体弱患者也能耐受，扩大了HSCT治疗的适应证[150]。但是，由于减少了预处理剂量，对肿瘤细胞杀伤作用相应减小，因此，移植后复发的风险增加。常用的非清髓性预处理方案见表 8-4。

表 8-4 常用的非清髓性预处理方案举例

预处理方案	组成	剂量	用法
TBI/FA 方案	氟达拉滨	150mg/m^2	30mg（m^2·d），-6 ～ -2d
	全身放射	200cGy	-1d
FA/Mel 方案	氟达拉滨	150mg/m^2	30mg（m^2·d），-6 ～ -2d
	美法仑	140mg/m^2	70mg（m^2·d），-3 ～ -2d
FA/ATG/Bu	氟达拉滨	180mg/m^2	30mg（m^2·d），-6 ～ -2d
	抗胸腺细胞球蛋白	20 ～ 40mg/kg	5 ～ 10mg/（kg·d），-7 ～ -4d
	美利仑	8mg/kg	4mg（kg·d），-3 ～ -2d

六、移植物抗宿主病的预防

（一）概念

移植物抗宿主病（graft versus host disease，GVHD）是异基因供体的淋巴细胞，主要是T细胞攻击受者皮肤、肠道、肝脏等各靶器官所引起的一种移植免疫反应。GVHD是异基因HSCT后最常见的并发症，移植后50%以上非复发死亡的病例与GVHD直接或间接相关。其发生率与HSCT的类型、造血干细胞的来源、数量和处理、预处理方案及GVHD预防方案等密切相关，在不同的临床研究中发病率为20%～80%。因此GVHD的预防和控制直接影响到异基因HSCT的成败。临床上一般以移植后100天为界，此前发生的称为急性GVHD，此后发生的为慢性GVHD，但二者在发病机制和病理生理改变有明显不同。急性GVHD主要影响肝、胃肠道、皮肤，严重时可发生肝功能衰竭、严重腹泻、肠绞痛与肠黏膜剥脱。急性GVHD的程度现多采用美国西雅图Fred Hutchinson肿瘤所的分级法。慢性GVHD病变可局限于皮肤，亦可损害肝、胃肠道、肺、角膜等多个组织器官。

（二）常用的GVHD预防方案

一般采用小剂量CsA加短程MTX。CsA 2～3mg/kg，-1d起，24小时持续静脉滴注，至能进食时改为口服，剂量加倍。+60～90d起每周减量10%，至6个月时停用。MTX +1d 15mg，iv；+3d、+6d、+11d各10mg，iv。可用0.03mg/kg FK506替代CsA。近年来，我们及其他研究小组报道免去+11d的MTX可在不增加GVHD发病率的基础上降低移植后复发率，但尚待多中心临床研究证实。在此基础上，加用霉酚酸酯（1g，q12h，28～35天），可以进一步减少GVHD的发生率[151]。

T淋巴细胞是发生急性GVHD的主要效应细胞，因此有研究者尝试应用免疫学方法分离去除移植物中的T淋巴细胞以降低移植后急性GVHD的发生率。结果发现随着急性GVHD的下降，供者造血干细胞植入的成功率明显降低；移植后受者免疫功能重建明显延迟，各类感染的发生率随之上升；移植物抗白血病作用减弱，白血病复发率也显著升高。此后大多移植中心放弃了传统的去T细胞技术，改用选择性去T细胞，这其中包括选择性地去除CD$^+$、CD8$^+$T细胞亚群或以受者抗原刺激移植物后去除CD25$^+$的活化T细胞等技术，其临床疗效有待进一步观察。此外，抗胸腺细胞球蛋白（抗淋巴细胞球蛋白、抗T淋巴细胞球蛋白、ATG）常用作GVHD的预防，尤其是在进行非血缘关系供体移植时。ATG是用人胸腺细胞或培养的T淋巴细胞为免疫原反复免疫动物如兔、马或猪，获得多克隆抗血清，加工、提纯制备的抗人T淋巴细胞免疫球蛋白（主要为IgG）。含有直接对抗多种T细胞表面活性分子（如CD2、CD3、CD4、CD8、HLA-DR等）的抗体，具有很强的免疫抑制作用，能迅速抑制T细胞介导的免疫反应，用于防治移植排斥反应和移植物抗宿主反应。应用后由于免疫功能严重受抑，感染发生率明显增高。近年来国内外不少学者发现，抗CD25单克隆抗体对GVHD有重要的预防和治疗作用。目前可临床应用的是人源化（达（克）珠单抗，daclizumab,）或人鼠嵌合型（巴科昔单抗，basiliximab）的抗人IL-2受体α链（CD25）的单抗，其作用机制是竞争性抑制活化T淋巴细胞表面的IL-2R（结合在IL-2R的α亚区，又称为Akapp55，CD25，Tac亚区），通过ADCC效应诱导细胞凋亡，并可中和血清中的IL-2，阻断级联免疫反应。达（克）珠单抗推荐剂量为1mg/kg静脉滴注，维持30分钟以上，在第1，4，8，15，22天给药。巴科昔单抗与达（克）珠单抗不同，是鼠Fab和人Fc的嵌合抗体，血浆半衰期更长。有学者在移植的0天和+3天应用，各20mg，共2次，可降低急性GVHD的发生率[152, 153]。

（三）GVHD的治疗

轻度（I度）急性GVHD一般不需要治疗。局部皮疹可外用含肾上腺糖皮质激素的软膏或霜剂。II度以上的急性GVHD，特别是出现肝和肠道GVHD时，应给予积极治疗。III～IV度GVHD常是致死性的，即使GVHD得到控制，也多因为应用了大量免疫抑制剂而出现各种感染，患者最终死于其他并发症或多脏器功能衰竭。肾上腺皮质激素是首选治疗药物，一般在环孢素A的基础上，采用甲泼尼龙，2mg/（kg·d），分4次静脉给予。大剂量甲泼尼龙冲击治疗因为副作用较多，目前已较少应用。使用激素3～5天，症状无好转或进展者，可选用抗CD25的单克隆抗体治疗，也可以选用ATG。法国Sangstat公司制备的兔源性ATG常用剂量为1～5 mg/(kg·d)；德国Fresenius兔ATG常用剂量5～10 mg/(kg·d)；法国Sangstat公司制备的马源性ATG剂量为15～40 mg/(kg·d)，连用4～5天。也可选用抗CD25单克隆抗体或抗CD3抗原的单克隆抗体，并积极支持治疗和预防感染等并发症。局限性的慢性GVHD可不予治疗；广泛性的慢性GVHD是影响移植后期患者生活质量和长期生存率的最重要因素，应积极治疗，通常联合应用泼尼松和CsA，无效时可加用其他免疫调节药物，如沙利度胺或霉酚酸酯。

七、移植物抗白血病作用和供体淋巴细胞输注

供体T淋巴细胞不仅是GVHD的主要效应细胞，也是移植物抗白血病（graft versus leukemia，GVL）的主要效应细胞。GVL是Allo-HSCT后来源于供体的造血干细胞在重建受体的免疫系统后对体内残留的白血病细胞的免疫杀伤效应。早期的统计分析表明，Allo-HSCT后虽然有部分患者出现急、慢性GVHD，但白血病复发率明显低于同基因HSCT。Allo-HSCT后给予患者供体淋巴细胞输注（donor lymphocyte infusion，DLI），可使部分复发的白血病患者再次获得缓解。而为了降低GVHD的发生率将移植物的T细胞去除后再行移植，虽然可有效地控制GVHD的发生率和严重程度，但白血病的复发率也显著上升。目前认为与GVL相关的抗原主要有：①所有组织共同存在的次要组织相容性抗原（minor histocompatibility antigen, mHA），包括HA-3、HA-4、HA-6及H-Y等抗原。②造血细胞表面的系列特异性抗原，如淋巴与髓细胞表面的HA-1、HA-2，B淋巴细胞表面的CD19。③白血病特异性抗原，如慢性粒细胞白血病的*bcr/abl*融合基因产物p210融合蛋白，急性早幼粒细胞性白血病的PML-RARα融合蛋白等。

DLI已被广泛应用于各类恶性血液病Allo-SCT后复发时的治疗，输注的淋巴细胞数从10^5/kg开始，大多患者在几周内可增加到（1～5）$\times 10^7$/kg，最高可达（1～7）$\times 10^8$/kg。治疗结果见表8-5。

表8-5　GVL治疗各类Allo-HSCT后复发的恶性血液病临床疗效

疾病	Allo-SCT后复发的概率（%）	移植后复发时DLI缓解率（%）
CML		
慢性期	0～20	70～80
加速期	10～20	25
急变期	＞60	＜5
AML	10～20	15～25
MDS	25～45	25～40
ALL	10～45	5～20

DLI治疗Allo-HSCT后复发的恶性血液病的临床疗效主要与以下3个因素有关。①疾病阶段：复发早期时体内肿瘤细胞负荷较低，DLI后疗效显著优于复发晚期；②疾病分型：髓系白血病的疗效较淋巴系好，可能与髓系细胞表面抗原性较强、系列限制性mHA出现频率较高有关；③疾病进展速度、肿瘤细胞生长速度：慢性粒细胞白血病慢性期、骨髓增生异常综合征等肿瘤细胞生长较慢，疗效优于急性白血病[154]。由于DLI时供体淋巴细胞未经分离或进一步的体外处理，临床输注后并发症也较多，常见的有造血功能抑制，占34%，重症GVHD，占41%。如何进一步提高GVL的特异性和临床疗效，人们正在进行多方面的研究。例如，①分离GVL和GVHD：将"自杀基因"转染T细胞后再输入受体，一旦发生重症GVHD，采用相应前体药物清除T细胞，以有效控制GVHD；或利用T细胞表面的活化标志CD25、CD69，选择性去除被宿主抗原活化的供体T淋巴细胞。②提高白血病细胞表面的免疫原性，可应用GM-CSF、IFN-γ上调白血病细胞表面MHC分子的表达；在白血病细胞中转染B7等共刺激分子，有助于供体T细胞对其识别。③在体外选择性地克隆并扩增GVL的效应细胞，用白血病特异性的融合蛋白抗原刺激并筛选得到相应的CTL，现已成功应用于临床，选择性扩增Tc2细胞亚群，也值得进一步在临床验证。

八、造血干细胞移植的疗效

（一）急性髓细胞性白血病

对AML的患者进行Allo-HSCT的最佳条件为年龄< 55岁，处于第1次缓解期，有HLA相合的同胞兄弟姐妹供者。综合近年文献，AML移植治疗8年DFS为48% ~ 75%；复发率为14% ~ 29%；移植相关死亡率（TRM）为8%~33%。若疾病已处于进展期，Allo-HSCT的效果差。国际骨髓移植登记处（IBMTR）分析459例处于第2次缓解期Allo-HSCT的患者，3年DFS为35% ± 5%，复发后进行移植的979例患者DFS为26% ± 4%，与Allo-HSCT后复发和生存率相关的因素有患者年龄、缓解与移植时的间隔时间、AML的FAB分型及染色体核型、预处理方案、GVHD发生情况等。具有不良预后意义的染色体异常者，接受Allo-HSCT的5年DFS（> 40%）明显优于大剂量化疗（<20%）和自体移植（<30%）。具有良好预后的染色体标记的AML，进行Allo-HSCT和Auto-HSCT的疗效相近，约为70%左右，均明显高于大剂量化疗（40%）。年龄超过55岁的患者进行Allo-HSCT相关死亡率较高。

Allo-PBSCT由于早期植入率高，在HLA相合同胞兄弟姐妹BMT中，中性粒细胞数恢复至0.5×10^9/L的时间约为21天，而PBSCT约为14天。HLA不相合供者移植中，PBSCT提高植入率，与BMT相比可获得较满意的免疫功能重建，PBSCT回输淋巴细胞较多，但急性GVHD的发生与BMT类似。复发难治性患者进行PBSCT后的生存率高于BMT。AML无关供者移植的结果逐渐改善，约50%无关供者移植可获得长期DFS，去除供者T细胞移植不能明显提高DFS，HLA配型的相合程度影响疾病的预后，供受者HLA基因配型相合，其移植效果可接近HLA完全相合的亲属移植。HLA部分相合的家庭成员可作为供者，与HLA相合亲属供者移植相比，其移植排斥、GVHD和早期TRM的危险性更高，使用免疫抑制剂，PBSC联合骨髓移植或去除移植物中的T细胞可以降低这些不利影响。

（二）急性淋巴细胞白血病

ALL移植后的长期DFS各家报道不一，与疾病状态有关。CR1移植后的3年DFS为34% ~ 71%，5年DFS为21% ~ 63%。国际ALL协作组的研究表明，Allo-HSCT（*n*=190）治疗Ph阴性ALL的复发率低于全身化疗或自体HSCT（*n*=253）（23% *vs* 61%，*P*=0.001），5年DFS高于全身化疗或自体HSCT（64% *vs* 46%，*P*=0.001）。初次诱导化疗失败的患者和第二次复发的患者很少有经化疗治愈者，而移植可治愈10% ~ 25%的此类患者，因此应尽早为这些患者寻找供体。复发仍是其治疗失败的主要原因。在巩固强化治疗过程中，复发的患者MRD检测受到广泛重视。有研究表明，MRD持续阳性的ALL患者应进行Allo-HSCT，但阴性的患者是否不需要进行Allo-HSCT，尚待进一步研究。高危急淋的患者在CR1时移植的效果远好于大剂量化疗。美国Stanford大学医学院报道，ALL移植后3年DFS为61%，复发率10%。Ph^+的ALL患者进行异基因BMT的

DFS为40%。32例高危急淋儿童的5年DFS为84%[155, 156]。

（三）慢性髓细胞白血病

CML慢性期进行移植疗效最佳，5年DFS可达50%~80%，而加速期或急变期进行移植者DFS仅10%～30%。对于慢性期患者，慢粒的诊断成立后1年内移植的疗效优于1年后移植的疗效。没有同胞供体而年龄小于30岁的CML，应首选无关供体造血干细胞移植（MUD-HSCT），因年龄＜30岁的HLA相合无关供者移植与HLA相合亲缘相关移植的结果一致，但在各年龄组无关供者骨髓移植总的5年生存率为24%～60%，明显低于相关供者的移植患者（40%～80%）。最近Ori等[157]应用非清髓移植治疗24例CML，5年DFS高达85%。该结论有待于更大样本数的研究及与传统清髓性移植的对照研究证实。

Eimaagacli等最近研究了142例CML-CP患者应用4种不同的Allo-HSCT方式的治疗结果，以4周内PCR检测bcr/Abl融合基因重复阳性为判断白血病复发的标准，发现移植后分子水平白血病的复发率，在纯化的$CD34^+$组为63%（10/16例），BMT组为39%（27/69例），非清髓性PBSCT组为14%（1/7例），清髓性PBSCT组为6%（3/50例）。2年内发生分子水平复发的概率估计值在上述4组中依次为100%±30%、41%±8%、20%±18%和5%±4%，可见PBSCT后白血病复发率明显低于纯化的$CD34^+$和BMT患者[290]。

（四）骨髓增生异常综合征

1998年EBMT 24届年会提供了对MDS患者进行Auto-HSCT的资料，111例MDS患者在CR1时进行了Auto-HSCT，3年DFS为28%，复发率高达58%，非复发死亡率为28%。MDS作为一种起源于造血干细胞的克隆性疾病，采集的自体造血干细胞中常混杂恶性细胞，导致疾病的高复发率，Auto-HSCT对MDS的治疗价值有限，因此目前一般不主张采用。Allo-HSCT是目前唯一可能治愈MDS的方法。IBMTR对452例HLA相合的同胞供体Allo-HSCT的MDS患者分析表明，3年TRM为37%，DFS为40%，OS为42%。EBMT对1 378例Allo-HSCT的MDS患者的研究也显示，HLA相合同胞供体Allo-HSCT 3年DFS为36%；HLA相合无关供体Allo-HSCT 3年DFS为25%，TRM为58%。多参数分析显示，年龄和疾病阶段是影响TRM、DFS、OS的独立预后因素。在疾病早期阶段进行移植治疗复发率较低，年轻患者的疗效明显优于老年患者。发病时原始细胞数较高、IPSS积分高和去T细胞移植患者的复发率较高[158, 159]。

（王健民）

第五节 非清髓异基因造血干细胞移植

非清髓异基因造血干细胞移植（nonmyeloablative allogeneic stem cell transplantation，NST）是在传统异基因造血干细胞移植（allogeneic stem cell transplantation，Allo-SCT）基础上发展起来的新的移植领域。由于NST显著减轻了预处理强度并加强了移植前后的免疫处理，具有并发症轻、危险性小、患者存活质量高等优点，因而备受国内外关注，被称为造血干细胞移植的新时代、新观念或新概念。本文仅结合国内外文献对NST的研究现状和方向作简要述评。

一、问题的提出

Allo-SCT是近30年来血液学研究获重大进展的领域，也是治愈恶性血液病和某些恶性肿瘤、免疫及遗传性疾病的主要方法和根本途径。传统的Allo-SCT主要采用大剂量全身照射（TBI）和化疗做清髓性预处理，以克服宿主抗移植物（HVG）和移植物抗宿主（GVH）两种免疫反应，使供者细胞完全植入，替代异常的宿主细胞并产生移植物抗白血病效应（GVL）。此种Allo-SCT方法，供者细胞植入稳定可靠，抗白血病（肿瘤）作用强，白血病复发率低，治疗效果好。但其主要缺点是危险性大，强烈的预处理除了造成能引起严重和可能致死性感染的重度全血细胞减少外，还引起治疗相关性脏器毒性，尤其是肝、肺、肾、心脏和胃肠道的毒性，从而影响到移植后用来控制移植物抗宿主病（GVHD）的药物如环孢素A（CsA）和甲氨蝶呤（MTX）等的使用；另外，并发症多且重，如GVHD、间质性肺炎等常可致死；生存质量差（肝、肺、肾、心脏等重要脏器及生殖、免疫系统功能损伤重等）。由于老年患者不能耐受，因此Allo-SCT仅限于能较好耐受强烈治疗的相对年轻患者。为控制副作用，HSCT通常在高度专业的医院病房中进行，从而大大限制了Allo-SCT的普及和发展。近10年来，虽然各类造血干细胞移植不断出现，如外周血干细胞移植、脐带血干细胞移植、$CD34^+$细胞分选的干细胞移植等，总疗效提高十分有限。因此，如何从根本上减轻移植相关并发症与病死率，改善造血干细胞移植的疗效，是临床亟待解决的课题。

众所周知，Allo-SCT的并发症主要是由清髓性预处理引起的，因此，要减少移植并发症就必须减轻预处理的强度。但传统观点一直认为，Allo-SCT前的清髓性预处理是彻底清除肿瘤细胞和保证供体细胞植入的关键，减轻预处理虽然可以降低毒性，但亦将导致植入失败和抗白血病作用减轻。因此，长期以来，此问题一直未能得到有效解决。

30多年来，传统上的清髓性Allo-SCT的基础和临床研究至少在以下4个方面得出肯定结论：①有些血液系统肿瘤即使给予非常强的预处理治疗也是不可治愈的；②与其他致死性预处理方案不同，供者造血细胞能提供一种与治愈相关的重要的GVL效应；③对地中海贫血和镰刀细胞贫血常规大剂量预处理后移植的观察显示，不仅偶有发生的稳定混合性嵌合体而且混合性嵌合体，也足以治愈这些遗传性血液系统疾病；④MHC相合供者的移植中，HVG和GVH反应都是由T细胞介导的。由此提出问题，是否可以认为致死性预处理对供体细胞植入和疾病复发都不是必需的？是否用来防治GVHD的非骨髓抑制性的移植后免疫抑制治疗也能被用于抑制宿主免疫，因而促进异基因移植物植活？如果成立，我们就可以减少预处理强度，并建立一种新型安全的移植程序，使之适用于老人以及既往不能进行清髓性Allo-SCT的虚弱患者。

近年来器官移植学和免疫学两方面的最新进展非常令人关注。①大量的临床研究表明，Allo-SCT卓越的疗效主要来源于供体细胞植入后产生的GVL效应而非大剂量TBI和化疗的清髓性预处理，而且如此大剂量的清髓性预处理实际上仍不能彻底杀灭白血病细胞，移植后仍有20%左右的复发率。临床上Allo-SCT和自体骨髓移植（Auto-BMT）采用同样的清髓性预处理方案，但是Allo-SCT的抗白血病疗效明显优于自体干细胞移植、同基因移植及去T细胞异基因移植（前者有供体细胞植入后产生的GVL效应，而后三者无GVL效应或GVL效应弱）即是显著例证。②Storb等的动物实验研究表明，单独用9.2Gy的TBI做预处理（不用免疫抑制剂），95%以上异基因移植物可稳定植活；用4.5Gy的TBI做预处理，仅可使移植物部分植活；当TBI降至2.0Gy时，则不能使异基因移植物稳定植活，但如在此基础上联合用环孢霉素A（CsA）和霉酚酸酯（MMF）作预处理，11/12只实验狗可形成稳定混合嵌合体。③Allo-SCT后白血病复发和供体细胞被排斥后，患者单独接受供体淋巴细胞输注（DLI）且不用预处理即可使部分白血病再次获完全缓解及供体重新植入。④肾移植或皮肤移植前先输注异基因骨髓细胞或脾及淋巴细胞，不但可显著增加肾或皮肤移植成功率，并可使供体造血细胞稳定植活。

上述研究结果有力表明，改良移植前的预处理方案以提高总疗效及减少相关并发症和病死率是完全可能的。通过GVH反应可为移植物的植入创立骨髓空间，减轻预处理强度，并加强移植前后的免疫耐受处理，亦可使供体细胞稳定植活并发挥GVL效应，以清除残留的肿瘤细胞。

二、非清髓异基因造血干细胞移植的新概念

（一）非清髓异基因造血干细胞移植的概念

近年来国内外有关NST的报道较多，所用名称也较多，如非清髓（nonmyeloablative）、非清除（nonablative）或非致死Allo-SCT，小移植（mini-transplantation）及减低剂量（低强度）预处理Allo-SCT（reduced-intensity conditioning，RIC）等。其中以非清髓异基因造血干细胞移植应用较多，但上述名称都未真正完整准确地表达出NST的内涵。NST绝不仅仅是预处理剂量和强度的降低，更不是所谓的小移植或干细胞解救支持治疗。严格地讲，完整的NST概念应包括非清髓预处理和移植前后免疫治疗两个部分。非清髓预处理意味着经适当强度的预处理后供体细胞能稳定植活，而且如果供体细胞未植活，受体骨髓应能恢复自身造血功能，并且恢复期＜28天；与非致死性或

RIC预处理相比，移植前后的免疫治疗占有更重要的地位。它包括移植前的免疫耐受处理和移植后增强GVL效应的免疫治疗，如动员后供体干细胞输注（DSI）或供体淋巴细胞输注（DLI）等。NST实际上是在总结传统移植方案机制和疗效的基础上，采取以诱导供受者免疫耐受为主的非清髓预处理方案，使供者细胞稳定植活，通过植入细胞及DSI、DLI的GVL效应清除受者残存肿瘤细胞的新尝试。从理论上讲，它是对传统移植方法的改进和更新。因此，称NST为低毒的造血干细胞嵌合性移植似乎更为合理。见表8-6。

表8-6　NST治疗恶性血液病的原则和原理

◇最大剂量化疗不能根治大部分白血病和MDS
◇通过移植供体干细胞及免疫抑制治疗，使宿主耐受移植物并完成NST
◇移植后，经异体反应的供体淋巴细胞可以作用于化放疗无效的白血病和MDS肿瘤细胞
◇在耐受混合嵌合体中经异体反应的供体T细胞可能诱导出移植物抗白血病作用，因此，清髓性治疗为非必要条件
◇NST后，DLI可能会根除残余或再生白血病细胞
◇NST也可能会用于清髓性BMT失败后，或作为自体BMT后根除肿瘤细胞的最佳方案
◇NST可能是一种诱导GVL作用较简便、安全和有效的方案，尤其在微小疾病期
◇NST可能为其他过继细胞免疫治疗提供免疫平台

（二）NST与清髓性Allo-SCT的不同点

NST是对传统Allo-SCT的发展和改进。概括地讲，NST与传统Allo-SCT主要有3方面不同。

1. 预处理不同　首先是预处理的观念不同。传统观点认为应最大限度地强化预处理，以希望彻底杀灭肿瘤细胞或替代异常的宿主细胞，抑制HVG，使供体细胞植活。而NST认为，预处理应有一定强度（特别对增殖快的恶性疾病），以尽可能多地杀灭肿瘤细胞，但预处理更重要的作用是诱导宿主细胞对供体细胞产生特异性的无反应性（耐受），促进供体稳定植入（完全或部分），并发挥GVL效应。其次，NST的预处理剂量明显弱于清髓性预处理，在非清髓预处理后如果不进行造血干细胞移植，患者能够恢复自体造血，而且非清髓预处理几乎均加用了免疫抑制剂如氟达拉滨、抗T淋巴细胞球蛋白（ATG）、抗CD3单克隆抗体、抗CD2单抗或抗CD52单抗等。

2. 植入方式不同　传统Allo-SCT几乎均为完全植入，而NST则有一部分为混合性嵌合体（供者植入比例占2.5%～97%），其余大部分为完全性植入。

3. NST强调采用DSI、DLI等新的更有效的过继细胞免疫治疗手段，以预防和治疗肿瘤及白血病复发。

三、非清髓异基因造血干细胞移植临床前研究结果

（一）供者/宿主混合性造血嵌合体的定义和检测方法

所谓供者/宿主混合性造血嵌合体（mixed chimerism，MC）是指在宿主体内同时存在供者或宿主来源的造血细胞的状态，各自的比例范围为2.5%～97.5%。这个范围的界定是由常规测定嵌合体方法的敏感性所决定的。混合嵌合体的定量依赖于识别、测定供受者之间不同的基因标志。过去用于测定异性间移植的常规细胞遗传学分析，因仅适用于少数人，且分裂象细胞少，因而不太适合。用X和Y染色体特异性探针的荧光原位杂交（FISH）方法可以分析静止期的所有有核细胞，因此能够研究异性移植的大量细胞。多聚酶联反应（PCR）技术为基础的多态性小卫星（可变数目重复序列，VNTR）和微卫星（短串联重复序列，STRs）标记测定，既适用于同性也能用于异性的移植，可以分析包括同卵双生的几乎所有供受者，是目前检测嵌合体最理想的方法。STR-PCR法检测嵌合体将结果分为完全供者嵌合（full donor chimerism，FDC）和混合嵌合（MC）。分析各STR位点等位基因带型，供受者之间有区别的位点即为有信息位点（informative loci）；在有信息位点上，移植后受者血细胞样本基因型转变为供者型或供者DNA成分所占比例大于97.5%，称为FDC；若移植后血细胞样本基因型既有供者型又有移植前受者型，称为MC。供者细胞所占比例范围是2.5%～97.5%，其中高比例嵌合（HMC）界定为供体细胞所占比例≥50%，低比例嵌合体（LMC）界定为供体细胞所占比例<50%。笔者于2000年，利用STRs位点高度多态性的特点，用竞争性PCR结合聚丙烯酰胺凝胶电泳、硝酸银染色和凝胶成像分析等技术，建立了相对定量检测

移植后供受者嵌合体的方法。用无关个体的DNA混合试验进行可行性和准确性分析，结果扩增产物中供受者DNA含量的百分比同扩增前混合样本的比例呈显著直线相关，与常规细胞遗传学分析结果无显著差异。研究证明STR-PCR技术检测移植后供受者造血嵌合体的方法简便、快速、敏感性高，样本需要量少，符合NST后动态监测的临床需要。

（二）利用免疫抑制剂诱导移植耐受在受者体内建立混合性嵌合体的研究

1.啮齿目动物的NST研究　1989年Sharabi等以抗CD4单抗、抗CD8单抗、TBI 300cGy、胸腺照射700cGy进行H-2完全不相合的小鼠间骨髓移植，10/10只小鼠形成了嵌合体，对供体移植皮肤特异性耐受，皮肤移植存活>100天。之后在上述方案基础上再加抗Thy1.2单抗、抗NK1.1单抗，进行大鼠→小鼠的异种去T细胞的骨髓移植，10/10只小鼠形成嵌合体，4个月后行皮肤移植试验，受体表现对供体特异性耐受。可见应用TBI 300cGy、胸腺照射700cGy及单克隆抗体去除成熟T细胞的低毒性预处理可在异基因啮齿目动物中建立长期的混合嵌合体。在不用任何细胞毒药物和TBI的情况下，单用CD40L（CD154）单克隆抗体注射BALB-c小鼠，同时输注C57小鼠脾细胞，通过阻断T细胞活化所必须的CD40-CD40L共刺激通路，诱导供受者间特异性免疫耐受，可以在受体鼠内形成稳定的混合嵌合体而不产生GVHD。

2.狗的非清髓性免疫抑制建立NST模型的研究　在Seattle，Storb等通过35年的不懈努力，用狗进行的临床前研究得到了许多临床异基因造血干细胞（HSC）移植资料，包括能引起持续异基因造血干细胞植入和防止GVHD的预处理方案，简述如下：如果单纯照射无HSC移植物输入时，在受照剂量TBI 4.0Gy时，是标准致死剂量，几乎全部实验狗（27/28只）死于延迟的造血细胞减少；在3.0Gy TBI时，大部分实验狗（14/21只）死亡；在2.0Gy TBI时，大部分实验狗（18/19只）造血恢复并存活。以不同剂量的TBI预处理后给予DLA（狗白细胞抗原）完全相合的异基因骨髓移植，给予9.2Gy一组照射后，可产生足够的免疫抑制，使95%被移植的动物建立稳定的嵌合体；照射剂量减至4.5Gy时，只有41%的动物建立稳定嵌合体，大部分发生移植排斥，或自体恢复造血（AR），或死于骨髓衰竭。

然而，在移植前给予低剂量TBI联合移植后免疫抑制剂治疗的实验中，能够取得稳定的混合嵌合体（表8-7）。首先研究的是CsA和泼尼松（PED）这两种被普遍用于GVHD预防的药物。先以4.5Gy照射，移植后用CsA（-1d～+35d）进行免疫抑制，本组7/7均有不发生GVHD的稳定植活，明显好于空白对照组（6/17植活）；而大剂量泼尼松组（12.5mg/kg，-5d～+32d）6只狗无一获得稳定植活。当照射剂量降至2.0Gy时，单独使用CsA组4例移植后4周均发生移植排斥并恢复自体造血；当CsA联合应用MTX时，3/6产生稳定嵌合体；当CsA联合应用MMF（mycophenolate mofetil，霉酚酸酯）时，植入率明显提高，经130周观察后11只狗有10只成为稳定的嵌合体而没有GVHD发生。当TBI剂量降至1.0Gy时，MMF/CsA不能维持稳定的植入，所有狗都在移植后2～12周发生移植排斥。这一结果验证了这样一种假设：移植后免疫抑制治疗对控制HVG和GVH反应都有作用，免疫抑制治疗不仅能控制GVHD而且能促进供体细胞植入。MTX联合CsA或大剂量泼尼松的效果较差或完全无效。因此，

表8-7　不同TBI下移植后免疫抑制治疗对HLA相合骨髓移植的效应

TBI剂量（Gy）	移植后免疫抑制治疗	稳定植入狗数/移植狗数
4.5	无	6/17
4.5	CsA	7/7
4.5	PED	0/6
2.0	CsA	0/4但AR
2.0	MTX/CsA	3/6
2.0	MMF/CsA	10/11
1.0	MMF/CsA	0/6

用 MMF/CsA 作为移植后免疫抑制治疗可以使取得可靠的持续性异基因植入所需移植前 TBI 剂量减少7.2Gy。进一步研究表明，供体细胞获稳定植入，外周血和骨髓中供者细胞占45% ~ 85%。稳定的混合嵌合体的免疫功能在正常范围，包括体外淋巴细胞对刀豆蛋白 A 和异基因抗原的反应、外周血CD4/CD8比例和体液抗体对羊红细胞的反应等。骨髓供者的皮肤移植可被接受，而第三者的皮肤移植被排斥，表明供受者产生特异性免疫耐受。

关于移植前预处理的作用，长期形成的概念是为移植物归巢建立空间和为接受移植物提供宿主免疫抑制。然而，在常规移植后完全复发的白血病患者如慢性粒细胞白血病（CML）中，DLI取得完全缓解的成功提示我们，骨髓空间可以通过免疫学的GVH 反应建立。为检验这一理论，6 只健康狗在以 4.5Gy 照射颈、胸和上腹淋巴结同时用铅块屏蔽大部分含骨髓的骨骼，然后接受骨髓移植和移植后 MMF/CSA 治疗。所有狗开始形成混合嵌合体。其中 2 只在 8 周和 18 周发生移植物排斥。1 只狗转变为完全供者嵌合体，死于急性GVHD。其他3只移植后保持稳定的混合嵌合体达57 ~ 97周。这一结果支持这样的假设：移植物可以开辟自己的骨髓空间；移植前的照射或其他细胞毒药物的预处理可能最终被更特异和毒性更小的 T 细胞抑制方法所取代。

NST 的动物实验表明，通过 T 细胞抑制为主的非清髓性预处理可以建立稳定的供受体混合嵌合体；混合型嵌合体有助于减少GVHD并减轻其严重程度。NST的GVHD发生率低，严重程度轻，可能与混合嵌合体形成有关。因此认为，在 NST 中，混合嵌合性植入是完全可以接受的，并可能具有某些潜在好处：混合嵌合作为移植后的过渡阶段既成功地克服了移植屏障（HVG）获得了植入，又避开了急重度GVHD的高发期，供者细胞在此平台之上发挥GVL作用，并通过DLI将混合嵌合转化为完全嵌合以彻底清除瘤细胞。

四、非清髓异基因造血干细胞移植的临床应用

（一）非清髓异基因造血干细胞移植治疗血液病

1. 预处理方案　目前国外报道的非清髓预处理方案有20余种，归纳起来大致分为三大类，第一类以氟达拉滨（FA）或（和）抗胸腺细胞球蛋白（ATG）为主，结合环磷酰胺（CTX）、阿糖胞苷（Ara-C）等组成预处理方案；第二类以低剂量TBI（加或不加ATG）结合美利仑等化疗药物组成预处理方案等；第三类为其他方案。据CIBMT统计，在过去的5年中，使用非清髓方案作为Allo-SCT 的预处理已显著增多。2002年完成NST4 000余例，最常见的疾病是急性髓性白血病、非霍奇金淋巴瘤和浆细胞病。Slavin 等于 1998 年报道用氟达拉滨和 ATG 组成非清髓性方案治疗 40 例恶性血液病及 8 例非恶性血液病，移植相关并发症很轻，全部病例早期植活，重症GVHD仅在恶性组发生（20%），总体无病存活率（DFS）83.3%。Khouri等用氟达拉滨等组成NST方案治疗了15例恶性血液病，完全植入 11 例，混合嵌合体 4 例。McSweeney 等以2.0Gy+ 氟达拉滨 +CsA+MMF 为预处理方案，治疗 9 例 40 ~ 72 岁和有脏器功能受损的慢性粒细胞白血病（CML）患者，全部患者早期植活，5例形成混合或完全供者嵌合体并达分子生物学缓解，3 例发生Ⅱ ~ Ⅳ度 GVHD。Shimoni 等用氟达拉滨 +Ara-C 或去甲氧柔红霉素 +Ara-C 方案，治疗了 22 例 60 ~ 75 岁的高危急性白血病，供者为 HLA 相合或一个位点不合的同胞，移植后 4 例早期死亡，10 例形成完全供体嵌合体，6例建立了混合嵌合体，中位随访7.5个月，9 例仍存活。Gialt 等用美法仑 + 氟达拉滨治疗晚期急性白血病及晚期多发性骨髓瘤（MM）也取得了显著的疗效，56 例化疗敏感患者持续缓解 1 年以上。Gomez 等报道用 NST 在门诊治疗 4 例血液病，移植 50 天后 2 例形成完全供体嵌合体，另 2 例移植后 90 天分别有 49% 和 80% 的供者嵌合体。笔者从 1998 年起用 Ara-C、CTX 和 ATG/CD3 单抗等作非清髓性预处理（6例患者在此基础上加用氟达拉滨）治疗恶性血液病，至2004年完成HLA全相合NST共60例（男37例，女23例，年龄14 ~ 60岁），60例均顺利渡过造血抑制期。平均移植后10.5天（8 ~ 21天）中性粒细胞总数>0.5 × 10^9/L，15 天（10 ~ 30 天）血小板>30 × 10^9/L。60 例中供者细胞完全植入54例（其中24例于移植后1 ~ 6个月后由供受者嵌合性植入转为完全植入），稳定混合嵌合体 3 例，移植排斥 3 例，总植入率达

95%。移植模式见图 8-3。

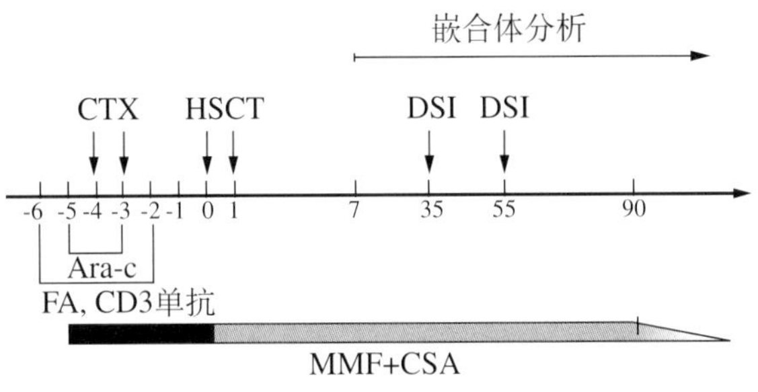

图 8-3 非清髓性异基因外周造血干细胞移植模式图

2. 移植物抗宿主病（GVHD） 大多数学者报道急性移植物抗宿主病（aGVHD）发生率较传统清髓性移植略低或相仿，相合供者 28% ~ 57%。Fred Hutchinson癌症研究中心的结果，相关供者的Ⅱ～Ⅳ度 aGVHD 发生率为 45%，无关供者为47%。Khouri 等报告15例NST，5例发生I～II度GVHD，无1例发生重度GVHD。Storb 等报告 156 例 NST，II ～ IV 度 aGVHD 占 20%。笔者报道的 60 例中，GVHD 预防分 2 组：6 例采用环孢素A（CsA）+甲氨蝶呤（MTX）方案，MTX15mg/m^2，+1d，+3d，+6d，+9d，+11d。CsA 4～5mg/(kg·d)，-5d开始静脉滴注，至0d后减量为1.5mg/(kg·d)，至患者能耐受口服后改为 3mg/(kg·d)，12 周后减量至停用。另 54 例采用 CsA+ MMF 方案，CsA 用法同前，MMF 2.0g/d（-6d ～ +90d）。结果60例中，发生急性移植物抗宿主病17例（占28.3%），其中重度仅占 5%，低于传统清髓性移植，亦低于国外文献NST的结果。分析我们GVHD发生率降低的原因，除可能与预处理明显减轻及大多数患者采用 CsA+MMF 新方案预防 GVHD 等因素外，早期 MC 可能对降低 GVHD 的发生有更重要的作用，并可能为GVHD的预防提供了新思路。

关于慢性移植物抗宿主病（cGVHD），国外许多研究中心报道，接受非清髓预处理方案的患者较接受传统清髓性预处理方案的患者至少有相同或更高的广泛性cGVHD的发生率，其原因考虑与以下因素有关：国外非清髓移植患者多为老年人，胸腺功能较差，T细胞选择功能受损；移植物来源为外周血干细胞；在移植后多采用供者淋巴细胞输注（DLI）；残留的受者细胞群可能参与了 GVHD 的发病机制等。Fred Hutchinson 癌症研究中心 cGVHD 发生率为 68%，我们的结果为 30%（18/60例）。值得指出的是，国外及我们的经验均提示非清髓移植后 GVHD 的发生情况同经典的 aGVHD的描述有所不同。传统上定义aGVHD为移植后 100 天内发生的 GVHD，而非清髓移植则具有明显的aGVHD迟发现象，最迟可在移植240天发生，而且与传统认为aGVHD先皮肤，后肝脏及肠道的发生顺序亦不同，经常有肠道早发或单发等不典型表现。究其原因考虑与非清髓移植改变了预处理方式，加强了免疫抑制剂的应用，且其植入方式多是早期为高比例供者植入，经过一段时间或经过供者造血干细胞或淋巴细胞输注后逐步转化为完全供者植入有关，从高比例嵌合逐步转化为完全供者植入的模式避免了严重影响患者生命的早期严重aGVHD的发生，从而提高了患者的存活。

3. 嵌合体分析 嵌合是指任何非己成分与自身成分共存的现象。在移植耐受中，嵌合是指血细胞（包括造血干细胞）的嵌合。嵌合的发生，表明移植后供者细胞与受者之间存在一种双向作用过程。实验研究与临床观察均证实，移植后的嵌合现象与建立免疫耐受有关。诱导对非己抗原的免疫耐受是异基因移植成功的关键。Starzl等认识了器官移植后供者细胞的迁移和嵌合现象，并探讨了这一现象与免疫耐受的关系。1993年Starzl提出“双向移植排斥理论”，主要观点是：器官（或造血干细胞）移植时，移植物抗宿主（GVH）和宿主抗移植物（HVG）效应可同时存在，共存的供、受者白细胞会通过相互作用诱发各种免疫调节机制，结果并未加速对移植物的排斥，相反，两者因相互制约而最终导致彼此耐受，表现为嵌合状态的建立。Starzl认为，造血干细胞是维持长期嵌合状态的原因。

NST 的一个特点是移植后能够形成混合嵌合体或完全供者嵌合体，并且多数 MC 可以自然转变或通过 DSI/DLI 转变为 FDC。动态观察嵌合体演变对判断植入、移植排斥和免疫治疗都具有重要的参考价值。笔者在国内较早建立了STR-PCR相对定量检测供受者嵌合体的方法，并对 27 例 HLA 相合的 NST 患者的造血嵌合体进行动态研究，将其中 7 例性别不同移植的 16 份标本结果与同期细胞遗传学方法检测结果做比较。结果造血恢复时，27例均有不同程度的供体植入，嵌合体比值的下降与移植排斥相关，高比例嵌合和FDC不易发生移植排斥，定量结果与细胞遗传学方法结果无明显差异。

近10年来，虽已有不少关于异基因造血干细胞移植后嵌合体的检测对预防移植排斥和白血病复发价值的研究，但尚未明确移植后形成混合嵌合体是否增加复发的危险性。有研究认为嵌合体供者成分的减少与白血病复发同时发生，嵌合体的变化对白血病复发无预测作用；而有些学者认为嵌合体的变化出现在临床白血病复发之前，可以预测复发，并通过撤除免疫抑制剂、进行DSI/DLI或二次移植等预防白血病复发。近期对移植后嵌合体的系列研究表明，供体造血细胞所占比例的快速减少高度提示复发，相反，供体细胞比例逐渐增加，最后达FDC者往往持续缓解。笔者用STR-PCR法分别对7例Allo-SCT后白血病复发患者的外周血、骨髓和胸水等样本进行嵌合体检测，结果移植后造血恢复时，7例患者（其中2例移植前骨髓未缓解）骨髓均完全缓解，3例NST患者均形成高比例MC，4例清髓性Allo-SCT患者均形成FDC。除1例胸膜复发外，其余6例均为骨髓复发，中位复发时间为移植后3个月（2～12个月）。7例患者复发时，复发部位的嵌合体供体比例均明显下降，因此均为受者型复发；2例于发生移植排斥后1～2个月复发，其余5例复发时外周血和骨髓尚存在一定比例的供者细胞，其中3例外周血仍为FDC，而且骨髓和外周血嵌合比例有差异。研究表明，利用STR-PCR方法检测造血嵌合体可以判断复发的类型；嵌合体供者比例的明显减少与白血病复发显著相关；白血病复发时嵌合体的变化不是同步的，复发部位的嵌合体下降在先；尚不能肯定嵌合体变化对白血病复发有预测价值。

4. 间质性肺炎和肝窦隙阻塞综合征（SOS）　间质性肺炎（interstitial pneumonitis，IP）是Allo-SCT后早期严重的致命并发症之一。发病率在35%～40%，总死亡率高达80%，发病主要与巨细胞病毒感染（cytomegalovirus，CMV）、射线和大剂量化疗（如CTX、美利仑、MTX等）因素有关。而在NST中，由于预处理少用或不用TBI，化疗药物的使用也明显减少，因此CMV感染被认为是导致IP的最主要原因。对于移植前CMV（+）的受体，即使移植前进行受体CMV清扫，移植后1次以上的DLI理论上就可以增加CMV的感染率，但也有报道认为DLI不仅不会增加CMV的感染率，还可以因提供供者正常的细胞免疫作用反而对CMV感染有治疗作用。因此，虽然导致IP的因素减少了，目前尚未得出NST中IP发病率的一致性结论。

SOS是清髓性Allo-SCT预处理毒性的最严重的并发症之一，大多数在预处理后3周内出现，以肝肿大、黄疸、水潴留为主要表现，发病率0～70%，主要由于放、化疗（CTX、TBI和美利仑等）使肝脏内肝小叶血窦内皮细胞及肝细胞损害所致。在NST过程中，由于小剂量或不用TBI，化疗药物也明显减少，因此低剂量减毒性的预处理几乎避免了这种并发症，文献中尚未见报道。

5. 免疫重建　由于移植前超剂量化放疗对免疫系统的抑制，以及患者的基础疾病及移植后为防止GVHD而应用的免疫抑制剂等原因，使得造血干细胞移植后受者的免疫功能受到严重的损伤。造血干细胞移植后骨髓功能的全面重建主要包括两个方面，即骨髓细胞数量和功能的恢复与细胞之间相互作用功能的完善，即造血重建和免疫重建。移植后在造血系统恢复的同时，免疫系统也在经历一个重建过程。移植后免疫细胞数量和功能恢复的过程称为免疫重建。免疫重建迟于造血重建，甚至两年后免疫功能仍有缺陷，因此对移植后免疫状态的研究对于指导免疫重建、防治感染及免疫治疗等有重要意义。

研究表明，移植方法不同对免疫重建的时间和程度有显著影响。同等条件下，自体干细胞移植早于异基因造血干细胞移植；异体外周血干细胞移植患者的胸腺恢复能力显著比异体骨髓移植患者快，HLA相合的异基因造血干细胞移植早于HLA半相合移植。非清髓性处理的患者TREC（T细胞受体重排删除DNA环，用于评价胸腺近期输出功能）水平和$CD3^+$及CD45RA＋T细胞的出现与恢复均早于清髓性处理的患者，提示非清髓性处理措施可加速移植后免疫重建。

（二）非清髓异基因造血干细胞移植治疗非血液系统疾病

以上结果初步显示，NST安全可靠，并发症少，GVHD尤其是重度GVHD发生率低，患者生活质量好。这些结果是十分令人鼓舞的。除血液病外，NST也已用于某些肿瘤、免疫性疾病和遗传性疾病的治疗。

异基因造血干细胞移植在恶性肿瘤和其他疾病的治疗上都发挥了重要的作用。自体和异体动员外周血干细胞移植被用于治疗恶性肿瘤、遗传异常、免疫缺陷等疾病。以往应用高毒性的清髓性预处理来清除宿主来源的造血细胞，然而非清髓预处理能够更有效地清除宿主免疫造血系统细胞，而毒性却相对减小。

非清髓预处理目前作为免疫疗法应用于许多肿瘤的治疗中。造血干细胞移植后产生的移植物抗肿瘤效应（graft versus tumor，GVT）在肿瘤免疫治疗中发挥重要的作用。治疗过程基本上分2步，首先用免疫抑制预处理使得异基因造血干细胞植入，诱导宿主抗移植物免疫耐受；然后通过一次或多次DLI诱导GVT效应，清除残余肿瘤细胞。文献对NST治疗实体瘤的疗效给予肯定。Bregni等应用塞替哌、FA、CTX预处理治疗6例乳腺癌患者，并应用了DLI，结果认为NST用于治疗实体瘤是可行的，并且DLI后的GVT效应明确。

异基因造血干细胞移植后，供者来源的免疫细胞重建宿主免疫系统，可用于治疗自身免疫病，如多发性硬化症（MS）、系统性硬化病（SSc）、系统性红斑狼疮（SLE）、类风湿性关节炎（RA）、幼年特发性关节炎（JIA）以及免疫缺陷病如艾滋病（AIDS）。

Amvrolia等用氟达拉滨和ATG组成非清髓预处理方案对8例遗传缺陷病行NST，全部病例均形成供体细胞植入，免疫功能恢复良好，并且无GVHD。Andrews等对55例HLA相合的地中海贫血行NST，20例发生移植排斥，15例形成稳定混合嵌合体达1～17年，临床症状改善或恢复正常。Walters等用美利仑+CTX+ATG作预处理，对22例镰状细胞贫血患者行NST治疗，16例完全植活，4年生存率和无病生存率分别为91%和73%。Woolfoy等用NST治疗3例免疫异常缺陷病，2例移植后形成稳定的混合嵌合体，免疫功能重建较快，疗效可靠且安全易行。以上研究提示，NST在遗传性血液病治疗中也有较广阔的前景，只要诱导形成含正常供体细胞20%以上的混合嵌合体，就有可能纠正多数患者的临床症状。此外，近来也有用NST治疗获得性免疫缺陷病，如难治复发性系统性红斑狼疮、类风湿性关节炎，甚至AIDS等。

五、非清髓异基因造血干细胞移植的几个问题

（一）植入问题

植入问题备受关注。已有的临床和实验研究结果表明，HLA相合患者的供体细胞植入是可靠的，但应注意在预处理方案中应用T细胞抑制剂及诱导免疫耐受。与传统Allo-SCT不同的是，NST有完全性植入（FDC）和混合性嵌合体植入（MC）两种形式。考虑到嵌合体在诱导免疫耐受和减低GVHD等方面有潜在的重要作用，因此，在恶性肿瘤等疾病中，先经过高比例嵌合体阶段再逐渐过渡到完全性植入可能具有潜在的优势。因此，目前认为NST是完全可能和可行的。国外最新的资料已把NST与Allo-SCT、自体造血干细胞移植、无关供者Allo-SCT等并列为造血干细胞移植的新领域。

（二）GVHD问题

与传统Allo-SCT相比，NST更加安全简便，并发症较少，GVHD较轻，患者存活质量较高，适应证及治疗范围明显扩大。这已经多中心研究和较多的文献所证实。大多数作者认为NST后GVHD发生率减低，尤其是重度GVHD明显减少。笔者亦有相同观点。但是，也有少数学者报道NST后GVHD发生率不低，甚至升高，据认为此结果可能与早期的NST后CsA和MMF停用过快、过早等有关。考虑到目前NST刚开始不久，而且GVHD的发生对患者的治疗和预后有重要影响，因此，加强对NST的研究，进一步降低重度G V HD的发生率具有重要意义。

（三）预处理

目前文献中所用NST的预处理方案较多，总体上看治疗效果较好，但何种预处理方案最好尚无明确结论。值得注意的是，预处理剂量并不是越小越好，而应有一定的细胞毒强度以减轻肿瘤负荷，倘若一味追求降低预处理细胞毒强度，则有可能使供体细胞嵌合降低，对肿瘤复发不利。一般认为NST的预处理方案要有利于供体细胞稳

定植入并发挥GVL效应，有利于减轻肿瘤负荷或去除异常的细胞遗传学细胞，使患者拥有较高的存活质量及对预处理方案有较好的耐受性。因此，选择预处理方案应考虑如下几个因素：①受者基础疾病的性质和状态；②受者的脏器功能、年龄及并发症情况；③供受者间 HLA 相合情况等。对细胞增殖快、恶性程度高的肿瘤如急性白血病等，应予较强的免疫抑制和适当强度的细胞化学杀伤，并在移植后酌情予以 DLI；对于增殖慢、恶性程度低的肿瘤，细胞杀伤和免疫抑制强度可相对减轻；对免疫缺陷性疾病或某些遗传缺陷性疾病可仅用很轻的化疗甚至只予以免疫抑制剂做预处理。总之，NST 的预处理方案是个很重要但尚未完全解决的关键问题，需要进一步研究。

（四）供体淋巴细胞输注（DLI）与动员后的外周血干细胞输注（DSI）

混合嵌合可以用于治疗遗传性疾病，但是在恶性病的治疗中，为根治疾病或防治疾病复发，需要将混合嵌合转变为完全供者嵌合或高比例供者嵌合。供者淋巴细胞可识别宿主细胞主要组织相容性抗原、次要组织相容性抗原和肿瘤相关抗原，是有效的抗肿瘤工具。DLI作为过继性免疫治疗，通过供者T细胞强大的GVL效应来达到根治疾病的目的。

与化疗和放疗相比，采用异基因细胞介导的免疫治疗将清除所有宿主来源的肿瘤细胞（无论是否对已有的抗癌药物产生耐受）。因此DLI是治疗耐药恶性血液病的最有效方法，尤其对于常规剂量化疗后早期的微小残留病有效。对于有高复发风险和不适于继续化疗的患者，供者淋巴细胞产生的免疫治疗作用提供了最好的预防复发的手段。

统计表明DLI有强大的抗白血病效应，但伴随 GVL 效应也产生了 GVHD 和骨髓抑制。Kolb 等关于DLI作用做了统计，在135例患者中（CML 84例，AML 23例，ALL 22例，MDS 5例，PCV 1 例），DLI 后获得完全缓解的患者，CML 54 例（73%），MDS 1 例，AML 5 例，PCV 1 例；41% 的患者产生 2 度及以上 GVHD，34% 患者有骨髓抑制表现。Collins 等调查分析了25个北美骨髓移植中心应用DLI的情况，在140例患者中，DLI后完全缓解率分别为CML 60%，AML 15.4%，ALL 18.2%，MDS 40%，MM 50%；DLI 后并发急性 GVHD 60%，慢性 GVHD 60.7%。

DLI 应当慎重应用，因为可能诱发 GVHD，尤其在移植后 6 个月内。完全植入的患者、T 细胞部分自然转化为完全嵌合的患者和供体细胞比例>50%的患者应慎用DLI。如使用，应减少一次性 DLI 的细胞数量。对于那些未发生急、慢性 GVHD，有微小残留病，并且在移植前具有不良预后因素和高复发风险的患者，应当进行 DLI。

DLI 后抗白血病效应极大增强，宿主的正常和异常细胞同时被清除，然后是供者来源的造血干细胞恢复造血。若此时没有足够的造血干细胞则容易发生骨髓抑制。晚期复发的CML患者体内有大量原始白血病细胞，DLI 后容易产生骨髓抑制；而早期复发CML患者体内有大量供者来源的正常造血细胞，因而不易产生骨髓抑制。

DLI 的主要副作用是 GVHD 和骨髓抑制。与DLI相比，DSI中含有大量的供者淋巴细胞和少量 $CD34^+$ 细胞，T淋巴细胞的亚群中Th1/Th2的比值发生变化，Th1下降而Th2增高，Th1/Th2的比值下降，因此较 DLI 增强了 GVL 效应而 GVHD 发病率较低、程度较轻。DSI因输入细胞中含有少量造血干细胞，故产生骨髓抑制较少。DSI是否能够代替 DLI 目前仍需进一步的临床证明。笔者正在开展供者 G-CSF（粒细胞集落刺激因子）动员后的外周血干细胞输注（DSI）。已完成的38例DSI患者中，仅有 2 例 DSI 后出现轻度肠道 GVHD，无重度 GVHD。尚无 1 例出现造血抑制，并可见部分混合嵌合的病例转变为 FDC。DSI 可能是一种更为有效的细胞治疗手段。国外学者也有类似的报道。因 DSI 的并发症较 DLI 少且轻，故笔者放宽了应用DSI治疗的适应证，除已发生aGVHD或cGVHD的病例，均进行DSI。具体治疗方案为：移植后无 GVHD 的患者在移植后 35 ～ 55 天分次回输冻存的供者动员后造血干细胞，每次 DSI 数量为（1.0 ~ 2.0）$\times 10^8$/L，若出现供体细胞嵌合比例下降或复发迹象，再随时进行DSI。目前病例数尚少，仍需进一步积累临床病例以及进行体外基础研究，以证明 DSI 的确优于 DLI，并最终取代 DLI。其他一些更大限度增强GVL效应并减轻 GVHD 的措施尚在基础研究阶段。

六、非清髓异基因造血干细胞移植的发展前景

进入21世纪后，独生子女将越来越处于主导地位。寻找HLA配型完全相合的供体将越来越困难，大部分（70%以上）患者因缺乏HLA相合供者而不能进行移植。因此，开展亲子代间HLA单倍体相合的造血干细胞移植是移植发展的方向。为跨越MHC屏障，解决植入和GVHD两大难题，众多学者致力于此项研究，并做了很多基础和临床试验，如加强预处理强度和免疫抑制剂的使用、移植物体外或体内去除T细胞（TCD）、高剂量$CD34^+$细胞输注、阻断共刺激通路诱导免疫耐受等。植入失败和移植排斥已基本克服，严重的急性或慢性GVHD由“不可逾越的障碍”到可以控制，甚至达到HLA全相合移植水平。然而，白血病复发及免疫重建延迟导致的致死性感染成为目前单倍体移植的两大突出难题。加拿大一个多中心试验使用Aversa等的移植方法治疗11例恶性血液病患者，11/11患者移植成功而无GVHD，但10/11最终死于白血病复发或感染。Waller等报道用TCD、CD34富集以及ATG为主的预处理治疗28例患者，结果有93%的死亡率，大部分死于感染和复发。为解决上述难题，有学者尝试用减低预处理剂量以减少移植相关死亡率，并通过移植后的DLI等过继细胞免疫治疗增强GVL预防复发，同时能促进免疫重建，减少感染。这即是非清髓移植的思路。其原理为①用非清髓预处理减低移植相关毒性；②通过体外或体内去T的方法预防GVHD；③通过移植后的DLI增加GVL。Murine等的研究表明，在MC状态时进行DLI的GVL作用比FDC时更强，其中保留的受体来源的抗原提呈细胞（APC）可能起到增强GVL的作用。O'Donnel等用非清髓的方法进行单倍体移植治疗13例恶性血液病，用低剂量TBI/FA（加或不加CTX）进行预处理，用他可莫司（FK506）和MMF进行GVHD预防。结果，6/13发生急性GVHD，6/13存活，其中5人至移植后191天仍完全缓解。笔者自2003年以来开展了非清髓单倍体移植的动物和临床研究，首先用非清髓预处理（氟达拉滨+环磷酰胺+200cGy全身照射+抗胸腺细胞球蛋白）建立猕猴单倍体相合造血干细胞移植模型。结果，用非清髓预处理方案，可获稳定植入；间充质干细胞（MSCs）可促进植入，GVHD的发生率低。在动物试验的基础上，开展了临床单倍体NST联合MSC治疗复发难治性恶性血液病，取得了可喜的初步结果，待发表。NST可能是解决单倍体移植的最佳途径。

非清髓性造血干细胞移植是对经典Allo-SCT理论和观念的发展及更新，同时对器官移植及免疫缺陷性疾病或某些遗传性缺陷疾病的治疗也有重要意义。NST后可以形成混合嵌合体，从而诱导出免疫耐受。以此为平台，通过NST建立对供者的特异性免疫耐受，再进行供者的器官移植，将减少移植排斥的几率。临床和动物实验已证实这一治疗手段的可行性。在动物异种器官移植试验中，对灵长类动物进行猪造血干细胞移植诱导免疫耐受，再进行猪肾移植，已取得初步成绩。提示可以将NST与器官移植相结合，通过诱导耐受提高器官成活率，同时也扩大了器官供者的选择范围。

与传统的Allo-SCT相比，NST主要的优势之一是高效、低毒，因此可能适用于所有年龄组患者包括那些一般情况很差和伴有严重脏器功能损害的患者，为恶性和非恶性疾病患者提供更宽的适应证，使更多的患者特别是老年患者能接受干细胞移植。对于年轻组，NST可以给予BMT所有的有利面，有较低的长期相关危险发生率，甚至可能避免不育。甚至将来，NST可以使Allo-SCT过程在门诊安全进行。虽然如此，NST毕竟刚开始不久，尚有许多问题和未知领域等待研究探讨，尤其是某些相关基础研究亟待突破。相信随着基础与临床研究的深入，NST必将有更加广阔的应用前景。

（艾辉胜　孙琪云）

第六节　HLA部分相合亲属供者造血干细胞移植

造血干细胞移植是治疗血液恶性疾病有效乃至唯一的根治手段。获得能提供造血干细胞的供者是进行造血干细胞移植的前提。HLA相合同胞是供者来源之首选，然而仅有大约25%的患者能找到HLA相合同胞供者。在我国，随着独生子女

家庭的普及，HLA 相合同胞供者将变成不可能。

非血缘关系志愿供者库已在世界各地得到建立。造血干细胞移植找到HLA-A、B、DR完全相合供者的几率随骨髓库、民族、受者HLA基因及其在人群频度分布的不同而有差异。例如在美国，找到 HLA 相合供者的可能性白种人为 75%，而少数民族不到 50%。中华骨髓库的建立及不断扩大，为越来越多的血液恶性肿瘤患者包括海外华人提供了干细胞来源。然而，一方面，由于HLA分布的不均衡性及骨髓库不能无限扩大，因此，不可能所有的患者都找到HLA-A、B、DR完全相合非血缘关系供者；另一方面，查找非血缘关系志愿供者需一定时间（大约3～4个月），而有些患者的病情又不允许等待，因此，限制了其应用。

非血缘关系脐血具有查询迅速，无需等待，且 HLA 要求较低等优点。然而，脐血库规模小，脐带血数量低，也不能完全满足患者需要，且移植后植入率偏低，尤其对成人及高体重患者，因而也限制了其应用。

几乎所有患者均有至少一位HLA部分相合的亲属供者，包括父母、子女、同胞或表亲。因此，HLA部分相合亲属供者造血干细胞移植，长期以来一直受到广大血液工作者的高度重视[185]。HLA部分相合亲属供者造血干细胞移植经历了常规方式移植、体外移植物处理及供者免疫细胞功能调节等几个阶段，近年获重要进展。

一、体外未去除 T 细胞的 HLA 部分相合亲属供者造血干细胞移植

HLA 不合程度与移植后干细胞植入率、GVHD 的发生及术后患者生存的关系，都是在未行体外去 T 细胞的造血干细胞移植的条件下进行分析而获得。

（一）植入率

对于HLA相合同胞造血干细胞移植，仅约2%的患者发生移植排斥；但对HLA部分相合的亲属造血干细胞移植，移植排斥率明显上升。Anasetti[186]对 269 例 HLA 不合造血干细胞移植资料进行分析，发现植入失败率高达 12.3%，明显高于 HLA 相合造血干细胞移植。移植排斥主要由预处理后宿主体内残留 T 细胞介导，与宿主抗移植物方向 HLA 不合程度相关。例如当宿主抗移植物方向 HLA-A、B、DR 完全相合时，植入失败率为 7%（3/43）；1个位点不合时为9%（11/121）；2个位点不合时为 21%（18/86）；3 个位点不合时仅为 5%（1/19）。因此，HLA不合是植入失败的危险因素，但为什么3个位点不合时植入失败率反而低？原因尚不明，可能的解释有以下几点：

1. 患者例数偏少形成的偏差。

2. 在西雅图这组病例中，HLA3 个位点不合主要是儿童患者，而这些患者接受了更大量的造血干细胞。

3. HLA不合的程度越大，越迅速引起较强的 GVHD 反应，因而降低了植入失败率。

4. Anasetti后来证实，即使同样程度的位点不合，供受者的不同组合，GVHD 和植入失败率也不尽相同；当受者与供者不合位点是受者等位基因不合时，植入失败率的可能性要大。

5. 此外，移植排斥尚与移植前患者对供者抗原的致敏有关[187]；与原发疾病的种类有关。例如，CML 移植后移植排斥率比急性白血病高。Mackall CT[188]报告，CTX+TBI预处理后用CsA+MTX方案预防 GVHD，富含 T 细胞的 HLA 部分相合 HSCT术后植入失败率，在CML为13%（11/84），在其他白血病为4%（5/133），而在免疫缺陷病更低。

6. 预处理强度　增加预处理强度可以降低免疫介导的排斥率。例如，Lamparelli[189]采用 CTX（200mg/kg）预处理 17 例重症再障患者，患者接受 1 个位点不合供者干细胞，仅 4 例获持久稳定植入；若在预处理中加塞替派 15mg/kg 及 ATG 15mg/kg，则 17 例全部植入。7 例接受 2 个位点不合病例中 6 例获稳定植入。

7. 移植后免疫抑制　移植后加强免疫抑制也能降低移植排斥率。

（二）急性 GVHD

HLA部分相合亲属移植后急性GVHD发生更早、严重度更高。例如，Beatty[185]发现，HLA相合移植后急性GVHD发生的中位时间是移植后22天，而 HLA 不合移植后中位时间是 14 天，HLA 不合移植更易在移植后 7～10 天出现发热、水潴留、肺水肿等超急性 GVHD 表现。

GVHD 的发生可能与下述因素有关：

1. HLA 不合　GVHD 发生率和严重程度与

HLA 不合程度有关。例如，单用 MTX 预防 GVHD，Ⅱ～Ⅳ度 aGVHD 发生率由 HLA 1 个位点不合的34%上升至 HLA 3 个位点不合的84%；即使用CsA+MTX预防GVHD，aGVHD发生仍与 HLA 不合程度正相关。皮肤、胃肠和肝受累的 GVHD 发生率增加。同样，供受者不合的不同组合对 GVHD 也有影响：在相同不合位点的情况下，受者纯合子不合时GVHD的发生率低于杂合子不合；相反，供者纯合子不合时不影响GVHD的发生。

2. 移植术后免疫　早期进行HLA部分相合造血干细胞移植，单用 MTX 预防 GVHD；由于在HLA相合时，MTX+CsA 能明显降低GVHD的发生率，MTX+CsA 也被用于 HLA 不和造血干细胞移植，实践证实当 HLA-A 或 B 位点不合时，CsA+MTX 方案能降低 GVHD 的发生率，但对 HLA-DR不合，此方案并不能降低GVHD的发生率，即使改用 FK506 也能以预防 DR 不合移植后 GVHD 的发生。

3. 年龄　似乎不足以影响HLA不合移植Ⅱ～Ⅳ度GVHD的发生率，但年轻患者发生Ⅱ～Ⅳ度 aGVHD 的危险性降低。

（三）慢性 GVHD

同 HLA 相合移植相比，慢性 GVHD 发生时间提前，发生广泛型慢性GVHD的比例上升，但慢性 GVHD 的严重程度与 HLA 相合时无差异。

（四）生存率

西雅图和IBMTR的资料均显示，当供受者1个位点HLA不合时，移植后总体生存率与HLA相合同胞接近。但随着HLA位点不合的增加，生存率呈下降趋势。采用MTX+CsA或单用MTX预防 GVHD，均不能提高生存率，即使加用ATG预防 GVHD，也不能提高 HLA 2 位点以上不合移植的生存率。这些资料表明，对于 HLA 1 位点不合，未去 T 细胞移植能形成免疫耐受，但对 1 位点以上不合，常规技术尚不能克服HLA不合的免疫屏障，形成免疫耐受。因此，HLA 2 位点以上不合供者，不能作为常规造血干细胞移植供者[190]。

二、体外 T 细胞去除后造血干细胞移植

据西雅图105例HLA 部分相合亲属供者BMT结果分析，随着供受者之间 HLA 不合程度的升高，GVHD 的发生率升高，发病时间前移，排斥率亦上升，因而造血干细胞移植早期死亡率上升。如 HLA 2个位点不合的亲属供者造血干细胞移植，严重GVHD的发生率高达72%，排斥率达20%。但 HLA 1 个位点不合的亲属供者造血干细胞移植，GVHD 发生率虽有上升，患者的总生存率仍接近HLA完全相合的同胞供者造血干细胞移植。因此，一般主张常规方法的造血干细胞移植，仅适用于 HLA 1 个位点以下（含 1 个位点）不合的亲属供者。这样，约有15%的患者可解决供者问题。Polchi 等采用 HLA 2 至 3 个位点不合的母亲做供者，用常规方法进行造血干细胞移植，结果患者总生存率与HLA相合的同胞BMT相似，似乎提示母亲与子女间存在某种特异的免疫耐受性。

T 细胞在诱导 GVHD 的病理生理中起重要作用。如上所述，富含 T 细胞的造血干细胞移植跨越HLA 2位点以上不合；另一方面，HLA相合造血干细胞移植实践证实，体外去 T 能降低 GVHD 发生率及其相关死亡。因次，对于HLA部分相合造血干细胞移植，体外去 T 被用来预防或减轻 GVHD发生。体外去除3个对数级（99.9%）以上供者骨髓中成熟T淋巴细胞，可以预防 HLA部分相合造血干细胞移植后的GVHD。但体外去T细胞使造血干细胞移植的排斥率进一步上升，如去 T 细胞使 HLA 2 位点不合的造血干细胞移植排斥率由20%上升至50%。体外去T虽然能降低HLA部分相合造血干细胞移植后GVHD发生率及严重程度，但明显提高了移植后排斥率的发生，而且排斥率与 HLA 不合程度呈正比。IBMTR 的资料表明，HLA-A、B、DR 2 位点不合时，去 T 移植后排斥率为 42%，而未去 T 移植后排斥率仅为 28%。排斥的出现推测是由于受者体内残留的T细胞免疫介导，骨髓体外去 T 导致供受者 T 细胞进一步失调，移植后排斥率上升。

同时，体外去T细胞使BMT后白血病复发率上升。为解决此难题，在坚持体外去 T 细胞的同时，许多干细胞移植工作者尝试了多种方法。

（一）增强预处理方案

增强预处理方案一则可加强抗白血病作用，降低白血病细胞残留水平及 BMT 后白血病复发率；二则亦可进一步破坏受者免疫系统，降低移植排斥率。常用的方法是增加放疗总剂量至13～

15Gy或增加剂量率，或在TBI+CTX（环磷酰胺）方案中再加用其他抗白血病药物如阿糖胞苷（12～36g/m^2）。但随着放化疗强度增加，预处理的相关毒性及死亡率亦上升，限制了其无限制的加强。

（二）选择性体外去除T淋巴细胞

从理论上讲，选择性去除引起GVHD的T淋巴细胞亚群，如去除CD4、CD8、CD5、CD6阳性T细胞，既能预防GVHD，又不致降低GVL效应或增加BMT排斥率。在小鼠，诱发GVL与GVHD的T细胞亚群具有一定的可分离性。但人类是否存在引起GVHD的特异T淋巴细胞亚群，目前尚无法肯定。体外选择性去除CD8$^+$细胞的临床结果亦不令人满意。Soiffer尝试去除CD6阳性细胞，27例不合移植（10例2～3位点），24例（88%）获稳定植入，Ⅱ～Ⅳ度aGVHD发生率为40%，2年DFS为56%。

（三）保留性去除T淋巴细胞

有些学者认为去T细胞造血干细胞移植的排斥率及白血病复发率的上升与T淋巴细胞去除过度有关。若在过度去T的骨髓中重新加入适量的成熟T淋巴细胞，即使产生GVHD亦是可以控制的，同时使排斥率及白血病复发率有所下降。在动物，已证实此种关系的存在。但在人类，成熟T细胞保留到何水平方为合适，目前尚难回答。新近国际骨髓移植登记组的资料表明，GVHD的发生率与T细胞去除量有一定关系，但T细胞去除量的多少并不影响造血干细胞移植的排斥率和移植后白血病的复发率。也可减少T细胞去除量，如少于两个对数级去T，但一般而言，少量去T移植后仍需免疫抑制预防GVHD。但多数报告采用部分去T方式并不足以克服HLA不合屏障。

（四）体外选择性去除移植物中活性T细胞或体外诱导T细胞免疫耐受

供者移植物T细胞与受者抗原共培养，然后采用方法去T或灭活针对宿主有反应而对第三者细胞无反应的活化T细胞，将处理后的T细胞再回输体内，则有可能降低GVHD的发生率。此外，动物试验证实，T细胞接受抗原刺激时若无CD28共刺激因子，将诱导T细胞对此抗原的特异性免疫耐受。有两个小样本临床研究初步尝试此原理，即将骨髓移植物与受者抗原递呈细胞共孵育，同时用CTLA-4IgG阻断CD28共刺激信号，形成T细胞特异性免疫耐受，12例不合病例，9例植活，3例出现GVHD。

（五）加强预处理强度

加强预处理强度或免疫抑制，有助于植入。但即使ATG、塞替哌、CTX及TBI，仍不足以保证去T细胞的HLA部分相合移植的植入。

（六）增加干细胞数量

HLA部分相合造血干细胞移植的一个重要进展就是，通过增加干细胞数量可以增加移植后植入率。由于G-CSF及血细胞分离机的出现，已经有可能采集到大量富含CD34$^+$细胞的移植物，后者可以产生“veto”效应，诱导免疫耐受。有证据表明，CD34$^+$细胞通过诱导异体反应性T细胞产生细胞凋亡，促进植入，减轻GVHD。

1998年，Aversa等[191]在新英格兰医学杂志发表文章，对高危血液恶性肿瘤进行HLA部分相合干细胞造血干细胞移植，采用Fludarabine +ATG +TBI进行预处理，CD34分选阳性细胞，输入的CD34细胞为2.0×10^4/kg（受者体重），CD34$^+$细胞为（10～14）$\times10^6$/kg（受者体重），为常规移植的10倍。43例患者中41例（95%）获稳定植入，两例最初排斥但二次移植后同样获植入，白细胞植入时间为12天，血小板为18天，Ⅱ～Ⅳ度aGVHD发生率低于5%。12例（28%）无病存活，2年预计DFS AML为36% ± 11%，ALL为17%±7%；对标危患者，AML预计反应性，AML患者接受NK不合的供者生存率明显高于NK相合供者。

此后，日本Kato等[192]小样本病例均支持Aversa等的结果。

二、供受者同时免疫耐受诱导进行IILA不合移植的新方法

如前所述，HLA部分相合造血干细胞移植具有广泛的应用前景。而不论是常规方式，还是采用去T或其改良方式进行造血干细胞移植，仅部分克服HLA不合免疫屏障，尚需新的方法诱导形成免疫耐受，以克服HLA不合免疫屏障。

（一）细胞因子诱导供者免疫耐受

G-CSF已广泛用于造血干细胞移植的动员，但大量体内外实验证实，G-CSF不仅能动员扩增

造血干细胞，而且对T细胞功能有调节作用。作者对G-CSF应用于供者体内诱导免疫耐受进行了系统研究，发现G-CSF体内应用后：①可使骨髓及外周血移植物内免疫细胞的构成发生改变；②移植物内T细胞增殖能力下降，细胞因子分泌Th1极化为Th2；③G-CSF对供者淋巴、免疫系统功能的影响与对骨髓和外周血作用机制不甚相同，G-CSF动员后的外周血采集物及G-CSF激活的骨髓采集物按不同比例混合，可能产生构成不同于单纯骨髓或外周血移植物，且其T细胞/DC免疫功能状态也不尽相同；④上述移植物单独或联合其他措施用于造血干细胞移植，可能有利于免疫耐受的形成[193-195]。

（二）北京大学人民医院血液研究所的技术体系

在上述系统研究的基础上，我们将G-CSF动员之骨髓+外周血混合移植物，用于HLA相合造血干细胞移植，初步临床证实了我们上述的设想，即混合移植物可保证异体的快速植入，而移植物GVHD不重甚至减轻。在此基础上，我们采用GIAC技术体系，即G-CSF体内诱导供者免疫耐受，强免疫抑制剂（包括ATG）诱导受者免疫耐受，用于HLA不合造血干细胞移植，成功完成HLA 1～3位点不合造血干细胞移植200多例，其中80%为HLA 2～3位点不合，结果仅1例植入后迅速被排斥，于移植后5个月出现自体恢复，其余所有病例均获稳定持久的异体植入。在我们的技术体系中，采用Ara-C 4g/m^2×2天，BUS 12mg/kg，CTX1.8g/m^2×2天预处理，CsA+MTX+MMF+ATG预防GVHD，急性GVHD发生率为48%，其中Ⅲ～Ⅳ度aGVHD发生率仅12%，慢性GVHD70%，慢性广泛性GVHD发生率为35%；对高危患者，2年DFS达40%～50%，标危白血病2年DFS达70%～80%。有意义的是，移植时疾病状态是影响患者生存的最主要因素，供受者HLA不合程度与aGVHD、cGVHD、DFS均无相关性[196-199]。

在北京大学人民医院血液病研究所的技术体系中，平均输入的CD34$^+$细胞为（1～2）×10^6/kg（受者体重），与常规移植无差异；而植入的CD3阳性细胞为1×10^8/kg（受者体重）。此两项指标表明我们的技术体系完全不同于国外的体外去T加大量干细胞输注的技术体系，T细胞功能的改变以及ATG体内去T作用可能在减轻GVHD、诱导免疫耐受方面起重要作用，而我们技术体系中GVHD与HLA位点不合程度无关，也表明此技术体系与传统体外去T的HLA不合造血干细胞移植体系不同，也证明我们的技术体系已跨越了HLA不合免疫屏障，造血干细胞移植已告别了供者来源缺乏的时代[196, 198-200]。

（三）结束语

HLA不合造血干细胞移植近年来获重要进展，我国造血干细胞移植工作者为此作出了巨大贡献。随着新技术体系机制及特点的进一步研究，以及技术上的进一步完善，例如，我们所做的体外及动物实验已证实，G-CSF+IL-11联合作用于供者体内，对T细胞功能具有更强的免疫抑制作用，动物实验已证实能进一步减轻GVHD，但移植后抗白血病作用未见减轻，说明此联合可能更有利于GVHD与GVL的分离[195]；HLA部分相合亲属供者造血干细胞移植进一步改善，应用于人体可能会继续提高疗效。总之，随着造血干细胞移植技术体系的进一步完善，HLA部分相合造血干细胞移植必将更加安全有效[200-202]。

（黄晓军）

第七节　非血缘供体的造血干细胞移植

一、概　　况

异基因造血干细胞移植（Allo-HSCT）已成为治疗多种血液系统疾病和遗传性疾病的有效方法，但寻找到HLA相合的供体是Allo-HSCT的前提，同时也是制约移植开展的主要因素。资料显示，迄今近85%的Allo-HSCT仍是HLA相合的同胞供体移植，对于无相合同胞供体的患者，从无关人群中寻找HLA相合的非血缘供体进行移植，即非血缘供体造血干细胞移植（UD-HSCT），是解决这一问题的有效途径。

目前，限制UD-HSCT开展的主要因素在于HLA的基因多态性，但相信随着HLA分子生物学配型技术的日益完善，HLA等位基因的不断发现，以及世界范围内大规模志愿供者登记处的有效协作，多数患者会有更多的机会接受UD-HSCT。同时，有关GVHD发病及防治的研究进展，对移植免疫耐受及免疫重建认识的深入，以及更为有效的感染预防措施的应用，也都在不断提高着UD-HSCT的临床疗效。

（一）非血缘供体登记处的建立和发展

1973年首次报道了HLA相合UD-HSCT治疗重症再生障碍性贫血，1980年首次报道UD-HSCT成功治疗急性白血病。在认识到UD-HSCT可以取得临床成功的同时，也认识到由于HLA的高度多态性，很难在非血缘关系人群中寻找到HLA完全相合的供体，从而促使了“大规模HLA配型志愿者骨髓供体登记处”这一概念的提出及建立。

第一个国家登记处是20世纪70年代设在伦敦的Anthony Nolan研究中心，而目前最大的登记处是美国国家骨髓供体资料库（NMDP），现有年龄在18～60岁的志愿供者逾600万。随着更多的国家和地区参与此项工作，截至目前，全球无血缘关系骨髓供体资料库的配型登记志愿者已超过1 000万，随着全球信息网络化发展，有60%～80%需要移植的患者都可以获得造血干细胞捐赠。

不同人种、种族的人群HLA差异性较大。在NMDP中找到至少1例HLA-A、B及DR位点相合的非血缘供体的概率，美国白种人超过85%，西班牙裔71%，其他非白种人则略低（如亚太裔为62%，非洲裔仅为59%）。日本的骨髓资料库仅约10万志愿者，但近77%的患者可找到供体。

中国红十字会于1992年发起成立中华骨髓库，截至2005年11月，配型登记超过35万，已捐献干细胞者333例。我国台湾慈济基金会的骨髓资料库现有志愿者约28万，已为大陆骨髓移植患者进行配型并成功供髓移植366例。

（二）UD-HSCT概况

NMDP首次报道29个移植中心施行的459例UD-HSCT临床结果，其中恶性病例387例，非恶性病例72例。304例患者接受HLA-A、B及DR位点相合的供体骨髓移植，余者接受1个上述位点不相合的供体骨髓移植（早期的供受体组织相容性检测几乎完全依赖于血清学配型）。结果：①93%患者植入成功，植入与HLA匹配程度显著性相关。②Ⅱ～Ⅳ度急性GVHD（aGVHD）发生率为67%，慢性GVHD（cGVHD）发生率为51%。患者年龄的增加与急、慢性GVHD发生都呈显著性相关。③在CR1及CR2期进行移植的急性白血病患者，以及在首次慢性期的慢性粒细胞白血病（CML）患者中，1.5年无病生存率（DFS）为36% ± 0.4%，明显优于进展期患者（20% ± 13%）。再生障碍性贫血及骨髓增生异常综合征患者的DFS较低，分别为16% ± 7%和6% ± 6%。39例遗传性疾病移植生存率为64%。④主要死亡原因依次为感染、间质性肺炎、GVHD、植入失败、复发及治疗相关毒性等。显示UD-HSCT总体可行，但要比预期的更为困难[203, 204]。

Ash等报道55例非血缘供体骨髓去T细胞移植的单中心结果，恶性疾病47例，非恶性疾病8例。接受6/6 HLA-A、B及DR位点相合且混合淋巴细胞反应（MLR）阴性的UD-HSCT者11例，1个HLA位点不合者34例，2个HLA位点不合者10例。供体骨髓以T细胞受体抗体T10B9去除T细胞。结果：①53例可评价病例中50例植入；②Ⅱ～Ⅳ度aGVHD发生率46%，不相合供体移植aGVHD、cGVHD、非复发死亡率均高于相合供体移植者；③CR1期急性白血病及慢性期CML病例的DFS为48%，而进展期为32%，8例非肿瘤病例的实际生存率为63%；④55例病例中有33例在报道时死亡；⑤低风险恶性病例的移植后实际复发率为8%，进展期肿瘤病例为16%。如上结果显示，供体骨髓T细胞去除的UD-HSCT可能会降低发生aGVHD的风险，但还不能确定是否能提高生存率[203, 205]。

与HLA相合的同胞供体移植的对比研究，IBMTR 37个中心的报道对比分析了HLA相合的同胞供体与HLA-A、B及DR相合的非血缘供体移植的情况。同胞供体移植与UD-HSCT两组Ⅱ～Ⅳ度aGVHD发生率分别为32%及53%（$P < 0.0001$），120天死亡率分别为26%及47%（$P < 0.001$）。欧美47个中心合作对比分析了HLA相合同胞供体与非血缘供体移植的匹配队列研究结果，Ⅱ～Ⅳ度aGVHD发生率分别为32%及43%，100天死亡率分别为22%及47%。表明UD-HSCT要比同胞供体移植有更高的aGVHD发生率和更差的生存率[203, 206]。

IBMTR的2 055例Allo-HSCT结果，有力地证明了HLA相合的同胞供体移植比HLA相合的

UD-HSCT有更高的无白血病生存率（LFS），特别是在白血病早期移植的患者[203]。近年来实施移植的IBMTR资料（1994～2000年）也显示，在患者其他方面如年龄、诊断、疾病分期等均可比的情况下，应用HLA相合的UD-HSCT比HLA相合的同胞供体移植，移植后100天、1年、5年死亡率的差异最大可达15%[207]。与非血缘供体移植相关的死亡率增加的主要原因在于供受体之间的高度基因差异，而此种差异如不用高分辨率组织配型技术无法检测。另一些因素可能也会对UD-HSCT的结果产生影响，譬如多数移植医生仅为高危及进展期的患者实施UD-HSCT，而对标危的患者多采用同胞供体移植；同时移植医生倾向于对接受UD-HSCT的患者给予更强烈的预处理和移植后免疫抑制，以增加植入并降低GVHD，但随之增加了器官毒性和机会性感染的风险。

一些单中心研究也对比了非血缘供体及同胞供体移植的结果。悉尼研究发现，UD-HSCT患者较同胞供体移植有更高的aGVHD发生率，且发生更早、更为严重，移植后粒细胞减少持续期也更长（分别为24天及19.5天）[208]。同样，UD-HSCT有更长的首次住院时间及更高的移植后100天内感染率，但两组患者的生存情况相似。另一项52例UD-HSCT的西雅图研究则以104例接受HLA相合的同胞供体移植患者，按照年龄匹配的疾病及分期进行研究，两组植入率无差别，但Ⅱ～Ⅳ度aGVHD发生率分别为79%及36%，两组的DFS、前100天死亡原因（主要是合并或不合并GVHD的肺炎）及100天后的死亡原因（复发）也都相似[209]。如上多个研究都观察到UD-HSCT增加了aGVHD发生率，然而对比先前的报道，UD-HSCT的DFS已有所改善[210]。

二、HLA组织配型对非血缘供体造血干细胞移植的影响

（一）组织相容性的基本要素

1. HLA的功能及多态性　HLA复合物至少包括人类6号染色体短臂上的12个基因位点，每一个HLA位点都具有高度的多态性，因为它可被某种特定HLA基因的多种形式的等位基因所占据。HLA等位基因编码Ⅰ类（HLA-A、-B、-C）分子及Ⅱ类（-DR、-DQ、-DP）分子。Ⅰ类HLA分子是单链糖蛋白，表达于体内所有有核细胞表面。Ⅱ类分子以与抗原肽聚合的α及β杂二聚体糖蛋白形式，表达于抗原提呈细胞（APC）如树突状细胞、单核细胞、B细胞以及活化T细胞等的表面。HLA分子的功能是以特定方式结合抗原肽并激活适应性免疫反应。为适应环境及微生物抗原变化的需要，HLA分子通过基因复制、基因转换、基因重组及点突变等来进化获得高度的多态性，这在不同种群间是显著不同的。

2. HLA差异性　每一个HLA分子都联结一个独特的抗原肽库，它不同于其他HLA分子提呈的肽库。在HLA不相合移植中，供受体不仅是一个或更多的HLA分子不同，而是由每一个不匹配的HLA分子结合并提呈给异体T细胞（直接识别）的成千上万的抗原肽的不同。也有可能不匹配的HLA分子降解后被自身HLA作为肽段提呈给反应性T细胞（间接识别），但经检测预测间接识别仅占到整个对HLA不相合分子的免疫反应的1%。小鼠研究也证实，由$CD8^+$ T细胞介导的aGVHD依赖于对宿主APC上不匹配的HLA分子的直接识别。既然T细胞能识别联结抗原肽及T细胞受体的HLA的氨基酸序列，那么致某任一氨基酸替换的HLA等位基因的差异就能促使排斥及GVHD发生。因此，HLA相合非血缘供体的选择需要非常敏感的组织配型技术，来分辨对应氨基酸多态性的HLA等位基因的差异。

3. T细胞识别　Ⅰ类HLA分子递呈胞质抗原肽并激活$CD8^+$ T细胞，而Ⅱ类分子通常递呈处理过的胞外抗原肽并激活$CD4^+$ T细胞。两类HLA分子均通过结合特异性的T细胞抗原受体而导致T细胞活化。免疫反应通常是通过$CD4^+$ T细胞识别Ⅱ类限制性肽段来协调，即通过产生细胞因子，活化APC，诱导在Ⅰ类HLA分子背景下识别肽段的$CD8^+$ T细胞产生效应性细胞毒性反应来提供辅助。

HY相关抗原不相合的皮肤移植排斥就是最佳的需要Ⅰ类及Ⅱ类限制性肽段的协调识别的移植反应的例子。针对Ⅰ类限制性肽段或针对Ⅱ类限制性肽段的克隆反应都不能导致皮肤移植排斥，而由$CD4^+$和　$CD8^+$ T细胞针对两类肽段的协调反应会引起移植排斥。在HLA相合的同胞供体移植中，排斥和aGVHD都会发生，推测也可能

是多态性的蛋白质不相合的结果，它们作为发挥次要组织相容性抗原（非HLA）的功用而以处理过的肽段形式被提呈。

4. 抗体识别　HLA Ⅰ类、Ⅱ类分子同样具有作为抗原激活B细胞抗体反应的功能。抗HLA抗体能调节Allo-HSCT的超急性排斥。然而，抗体不能辨别所有的独特型HLA分子，基因学配型的发展已证明，几乎没有某种抗体决定型的抗原能代表独特的等位基因。例如，HLA-A_2是以一种特定抗体所识别的某一抗原所定义的，但是，经DNA测序已确定它至少有53个等位基因，命名为HLA-A*0201到HLA-A*0258，它们均以糖蛋白形式表达于细胞表面。每一种等位基因都有其独特的DNA序列，但是都表达为糖蛋白并与同样的抗HLA-A_2抗体发生交叉反应。这样，仅仅只有HLA等位基因的特定的表达联结物，如HLA-A*0101和HLA-A*0201，发挥抗原的功能而被分别针对HLA-A_1和-A_2特异的抗体所辨别[211]。

（二）HLA基因学配型

精确的基因学方法已发展到确定HLA等位基因多态性的水平，而经DNA配型研究所发现的多样性已远远超出了预期。

大多数方法使用多聚酶链反应（PCR）技术来扩增基因组DNA。用于PCR的引物可以是针对一个完整的位点，一组等位基因，或某一特定等位基因而特异的。目前的组织配型一般使用下述3种常用技术之一：基因组DNA序列特异性引物扩增法（SSP）；PCR扩增DNA的序列特异性寡核苷酸探针杂交法（SSOPH）；直接自动荧光测序法。所达到的分辨水平取决于所应用的具体检测方法和基因探针。低及中分辨率配型能分辨原先一般由血清学配型方法所识别的HLA等位基因组，例如HLA-A*01XX与HLA-A*02XX；而高分辨率配型技术能分辨出代表独特特异性的个体等位基因，如HLA-A*0101与HLA-A*0102。SSP与SSOPH配型技术除能取得一般低中分辨率配型的结果外，如果能分别应用足够数量的引物和探针，还可取得高分辨率的配型结果。直接DNA测序则更普遍地用于高分辨DNA配型。目前大多数组织配型实验室已应用至少一种DNA配型技术，由血清学确定的特异性水平发展到DNA确定的等位基因水平。

（三）血清学与基因学配型的比较

美国Sloan-Kettering癌症研究中心通过DNA配型研究，发现原先血清学6/6 HLA-A、-B、-DR相合的无血缘供受体只有52.9%仍然是6/6相合，而有38.5%、7.5%及1.1%的供受体分别是5/6、4/6及3/6相合[212]。Fleischhauer与Keever等都认为即使其他位点均相合的无血缘供体，仅仅HLA-B*4402与HLA-B*4403的不匹配就能导致移植排斥和GVHD，可见高分辨DNA配型能最大限度地揭示HLA差异，而这种有功能的差异不能被以往的血清学配型技术所辨别[213]。在DNA配型技术之前，有的实验室以混合淋巴细胞培养反应（MLR）进行功能学检测来评估供受体间相容程度，但更多的研究证明，MLR对预见移植后aGVHD无太多价值。也有研究认为HLA-DRB1、-DQB1及-DPB1等位基因的基因学配型能很好地预见移植后aGVHD。

（四）组织相容性与临床UD-HSCT研究

严格讲，大多数关于供受体HLA不匹配与移植结果联系的研究，都存在着不同程度的方法学限制，所以得出的联系是有限和相对的。

以往的观点认为，植入失败的发生主要和HLA Ⅰ类位点不合有关，而aGVHD的发生与HLA Ⅱ类位点不合有关。但有学者[214]分析了NMDP的1 874例UD-HSCT，结果提示，HLA-A、-B、-C、-DRB1基因位点不合患者的aGVHD发生率明显增加，HLA-A基因位点不合与cGVHD密切相关，HLA-C基因位点不合患者植入失败发生率明显增加。患者的长期生存率与HLA-A、-B、-C和-DRB1基因位点不合有关，而与HLA-DQB1、-DQA、-DPB1、-DPA无关。HLA-A、-B和-DRB1位点中1个基因位点不合生存率下降，而1个抗原位点不合生存率更低。由此可见，HLA Ⅰ类位点不合在aGVHD发生中也有重要作用，HLA-C对aGVHD及植入失败的发生均有重要影响，有必要在临床移植中重视并推广HLA-C基因位点配型。

1. GVHD　NMDP及日本的研究均发现，HLA-A、-B、-C、-DRB1位点等位基因的差异是aGVHD的独立危险因素，HLA-A、-B位点等位基因的不匹配是发生cGVHD的显著危险因素[212, 215, 216]。

2. 植入失败　供体HLA-A、-B、-C位点的差异增加植入失败的风险，但Ⅱ类位点的不匹配不增加植入失败的风险。单一抗原不匹配较单一等位基因不匹配有更高的植入排斥率，可能是前者与更多数量的HLA氨基酸差异有关。当多个等位基因不匹配时，其效果是可累加的。

3. HLA-A、-B、-C 位点

（1）HLA-A、-B、-C、-DRB1位点的不相合，生存率降低，而-DQB1、-DQA、-DPB1和-DPA位点的不相合无显著意义。提示将来的供体不但HLA-A、-B、-DRB1位点要匹配，-C位点也应匹配，而-DQ、-DP位点的匹配程度未能证明影响生存率。

（2）HLA-A、-B、-DRB1位点的一个DNA序列的差异（等位基因不匹配，如HLA-A*0101与HLA-A*0102，不能被抗HLA抗体识别），生存率降低。而能被抗体识别的HLA-A、-B、-DR差异不匹配（抗原不匹配，如A1与A2）则生存率更低。提示在DNA序列水平HLA-A、-B、-C位点的高分辨率配型对选择更为合适的匹配供体非常有益。即使找不到完全相合的供体，一个等位基因不匹配的供体也优于一个抗原不匹配者。

（3）HLA-A、-B、-C、-DRB1位点的多个等位基因不匹配会明显增加UD-HSCT死亡风险。

此外，也有研究者认为，Ⅰ类HLA分子中氨基酸差异的位置与移植结果相关，在116位置上的差异与UD-HSCT后GVHD和死亡率有关[217]。

4. HLA-DRB1位点 有学者利用HLA-SSOPH配型检测，发现血清学HLA-A、-B、-DR位点均相合50例供受体中，56%供受体存在-DRB1或-DQB1位点的不相合。以同样的配型方法，另一项血清学HLA-A、-B、-DR相合的364例供受体中，59例-DRB1位点不相合。全相合受体发生中重度aGVHD的校正概率为48%，而-DRB1位点不相合者为70%[218]。EBMTR及NMDP的资料也都提示-DRB1位点相合会降低移植相关死亡率[219]。Peterdorf等用两种高分辨率配型技术检测300例UD-HSCT供受体发现，在-DRB1单一不相合及合并有-DRB1不相合的移植组中，aGVHD风险度最高，但多项研究未能证明单一-DRB1不相合与增加的死亡率存在显著性相关，仅近期的一项NMDP研究发现二者存在微弱相关[220]。

5. HLA-DQ、-DP位点 MLR试验提示HLA-DQ、-DP可作为移植抗原而涉及免疫反应。在同胞供体移植中，HLA-DP位点不相合非常罕见；而在HLA-A、-B、-C、-DRB1和-DQB1均相合的无血缘供体中，HLA-DP位点不合的比例高达80%～85%。所以仅仅由于HLA-DP位点不合就将此供体剔除是不可行的。-DQ或-DP位点不相合与GVHD及死亡率之间的联系仍未确认。仅个别报道认为-DQB1或-DPB1位点不相合可能会增加aGVHD和移植后死亡率的风险[221]。

6. HLA组织相容性标准的争议 基于DNA技术的高分辨率，HLA配型能检测出细微的HLA多态性，这是以往常规的血清学配型技术无法做到的。但是，要求供体在HLA-A、-B、-C、-DRB1位点所有的等位基因DNA序列水平相合，又过于严格，有时会使患者失去移植机会。对可允许的基因不相合程度应该因移植受体的原发病及疾病分期而不同。如对低危且预期生存良好的患者，要求避免与不相合供体相关的甚至是最低限度的风险，因此应该选择HLA基因位点完全相合的供体；而高危及进展期的患者，常规化疗预期生存时间很短，原发病带来的风险更大于移植，则有可能接受由单一抗原或多个等位基因不相合所带来的风险，因此可接受1个HLA基因位点不合的供体。对于Ph染色体阳性的急淋患者等原发病高危患者，甚至可选用1个抗原位点或2个基因位点不合的供体移植。因此，“可接受的HLA组织相容性标准”这一定义还有待于更进一步的研究来确认。

三、非血缘供体造血干细胞移植的方法

（一）移植适应证

NMDP推荐的UD-HSCT临床指征同Allo-HSCT，最主要的仍是各种恶性血液病，如AML、ALL、CML、骨髓增生异常综合征（MDS）及非恶性疾病如重型再障（SAA）、遗传性疾病等，尤其是高危病例。

（二）UD-HSCT的效果

总体而言，UD-HSCT方案与HLA相合的同胞移植相似，包括大剂量化疗和（或）全身照射的预处理方案，以联合免疫抑制剂预防GVHD等。UD-HSCT的植入率可高达90%～95%，但与HLA相合的同胞移植相比，其植入失败的风险

仍较高。有关UD-HSCT后疗效的早期统计显示，预后良好组的病例移植后无病生存率约为40%～60%，而高危组则为20%～35%。一般UD-HSCT对于较年轻、HLA配型相合程度高以及移植前一般状况好的病例疗效较好。

最新研究显示，非亲缘外周血干细胞移植和非亲缘骨髓移植疗效相同。多数研究表明，外周血干细胞移植的粒细胞及血小板恢复时间快于骨髓移植，同时免疫功能恢复快，而急慢性GVHD及无病生存率的差异不显著。也有报道非亲缘外周血干细胞移植的重度aGVHD及移植相关死亡率较骨髓移植低。两者疗效仍需更大规模的随机对照研究。

1. 急性髓细胞白血病（AML）　AML经HLA相合的同胞移植，CR1期的年轻病例可取得80%的移植后DFS。对于无HLA相合的血缘供体的急性白血病，尤其是高危患者，宜尽早进行UD-HSCT。IBMTR资料显示[203]，接受Allo-HSCT的AML有20%以上为UD-HSCT。UD-HSCT组自确诊至移植的间隔期（中位数）为12个月，而HLA相合的同胞移植为6个月。与HLA相合的同胞移植相比，AML时UD-HSCT的移植相关死亡率略高，而移植后疾病复发率较低。在年龄小于16岁的儿童中，UD-HSCT的移植效果几乎等同于HLA相合的同胞移植。Kernan等[204]报道UD-HSCT治疗AML，CR1及CR2期移植者DFS为45%±13%，进展期则为19%±8%。MeCaul等以UD-HSCT治疗74例AML，全组无进展生存率（EFS）为34%，疾病早期移植的38例EFS为44%，复发率18%，而进展期移植者14例，EFS为0，复发率100%，Ⅱ～Ⅳ度急性GVHD发生率67%，提示移植时AML状态是影响UD-HSCT预后的重要因素。

一般认为，年龄＜55岁，一般状况较好而常规化疗效果不好的AML患者，应考虑HLA相合的同胞移植或UD-HSCT。有研究表明，Allo-HSCT能使AML进展期甚至从未缓解的病例获得15%～35%的长期生存率[222]。而在AML的CR1期接受UD-HSCT的病例，多伴有明确的高危特征，如高白细胞、高危的细胞遗传学证据、≥2个疗程诱导CR等。

2. 急性淋巴细胞白血病（ALL）　Allo-HSCT能够有效治愈ALL，移植后DFS可达60%，以年轻病例CR1期HLA相合的同胞移植效果最佳。IBMTR资料统计939例ALL接受UD-HSCT，3年生存率：210例CR1期病例44%±8%，534例≥CR2期病例为33%±4%，195例复发期移植病例18%±7%。年龄因素也是影响UD-HSCT预后的重要因素。ALL-CR2期接受UD-HSCT的病例中，＜20岁的病例移植后3年生存率为39%±7%，而≥20岁病例组为29%±10%[203]。儿童移植资料显示，UD-HSCT与HLA相合的同胞移植的DFS相似[223]。加拿大移植组报告66例儿童ALL，年龄、分型、疾病状态、GVHD及感染预防方案均无显著差异，37例接受同胞移植，29例接受UD-HSCT，结果3年DFS分别为48%及47%，aGVHD发生率分别为55%及41%，复发率分别为34%及41%。在某些病例组，如＞CR1期ALL病例，UD-HSCT的DFS要好于HLA相合的同胞移植。儿童及成人（Ph^+）ALL进行UD-HSCT后，DFS为40%～50%。ALL病例UD-HSCT的效果也与早期确定高危因素以便尽早移植有关。

3. 慢性粒细胞白血病（CML）　CML接受HLA相合的同胞移植后的生存率为50%～80%，与之相比，UD-HSCT治疗CML有略高的移植相关死亡率，但也有资料提示UD-HSCT后CML复发率更低。疾病早期施行UD-HSCT能提高移植后疗效。NMDP统计196例UD-HSCT，CML慢性期诊断1年内移植者的2年DFS为45%±21%，慢性期＞1年者为36%±11%，CML加速期移植者2年DFS为27%±12%，而14例急变期移植者2年DFS为0%。IBMTR报道也提示CML接受UD-HSCT后3年DFS与病期有关，以慢性期移植最好。有报道显示CML慢性期早期施行UD-HSCT可使移植后生存率达74%[204]。由于CML自然病程相对较长，对INF-α等治疗有分子遗传学反应时会有较长的生存期，UD-HSCT又有其移植相关风险，故在临床上往往会推迟移植或因犹豫而使移植滞后。因此近期有学者建议：年龄＞50岁及40岁以上的低危CML，推荐以伊马替尼单一或联合治疗作为一线治疗；年龄≤40岁，或药物治疗未取得完全细胞遗传学反应，或bcr/abl定量水平无变化或增加者，如有HLA相合的同胞或无血缘供体，宜尽早接受Allo-HSCT。

4. 再生障碍性贫血　IBMTR报道接受Allo-

HSCT的再障患者中约有15%为UD-HSCT，自确诊至移植间隔时间为1年，绝大多数病例是因包括抗胸腺细胞球蛋白（ATG）等免疫抑制治疗失败而选择UD-HSCT的。资料显示移植后临床转归与年龄有关，年龄＜20岁的病例移植后3年DFS为51% ± 8%，≥ 20岁者为29% ± 12%。

5. 遗传性免疫缺陷病　Allo-HSCT治疗首先是在遗传性免疫缺陷病的儿童获得成功的，HLA相合的同胞移植可治愈本病，移植后生存率可达90%。但困难的是仅有10%患儿有健康的HLA相合的同胞供体，UD-HSCT也可取得良好疗效。Filipovich报道12例遗传性免疫缺陷病儿童行UD-HSCT后，2年生存率83%。近期NMDP和IMBTR报道，72例Wiskott-Aldrich综合征患者接受UD-HSCT，与56例HLA相合的同胞移植相比，K-M生存曲线显示，＜5岁患儿组UD-HSCT与同胞移植效果相似，4年生存率为84%，而≥5岁组UD-HSCT后长期生存率约30%。

6. 其他疾病　UD-HSCT也已应用于MDS、恶性淋巴瘤、多发性骨髓瘤、骨髓增殖性疾病、Fanconi贫血以及遗传性代谢病等的治疗，例数有限，尚难以进行适当的疗效评价。

总之，对无HLA相合的同胞供体的病例，是否选择相合的无血缘供体进行移植，与患者的原发病、疾病病期、临床状况、供受体间HLA配型相合程度以及经济承受能力有关，需均衡考虑UD-HSCT带来的益处与相关风险后作出决定。

（三）与UD-HSCT相关的若干问题

1. HLA相合的非血缘供体的寻找

（1）概率：由于HLA基因高度的多态性，理论上寻找到两个在HLA-A、-B、-C及-DR、-DQ、-DP位点等位基因都相合的随机个体的概率极低。然而由于存在基因连锁不平衡现象，实际上匹配成功的概率要高于预期。一般认为，在无血缘关系骨髓供体资料库中为一个患者寻找到一个相合供体的概率，主要取决于该患者所在种族群体的HLA多样性，供体资料库的配型样本数量，以及患者与供体资料库的种族联系等因素。尤其随着配型样本数量的迅速增加，在NMDP中找到至少1例HLA-A、-B、-DR低分辨率相合供体的概率，已由1987年的15%上升到2001年的80%。

（2）供体的HLA配型：全球大约60%的供体资料库仅通过血清学或低分辨率DNA方法进行HLA-A、-B位点的抗原配型（其余40%同时进行HLA-DR配型）。开展HLA-A、-B及-DRB1等位基因序列的高分辨率DNA配型的供体资料库很少，也几乎没有HLA-C及-DQ位点配型资料。世界骨髓供者联合会关于组织相容性检测的指南建议：①对HLA-DR位点要求进行DNA技术配型，对HLA-A、-B位点推荐采用DNA技术配型；②如果是以血清学方法配型的HLA-A、-B位点，一定要采用DNA技术配型确认。也有中心推荐进行常规检测HLA-C位点。

（3）供体选择的非HLA标准：多项研究显示，年龄是除HLA相合外唯一与UD-HSCT后总生存及DFS显著相关的供体因素。男性及未妊娠女性供体可能与更低的cGVHD有关。但供受体性别、CMV血清学、ABO血型及种族等因素都不影响UD-HSCT后生存[224]。

（4）寻找时间：明尼苏达中心的研究表明，开始寻找供体到施行移植的中位时间是4个月，从提交患者资料到确认合适供体的中位时间为10周[220]。所以应尽力缩短间隔以避免患者在移植前死亡。国外有1例AML患者在7天内确定供体并接受UD-HSCT的报道。

2. UD-HSCT的施行

（1）预处理方案及植入：标准的清髓性预处理方案（非血缘供体非T细胞去除的骨髓移植）：环磷酰胺（CTX）60 mg/（kg · d） × 2 d，TBI 1 200～1 575 cGy（分次给予）。后来多数研究发现更高剂量的TBI并未提高移植后生存率，反而增加了非复发死亡率。因此，目前大多数移植中心选用1 200 cGy的TBI加标准剂量CTX的预处理方案，≤40岁的病例对该方案耐受较好，但对＞50岁者毒性较大。有中心应用白消安（BUS）16mg/（kg · d）联合CTX 50 mg/（kg · d） × 3 d进行不含TBI的预处理，取得满意的移植疗效。另有一些中心在研究UD-HSCT是否可采用降低强度的预处理方案来降低毒性以用于老年及一般情况不佳的病例。Nagler等以氟达拉滨（fludarabine, FA）30 mg/（m^2 · d） × 6 d、BUS 4 mg/（kg · d） × 2 d加抗淋巴细胞球蛋白（ATG）10 mg/（kg · d） × 4 d，预处理后行UD-HSCT，无移植排斥发生[225]。近期有报道以人源化抗CD52单抗（campath-1H）

联用氟达拉滨、美法仑（melphalan）组成的方案，对 44 例恶性疾病进行预处理后，行 UD-HSCT，42 例移植成功，在单用 CSP 预防 GVHD 的情况下，仅 3 例出现Ⅲ～Ⅳ度 aGVHD，100 天非复发死亡率为15%，1年总生存率和无进展生存率分别为75% 及 62%。这些研究提示，不用 TBI 的非清髓预处理方案也可以确保 UD-HSCT 的稳定植入，并产生明显的移植物抗肿瘤（GVT）效应，但GVHD及感染仍是其主要问题。目前，非清髓性预处理仍主要应用于亲缘间移植，在UD-HSCT应用尚不多。

苏州大学附属第一医院效仿北京大学人民医院采用的预处理方案有①含TBI方案：司莫司汀（Me-CCNU）250 mg/m^2，-7d，TBI 8.5 Gy，-6d，Ara-C 2 g/m^2，-5d，CTX 1.8 g/（m^2 · d），-4d ～ -3d。②不含TBI方案：Me-CCNU 250 mg/m^2，-9d，羟基脲（HU）40 mg/kg 每日 2 次，-9d，Ara-C 2 g/m^2，-8d，BUS 40 mg/kg 6 小时 1 次，-7d ～ -5d，CTX 1.8 g/（m^2 · d），-4d ～ -3d。

来自 NMDP 的 5 246 例 UD-HSCT 资料显示，首次植入失败的发生率为4%，多变量分析显示植入与下列因素有关：HLA-A、-B及-DRB1位点的相合，高细胞数量，年轻受体，男性受体等[214]。

（2）细胞数量的影响：移植物中的细胞数量日益被认为是影响植入率等移植结果的一个重要因素。一项174例急性白血病UD-HSCT的研究发现，输入骨髓有核细胞数量＞中位值 3.65 × 10^8/kg 的病例，能更快地恢复粒细胞及血小板，并降低重度GVHD的发生率。类似的许多研究都证实，应用高数量的骨髓细胞在儿童和成人 UD-HSCT 都与较好的移植结果（如重度GVHD的发生率、无进展生存率、非白血病死亡率、DFS 等）有关。有可能是因为更高数量的细胞输注有利于减少早期移植后感染，而感染自身又可促发并增强GVHD。此外，迄今为止，在UD-HSCT中，去除骨髓T细胞的移植虽在一定程度上减少了GVHD的发生率，但未提高生存率。可能是骨髓的体外处理损失了造血干细胞，也增加了移植物被排斥和疾病复发[205]。资料显示，在去除骨髓T细胞的UD-HSCT中，移植物中$CD34^+$细胞数量高者移植结果更好[226]。

（3）GVHD的预防及治疗：多数中心的研究结论是，传统的CSP/MTX方案仍然是采用较多的GVHD预防方案，加用泼尼松（prednisone）并不能带来明确的益处。近期的一项多中心 UD-HSCT 前瞻性随机研究显示[227]，以他克莫司（tacrolimus，FK-506）联用MTX在预防Ⅱ～Ⅳ度aGVHD时明显优于CSP/MTX方案（但cGVHD发生率、无病生存率及总生存率无明显差异）。霉酚酸酯（MMF）作为可选择性抑制增殖性 T 及 B 淋巴细胞的新型免疫抑制剂，联合CSP/MTX方案也显示出良好的预防效果。近期也有研究以抗 T 细胞抗体来预防 GVHD，Finke 等对 55 例 UD-HSCT 加用 Fresenius ATG 60 ～ 90 mg/kg 作为 GVHD 预防方案，Ⅱ～Ⅳ度aGVHD发生率为15%，无一例移植排斥。Bacigalupo 等[228]以 SangStat 兔 ATG（thymoglobuline）进行了109例UD-HSCT的随机对照研究，显示移植前给予 15mg/kg 的 thymoglobuline 能显著减少Ⅲ～Ⅳ度 aGVHD 和 cGVHD 的风险。与HLA相合的同胞供体移植相比，HLA 相合的 UD-HSCT 不仅 GVHD 发生率及严重程度要高，而且对于aGVHD的治疗也多不满意。Roy 等报道 42 例发生中重度 aGVHD 的 UD-HSCT 病例，以高剂量泼尼松及ATG治疗，仅9例获得完全和持续的治疗反应。

国内对于 HLA 相合的 UD-HSCT，现多采用 CSP/ 短程 MTX/MMF 三联或 CSP/ 短程 MTX/MMF/ATG 四联方案（浙江大学附属第一医院、苏州大学附属第一医院等），也有中心加FK-506；对于不相合的UD-HSCT，多采用CSP/短程MTX/MMF/ATG/抗CD25单抗（0 d，＋4d）五联方案（空军总医院、苏州大学附属第一医院等），近期也有报道以 FK-506/ 雷帕鸣 /MTX 方案者。

（4）CMV感染：CMV血清学阳性的病例会增加移植后风险，而在UD-HSCT后CMV的活化较为常见。在UD-HSCT后给予更昔洛韦（ganciclovir）作为预防或预先治疗已证明减轻了 CMV 疾病发生率及死亡率。部分研究发现，UD-HSCT预处理时应用Campath-1H虽然可降低GVHD，但同时增加了 CMV 感染发生率并延长了免疫无能的时间。也有报道认为，预防性应用更昔洛韦在HLA 相合的 UD-HSCT 的疗效不如 HLA 相合的同胞供体移植，74 例 HLA 相合的同胞供体移植病例的 CMV 疾病发生率为 10%，而 14 例 UD-HSCT 为

33%，这可能与同胞供体移植免疫抑制相对较弱有关[229]。

（5）移植后晚期感染：研究显示，UD-HSCT后晚期感染发生率要高于同胞供体移植（84.7%*vs* 68.2%），同时这也是与UD-HSCT后非复发死亡率增加相关的主要独立因素[230]。研究表明可能与UD-HSCT免疫重建延迟所致的免疫缺陷有关，提示UD-HSCT可能需要更积极的防护及机会性感染的预防性治疗。

（6）供体淋巴细胞输注（DLI）：有多中心研究报道了DLI（主要含T细胞）治疗58例UD-HSCT后复发病例的疗效，完全反应率42%，伴有37%的Ⅱ～Ⅳ度aGVHD发生率和31%的cGVHD发生率[231]。

近年，NK细胞异基因活性在UD-HSCT中的作用受到国内外学者的关注。研究表明，在异基因移植中，供体NK细胞与受体MHC的Ⅰ类受体不合时，抑制性KIR受抑制而激活NK细胞的活化性受体（KAR），活化的NK细胞输注入宿主体内能消除宿主免疫效应细胞并释放多种促造血因子，从而促进骨髓植入和造血重建，同时还能有效阻止GVHD的发生。此外，由于活化的NK细胞具有强大的抗肿瘤效应，还能增强移植物抗白血病效应（GVL），避免移植后复发。2003年报道130例UD-HSCT，其中有抑制性KIR受体不合者20例，相合者110例，前者的总生存率为87%，无病生存率87%，复发率6%，治疗相关死亡率6%；而抑制性KIR受体相合组，分别为48%、39%、21%、49%（$P \leqslant 0.01$）。另有报道HLA单倍体相合移植，供体抑制性KIR与受体MHC的Ⅰ类受体不合时，GVHD发生率大大低于相合组（0 *vs* 75%），同时，AML的移植后复发率也远低于相合组，但ALL组无明显差别[232]。

四、非血缘关系脐血移植（UD-CBT）

脐血以其资源优势，独特的生物学特性及广泛的临床适应证，日益成为临床Allo-HSCT的一个重要选择，自1998年首例CBT成功治疗Fanconi贫血以来，已成功治疗恶性血液病、恶性实体瘤及遗传性免疫缺陷等疾病。

（一）脐血细胞的生物学特性

1. 脐血细胞计量　1份脐血容积为15～360 ml，均值99 ml。有核细胞总数约（1.3～58）$\times 10^8$，均值10.8×10^8。研究显示，冻存脐血复温输注时，有核细胞数均值3.7×10^7/kg，$CD34^+$细胞均值2×10^5/kg，CFU-GM数均值2.4×10^4/kg。

2. 脐血造血干/祖细胞增殖分化特性　脐血中所含造血干/祖细胞较多，并具有很强的增殖、分化、形成集落的能力，受刺激调节进入细胞周期的速度以及对各种造血调控因子作用的反应能力，均高于骨髓及外周血中造血干/祖细胞。研究显示，脐血干细胞中含1%～2%$CD34^+$细胞。脐血干细胞分化阶段也不同，34.9%$CD34^+$细胞不表达CD38，77.9%不表达CD45RA，其中$CD34^+CD38^-$细胞为更原始的造血细胞。此外，以长期培养起始细胞（LTC-IC）技术体外培养时，脐血细胞显示出很高的扩增效率，已有扩增的脐血用于临床UD-CBT的报道。

3. 脐血细胞免疫学特性　脐血免疫细胞发育相对不成熟，单核/巨噬细胞的抗原递呈能力较低，B淋巴细胞为幼稚B细胞（免疫表型$CD5^+$ $CD9^+$ $sIgM^+$），T淋巴细胞表达较低水平的IL-2受体，对异基因抗原刺激反应弱，细胞毒性T淋巴细胞的活性亦很低，脐血混合淋巴细胞反应明显低于成人外周血。

4. 脐血中细胞因子　研究表明脐血中含有丰富的细胞因子，多来自胎盘滋养层细胞和蜕膜基质细胞，主要有IL-3、IL-6、SCF、EPO、M-CSF、GM-CSF、G-CSF等，其中IL-3、GM-CSF、G-CSF较成人血明显增高。

基于以上生物学特性，脐血移植后发生移植排斥及GVHD的频率及程度都较低，能使受体全面重建造血及免疫功能。由于脐血细胞有较原始的免疫能力，可进行HLA配型1～3个位点不完全相合的同胞或UD-CBT。

（二）脐带血库

美国纽约血液中心1993年建立了全球最大的脐带血库（CBB），我国也已开始运营脐带血库。脐血的采集、贮存、检验及相关记录要求都非常严格。目前脐血细胞的HLA配型，多数CBB以血清学方法鉴定HLA-A、-B位点，基因分析鉴定HLA-DR（包括B1、B3、B4、B5），对-DRB1则采用高分辨率基因分析技术。

（三）非血缘关系脐血移植

临床适应证：凡适于进行骨髓及外周血造血干细胞移植的疾病，均可进行UD-CBT，且适应证可能更广。移植时机的选择：急性白血病应在初次或第二次缓解期，CML最好在慢性期，恶性实体瘤及遗传性免疫缺陷病应选择在临床状态良好时进行。

脐血所含的有核细胞数受脐血量的限制，数量有限，使部分大体重的儿童及成人的UD-CBT受到限制。资料显示，1份脐血容量在40～49ml之间时，79%的脐血所含有核细胞数大于4×10^8，可满足体重20 kg以下的病例移植所需的2×10^7/ kg个细胞的最低要求；而脐血容量在50～59 ml的90%、70～89ml的99%、90ml以上的100%的有核细胞数大于4×10^8，所以一般临床要求UD-CBT病例的体重在40 kg以下，以获得较好的移植疗效。临床经验认为获得成功植入的细胞数要求为3.7×10^7/kg，较低的细胞数移植成功仅是个别情况。Gluckman[233]提出CBT成功的最低安全有核细胞数为2×10^7/kg。北京大学人民医院曾用双份脐带血进行UD-CBT治疗大体重成人（95 kg）ALL获得成功。

多数移植中心研究表明[233-235]，UD-CBT在儿童及成人受体均可获得植入成功，并有较低的aGVHD发生率。多元回归研究进一步提示：①更高的输注有核细胞数和HLA相合程度可预期有更快速的粒细胞恢复；②受体CMV血清学阳性预期有aGVHD高风险；③受体CMV血清学阴性和更高输注有核细胞数预期更高的UD-CBT生存率。迄今最大的UD-CBT临床研究显示[236]，562例UD-CBT，儿童为主（恶性血液病67%，遗传性疾病24%），86%病例为1～2个HLA位点不相合。结果：①81%病例移植后6周内粒细胞恢复（中位时间为28天），85%病例血小板在180天内恢复（中位时间为90天），粒细胞恢复速度主要与输注的有核细胞数量有关；②Ⅲ～Ⅳ度aGVHD发生率为23%，cGVHD发生率25%（局限型为主）；③白血病病例1年内复发率26%，所有病例100天死亡率39%，死因为感染47%，GVHD11%。总的非复发移植相关事件率和100天的无事件生存率主要与受体年龄、诊断、输注有核细胞数及HLA相合程度有关。欧洲脐血移植协作组总结665例CBT资料后认为，采集的有核细胞数≥4.6×10^7/kg或输注的细胞数≥3.7×10^7/kg是CBT最重要的预后因素。其次是HLA相合程度，1个位点不合时，Ⅰ类不合优于Ⅱ类，A位点不合优于B位点；2个位点不合时，仅Ⅰ类不合或Ⅱ类不合，优于Ⅰ类和Ⅱ类同时不合。

CBT与BMT的相对优劣比较见表8-8。

爱尔兰癌症中心推荐非血缘供体移植时造血干细胞来源的选择策略见图8-4[203]。

表8-8 脐血移植（CBT）与骨髓移植（BMT）比较

	潜在优势	潜在劣势
CBT	可较快获得造血干细胞	移植经验少
	较少的HLA限制	植入延迟
	较低的GVHD风险?	不能进行DLI
	更低的CMV感染率	潜在的遗传性疾病风险
	对供者无影响	
BMT	移植经验丰富	寻找供体缓慢
	植入较快	更多的HLA限制
	可进行DL I	较高的GVHD风险?
	潜在的遗传性疾病风险小	CMV感染

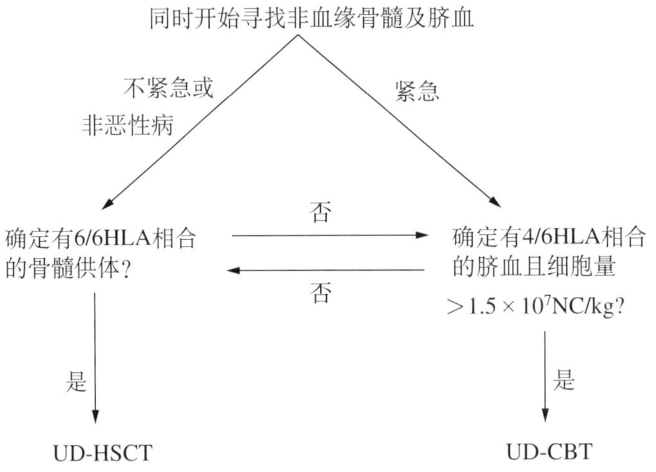

图 8-4 爱尔兰癌症中心推荐非血缘供体移植时造血干细胞来源的选择策略

（吴德沛 陈 峰）

第八节 脐带血造血干细胞移植

异基因骨髓移植（Allo-BMT）在治疗血液系统恶性肿瘤、再生障碍性贫血、部分遗传性疾病方面取得了满意的效果。近年的异基因外周血造血干细胞移植（PBSCT）为这些疾病的治疗提供了又一造血干细胞来源。由于Allo-BMT和PBSCT需要组织相容性抗原（HLA）配型相合的供者，根据我国国情，同胞供者来源越来越少，国外许多国家已建立了非血缘关系的骨髓资料库，以弥补同胞之间供髓的不足。我国也已建立无血缘关系骨髓资料库。而脐血作为继骨髓、外周血后的第三种造血干细胞的来源，正日益受到人们的重视，已成为异基因造血干细胞移植的一种有效替代方法，显示了巨大的潜力，成为近十余年来造血干细胞移植领域中最重大的进展之一。

脐血（cord blood）又称胎盘/脐带血（placental/umbilical cord blood），是胎儿脐带及胎盘近胎儿一侧血管内的血液。脐血长期以来都被认为是废物而被丢弃。自 1974 年 Knudtzon[237]等发现脐血中富含造血细胞以来，有关学者对其进行了广泛而深入的研究。1988 年 Gluckman[238]首例同胞之间脐血治疗Fanconi贫血获得成功以来，脐血移植日益受到人们的重视。目前脐血移植主要是以非血缘脐血移植为主，因此，开展脐血移植需要建立脐血库。自 20 世纪 90 年代起，世界各国纷纷着手建立脐带血造血干细胞库。1992年美国纽约血液中心 Rubinstein 建立了世界上第一个实用性脐血库。目前世界上主要的脐血库有美国纽约、法国巴黎、意大利米兰、德国Dusseldorf、西班牙巴塞罗那、日本东京、中国北京等。已冻存可供移植用脐血200 000份，仅欧洲和美国保存的脐血已超过100 000份，我国脐血库保存的脐血数量也达20 000 份以上。在此基础上成立了国际脐带血造血干细胞库协作组织Netcord。目前世界最大最权威的脐血造血干细胞库协作组织是Eurocord，亚洲地区也在 2000 年成立了 AsiaCORD。据不完全统计，迄今为止全世界已开展脐带血造血干细胞移植近6 000余例，其中绝大多数为非血缘造血干细胞移植。治疗的疾病包括血液系统疾病与非血液系统疾病。脐血移植的适应证主要有血液系统恶性肿瘤，骨髓造血功能衰竭综合征和遗传性血液系统疾病等。

与非血缘骨髓移植相比，脐血移植具有以下优点：①脐血来源丰富；②采集方便，对产妇和胎儿无任何损害；③与非血缘骨髓库不同，脐血是以实物的形式保存，不会被供者拒绝；④寻找HLA相合脐血所需时间短，可根据患者需要及时进行移植；⑤脐血中免疫细胞不成熟，移植后急、慢性GVHD的发生率低且严重程度较轻，可耐受较大的HLA差异，故脐血库较骨髓库需要较少的供者；⑥脐血中各种病毒感染的机会较小，移植后病毒性疾病发生率低。脐血移植的不足之处有：①脐血量有限，细胞数量少，在成人脐血移植有一定的限制；②具有潜在过继遗传性疾病的可能；③如移植失败，无备用骨髓或外周血干细胞进行再次移植；对恶性血液病患者，亦不能进行淋巴细胞输注；④造血重建的时间较长，感染、出血的发生几率较大。

随着脐血库在全世界范围内的建立和脐血库存量的增加，近年非血缘脐血移植得到了较快的发展。脐血移植的最大问题是脐血中的细胞数少，因此限制了脐血的应用，特别是在成人。

20世纪90年代对脐血移植的研究主要是发现脐血造血干细胞移植具有移植后GVHD发生率和严重程度均低，HLA配型1～2点甚至3个点不合也可进行移植的特点。进入21世纪，脐带血移植的研究主要是回顾性比较非血缘骨髓移植与脐血移植的疗效，特别是对成人移植的疗效进行评估，并提出了脐血供者选择的标准。

一、儿童脐血移植

儿童脐血移植最早主要用于高危险组和复发的血液系统恶性肿瘤及部分非恶性血液病患者。预处理方案主要采用CTX/TBI或BUS/CTX，部分患者加用ATG。

1996年Kurtzberg[239]和Wagner[240]分别报告了25例和18例非血缘脐血移植的初步临床结果，均证明非血缘脐血也是一种重要的造血干细胞来源，至少能重建儿童和成人的造血系统，且GVHD发生率低。

1998年Rubinstein[241]等总结了纽约血液中心脐血库提供的562份脐血移植的临床结果。其中恶性血液病378例（67%），遗传性疾病137例（24%），获得性骨髓造血功能衰竭综合征47例（8%）。移植后中性粒细胞大于0.5×10^9/L的中位时间为28天（10～120天），移植后42天和60天髓系造血功能恢复的患者分别为81%和91%。移植后100天和180天血小板植活率分别为58%和85%。在可评价的399例患者中118例发生aGVHD（占30%），其中84例为II度GVHD（21%），43例为III度GVHD（11%），42例为IV度GVHD（11%）。移植后100天52%患者无病生存。移植失败的原因有植入失败、自体骨髓恢复、恶性血液病复发和感染等。

2001年Gluckman[242]报告了Eurocord收集的291例儿童非血缘脐血移植的多中心研究结果。其中恶性疾病202例，骨髓衰竭28例，先天性代谢性疾病61例。83%为HLA 1～4位点不合的脐血移植。患者中位年龄5岁（0.2～15岁），中位体重19kg（4～83kg）。输入中位有核细胞数为4.5×10^7/kg [(0.6～36) $\times 10^7$/kg]。中位随访时间为21个月（1～64个月）。60天中性粒细胞植活的概率为82%，中位植活时间为29天（10～60天）。大于II度急性GVHD的发生率为39%。2年EFS在恶性疾病组为36%，再生障碍性贫血组为21%，先天性代谢性疾病组为51%。进一步分析了该组病例中与急性白血病疗效的相关因素，发现移植前疾病状态是影响EFS的最重要因素。移植前处于CR1和CR2的患者2年EFS为49%，而处于难治和复发及晚期白血病的患者EFS仅为8%。

由于早期脐血移植所选患者大多处于疾病不稳定状态或恶性疾病未缓解期，其疗效尚不能令人满意。IBMTR/NYBC有关儿童白血病移植的资料显示，脐血移植时HLA6个位点全合，3年无病生存率在75%左右，HLA一个点不合，脐血移植与非血缘骨髓移植HLA全合的疗效接近。2000年Rocha[243]比较了113例HLA配型相合同胞间儿童脐血移植和2 052例HLA配型相合同胞间儿童骨髓移植的临床结果。移植后60天髓系植入率，脐血移植89%，骨髓移植98%，脐血移植后未能植活的比例要高于骨髓移植。II度以上急性GVHD和慢性GVHD发生率，脐血移植为14%和6%，骨髓移植为24%和15%，脐血移植后，无论是急性GVHD还是慢性GVHD均低于骨髓移植。而3年生存率在脐血移植和骨髓移植间无统计学差异。影响生存率的因素主要与恶性疾病种类、病期及年龄有关，而与移植的类型（骨髓或脐血）无关。死亡原因主要为恶性疾病复发，但两组复发相关死亡率相似，分别占全部死亡的48%和49%。其他死亡原因在脐血移植主要为感染和出血，而骨髓移植主要为GVHD、间质性肺炎和器官功能衰竭。

2004年Rocha[244]又报道了Eurocord比较儿童的非血缘骨髓移植与脐血移植100天的移植相关死亡率的资料。100天内脐血移植的移植相关死亡率高于骨髓移植，主要与脐血移植后造血恢复延迟有关。而低的GVHD发生率是否与100天后的脐血移植相关死亡率低有关尚无定论。总的无病生存率二者相似。文章同时提出影响儿童脐血移植的预后因子，包括细胞数、HLA配型、移植中心经验、病人移植时的疾病状态、CMV、ABO血型等有关。在众多的影响因素中，脐血有核细胞数量是移植成功的关键因素。尽管脐血移植HLA差别较大，但与配型相合的非血缘骨髓移植相比，无论在植入率、GVHD和生存率方面均无显著差异，表明脐血完全可以替代非血缘关系骨髓进行儿童造血干细胞移植。据此，Eurocord提出儿童目前选择脐带血移植的适应证：①无同胞HLA相合供者；②需要尽快移植病例；③所选脐血有足够数量的细胞和HLA相合程度。

2006年Eapen[245]比较儿童急性白血病85例非血缘关系骨髓移植、81例非血缘脐血移植与101例同胞间骨髓移植的结果，3年无病生存率非血缘关系移植和同胞移植分别为49%和54%，认为无病生存率骨髓移植和脐血相似，与疾病类型无关，与疾病状态有关。结论：儿童急性白血病第一次缓解期时非血缘造血干细胞移植与同胞移植处在相同的选择地位。

二、成人脐血移植

由于采集的脐血量有限，所含的造血干/祖细胞相对较少，限制了脐血移植在成人中的应用。1996年Laport[246]首次报道一例成人脐血移植成功。1997年Kurtzberg等[239]报告了42例成人非血缘脐血移植的临床结果。患者中位年龄26岁，中位体重56公斤。移植病种均为恶性疾病。HLA配型完全相合仅有3例，1个位点不合8例，2个位点不合21例，3个位点不合10例。输入细胞中位数1.7×10^7/kg。移植后12例患者50天内死亡，其中7例未植活。中性粒细胞大于0.5×10^9/L的中位时间为35天（15～57天），血小板大于2×10^9/L的中位时间为176天（30～180天）。1年生存率仅为17%，移植前原发疾病处于稳定状态者为39%。其中输入细胞数低于1×10^7/kg的6例患者全部死亡。

2000年Eurocord报告了1988年10月至2000年3月108例成人恶性血液病进行非血缘关系脐血移植的临床结果。患者中位年龄26岁（15～53岁），中位体重60kg（35～110kg），所输有核细胞中位数为1.7×10^7/kg ［(0.2～6) $\times10^7$/kg］。所有患者均为恶性疾病，其中急性淋巴细胞白血病32例，慢性髓性白血病37例，急性髓性白血病23例，骨髓增生异常综合征12例，非霍奇金淋巴瘤4例。HLA配型完全相合的仅有6例，其余102例为1～3个位点不合。移植后60天中性粒细胞达0.5×10^9/L以上者占81%，植活的中位时间为32天（13～60天）。发生II度以上GVHD为38%。预期1年总体生存率为27% ± 6%，移植前原发疾病处于稳定状态者为39%，而处于疾病晚期的病人生存率仅为17%。死亡原因主要为感染和GVHD。多因素分析结果认为，CML慢性期，急性白细胞完全缓解期，输入有核细胞数$\geqslant2.0\times10^7$/kg和1998年1月后进行的移植是影响100天以内死亡率的主要因素。

美国纽约自1993年至2003年共提供1 457例脐带血。分析其中成人资料391例。移植后中性粒细胞植活与细胞数有关，$>5\times10^7$/kg 80%植入，$<2.7\times10^7$/kg只有60%植入。HLA 6个位点全合100%植入；1～2个位点不合60%～70%植入。含TBI的植入率高于不含TBI的预处理方案。其中TBI+FA的植入率更高，可达90%。成人脐血移植2年无病生存率为26%。影响生存率的因素包括输入的细胞数、HLA配型、移植前患者疾病状态等。成人与儿童的疗效相似。

三、非血缘骨髓移植与非血缘脐血移植的比较

2004年Laughlin[248]在新英格兰杂志报告了IBMTR/NYBC的结果。非血缘骨髓移植351例HLA全合270例，1个位点不合81例；脐带血移植186，1个位点不合21%，2个位点不合69%，3个位点不合10%。结果中性粒细胞100天内植入率，非血缘骨髓移植全合、非血缘骨髓移植1点不合、非血缘脐带血移植分别为90%、77%、69%，血小板植入率分别为65%、46%、33%，3年无病生存率分别为32%、19%、19%。分析认为脐血移

植疗效差的原因与患者常是进展期患者，最后选择脐血移植有关，特别是与 1996 ~ 2001 年对脐血供者的选择认识不足，开展移植的单位经验不足，移植病例数较少有关。

Rocha[249]比较了 EBMT 和 EUROCORD/NETCORD 的骨髓移植和脐血移植治疗成人急性白血病的资料。1998 ~ 2002 年 682 例非血缘造血干细胞移植，其中非血缘 BMT584 例，非血缘脐血移植 98 例，平均年龄分别为 32 岁和 25 岁；平均体重分别为 68 公斤和 58 公斤。可见接受脐血移植的患者相对年轻，体重偏小。骨髓移植患者 HLA 均完全相合，而脐血移植患者仅有 6%HLA 完全相合，绝大多数患者为 1 ~ 2 个位点不合。脐血移植的有核细胞数仅为骨髓移植的 1/10。骨髓移植和脐血移植 100 天的植入率分别为 83%、76%，II 度及以上 aGVHD 分别为 43%、26%，2 年无病生存率分别为35%、32%，按疾病状态CR1 均为46%。结论：脐带血移植后植活较慢，aGVHD 低，无病生存率和总体生存率二者相似。

根据北美和欧洲的两个大宗病例报告的结果，目前认为对于没有HLA 相合骨髓供者的成人急性白血病患者，非血缘脐血移植也是一种可以接受的治疗方法。

由于成人脐血移植受到脐血造血干 / 祖细胞数相对较少的影响，许多学者开始尝试 2 份或多份脐血移植。北京大学人民医院血液病研究所早在2001年就报道采用双份脐血移植成功治疗一例成人急性白血病患者。该患者体重 85 公斤，2 份脐带血细胞数分别为 1.8×10^7/L 和 0.8×10^7/L，移植后白细胞和血小板植活的天数分别为21天和 51 天。此后又报道了 6 例 2 份脐血移植的结果，证实 2 份脐血移植是可行的。与此同时国外亦开展了 2 份脐血移植的工作。美国 Barker 报道了 23 例 2 份脐血移植的资料。患者均为高危恶性血液病患者，平均年龄 24 岁，2 份脐血移植输入的有核细胞数为 3.5×10^7/kg。移植后可评估的 21 例患者平均23天达到植入。在移植早期（21天）移植物来自2份脐血为24%，1份脐血为76%。移植后 100 天移植物均为 1 份来源。但植入的那份占优势脐血在有核细胞数、CD34 细胞数和 HLA 相合程度均与另一份为植入的脐血无显著性差异。移植后 1 年无病生存率为 57%，其中缓解状态下移植的患者为 72%。作者认为 2 份脐血移植是安全的，可以克服因 1 份脐血细胞数不足而无法进行脐血移植的问题。

近年来，日本非血缘脐带血移植例数增加迅速，每月移植的病例数已接近甚至超过非血缘骨髓移植，提供脐血移植1 464例。日本东京大学医学科学研究所TAKAHASHI[250]报告了112例非血缘造血干细胞移植治疗成人血液系统疾病的结果，其中45人接受非血缘骨髓移植，68人接受脐带血移植。从开始查询供者至移植所花费的时间，非血缘骨髓移植约为11个月，而非血缘脐血移植只有 2 个月。移植后非血缘骨髓移植无论中性粒细胞和血小板的恢复均早于非血缘脐血移植，但脐血移植无 1 例死于重度 GVHD，而非血缘骨髓移植有10人死于GVHD。非血缘脐血移植无论是移植相关死亡率和无病生存率均低于非血缘骨髓移植。

综上所述，目前认为对于缺乏HLA相合供者的成人白血病患者，脐带血移植也可作为一线选择，可与非血缘骨髓移植的查询同时进行，再根据患者是否需要尽早移植和供者的情况决定。Gluckman提出符合脐带血供者的条件是：①细胞数至少$\geqslant 2.0 \times 10^7$/kg，解冻后$\geqslant 1.5 \times 10^7$/kg；② HLA 配型相合位点$\geqslant$ 2 个，也就是 6 个位点中有 4 个位点相合。

虽然成人脐血移植有很多成功的报道，但总体生存率仍较低。这主要是因为脐血所含有核细胞数较少，导致造血重建延迟，患者早期死于感染等并发症的比例增加。如何提高脐带血移植的疗效，特别是提高植入率和提前植入时间，是目前脐带血移植研究的热点。目前进行的研究包括：①脐血库应增加供移植用的脐血储存的数量和质量，使可提供的脐带血的细胞数更多、HLA 相合的几率更大；由于提高输入的脐血细胞数，是提高成人脐血移植成功的关键，因此改进方法增加脐血的收集量比HLA配型相合程度更重要；②脐带血体外扩增：用多种细胞因子进行脐血造血干细胞体外扩增，通过这种方式虽然祖细胞在数量上明显增加，但是否对植入有促进作用仍未得到证实；③采用 2 份或多份脐血进行混合移植以增加总体脐血干细胞的数量；④开展减低剂量的预处理方案的脐血移植；⑤联合移植。

我国脐带血移植起步较早，但发展缓慢。全国已建立和正在建立的脐带血库有10家，6家保存可供移植的脐带血达23 000份，其中4家（北京、天津、山东、广州）分别超过5 000份，但移植的病例仅有200例左右，远低于国际上脐血发放的比例。因此，全国应开展脐带血联网，进行多中心合作，以提高我国脐带血移植水平。

（刘开彦）

第九节　移植物抗宿主病和移植物抗肿瘤效应

异基因造血干细胞移植目前仍是治疗血液系统恶性肿瘤最有效的方法之一，随着支持治疗措施的改进，危及生命的出血、感染并发症明显减少，因此移植物抗宿主病（graft versus host disease，GVHD）的发生与否显得非常重要。GVHD的发生曾经被认为是双面剑，一方面可使患者的生活质量明显下降，严重时可危及生命；另一方面发生GVHD的患者，移植后疾病的复发率明显低，由此而产生移植物抗肿瘤效应（graft versus tumor，GVT）。目前的研究认为，GVHD与GVT是通过不同的机制产生不同的反应过程。GVHD是移植相关死亡率的主要原因之一，而GVT主要作用于肿瘤细胞，对正常组织细胞无作用。本章节将就此分别进行介绍。

一、移植物抗宿主病

GVHD分为急性GVHD（acute GVHD，aGVHD）和慢性GVHD（chronic GVHD，cGVHD）。发生在移植后100天内的为急性，100天以后的为慢性。二者的发病机制、临床表现不尽相同。

（一）急性GVHD

1. 病理生理　主要由供者T细胞植入、激活、释放细胞因子等一系列反应，攻击相应的靶器官而引起的病理改变。早在20世纪60年代，Billingham就确定了发生GVHD应具备的条件：①移植物中含有免疫活性细胞；②宿主具有移植物所没有的异基因抗原，被移植物识别为非自我；③宿主缺乏免疫反应能力来对抗移植物。随着研究的深入，GVHD的发病机制得到了进一步的认识。根据急性GVHD发病所经历的过程，大致可分为三个阶段。第一阶段为组织损伤和细胞激活：移植所采用的预处理方案等导致宿主组织的损伤，同时激活宿主的抗原递呈细胞（APC）和巨噬细胞，释放炎性细胞因子，这些因子上调宿主APC上的抗原和粘附分子，使供者T细胞发挥作用；第二阶段为供者T细胞的激活：供者T细胞识别宿主APC细胞上的MHC抗原，从而被激活并且分化为Th1细胞，Th1细胞分泌IL-2和IFN-γ，扩增CTL和NK细胞；第三阶段为细胞毒作用和炎性反应：扩增的CTL与NK细胞通过穿孔素、粒酶、TNF等损伤宿主组织，损伤的组织进一步导致细胞因子释放，形成“爆发”反应，出现GVHD的临床表现。决定造血干细胞移植后GVHD是否发生及程度的主要因素有移植T细胞的类型及特性，HLA配型情况，免疫细胞的信号途径以及细胞因子等。

（1）T细胞：移植物中T细胞的活化状态及成熟程度在GVHD的发生中起至关重要的作用。CD45RO抗原被认为是成熟记忆T细胞的标志，CD45RA抗原表达阳性的细胞为未被激活的“处女”细胞，体外实验中除去CD45RO和CD45RB阳性细胞就可发现明显减轻混合淋巴细胞反应的程度。临床结果同样得到证实，在脐带血移植过程中，因脐带血内含有相对多的未被刺激过的T细胞，所以移植后GVHD的发生率较低，且程度较轻。曾妊娠过的妇女提供的移植物，因含有较多预敏的T细胞，所以移植后，GVHD发生率较高。通过对比，成熟T细胞或已经预敏的T细胞容易识别异基因抗原而发生GVHD。

（2）供/受者HLA配型：HLA配型不合是诱发GVHD的最主要因素。HLA抗原包括I类抗原（HLA-A、B、C）和II类抗原（HLA-DP、DQ、DR）。I类抗原在所有有核细胞表面均有不同程度的表达，而II类抗原主要在免疫细胞上表达。I类中的A、B位点和II类中DR位点在GVHD的发生中最重要，所以目前大多数中心仍以HLA-A、B、DR作为供者筛选的常规检查，但在HLA-A、B、DR供受者完全相合的移植中仍有GVHD的发生，说明其他抗原在GVHD的发生中仍起到一定的作用，如次要组织相容性抗原等。

（3）信号途径：在Knockout小鼠动物模型中已经证实，TCR信号途径、CD28共刺激信号途径和CTL-4抑制信号途径的改变将直接影响到GVHD的发生。另外发现CD40与CD40配体（CD40L）对T细胞的激活也起到重要的作用。T细胞表面的CD40L与内皮细胞表面的CD40相互作用可激活内皮细胞，使内皮细胞的ICAM-1等的粘附分子表达增强，作为共刺激信号进一步激活CD4阳性细胞而增加免疫反应。

（4）细胞因子：细胞因子网络失衡是造成GVHD组织损伤的重要原因。在造血干细胞移植过程中，异常增多的细胞因子主要有两个来源：①感染、原发病以及预处理的毒性等因素引起的细胞因子分泌失调；②供、受者T细胞的相互激活，分泌细胞因子并表达细胞因子受体，导致T细胞进一步激活，形成正反馈调节环路，产生更多细胞因子。参与急性GVHD发病的因子有多种，其中IL-2、4、IFN-γ、TNF-α等的作用尤为重要。白细胞介素-2（IL-2）对GVHD有双向调节作用，研究提示在异基因骨髓移植早期，IL-2可促进造血干细胞向$CD3^+$、$CD4^-$、$CD8^-$细胞分化，抑制GVHD进程；但在移植7天后给予IL-2可提高受者脾中供者$CD4^+$和$CD8^+$细胞比例，增加急性GVHD的发生及由此而来的死亡率增高。γ-干扰素（IFN-γ）介导皮肤组织、胃肠道的GVHD病理损害，它可诱导MHC分子的表达，从而使上皮细胞更易被细胞毒性T细胞溶解。肿瘤坏死因子-α（TNF-α），研究显示限制其分泌或拮抗其效应可终止GVHD过程。白细胞介素-4（IL-4）是重要的GVHD负调控因子。

2. 临床表现　皮肤、肝脏、胃肠道和造血系统是aGVHD主要的靶器官，所以临床上出现的临床表现主要与这些器官有关。

（1）皮肤：大多数患者首发表现为皮疹。早期多为斑丘疹、皮肤变黑等，可伴有皮肤瘙痒，随着病情进展可融合成片，继而形成大疱，并成片脱落。出现的时间多在白细胞恢复的初期，开始累及的部位常见于耳后、项部、肩部、脚掌和手掌等，进展后可累及全身。

（2）肝：是aGVHD累及的第二个常见器官，临床表现为直接胆红素升高，可伴有转氨酶和碱性磷酸酶升高。罕见肝功能衰竭以及由此引起的白蛋白下降。

（3）胃肠道：aGVHD累及上消化道可表现为食欲不振、厌食、消化不良、恶心、呕吐等症状。但临床上本病的诊断往往被忽视，因在造血干细胞移植过程中，引起上述症状的因素很多，临床上很难鉴别，只有靠内窥镜的检查来确定。小肠与大肠的aGVHD临床表现常常是非常严重的，主要表现为大量腹泻和腹部绞痛，腹泻的量每天可达10L，开始可为水样便，随着病情进展多出现血便，需要输血治疗。

（4）造血系统：aGVHD累及造血系统并不常见，早期发现GVHD主要攻击宿主的淋巴器官，免疫功能受损，导致致命性的感染。后期临床上可见持续性血小板减少和IgA浓度的降低等。

（5）其他：累及眼部可表现为畏光、出血性结膜炎、伪膜形成和“兔眼征”等。有眼部表现的aGVHD比没有者预后差。膀胱受累可表现为出血性膀胱炎。另外还发现aGVHD增加了患感染性和非感染性肺炎的危险性。

3. 诊断与分级/度

（1）诊断：可根据以下4条进行诊断：①具备GVHD发生的条件；②皮肤、肝和（或）肠道出现相应的临床表现；③组织病理特点：皮肤活检可见嗜酸性小体，肝脏活检可见胆道损害，肠道活检可见隐窝细胞降解；④排除其他原因：药物过敏、放化疗反应及感染等。移植后早期出现的aGVHD确诊有时非常困难，病理学检查的追踪观察对诊断意义很大。

（2）分级/分度：目前临床上多采用的仍是Glucksberg等（1974）报道的Seattle分级/分度标准（表8-9、10）。I度GVHD预后较好，不需要治疗；II度需要治疗，多有好转，多为多器官受累，偶有皮疹，达+++，而无肝或肠道受累，最近认为具有恶心、食欲不振、厌食或呕吐经活检证实为GVHD的患者也归为II度；III度和IV度为多脏器受累，常危及生命。由于各单位采取的诊断方法不同，认识不同，因此对于同一情况下的患者，分度可能存在不一致。为此，Seattle的修订标准（表8-11）和其他的分级/分度方法（表8-12）相继产生，但这些方法是否有特异性目前尚不清楚。

表 8-9 aGVHD 的临床分级（Seattle，adapted from *Transplantation*，1974，18：295）

期	皮肤 *	胆红素	肠道 **
+	斑丘疹<25% 体表面积	2 ～ 3mg/dl	腹泻，500 ~ 1 000ml/d或持续恶心
++	斑丘疹 25% ～ 50% 体表面积	3 ～ 6mg/dl	腹泻，1 000 ～ 1 500ml/d
+++	泛发性红皮症	6 ～ 15mg/dl	腹泻，>1 500ml/d
++++	脱皮和水疱	>15mg/dl	疼痛 ± 梗阻

注：* 应用“九分法”或烧伤面积估算法计算。** 腹泻量适用于成人，持续恶心需内窥镜活检证实为 GVHD

表 8-10 aGVHD 的临床分度（Seattle，adapted from *Transplantation*，1974，18：295）

度	皮肤	肝	肠道	ECOG*体能
0	0	0	0	0
I(轻微)	+～++	0	0	0
II(中度)	+～+++	+	+	+
III(重度)	++～+++	++～+++	++～+++	++
IV(危及生命)	+～++++	++～++++	++～++++	+++

注：ECOG = Eastern Cooperative Oncology Group

表 8-11 Seattle 修订标准（adapted from *BMT*，1998，21：273）

度	标准
0	移植 100 天内无 GVHD 的确切证据；皮肤、肝、肠道的异常完全可以被非 GVHD 因素解释；除非原计划的预防用药，无其他针对 aGVHD 的免疫抑制药物
II	aGVHD 的皮疹和发生时间伴或不伴内脏 GVHD；活检或尸检证实为 GVHD 不伴有皮疹；没有治疗而改善或 aGVHD 治疗后至少一个器官进行性改善且 2 ～ 3 周内无其他器官的加重；在药物合适的递减期间不需要其他相应的二线治疗
III	临床表现为II度，但治疗后无任一器官进行性改善，或100天内经合适的治疗后仍需多个周期的治疗或延长住院时间，或100天内减药期间出现复发需要重新增加剂量治疗，但临床上没有明显的GVHD导致的死亡
IV	临床表现为 II 度，但是临床上 GVHD 或 GVHD 相关的并发症是导致死亡的主要原因

表 8-12 aGVHD 严重程度分级（IBMTR，adapted from *Br J Heamatol*，1997，97：855）

指数 *	皮肤		肝		胃肠道	
	级（最大）	受累范围	级（最大）	总胆红素（nmol/L）	级（最大）	腹泻（ml/d）
A	1	<25%	0	<34	0	<500
B	2	25% ～ 50%	1 ～ 2	34 ～ 102	1 ～ 2	500 ～ 1 500
C	3	>50%	3	103 ～ 255	3	>1 500
D	4	大疱	4	>255	4	严重疼痛、梗阻

* 设定为单个器官最大限度受累时的指数

4．预防 GVHD 的预防主要是通过减少GVHD的高危因素、应用免疫抑制药物和除去移植物中的 T 细胞来实现的。

（1）GVHD的高危因素：HLA配型结果非常重要，对于每一位患者来说都要认真选择合适的供者。目前HLA相合同胞供者之间的移植仍为首选，根据情况再考虑非血缘供者造血干细胞移植或单倍体供者造血干细胞移植。CMV感染不仅可引起致命性的间质性肺炎，也可导致GVHD的发生，所以CMV的筛选也很重要，另外很多单位目前都采用更昔洛韦作为常规预防。真菌、细菌感染可诱发和加重GVHD的发生，所以针对感染的预防应采取无菌房间隔离、抗生素的应用等。

（2）免疫抑制剂：临床应用的主要有特异性的T细胞免疫抑制剂如环孢素A（CsA）、他克莫司（tacrolimus，FK506）、霉酚酸酯（MMF）等，和非特异性的免疫抑制剂如糖皮质激素、甲氨蝶呤（MTX）等。CsA+ 短疗程的 MTX 为造血干细胞移植过程中预防GVHD的经典方案，但近年来根据供者细胞来源的不同或新免疫抑制剂的应用等，各移植中心采用的方案也有不少变化（表 8-13）。由于对 GVT 作用的认识，关于 CsA 开始减量的时间也出现了新的观点。多数的意见倾向于减量的时间应在：①无GVHD表现的移植后90天内；②对于高危患者移植后70天内；③单倍体或无关供者移植，CsA 开始减量的时间可适当延长，多数在移植后半年左右。MTX可导致患者移植过程中黏膜溃疡的加重，从而易造成严重的感染等并发症，所以有的移植中心（包括我们的移植中心）把 MTX 的量减为 3 次，结果并未发现 GVHD 明显的增加。FK506 取代 CsA 用于临床的大样本的报道，效果也比较满意。在FK506+MMF 方案的临床观察中，也发现该方案用于异基因造血干细胞移植是安全有效的。西罗莫司（sirolimus，雷帕霉素，rapamycin）为一新的免疫抑制剂，作为 MTX 的替代品已开始用于临床。Cutler 等应用西罗莫司联合 FK506 用于 HLA 相合的亲缘供者外周血干细胞移植治疗30例患者，结果仅有 3 例患者出现 II 度 aGVHD（10%），没有患者出现 III、IV 度的 aGVHD，效果相当满意，但由于病例数尚少，仍需进一步的观察。在非亲缘供者和部分相合的亲缘供者造血干细胞移植（UD-SCT/MRD-SCT）中，西罗莫司同样显示了其效果。Joseph 等应用 Sirolimus+FK506+MTX 预防 GVHD 的发生，结果显示 II ~ IV 度的 GVHD 只有26%，其中III ~ IV度占13%，而较 CsA+MTX 的预防方案（II ~ IV度的GVHD高达50% ~ 75%，其中 III ~ IV 度 GVHD 占 20% ~ 50%）GVHD 的发生率明显下降。抗胸腺细胞球蛋白（ATG）和 Campath-1H（CD52抗体）在UD-SCT/MRD-SCT 的预处理方案中已较广泛的应用，结果显示明显降低 GVHD 的发生率。CD20 单抗在 UD-SCT/MRD-SCT 中用于 GVHD 的预防也逐渐见有报道，初步结果显示可降低GVHD的发生率，但也有报道可导致疾病的复发，此现象仍需进一步的临床观察

表 8-13　部分移植中心采用的 GVHD 的预防方案和 aGVHD 的发生率情况

	移植类型	GVHD 预防方案	aGVHD 发生率（%）
高春记等（2005）	UD-PBSCT	CsA+MTX+MMF	II ~ IV 20
Mohty M（2004）	NST	CsA+MMF	II ~ IV 50
		CsA	II ~ IV 64
Kanda Y（2004）	BMT	CsA+MTX	II ~ IV 24
Bolwell B（2004）	BMT	CsA+MTX	II ~ IV 37
		CsA+MMF	II ~ IV 48
Osunkwo I（2004）	UCT/BMT/PBSCT	FK506+MMF	II ~ IV 45
Vicent MG（2002）	BMT	CsA+MTX 或 CsA	II ~ IV 42
	PBSCT	CsA+MTX 或 CsA	II ~ IV 46
Uberti JP（2001）	PBSCT	FK506	II ~ IV 35
		FK506+MTX	II ~ IV 23
Cutler C（2004）	PBSCT	Rap+FK506	II 10，>III 0
Joseph H（2003）	UD-BMT/MRD-BMT	Rap+FK506+MTX	II ~ IV 26

注：NST：非清髓造血干细胞移植，UCT：非亲缘脐血干细胞移植，UD-BMT：非亲缘供者骨髓移植，MRD-BMT：部分相合血缘供者骨髓移植，Rap：雷帕霉素

（3）除去 T 细胞：除去移植物中的 T 细胞可明显降低GVHD的发生率，在大量的临床应用中已得到证实，但同时也发现除去 T 细胞的副作用也比较明显，如影响细胞的植入、免疫重建慢、移植后感染的发生率高、疾病的复发率高等。目前临床上应用的除去 T 细胞的方法主要有 $CD34^+$ 细胞分选、T细胞抗体（CD3、CD5、CD6、CD8、CD52 等）应用、植物血凝素加 E 玫瑰花实验等。除去多少 T 细胞才能防止 GVHD 的发生，目前尚未得出明确的答案。一些研究只是得出 UD-BMT

和单倍体造血干细胞移植需要除去更多的T细胞；外周血与骨髓移植相比，需要除去更多的T细胞，才能有效预防GVHD。

5. 治疗　即使应用强有力的免疫抑制剂或除T的造血干细胞移植，仍有部分患者出现严重的GVHD反应，甚至威胁生命。一般情况下，I度GVHD不需治疗，可自行缓解，但需严密观察；II度及以上的GVHD应采取积极的治疗措施。一线治疗药物仍是糖皮质激素，二线治疗包括ATG、FK506、MMF、单克隆抗体，另外还有采用光化学疗法等。

（1）糖皮质激素：最常用的为甲泼尼龙。其用法有两种，一种是大剂量冲击治疗［10～20mg/(kg·d)］3～5天，对有反应的患者应及时减量至低剂量维持，若无反应接受二线药物治疗，但事实上二线治疗成功的几率很少；另一种是先低剂量［2mg/（kg·d)］治疗，5天后判断疗效，若疾病进展应加大激素量。在GVHD的反应率和3年的存活率上，两种方式无显著差别，但机会性感染和间质性肺炎的发生率在大剂量激素冲击治疗组明显增加。对于激素有反应的患者往往需要几周的维持，然后逐渐减量，跨度可达几个月。特别注意激素减量后GVHD的复发。

（2）倍氯米松：泼尼松 + 倍氯米松较单用泼尼松治疗效果好。在一项随机研究中，60例患者因肠道GVHD分别口服泼尼松［1mg/(kg·d)］+倍氯米松［8mg/(kg·d)］和泼尼松［1mg/(kg·d)］+ 安慰剂治疗。结果显示，10天后2组的有效率分别为71%和55%；30天持续的治疗反应率分别为71%和41%。

（3）ATG：ATG可作为aGVHD的治疗药物之一，但从目前的资料来看，无论单用或联合其他药物（如CsA或甲泼尼龙）疗效都不理想，且严重感染的发生率增加。

（4）单克隆抗体：已用于临床治疗的单克隆抗体有OKT3、CD3、CD5、CD25以及TNF α 抗体等。由于这些抗体的应用多作为挽救性治疗的方法，此时GVHD往往相当严重，同时常伴有多种其他危险因素，所以很难准确判定其疗效。初期OKT3单抗用于10例对CsA和甲基强的松龙耐药的III～IV度GVHD患者，5例获得完全缓解，4例部分有效，但复发很常见。但随后的报道中多为不理想的结果，如继发严重感染的病例可高达42%等。CD3单抗在一组报道中用于13例患者，其中8例对治疗有反应，但估计1年的存活率只有24%。另外OKT3和CD3单抗常导致EB病毒相关的淋巴增殖性疾病，有报道该疾病的发生率高达24%，且目前尚缺乏理想的治疗方法。CD3单抗和CD5单抗与免疫毒素结合已用于临床研究，初步结果显示与激素联合应用优于单用激素治疗，但1年的存活率无显著差别。针对IL-2受体（CD25）的单克隆抗体已商品化，有报道用于对激素耐药的GVHD，缓解率达29%～47%。然而在一个随机的研究中，GVHD发生后初始治疗即用激素或激素 +CD25单抗，结果发现100天的存活率激素 +CD25单抗组（77%）明显低于单用激素组（94%），分析原因为激素 + CD25单抗组有较高的复发率和GVHD相关的死亡率。英夫利昔单抗（infliximab）是基因合成的人鼠嵌合的TNF α 单克隆抗体，它不仅能阻断TNFα受体，而且能溶解生成TNFα的细胞，初步的临床结果显示对激素耐药的重度GVHD有效，尤其累及胃肠道的患者，不利的因素主要为真菌感染的几率增加。另外也有一些新的抗体用于临床的报道，如CD147单抗（对活化的和静止的淋巴细胞都有作用）等，同样也显示了一定的疗效，但仍需进一步的临床观察。

（5）其他：MMF联合CsA+PED（泼尼松）治疗aGVHD可以取得较好的疗效。在一个单中心开放性实验中，该方案用于17例患者，结果显示65%的患者对治疗有效，MMF的剂量为2.0g/d，主要副作用为可出现轻度的白细胞减少、贫血和血小板减少，但不需要停药。在动物实验中发现，反应停可以预防和治疗GVHD，但目前尚未见用于临床经验的报道。体外光化学疗法是将分离的自体淋巴细胞与8-甲氧补骨酯素共培养，经紫外线照射后回输给患者的一种治疗方法。该方法用于cGVHD取得了一定的疗效，但在aGVHD治疗方面，报道的例数较少，初步结果显示对皮肤和肝脏GVHD有作用，对肠道GVHD无效。

（二）慢性GVHD

1. 病理生理　慢性GVHD目前认为是由自体反应性T细胞引起。预处理方案、急性GVHD损害了宿主的胸腺，从而使自体反应性T细胞逃避了阴性选择，使得供者CD4+T细胞发挥Th2免疫反应，辅助宿主B细胞合成自身抗体，与自身抗原结合后造成组织的损伤。

2. 临床表现 慢性GVHD常累及的器官有皮肤、肝、眼、口腔、肺、胃肠道以及神经肌肉等，从而出现相应组织与器官的一系列临床表现。

（1）皮肤：是最常见的受累器官，临床表现可为苔藓样改变或硬皮病样改变；也可表现为全身红斑，继之变黑青色，似色素沉着斑；也可出现色素沉着或色素减退；也可出现皮肤干燥、剥脱；偶见脱发和指（趾）甲脱落。如果早期没有得到有效控制，皮肤进一步变硬、固定，似皮革样，可伴有关节挛缩。

（2）肝：胆红素增高，以直接胆红素增高为主，可伴有转氨酶和碱性磷酸酶的升高，有时为单一转氨酶升高。胆红素升高的程度不像急性GVHD那样与疾病的程度关系密切。在肝功能改善或加重前胆红素升高可持续多年。常年不愈的患者可发展为门脉高压、肝硬化，甚至死亡。

（3）口腔：移植100天后患者出现口腔干燥、疼痛，对酸、辣过敏常常预示慢性GVHD的发生。口腔检查可发现口唇、口颊部的黏膜萎缩、糜烂、溃疡、似苔藓样改变等。但注意与口腔真菌、病毒的感染相鉴别。

（4）眼：眼干、疼痛、畏光、无泪，呈现干燥综合征的表现。检查可见结膜下充血，Schrimer实验（+）等。

（5）胃肠道：胃肠道受累不似急性GVHD常见。累及食道时可有吞咽困难、疼痛性溃疡和体重下降，可出现食管环形成或中上段的食道狭窄。累及小肠与大肠，可表现为慢性腹泻、吸收不良，检查可见肠道黏膜下纤维化及肠壁硬化等。

（6）肺：在移植后期的并发症中，一些非感染性肺炎的发生常与慢性GVHD有关。闭塞性细支气管炎就是其中一种，是多种肺部损伤因素所导致的最终结果。在慢性GVHD的患者中该病发生率高，但尚不清楚这是cGVHD原发的肺部表现还是继发的结果。另外发病时常伴有IgG浓度的降低。患有闭塞性细支气管炎的病人可表现为呼吸困难、干咳。组织病理学表现为小气道损害，纤维组织阻塞，细支气管内肉芽组织生成，常常延伸至肺泡。

（7）神经肌肉：多种证据已证明外周神经系统可能是慢性GVHD的一个靶组织，虽有报道认为中枢神经系统也可能是cGVHD攻击的靶器官，但到目前为止尚缺乏足够的证据。另外发现cGVHD也可导致肌无力和多发性肌炎等。

（8）其他：由于cGVHD临床表现的多样性，有时与进展性系统性硬皮病、系统性红斑狼疮（SLE）、扁平苔藓相似，有时与干燥综合征、嗜酸性筋膜炎、风湿性关节炎、原发性胆汁性肝硬化等相似。另外累及造血系统可表现为造血祖细胞的增生不良，免疫样血小板减少和贫血，有的可出现低γ-球蛋白血症以及VIII因子的缺乏等。女性患者可出现阴道炎、阴道狭窄。累及肾脏者可引起膜型肾病，但发生率较低。

（9）免疫指标：自身抗体生成，有报道抗核抗体在泛发型cGVHD中阳性率高达63%，但在局限型cGVHD中未检测到。CD8阳性细胞增加，这些细胞抑制了T细胞的增殖和多克隆免疫球蛋白的合成，从而导致免疫力的下降。IgA的缺乏可能与cGVHD发生有关，但不是一个独立的影响因素。

3. 诊断与分类 慢性GVHD主要根据病史、临床表现，结合组织病理学检查进行诊断。根据临床与组织病理学特点，目前cGVHD分类标准大仍多采用Seattle的标准（表8-14）。但由于该标准不能明确其预后，所以研究人员又建立了其他的分类标准。IBMTR和NMDP通过其资料分析，发现KPS积分、体重下降、慢性腹泻、皮肤或口腔受累是与预后有关的主要因素，因此于2002年建立了一个新的分类系统（表8-15）。

表8-14 cGVHD的分类（Seattle，adapted from *Am J Med*，1980，69：204）

局限型
具备下列1条或2条
1. 局部皮肤病变；
2. cGVHD引起的肝功能异常。
泛发型
具备下列1、2条中任一项加3条中的一项
1. 全身皮肤病变；
2. 局部皮肤病变和(或)cGVHD引起的肝功能异常；
3. (a)肝组织学：慢性侵袭性肝炎或桥接坏死或硬化；
(b) 眼受累（Schimer test < 5mm wetting）；
(c) 活检证实唾液腺或口腔黏膜受累；
(d) 任何其他的靶器官受累。

表 8-15 cGVHD 的分类（IBMTR，adapted from *Blood*，2002，100：406）

诊断时 KPS	轻型（低危）	中型（中危）	重型（高危）
≥ 80	无体重下降、无腹泻	体重下降或腹泻	体重下降和腹泻
< 80	无体重下降、无皮肤受累（或）上述 1 或 2 条伴口腔受累	腹泻、体重下降和（或）皮肤受累	体重下降、腹泻和皮肤受累或上述 1 或 2 条不伴口腔受累

4. 预防　相当一部分患者由 aGVHD 演变而来，所以有效预防 aGVHD 就可减少 cGVHD 的发生率。慢性 GVHD 的发生机制目前认为与受损的胸腺有关，所以改善胸腺功能从理论上讲应能预防 cGVHD 的发生，但临床上进行胸腺组织移植或应用胸腺因子并未取得预期的结果。异基因造血干细胞移植中，ATG 的应用不仅能有效预防 aGVHD，而且能明显降低cGCHD的发生率，但由于其高昂的价格、疾病复发等问题，目前主要应用于非亲缘供者、亲缘单倍体供者移植，在非清髓移植中也有应用的报道。免疫抑制剂的应用时间延长可减少 cGVHD 的发生率，已在多个中心得到验证。但也有不尽相同的结果报道，Storb 等观察了 103 例患者，接受CsA/MTX预防，60天内无aGVHD的患者分成两组，一组 60 天停 CsA，另一组 180 天停 CsA，在以后的随访过程中，并未发现两组 cGVHD 的发生率有明显差别，只是前者 cGVHD 发生较早。沙利度胺可有效治疗cGVHD，但在预防应用的临床研究中，沙利度胺组cGVHD的发生率反而高于对照组，其机制目前尚不清楚。到目前为止，尚未发现预防 cGVHD 的理想药物和方法，仍需进一步的探讨与研究。

5. 治疗　糖皮质激素是治疗 cGVHD 最有效的药物，所以到目前为止仍是一线用药。约 30% 的患者对激素耐药，需要二线用药。尽管多种二线药物应用于临床，但疗效并不理想。

（1）一线治疗：泼尼松（PED）是最常用的糖皮质激素，常用剂量 1mg/(kg·d)，qd 或 qod。对于中危患者（白细胞 $\geqslant 100 \times 10^9$/L），单用泼尼松与联合应用CsA，在控制cGVHD、死亡率、疾病复发等方面，二者无差别。但对于高危患者（白细胞 $<100 \times 10^9$/L），在存活率方面 PED+CsA 组（51%）明显优于单用 PED 组（26%）。

（2）二线治疗：常用的二线药物有 FK506、MMF、沙利度胺、ATG、熊去氧胆酸、硫唑嘌呤、羟氯喹、喷司他丁等，这些药物的应用可使约20% 的患者起反应，有一定的疗效，但不太理想。但上述不同药物的联合方案可使疗效提高，如 MMF+FK506 可使高达 46% 的难治性 cGVHD 得到改善。最近 Couriel 等报道雷帕霉素（Rap）联合 FK506+MP 治疗 35 例激素耐药的 cGVHD 患者，结果6例获得完全缓解，16例获得部分缓解，总有效率达63%。Rodriguez等报道英夫利昔单抗（infliximab）+ 达（克）珠单抗（daclizumab，抗 Tac 单抗）治疗一例 FK506+MMF+Pred 无效的 cGVHD患者，取得一定的疗效。总之，随着新药开发和新治疗方案的应用，希望cGVHD的治疗效果得到进一步的改善。

（3）其他：体外光化学疗法是通过调节效应 T 细胞和抗原提呈细胞之间的相互作用而影响到异体反应性，达到治疗或改善 cGVHD 的一种方法，但具体机制尚不完全清楚。在Thierry等的报道中，用该方法治疗 10 例难治性 cGVHD 患者，7 例对治疗有反应。干细胞生长因子、IL-18 预防和治疗 cGVHD 正处在实验研究阶段。

（4）支持治疗：抗感染的预防非常重要，因为感染与cGVHD相互作用。严重的皮肤受损可按皮肤烧伤处理，来源于供者的皮肤在没有进一步的免疫抑制的情况下可以成功植活。眼干也许对维 A 酸有反应，毛果芸香碱对口干也许能起到一定的疗效。难治性cGVHD引起的肝功异常约30% 使用熊去氧胆酸可以得到改善。神经肌肉受累可以使用氯硝西泮治疗，部分患者症状可以得到改善。接受激素治疗的患者，要注意其副作用。

二、移植物抗肿瘤效应

（一）移植物抗肿瘤效应（GVT效应）的临床依据

1. 具有GVHD的异基因造血干细胞移植后疾病的复发率低。急、慢性GVHD均与低的疾病复发率有关，但根据IBMTR的资料，急性GVHD与 ALL的关系最密切，而慢性GVHD主要影响AML

和 CML。

2. 免疫抑制剂控制 GVHD 后易导致疾病复发。

3. 异基因造血干细胞移植治疗血液系统肿瘤的复发率低于同基因造血干细胞移植。

4. 去 T 细胞的异基因造血干细胞移植比不去 T 细胞的移植，白血病复发率高。IBMTR 资料显示，没有 GVHD 的去 T 细胞移植复发率高于没有 GVHD 的不去 T 细胞的移植，说明不去 T 细胞的移植产生了抗白血病效应；另外结果还显示了即使有 GVHD 的去 T 细胞移植，疾病复发率仍然高于没有 GVHD 的不去 T 细胞移植，这说明 GVT 效应不依赖于 GVHD 的发生，而可能与 T 细胞有关。

5. 供者淋巴细胞输注可使异基因造血干细胞移植后复发的白血病再次获得缓解。

6. 非清髓异基因造血干细胞移植可诱导血液系统和非血液系统恶性肿瘤获得缓解。

（二）GVT 发生机制

GVT 的发生机制至今仍不十分清楚，参与反应的效应细胞可能有 T 细胞、树突状细胞（DC）、自然杀伤细胞（NK）等。$CD8^+$ 细胞毒性淋巴细胞（CTL）在 GVT 中的作用是通过识别 MHC I 类相关的肿瘤相关抗原（TAA）；$CD4^+$ 细胞是通过识别 MHC II 类 TAA 而发挥直接细胞溶解作用或通过 TH1 细胞分泌 IFN-γ、IL-2 而发挥 GVT 效应。NK 细胞通过非 MHC 限制性或分泌因子而发挥其抗肿瘤作用，尤其针对很少表达或不表达 I 类或 II 类抗原的肿瘤细胞。GVT 作用的发生还需有效的抗原体呈过程，在 CML、AML 与 ALL、CLL 的对比研究中，发现髓系白血病来源的 DC 细胞可直接提呈白血病抗原，这可以解释为什么髓系白血病 DLI 治疗比淋系白血病效果好的原因之一。

在 GVT 效应中，T 细胞的靶抗原可能有肿瘤细胞表达的 mHA、肿瘤特异性抗原（突变 *ras*、突变 p53、p210 *bcr-abl*、PML/RARα 等）和过度表达的正常抗原（WT1、PR3 和 HER/neu 等）。一些 mHA 的表达只出现于造血细胞，这样异基因造血干细胞移植后，针对造血细胞 mHA 特异的 CTL 细胞克隆就可产生，已有报道这种 mHA 特异的 CTL 可以杀伤和抑制白血病细胞的增殖。

NK 细胞目前被认为是主要的效应细胞，尤其在 HLA 不相合的造血干细胞移植中，表现出强烈的 GVT 效应。NK 细胞发挥 GVT 效应的机制目前认为是通过“迷失自我假说”实现的：移植后供者的 NK 细胞 KIR 受体找不到相应的配体，则 NK 细胞活化占优势，此时 NK 细胞表面的杀伤活化受体如 NCR 和 NKG2D 可通过对靶细胞表面相应配体的结合发挥杀伤作用。Farag 等也认为识别 HLA I 类位点与 KIR 表位不合是引发 GVT 的分子基础，在 HLA 不相合的造血干细胞移植中，当受者细胞缺乏可以抑制供者 NK 细胞所有 KIR 的 HLA I 类配体时，NK 细胞获得供者抗受者的同种异源反应性（NK cell alloreactivity），GVT 作用明显增强。另外协同刺激因子中的淋巴细胞功能性抗原 1（LFA-1）可将 NK 细胞导向白血病细胞而发挥细胞杀伤作用，AML 和 CML 比 ALL 的 LFA-1 表达高，可向 NK 细胞提供更多的活化信号，因而对 NK 细胞而言是更好的靶细胞。这也是 AML、CML 的 Allo-SCT 效果较好的原因之一。

（三）GVT 的临床应用

为了在临床上更好地发挥 GVT 的作用，目前采用的方法有减少肿瘤的负荷量、减少免疫抑制剂的应用量、DLI 以及细胞因子的应用等。放疗、化疗或单克隆抗体的应用在减少肿瘤负荷的基础上更能发挥 GVT 作用而清除微小残留病。已有报道异基因造血干细胞移植后 AML 复发的患者，化疗后给予 DLI 治疗，疾病的缓解率（40%）明显高于单用 DLI 的缓解率（25%），这个结果和我们临床上遇到的情况一致。免疫抑制剂的应用目前多倾向于移植后早期开始减量，尤其对于高危患者或非清髓造血干细胞移植后。多个研究中心报道的结果显示，早期开始免疫抑制剂减量可明显减少移植后疾病的复发率，而且 GVHD 发生率的增加并不明显。IL 2 可以激活 NK 细胞等，目前广泛应用于临床治疗恶性肿瘤，在异基因造血干细胞移植后应用的报道主要集中在移植后复发的患者，取得了一定的疗效，我们也在部分患者中进行了尝试，大部分患者通过 IL-2 治疗可诱导出 GVHD 反应，随后肿瘤负荷量减少，部分患者可达完全缓解。笔者认为移植后复发患者应用 IL-2 是值得推崇的方法，另外对于高危患者移植后可考虑早期应用 IL-2。IFN-α 可上调肿瘤细胞的 HLA 抗原和共刺激分子等，临床应用可增强 GVT 效应。在 CML 移植后复发的患者中，有报道对比研究了 IFN-α+GM-CSF+DLI、IFN-α+DLI、DLI 三种方法的疗效，发现第一种方法疗效最好，这可能与 GM-CSF 促进白血病细胞向 DC 分化有关。

控制 GVHD 而保存 GVT 效应的策略。虽然二者发生机制不尽相同，但GVT的发生可能常伴有GVHD的发生，GVT是临床需要的，而GVHD是威胁移植成功率重要的因素之一，所以GVHD是属于临床控制的范畴。在CML移植过程中，有研究认为 $CD4^+T$ 细胞诱导 GVL（graft versus leukemia），$CD8^+$细胞则启动GVHD，所以相继报道了除去$CD8^+$细胞的干细胞移植或DLI治疗，结果显示这些方案确实减少了GVHD的发生。根据T 细胞识别抗原的情况，如仅在白血病细胞表达的抗原等，来选择性除去T细胞进行DLI输注等。目前也有临床实验的报道，但并不清楚包含一定数量白血病特异的T细胞 DLI 治疗后能否起到有效的GVL效应。在DLI输注前，自杀基因转染T细胞，然后输注给患者，根据GVHD的发生情况，应用药物激活自杀基因，来调节T细胞数量，控制GVHD。该方法的初步临床实验显示了较好的效果，但仍存在一些问题，如DLT输注后，患者对自杀基因蛋白产生免疫反应，从而排斥自杀基因修饰的T细胞等。NK细胞在异基因造血干细胞移植中的应用是近年来研究的热门课题之一。目前主要从两个方面着手，一是供者的选择，一是NK 细胞输注。已有数个研究组开始了有意选择KIR 不相容的供者进行移植，结果有待于观察。NK细胞输注的初步结果显示，该方法是一个安全有效的治疗方法。

（高春记）

第十节　造血干细胞移植与常规化疗的疗效比较

一、急性髓细胞白血病

急性髓细胞白血病（AML）患者用 DA 等联合方案化疗60%～70%可以达到完全缓解（CR），但即使用大剂量 Ara-C 等强化治疗，一半以上的患者仍会复发[272]。而无论患者处于第一次 CR 期（CR1），还是第二次CR期（CR2）或复发期，大剂量化疗后采用异基因或自身造血干细胞移植均可以提高治愈率。

（一）移植适应证及治疗选择

综合迄今为止的多数报道，AML移植应尽量在CR 期进行，但CR1 或CR2 哪期更为合适，目前尚存在争论。一般认为应按照疾病的相对危险性选择合理的治疗。低危AML强烈化疗的复发风险小于 25%，不应盲目选用异基因造血干细胞移植（Allo-HSCT）；中、高危 AML 化疗的复发风险达40%～80%，Allo-HSCT 的治疗收益高于风险，尤其高危AML常早期复发，应尽快进行移植；年轻的AML患者移植相关死亡率（TRM）较小，更倾向于采用 Allo-HSCT。染色体核型是重要的预后因素，是决定是否进行移植的重要参考指标。有t(8；21),t(15；17)，inv(16) 核型的患者预后良好，有复杂核型异常如-5，del（5q），-7，3q 异常的患者预后差，其他核型如 11q23，+8，+21，+22，del（9q），del（7q）的患者预后介于二者之间。可以根据核型的异常决定CR1 后是否进行移植治疗。一般预后良好核型的患者不推荐移植；中等预后核型的患者CR 后多用2～3个疗程强化，然后建议移植；预后差核型的患者，增加诱导化疗剂量，加用环孢霉素等以克服多药耐药性，患者一旦 CR 就应考虑移植治疗[273]。除染色体改变之外，还应重视某些肿瘤相关基因的改变，FLT3-TID、p53、*bcl*-2、Wtl、EVI-1、MLL等基因高表达或突变常提示预后较差，CR后应积极移植治疗；而C/EBP α 及c-*kit*突变则提示预后良好，可暂缓移植治疗。

相对于化疗，Allo-HSCT 可以减少复发，这是由于移植物抗白血病（GVL）效应。同样机制产生的移植物抗宿主病（GVHD）可以增加移植相关死亡率，但轻度（I 度）的急性 GVHD 有利于提高无病生存率。大多数有关异基因 HSCT 的经验来自HLA相配的同胞兄弟姐妹，近年来HLA相配的无关供者造血干细胞移植也取得成功，在年轻患者中与同胞供者提供的干细胞移植有相近的疗效。但根据 EBMT 登记中心回顾性数据可知，无关供者的移植效果并不优于自身移植。

与异基因 HSCT 相比，自身 HSCT 的急性并发症较少，移植相关死亡率较低，但由于没有GVL作用，移植后复发率较高。与传统化疗相比，自身HSCT虽可以减少复发，但由于残留的白血病细胞回输入体内，复发率仍然较高。净化移植物可以减少复发率。根据EBMT登记中心回顾性资料，在CR1早期用4-羟基环磷酰胺等净化移植物可以减少复发率，但缺乏随机对照研究证实。

应用造血生长因子或细胞毒性药物动员而采集的外周血干细胞可以代替骨髓移植物，进行外周血造血干细胞移植，可以加快造血恢复时间，减少感染发生率。EBMT登记中心的1 422例AML患者资料显示，移植效果与移植物来自骨髓或外周血干细胞无关。

（二）移植与化疗疗效比较

没有真正的随机对照试验比较过异基因移植、自身移植和传统化疗之间的疗效。但有前瞻性研究用意愿分析法比较有HLA相配同胞供者进行异基因移植和无HLA相配同胞供者只能进行化疗的疗效。有作者总结了14个回顾性研究，比较有HLA相配同胞供者的患者进行BMT与无供者患者进行化疗的效果，BMT组的治愈率在40%～64%，化疗组的治愈率在19%～24%。

EBMT[274]登记中心在1996年发表了1987～1992年登记的1 696例AML移植患者的资料总结。1 114例患者在CR1期进行移植，516例为异基因移植，598例为自身移植，移植相关死亡率异基因移植组明显高于自身移植组（27% *vs* 13%，$P < 0.001$），而复发率低于自身移植组（25% *vs* 52%，$P < 0.0001$），无病生存率高于自身移植组（55% *vs* 42%，$P = 0.006$）。在1997年EBMT会议上，总结了14 487例成人急性白血病移植效果，处于CR1期进行异基因移植复发率低于自身移植（分别为25%和51%），5年无病生存率高于自身移植（分别为54%和41%）。

法国工作组[275]报道了他们10年的移植资料，比较113例异基因移植与173例自身移植或大剂量化疗的疗效。所有患者给予相同的诱导化疗和一个疗程的缓解后强化治疗，3年无病生存率和总生存率在异基因移植中分别为58%和64%，自身移植或大剂量化疗分别为37%和45%，低于异基因移植。法国工作组还前瞻性比较204例成人初发AML进行异基因BMT、自身造血干细胞移植、化疗的疗效。3年无病生存率在异基因BMT中为67%±16%，自身造血干细胞移植和化疗组中为42%±13%（$P < 0.05$）。而自身造血干细胞移植组和化疗组复发率、无病生存率、总生存率均无统计学差异。

有随机对照研究比较了传统化疗和自身干细胞移植的疗效[276]，对异基因移植的价值也进行了评价。EORTC-GMEMA AML-8A[277]研究发现，在年轻CR1期患者中进行自身干细胞移植的疗效优于采用传统化疗进行缓解后强化治疗。在这个研究中，60岁以下的患者用“10＋3”方案（Ara-C、VP16和去甲氧柔红霉素或柔红霉素或米托蒽醌）进行诱导治疗，CR后用中剂量Ara-C＋诱导时所用的同一蒽环类药物强化一个疗程，没有HLA相配同胞供者的254例患者随机分成两组，一组用大剂量化疗＋自身干细胞移植，另一组用大剂量Ara-C强化一次。168例HLA相配同胞供者的患者中144例进行了异基因移植。4年无病生存率异基因移植组最高，达55%，自身移植组为48%，化疗组为30%。用意愿分析法进行分析，6年无病生存率异基因移植组为46%，无HLA相配供者的患者中为33%，异基因移植降低了复发率。

MCR AML 10[278]研究比较了CR1的患者用4次大剂量强化后，无HLA相配供者的AML患者随机分成自身BMT组和无进一步化疗组，自身BMT组复发率明显降低（37% *vs* 58%），7年无病生存率有所提高（53% *vs* 40%）。在自身BMT组中因全血细胞减少导致死亡的比例有所增加，所以在CR后前2年内生存率与不用进一步化疗组相近，但2年以后自身BMT的后期效益逐渐体现出来，7年生存率在自身BMT组和不用化疗组分别为57%和45%。有HLA相配供者的患者和无HLA相配供者的患者生存率相近。只有低危预后因素的患者进行异基因移植并无益处，因为移植相关死亡率很高，而且复发后CR2期再进行“挽救”移植仍有一定效果。

近年来进行的非清髓性造血干细胞移植或减低剂量造血干细胞移植可以减少异基因移植相关死亡率，同样有GVL效应，生存质量亦有可能提高。但其长期效果如何还不清楚，尚需要进一步评价。

总之，大多数研究认为，与传统单用化疗相比，异基因移植或自身移植可以减少AML复发率，提高DFS。但由于移植相关死亡率高，只有长期随访后才能看出疗效。但也有少数研究认为移植并不增加长期生存率。

二、急性淋巴细胞白血病

儿童急性淋巴细胞白血病（ALL）通过正规化疗可取得良好的长期无病生存率，因此通常不需要移植治疗。但成人ALL虽经VDLP等联合方案化疗70%～80%可获得CR，但传统化疗的长期无病生存率只有20%～30%[279]，因此成人ALL达CR后需要进一步治疗，包括巩固强化治疗、异基因造血干细胞移植（Allo-HSCT）和自体造血干细胞移植（Auto-HSCT）。

（一）移植适应证及治疗选择

ALL是一类异质性疾病，各亚型在临床表现、实验室特征及预后差别很大，预后良好的亚型如胸腺T-ALL和成熟B-ALL的无病生存率＞50%～60%，因此对这两种特殊亚型主张单独化疗。CR1期有同胞供者的高危及CR2以上的患者通常应进行Allo-HSCT。

Allo-HSCT治疗ALL，可在CR1或CR2进行，目前多主张应在CR2期接受Allo-HSCT移植。但对预后不良的患者应在CR1进行，例如①年龄大于30岁；②确诊时白细胞计数大于30×10^9/L；③髓外病变；④特定细胞遗传学改变如t(9；11)，t(4；11)，t(8；14)，t(9；22)等；⑤免疫分型为裸细胞表型、前B细胞型以及Burkitt型；⑥诱导缓解治疗时间大于4周。凡具备上述任何一条都说明该患者属“高危急淋”，其中尤以Ph染色体阳性者预后恶劣。传统化疗对此类患者平均缓解期不足1年，但采用异基因移植可获得长期无病生存机会，故应尽早进行。

Auto-HSCT也可用于ALL，但移植后复发率较高，目前强调对化疗敏感的患者进行Auto-HSCT，而对高危患者则不主张。进行Auto-HSCT的最佳时机、移植前的治疗强度以及微小残留病的监测和处理可能与复发是否相关，尚需进一步明确。

（二）移植与化疗疗效比较

Allo-HSCT与传统化疗相比能够产生更强的抗白血病效应而改善预后。评价CR1期Allo-HSCT的回顾性研究结果令人鼓舞，复发率10%～40%，无病生存率高达40%～63%。Horowitz等[280]报道，与强烈化疗比较，Allo-HSCT能明显降低CR1期ALL的累积复发率，但由于Allo-HSCT的治疗相关死亡率（TRM）较高，故无病生存率并未明显提高。

评价成人ALL缓解后治疗的前瞻性研究甚少。BGMT比较了CR1期Allo-HSCT和Auto-HSCT的疗效，有供者组较无供者组无病生存率明显提高。LALA87[281]Allo-HSCT及单独化疗10年的OS分别为46%和31%，但高危组Allo-HSCT与化疗相比OS有显著差异。同样，虽然低危组Allo-HSCT与Auto-HSCT的OS相同，但高危组Allo-HSCT明显优于Auto-HSCT。

MRCUK ALL/ECOG 2993旨在评价成人ALL最佳的缓解后治疗方式，结果显示Allo-HSCT与Auto-HSCT/化疗相比明显降低了Ph^-ALL的复发率，并能提高无事件生存（EFS）率。对于Ph^+ALL也是如此，Allo-HSCT组5年EFS和OS分别为36%和42%（Auto-HSCT/化疗组分别为17%和19%）。从上述结果可以看出，Allo-HSCT明显改善高危ALL的预后。因此有必要根据预后危险因素进行分组而选择不同的治疗策略。

LALA94[282]结果进一步证实Allo-HSCT可以改善高危ALL患者的预后，并确定了危险分层在选择治疗上的重要作用。无供者组（Auto-HSCT）3年OS低于有供者组，包括HLA完全相合的同胞供者和无关供者；而累积复发率增高。Ph^+和Ph^-ALL的OS和累积复发率也有明显差别。MRCUK ALL XII的初步结果显示，Allo-HSCT明显降低高危患者复发率，但对于无病生存率和OS还需长期随访。

诱导缓解治疗未获CR的患者预后极差，即使进行HSCT，大部分患者的病情仍将持续进展或死于与移植相关的并发症。但Allo-HSCT有可能治愈部分患者。Biggs等[283]报道了38例原发诱导失败的ALL患者进行同胞供者Allo-HSCT，无病生存率达23%，3年累积复发率为59%。表明约1/4原发诱导失败的患者可通过Allo-HSCT获得长期无病生存。该研究中年龄＜19岁的患者占26%，其中39%获得部分缓解，而＞30岁及一般状态较差的患者TRM明显增高。因此对于年轻和一般状态较好的ALL患者可选择Allo-HSCT，有望获得长期无病生存。

采用Allo-HSCT治疗ALL显然最好，但只有30%的患者有HLA相合的同胞供者。与Allo-HSCT相比，Auto-HSCT的复发率较高，在成人ALL治疗中的地位尚未确定，但Auto-HSCT能够明显降低TRM，缩短住院时间。有报道Auto-HSCT的无病生存率可高达40%，并认为获得CR的时间与CR到移植的时间间隔是影响移植后长期存活的两个重要因素。一些研究表明成人ALL大剂量巩固强化治疗后进行Auto-HSCT的效果较好，已有临床研究在观察Auto-HSCT和（或）Auto-HSCT的维持治疗作用。LALA94比较了高危患者（包括Ph^+和CNS浸润ALL）进行Auto-HSCT与传统化疗的疗效，随访60个月后，两组无病生存率分别为24%和0，OS为43%和24%。

Auto-HSCT后高复发率主要由于缺乏GVL作用及白血病细胞污染移植物所致，因此，移植物净化可能是降低肿瘤负荷的方法之一。已有研究证明，移植物净化可明显延长生存期，甚至达到与Allo-HSCT的长期无病生存率及OS相近的水平。有研究[284]对极高危成人ALL进行了包括双强化治疗与体内、体外净化联合的方法后，3年无病生存率达到46%。但该观察的病例数较少，随访时间也需延长。已有的研究表明，体外净化是提高高危ALL患者Auto-HSCT后无病生存率及降低复发率的理想途径之一。

成人ALL中约20%～30%为Ph^+ALL，虽然60%以上的患者可获得缓解，但多数复发。传统化疗5年OS＜10%～20%，即使强烈化疗也不能提高生存率。因此，早期Allo-HSCT可能是Ph^+ALL有效的治疗方法，CR1或以上患者进行移植后的无病生存率可达30%～50%[285]。MRCUK ALL XII/ECOG 2993[286]对Ph^+CR1期ALL患者接受Allo-HSCT与Auto-HSCT和化疗的效果进行了比较。Allo-HSCT与化疗及Auto-HSCT的5年累积复发率分别为32%、81%；5年无病生存率与OS也有明显差别，分别为36%、17%与42%、19%；无关供者虽然TRM较高，但与化疗及Auto-HSCT相比可明显降低复发率。因此，Ph^+ALL患者应在CR1期进行Allo-HSCT。Ph^+ALL中Allo-HSCT的效果优于传统化疗及Auto-HSCT是由于清髓性预处理时强烈的化/放疗较彻底地清除了白血病细胞及GVL作用。Allo-HSCT可以明显延长Ph^+ALL患者的无病生存率和OS，但对多数年龄较大的患者或无HLA相合供者的患者，可考虑进行Auto-HSCT。Auto-HSCT治疗成人ALL的复发率高达70%～80%，多数临床观察表明Auto-HSCT并不优于单独化疗。但LALA94的初步结果显示，Auto-HSCT可以改善生存期。

三、慢性粒细胞白血病

慢性粒细胞白血病（慢粒，CML）临床上经历慢性期（CP）、加速期（AP）和急变期（BP）的演变过程，其各自的中位持续时间分别为3年、3～9个月和3～6个月。目前临床研究结果显示，单用化学药物治疗如羟基脲、白消安等只能改善慢性期的症状，而不能阻止病程进展；应用干扰素治疗能够延长生存期，但停药后易复发，一般不能根治；基因靶向治疗药物甲磺酸伊马替尼（格列卫，STI-571）的近期疗效肯定，但远期效果，尤其是停药后是否复发，尚无定论，此外，该药十分昂贵，普通家庭难以承受。自1979年西雅图首次报道Allo-HSCT治疗CML-CP获得成功以来，大量的临床研究证明，Allo-HSCT仍是治愈CML最可信赖的方法[287]。

（一）移植适应证及治疗选择

CML的治疗近年来有了很大的进展，针对其致病基因*bcr-abl*的蛋白酪氨酸激酶抑制剂甲磺酸伊马替尼的出现及其极佳的疗效，对CML的治疗策略产生了根本性的影响[288]。以往Allo- HSCT是所有具有HLA相合同胞供体的CML患者的首选治疗。在伊马替尼时代，如何处理初诊的CML患者，学术界出现了分歧。一部分学者认为，所有初诊CML患者都应给予伊马替尼，治疗失败后才进行Allo-HSCT；另一部分人认为，有适应证的患者仍应进行Allo-HSCT，因为后者是目前唯一已知可以治愈CML的疗法。

尽管伊马替尼治疗CML取得较高的细胞遗传学缓解率，但只10%慢性期病例能达到分子水平缓解，且一部分患者出现耐药[289]，因而目前仍认为治愈CML的唯一方法是Allo-HSCT。移植时机可选择于慢性期、加速期或急变期，以慢性期疗效最佳。对于应用伊马替尼治疗的患者，如何早期判断伊马替尼无效对后续的治疗极为重要。以下几点通常提示伊马替尼疗效不佳：①给予伊马替尼（至少300mg/d）治疗后3个月无完全血液学反应（CHR）；②伊马替尼（至少400mg/d）治疗后3个月未出现细胞遗传学反应，即Ph⁺细胞比例＜65%；③伊马替尼（至少400mg/d）治疗后6个月未出现显著细胞遗传学反应（MCgR），即Ph⁺细胞比例＜35%；④伊马替尼（至少400mg/d）治疗后12个月未出现完全细胞遗传学反应（CCgR），Ph⁺细胞比例为0；⑤治疗过程中，BCR/ABL拷贝数与对照基因比值增加1个对数级以上。对于上述伊马替尼疗效不佳患者应考虑HSCT。此外，有学者认为移植前接受羟基脲治疗者术后的无病存活率优于移植前接受白消安治疗者，故欲行移植者最好选用羟基脲治疗；移植前近期长时间应用干扰素对移植疗效可能有不良影响，故移植2～3个月前最好停用干扰素治疗。移植前应用伊马替尼治疗，降低肿瘤负荷，尤其是对于羟基脲或干扰素等常规治疗无效已进入加速期或急变期患者，伊马替尼可使大部分患者再次回到慢性期，此时进行异基因移植，疗效明显好于加速期或急变期。

（二）移植与化疗疗效比较

1. 异基因造血干细胞移植　许多因素可影响异基因移植的效果，如患者性别和年龄、移植时所处的病期、供者来源（相关或不相关）、组织相容性及从诊断到移植的时间等[288, 289]。在慢性期，相关供者异基因移植3～5年生存率为40%～80%，加速期15%～40%，急变期5%～20%。近年来，采用BU/CTX预处理方案大大改善了慢性期CML的生存率，降低了复发率；采用非TBI预处理方案，拓宽了年龄限制；最佳的移植时间仍有争论，但大多数移植中心主张在CML确诊1年内进行，因慢粒诊断成立后1年内移植的疗效通常优于1年后。异基因HSCT的唯一限制是相关供者来源，目前在人群中，有50%以上的患者可以获得HLA完全相合的无关供者干细胞，HLA配型技术的完善和精确使无关供者移植预后大大改善，对于慢性期患者，没有同胞供体而年龄小于30岁的CML，应首选无关供体造血干细胞移植（MUD-HSCT），因年龄＜30岁的HLA相合无关供者移植与HLA相合亲缘供者移植的结果一致，但在各年龄组无关供者移植总的5年生存率为24%～60%，明显低于相关供者移植患者（40%～80%）。

Elmaagacli等[290]研究了142例CML-CP患者应用4种不同的Allo-HSCT方式的治疗结果，以4周内PCR检测*bcr/abl*融合基因重复阳性为判断白血病复发的标准，发现移植后分子水平白血病的复发率，在纯化的CD34⁺组为63%（10/16例），BMT组为39%（27/69例），非清髓性PBSCT组为14%（1/7例），清髓性PBSCT组为6%（3/50例）。2年内发生分子水平复发的概率估计值在上述4组中依次为100% ± 30%、41% ± 8%、20% ± 18%和5% ± 4%，可见PBSCT后白血病复发率明显低于纯化的CD34⁺和BMT患者。

2. 非清髓性造血干细胞移植（NST）　NST是20世纪90年代末期伴随免疫学和移植学研究进展而发展起来的一种新的移植模式。由于NST具有预处理强度轻、并发症少、安全性高、疗效好等优点，因而受到国内外学者广泛关注。非清髓性移植通常适合于年龄较大或重要器官功能有损害的患者[291]。为了增强GVL效应，术后2～3个月始可给予供者动员后造血细胞或淋巴细胞输注。移植治疗后的RT-PCR监测对判断复发很有意义，移植后12个月RT-PCR阳性者复发的可能性为30%～40%，而RT-PCR阴性者复发可能性＜5%。最近Or[292]等报道用非清髓预处理方案治疗24例CML患者取得可喜的结果，5年DFS高达85%，所有患者均达MCgR。欧洲CML协作组正在进行NST治疗CML的临床研究，慢性期患者的治疗相关死亡率约为18%，加速期、急变期约为30%；I度以上急性GVHD发生率为29%，慢性GVHD发生率为26%，表明NST是CML有效而安全的治疗方法，对诊断1年内的慢性期患者疗效较好，但该结论有待于更大样本数的研究及与传统清髓性移植的对照研究证实。

在伊马替尼治疗时代，是否伊马替尼与Allo-SCT联合治疗是初治CML的最佳方案？一种方法为先用伊马替尼治疗，使移植在“完全缓解”时进行，减少疾病复发，并与非清髓性或减低剂量移植联合，以减少移植相关死亡率；另一种方法是诊断后尽早进行非清髓性或减低剂量移植而不用伊马替尼，移植后用伊马替尼预防或控制微小残留病[289]。

3. 自体造血干细胞移植　对确诊为CML的患

者，早期进行动员和自体移植，并用Ph阴性的造血干细胞进行“拯救”治疗，仍然是一种延长患者生存期的好办法。在50例用IFN-α和伊马替尼治疗的自体移植患者中，41例存活者，中位生存期为51（8～106）个月，28例（56%）在Auto-HSCT＋IFN-α＋伊马替尼治疗后仍保持主要细胞遗传学缓解，此结果优于单独应用IFN-α，与在有相同HLA同胞供体的同种异体移植的青年患者中所取得的结果相似。在未来的几年中，伊马替尼整合入Auto-HSCT方案中，可能成为那些不能进行常规同种异体移植的CML患者治疗的重要进展[288]。

（章卫平　王健民）

参考文献

1. Maximow A. Der Lymphozyt als gemeinsame Stammzelle der verschiedenen Blutelemente in der embryonalen Entwicklung und im postfetalen Leben der säugetiere. *Folia Haemat (Leipzig),* 1909, 8: 125-141
2. Thomas ED. A history of haemopoietic cell transplantation. *Br J Haematol*, 1999, 105: 330-339
3. Jacobson L0, Marks EK, Robson MJ, *et al.* Effect of spleen protection on mortality following X-irradiation. *J Laboratory Clin Med*, 1949,34:1538-1543
4. Lorenz, E, Uphoff D, Reid TR, *et al.* Modification of irradiation injury in mice and guinea pigs by bone marrow injections. *J Natl Cancer Inst* ,1951, 12: 197-201
5. Thomas ED, Lochte HL Jr, Lu WC, Ferrebee JW. Intravenous infusion of bone marrow in patients receiving radiation and chemotherapy. *N Engl J Med*, 1957, 257:491-496
6. Thomas ED, Lochte HL Jr, Cannon JH, *et al.* Supralethal whole body irradiation and isologous marrow transplantation in man. *J Clin Invest*, 1959, 38:1709-1716
7. Mathé G, Jammet H, Pendic B, *et al.* Transfusions et greffes de moelle osseuse homologue chez des humains irradié a haute dose accidentellement. *Rev Franc Etudes Clin et Biol*, 1959, iv:226-238
8. Mathé G, Amiel J, *et al.* Hemopoietic chimera in man after allogeneic (homologous) bone marrow transplantation. Control of secondary syndrome. Specific tolerance due to the chimerism. *Br Med J*, 1963, 2: 1633-1635
9. Gatti RA, Meuwissen HJ, Allen HD, *et al.* Immunological reconstitution of sex-linked lymphopenic immunological deficiency. *Lancet,* 1968, 2:1366-1369
10. Buckner CD, Epstein RB, Rudolph RH, *et al.* Allogeneic marrow engraftment following whole boby irradiation in a patient with leukemia. *Blood*, 1970, 35:741-750
11. Abrams R, Glaubiger D, *et al.* Result of attempted hematopoietic reconstitution using isologous, peripheral blood mononuclear cells: a case report. *Blood*, 1980, 56: 516-520
12. Thomas ED. Bone marrow transplantation: a review. *Semin Hematol*, 1999, 36 (4 Suppl7): 95-103
13. Kessinger A, Smith D, *et al.* Allogeneic transplantation of blood- derived T-cell depleted hematopoietic stem cells after myeloablative treatment in a patient with acute lymphoblastic leukemia. *Bone Marrow Transplant*, 1989, 4: 643-646
14. Gluckman E, Broxmeyer HA, Auerbach AD, *et al.* Hematopoietic reconstitution in a patient with Fanconi's anemia by means of umbilical-cord blood from an HLA-identical sibling. *N Engl J Med*, 1989, 321: 1174-1178
15. Thomas ED. Bone marrow transplantation from the personal viewpoint. *Int J Hematol*, 2005, 81: 89-93
16. Flomenberg N, Baxter-Lowe LA, Confer D, *et al.* Impact of HLA class I and class II high-resolution matching on outcomes of unrelated donor bone marrow transplantation: HLA-C mismatching is associated with a strong adverse effect on transplantation outcome. *Blood*, 2005, 104: 1923-1930
17. Theunissen K, VerfaillieC. A multifactorial analysis of umbilical cord blood, adult bone marrow and mobilized peripheral blood progenitors using the

improved ML-IC assay. *Exp Hematol*, 2005, 33: 165-172

18. Barker JN, Davies SM, DeFor T, *et al*. Survival after transplantation of unrelated donor umbilical cord blood is comparable to that of human leukocyte antigen-matched unrelated donor bone marrow: results of a matched-pair analysis. *Blood*, 2001, 97: 2957-2961
19. Roy V, Verfaillie CM. Expression and function of cell adhesion molecules on fetal liver, cord blood and bone marrow hematopoietic progenitors: implications for anatomical localization and developmental stage specific regulation of hematopoiesis. *Exp Hematol*, 1999,27: 302-312
20. Sullivan KM, Anasetti C, Horowitz M, *et al*. Unrelated and HLA-nonidentical related donor marrow transplantation for thalassemia and leukemia. A combined report from the Seattle Marrow Transplant Team and the International Bone Marrow Transplant Registry. *Ann NY Acad Sci*, 1998, 850: 312-324
21. Beatty PG, Clift RA, Mickelson EM, *et al*. Marrow transplantation from related donors other than HLA-identical siblings. *N Engl J Med*, 1985, 313: 765-771
22. Guinan EC, Boussiotis VA, Neuberg D, *et al*. Transplantation of anergic histoincompatible bone marrow allografts. *N Engl J Med*, 1999, 340: 1704-1714
23. Lee ST, Jang JH, Cheong JW, *et al*. Treatment of high-risk acute myelogenous leukaemia by myeloablative chemoradiotherapy followed by co-infusion of T cell-depleted haematopoietic stem cells and culture-expanded marrow mesenchymal stem cells from a related donor with one fully mismatched human leucocyte antigen haplotype. *Br J Haematol*, 2002, 118: 1128-1131
24. Slavin S, Nagler A, Naparstek E, *et al*. Nonmyeloablative stem cell transplantation and cell therapy as an alternative to conventional bone marrow transplantation with lethal cytoreduction for the treatment of malignant and nonmalignant hematologic diseases. *Blood*, 1998, 91: 756-763
25. Champlin R, Khouri I, Kornblau S, *et al*. Reinventing bone marrow transplantation: nonmyeloa- blative preparative regimens and induction of graft-vs-malignancy effect. *Oncology*, 1999, 13: 621-628
26. Diaconescu R, Flowers CR, Storer B, *et al*. Morbidity and mortality with nonmyeloablative compared to myeloablative conditioning before hematopoietic cell transplantation from HLA matched donors. *Blood*, 2004, 104: 1550-1558
27. Valcarcel D, Martino R, Sureda, A, *et al*. Conventional versus reduced-intensity conditioning regimen for allogeneic stem cell transplantation in patients with hematological malignancies. *Eur J Haematol*, 2005, 74: 144-151
28. Michallet M, Bilger K, Garban F, *et al*. Allogeneic hematopoietic stem-cell transplantation after nonmyeloablative preparative regimens: impact of pretransplantation and posttransplantation factors on outcome. *J Clin Oncol*, 2001, 19: 3340-3349
29. Wagner JE, Barker JN, DeFor TE, *et al*. Transplantation of unrelated donor umbilical cord blood in 102 patients with malignant and nonmalignant diseases: influence of CD34 cell dose and HLA disparity on treatment-related mortality and survival. *Blood*, 2002, 100: 1611-1618
30. Gluckman E, Rocha V, Boyer-Chammard A, *et al*. Outcome of cord-blood transplantation from related and unrelated donors. Eurocord Transplant Group and the European Blood and Marrow Transplantation Group. *N Engl J Med*, 1997, 337: 373-381
31. Laughlin MJ, Eapen M, Rubinstein P, *et al*. Outcomes after transplantation of cord blood or bone marrow from unrelated donors in adults with leukemia. *N Engl J Med*, 2004, 351: 2265-2275
32. Rocha V, Labopin M, Sanz G, *et al*. Acute Leukemia Working Party of European Blood and Marrow Transplant Group; Eurocord-Netcord Registry. Transplants of umbilical-cord blood or bone marrow from unrelated donors in adults with acute leukemia. *N Engl J Med*, 2004, 351: 2276-2285

33. Michalek J, Collins RH, Durrani HP, *et al*. Definitive separation of graft-versus-leukemia- and graft-versus-host-specific $CD4^+$ T cells by virtue of their receptor beta loci sequences. *Proc Natl Acad Sci USA*, 2003, 100: 1180-1184
34. Jordan MS, Boesteanu A, Reed AJ, *et al*. Thymic selection of $CD4^+CD25^+$ regulatory T cells induced by an agonist self-peptide. *Nat Immunol*, 2001, 2: 283-284
35. Ruggeri L, Capanni M, Mancusi A, *et al*. Alloreactive natural killer cells in mismatched hematopoietic stem cell transplantation. *Blood Cells Mol Dis*, 2004, 33: 216-221
36. Velardi A, Ruggeri L, Capanni M, *et al*. Immunotherapy with alloreactive natural killer cells in haploidentical haematopoietic transplantation. *Hematol J*, 2004, 3: S87-90
37. Ansell SM, Byrd JC, Horwitz SM, *et al*. Phase I/II, open-label, dose-escalating study of MDX-060 administered weekly for 4 weeks in subjects with refractory/relapsed CD30 positive lymphoma. *Blood*, 2004, 104: 2636-2639
38. Leonard JP, Rosenblatt JD, Bartlett NL, *et al*. Phase II study of SGN-30 (anti-CD30 monoclonal antibody) in patients with refractory or recurrent Hodgkin's disease. *Blood*, 2004, 104: 2635-2638
39. Jagasia M, Morgan D, Goodman S, *et al*. Histology impacts the outcome of peripheral T cell lymphomas after high dose chemotherapy and stem cell transplant. *Leuk Lymph*, 2004, 45: 2261-2267
40. Barlogie B, Kyle R, Anderson K, *et al*. Comparable survival in multiple myeloma (MM) and high-dose therapy (HDT) employing MEL 140 mg/m^2+ TBI 12 Gy autotransplants versus standard dose therapy with VBMCP and no benefit from interferon (IFN) maintenance: results of Intergroup Trial S9321. *Blood*, 2003, 102: 42-45
41. Chen H, Lou X, Jiang M, *et al*. Clinical study on anti-leukemia effect mediated by dentritic cells. *Zhongguo Shi Yan Xue Ye Xue Za Zhi*, 2005, 13: 412-416
42. 李扬秋, 刘启发. 血液中瘤免疫治疗学. 北京: 人民卫生出版社, 2005
43. Charron D. Absracts of the 12th International Histocompatibility Conference. *Human Immunol*, 1996, 47: 119
44. Marsh SG, Albert ED, Bodmer WF, *et al*. Nomenclature for factors of the HLA system, 2002. *Tissue Antigenes*, 2002, 60 (5): 407
45. Thomas ED. A history of bone marrow transplantation. In: Blume kG, Forman ST, Appelbaum FR, eds. *Thomas'Hematopoietic Cell Transplantation*. 3rd ed. Oxford: Blackwell Publishing, 2004. 4-8
46. Nash RA. Hematopoietic stem cell transplantation. In: Lee GR, Foerster J, Luckens J, *et al*, eds. *Wintrobe's Clinical Hematology*. 10th ed. Baltimore: Williams&Wilkins, 1998. 875-893
47. McGlave P. Overview of stem cell transplantation. In: Hoffman R, Benz EJ, Shattil SJ, *et al*, eds. *Hematology: Basic Principles and Practice*. 3rd ed. Beijing: Churchill Livingstone, 2001. 1550-1553
48. Long GD&Blume KG. Allogeneic and autologous marrow transplantation. In: Beutler E, Lichtman MA, coller BS, *et al*, eds. Williams Hematology. 5th ed. New York: McGraw-Hill, 1995. 172-194
49. Colvin OM. Pharmacological purging of bone marrow In: Thomas ED, Blume KG, Forman SF, eds. *Hematopoietic Cell Transplantation*. 2nd ed. Abingdon: Blackwell Science Inc, 1998. 217-224
50. Gribben JG. Tumor contamination of stem cell products: The role of purging. In: Soiffer RJ, ed. *Stem Cell Transplantation for Hematologic Malignancies*. Totowa: Humana Press, 2004. 417-429
51. Loberiza F. Summary slides 2003. *IBMTR/ABMTR Newsletter*, 2003, 10: 7-10
52. Apperley J, Gluckman E, Gratwohl A. Blood and Marrow Transplantation. France: Art Direction/Layout, 1998
53. Apperley J, Gluckman E, Gratwohl A. Blood and Marrow Transplantation (2000 revised edition). France: European School of Haematology, 2000

54. Apperley J, Carreras E, Gluckman, *et al*. Haematopoietic stem Cell Transplantation (2004 revised edition). Genoa: Forum Service Editore, 2004
55. Gratwohl A. Organisational Aspects. In: Apperley J, Gluckman E, Gratwohl A, eds. *Blood and Marrow Transplantation*. 2000 revised edition. France: European School of Haematology, 2000. 13-29
56. Apperley J & Gratwohl A. Introduction to the EBMT. In: Apperley J, Carreras E, Gluckman E, eds. *Haematopoietic stem Cell Transplantation*. 2004 revised edition. Genoa: Forum Service Editore, 2004. 10-19
57. Goldman JM, Schmitz N, Niethammer D. Indications for stem cell transplantation. In: Apperley J, Gluckman E, Gratwohl A, eds. *Blood and Marrow Transplantation*, 2000 revised edition. France: European School of Haematology, 2000. 56-67
58. Stein AS & Forman SJ. Autologous hematopoietic cell transplantation for acute myloid leukemia. In: Thamas ED, Blume KG, Forman SJ, eds. *Hematopoietic Cell Transplantation*. 2nd ed. Abingdon: Blackwell Science Inc, 1998. 963-977
59. Carella AM, Frassoni F, Van Lint MT. Autologous and allogeneic bone marrow transplantation in acute myeloid leukemia in first complete remission: A update of the Genoa experience with 159 patients. *Ann Hematol*, 1992, 64: 128-131
60. Mehta J, Powles R, Singhal S, *et al*. Autologous bone marrow transplantation for acute myeloid leukemia in first remission: Identification of modifiable prognostic factors. *Bone Marrow Transplant*, 1995, 16: 499-506
61. Ball ED, Phelphs V, Wilson J. Bone marrow transplantation for acute myeloid leukemia in remission or first relapse using monoclonal antibody-purged marrow. *Blood*, 1996, 88: 485a
62. Linker CA, Ries CA, Damcn LE, *et al*. Autologous bone marrow transplantation for acute myeloid leukemia using busulfan plus etopside as a preparative regimen. *Blood*, 1993, 81: 311-318
63. Laporte J, Lopez. DM, Labopin M. One hundred twenty five adult patients with primary acute leukemia autografted with marrow purged by Mafosfamide: a 10 year single institution experience. *Blood*, 1994, 84: 3810-3818
64. Frassoni F. Stem cell transplantation in adults: Acute leukemia. In: Apperley J, Carreras E, Gluckman E, eds. *Haematolopoietic Stem Cell Transplantation*, 2004 revised edition. Genoa: Forum Service Editore, 2004. 238-254
65. WHO histological classification of acute myeloid leukaemias. In: Jaffe ES, Harris NL, Stein H&Vardiman JM, eds. *World Health Organization Classification of Tumours: Pathology and Genetics of Tumours of Haematopoietic and Lymphoid Tissues*. Lyon: IARCP Press, 2001. 75-107
66. Sucin S, Mandell, F de Witte T, *et al*. Allogeneic compared with autologous stem cell transplantation in the treatment of patients younger than 46 years with acute myeloid leukaemia (AML) in first complete remission (CR1): An intention-to-treat analysis of the EORTC/GIMEMAAML-10 trial. *Blood*, 2003, 102: 1232-1240
67. Burnett AK, Goldstone AH, Stevens R, *et al*. Randomised comparison of addition of autologous bone-marrow transplantation to intensive chemotherapy for acute myeloid leukemia (AML) in first complete remission: Results of MRC AML 10 trial. *Lancet*, 1998, 351: 700-708
68. Burnett AK. Current controversies: Which patients with acute myeloid leukaemia should receive a bone marrow transplantation? An adult treater's view. *Br J Haematol*, 2002, 118: 357-364
69. Gleissner B, Gokbuget N, Bartram CR, *et al*. Leading prognostic relevance of the BCR-ABL translocation in adult acute B-lineage lymphoblastic leukemia: A prospective study of the German Multicenter Trial Group and comfirmed polymerase chain reaction analysis. *Blood*, 2002, 99: 1536-1543
70. Hoelzer D, Gokbuget N, Ottman O, *et al*. Acute lymphoblastic leukemia. *Hematology (Am Soc Hematol Educ Program)*, 2002. 162-192

71. Hoelzer D & Gokbuget N. New approaches in acute lymphoblastic leukaemia in adults: where do we go? *Semin Oncol*, 2000, 27: 540-559
72. Billett AL&Ritz J. Autologous hematopoietic cell transplantation for acute lymphoblastic leukemia. In: Thomas ED, Blume D KG, Forman SJ, eds. *Hematopoietic Cell Transplantation*. 2nd ed. Abingdon: Blackwell Science Inc, 1998. 963-977
73. Clavell LA, Gelber RD, Cohen Hj, *et al*. Four-agent induction and intensive asparaginase therapy for treatment of children acute lymphoblastic leukemia. *N Engl J Med*, 1986, 315: 657-663
74. Haines ME, Goldman JM, Worsley AM, *et al*. Chemotherapy and autografting for chronic granulocytic leukemia in transformation: Probable prolongation of survival for some patients. *Br J haematol*, 1984, 58: 711-721
75. Reiffers J, Trouette R, Marit G, *et al*. Autologous blood stem cell transplantation for chronic granulocytic leukemia in transformation: A report of 47 cases. *Br J Haematol*, 1991, 77: 339-345
76. khouri IF, Kantarjian HM, Talpaz M, *et al*. Results with high-dose chemotherapy and unpurged autologous stem cell transplantation in 73 patients with chronic myelogenous leukemia: The MD Anderson experience. *Bone Marrow Transplant*, 1996, 17: 775-779
77. Loberiza F. Summary slides 2003-part Ⅱ. *IBMTR/ABMTR Newsletter*, 2004, 10 (2): 6-9
78. Maguer-Satta V, Petzer AL, Eaves AC, *et al*. BCR-ABL expression in different subpopulations of functionally characterized ph$^+$ CD34$^+$ cells fromj patients with chronic myelogenous leukemia. *Blood*, 1996, 88: 1796-1804
79. Takahira H, Ideguchi H, Hirata J, *et al*. Appearance of chromosomally normal hemopoiesis during busulfan-induced remission in a case of Ph^1 positive chronic myelogenous leukemia. *Rinsho ketsueki*, 1989, 30: 251-255
80. Carella AM, Podesta M, Grassoni F, *et al*. Selective overshoot of ph-negative blood hemopoietic cells after an intensive idarubicin-containing regimen and their repopulating capacity after infusion. *J Haematother*, 1994, 3: 199-202
81. McGlave PB, Mamus S, Vilen B, *et al*. Effect of recombinant gamma interferon on chronic myelogenous leukemia bone marrow progenitors. *Exp Hematol*, 1987, 15: 331-335
82. McGlave PB, Arthur D, Miller WJ, *et al*. Autologous transplantation for CML using marrow treated ex vivo with recombinant human interferon gamma. *Bone Marrow Transplant*, 1990, 6: 115-120
83. Udomsakdi C, Eaves CJ, Swolin B, *et al*. Rapid decline of chronic myeloid leukemic cells in long-term culture due to a defect at the leukemic stem cell level. *Proc Natl Acad sci USA*, 1992, 89: 6192-6196
84. Sirard C, Lapidot T, Vormoor E, *et al*. Normal and leukemic SCID-repopulating cells (SRC) coexist in the bone marrow and peripheral blood from CML patients in chronic phase, whereas leukemic SRC are detected in blast crisis. *Blood*, 1996, 87: 1539-1543
85. Gordon My, Dowding CR, Riley GP, *et al*. Altered adhesive interactions with marrow stroma of haematopoietic progenitor cells in chronic myeloid leukaemia. *Nature*, 1987, 328: 342-344
86. Verfaillie CM, McCarthy JB, McGlave PB. Mechanisms underlying abnormal trafficking of malignant progenitors in chronic myelogenous leukemia: Decreased adhesion to stroma and fibronectin but increased adhesion to the basement membrane components laminin and collagen type Ⅳ. J Clin Invest, 1992, 90: 1232 1239
87. Niederwieser D. Stem cell transplantation in adults: Chronic disorders. In: Apperley J, Carreras E, Gluckman E, eds. *Haematopoietic stem Cell Transplantation*. 2004 revised edition. Genoa: Forum Service Editore, 2004. 256-267
88. Dreger P, Montserrat E. Autologous and allogeneic stem cell transplantation for chronic lymphocytic leukemia. *Leukemia*, 2002, 16: 985-992
89. Rabinowe SN, Soiffer RJ, Gribben JG, *et al*. Autologous and allogeneic bone marrow trans-

plantation for poor prognosis patients with B-cell chronic lymphocytic leukemia. *Blood*, 1993, 82: 1366-1372

90. Bastion Y, Felman P, Dumontet C, *et al*. Intensive radio-chemotherapy with peripheral blood stem cell transplantation in young patients with chronic lymphocytic leukemia. *Bone Marrow Transplant*, 1992, 10: 467-471
91. Thiebaut A, Vernant JP, Degos L, *et al*. Adult acute lymphoblastic leukemia study testing chemotherapy and autologous and allogeneic transplantation. A follow-up report of the French protocol LALA 87. *Hem Onc Clin North Am*, 2000, 14: 1353-1366
92. Anderson JE, Gooley TA, Schoch G, *et al*. Stem cell transplantation for secondary acute myeloid leukemia: evaluation of transplantation as initial therapy or following induction chemotherapy. *Blood*, 1997, 89: 2578-2585
93. Avivi I, Rowe JM, Goldstone AH. Stem cell transplantation in adult ALL patients. *Best Pract Res Clin Haematol*, 2003, 15: 653-674
94. 张伯龙. 外周血干细胞的动员. 见: 达万明, 裴雪涛, 主编. 外周血干细胞移植. 北京: 人民卫生出版社, 2000. 45-90
95. Gratwohl A. Principles of conditioning regimens. In: Apperley J, Carreras E, Gluckman E, eds. *Haematopoietic stem Cell Transplantation*, 2004 revised edition. Genoa: Forum Service Editore, 2004. 90-104
96. Gribben JG. Antibody-mediated purging. In: Thomas ED, Blume KG, Forman SF, eds. *Hematopoietic Cell Transplantation*. 2nd ed. Abingdon: Blackwell Science Inc, 1998. 207-216
97. 达万明, 刘源, 韦树楠, 等. 正常造血细胞及白血病细胞对热杀伤敏感性的体外研究. 中华血液学杂志, 1988, 9: 470-473
98. Higuchi W. Hematopoietic recovery in a patient with acute lymphoblastic leukemia after autologous bone marrow graft purged by combined hyperthermia with interferon in vitro. *Bone Marrow Transplant*, 1991, 7: 163-166
99. 徐承熊, 张伯龙, 李秀荣, 等. 用血卟啉衍生物及光照在体外净化骨髓中的白血病细胞. 中国药理学报, 1990, 11: 72-75
100. Rosenfeld C, Shadduck RK, Przepiorka D, *et al*. Autologous bone marrow transplantation with 4-hydroperoxycyclophosphamide purged marrow for acute non-lymphoblastic leukemia in second remission. *Bone Marrow Transplant*, 1990, 6: 425-429
101. Gorin NC, Aegerter P, Auvert B, *et al*. Autologous bone marrow transplantation for acute myelocytic leukemia in first remission: A European survey of the role of marrow purging. *Blood*, 1990, 75: 1606-1614
102. Roy DC, Felix M, Cannady WG, *et al*. Comparative activities of rabbit complements of different agents using an in-vitro marrow purging model. *Leu Res*, 1990, 14: 407-416
103. Strong RC, Uckun F, Youle RJ, *et al*. Use of multiple T cell-directed intact ricin immunotoxins for autologous bone marrow transplatation. *Blood*, 1985, 66: 627-635
104. Kemshead JT, Treleaven J, Heath L, *et al*. Monoclonal antibodies and magnetic microspheres for the depletion of leukemic cells from bone marrow harvested for autologous transplantation. *Bone Marrow Transplant*, 1987, 2: 133-139
105. 裴雪涛, 吴祖泽, 劳妙芬, 等. 人胎肝低分子天然抑瘤物在体外骨髓净化中的应用. 中华血液学杂志, 1992, 13: 339-342
106. Calabretta B, *et al*. Normal and leukemic hematopoietic cells manifest differential sensitivity to inhibitory effects of c-myb antisense oligodeoxynucleotides: An in vitro study relevant to bone marrow purging. *Proc Natl Acad Sci USA*, 1991, 88: 2351-2355
107. Blaise D, Olive D, Stoppa AM, *et al*. Hematologic and immunologic effects of the systemic administration of recombinant interleukin-2 after autologous bone marrow transplantation. *Blood*, 1990, 76: 1092-1097
108. Hamon MD, Prentice HG, Gottlieb DJ, *et al*.

Immunotherapy with interleukin 2 after ABMT in AML. *Bone Marrow Transplant*, 1993, 11: 399-401

109. Phillips JH, Lanier LL. Dissection of the lymphokine-activated killer phenomenon. Relative contribution of peripheral blood natural killer cells and T lymphocytes to cytolysis. *J Exp Med*, 1986, 164: 814-825
110. Benyunes MC, Massumoto C, York A, *et al*. Interleukin-2 with or without lymphokin-activated killer cells as consolidative immunotherapy after autologous bone marrow transplantation for acute myelogenous leukemia. *Bone Marrow Transplant*, 1993, 12: 159-163
111. Schmidt-wolf IGH, Lefterova P, Mehta BA, *et al*. phenotypic characterization and identification of effector cells involved in tumor cell recognition of cytokine induced killer cells. *Exp Hematol*, 1993, 21: 1673-1679
112. Klingemann HG, Wong E, Maki G. A cytotoxic NK-cell line (NK-92) for ex vivo purging of leukemia from blood. *Biol Blood Marrow Transplant*, 1996, 2: 68-75
113. Cesano A, Visonneau S, Pasquini S, *et al*. Antitumor efficacy of a human major histo compatibility complex nonrestricted cytotoxic T-cell line (TALL-104) in immunocompetent mice bearing syngeneic leukemia. *Cancer Res*, 1996, 56: 4444-4452
114. Steinman RM. Dendritic cells and immune-based therapies. *Exp Hematol*, 1996, 24: 859-862
115. Deeg HJ, Bowden RA. Introduction to marrow and blood stem cell transplantation. In: Bowden RA, Ljungman P, Paya CV, eds. *Transplant Infections*. Philadelphia: Lippincott-Raven Publishers, 1998. 1-12
116. Cordonnier C. Infections after HSCT. In: Apperley J, Carreras E, Gluckman E, eds. *Haematopoietic stem Cell Transplantation*, 2004 revised edition. Genoa: Forum Service Editore, 2004. 146-160
117. Wingard JR. Bacterial infections. In: Thomas ED, Blume KG, Forman SF, Eds. *Hematopoietic Cell Transplantation*. 2nd ed. Abingdon: Blackwell Science Inc, 1998. 537-549
118. Bowden RA. Fungal infections after hematopoietic cell transplantation. In: Thomas ED, Blume KG, Forman SF, Eds. *Hematopoietic Cell Transplantation*. 2nd ed. Abingdon: Blackwell Science Inc, 1998. 550-559
119. Burns WH. Herpes simplex virus infections. In: Thomas ED, Blume KG, Forman SF, Eds. *Hematopoietic Cell Transplantation*. 2nd ed. Abingdon: Blackwell Science Inc, 1998. 584-590
120. Zaia JA. Cytomegalovirus infections. In: Thomas ED, Blume KG, Forman SF, Eds. *Hematopoietic Cell Transplantation*. 2nd ed. Abingdon: Blackwell Science Inc, 1998. 560-583
121. Boeckh MJ, Ljungman P. Cytomegalovirus infection after BMT. In: Bowden RA, Ljungman P, Paya CV, eds. *Transplant Infections*. Philadelphia: Lippincott-Raven Publishers, 1998. 215-227
122. Bowden RA. Other viruses after hematopoietic cell transplantation. In: Thomas ED, Blume KG, Forman SF, Eds. Hematopoietic Cell Transplantation. 2nd ed. Abingdon: Blackwell Science Inc, 1998. 617-626
123. Bzowej NH, Wright TL. Viral hepatitis in the transplant patient. In: Bowden RA, Ljungman P, Paya CV, eds. *Transplant Infections*. Philadelphia: Lippincott-Raven Publishers, 1998. 309-324
124. Ceuter for Disease Control. Guidelines for preventing opportunistic infections among hematopoietic stem cell transplant recipients. Recommendations of CDC, the Infectious Diseases Society of America, and the American Society of Blood and Marrow Transplantation, 2000, 20: 1-128
125. Arvin AM. Varicella-Zoster virus infections. In: Thomas ED, Blume KG, Forman SF, Eds. *Hematopoietic Cell Transplantation*. 2nd ed. Abingdon: Blackwell Science Inc, 1998. 591-606
126. Sencer SF, Haake RJ, Weisdorf DJ. Hemorrhagic cystitis after bone marrow transplantation. Risk

factors and complications. *Transplantation*, 1993, 56: 875-879

127. Carreras E. Early complication after HSCT. In: Apperley J, Carreras E, Gluckman E, eds. *Haematopoietic stem Cell Transplantation, 2004 revised edition*. Genoa: Forum Service Editore, 2004. 132-145
128. McDonald GB, Hinds MS, Fisher LD, *et al*. Veno-occlusive disease of the liver and multiorgan failure after bone marrow transplantation: A cohort study of 355 patients. *Ann Intern Med*, 1993, 118: 255-267
129. Deleve LD, Shulman HM, McDonald GB. Toxic injury to hepatic sinusoids: Sinusoidal obstruction syndrome (venoocclusive disease). *Semin Liver Dis*, 2002, 22: 27-42
130. Bearman SI, LeeJL, Baron AE, McDonald GB. Treatment of hepatic veno-occlusive disease with recombinant human tissue plasminogen activator and heparin in 42 marrow transplantation patients. *Blood*, 1997, 89: 1501-1506
131. Nurnberger W, Willers R, Burdach S, Gobel U. Risk factors for capillary leak syndrome after bone marrow transplantation. *Ann Hematol*, 1997, 74: 221-224
132. Spitzer TR. Engraftment syndrome following haematopoietic stem cell transplantation. *Bone Marrow Transplant*, 2001, 27: 893-898
133. Afessa B, Tefferi A, Litzow MR, *et al*. Diffuse alveolar hemorrhage in hematopoietic stem cell transplant recipients. *Am J Respir Crit Care Med*, 2001, 166: 641-645
134. Metca1f JP, Rennard SI, Reed EC, *et al*. Corticosteroids as adjunctive therapy for diffuse alveolar hemorrhage associated with bone marrow transplantation. University of Nebraska Medical Center BMT Group. *An J Med*, 1994, 96: 327-334
135. Daly AS, Xenocostas A, Lipton JH. Transplantation-associated thrombotic microangiopathy: Twenty-two years later. *Bone Marrow Transplant*, 2002, 30: 709-715
136. Crawfort SW. Critical care and respiratory failure In: Thomas ED, Blume KG, Forman SF, Eds. *Hematopoietic Cell Transplantation*. 2nd ed. Abingdon: Blackwell Science Inc, 1998. 712-722
137. Gordon B, Lyden E, Lynch J, *et al*. Central nervous system dysfunction as the first manifestation of multiple organ dysfunction syndrome in stem cell transplant patients. *Bone Marrow Transplant*, 2000, 25: 78-83
138. Socie G, klingebial T, Schwarze CP. Late complications of HSCT. In: Apperley J, Carreras E, Gluckman E, eds. *Haematopoietic stem Cell Transplantation, 2004 revised edition*. Genoa: Forum Service Editore, 2004. 178-195
139. Deeg HJ. Delayed complications after hematopoietic cell transplantation. In: Thomas ED, Blume KG, Forman SF, Eds. *Hematopoietic Cell Transplantation*. 2nd ed. Abingdon: Blackwell Science Inc, 1998. 776-788
140. TichellA, Duell T, Weiss M, *et al*. Later-onset Keratoconjunctivitis sicca syndrome after bone marrow transplantation: incidence and risk factors. European Group of Blood and Marrow Transplantation (EBMT) Working Party on Late Effects. *Bone Marrow Transplant*, 1996, 17: 1105-1111
141. Belkacemi Y, Labopin M, Vernant JP. *et al*. Cataracts after total body irradiation and bone marrow transplantation in patients with acute leukemia in complete remission: A study of the European Group for Blood and Marrow Transplantation. *Int J Radiat Oncol Biol phys*, 1998, 41: 659-668
142. Thompson CB, Sanders JE, Flournoy N, *et al*. The risk of central nervous system relapse and leukoencephalopathy in patients receiving marrow transplants for acute leukemia. *Blood*, 1986, 67: 195-199
143. Brennan BM, Shalet SM. Erdocrine late effects after bone marrow transplant. *Br J Haematol*, 2002, 118: 58-66

144. Deeg HJ, Socie G. Malignancies after hematopoietic stem cell transplantation: Many questions, some answers. *Blood*, 1998, 91: 1833-1844
145. Petersdorf EW, Anasetti C, Martin PJ, *et al.* Tissue typing in support of unrelated hematopoietic cell transplantation. *Tissue Antigens*, 2003, 61: 1-11
146. Schmitz N and Barrett J. Optimizing Engraftment — Source and Dose of Stem Cells. *Semin Hematol*, 2002, 39: 3-14
147. Gluckman E. Current status of umbilical cord blood transplantation. *Exp Hematol*, 2000, 28: 1197-1205
148. Fasouliotis SJ and Schenker JG. Human umbilical cord blood banking and transplantation: a state of the art. *European Journal of Obstetrics & Gynecology and Reproductive Biology*, 2000, 90: 13-25
149. Feinstein L, Sandmaier B, Maloney D, *et al.* Nonmyeloablative hematopoietic cell transplantation. Replacing high-dose cytotoxic therapy by the graft-versus-tumor effect. *Ann N Y Acad Sci*, 2001, 938: 328-339
150. Champlin R, Khouri I, Shimoni A, *et al.* Harnessing graft-versus-malignancy: non-myeloablative preparative regimens for allogeneic haematopoietic transplantation, an evolving strategy for adoptive immunotherapy. *Br J Haematol*, 2000, 111: 18-29
151. 王健民, 宋献民, 章卫平, 等. 霉酚酸酯联合环孢素和甲氨蝶呤预防急性 GVHD 的临床研究. 中华医学杂志, 2002, 82: 507-510
152. Massenkeil G, Rackwitz S, Genvresse I, *et al.* Basiliximab is well tolerated and effective in the treatment of steroid-refractory acute graft-versus-host disease after allogeneic stem cell transplantation. *Bone Marrow Transplant*, 2002, 30: 899-903
153. Lee SJ, Zahrieh D, Agura E, *et al.* Effect of up-front daclizumab when combined with steroids for the treatment of acute graft-versus-host disease: results of a randomized trial. *Blood*, 2004, 104: 1559-1564
154. Kolb HJ, Schmid C, Barrett AJ, *et al.* Graft-versus-leukemia reactions in allogeneic chimeras. *Blood,* 2004, 103: 767-776
155. 王健民, 章卫平, 宋献民, 等. Allogeneic peripheral blood stem cell transplantation in the treatmemt of leukemia. 第二军医大学学报, 2002, 23: 933
156. Champlin RE, Schmitz N, Horowitz MM, *et al.* Blood stem cells compared with bone marrow as a source of hematopoietic cells for allogeneic transplantation. IBMTR Histocompatibility and Stem Cell Sources Working Committee and the European Group for Blood and Marrow Transplantation (EBMT). *Blood*, 2000, 95 (12): 3702-3709
157. Ori R, Shapira MY, Resnick I, *et al.* Nonmyeloablative allogeneic stem cell transplantation for the treatment of chronic myeloid leukemia in first chronic phase. *Blood*, 2003, 101: 441-445
158. Witte T, Hermans J, Vossen J, *et al.* Haematopoietic stem cell transplantation for patients with myelodysplastic syndromes and secondary acute myeloid leukaemias: a report on behalf of the Chronic Leukaemia Working Party of the European Group for Blood and Marrow Transplantation (EBMT). *Br J Haematol*, 2000, 110: 620-630
159. Sierra J, Perez WS, Rozman C, *et al.* Bone marrow transplantation from HLA-identical siblings as treatment for myelodysplasia. *Blood*, 2002, 100: 1997-2004
160. 艾辉胜, 余长林, 乔建辉, 等. 非清髓异基因造血干细胞移植－造血干细胞移植的新方向. 解放军医学杂志, 2001, 26: 1
161. Slavin S, Nagler A, Naparstek E, *et al.* Nonmyeloablative stem cell transplantation and cell therapy as an alternative to conventional bone marrow transplantation with lethal cytoreduction for the treatment of malignant and nonmalignant hematologic diseases. *Blood*, 1998, 91: 756
162. 艾辉胜, 余长林, 王丹红, 等. 非清髓异基因外

周造血干细胞移植治疗恶性血液病10例临床分析. 中华内科杂志, 2001, 40, 257-258

163. Hui-Sheng Ai, Robert Chun-Hua Zhao, Mei Guo, *et al*. Mixed hematopoietic chimerism -A new strategy for preventing GVHD in nonmyeloablative allogeneic stem cell transplantation. *Experim Hematol*, 2002, 30: 119-120
164. 肖秀斌, 艾辉胜. 非清髓异基因造血干细胞移植动物实验研究进展. 实验动物科学与管理, 2002, 19: 29-31
165. 艾辉胜, 余长林, 乔建辉, 等. 非清髓异基因外周血干细胞移植治疗恶性血液病的临床观察. 中华血液学杂志, 2003, 24: 86-89
166. 艾辉胜, 余长林, 王丹红, 等. 非清髓异基因造血干细胞移植血细胞嵌合体形成及演变的临床意义. 中华医学杂志, 2003, 83: 208-211
167. 孙琪云, 艾辉胜, 姚 波, 等. STR-PCR 定量检测供受者嵌合体方法的建立及临床应用. 解放军医学杂志, 2001, 26: 13-15
168. 孙琪云, 贾蜀琼, 艾辉胜, 等. 短串联重复序列多态性检测非清髓造血干细胞移植造血嵌合体的研究. 中华内科杂志, 2003, 42: 714-715
169. Thiede C, Bornhauser M, Oelschlagel U, *et al*. Sequential monitoring of chimerism and detection of minimal residual disease after allogeneic blood stem cell transplantation (BSCT) using multiplex PCR amplification of short tandem repeat markers. *Leukemia*, 2001, 15: 293-302
170. Peggs KS. Immune reconstitution following stem cell transplantation. *Leuk Lymphoma*, 2004, 45: 1093-1101
171. Novitzky N, Davison GM. Cytotherapy. *Immune reconstitution following hematopoietic stem-cell transplantation*, 2001, 3 (3): 211-220
172. Amrolia PJ, Mucioli-Casadei G, Huls H. Addback of allodepleted donor T cells to improve immunereconstitution after haplo-identical stem cell transplantation. *Cytotherapy*, 2005, 7: 116-125
173. Ciceri F, Bonini C, Gallo-Stampino C. Modulation of GVHD by suicide-gene transduced donor T lymphocytes: clinical applications in mismatched transplantation. *Cytotherapy*, 2005, 7 (2): 144-149
174. Bhattacharya A, Slatter MA, Chapman CE. Single centre experience of umbilical cord stem cell transplantation for primary immunodeficiency. *Bone Marrow Transplant*, 2005, 36: 295-299
175. Tyndall A, Saccardi R. Haematopoietic stem cell transplantation in the treatment of severe autoimmune disease: results from phase I/II studies, prospective randomized trials and future directions. *Clin Exp Immunol*, 2005, 141: 1-9
176. 乔建辉, 艾辉胜, 王丹红, 等. 供者动员后造血干细胞输注在非清髓异基因造血干细胞移植中的应用. 解放军医学杂志, 2001, 26: 10-12
177. 纪宇, 黄晓军. 供者淋巴细胞输注的免疫基础与临床应用. 中华血液学杂志, 2005, 26: 638-640
178. 黄晓军, 郭乃榄, 任汉云, 等. 异基因骨髓移植后供者干细胞输注与供者淋巴细胞输注抗白血病作用的比较. 北京大学学报（医学版）, 2003, 35: 103-107
179. 孙琪云, 艾辉胜, 姚波, 等. STR-PCR定量检测供受者嵌合体方法的建立及临床应用. 解放军医学杂志, 2001, 26: 13-15
180. 姚波, 孙琪云, 贾蜀琼, 等. 染色体核型分析及短串联重复序列－聚合酶链反应检测非清髓异基因造血干细胞移植造血细胞嵌合体. 中华血液学杂志, 2003, 24 (2): 100-102
181. Thomas R S. Haploidentical stem cell transplantation the always present but overlooked donor. 2005ASH会议, 美国血液学年会汇编. 390-395
182. Sergio G. Reduced-Intensity conditioning Regimens for hematologic malignancies: what have we learned over the last 10 years. 2005 ASH会议, 美国血液学年会汇编. 384-389
183. 刘丽辉, 孙琪云, 胡锴勋, 等. 猕猴非清髓单倍体相合造血干细胞移植模型的建立. 中国实验血液学杂志, 2005, 13 (4) : 677-682
184. 刘丽辉, 孙琪云, 胡锴勋, 等. 猕猴单倍体非清髓造血干细胞联合间充质干细胞移植的实验研究. 中华血液学杂志, 2005, 26: 385-388
185. Beatty PG, Clift RA, Mickelson EM, *et al*.

Marrow transplantation from related donors other than HLA-identical siblings. *N Engl J Med*, 1985, 26, 313: 765-771

186. Anasetti C, Beatty PG, Storb R, *et al*. Effect of HLA incompatibility on graft-versus-host disease, relapse, and survival after marrow transplantation for patients with leukemia or lymphoma. *Hum Immunol*, 1990, 29: 79-91
187. Anasetti C, Amos D, Beatty PG, *et al*. Effect of HLA compatibility on engraftment of bone marrow transplants in patients with leukemia or lymphoma. *N Engl J Med*, 1989, 26, 320: 197-204
188. Mackall CL, Fleisher TA, Brown MR, *et al*. Lymphocyte depletion during treatment with intensive chemotherapy for cancer. *Blood*, 1994, 84: 2221-2228
189. Lamparelli T, van Lint MT, Gualandi F, *et al*. Alternative donor transplants for patients with advanced hematologic malignancies, conditioned with thiotepa, cyclophosphamide and antithymocyte globulin. *Bone Marrow Transplant*, 2000, 26: 1305-1311
190. Anasetti C, Hansen J. Bone marrow transplantation from HLA-partially matched related donors and unrelated volunteer donors. In: Forman SJ, Blume KG, Thomas ED, eds. *Bone marrow transplantation*. Boston: Blackwell Science, 1994, 665-679
191. Aversa F, Tabilio A, Velardi A, *et al*. Treatment of high-risk acute leukemia with T-cell-depleted stem cells from related donors with one fully mismatched HLA haplotype. *N Engl J Med*, 1998, 22, 339: 1186-1193
192. Kato S, Yabe H, Yasui M, *et al*. Allogeneic hematopoietic transplantation of CD34$^+$ selected cells from an HLA haplo-identical related donor. A long-term follow-up of 135 patients and a comparison of stem cell source between the bone marrow and the peripheral blood. *Bone Marrow Transplant*, 2000, 26: 1281-1290
193. 常英军, 赵翔宇, 黄晓军. 人重组粒细胞集落刺激因子体内应用对供者骨髓T淋巴细胞影响及其机制研究. 中华医学杂志, 2004, 84: 833-835
194. 黄晓军. 人类粒细胞集落刺激因子及其在骨髓移植应用中的研究进展. 国外医学输血及血液学分册, 1994, 17: 66-68
195. 赵 杰, 赵翔宇, 黄晓军. 白细胞介素11联合粒细胞集落刺激因子对小鼠异基因骨髓移植后移植物抗宿主病影响的研究. 中华医学杂志, 2005, 85: 2497-2502
196. 黄晓军, 韩 伟, 许兰平, 等. HLA 配型不合情况下造血干细胞移植的新方法. 北京大学学报(医学版), 2004, 36: 229-233
197. 黄晓军. 配型不合骨髓移植的某些新进展. 临床血液学杂志, 1992, 5 (3): 125-126
198. 韩 伟, 陆道培, 黄晓军, 等. HLA 配型不合造血干细胞移植GIAC方案100例临床分析. 中华血液学杂志, 2004, 25: 453-457
199. 黄晓军, 陈育红, 许兰平, 等. G-CSF 动员的骨髓及外周血干细胞移植治疗重型再生障碍性贫血. 基础医学与临床, 2004, 24: 291-293
200. 黄晓军. 造血干细胞移植: 告别供者来源困难的时代. 中华医学杂志, 2005, 85: 435-436
201. 翁心华, 黄晓军. 侵袭性真菌感染: 新的挑战和选择. 中华医学杂志, 2005, 85: 1441-1442
202. Solomon SR, Mielke S, Savani BN, *et al*. Selective depletion of alloreactive donor lymphocytes: a novel method to reduce the severity of graft-versus-host disease in older patients undergoing matched sibling donor stem cell transplantation. *Blood*, 2005, 106: 1123 - 1129
203. Mary JL, Hillard ML. Allogeneic stem cell transplantation (clinical research and practice). New Jersey: Humana Press, 2003
204. Kernan NA, Kartsch G, Ash RC, *et al*. Analysis of 462 transplantation from unrelated donors facilitated by the National Marrow Donor Program. *N Engl J Med*, 1993, 328: 593-602
205. Wagner JE, Thompson JS, Carter SL, *et al*. Effect of graft-versus-host-disease prophylaxis on 3-year disease-free survival in recipients of unre-

lated donor bone marrow (T-cell depletion trial): a multi-centre, randomized phase Ⅱ-Ⅲ trial. *Lancet*, 2005, 366: 733-741

206. Appelbaum FR. Perspectives on the future of chronic myeloid leukemia treatment. *Semin Hematol*, 2001, 38: 35-42
207. Yang YL, Lu MY, Jou ST, *et al*. Matched-unrelated-donor bone marrow transplantation for children with leukemia. *Formos Med Assoc*, 2005, 104: 448-451
208. Blau I W, Basara N, Lentini G, *et al*. Feasibility and safety of peripheral blood stem cell tansplantation from unrelated donors: results of a single-center study. *Bone Marrow Tansplant*, 2001, 27: 27-33
209. Weisdorf DJ, Anasetti C, Antin JH, *et al*. Allogeneic bone marrow transplantation for chronic myeloid leukemia: comparative analysis of unrelated versus matched sibling donor tansplantation. *Blood*, 2002, 99: 1971-1977
210. Dini G, Cancedda R, Locatelli F, *et al*. Unrelated donor marrow transplantation: an update of the experience of the Italian Bone Marrow Group (GiTMO). *Haemotogica*, 2001, 86: 451-456
211. Hurly CK, Maiers M, Ng J, *et al*. Large-scale DNA-based typing of HLA-A and HLA-B at low resolution is highly accurate specific and reliable. *Tissue Antigens*, 2000, 55: 352-358
212. Hurly CK, Baxter-Lowe LA, Begovich AB, *et al*. The extent of HLA class Ⅱ allete level disparity in unrelated donor marrow transplantation: analysis of 1259 National Marrow Donor Program donor-recipient pairs. *Bone Marrow Tansplant*, 2002, 25: 385-393
213. Flomenberg N, Baxter-Lowe LA, Confer D, *et al*. Impact of HLA-class Ⅰ and class Ⅱ high resolution matching on outcomes of unrelated donor BMT. *Blood*, 2001, 98: 813-816
214. Ottinger HD, Beelen DW, Grosse WH, *et al*. What is the impact of HLA mismatches detected by high-resolution techniques on the outcome of unrelated donor bone marrow transplantation. *Bone Marrow Transplant*, 2005, 35: 1211-1214
215. Morishima Y, Sasazuki T, inoko K, *et al*. The clinical significance of human leukocyte antigen allete compatibility in patients receiving a marrow tansplant from serologically HLA-A, HLA-B, and HLA-DR matched unrelated donors. *Blood*, 2002, 99: 4200-4206
216. Yasuo Morishima. *Allogeneic hematology stem cell transplantation and HLA*. Education program10 . The 67th Annual Meeting of Japanese Society of Hematology and 47th Annual Meeting of Japanese Society of clinical Hematology, 2005, 78-84
217. Petersdorf EW, Hansen JA, Martin PJ, *et al*. Major-histocompatibility-complex classi alletes and antigens in hematopoietic-cell transplantation. *N Engl J Med*, 2001, 345: 1794-8000
218. Ottinger HD, Muller CR, Goldman SF, *et al*. Second German consensus on immunogeneic donor search for allotransplantation of hematopoietic stem cells. *Ann Hematol*, 2001, 80: 706-714
219. Petersdorf EW, Kollman C, Hurley CK, *et al*. Effect of HLA class Ⅱ gene display on clinical outcome in unrelated donpr hematopoietic cell transplantation for chronic myeloid leukemia: the US National Marrow Donor Program Experiece. *Blood*, 2001, 98: 2922-2929
220. Kollman C, Howe CW S, Anasetti C, e*t al*. The characteristics as risk factors in recipients after transplantation of bone marrow from unrelated donors. *Blood*, 2000, 97: 2043-2051
221. Loiseau P, Esperou H, Busson M, *et al*. DPB1 disparities contribute to severe GVHD and reduced patient survival after unrelated donor bone marrow transplantation. *Bone Marrow Tansplant*, 2002, 30: 497-502
222. Bunett AK. Treatment of acute myeloid leukemia in younger patients. *Baillieres Best Practice in Clinical Haematology*, 2001, 14: 95-118
223. Yumura J, Inoue M, Sakata N, *et al*, Unrelated donor bone marrow transplantation for 100 pedi-

atric patients: a single institute's experience. *Bone Marrow Transplant*, 2005, 38: 307-313

224. Davies S M, Kollman C, Anasetti C, *et al*. Engraftment and survival after unrelated donor bone marrow transplantation: a report from the National Marrow Donor Program. *Blood*, 2000, 96: 4096-4102

225. Nagler A, Aker M, Or R, *et al*. Low-intensity conditioning is sufficient to ensure engraftment in matched unrelated bone marrow transplantation. *Experimental Hematology*, 2001, 29: 362-370

226. Champlin RE, passweg JR, Zhang MJ, *et al*. T-cell depletion of bone marrow transplants for leukemia from donors other than HLA-identical siblings: advantage of T-cell antibodies with marrow specifities. *Blood*, 2000, 95: 3996-4003

227. Nash RA, Antin JH, Karanes C, *et al*. Phrase 3 study comparing methotrexate and tacrolimus with methotrexate and cyclosporine for prophylaxis of acute GVHD after marrow transplantation from unrelated donors. *Blood*, 2000, 96: 2062-2068

228. Bacigalupo A, Lamparelli T, Bruzzi P, *et al*. Antithymocyte globulin for GVHD prophylaxis in transplants from unrelated donors: 2 randomized studies from Groppo Italiano Trapianti Midollo Osseco (GITMO). *Blood*, 2001, 98: 2942-2947

229. Chakrabarti S, Mackinnon S, Chopra R, *et al*. High incidence of cytomegalovirus infection after nonmyeloablatⅣe stem cell transplantation: potential role of Campath-1H in delaying immune reconstitution. *Blood*, 2002, 99: 4357-4363

230. Williamson ECM, Miller MR, Steward CG, *et al*. Infections in adults undergoing unrelated donor bone marrow transplantation. *Br Haemotol*, 1999, 104: 560-568

231. Porter DL, Collins RH Jr, Hardy C, *et al*. Treatment of relapsed leukemia after unrelated donor bone marrow transplantation. with unrelated donor leukocyte infusion. *Blood*, 2000, 95: 1214-1221

232. De Santis D, Bishara A, Witt CS, *et al*. Natural killer cell HLA-C epitopes and killer cell immunoglobulin-like receptors both influence outcome of mismatched unrelated donor bone marrow transplants. *Tissue Antigens*, 2005, 7, 65: 519-528

233. Gluckman E, Rocha V, Boyer-Chammaed A, *et al*. Outcome of cord-blood transplantation from unrelated donors. Eurocord Transplant Group and the European Blood and Marrow Transplantation Group. *N Engl J Med*, 1997, 337: 373-381

234. Barker JN, Hough RE, Van Burik JA, *et al*. Serious infections after unrelated donor transplantation in 136 chilren: impact of stem cell source. *Biol Blood Marrow Transplant*, 2005, 11: 362-370

235. Laughlin MJ, Barker J, Bambach B, *et al*. Hematopoietic engraftment and survival in adult recipients of umbilical-cord blood from unrelated donors. *N Engl J Med*, 2001, 24: 1815-1822

236. Rubinstein P, Carrier C, Scaradavou A. Outcomes among 562 recipients of placental-blood transplant from unrelated donors. *N Engl J Med*, 1998, 339: 1565-1577

237. Knudtzon S. In vitro growth of granulocyte colonies from circulating cells in human cord blood. *Blood*, 1974, 43: 357

238. Gluckman E, Broxmeyer HA, Auerbach AD, *et al*. Hematopoietic reconstitution in a patient with Fanconi's anemia by means of umbilical cord blood from a HLA-identical sibling. *N Engl J Med*, 1989, 321: 1174

239. Kurtzberg J, Laughlin M, Graham ML, *et al*. Placental blood as a source of hematopoietic stem cells for transplantation in unrelated recipients. *N Engl J Med*, 1996, 335: 157

240. Wagner JE, Rosenthal J, Sweetman R, *et al*. Successful transplantation of HLA-matched and HLA-mismatched umbilical cord blood from unrelated donors: analysis of engraftment and graft-versus-host disease. *Blood*, 1996, 88: 795

241. Rubinstein P, Carrier C, Scaradavou A, *et al*.

Outcome among 562 recipients of placental-blood transplants from unrelated donors. *N Engl J Med*, 1998, 339: 1165
242. Gluckman E, Rocha V, Chevret S, *et al.* Results of unrelated umbilical cord blood hematopoietic stem cell transplant. *Transfus Clin Biol*, 2001, 8: 146
243. Rocha V, Cornish J, Sievers EL, *et al.* Comparison of outcomes of unrelated bone marrow and umbilical cord blood transplants in children with acute leukemia. *Blood*, 2001, 97: 2962
244. Rocha V, Labopin M, Sanz G, *et al.* Transplants of umbilical-cord blood or bone marrow from unrelated donors in adults with acute leukemia. *N Engl J Med*, 2004, 351: 2276
245. Eapen M, Rubinstein P, Zhang MJ, *et al.* Comparable long-term survival after unrelated and HLA-matched sibling donor hematopoietic stem cell transplantations for acute leukemia in children younger than 18 months. *J Clin Oncol*, 2006, 24: 145
246. Laport JP, Gorin NC, Rubinstein P, *et al.* Cord-blood transplantation from an unrelated donor in an adult with chronic myelogenous leukemia. *N Engl J Med*, 1996, 335: 167
247. Gluckman E, *et al.* Current status of umbilical cord blood hematopoietic stem cell transplantation. *Exp Hematol*, 2000, 28: 1197
248. Laughlin MJ, Eapen M, Rubinstein P, *et al.* Outcomes after transplantation of cord blood or bone marrow from unrelated donors in adults with leukemia. *N Engl J Med*, 2004, 351: 2265
249. Rocha V, Labopin M, Sanz G, *et al.* Transplants of umbilical-cord blood or bone marrow from unrelated donors in adults with acute leukemia. *N Engl J Med*, 2004, 351: 2276
250. Takahashi S, Iseki T, Ooi J, *et al.* Single-institute comparative analysis of unrelated bone marrow transplantation and cord blood transplantation for adult patients with hematologic malignancies. *Blood*, 2004, 104: 3813
251. 高春记, 达万明, 张伯龙, 等. 非亲缘供者外周血造血干细胞移植治疗血液系统恶性肿瘤. 西安: 第十届全国实验血液学会论文集, 2005. 70
252. Rodriguez V, *et al.* Use of infliximab-daclizumab combination for the treatment of acute and chronic graft-versus-host disease of the liver and gut. *Pediatr Blood Cancer*, 2005 Oct 31; [Epub ahead of print]
253. Couriel DR, *et al.* Sirolimus in combination with tacrolimus and corticosteroids for the treatment of resistant chronic graft-versus-host disease. *Br J Haematol*, 2005, 130: 409-417
254. Mohty M, *et al.* Mycophenolate mofetil and cyclosporine for graft-versus-host disease prophylaxis following reduced intensity conditioning allogeneic stem cell transplantation. *BMT*, 2004, 34 (6): 527-530
255. Kanda Y, *et al.* Effect of graft-versus-host disease on the outcome of bone marrow transplantation from an HLA-identical sibling donor using GVHD prophylaxis with cyclosporin A and methotrexate. *Leukemia*, 2004, 18 (5): 1013-1019
256. Bolwell B, *et al.* A prospective randomized trial comparing cyclosporine and short course methotrexate with cyclosporine and mycophenolate mofetil for GVHD prophylaxis in myeloablative allogeneic bone marrow transplantation. *BMT*, 2004, 34 (7): 621-625
257. Osunkwo I, *et al.* A pilot study of tacrolimus and mycophenolate mofetil graft-versus-host disease prophylaxis in childhood and adolescent allogeneic stem cell transplant recipients. *Biol Blood Marrow Transplant*, 2004, 10 (4): 246-258
258. Uberti JP, *et al.* Tacrolimus as monotherapy or combined with minidose methotrexate for graft-versus-host disease prophylaxis after allogeneic peripheral blood stem cell transplantation: long-term outcomes. *BMT*, 2004, 34 (5): 425-431
259. Cutler C, *et al.* Sirolimus and tacrolimus without methotrexate as graft-versus-host disease prophylaxis after matched related donor peripheral blood stem cell transplantation. *BMT*, 2004, 10 (5): 328-336

260. Lee SJ, *et al.* Effect of up-front daclizumab when combined with steroids for the treatment of acute graft-versus-host disease: results of a randomized trial. *Blood*, 2004, 104: 1559-1564
261. Kolb HJ, *et al.* Graft-versus-leukemia reactions in allogeneic chimeras. *Blood*, 2004, 103: 767-776
262. Passweg JR, Tichelli A, Meyer-Monard S, *et al.* Purified donor NK-lymphocyte infusion to consolidate engraftment after haploidentical stem cell transplantation. *Leukemia*, 2004, 18: 1835-1838
263. Ruggeri L, Capanni M, Shlomchik WD, *et al.* Natural killer cells as a therapeutic tool in mismatched transplantation. *Best Pract Res Clin Haematol*, 2004, 17 (3): 427-438
264. Shilling HG, *et al.* Reconstitution of NK cell receptor repertoire following HLA-matched hematopoietic cell transplantation. *Blood*, 2003, 101: 3730-3740
265. Vicent MG, *et al.* Matched-pair analysis comparing allogeneic PBPCT and BMT from HLA-identical relatives in childhood acute lymphoblastic leukemia. *BMT*, 2002, 30 (1): 9-13
266. Farag SS, *et al.* Nature kill cell receptor: new biology and insights into the graft-versus leukemia effect. *Blood*, 2002, 100: 1935-1947
267. Thierry A, *et al.* Immunomodulatory effects of extracorporeal photochemotherapy in patients with extensive chronic graft-versus-host disease. *Blood*, 2001, 98: 1622-1625
268. Schmid C, *et al.* Treatment of relapsed AML and MDS after allogeneic stem cell transplantation with donor lymphocyte transfusion-a retrospective analysis of EBMT results. *Blood*, 2000, 96: 4577a
269. Van Lint MT, *et al.* Early treatment of acute graft-versus-host disease with high- or low-dose 6-methylprednisolone: A multicenter randomized trial from the Italian Group for Bone Marrow Transplantation. *Blood*, 1998, 92: 2288-2293
270. Storb R, *et al.* Methotrexate and cyclosporine for graft-vs. -host disease prevention: what length of therapy with cyclosporine? *Biol Blood Marrow Transplant*, 1997, 3: 194-201
271. Bonini C, *et al.* HSK-TK gene transfer into donor lymphocytes for control of allogeneic graft-versus -leukemia. *Science*, 1997, 276: 1719-1724
272. Kimby E, Nygren P and Glimelius B for the SBU-group. Swedish Council of Technology Assessment in Health Care. A systematic overview of chemotherapy effects in acute myeloid leukaemia. *Acta Oncol*, 2001, 40: 231-252
273. Grimwade D, Walker H, Oliver F, *et al.* The importance of diagnostic cytogenetics on outcome in AML: analysis of 1, 612 patients entered into the MRC AML 10 trial. The Medical Research Council Adult and Children's Leukaemia Working Parties. *Blood*, 1998, 92: 2322-2333
274. Gorin NC, Labopin M, Fouillard L, *et al.* Retrospective evaluation of autologous bone marrow transplantation vs allogeneic bone marrow transplantation from an HLA identical related donor in acute myelocytic leukemia. A study of the European Cooperative Group for Blood and Marrow Transplantation (EBMT). *Bone Marrow Transplant*, 1996, 18: 111-117
275. Reiffers J, Stoppa AM, Hugues F, *et al.* The role of allo-geneic transplantation in the younger adults with acute myeloid leukemia in first remission: a ten year experience. *Blood*, 1996, 88: Abstr 2721
276. Harousseau JL, Cahn JY, Pignon B, *et al.* Comparison of autologous bone marrow transplantation and intensive chemotherapy as postremission therapy in adult acute myeloid leukemia. The Groupe Ouest Est Leucemies Aigues Myeloblastiques (GOELAM). *Blood*, 1997, 90: 2978-2986
277. Keating S, de Witte T, Suciu S, *et al.* The influence of HLA-matched sibling donor availability on treatment outcome for patients with AML: an analysis of the AML 8A study of the EORTC Leukaemia Cooperative Group and GIMEMA. European Organization for Research and Treatment of Cancer. Gruppo Italiano

Malattie Ematologiche Maligne dell' Adulto. *Br J Haematol*, 1998, 102: 1344-1353

278. Burnett AK, Goldstone AH, Stevens RM, *et al.* Randomised comparison of addition of autologous bone-marrow transplantation to intensive chemotherapy for acute myeloid leukaemia in first remission: results of MRC AML 10 trial. UK Medical Research Council Adult and Children's Leukaemia Working Parties. *Lancet*, 1998, 351: 700-708
279. Linker CA, Levitt LJ, O'Donnell M, *et al.* Treatment of adult acute lymphoblastic leukemia with intensive cyclical chemotherapy: a follow-up report. *Blood*, 1991, 78: 2814-2822
280. Horowitz MM, Messerer D, Hoelzer D, *et al.* Chemotherapy compared with bone marrow transplantation for adults with acute lymphoblastic leukemia in first remission. *Ann Intern Med*, 1991, 115: 13-18
281. Thiebaut A, Vernant JP, Degos L, *et al.* Adult acute lymphocytic leukemia study testing chemotherapy and autologous and allogeneic transplantation. A follow-up report of the French protocol LALA 87. *Hematol Oncol Clin North Am*, 2000, 14: 1353-1366
282. Dombret H, Gabert J, Boiron JM, *et al.* Outcome of treatment in adults with Philadelphia chromosome-positive acute lymphoblastic leukemia-results of the prospective multicenter LALA-94 trial. *Blood*, 2002, 100: 2357-2366
283. Biggs JC, Horowitz MM, Gale RP, *et al.* Bone marrow transplants may cure patients with acute leukemia never achieving remission with chemotherapy. *Blood*, 1992, 80: 1090-1093
284. Abdallah A, Egerer G, Goldschmidt H, *et al.* Continuous complete remission in adult patients with acute lymphocytic leukaemia at a median observation of 12 years after autologous bone marrow transplantation. *Br J Haematol*, 2001, 112: 1012-1015
285. Snyder DS, Nademanee AP, O'Donnell MR, *et al.* Long-term follow-up of 23 patients with Philadelphia chromosome-positive acute lymphoblastic leukemia treated with allogeneic bone marrow transplant in first complete remission. *Leukemia*, 1999, 13: 2053-2058
286. Rowe JM, Buck G, Burnett AK, *et al.* Induction therapy for adults with acute lymphoblastic leukemia: results of more than 1500 patients from the international ALL trial: MRC UKALL XII/ECOG E2993. *Blood*, 2005, 106: 3760-3767
287. Garcia-Manero G, Faderl S, O'Brien S, *et al.* Chronic myelogenous leukemia: A review and update of therapeutic strategies. *Cancer*, 2003, 98: 437-457
288. O'Brien SG, Gu-hot F, Larson RA, *et al.* Imatinib compared with interferon and low-dose cytarabine for newly diagnosed chronic-phase chronic myeloid leukemia. *N Eng J Med*, 2003, 348: 994-1004
289. Hochhaus A, Reiter A, Saussele S, *et al.* Molecular heterogeneity in complete cytogenetic responders after interferon-alpha therapy for chronic myelogenous leukemia: low levels of minimal residual disease are associated with continuing remission. German CML Study Group and the UK MRC CML Study Group. *Blood*, 2000, 95: 62-66
290. Elmaagacli AH, Peceny R, Steckel N, *et al.* Outcome of transplantation of highly purified peripheral blood CD34+ cells with T-cell addback compared with unmanipulated bone marrow or peripheral blood stem cells from HLA-identical sibling donors in patients with first chronic phase chronic myeloid leukemia. *Blood*, 2003, 101: 446-453
291. Maloney DG, Sandmaier BM, Mackinnon S, *et al.* Non-myeloablative transplantation. *Hematology (Am Soc Hematol Educ Program)*, 2002, 392-421
292. Or R, Shapira MY, Resnick I, *et al.* Nonmyeloablative allogeneic stem cell transplantation for the treatment of chronic myeloid leukemia in first chronic phase. *Blood*, 2003, 101: 441-445

第九章 白血病化疗的副作用及并发症的诊断、治疗、预防

王巧玲 乔淑京 张伟杰 宋献民 苏雁华 王兆钺 赵东陆 韩冰虹 王健民 叶静静 王琳 姚庆民 隋潇徽 李湘新 张晓琳 展昭民 肖亮 靳明华

第一节 化学疗法

一、化疗的副作用

癌症目前已成为仅次于心脑血管疾病危害人类健康的第二号“杀手”。随着科学与技术的进步，各种先进的肿瘤诊疗手段不断问世，大大提高了恶性肿瘤治疗的疗效，延长了患者的生存期，改善了生活质量。有些种类的癌症完全可以达到临床治愈。目前临床上应用较为成熟，疗效确切的肿瘤治疗手段有三种，即手术、化疗和放疗，这也是治疗实体瘤（solid cancer）的经典模式。然而对于白血病这种俗称“血癌”的血液系统恶性肿瘤而言，非实体瘤（non-solid cancer）的特性决定了其治疗方法是以化学治疗（简称化疗）为主（属肿瘤内科治疗范畴）。当然肿瘤内科治疗尚包括内分泌治疗，抗肿瘤血管生成治疗，分化诱导治疗，分子靶向治疗，免疫、基因治疗等等。

任何药物都有治疗作用和不良反应，抗肿瘤（抗癌）药物也不例外，它在杀灭白血病细胞的同时，也会不同程度地损害机体的正常组织细胞等，有时这种损害可达到相当严重的程度，甚至危及患者的生命。这就提醒我们医务人员，务必要重视化疗副作用的预防、诊断和治疗，在确保化疗“正”作用的前提下，尽力减少或避免毒副作用与并发症的发生。

鉴于临床治疗白血病的化疗药物大部分属于细胞毒药物范畴，它是通过各种方式最终达到影响快速增殖癌细胞DNA合成而杀灭癌细胞的，故化疗的毒副反应本质上是抗癌药物引起的不良反应。正常人体内各种组织细胞中有一部分更新较快，如口腔黏膜、胃肠黏膜、生发细胞和骨髓造血组织等，这些正常细胞也处在增殖周期中，故易受到细胞毒药物的损害，表现为口腔溃疡、恶心、呕吐、腹泻、骨髓造血受抑，导致外周血白细胞、血小板或血红蛋白下降、脱发等常见的共有副作用。另有一些抗癌药物除对人体增殖细胞有影响外，尚对诸如心脏、末梢神经、肝、肾等产生毒性以及出现钠水潴留、过敏反应等症状。

按毒副反应累及范围可分为局部反应与全身反应；按不良反应发生的时间可分为急性（short-time）、慢性（long-time）和持续性（permanent），也有人将其分为近期反应与远期反应；按毒副反应的转归分为可逆毒性与不可逆毒性；按毒副作用所致后果分为致死毒性与非致死性毒性；按毒性发生所累及的系统分为血液毒性、消化道毒性、心脏毒性、神经毒性、肺、肝、肾等毒性等。WHO将用药后3个月以内发生的毒性称为急性和

亚急性毒性，用药后3个月至数年产生的毒性称为慢性和后期毒性。上述对毒副反应的分类在实际临床、教学、科研等领域应用时，可以有不同的侧重点。以下具体谈谈化疗的毒副作用。

（一）局部不良反应

1. 包括化疗药物血管外渗对血管周围皮肤、皮下组织等造成的损伤，临床表现为渗漏血管周围皮肤红肿、疼痛，常为轻至中度疼痛，偶见剧痛，重者可致皮下组织坏死、感染，最终形成局部硬结、纤维化、挛缩等。

2. 静脉炎　是由化疗药物对静脉血管壁直接刺激所致的无菌性炎性反应。临床上可分为三型。第一：红热型，沿注射药物静脉走向区域性发热肿痛；第二：栓塞型，沿穿刺静脉走向变硬，呈条状硬结，触之有如绳索感，视之有色素沉着，血流不畅伴疼痛；第三：坏死型，沿静脉穿刺部位，疼痛加剧，皮肤变黑、坏死，重者可达肌层。一般前两型多见。

引起局部不良刺激反应的常见药物是长春新碱类、多柔比星、柔红霉素、氮芥类、依托泊苷、米托蒽醌、环磷酰胺等。

（二）全身毒副反应[1-9]

最常见的不良反应是胃肠道反应、造血系统毒性（骨髓抑制）、脱发、过敏等，部分抗癌药物可引起心脏、神经、肺、肝、肾、生殖系统毒性等。此外尚有后期出现的不良反应等，现分述如下。

1. 造血系统毒性　抗癌药物几乎都有不同程度的造血系统毒性，常导致不能按标准剂量用药，甚至被迫停药，影响了化疗的效果，是白血病化疗主要剂量限制性毒性。

（1）骨髓抑制：为抗癌药物最常见的毒性反应，大多数抗癌药物均可引起骨髓受抑，且多数抗白血病药物在常规剂量内即可抑制骨髓中各系干/祖细胞分裂增殖。当药物损伤骨髓中某些干细胞后即可导致外周血细胞减少，其程度与外周血细胞成分的生存期相关。白细胞（特别是中性粒细胞）半寿期最短，约6小时，故最易受到抑制；血小板半寿期为5～7天，亦较易引起减少；而红细胞半寿期长达120天，所以红系干细胞数目减少不易从外周血红细胞计数中反映出来。通常抗癌药物对增殖活跃的细胞产生较强的抑制作用，损伤DNA的药物骨髓抑制作用最强，损伤RNA的药物次之，而影响蛋白质者则小。根据骨髓抑制恢复时间可分为两类：一类为迅速恢复，即应用脉冲量抗癌药物后，外周血粒细胞最低值在8～10天，7～21天恢复；另一类为迟发性恢复，表现为用药后白（粒）细胞的下降呈双相，第一次下降在脉冲量给药后8～10天，之后呈平台期或部分恢复，第二次下降在27～32天，42～50天能完成恢复。骨髓抑制患者临床可出现发热、感染、周身无力、极度虚弱和出血倾向，轻者表现为皮肤黏膜出血，重者可致内脏出血，特别是致命性颅内出血等症状，必须予以高度重视，积极救治。各种抗白血病药物抑制骨髓作用有所不同，周期特异性药物如多种抗核酸合成药物所致粒细胞缺乏，多恢复较快，而周期非特异性药物如烷化剂所致粒细胞缺乏恢复次之，亚硝脲类所致粒细胞缺乏恢复最慢。烷化剂与亚硝脲类抑制多能造血干细胞 $CD34^+$，能抑制各系列细胞，故其对骨髓抑制时间要长于周期特异性药物。

（2）凝血障碍：有些化疗药物可引起凝血障碍，加重了患者出血程度和危险性。如门冬酰胺酶（ASP），为治疗急性淋巴细胞白血病的常用药物，约有75%患者使用后凝血指标有异常，主要表现为纤维蛋白溶解，血浆中纤维蛋白原、Ⅴ、Ⅶ、Ⅸ、Ⅹ凝血因子及纤溶酶原水平降低，但少致大出血。

2. 消化道毒性　抗癌药物所致消化道（胃肠道）毒性主要表现为食欲差、恶心、呕吐和口腔等消化道黏膜炎或溃疡、腹泻或便秘，甚至导致机体电解质紊乱。胃肠道反应往往是患者难以进行化疗的主要原因。

（1）恶心与呕吐：大多数细胞毒药物都可导致不同程度的恶心呕吐，严重的恶心呕吐给患者带来极大痛苦和恐惧，直接影响患者正常饮食、营养吸收、体力恢复和化疗，须重视并积极处置。

（2）消化道黏膜损害：常表现为口炎、咽喉炎、胃肠道黏膜水肿炎症、水样便甚至血便，重者危及生命。阻止DNA合成的药物最易引起此症状，其原因是口腔及胃肠道黏膜上皮细胞更新速率快，最易受到化疗药物“攻击”，当黏膜繁殖受阻，可致其损伤形成小溃疡等。大剂量MTX治疗ALL时，口腔炎等黏膜损害症状最明显，甚至限制了用药。现已明了MTX接触时间越长，黏膜损害发生率越高，静脉滴注者尤甚，与剂量反而关系不大。亚叶酸钙（CF）可对抗MTX副作用，但不能晚过使用 MTX 后 33 ~ 44 小时，MTX 引起毒性血药浓度约为 2×10^{-8}mol/L，而致毒性的时间阈值为 42 小时。抗生素类如 DNR 常致口炎，ADM 大剂量引起颊黏膜红斑，溃疡率达 75%，ADM 单次静脉注射 35 ~ 60mg/m^2，则口炎发生率低，同样剂量分 3 天给予，发生率较高。

（3）其他胃肠道症状：长春新碱（VCR）可致麻痹性臌肠，Holland发现11例无动力性臌肠，4 例死亡。103 例用 VCR 者便秘和腹痛发生率分别为 15% 及 12%。

3. 心脏毒性　抗白血病药物对心血管系统毒性，其发生率虽远不及血液毒性、消化道毒性高，但鉴于心脏对于生命的特殊重要性，一直颇受临床学家重视。因为有些损伤是不可逆的，常导致严重后果，尤其是蒽环类抗肿瘤抗生素的成功研制，并成为抗白血病联合化疗（特别是急性白血病化疗）的领军药物，致使心脏毒性这一问题显得特别重要。一般临床上根据其出现时间分为 3 型，①急性毒性：多在用药过程中发生，表现为非特异性心电图改变；②亚急性毒性：常发生在第 1 或第 2 疗程给药后 4 周；③慢性毒性：主要为心肌病变，以蒽环类抗肿瘤抗生素常见，是重要的毒性作用之一。

文献报告，具有心脏毒性的抗癌药物很多，所有蒽环类抗肿瘤抗生素都有不同程度的心脏毒性。ADM、DNR心脏毒性相对较高，可引起急性心肌毒性和慢性心肌毒性（心肌病变），重者可发生心力衰竭。ADM的心脏毒性最为突出，对其研究的也相对多。当ADM使用总量低于 550mg/m^2 时，心脏毒性很少发生，心力衰竭发生率为 0.1% ~ 0.3%；总量大于 600mg/m^2 时心力衰竭发生率为 30%；当总剂量大于 1 000mg/m^2 时可达 50%。蒽环类药物心脏毒性的产生机制尚未完全明了，一般认为与自由基形成有关。此类药物在体内可产生半醌自由基及过氧化脂质，可破坏心肌细胞膜、线粒体、微粒体及细胞核，导致心肌细胞数量减少，心肌细胞变性等。

急性与亚急性心脏毒性主要表现为①心电图改变，急性毒性多为可逆的非特异性心电图变化，如T波平坦、S-T段降低、室性早搏、室上性心动过速，持续时间较短，停药后可在短期内恢复，一般不影响继续用药。②心包－心肌炎综合征，表现为心律失常，明显心功能障碍，并可继发充血性心力衰竭而死亡。该综合征是一种急性炎症过程，累及心包及心肌外层，患者多年轻而无心脏病史。

ADM 引起的慢性心肌病与其积累剂量有显著关系，积累量越高，慢性心肌病发生率迅速上升。临床症状可为亚临床、非致死性和致死性心肌病3种。亚临床心肌病患者可无任何临床症状，仅同位素血池扫描时发现心功能受损；非致死性心肌病表现为低血压、窦性心动过速或过缓、心室肥大、房性早搏、预激综合征或心肌劳损；致死性心肌病主要表现为急骤发生的充血性心力衰竭，可表现为心动过速、呼吸困难、肝大、肺水肿、胸腔积液和全身水肿等。心衰出现时间一般在ADM最后一次用药后第9 ~ 192天，2天（1 ~ 10 天）后即可死亡。

除 ADM、DNR 外，其他蒽环类抗生素有表柔比星、吡柔比星、阿克拉霉素、去甲氧柔红霉素（IDA）等。另有米托蒽醌（MTZ）等，其中IDA 问世较晚，心脏毒性低于 ADM 和 DNR，且抗肿瘤作用明显优于其他蒽环类药物，国外已广泛应用于临床多年，国内亦在积极应用，但价格昂贵，在中国尚难广泛推广使用。近来国内外学者[10-12]陆续报告了以 MTZ 为主的联合化疗方案［MA（MTZ+Ara-C）/MEA（MTZ +VP16+ Ara-C)］治疗AML，COMP（CTX+ VCR+MTZ+Pred）治疗ALL，并分别与标准 DA 方案和 CODP 方案进行了比较，发现疗效明显优于后者，而心脏毒性未见增加，因其价格适中，颇受国人的欢迎，有学者推荐将 MTZ 作为临床一线药物。

非蒽环类药物心脏毒性：与蒽环类药物相比，这类药物心脏毒性发生率低，后果相对轻。与白血病治疗相关的药物有CTX、MTX、VP-16、安吖啶（AMSA）等，如低剂量CTX对心脏常无明显毒性，单次大剂量（常在骨髓移植时使用）则可产生严重心脏毒性。心电图改变：QRS 低电压、Q-T 间隔延长、T 波低平等。

4. 肺毒性　抗癌药物的肺毒性尽管发生的较晚，发生率亦较低，但严重的肺间质纤维化常致患者肺功能严重受损，甚至死亡。能引起肺毒性的药物很多，其中以博来霉素（BLM）、卡莫司汀（BCNU）发生率最高，其次为白消安（BUS）、丝裂霉素（MMC）、MTX和CTX等。结合白血病治疗介绍如下。

（1）烷化剂

1）BUS：肺毒性发生率为4%，呈非剂量依赖性，发生时间在停药后8个月～10年，平均4年，阈值量500mg。症状有呼吸困难、干咳、发热，查体可见呼吸急促，双肺底闻及捻发音，常伴皮肤色素沉着。胸部X线特点：常见双肺底弥漫性或网状致密影，胸腔积液少见，有时呈正常X线片。至于肺损伤机制尚不清楚，可能对肺泡和小支气管上皮产生直接毒性作用。

2）CTX：肺毒性发生率小于1%，亦呈非剂量依赖性，亚急性发生，约在开始用药后3周至8年，甚至停药后8年亦可发生。症状有呼吸困难、干咳、发热和寒战，听诊双肺可闻及湿啰音。胸部X线特点：最常见是双肺底网状致密影，偶可见弥漫性肺水肿。发生机理可能通过产生反应性氧代谢物损伤肺组织。

3）亚硝脲类：BCNU肺毒性可能与抑制谷胱甘肽还原酶有关，发生率可能比以往预想的要高。肺活检可见纤维化，发生率约20%～30%，与累积量有关。累积量达900～1 200mg/m^{2}时，有20%出现肺毒性症状，可发生在用药9天～12年，当超过1 000～1 500mg/m^2，则30%～50%有明显肺毒性。年轻人及吸烟者发生较多，临床主要表现为呼吸困难、干咳、双肺底啰音等。胸部X线片可呈现双肺弥漫性网状致密阴影。

（2）抗代谢药物

1）MTX：发生率为5%～8%，在开始用药后12天～18年出现，平均140天。其他抗癌药物能增加MTX毒性。主要与给药频率相关，每日给药者易发生，与给药途径无关，且CF不能终止。前驱症状为发热、寒战、头痛、周身不适，可持续数天至数周。临床表现为咳嗽、呼吸困难、肺部啰音等，17%患者可出现皮疹，40%患者血液中嗜酸细胞升高，与总剂量关系不明显，每日用药低于20mg时，无肺毒性报告。胸部X线特点：早期肺间质浸润，渐出现肺泡浸润，肺门与纵隔出现结节，偶可见胸腔积液。

2）Ara-C：Anderson报告，使用大剂量Ara-C治疗72例急性白血病，出现亚急性肺功能衰竭者16例，占22%，肺毒性与用药次数呈正向关系。连续大剂量应用限制在9次以下，有肺功能衰竭时，可同时存在胃肠道毒性。胸部X线特点：多表现为弥漫性肺泡与肺间质水肿。

5. 肝毒性　肝为人体重要代谢与解毒器官之一，大部分抗癌药物均需经肝代谢、活化或灭活，当超过肝处理能力或肝本身已有一定程度损害，肝功能异常时，易导致肝毒性。

通常抗癌药物引起肝损害主要有3个方面：①肝细胞坏死，表现为中毒性肝炎改变，多由药物或其代谢产物对肝细胞的急性直接作用所致；②肝纤维化，多见于长期使用化疗药物者，多为不可逆的；③肝窦隙阻塞综合征（sinusoidal obstruction syndrom, SOS），由肝小叶中心或小叶下静脉血流障碍所致，常于用药后突然发生且迅速恶化。骨髓移植（BMT）预处理时大剂量使用化疗药物，发生SOS几率较高，且大多呈不可逆性，易导致多脏器功能不全，死亡率较高。

几乎所有抗癌药物均有不同程度的肝毒性。与白血病相关的常用药物有MTX、6-MP（6-巯基嘌呤）、ASP、CTX、BUS、VCR、Ara-C和ADM等。临床表现为无力、厌食、恶心、黄疸等，重者肝大、腹水甚至肝性脑病。

6. 肾毒性　肾功能主要是排泄体内代谢产物，同时又对水电解质平衡起调解作用，药物及其代谢产物亦经肾排出，促红细胞生成素（EPO）亦由肾产生，参与造血调控。抗癌药物导致肾损害可分为两类：一类为肾实质损伤，另一类为泌尿道刺激反应。引起肾实质损伤药物以顺铂（DDP）最为突出，因其由肾小管排泄，故可引起肾小管上皮细胞急性坏死、间质水肿、肾小管扩张，严重时可发生肾功衰竭。而引起泌尿道刺激反应的药物主要有异环磷酰胺（IFO）和CTX。其机制为这两个药物代谢产物丙烯醛可直接因细胞毒性作用杀伤上皮细胞。当大剂量丙烯醛经尿液排出时，对膀胱产生明显刺激，引起出血性膀胱炎。临床表现为尿酸性肾病、肿瘤溶解综合征、肾功不全、少尿、浮肿、高血压、血尿、蛋白尿，电解质紊乱甚为常见，检查肾功能时，肌酐（Cr）和尿素氮（BUN）可升高。另外，肾病患者因EPO减少等因素常可出现肾性贫血。与白血病治疗相关的肾毒性药物常见的有 MTX、CTX、IFO、VCR、6-MP 等。

7. 神经系统毒性　与抗白血病药物主要剂量限制性毒性——造血系统毒性及胃肠道毒性相比，神经系统毒性发病率相对较低，临床上常规剂量一般不足以导致神经毒性。近年来，由于造血干细胞移植，抗白血病药物使用剂量增加等原因，致使神经毒性发生率有所增加，必须引起足够重视，严加防范。

致神经毒性发生率较高的抗白血病药物有 VCR、ASP、Ara-C、MTX、ADM、氟达拉滨、紫杉醇和大剂量干扰素等。偶可引起神经毒性者有鬼臼噻吩苷和低剂量干扰素等，偶可致不可逆神经毒性药物有大剂量依托泊苷，大剂量白消安、紫杉醇等。

（1）全身静脉给药

1）VCR：其神经毒性常以末梢神经炎表现为著，对称性分布为其特点。最早最常见为跟腱反射减弱，手（指）脚（趾）端麻木，可见于用药治疗的前几周，尚可出现肌肉酸痛无力。自主神经亦常受累，表现为腹部绞痛、便秘、肠麻痹等消化道症状，其他神经系统症状如体位性低血压、排尿困难、阳痿等。其原因可能与VCR阻止轴索微管蛋白装配，致神经轴索传导受阻有关。脑神经障碍较少见（<10%），但可见第Ⅵ、Ⅶ对颅神经麻痹，表现为复视、角膜反射消失、眼睑下垂、声嘶和阵发性颚部痛等。

2）ASP：静脉注射可致大脑功能失常（25%～60%），表现为抑郁、昏睡、神经错乱、谵妄、痴呆等，有即发反应与一周后迟发反应两型。常在停药后数周内恢复。Fasannel 等报告应用 ASP 治疗 11 例白血病患者，有 25% 的病例出现精神障碍，2例死于谵妄，但这些神经障碍的产生，有很大个体差异性。关于ASP致神经毒性的原因，主要系其导致门冬酰胺缺乏，蛋白合成减少，影响脑组织代谢。尚可因ASP致肝损伤，氨负荷增加，如有肝病则更易发生。有发现其脑电图有类似于肝昏迷的早期改变。

3）ADM：可导致局部性或全身性癫痫发作，系大脑皮质运动区（前中央回）受到刺激所致。Games报告应用ADM治疗恶性黑色素瘤、肉瘤患者，出现 2 次左上肢抽搐发作，伴一过性左上肢麻痹及平衡障碍，给予苯妥英钠后得到控制。常规剂量应用 ADM 时罕见报告。

4）MTX 和 Ara-C：常规剂量应用极少出现神经毒性，但当大剂量静脉应用时，则相对较易发生，详见下面相关部分。

（2）鞘内给药

1）MTX：鞘内注射时，神经毒性发生率约为5%～61%。一般可分为三期。急性期：给药2～3小时后出现，系由药物刺激致化学性脑膜炎和脊髓病所致。60% 患者会出现脑膜刺激症状，表现为头痛、呕吐、发热、颈项强直，多在 2 ～ 5 天自然减轻或消退。亚急性期：给药数日至数周后出现，表现为中枢神经系统（CNS）损害和小脑损害的症状。慢性期：用药后数周至数年出现脑白质病，用药次数多者易出现，表现为记忆力下降、痴呆等症状，脑 CT 或 MRI 检查发现大脑皮质广泛性萎缩，脑室扩大，脑白质呈弥漫均一性改变，脑电图示基础脑波非特异性弥漫性减慢，2/3的患者最终死亡。

MTX 神经毒性的原因主要是，MTX 对抗叶酸作用或直接作用于少突神经胶质，致糖代谢异常或神经递质合成障碍，引起髓磷质产生和维持受损。脑脊液化验时常可发现蛋白质及髓磷质基质蛋白（MBP）含量升高。如同时给予，超过 2 000cGy 的头颅放疗时，神经毒性发生增加，因血脑屏障被破坏，致使进入脑内的药物增多所致。如果MTX用药结束，再行颅脑放疗时应考虑适当降低放疗剂量，以防神经毒增加。

2）Ara-C：常规剂量很少发生神经系统毒性，若大剂量静脉或鞘内给药发生率可达 15% ～ 37%。鞘内应用，因药物本身或稀释液的刺激，可导致脊髓病变，若合并颅脑放疗可致坏死性脑白质病。一般两次鞘内给药时间间隔应至少 2 ～ 3 天。小脑受损时表现为震颤、运动失调、定向力障碍等，常在给药后 3 ～ 8 天出现，且发生程度与年龄相关。

（3）其他

1）干扰素若大剂量应用（肌肉注射）可在1周内出现认知障碍，甚至出现严重抑郁而自杀。

2）以 BCNU 为代表，亚硝脲类大剂量用于干细胞移植时，神经毒性明显上升，表现为昏迷、偏身麻痹等。

3）CTX、苯丁酸氮芥等因有一定脂溶性，可通过血脑屏障，导致痉挛、脑电异常等。

8. 过敏反应　广义上讲，任何一种抗癌药物均有引起过敏的可能，但常见引起过敏的抗癌药物多为蛋白质或含某种溶剂。鉴于某些速发性过敏反应，来势凶猛，程度重，进展快，如重视不够或处理不当，常导致严重后果，甚至威胁患者生命，故不可轻视。现就与白血病治疗相关的药物过敏反应简述如下。

（1）ASP：为大分子酶蛋白，在抗白血病药物中过敏发生率最高，首次用药发生率为5% ～ 8%，第4次用药即可升到33%。轻者表现为皮疹、荨麻疹、局部浮肿，重者表现为呼吸困难、喉头痉挛、支气管痉挛、腹痛、血压下降，甚至意识丧失。肌肉注射比静脉注射发生率低。一般经过对症处理，大部分可以完全恢复，尚无致死的报告。

（2）鬼臼类：替尼泊苷（V-M26）可致过敏，O' Dwyer统计为6% ～ 7%，另有报告为13% ～ 41%，均属Ⅰ度严重性，积累量高者多见。许多反应发生于第一次用药，故考虑可能为非免疫性。其同类药物依托泊苷（VP-16）过敏者少见，约为1%～3%，但有报告可引起呼吸困难、憋闷、血压下降、意识障碍、皮疹等Ⅰ型过敏反应，多在静脉注射后10分钟内发生，多数呈一过性，对症处理后可完全控制。

（3）Ara-C：为治疗急性白血病最常用的药物之一。单独使用过敏反应发生率为33%，表现为用药数小时内出现发热、倦怠感、骨及关节疼痛、皮疹、结膜充血等。有人称其为“Ara-C过敏反应症候群”。但反应症状一般较轻，用甾类激素预防，常可奏效，不影响继续用药，但也有报告引起过敏性休克。

（4）其他药物如MTX、CTX、ADM、DNR、美法仑等亦有引起过敏的报告。

9. 皮肤及其附属器反应　抗癌药物引起皮肤及其附属器反应，可为全身性，亦可为局部。通常其毒性是可逆的，对患者影响较小，但某些严重过敏反应，如皮肤剥脱性溃疡等有时会危及患者生命。

（1）过敏反应：关于速发性过敏反应等严重事件已如前述。这里主要讨论其他皮肤反应。

（2）荨麻疹、红斑浮肿：博来霉素（BLM）最常引起皮肤反应，且表现多样化，注射后0.5 ～ 3小时可见麻疹状皮疹、荨麻疹、红斑浮肿或瘙痒，持续用药可见皮肤色素沉着、过度角化，尤其多见于手指、掌部。总量大于400mg者，皮肤反应率高达75%。

（3）皮肤色素沉着：白消安长期应用可致皮肤色素沉着，皮肤活检未见黑色素细胞增多，但黑色素增多。色素沉着症中，5例发现垂体分泌促肾上腺皮质激素的细胞功能不足。导致广泛色素沉着的药物有BUS、CTX、MTX、HU（羟基脲）等。

（4）皮疹：CTX偶可致片状麻疹样红斑疹，无瘙痒，或见荨麻疹。用苯丁酸氮芥、*L*－苯丙氨酸氮芥、洛莫司汀（CCNU）及HU者，偶见斑丘疹状皮疹。MTX使用时曾见全身性斑丘疹，偶可危及生命，静脉滴注48小时发生率增加，皮肤活检见血管炎性改变。

（5）面部潮红：普卡霉素静脉滴注后常见面部潮红。首先面颊部呈粉红色浅表潮红，继而发展为深部潮红、面部水肿及粗糙。ADM、BCNU及达卡巴嗪（DTIC）亦可致面部潮红。

（6）放射区回响反应：放线菌素和ADM均可引起放射野皮肤明显炎症反应，或致急性红斑与色素沉着，其他药物尚有BLM、VP16、HU、VCR等。

（7）脱发：多种药物作用于毛囊细胞生长活跃的生长期（anagen）后，毛囊不生新发或生成易于折断的毛发，导致脱发，这是由于毛囊细胞每12～24小时即复制1次，对化疗药物敏感的缘故。一般用药后7 ～ 10天开始脱发，治疗1 ～ 2个月即很明显。Dorr VJ（1998）将抗癌药物致脱发程度分为3等　严重者有CTX、DNR、ADM、VP-16、VM26等；中度者有ACTD（放线菌素D）、mAMSA（胺苯吖啶）、氟尿嘧啶、HU、MTX、VCR等；轻度者有ASP、BCNU、BLM、BUS、CCNU、DDP、Ara-C、6-MP等。

10. 对生殖系统的影响　抗癌药物尤其是细胞毒性药物对性腺（男性与女性）功能有一定影响。如CTX可致女性卵巢功能衰竭，导致闭经；苯丁酸氮芥可使男性睾丸生精上皮萎缩，精子产生减少。

11. 继发肿瘤　随着科技进步，尤其是基础生物学及临床医学等的飞速发展，癌症患者的生存期大大提高，而与治疗相关的晚期毒性渐渐突显出来，继发性二重肿瘤成为令人关注的问题。

迄今为止，虽然癌症（包括白血病）的确切发病原因尚未完全明了，但已明确烷化剂等抗癌药物在治疗肿瘤的同时确能导致二重癌症（即具有致癌性）。如联合应用化疗加放疗，二重肿瘤的发生率更高。此外，癌症患者的遗传背景、免疫功能、年龄等因素对其发生亦有一定影响。

霍奇金病治疗后急非淋白血病报告达109例之多。Kyle用美法仑治疗多发性骨髓瘤（MM），急性白血病的发生率增加，达到预期的200倍。在苯丙酸氮芥较长期治疗有效的患者中，发现MM和急性单核细胞白血病的发生与使用该药有关。白血病发生于接受烷化剂后2.5～6年的患者发生继发性二重肿瘤。不可忽视的是，放疗有可能是促进肿瘤发生的因素。慢性淋巴细胞白血病、肺癌、乳腺癌、卵巢癌等患者使用CTX、塞替哌后出现急性非淋巴细胞白血病。卵巢癌经烷化剂治疗，发生急性粒细胞白血病的危险升高78倍。

笔者最近救治一位三重癌患者。老年、女性，10年前诊断卵巢癌，因化疗后骨髓抑制来我院就诊，经治疗存活下来，2年前又被诊断患有大肠癌，经过联合化疗又生存下来，但末次化疗后3个月仍表现为重度全血细胞减少，高热、消瘦，伴出血倾向，再次来我院求医，被确诊为低增生白血病，使用包括伊达比星、氟达拉滨在内的多种联合化疗方案，均未能缓解，虽经积极抢救，仍无效而死亡，提示如白血病作为二重肿瘤出现，常常表现为难治性或原发耐药。最近Amalia Schia等报告了1例急性白血病患儿，单纯采用联合化疗方案（VCR+DNR+ASP+PED+CTX+Ara-C）达cCR（持续临床完全缓解），6年后因头痛、恶心呕吐、复视被诊断患有继发性二重肿瘤：成神经管细胞瘤。

二、化疗副作用的预防和治疗

化疗副作用的预防和治疗总的来讲要从两个方面考虑。一方面临床医师对患者的现病史、家族史、既往史以及查体及实验室检查等做到心中有数，特别是对重要脏器如心脏、肝、脑、肺、肾等化疗前的本底情况要搞清楚，其后针对患者的具体情况精心设计化疗方案、药物剂量和适宜的化疗间歇时间，应充分考虑并评估化疗药物可能带来的毒副作用，在保证疗效且患者身体与经济承受能力均允许的条件下，尽量选择毒副反应小、疗效好的药物。同时就可能出现的毒副反应给予必要的防治和保护措施，使之减到最低甚至不发生。这就要求临床医师要善于学习，不断总结经验，具体问题具体分析，使用药“量体裁衣”，即个体化。

另一方面，患者本人应保持平和乐观心态，正确对待化疗的副作用。积极配合医护人员，完成既定的化疗方案和治疗任务，消除恐惧心理。因为尽管化疗药物可能会有某些副作用，但不是每个患者都必然会发生，且目前临床上已有许多新的辅助药物，如强效止吐药康泉、托烷司琼，可以使患者基本不出现甚至完全不出现常见的恶心、呕吐等消化道反应。强而有效的对症支持治疗可以使抗癌药物的毒副反应减到很低程度。使患者能在较好的生活质量下接受并完成化疗任务。

下面具体谈谈相关化疗毒副作用的预防和治疗。

（一）局部反应防治

对抗癌药物血管外渗和静脉炎等，用药前护士应精心选择静脉，穿刺后见针头回血，可先用生理盐水试验，确认针头在血管内且无外渗后，先缓慢给药，观察注射部位有无红斑、水肿、疼痛（注射前应根据使用药物，选择最佳配制浓度和使用方法）。若发现注射局部有疼痛、肿胀或疑有药物外渗，应立即停止给药，并尽力抽回残留药物（常为3～5ml血及液体），拔出针头，在渗漏部位皮下多点注射相应解毒剂，抬高患肢，进行热敷或冷敷，并密切观察。若出现局部坏死或溃疡时，请外科医师协助处理。若诊断静脉炎，除换其他适宜的静脉外，还应核对或调整给药浓度和速度，再继续给药。对病变血管给喜疗妥外用或局部热敷，硫酸镁湿敷，或用活血化瘀中药，并密切观察，有条件者可经锁骨下静脉插管给药。

（二）全身反应防治[1-7, 9]

1. 血液系统毒性防治　首先要讲明的是因病种及治疗目的不同，对骨髓抑制程度要求也有所不同。不同治疗方式产生的骨髓抑制程度也不同。对血液系统恶性肿瘤如急非淋等，要达到临床完全缓解，使患者长期无病生存，必须给予强力化疗，达到至少1周的白细胞严重减少（国外一般中性粒细胞绝对值应在0.5 × 10^9/L左右），才有望获得完全缓解（CR）。因此，此种情况下IV度白细胞和血小板减少是可以接受的毒性。当然要进行适当的对症支持治疗，患者才能安全渡过骨髓重度受抑期。

化疗引起的骨髓抑制临床表现为外周血白细胞减少，出现发热、感染甚至败血症，常见感染部位是口腔及呼吸道、泌尿生殖系统及消化道，致病菌以G^-居多。当白细胞（WBC）< 1.0 × 10^9/L时，患者几乎均有严重感染［有高热和（或）败血症］，常可危及生命。防治方法：先按常规经验用药，予强效抗生素如美平、万古霉素、两性霉素B等，同时取血或骨髓做细菌培养和药敏，根据结果再行调整。如有病毒感染证据，可适当选用抗病毒药物。同时加强口腔、会阴部护理，适当选用肠道不吸收的抗生素和（或）大蒜素等口服。有条件者住无菌病房，亦可给予大剂量丙种球蛋白等，针对白细胞减少可给予粒细胞集落刺激因子（G-CSF）或粒－巨噬细胞集落刺激因子（GM-CSF）。G-CSF、GM-CSF能促进骨髓中具有防御功能的中性粒细胞、单核细胞等增殖并向外周血释放，增强机体抗感染能力，缩短化疗药物所致的骨髓抑制期，帮助患者顺利渡过感染关。骨髓抑制时外周血血小板常减少或明显减少，患者可有不同程度的出血，轻度出血可予止血药物等，重度出血血小板计数（BPC）常< 20.0 × 10^9/L，有出现重要脏器出血特别是致命性脑出血的可能。应补充新鲜分离的机采血小板悬液20U。对于M3型（急性早幼粒细胞白血病），年龄大或原有出血倾向的白血病患者，即使血小板> 20.0 × 10^9/L，亦应及时补充血小板，血小板悬液亦可选用。血小板生成素（TPO）和白介素11（IL-11），据Ⅰ期和Ⅱ期临床试验报道，一般前者剂量为2.5 ~ 10μg/（kg·d）。后者为50μg/（kg·d），皮下注射。

化疗导致骨髓抑制期，患者可有程度不同的贫血，或原有的贫血加重，可能有乏力、头晕、面色苍白等症状，若年龄偏大或原有心脏病史，常可使心脏病症状加重，甚至出现心衰。此时应适当输血，根据病情最好行成分输血。年龄小于60岁患者血红蛋白（Hb）应保持在70g/L左右（近来有认为65g/L左右亦可）；大于60岁的老年人，特别是伴有心脏病者，Hb最好保持在80g/L左右，输血量一般1次以400ml左右为宜，老年人可酌情减量。对已多次输血的患者，最好输照射后的血，以减少输血反应。另外，红细胞生成素（EPO）可适当应用，它可促进骨髓红系造血，但须补充造血原料铁等，以减少输血次数，但EPO为基因重组技术制剂，属异种蛋白，可能引起过敏，此外尚有升高血压作用，高血压患者慎用。剂量亦应个体化，常用剂量为50 ~ 150U/kg，每周3次皮下或静脉注射。

2. 消化道毒性防治　这里主要介绍恶心、呕吐的防治方法。就呕吐而言，轻者每日呕吐1 ~ 4次，重者可达10次以上。防控目的是使患者症状（恶心、呕吐）减少或消失，顺利完成既定化疗方案。幸运的是近十余年来新型强效止吐药物不断问世并投入临床使用，给患者带来了极大的益处。它们大都属于5-H3受体阻断剂，具有高效、低毒、使用方便等优点。代表药物有昂丹司琼、格拉司琼、托烷司琼等。这类药物无椎体外毒性，但常可使患者出现便秘，特别是老年患者，便秘有时很严重，如使用润肠药或泻药不缓解，须灌肠来帮助排便。具体用法：昂丹司琼（8mg/片或8mg/支）每天化疗前静脉注射8mg或化疗前1 ~ 2小时口服8mg，必要时12小时后可再服8mg；格拉司琼（每支3mg），化疗前5分钟3mg溶于20 ~ 50ml生理盐水或5%葡萄糖液中静脉注射。

3. 心脏毒性防治　化疗前常规查患者心电图和（或）超声心动图、心肌酶谱等，仔细询问有无心脏病史和用药情况，必要时请心内科医生协助评估患者心功能等。制定恰当化疗方案，用药中及用药后密切观察患者相关指标变化和主诉，及时处理。

（1）对以多柔比星为代表的蒽环类药物的心脏毒性可采取限制剂量和调整给药方法等措施。

1）限制剂量：DNR单纯应用时总量在500 ~ 600mg/m^2，ADM则在450 ~ 550mg/m^2，表柔比星（EPI）小于900mg/m^2，阿克拉霉素小于1 100mg/m^2，吡柔比星（THP）建议控制在1 000mg/m^2以下，米托蒽醌为140mg/m^2。如与其他药物组成联合化疗方案，累积总量可以适当下调。

2）调整给药方法：如将传统的ADM、DNR等药物短时间静脉注射调整为持续较长时间静脉滴注；将ADM由原来每3周1次给药改为原剂量分成3份每周1次应用等，可降低其毒性。

（2）保护心脏药物的应用：①氨磷汀（amifostine）为近来应用较为广泛的一种细胞保护剂，系一种前体性药物，在体内转变为含巯基的活性代谢产物WR1065，后者被细胞摄入而起保护作用。近来有报告称氨磷汀可用于骨髓增生异常综合征（MDS）的治疗，但其确切疗效尚待观察。②另外如维生素C、维生素E、谷胱甘肽、三磷酸腺苷、辅酶Q10、丙亚胺（ICRF187）等亦可选用。③适当补充锌、硒、铜等微量元素。

（3）一旦临床发现ADM等蒽环类药物所致的心脏毒性，立即停药，并进行相应的积极稳妥的对症支持治疗。迄今为止对ADM的心脏毒性尚无特异疗法。关键是加强预防，用药过程密切观察，早发现早治疗。

（4）其他非蒽环类药物所致的心脏毒性：此类毒性发生率低，副反应较轻，对白血病等恶性血液病而言，烷化剂等药物较受重视，如CTX单次大剂量应用（如干细胞移植时）易产生较重的心脏毒性，包括急性亚急性毒性和慢性心肌病。半胱氨酸等可用于防治大剂量CTX所致心脏毒性。

4. 肺毒性防治　肺毒性属抗癌药物远期重要毒性之一，一旦发生，后果常很严重，且常不可逆，死亡率很高。目前尚无治疗手段，故重点是预防为主。BLM、BCNU、BUS、MTX等是肺毒性发生率较高的抗癌药物。

（1）化疗前，应详细询问并掌握患者呼吸系统疾病史，同时考虑患者全身状况等。

（2）严把用药剂量关：如BLM累积量应＜300mg；BCNU累积量1 200～1 500mg/m^{2}时，50%有明确肺毒性；BUS阈值为500mg。

（3）如与放疗或其他抗癌药同用，有增加肺毒性的危险，应仔细斟酌。

（4）用药期间细心观察肺部症状与体征。停药后要定期随访，至少每3个月进行1次肺功能、胸部X线片等检查。

（5）防治措施：肺毒性一经发现，立即停药，除MTX所致肺毒性停药后可自行恢复外，其他药物引起者须立即处理。措施如使用糖皮质激素，可抑制成纤维细胞活性，控制纤维化发展，减少液体渗出，改善呼吸困难等症状，辅以抗炎、吸氧等其他对症支持治疗措施等。

5. 肝毒性防治

（1）用药前应详细了解患者有无肝病史、肺病史、糖尿病病史、长期用药史等相关资料，并查明其用药前肝、肾功能等生化指标本底状态。

（2）化疗期间须定期查肝相关酶学等改变，如ALT、AKP、γ-GT等。注意患者有无肝受损症状与体征，如黄疸、腹水、厌食、恶心、呕吐等，并明确是否为肝毒性所致。

（3）化疗后定期随访。临床上有用药前、化疗中肝功能等指标正常，但在停药2～3个月后出现异常的情况，故应定期随访，以发现“迟来”的肝毒性。

（4）防治措施包括给予保肝药物，注意饮食调节，必要时调整化疗剂量等。保肝药物种类较多，可适当选用，如大剂量维生素C（5～10g）、肌苷（静脉用）、谷胱甘肽、硫普罗宁、促肝细胞生长素等。如有发生肝纤维化的可能，可适当加用类固醇激素。多食富含维生素、矿物质和高蛋白的食物，控制糖与脂肪摄入。一旦发现有药物性肝损伤，应适当调整原有化疗药物剂量，若损害较严重则须停药，并进行相应处理。

6. 肾毒性防治

（1）化疗前应详细询问有无肾脏病、高血压病、糖尿病、结核、风湿病等病史，有无长期用药史，并掌握肾功能、肾超声等本底指标。

（2）高尿酸性肾病的处理：化疗期间大量的白血病细胞被杀死，产生过多的尿酸，出现高尿酸血症，尿酸须经肾脏排泄，此时易发生肾小管堵塞而致肾损伤。处理办法：①水化治疗：静脉补充大量液体和（或）口服液体，并适当利尿，保持24小时尿量不少于3 000ml。②碱化尿液，使尿pH＞7.0，碳酸氢钠100～200ml/d静脉滴注，连用3天。③口服别嘌呤醇，300～800d。

（3）肿瘤溶解综合征的处理：基本同高尿酸性肾病，但如出现高尿酸血症（＞595 μmol/L）、高肌酐血症（＞884 μmol/L）、高血钾（＞6mmol/L）、高血磷（＞3.3mmol/L）时应紧急血液透析处理。

（4）出血性膀胱炎的处理：常由IFO、CTX

导致。处理要点：①水化治疗，保持24小时尿量＞3 000ml。②适当用化学保护剂：美斯钠剂量一般为IFO或CTX单次用量的20%，分3次给予（0、4、8小时）。③可适当选用碱性药物。

（5）MTX肾毒性处理：处理要点：①水化治疗，补充液体适当利尿，保持24小时尿量＞3 000 ml。②碱化尿液同前。③特异性解救药亚叶酸钙（CF）的使用，详见相关部分。

（6）肾功能异常者化疗时应根据肌酐清除率等指标适当调整化疗剂量，同时应尽量避免在化疗期间使用其他肾毒性较强的药物，如氨基糖苷类抗生素、抗真菌药物两性霉素 B 等。

7. 神经毒性处理

（1）首先应详尽了解患者有无神经精神疾病史，对有神经毒性的药物使用前应向患者（或通过患者家属）进行解释，力争其配合。用药过程中应细心观察并记录患者精神状态、举止行为、表情、睡眠质量等。因神经毒性的发生个体差异较大，故对见到的神经精神异常应全面、客观地进行评价。如确系化疗药物所致，立即停药并做相应处理。

（2）防治要点：①促进药物排泄：水化利尿。②如有特效解救药物，应积极采用。如CF对MTX毒性疗效较可靠，氨磷汀对紫杉醇、DDP（顺铂）的周围神经毒性和耳毒性有一定减轻作用。

（3）调整剂量：草酸铂主要用于治疗大肠癌，其神经毒性呈现剂量限制性，适当调整剂量有助于减低神经毒性的发生。

8. 过敏反应处理　与普通药物均可能引起过敏一样，必须重视抗癌药物致过敏反应的可能性。对易发生过敏反应者应提高警惕。特别是易发生严重反应，导致严重后果甚至导致患者死亡的药物更应百倍警惕，高度重视。ASP、MTX等过敏反应与产生抗体有关，多次反复应用会逐渐加重。故一经发现，应仔细斟酌是否继续使用这类药物。若常规剂量MTX出现过敏反应，尽管很轻微，大剂量MTX仍不能使用。对任何过敏反应均应按内科常规予以治疗，如果出现过敏性休克等，应按急症抢救常规进行抢救。

9. 皮肤及其附属器毒性的处理

（1）对于过敏反应按内科、皮肤科常规处理或立即停药。重要的是按药品说明应进行皮肤试敏的一定要试敏，如发生过敏性休克则按内科急症进行抢救。

（2）对于皮肤色素沉着，因无不适感，且常在停药后渐渐减轻或消退，向患者讲明即可。

（3）对皮肤角化，轻者完成化疗，重者停药。

（4）光敏反应：化疗期间尽量避开阳光，暴露部位可涂保护剂。

（5）放疗区回忆反应：按放射性皮炎处理。

（6）脱发：此种副作用尽管经常发生，且令患者产生恐“化”症，但目前尚无满意方法进行防治。应用止血带、戴冰帽、使用生发剂等均无满意疗效。幸运的是脱发为可逆的，停药后可慢慢再生。

10. 生殖系统毒性处理　对女性患者，妊娠期间是否进行化疗，应充分征求患者本人及其配偶的意见。一般妊娠3个月内化疗胎儿风险大，3个月以后则风险较小。如患者和家属同意化疗，医生要细心考虑选用合适的化疗方案和剂量，尽量避免使用叶酸拮抗剂。对男性患者，如有条件，化疗前将其精子冷冻保存，适时进行解冻受精是一种选择。暂且不谈储备精子的数量和质量问题，就实施起来而言，受技术和经济条件等限制，亦很难推广。

（靳明华　肖　亮）

第二节　移植疗法

一、预处理副作用

针对造血干细胞移植（hematopoietic stem cell transplantation，HSCT）过程中的临床特点，在不同时期需要重点观察和处理的并发症也是不同的。在预处理进行期间，要把注意力重点放在与预处理相关的一些急性毒副反应方面。在回输造血干细胞 1 周内，重点观察处理出血性膀胱炎和肝窦隙阻塞综合征。在 2 ～ 3 周，重点在于骨髓移植期的感染及出血的防治。回输 3 周以后，如为 Allo-HSCT 的患者，应重点注意移植物抗宿主病（GVHD）及巨细胞病毒（CMV）的感染[13]。

（一）预处理相关的急性毒副作用

1. 急性胃肠道反应　在预处理过程中，大剂量的化疗和放疗几乎可引起所有患者出现明显的胃肠道反应，主要是恶心、呕吐，部分患者可伴有腹泻症状。目前多采用 5- 羟色胺受体拮抗剂，如昂丹司琼、托烷司琼、格拉司琼等[14]。一般在应用上述药物后能够有效预防或减轻化（放）疗引起的恶心、呕吐症状。如疗效不满意，可同时加用适量的肾上腺皮质激素以增加效果。为预防化（放）疗所致胃肠黏膜溃疡引起的消化道出血，应常规静脉使用H_2受体拮抗剂，如西咪替丁、雷尼替丁、法莫替丁等，或质子泵抑制剂，如奥美拉唑等药物进行预防。

2. 口腔黏膜溃疡　由于大剂量化（放）疗进行预处理，使消化道黏膜受到损害，分泌消化液的功能暂时受损，加之甲氨蝶呤（MTX）对黏膜的损伤及骨髓抑制期内口腔中各种病毒、真菌等感染均可促使口腔黏膜溃疡的发生。这不仅使患者疼痛难忍，无法进食，而且增加了 HSCT 和发生致命性感染的危险性。因此，防治口腔溃疡是移植工作中的重要一环。我们采取的防治方法主要有以下几种：

（1）预防措施：① 加强口腔清洁护理，包括含漱液及口腔护理包的应用；②给予长效核黄素（解放军军事医学科学院提供）1 ~ 2 支 / 次，每月 1 次，肌注。

（2）治疗措施：对已发生的口腔溃疡，我们给予：① GM-CSF 300μg 加入生理盐水 500ml 中，每小时 1 次含漱；②生理盐水 250ml、利多卡因 200 ~ 400mg、维生素 B_{12} 1mg、庆大霉素 8 万 ~ 16 万 U、亚叶酸钙 25mg，根据疼痛程度，1 日数次含漱，如食道黏膜也有相同损伤，可在含漱后适量徐徐咽下，有助于缓解疼痛，促进溃疡愈合；③金因肽适量口腔喷入。如为 Allo-HSCT 的患者，在回输 3 ~ 4 周后，外周血 WBC 已达 1.0×10^9/L 以上，经上述处理后口腔溃疡加重者，应高度警惕 GVHD 的发生。

3. 全身照射（TBI）的副作用　患者经TBI后往往出现恶心、呕吐、腹泻、发热及两腮部疼痛等症状。除常规给予止呕剂以外，在 TBI 前后适当给予镇静剂，如氯丙嗪或安定，脱水剂如 20% 甘露醇、肾上腺皮质激素等，对缓解 TBI 的副作用有一定的帮助。腹泻、发热、腮痛等不良反应，一般经对症处理后可缓解或消失。

（二）出血性膀胱炎（hemorragic cystitis, HC）

HC可发生在预处理过程中或数周后，主要原因与大剂量环磷酰胺有直接关系，由环磷酰胺的代谢产物丙烯醛损伤尿道及膀胱黏膜所致。HC的临床表现以无菌血尿为主，同时伴有尿频、尿急、尿痛、排尿不畅等膀胱刺激症状。临床将HC分为 4 级：Ⅰ级表现为镜下血尿；Ⅱ级表现为肉眼血尿；Ⅲ级表现为肉眼血尿伴血块；Ⅳ级表现为肉眼血尿伴尿路梗阻。由环磷酰胺引起的出血性膀胱炎为急性型，大多发生在用药后的 2 周之内。白消安也有引起急性出血性膀胱炎的可能。急性型HC重点在于预防，在美斯钠没有问世之前，急性 HC 的发生率可达 30%。目前，如处理得当，HC发生率可明显减少。主要方法是：①均匀、大量、持续水化，保证每日尿量＞ 4 000ml，每小时尿量＞ 200ml，因大剂量环磷酰胺有抗利尿作用，故必须同时静脉给予呋塞米 20 ~ 40mg/ 次，2～3次/日。②碱化尿液以保护黏膜，一般以4%～5% 碳酸氢钠 250ml/ 次，2 次 / 日，静滴。③美司钠的应用方法是每次给予美司钠的量为环磷酰胺总量的 20%，共 4 次，分别在用环磷酰胺后的 0、4、8、14 小时静脉输入。迟发型 HC 多与 GVHD 或膀胱内病毒感染有关，如 BK 病毒、多瘤病毒（PV）、JC 病毒（JCV）及腺病毒等。此类 HC 多发生在回输后 1 ~ 2 个月后。一旦出现出血性膀胱炎，必须增加输液量及利尿剂剂量，防止血块形成阻塞尿路。其他如解痉剂、止血剂等也可适当应用。少数病情严重的病例可插入导尿管作连续膀胱冲洗。经上述治疗后，多数患者可于 1 ~ 2周后恢复，但个别病例可持续2个月以上。对于病毒感染所致的HC，除上述措施外，应根据感染病毒的种类，有针对性地给予抗病毒药物，如利巴韦林、阿昔洛韦等。如 HC 为 GVHD 所致，应积极治疗 GVHD。一般来说，迟发型 HC 较急性型 HC 难治疗。

（三）肝窦隙阻塞综合征（SOS）

SOS 是一种 Allo-HSCT 后非常严重及危险的并发症，在AHSCT中极为少见。SOS是以肝内小静脉纤维性闭塞为主要病理改变的疾病，发病率在 Allo-HSCT 为 20% ~ 40%，死亡率为 50% ~ 70%[15]。现认为SOS的发生涉及细胞毒性、免疫、炎症和凝血机制等诸多因素异常的病理生理过程。血管内皮受损是一个主要原因。高凝，血栓形成前状态，损伤的内皮细胞释放细胞因子进一步活化凝血过程，低纤溶状态，血小板在肝窦内的聚集增多均参与 SOS 的发生。

1. 危险因素

（1）移植前因素：移植前肝功能正常与否直接影响SOS发生的危险程度。肝炎可能与致死性 SOS 直接相关。抑制感染使用过量抗生素，如万古霉素、阿昔洛韦、两性霉素 B 及广谱抗生素均有可能引起 SOS。其他因素还有女性受者（可能与用避孕药有关）、CMV 阳性、某些恶性疾病复发、自确诊至移植时间≥ 13 个月等等。

（2）移植类别：一般认为自体移植和去 T 细胞移植发生SOS较少也较轻。这可能与无须使用环孢素、激素或甲氨蝶呤等抗排斥药，从而减少了移植后肝功能异常的危险性有关。无关供者和HLA不完全相合的Allo-HSCT患者SOS发生率较高，可能与输入异体免疫活性T细胞后引起各种细胞因子释放有关。

（3）预处理方案：在SOS发生机制中，与白消安（BU）的作用有直接关系，且用量越大，SOS发生危险指数越高[16]。在多种药物组成的预处理方案中，先用 BU 也会增加 SOS 的发生率，而根据血药浓度调整剂量可以降低SOS的发生率。以CTX/TBI为预处理方案者也可以增加SOS的发生率，尤其是 TBI 总量＞ 10 ~ 12Gy 的条件下。是否分次照射与 SOS 的严重程度无关[17]。BU 会使体内谷胱甘肽降低，导致肝中央小叶肝细胞及静脉窦内皮细胞受损，使SOS发生率增高。其他药物如美法仑、鬼臼类、顺铂、卡莫司汀、丝裂霉素均可促使 SOS 发生。

2. SOS 的临床表现和诊断　SOS 大多发生在预处理后的 3 周内，主要临床表现为黄疸、肝大及腹水。有人报道了 53 例 BMT 后 SOS 的主要表现及发生时间（表 9-1）[18]。

表 9-1　SOS 的主要临床表现及发生时间

指标	发生率（%）	发生时间（天）
胆红素升高	98	7.3
体重增加	93	6.2
右上腹痛	75	11.2
肝大	68	12.7
腹水	51	12.7
脑病	47	13.3

SOS的诊断一般多参考美国西雅图移植中心的临床诊断标准。在下列三个条件中，如在HSCT后 20 天之内，能除外其他原因，有其中任何两项者即可诊断：①黄疸，血清胆红素＞2mg/dl或34.2μmol/L；②肝大或肝区疼痛；③腹水和（或）体重不明原因增加，超过基础体重的2%。但应注意与早期真菌感染、急性GVHD、其他药物所致的肝损害以及慢性感染性胆囊炎相鉴别。

SOS 的严重程度可分为轻、中、重三度。其中未经治疗自愈的属于轻度；经一般治疗，如使用利尿剂治疗水钠潴留，镇痛剂缓解肝区疼痛后痊愈的为中度；死于 SOS 或移植 100 天后仍未愈者属重度。SOS 也可根据发病急缓分为急性、亚急性及慢性三型。其中急性型表现为突发腹痛伴肝大、腹水，可伴有恶心、呕吐、发热，常因肝功能衰竭合并感染或多脏器功能衰竭而死亡。亚急性型表现为渐进性腹水和肝大，此型可完全恢复，或转为慢性。慢性型可转为非门静脉性肝硬化，可发生食道静脉曲张破裂出血而导致死亡。

3. SOS 的预防和治疗　一般强调以预防为主。目前多选用下述方法：①低分子肝素4 000U，皮下注射，1次/天；②前列腺素E1 200 ~ 300μg，1 次 / 天；③低分子右旋糖酐 250ml，静滴，2 次 / 天，加入复方丹参注射液 16 ~ 20ml，1 次 / 天；④ N- 乙酰葡萄糖胺 /L- 谷氨酰胺均为谷胱甘肽的前体，可提高血中谷胱甘肽浓度，保护肝细胞，降低预处理毒性。SOS 一旦发生则治疗极为困难。目前多采用对症处理，如限制钠盐摄入量，改善微循环，抗凝，应用利尿剂等。有人利用基因重组的组织型纤溶酶原激活剂[19]（recombinant human tissue plasminogen activator, rh-tPA）10mg/d，连续2天滴注，每次＞4小时；接着给予肝素150U/kg，1 次 / 天，静脉输入，连续 10 天，治疗重型 SOS，取得了比较满意的疗效。

（四）骨髓抑制

一般预处理后 1 周左右进入骨髓抑制期，大约持续 5 ~ 10 天。此期间 WBC ＜（0.1 ~ 0.2）× 10^9/L，PLT ＜ 20 × 10^9/L，患者将面临感染、出血或严重贫血的威胁。治疗原则应是补充相应的血细胞成分。

1. 补充血小板　最好是输注血细胞分离机单采的新鲜浓集血小板20U/次（含＞1×10^{11}个血小板），每输注1次可使患者外周血中血小板计数提高（10～20）$\times 10^9$/L，以保证患者皮肤黏膜无新鲜出血等出血倾向为原则。供受者血型应一致，但在紧急情况下，也可输注ABO血型不合者的单采血小板。

2. 补充红细胞　患者血红蛋白最好维持在70～80g/L以上，一般以输注浓集红细胞为好，有条件应通过白细胞过滤器输血以阻止残留白细胞输入受者体内。如供受者ABO血型不合，应注意血型转变时间，发现血型转变后，按照新确定的血型输血。一旦配血发生困难，可考虑输注洗涤后O型红细胞。

为了避免输入与患者HLA不合的血液成分而引发严重的GVHD，所有血液制品均应进行20～25Gy的照射，以灭活供血者T淋巴细胞。白细胞输注疗效不确切，并有引起或加重巨细胞病毒（CMV）感染及GVHD的可能，故应废止。目前一般采用粒细胞刺激因子（G-CSF）150～300μg/d，皮下注射，以加速骨髓粒细胞恢复，缩短无或少白细胞期，以减少患者的感染机会和感染的严重程度。

二、移植物抗宿主病

移植物抗宿主病（graft versus host disease，GVHD）是Allo-HSCT特有的、常见的并发症之一，也是造成患者移植死亡的一个重要原因。一般在100天内发生的为急性GVHD（aGVHD），100天以后发生的为慢性GVHD（cGVHD）。急、慢性GVHD临床表现有所不同。aGVHD可以迁延演变为cGVHD，两者没有明确的间隔期。cGVDH亦可在100天之内发生，可以在aGVHD后出现，也可单独发生。

（一）GVHD的发生机制

GVHD的发生必须具备以下三个条件：①移植物中含有免疫成分细胞，即成熟的T淋巴细胞；②受者无能力排斥掉这些植入的细胞；③受者又表现了某种组织抗原，而该抗原在供者体内是不存在的，因此供者的T淋巴细胞将受者的这种组织或器官识别为靶目标进行免疫攻击，使这些组织或器官发生损害[20]。虽然组织相溶性抗原的差异在GVHD的发生中起重要作用，但诸如免疫微环境等因素在决定GVHD严重程度方面也发挥着重要作用。随着研究的进展，许多细胞因子的作用也正在逐步被认识。

（二）急性GVHD（aGVHD）

1. aGVHD的危险因素　在HLA相合的Allo-HSCT中，约有30%～45%的患者会发生不同程度的aGVHD。HLA不完全相合或非血缘关系供者的Allo-HSCT GVHD发生率更高。发生aGVHD的主要危险因素有：①供受者之间HLA-A、B、DR不完全相合，其差异越大，aGVHD发生率越高，程度也会越严重；②供受者之间次要组织相溶性抗原不合；③HLA相合的无关供者，aGVHD发生率和严重程度均高于相关供者；④女性供者曾妊娠或接受输血的，aGVHD增加，尤其给男性受者时危险性更大，可能与Y抗原的识别有关；⑤受者或供者年龄过大；⑥预处理方案过强；⑦接受了较大剂量的TBI；⑧GVHD预防力度不够；⑨合并细菌或病毒感染；⑩受者曾多次接受输血。还有一些因素无明确结论，如输入供者的单个核细胞数是否会影响GVHD的发生，尚待进一步研究。

2. aGVHD的临床表现　aGVHD在移植后100天内发生，大多数发生在移植后20～40天，常常伴随着造血恢复时出现。GVHD发生越早，病情越严重。在移植后10天内发生的aGVHD又称超急性GVHD或爆发性GVHD，死亡率极高。

aGVHD所影响的器官主要有皮肤、胃肠道和肝。几乎所有的GVHD都有皮肤损害，而且往往是最早出现的症状。通常表现为皮肤斑丘疹，可伴有不同程度的瘙痒，有的患者有发热和流感样症状。皮疹常先出现在手掌、足底、发际周围、面颊，继而可遍及周身。轻者仅表现为细小皮疹、斑丘疹，重者可发生表皮坏死、水疱形成或皮肤剥脱。aGVHD的皮疹应注意与药物引起的皮肤过敏反应或病毒性疱疹相鉴别。如诊断有困难，可通过皮肤活检来鉴别。胃肠道的GVHD常在皮肤GVHD后1周至数周内发生，即使皮肤GVHD治疗好转也可发生胃肠道GVHD。腹泻是最主要的临床症状，常为水样便，严重者为血水样便，甚至伴有肠黏膜上皮脱落。伴有痉挛性腹痛者说明病情严重，更严重者可发生肠梗阻。患者常伴有恶心、呕吐和食欲不振。肠道GVHD未得到有效控制可继发水和电解质紊乱，体重下降及全身状况恶化等。在移植后一周内出现的腹泻，主要与化（放）疗有关，对症处理即可恢复。另外，胃肠道GVHD应与病毒、细菌感染所致的腹泻相鉴别。必要时可作肠镜检查和肠黏膜活检，对确定诊断有重要帮助。肝GVHD往往最后出现，常见于移植40天后，也可在皮肤和肠道GVHD缓解后出现，多为GVHD进展的结果。单纯的肝脏GVHD较少见。其发生主要由于肝内小胆管损伤，胆汁淤积，致使血清胆红素增高，以直接胆红素为主。谷丙转氨酶和碱性磷酸酶也可同时升高。大部分移植患者会有一时性的胆红素增高，但仅有15%是由肝GVHD引起的，因此要注意与病毒性肝炎和药物性肝损害（如环孢素A等）相鉴别。

根据临床表现来诊断aGVHD一般是可靠的。目前常用的aGVHD分度诊断方法主要有两种，一种是西雅图癌症研究中心的方法，比较简单实用（表9-2、3）另一种为骨髓移植登记处（IBMTR）的修正分度法，共分为0、A、B、C、D 5级，与预后相关性更好，但较烦琐（表9-4）。

3. aGVHD的防治　aGVHD的发生与严重程度与HSCT是否能完全获得成功有密切关系。aGVHD的防治重点在于预防，尤其是要降低Ⅲ～Ⅳ度aGVHD的发生率，可有效减少移植相关死亡。

目前公认的能够较好地预防aGVHD的方法是CsA＋MTX。即CsA从−5或−7天（移植前5或7天）开始，24小时持续静脉滴注，剂量为1～2mg/(kg·d)，一般可使CsA的全血浓度保持在200～400ng/ml之间。MTX的用法为移植后＋1天15mg/m^2，iv，＋3、＋6天各10mg/m^2，iv。一般CsA用至30～40天，如无任何GVHD症状出现，则可改为口服，每日剂量通常为静脉用量的2倍，分2次，间隔12小时。如无病情变化，则在移植后60～100天后开始减量，每周可递减5%，至移植后8～12个月停药。为了提高预防aGVHD的效果，可在−2天开始加服酶酚酸酯（MMF）0.5～1.0g/d，至移植后28天，效果良好，可有效减少aGVHD的发生率和严重程度。如果供受者之间HLA不完全相合或为非血缘无关供者的Allo-HSCT，则在上述预防措施的基础上，可在−4至−1天加用抗胸腺细胞球蛋白，按5～10mg/（kg·d），或（和）加用拮抗IL-2受体的CD25单克隆抗体，可更有效地预防aGVHD。FK506是从筑波菌群链霉菌属培养物中提取的大环内酯类药物，可有效预防和治疗aGVHD，一般在CsA疗效不满意或有明显毒性时，采用FK506替代。

CsA的毒副作用主要是肝、肾功能损伤，表现为尿素氮和血肌酐增高，或胆红素、谷丙转氨酶、谷草转氨酶、γ-转肽酶升高。恶心、呕吐、胃部不适亦常见，个别患者可出现高血压，糖耐量异常，甚至运动失调、幻觉和精神错乱、癫痫发作等。长期应用还可出现多毛、齿龈增生、痤疮、体液潴留等。磺胺类、氨基糖苷类和酮康唑等药物可增加CsA血药浓度，从而加重其毒性反应。如上述毒副作用过大，患者无法耐受，可停药或改用其他药物。为避免白血病在移植后复发，也可将CsA疗程缩短至3～6个月。MTX的主要副作用是消化道黏膜损伤，一般经对症处理后，可自行消失。

对于半相合的移植，可进行T细胞清除，使淋巴细胞数＜10^6/kg，可预防或减轻GVHD，但也容易引起移植排斥和白血病复发。非清髓性预处理方案强度较低，因此骨髓抑制及免疫抑制作用也较弱，而为了使异基因造血干细胞顺利植入，需要很强的免疫抑制作用，故这类病人应该联合应用CsA＋MMF，而不用MTX。这样，一方面加强了免疫抑制作用，一方面也避免了MTX对新输入的异基因造血干细胞的毒性作用及口腔、食道等部位黏膜损伤。

如果在给予上述预防措施后，患者仍发生了aGVHD，尤其是Ⅱ度以上的aGVHD，应立即进行治疗。

首选方案为甲泼尼龙2mg/(kg·d）联合CsA，静点2周，如果aGVHD得到完全控制可逐渐减量。aGVHD对初期治疗的反应与预后有直接关系。如经过上述治疗，出现下列情形之一者为治疗失败，应立即开始第二治疗方案。①3天后病情出现进展；②7天后病情无改善；③14天后未得到有效控制。第二治疗方案包括加大甲泼尼龙剂量至5～20mg/(kg·d)，给予冲击治疗，3～5天内见效，可维持原剂量数日后逐渐减量。如无效，可改用FK506替代CsA，剂量为0.03～0.05mg（kg·d），保持全血浓度在5～10ng/ml为佳。FK506

表 9-2　aGVHD 器官受损程度

分度	皮肤	肝	肠道
Ⅰ	斑丘疹体表面积＜ 25%	胆红素 34 ～ 51μmol/L	腹泻量＞ 500ml/d
Ⅱ	斑丘疹体表面积＜ 50%	胆红素 51 ～ 103μmol/L	腹泻量＞ 1000ml/d
Ⅲ	全身广泛红斑丘疹面积＞ 50%	胆红素 103 ～ 255μmol/L	腹泻量＞ 1500ml/d
Ⅳ	全身广泛红斑丘疹，伴水疱或皮肤剥落	胆红素＞ 255μmol/L	腹泻量＞ 2000ml/d 或有腹痛、肠梗阻

表 9-3　aGVHD 的临床严重度

级别	器官受损临床严重度			
	皮肤	肝	肠	功能受损
0	0	0	0	0
Ⅰ(轻度)	1～2	0	0	0
Ⅱ(中度)	1～3	1	1	1
Ⅲ(重度)	2～3	2～3	2～3	2
Ⅳ(危及生命)	2～4	2～4	2～4	3

表 9-4　IBMTR 建议的 aGVHD 的修正分度法（1995 年）

皮肤受累	肠道 / 肝受累	按西雅图标准的分级	治疗失败的相对危险	修正分级
0	0	0	1.0	0
1	0	Ⅰ	0.85	A
2	0	Ⅰ	1.2	B
0 ～ 2	1	Ⅱ	1.1	B
0 ～ 2	2	Ⅲ ～ Ⅳ	1.4	B
3	0 ～ 1	Ⅱ	1.9	C
3	2	Ⅲ ～ Ⅳ	2.6	C
0 ～ 3	3	Ⅲ ～ Ⅳ	2.4	C
任何一级	4	Ⅲ ～ Ⅳ	5.7	D

肾毒性较重，并可引起血糖增高、高血压和低蛋白血症，应注意观察。使用FK506之前，须停用CsA 1 天。KF506 起效较慢，多在 5 天左右才能达到有效血浓度。如仍无满意疗效，可试用抗CD3单克隆抗体（OKT3）5mg，iv，1 次 / 天，连用 3 日；或使用 ATG 5 ～ 10mg/(kg·d)，连用 5 ～ 7 天。也可试用CD25单克隆抗体，1mg/(kg·d)，于第 1、4、8、15、22 天时静脉输入。或使用环磷酰胺 100mg，1 次 / 天。如效果仍不佳则预后不良。aGVHD的预后主要与aGVHD的严重度、发生时间以及对治疗的反应有关。

（三）慢性 GVHD（cGVHD）

在 HSCT 100 天后发生的 GVHD 为 cGVHD，发病率低于 aGVHD。cGVHD 的发病率 Allo-PBSCT 明显高于 Allo-BMT。cGVHD 的发病机制尚不完全清楚，其根本原因为供受者之间主要或次要组织相容性抗原差异所致，表现为一种全身性、多器官的类似自身免疫病的临床特征。

1. cGVHD 的危险因素　cGVHD 的危险因素有：①患者年龄大；②供受者之间HLA配型不完全相合；③Allo-PBSCT；④再次输入供者造血干细胞；⑤曾发生 aGVHD；⑥发生 CMV 感染或输入CMV阳性供者的干细胞；⑦进行过供者淋巴细胞输注。

2. cGVHD 的临床表现和诊断　cGVHD 是一种累及多器官的综合征。临床表现类似自身免疫病，常见受累器官为皮肤、口腔、肝、眼、食道和上呼吸道等。

（1）皮肤：cGVHD皮肤受累的特征性改变为皮肤色素沉着增多或减少。丘疹样红斑及苔藓样改变。后期由于表皮和皮下组织纤维化，可造成皮肤变薄变硬，进而演变为硬皮病，关节运动障碍或皮肤溃疡等。

（2）口腔：由于口腔黏膜或黏膜下小的分泌腺均可受累，可表现为颊黏膜、口唇和上颚部形成白条纹状改变，也可出现黏膜红斑或溃疡。溃疡可造成口腔疼痛、进食困难。缺乏唾液而引起的口干，对热或辣的食物敏感。

（3）眼：临床表现为角膜—结膜炎。患者主诉眼干，有异物感伴畏光。无菌性结膜炎和葡萄膜炎，可形成瘢痕性眼睑才合不全。

（4）肝：肝的 cGVHD 可与皮肤病变同时出现，也可单独出现。病理改变主要是肝动脉、肝静脉、胆管的炎症变化和门脉区纤维化与坏死。临床表现为梗阻性黄疸，胆红素和碱性磷酸酶升高。偶见肝硬化和肝功能衰竭。肝GVHD与其他肝脏损害的鉴别主要依靠肝活检。

（5）肺：支气管以上的大呼吸道受累表现为感冒伴支气管炎，此种病变用免疫抑制剂有效。小气道病变以梗阻为主，用免疫抑制剂治疗无效。主要临床表现为呼吸困难、哮喘、气胸，肺功能检查有限制性通气障碍。可因呼吸衰竭和气胸而致死。在肺部cGVHD的基础上易合并肺部感染，偶见间质性肺炎和肺纤维化。

（6）造血系统：最常见的是嗜酸细胞增多，其次是血小板减少，自身免疫性溶血性贫血偶见。骨髓检查可见增生减低，骨髓纤维化，进而造成造血功能低下所致的全血细胞减少。

（7）生长发育：cGVHD可造成患者生长发育延迟，接受过全身照射者青春发育延迟更易发生。对甲状腺和肾上腺功能影响不明显。

根据病变范围，将cGVHD分为局限型和广泛型，后者重于前者（表 9-5）。

表 9-5　cGVHD 的分期与临床表现

分期	临床表现
局限性	包括下述两者或其一 1. 局限性皮肤损害 2. cGVHD 所致的肝功能损害
广泛性	含下述一种 1. 广泛皮肤损害 2. 局限性皮肤损害，或合并有cGVHD的肝功能损害，并有下述之一： （1）肝活检示明显的慢性活动性肝炎、坏死或硬化 （2）泪液分泌减少 （3）唾液腺受损或口腔黏膜活检示有受损 （4）任何内脏受损

3. cGVHD的预防　由于aGVHD可能发展为cGVHD，故积极预防和治疗 aGVHD 可有效控制 cGVHD 的发生率和严重程度。

cGVHD 的治疗主要依靠肾上腺皮质激素。如 CsA+ 泼尼松。可每日联合应用，也可以隔日交替应用。如疗效不满意，可加霉酚酸酯（MMF）0.5～1.0g，2 ～ 3 次 / 天，口服；或反应停 100 ～ 400mg，每晚睡前口服；或环磷酰胺100mg，1次/天，口服；或硫唑嘌呤 50mg，1 ～ 3 次 / 天，口服。青霉胺对皮肤型cGVHD有一定疗效。以上方法可逐一试用，有效者应缓慢减量，以免复发。

三、感　染

感染是HSCT常见的并发症。因进行HSCT移植的患者多为恶性肿瘤性疾病，往往通过多次化（放）疗后，已致造血、免疫功能受损，因此容易导致感染的因素较多：①移植后 1 年内，多数患者细胞免疫处于低下状态；②口腔及消化道黏膜在预处理后易出现溃疡，进而发生细菌、真菌感染；③预处理中使用的某些药物可抑制造血，除化疗药外的某些抗生素，如复方新诺明及更昔洛韦等也有抑制造血恢复作用；④在出现aGVHD及cGVHD时，淋巴细胞功能不能恢复正常，易导致感染发生。

感染一般分为三期：早期为移植后 1 个月内，中期为移植后 2 ～ 3 个月内，晚期为移植后 3 个月后。移植后的病理变化及感染特点见表 9-6、9-7。

对感染的临床判断一般认为：如果患者腋下体温≥ 38℃或未达到38℃但达37.5℃以上并持续2小时以上，在能够排除放疗、化疗的毒副作用及输血、输液反应的前提下，应考虑为感染所致，应立即给予经验性抗感染治疗。在病原学检查后可根据其结果指导和调整治疗方案。

（一）细菌性感染

细菌性感染在 HSCT 各期均可发生，尤其在移植早期，大剂量化/放疗后粒细胞减少及部分患

表 9-6 HSCT 后各期病理变化

分期	病理变化
早期	白细胞减低
	黏膜炎
	皮肤损害
中期	细胞免疫低下
	体液免疫低下
	皮肤损害
	黏膜炎
晚期	细胞免疫低下
	体液免疫低下
	网状内皮系统功能低下

表 9-7 HSCT 后各期感染特点及感染程度

分期	病原菌	常见病原菌发生率	感染程度
早期	单纯疱疹病毒	+++	+
	G^+菌	+++	+
	G^-菌	++	+++
	真菌	+	+++
中期	巨细胞病毒	+++	+++
	卡氏肺孢子菌	+	++
	G^+菌	++	+
	G^-菌	+	++
	真菌	++	+++
晚期	带状疱疹病毒	++	++
	夹膜细菌	++	++
	丙型肝炎病毒	++	+

者黏膜损伤，更容易出现感染，其发病率约在30%～40%。感染多为内源性，主要来源于口咽部、呼吸道及肠道。绝大多数为G^-杆菌和G^+球菌。G^-杆菌多为铜绿假单孢杆菌、大肠杆菌、克雷白杆菌及其他肠杆菌科杆菌，也可见于不动杆菌及嗜麦芽窄食单孢菌。近年来G^+球菌感染率有上升趋势，主要有金黄色葡萄球菌、表皮葡萄球菌、肠球菌等。移植早期患者因免疫功能严重受抑，极易发生败血症。如果患者出现发热又找不到明确感染灶，应立即做血培养和胸部X线检查，同时注意牙周、肛周及导管等部位的感染。在移植中、后期，还应警惕院内耐药菌和结核菌感染的问题。对移植早期粒细胞较低的病人，体温≥38℃，且能排除其他因素所致发热时，首先要考虑为细菌感染，应立即开始经验性治疗，给予广谱高效的抗生素。用药原则为：①静脉给药；②高效；③足量；④不同抗菌谱的抗生素联合应用。待细菌学检查明确后，再根据结果适当调整，争取在最短时间内有效控制感染。一般首先选择一种三代头孢菌素＋一种氨基糖苷类药物。多选用头孢他啶+丁胺卡那，此方案以治疗G^-杆菌为主，兼顾G^+球菌。如3日后体温未得到有效控制，可改用泰能或美平＋万古霉素或去甲万古霉素。如感染症状控制仍不理想，则应考虑加用或改用抗真菌药，如氟康唑或两性霉素B或伊曲康唑。在细菌培养已经确定病原菌时，可根据药敏结果指导用药。另外，结核杆菌感染发病率有升高趋势，在Allo-HSCT后，患者免疫力长期低下，容易导致体内原有结核病灶复发，甚至发生血行播散。故应予以重视，及时进行胸部X线检查，以便及时发现并正确治疗。

（二）真菌性感染

由于移植患者长期处于免疫功能低下状态，加之广谱抗生素常规性广泛应用，真菌性感染的发生率有增多趋势。真菌感染可见于HSCT各期。在感染的真菌中以白色念珠菌最为多见，常见部位为口咽部，多来源于自身消化道。其次为曲霉菌、毛霉菌、热带念珠菌等，感染部位多见于肺部，甚至导致败血症，主要来源于空气传播和呼吸道。氟康唑100～200mg/d可作为预防白色念珠菌感染常规应用，如果已经明确为白色念珠菌感染，氟康唑剂量应加倍，且应静脉给药。如发生了其他种类的真菌感染，尤其是曲霉菌或严重深部霉菌感染时，必须使用两性霉素B或伊曲康唑。抗真菌药物使用原则应为早期、足量、足期，必要时联合应用。我们常用的方法为：两性霉素B10mg，地塞米松1mg，加入500ml液体中缓慢静点，持续4～6小时，这样既可保证疗效，又可避免两性霉素B所致的寒战、高热等副作用。如患者能耐受，可逐渐加大剂量，直至真菌感染被彻底治愈。另外，大蒜素也有一定的抗真菌功能，又无明显的毒副作用，对某些真菌感染有一定的预防治疗作用，也可与其他抗真菌药物联合应用。

（三）病毒性感染

HSCT中常见的病毒感染种类有单纯疱疹病毒（HSV）、带状疱疹病毒（VZV）及巨细胞病毒

(CMV)。前两者发病率高，而CMV感染危险性最大。

HSV感染多发生于移植早期的第1个月内，口咽黏膜炎已被证实与Ⅰ型HSV感染有关。VZV感染多见于移植1～3个月后。这两种病毒感染多为体内原有潜在病毒重新活动，阿昔洛韦对两者均有良好的治疗和预防作用。

CMV也属于疱疹病毒的一种，在自体HSCT中很少发生，主要见于Allo-HSCT的患者，在所有病毒感染中致死率最高。可见于新近感染，也可为体内潜在的CMV被激活。CMV感染者可分为CMV携带者和CMV感染患者。如果移植患者CMV血清学IgG、IgM均为（-），可认为其无CMV潜在感染；如果CMV血清学IgG（+）、IgM（-），CMV抗原（PP65抗原）也（-），可考虑其有潜伏病毒感染存在；如果CMV病原学证据存在，但无临床症状，可诊断为无症状的活动感染。如有以下任一指标存在，则可认定为CMV病原学证据：①组织培养分离出CMV病毒；②用组织学或组织化学方法测到CMV的包涵体；③CMV PP65抗原或CMV DNA检测阳性；④CMV抗体滴度是原来的4倍以上，或CMV IgM（+）。在上述指标基础上，如果伴有脏器或组织损伤及功能障碍者，可诊断CMV发病者。CMV感染可累及肺、肝、肠道、视网膜，引起白细胞、血小板减少。CMV引起的肺炎为间质性肺炎，主要表现为发热、呼吸困难、进行性低氧血症，可因呼吸衰竭而死亡，死亡率高达80%，治疗相当困难。因此对CMV应以预防为主，通常采取在移植前给予更昔洛韦（ganciclovir）5mg/(kg·d)，连续7～10天，移植后每1～2周定期检查CMV IgG、IgM和PP65抗原，一旦发现CMV病原学证据，及时开始更昔洛韦治疗，方法为5mg/kg，静脉注射，每12小时1次，或膦甲酸钠（foscarnet）100～160mg/(kg·d)，可同时加用大剂量丙种球蛋白。一般经2周左右，CMV病原学证据消失，临床症状好转后，逐渐减量，维持治疗2～4周，以防复发。在用药期间要注意观察患者肝、肾功能及血象变化（表9-8）。

其他病毒还有腺病毒、BK病毒和肝炎病毒。腺病毒可引起肺、肾和肝的损害，腺病毒和BK病毒还可引起迟发型（移植1个月后）出血性膀胱炎，治疗比较困难。肝炎病毒主要为乙型和丙型肝炎病毒，通常由输注血液制品而感染。

（四）寄生虫感染

主要为卡氏肺孢子菌及弓形虫感染，多出现在移植的中后期，诊断较困难。卡氏肺孢子菌多致间质性肺炎，临床上与CMV间质性肺炎不易鉴别，确诊主要靠肺活检，患者难以接受。卡氏肺孢子菌感染仍主要靠预防，患者如果没有磺胺过敏，移植后应常规给予复方新诺明2片，2次/天，每周2～3日，有较好的预防效果。

四、晚期并发症

HSCT晚期并发症一般是指Allo-HSCT 100天以后发生的并发症。发生率虽然不是很高，但累及面较广，而且直接影响移植后患者的生活质量（详见表9-9）。

（一）间质性肺炎

间质性肺炎（interstitial pneumonia，IP）是HSCT，尤其是Allo-HSCT后的严重并发症，一般在移植后1～2个月左右发病，发生率为10%～40%。治疗困难，死亡率高。IP的主要原因有CMV感染、患者年龄偏大、肺部照射总剂量＞8Gy、剂量率＞6cGy/min、去T细胞的HSCT、非血缘关系的HSCT、严重的GVHD、未用复方新诺明预防卡氏肺孢子菌等。临床表现为突发性干咳、进行性呼吸困难，偶伴胸痛。双肺听诊偶有干啰音，血气分析示低氧血症，胸部X线检查可见间质性改变。肺部CT可比普通X线更早发现肺间质性改变而有助于早期诊断。临床应注意IP与细菌或真菌感染的鉴别（表9-10）。

肺组织病理学显示以肺间质水肿、淋巴细胞为主的炎性细胞浸润，肺泡内可见纤维蛋白渗出。由CMV或卡氏肺孢子菌引起的IP还可见到CMV包涵体和卡氏肺孢子菌。

CMV所致的IP一旦发病，死亡率相当高。治疗应立即给予更昔洛韦5mg/（kg·d），iv，2次/天，同时静脉给予丙种球蛋白，并注意骨髓抑制及肾脏损害的副作用。如无明显疗效，可慎重加用膦甲酸钠80～100mg/(kg·d)，如用药过程中出现肾功能损害，应及时停药，说明预后不良。卡氏肺孢子菌所致的IP，可给予复方新诺明每次2片口服，2次/天，绝大多数均可治愈。此外，尚有部

表 9-8　CMV 感染状态分类

项　目	结　　果			
IgG	(−)	(+)	(+)	(+)
IgM	(−)	(−)	(+)	(+)
PP65	(−)	(−)	(+)	(+)
临床表现	(−)	(−)	(−)	(+)
意义	无 CMV 感染 潜在危险	有 CMV 感染 潜在危险	CMV 无症状 活动感染	CMV 感染 发作期

表 9-9　Allo-HSCT 后常见晚期并发症

皮肤黏膜	色素沉着、脱失、硬化，黏膜苔藓变、溃疡，毛发和指甲的增生减低，口腔干、眼干等
胃　　肠	吸收下降，腹泻等
呼 吸 系	呼吸道分泌物减少，呼吸道感染，阻闭性肺气肿，间质性肺炎
内 分 泌	生长发育迟缓、闭经、甲状腺功能低下、不孕等
眼　　科	晶体混浊、眼干症、角膜炎等
神经系统	精神障碍、白质脑病、重症肌无力
肝　　脏	肝功能下降、慢性肝功能损害
血液系统	溶血性贫血、血小板减少等
其　　他	继发性恶性肿瘤、慢性移植物抗宿主病、晚期移植排斥
恶性病的复发	如白血病复发等

表 9-10　HSCT 后 IP 与其他肺炎主要鉴别表

	间质性肺炎	细菌性肺炎	真菌性肺炎
低氧血症	+++	+	+
咳嗽	+	++	++
发热	+	+++	++
咳痰	+ 白色泡沫痰	++ 脓血痰	++ 白色痰
胸部体征	±	++	+
胸部 X 线片	间质改变 可呈团片状影	团片状影 明显	团片状影 不甚明显
肺部 CT	间质改变	团片状	团片状
血氧饱和度	↓↓↓	正常或↓	正常或↓
动脉氧分压	↓↓↓	正常或↓	正常或↓
痰培养	正常菌群	有致病菌	有真菌
抗生素	-	++	-
抗真菌药	-	-	++

分IP找不到明确病因，称之为特发性IP。在特发性IP中，有一部分与GVHD有关。对特发性IP的治疗，无论是否由GVHD所致，均主张给予大剂量肾上腺皮质激素，如甲泼尼松龙 200mg/d。

（二）SCT 后的眼部并发症

HSCT 后的眼部并发症主要见于 Allo-HSCT 后发生免疫排斥反应以及为防治排斥反应采取的免疫抑制措施所致。在 Allo-HSCT 后发生 GVHD 的患者中，部分病例发生眼部并发症。主要表现为干性角结膜综合征（干眼综合征）。长期眼干患者，结膜囊内有粘性分泌物，角膜血管翳，Schirmer 试验：滤纸条湿染 10mm/5min 以下。形态学变化为结膜角化；角膜则为上皮变薄，角化、溃疡等。还可发生眼睑外翻、非炎性（伪膜性）

结膜炎、鼻泪管阻塞、葡萄膜炎、视网膜出血等。由GVHD引起的眼部并发症除对症治疗外，应主要对GVHD进行处理。

白内障也是HSCT后较常见的眼部并发症。其发生与以下因素相关：①照射总剂量及剂量率；②肾上腺皮质激素的剂量及持续时间；③移植前的疾病。一般认为单次照射剂量＞4Gy或总剂量＞14Gy，易导致白内障发生，多在移植后3年内，以后逐年下降。发病机制可能与照射对虹膜睫状体的损伤或对晶状体细胞的损伤有关。移植后慢性GVHD期间，肾上腺皮质激素用药总量及持续时间与白内障形成有密切关系，尤其是短期内用大剂量肾上腺皮质激素，更容易导致白内障的形成。某些疾病，如急性淋巴细胞白血病和慢性粒细胞白血病，患者移植后白内障发生率有所增加，原因尚未明了。此类白内障尚无特效治疗方法。一般采取对症、手术摘除和人工晶体植入等方法进行治疗。

（三）HSCT后继发恶性肿瘤性疾病

HSCT后继发恶性肿瘤性疾病的发生率较通常情况下明显增高，约在1%～2%。主要类型为淋巴网状细胞肿瘤，恶性血液病，如骨髓增生异常综合征（MDS）、白血病及部分实体瘤。发生原因是多方面的，如化疗药物、免疫抑制剂、TBI、某些原发病及遗传因素、病毒等综合因素的影响。

（四）移植对生长发育及内分泌的影响

儿童患者移植前如果TBI剂量过大，尤其是头部照射剂量大于30Gy时，生长激素（growth hormone，GH）水平会低于正常儿童。长期应用肾上腺皮质激素也会影响生长。因此，对年龄过小的患者应尽量避免头颅照射，必须TBI时应选择分次进行。对慢性GVHD要尽早进行有效的防治，尽量避免大剂量长期应用肾上腺皮质激素。对生长缓慢的GH低下的儿童可给予GH治疗。

部分患者移植后会出现青春期延迟，个别女性患者可发生卵巢功能衰竭，男性患者可发生无精子状态，但部分患者可逐渐恢复精子的产生。在TBI后血浆睾酮的水平多正常，与正常人群相比未发现有不利影响。

在经过TBI预处理的移植患者中，部分会发生甲状腺功能低下，表现为T_4下降或促甲状腺激素升高，个别患者会出现临床症状。发生时间多在移植后3～5年。分次TBI比1次性大于10Gy者，甲状腺功能低下发生率明显减少（12%～21%*vs*28%～56%），只用化疗做预处理，对甲状腺功能无明显影响。

在经过TBI的患者中，个别会出现肾上腺皮质功能减低，血浆11-脱氧皮质醇或尿中17-羟皮质类固醇水平低于正常，也有报道促肾上腺皮质激素（ACTH）下降，但出现肾上腺皮质功能减低的临床表现者并不多见。

（五）HSCT后白血病复发

HSCT后白血病复发与多种因素有关，除极少数为供者型复发外，绝大多数为受者型复发。这些因素包括：

1. 白血病细胞对化疗药物的敏感性，是否存在原发耐药问题。

2. HSCT进行的时机，一般来说第1次化疗达CR后，巩固强化治疗4个疗程以上进行HSCT者不易复发。即残留白血病细胞越少越不容易复发。

3. 同基因HSCT比异基因HSCT者容易复发。

4. 去除T细胞比不去除T细胞的HSCT者容易复发。

5. 无GVHD者比有GVHD，尤其是曾发生慢性GVHD者，更易复发。

6. 在HSCT预处理中照射剂量偏低者复发率高。

7. 慢性粒细胞白血病进入加速期以后，比处于慢性期作HSCT的患者容易复发。

8. 年龄因素，成年患者比儿童患者容易复发。

迄今为止，尚无可靠方法能够预防白血病HSCT后复发。目前，HSCT复发后常采取的措施如下：

1. 立即停用CsA等免疫抑制剂。

2. 供者淋巴细胞输注（DLI）。原则是在不引起严重GVHD的前提下，尽可能诱导移植物抗白血病（GVL）作用。DLI的T细胞输注量为：HLA相合的HSCT，CD3输注量为10^5/kg，发生GVHD的阈值量为10^7/kg；供受者HLA不完全相合的，CD3的输注量一般以10^4/kg为宜。通常从低细胞数量开始，逐次增加，每2～4周1次。逐渐增量多次输注比单次高剂量输注诱导GVL的效果好，且不易诱发GVHD。

3. 化学药物再诱导治疗。

4. 再次做 HSCT。根据患者情况选择合适强度的预处理方案，同时减少免疫抑制剂用量及疗程。

5. 免疫调节剂治疗，如干扰素、白细胞介素2 等。

（展昭民）

第三节　血液制品及细胞因子

一、血液制品

自从1818年，英国产科医生Blundell第一次尝试给大出血的产妇输注人血并获得成功后，输血已经成为临床急救和治疗的重要手段。尤其对于白血病患者，随着化疗强度加大，骨髓抑制日渐加重，输血成为延长患者生命、治疗成功与否不可替代的支持治疗手段之一。因此严格掌握输血适应证以提高应用的安全性是十分必要的。

（一）血液制品的分类

早期的血液制品主要为全血，包含全部的血细胞和血浆成分，是未经分离和加工的血制品。由于全血输注不良反应多，有时又可造成部分血液成分的浪费，目前临床上多采用成分输血。成分输血是采用物理或化学的方法分离全血，制成各种更浓和较纯的血制品供临床使用。采用成分输血可减少不必要的输血反应；减少因输血而造成的心脏负荷增加，这对于年老、心肾功能不全的患者显得尤为重要；更便于血液的保存、运输，使血液成分在各自最佳功能时间内被充分利用。

血细胞成分有红细胞、白细胞和血小板。红细胞制剂包括浓缩红细胞、少白细胞红细胞、洗涤红细胞、冰冻红细胞、幼红细胞、代血浆或晶体盐红细胞等。白细胞制剂输注主要指粒细胞输注。血浆成分则包含普通新鲜血浆、新鲜冰冻血浆和冰冻干燥血浆。血浆蛋白成分有血浆白蛋白、免疫球蛋白、冷沉淀、凝血酶原复合物浓制剂等。

（二）各种血液制品的使用标准

1. 红细胞

（1）浓缩红细胞（packed red blood cells）：约 80% 的临床输血目的为补充红细胞，治疗贫血，其中浓缩红细胞为最常用的血制品。它是将新鲜全血静置 24 小时以上，自然沉降或离心沉淀，移除上层血浆得到的。以 70% ± 5% 压积的红细胞最适合临床应用。可保存42天。但其中仍含有少量血浆和大部分白细胞及血小板。

（2）少白细胞的红细胞（leukocyte-reduced red blood cells）：用多种方法移去白细胞，最近已改用第三代过滤器，将 95% ～ 99% 的白细胞去除，可使白细胞总量控制在5×10^6之内，保留了90%以上的红细胞。

（3）洗涤红细胞（washed red blood cells）：用生理盐水反复洗涤浓缩红细胞 3 ～ 6 次，去除 80% 白细胞外，血小板及血浆蛋白含量明显减少，仅保留了80%的红细胞。为了防止细菌污染，必须 24 小时内使用。

（4）冰冻红细胞（frozen red blood cells）：去除白细胞、血小板和血浆的浓缩红细胞加入细胞保护剂后，－80℃可冻存 10 年。使用前先解冻，除去保护剂后配制成红细胞悬液输注。使用冰冻红细胞的目的主要是针对稀有血型和自身血液的保存。

（5）幼红细胞（young red blood cells）：指采用离心法分离出的介于网织红细胞与成熟红细胞之间的红细胞，存活期明显长于成熟红细胞，红细胞的平均寿命为 44.9 天。

（6）辐照红细胞（irradiated red cells）：是对各种红细胞制品进行特殊的照射处理，灭活供血者的免疫活性淋巴细胞，起到预防输血相关性移植物抗宿主病（TA-GVHD）的目的。

（7）代血浆或晶体盐红细胞：将全血移去90%以上的血浆，再用代血浆或晶体盐保存浓液代替移除的血浆，制备成代血浆或晶体盐红细胞悬液。

2. 白细胞　白细胞输注主要是指粒细胞输注。早在 1934 年就有人尝试给患者输注粒细胞，但是效果不明显。用于采集粒细胞的常用方法包括过滤法、重力法和间断流动离心法。随着集落刺激因子的出现，有个例报道临床输注经G-CSF动员后采集的浓缩粒细胞控制感染。粒细胞的半存活期仅 4 ～ 10 小时，自然凋亡使得粒细胞在保存中活性降低，因此，最好于采集后24小时内输注。对于化疗引起的粒细胞缺乏患者，要求一次输注的粒细胞＞ 1.0 × 10^{10}/L。

3. 血小板　血小板制品主要有三种：浓缩血小板、富含血小板血浆和少白细胞血小板。为了满足少数临床患者的特殊要求，还有其他特殊的血小板制品，如少白细胞单采血小板、洗涤血小板、辐射血小板和冷冻血小板制品等。其中浓缩血小板（platelet concentrates）是以采全血 200ml 人工分离制备的血小板作为一个单位的浓缩血小板，国内要求血小板含量≥2.0 × 10^{10}。但对于单采血小板（apheresis platelets）则要求每袋单个供者的浓缩血小板含量≥ 2.5 × 10^{11}。

4. 血浆及其衍生物

（1）新鲜冰冻血浆（fresh frozen plasma，FFP）：全血经抗凝和离心后分离血浆，在采血后6小时内放置于－18℃以下冷冻保存的血浆。保存期为1年。FFP主要含有白蛋白、免疫球蛋白、凝血因子，尤其是凝血因子Ⅷ及Ⅸ。国家要求FFP中因子Ⅷ含量应≥ 0.7U/ml。

（2）冰冻血浆（frozen plasma，FP）：与FFP唯一不同的是FP放置于冷冻的时间不限于6小时之内。FP中主要含有白蛋白、免疫球蛋白和凝血因子，但不含有不稳定的凝血因子Ⅷ及Ⅸ。

（3）其他：还有较为少用的血浆制品，如液体血浆，是将全血中分离得到的血浆保存于4℃；去冷沉淀血浆，为去除冷沉淀后剩余的血浆，含有血管性血友病因子（vWF）、金属蛋白酶及少量的纤维蛋白原；此外还有经处理后灭活乙肝病毒（HBV）等病毒的病毒灭活冰冻血浆。

（4）冷沉淀（cryoprecipitate）：是FFP在1℃～5℃融化，在没有完全融化前经过低温离心，移除上层血浆后剩下的白色沉淀，然后保存于－18℃以下。冷沉淀中富含因子Ⅷ、vWF、因子ⅩⅢ、纤维结合蛋白和纤维蛋白原。200ml血浆制备的冷沉淀中含有原始血浆中 60% 的 FⅧ：C；50% 的纤维蛋白原；40%～70%的vWF；60%左右的纤维结合蛋白。一般给予患者冷沉淀 1U/kg 大约可升高 FⅧ：C 及 vWF 2%。

（三）输血法则

对于白血病患者来说，输用血制品的两大目的是：①当Hb降低时能增加氧的利用；②改善凝血状态，从而改善患者贫血症状，防止感染和出血，以提高缓解率，延长患者生存期。

1. 红细胞输注[21, 22]　红细胞输注是纠正贫血最快、最有效的手段，但是对于贫血的患者来说，是否需要输注红细胞则要根据年龄、基础疾病、贫血的原因、贫血发生的速度和严重程度等因素作出决定。临床上尚没有统一的可靠参数指导红细胞输注。

白血病患者由于骨髓内大量白血病细胞过度增殖，导致幼红细胞增殖受抑，表现出红细胞减少和血红蛋白减低。通常当血红蛋白浓度＜70g/L时，提示需要输注红细胞，但还应根据患者的病情决定是否必须输注红细胞。尤其是一些合并冠心病、慢性支气管炎、肺气肿、心功能不全的老年患者，他们对贫血的耐受能力较低，在血红蛋白低于 70～80g/L 时，就会出现贫血的症状。针对这样的患者，及时给予红细胞输注将迅速改善症状，增强抗感染能力，提高对化疗的耐受力。对于接受化疗的白血病患者来说，如果伴有贫血和相应症状则应为输注红细胞的指征。一般情况下，可根据如下公式粗略计算所需输注的红细胞：

所需红细胞剂量＝［期望达到的Hb值（g/L）－实测的 Hb 值（g/L）］×体重（kg）× 0.16

通常输注2U红细胞（200ml全血制备的红细胞为 1U）可使患者血红蛋白提高 10g/L。

对那些接受了强烈化疗的血液病患者，常常伴发免疫功能低下或缺陷，如果接受输血的患者存在免疫功能障碍，当输血成分中含有的免疫活性淋巴细胞在患者体内植活并增殖攻击靶器官时，就会导致输血相关性移植物抗宿主病（TA-GVHD）。因此这样的患者可给予去白细胞和γ射线照射的红细胞制品，以预防TA-GVHD的发生。

2. 粒细胞输注　临床上，对于粒细胞缺乏合并严重感染的患者，在联合抗感染治疗无效的情况下，才考虑粒细胞输注，以控制严重的危及生命的感染。

白血病患者粒细胞减少的主要原因是骨髓中大量的幼稚细胞抑制正常的中性粒细胞生成，此外由于化疗的原因导致骨髓抑制。对于粒细胞严重减少，中性粒细胞＜ 0.5 × 10^9/L，伴有重症感染，经过联合抗感染治疗后无效的患者，在慎重考虑后可给予粒细胞输注。至今临床上还没有浓缩粒细胞治疗剂量较为统一的标准，但可给予1名成人患者 1 天 1 袋浓缩粒细胞作为治疗剂量，一般需要连续给予 4 ~ 6 天。粒细胞的输注效果不应当以患者外周血粒细胞计数是否升高作为评价标准，主要以感染是否得到控制作为输注效果的评价指标。

但是目前对浓缩粒细胞的临床应用仍存在争议。随着各种高效抗生素和粒细胞集落刺激因子的问世，严重感染所致死亡率已大大降低，此外伴随对粒细胞输注所引起的严重不良反应的认识加深（一般约60%的患者发生输血反应），粒细胞输注指征掌握也更为严格，临床应用也日益减少。

3. 血小板输注[23, 24]　输注血小板适用于防止和治疗血小板减少症或血小板功能缺损患者的出血。但不是任何原因引起的出血或者血小板减少症都适用。白血病患者骨髓巨核细胞受到白血病细胞的抑制，导致血小板生成减少，引起皮肤、黏膜出血，严重者颅内出血可危及生命。当血小板＜ 50×10^9/L 时就有发生自发性出血的危险，而当血小板＜ 20×10^9/L 时，可能发生严重的自发出血，如颅内出血，一旦出血就应当给予血小板输注。另有学者认为在体温低于38℃或不伴有新鲜的微小出血时，血小板输注的临界值还能降至 5×10^9/L。急性早幼粒细胞性白血病患者（M3）容易并发DIC，在病因治疗和抗凝处理的基础上，可酌情给予血小板输注。但是对于血栓性血小板减少性紫癜（TTP）和肝素诱导性血小板减少症（HIT）应当慎用血小板，因为，血小板输注短暂地与 TTP 加重有关，除非有威胁生命的出血，否则禁忌使用。HIT是药物诱导的免疫性血小板减少症，常引起严重血栓，由于会导致急性动脉血栓，所以不应输注血小板。

（1）剂量的计算：年龄较小的儿童（＜20kg）给予 10 ~ 15ml/kg 的浓缩血小板。如果需要，可以更详细地计算血小板剂量（$\times 10^9$）。计算公式为：需要输注的血小板剂量 = PI × BV × F − 1，PI为血小板计数增加量；BV为患者的血液容量，单位为升，估计方法为：患者体表面积×2.5，或成人按70ml/kg计算；F为校正因子，数值是0.67（约 33% 的血小板进入脾）。当出血患者合并感染、发热、脾肿大、DIC时，可能需要更大剂量的血小板输注。

（2）输注血小板效果监测

1）血小板回收率（R）：可以通过血小板增加值 $\times 10^9$/L（PI）、血容量（BV）和血小板剂量 $\times 10^9$（PD）计算：R（%）= PI × BV × PD − 1 × 100%。

2）校正的血小板计数增加值：血小板计数校正增加值 $\times 10^9$/L（CCI）可以通过血小板计数校正增加值（PI）、患者体表面积（BSA，单位平方米）和血小板剂量 $\times 10^{11}$（PD）计算：CCI = PI × BSA × PD − 1。

对病情稳定的患者一次成功的血小板输注血小板回吸收率约67%，但是判断输注血小板是否成功的血小板回收率标准为：输注1小时后＞30%，输注 20 ~ 24 小时后＞20%；CCI 标准为：输注 1 小时后＞ 7.5×10^9/L，输注 20 ~ 24 小时后＞ 4.5×10^9/L。

（3）血小板输注无效：血小板输注无效的特征是多次输注血小板均未取得满意效果。有些患者可能一次输注血小板效果不好，而以后几次效果不错。只有 2 次及 2 次以上输注血小板效果均不好才能诊断为血小板输注无效。通常认为，输注血小板 1 小时后 CCI ＜ 7 500 或输注后 24 小时的 CCI ＜ 4 500 应当考虑输注无效。血小板输注无效的原因可以分为免疫性和非免疫性两类。

目前血小板输注无效的主要原因是非免疫性的临床因素引起血小板寿命缩短，例如感染及使用抗生素和抗真菌药物治疗、DIC 和脾肿大。主要的免疫性原因是HLA同种免疫反应，在有妊娠史的女性中常见。其他免疫性原因包括HPA（人类血小板抗原）同种免疫反应，ABO 血型不合，血小板自身抗体和药物相关的血小板抗体。因此对于可能需要长期输血的患者，应严格掌握输注指征，尤其是化疗前尽量避免输注血小板，如果患者多次接受HLA不相合的血小板，产生的同种抗体会使得以后的输注效果明显降低，或者给患者输注辐照浓缩血小板以防止 TA-GVHD。

4. 血浆及其制品输注[22, 25]

（1）新鲜血浆：FFP主要针对凝血障碍而用。不应用 FFP 治疗低血容量或营养缺乏，在大量输血或体外循环后常规预防性应用也是不恰当的。白血病患者在出现如下情况可以给予新鲜冰冻血浆输注：活动性出血并发凝血障碍（PT2INR＞2，PTT ＞ 50 秒）；补充单纯的凝血因子缺乏；在数小时内输血量超过一个血容量；逆转华法林作用；抗凝血酶缺乏；治疗免疫缺陷。

FFP的输注剂量取决于患者的临床需要和凝血试验结果，一般认为凝血因子达到25%的正常水平即可基本满足止血要求。通常的输注剂量为10～20ml/kg，维持剂量为5～10 ml/kg。输注速度为5～10ml/min。由于FFP有一定的扩容作用，对于血容量正常、心功能不全、婴幼儿和老年患者，该输注剂量可能导致循环负荷过重而难以耐受，故应根据患者的个体情况动态观察病情变化，严格控制血浆入量且减慢输注速度，最好选择相应的浓缩凝血因子输注。

（2）冷沉淀：白血病患者血浆纤维结合蛋白、纤维蛋白原水平明显下降时，可使用冷沉淀。国内以200ml全血分离的血浆所制备的冷沉淀为1U，或以400ml全血分离的血浆制备的冷沉淀定义为1U，在使用时应当注意。用于治疗纤维蛋白原缺乏时，用0.2～0.4袋/公斤，可使纤维蛋白原浓度升高1.0g/L，成人的一般用量为8～10袋/次，1～2次/周即可达到止血的目的。

（四）输血的不良反应及处理

输血反应是指在输血过程或者输血后，因输注血液或其制品，或使用输注而产生的不良反应。按发生的时间可分为急发反应和迟发反应。急发反应是指输血当时或输血后24小时内发生的反应；迟发反应是指在输血后几天到半年，甚至更长时间才出现。此外，按输血反应发生的原因可分为免疫反应与非免疫反应，前者包括红细胞、白细胞、血小板；后者包括溶血、心血管系统负荷过重、出血、含铁血黄素沉着症、空气栓塞等[26,27]。

1.过敏反应　输注全血、血浆或血液制品后可以发生轻重不等的过敏反应，特别是在输注血浆蛋白制品时，轻者只出现荨麻疹、颜面部血管神经水肿，重者可以发生过敏性休克，甚至死亡。其中以荨麻疹最为多见。过敏反应约占输血反应的1%。

（1）病因

1）过敏体质：患者为过敏体质。有过敏体质的人接受他人的血液，特别是输注血浆或者含有变性蛋白的血液可以引起过敏反应，症状常为中度或重度荨麻疹。这类抗体属于IgE，它和肥大细胞紧密结合，遇有相应的抗原时释放大量活性物质，激发过敏反应。

2）抗IgA抗体：有些受血者缺乏IgA，经多次输血后受血者产生抗IgA抗体；也有的由于多次输血可使受血者产生同种异型抗IgA抗体，当再次输入相应IgA后，遂发生抗原抗体反应，出现过敏发应。

3）被动获得性抗体：有过敏体质的供血者将其体内的抗体输给受血者，当受血者接受相应抗原时可发生过敏反应，如青霉素抗原等。

4）低丙种球蛋白血症患者：这类患者即使是肌肉注射免疫球蛋白也容易发生过敏反应，甚至休克。

（2）治疗和预防：表现为荨麻疹的患者可以减慢输血速度或者停止输血，口服抗组胺药，如无气管痉挛、心律快、低血压，风团渐退可继续输注。重者立即停止输血，并应用1/1 000肾上腺素0.5ml皮下注射或用氢化可的松、地塞米松静脉滴注，氯吡拉敏静脉注射；严重喉头水肿者行气管插管、吸氧等。

为了预防过敏反应，有过敏史者在输血液制品前半小时可口服抗组胺药或皮质激素，选择无过敏反应史的供者血。对有输血过敏反应史的患者可使用洗涤红细胞或冰冻红细胞、洗涤浓缩血小板，禁用血浆或血浆制品。去除白细胞或微聚积物并不能防止过敏反应，因为血浆蛋白可透过过滤器。

2.非溶血性发热反应　这是输血反应中最常见的一种。在输血或血液制品后几分钟至1～22小时内体温升高1℃以上并有发热，而无其他原因者为非溶血性发热反应。每输一个单位血约有0.5%的发生率，特别是反复多次输血者及多产妇女。

（1）病因

1）致热原：包括任何可以引起发热反应的物质，如蛋白质、死细菌、细菌产物等，常为超滤性、可溶性、耐热性，可为多糖或者脂多糖类。

2）免疫反应：多次输注随机供血者的全血或者白细胞、血小板时，受血者逐渐产生同种白细胞或者血小板抗体，粒细胞与血小板的HLA抗体刺激内热原释放，引起发热。输血发热反应率亦高。

（2）治疗和预防：首先要除外输血引起的溶血反应或输入细菌污染血，进一步验证血型与交叉配血；还要考虑有无药物反应或感染性疾病，做血培养包括所输血液的细菌培养。发热反应发生后，应立即停止输血，进行对症处理，如保暖、使用对乙酰氨基酚、异丙嗪等。

预防措施包括在血液制品中加地塞米松等，但并不能完全防止发热反应。最好输注少白细胞血制品，或在采血或输血时用尼龙过滤网去除血中的白细胞；宜采用白细胞交叉配合试验。

3. 溶血性输注反应　输血后血细胞发生异常破坏引起的反应称为溶血性输血反应。可分为免疫性和非免疫性两大类；根据反应发生的时间可分为急性与迟发性溶血性输血反应；按溶血部位又分为血管内与血管外溶血。在输血反应中，以急性溶血性输血反应最常见，常因输错血而导致死亡，是输血反应中死亡率较高的一种原因。

（1）病因

1）免疫性溶血反应：主要是血型不合，最常见的是ABO血型不合，是急性血管内溶血最常见的一种类型。其他还有Rh血型不合、稀有血型不合、A 亚型等。Rh 血型系统中以抗 D 最为常见。

2）非免疫性溶血反应：包括输入的红细胞有损伤（如红细胞保存温度过高或过低，或储存时间过长，或血液中有细菌生长，或血液中加入高渗性或低渗性溶液，或加入某些药物等），可在受血者体内发生溶血。另外阵发性睡眠性血红蛋白尿患者的红细胞膜对外来血浆中的裂解素及抗体抗原复合物很敏感，在补体参与下，可被破坏而导致溶血。

（2）治疗和预防：出现溶血症状后应立即停止输血，寻找原因，但必须保留静脉通道，以便救治。寒战时应保暖，高热时应降温。用升压药、地塞米松等抗休克；支气管扩张剂防治痉挛；用利尿剂，加速血循环中有害物质的排除，以防止急性少尿性肾衰竭；用碱性药物或乳酸钠治疗急性肾衰竭；纠正水、电解质及酸碱平衡；可用肝素防治出血特别是 DIC。严重病例可用治疗性置换输血疗法。

预防措施主要包括，遵守输血的规章制度，严格执行输血操作，加强责任心，严防在书写、登记、贴标签、发放和核对等环节上发生错误。准确进行输血前的交叉配血工作。

4. 细菌感染

（1）病因：主要与细菌种类、生长量及其毒性、输血量和患者的抵抗力有关。大多数为革兰阴性杆菌，少量为革兰阳性杆菌或球菌，也有可能是在冷藏箱或者4℃生长的嗜冷菌，甚至真菌感染。

（2）预防和治疗：据报道，血液发生的细菌污染率约为 0.4% ～ 2%。一旦发现细菌感染后应立即停止输血，但仍保持静脉通道。将血袋中的剩余血液作细菌培养，以查明病因。同时应用大剂量强有效的广谱抗生素，待细菌培养确定细菌种类后再改用相应敏感的抗生素。要随时注意防治急性肾衰竭及弥漫性血管内凝血的发生。

5. 移植物抗宿主病

（1）病因：与输血相关的移植物抗宿主病是指将血液中有免疫活性的淋巴细胞输给有免疫缺陷（如严重联合免疫缺陷病、骨髓移植、急性白血病、化疗引起骨髓抑制）的患者，输入的淋巴细胞在受者体内植活、增殖并复制，攻击受者的靶器官，产生移植物抗宿主病。

（2）预防与治疗：可用冰冻红细胞或洗涤红细胞，主要是用 ^{131}Ce、^{137}Cs 或 ^{60}Go 辐射仪对血制品进行照射（至少15Gy，也可高达25Gy）以灭活淋巴细胞。

6. 输血相关急性肺损伤（TRALI）　TRALI通常发生于输血后 4 小时内，表现为严重的呼吸窘迫、肺水肿、发绀、低血压、发热，胸部 X 线示肺浸润。在临床上与成人呼吸窘迫综合征或其他肺损伤较难鉴别。发病机制尚未明确，可能与白细胞同种抗体、白细胞凝集素或HLA有关。部分学者认为当患者存在易患因素时（如感染），中性粒细胞附着到肺毛细血管床，损伤毛细血管通氧功能，导致肺损伤。

为了预防TRALI的发生，在输血时以洗涤红细胞或冰冻红细胞为宜，减少粒细胞输注。妊娠 3 次以上者的血浆不宜作为血浆制品。

7. 大量输血的反应　大量输血是指24小时内输注库存血相当于患者的总血容量。常用于大量出血患者及时补充血容量；新生儿溶血病患者进行换血治疗；实施心肺旁路手术；大面积创伤患者等。常见的不良反应有以下几种：

（1）循环负荷过重：短时间内输入大量血液使血容量急剧增加，加重心脏负担，可发生充血性心力衰竭和肺水肿等。一旦发生，应立即停止输血，给予吸氧、镇静剂、利尿剂、强心剂等并保暖，按急性左心衰进行处理。

（2）枸橼酸盐中毒：全血每袋200ml含有枸橼酸盐0.6～0.7g，大量输血或换血时由于大量枸橼酸盐与血钙结合而引起低血钙，患者可发生肌肉震颤、手足抽搐。治疗可采用静脉注射10%葡萄糖酸钙10ml。

（3）出血：如输入大量库存血，血液中的血小板、凝血因子数量与功能下降，故可引起出血。应根据患者需要补充凝血因子以及血小板。为预防大量输血可能引起的凝血异常，可输注保存5天以内的新鲜血。

（4）低钾血症：由于输入的枸橼酸盐引起碱缓冲剂效应，排钾增多；储存的红细胞在输入患者体内后，重新吸钾排钠，均导致血钾降低。

（5）微血管栓塞：由于血液储存1周后，白细胞和血小板可以聚集成微小凝块，输入体内后可能引起多部位的栓塞。可用5天内的新鲜血或采用微孔滤器。

（6）空气栓塞：由于大量出血患者病情危重，故采用大量快速输血，特别是加压输血，此时若操作不当可发生空气栓塞。现已普遍使用密闭式塑料输血器，上述情况已少见。

（张晓琳）

二、细胞因子

（一）粒细胞集落刺激因子和粒细胞－巨噬细胞集落刺激因子

1. 来源及基因位点

（1）粒细胞集落刺激因子（G-CSF）：G-CSF调节中性粒细胞系的增殖、成熟和功能。G-CSF作为一种对髓系白血病细胞系有潜在诱导分化作用的因子最初在鼠的体内研究，并随后由鼠的肺条件培养液中得到纯化[28]。人类G-CSF是由膀胱和头颈部肿瘤细胞的条件培养基中纯化，随之其基因被克隆成功。人类G-CSF基因定位于17号染色体q11-21，编码一段含175个氨基酸、分子量为18 800的成熟多肽。在组织培养研究中，G-CSF诱导髓系细胞的增殖和分化。在小鼠试验中，G-CSF基因的敲除会造成严重中性粒细胞减少，但对其他系无明显影响[29]。Hammond等[30]也指出狗会因诱导产生了抗G-CSF的中性抗体而发生严重的粒细胞减少。G-CSF也会提高中性粒细胞的许多功能，但这项研究的意义仍待阐明。不管怎样，已经明确的一点是G-CSF是调节粒系分化的因子中的重要一员。

G-CSF可由许多种类型的细胞产生，而且炎症刺激尤其是外毒素可诱导表皮细胞、巨噬细胞、内皮细胞和骨髓基质细胞迅速表达G-CSF。与其他许多造血因子不同，G-CSF在一般个体中常可测得，其一般水平为20～100pg/ml。血清中G-CSF的水平与血液中粒细胞数目反方向变化，且在菌血症和中性粒细胞减少的患者，其在血清中的水平可超过2 000pg/ml。

（2）粒细胞－巨噬细胞集落刺激因子（GM-CSF）：GM-CSF是一种在细胞培养中强有力的髓系生长因子。该生长因子已被Wong等人成功克隆。GM-CSF是一种分子量约22 000的糖蛋白，其基因定位于染色体5q31，与IL-3基因相邻。体内许多细胞可产生GM-CSF，尤其是激活的T细胞。重组或纯化的天然GM-CSF可以刺激粒－巨噬系和嗜酸粒细胞系形成，并可与EPO协调刺激红系爆式集落形成单位的生长。GM-CSF还可刺激粒细胞的多种功能，从而使这些细胞对其他刺激更加敏感，其中粒细胞黏附分子表达的变化尤其显著，包括在体内和体外β_2-整合素、CD11/CD18水平均可上调。

2. 受体

（1）G-CSF的受体表达广泛，不仅在髓系细胞存在，而且表达于内皮及上皮肿瘤细胞系。然而非造血系G-CSF受体的功能尚不明确。G-CSF受体是细胞因子受体超家族的一员，由一条已知的跨膜蛋白组成，分子量约100 000。最近已经证实在一小部分有先天性粒细胞减少和急性粒细胞白血病的患者中G-CSF受体在胞浆区发生了突变。这些突变使受体变短，可能丢失了一个在G-CSF诱导分化功能中起作用的区域。小鼠模型已经证实被缩短了的受体需要极高水平的G-CSF才能被激活。

（2）GM-CSF受体一般见于造血和非造血细胞表面，包括内皮细胞和一些肿瘤细胞系，例如黑色素瘤和肺癌细胞。对于非造血细胞，即使这种受体有功能，其功能也尚不清楚。该受体是一种异二聚体，由一条与配体结合的α链和β链组成，后者为高亲和力及信号转导所必需。α链可特异性结合GM-CSF，而β链亦可用于IL-3和IL-5的受体。

3. 生物学作用

（1）G-CSF应用于人体后，粒细胞成分产生加速，缩短了干细胞转化为成熟粒细胞的时间，使循环池中的粒细胞呈剂量依赖性增殖，骨髓中处于S期的髓系祖细胞的比例增大，一些证据表明G-CSF加速了静止期干/祖细胞进入细胞周期。标准吞噬及呼吸爆发测定表明，由于G-CSF治疗而反应性产生的中性粒细胞功能是正常的[31]。此外，接受G-CSF或其他髓系生长因子的骨髓提出物显示了明显的左移，血循环中的粒细胞相应的发生了与激活一致的形态学变化，包括Dohle包含小体、毒性颗粒和索形的增加[32]。G-CSF的血清半衰期1.3～4.2小时不等，但似乎随粒细胞数目波动，这也提示中性粒细胞对细胞因子的代谢起作用。

（2）GM-CSF应用于人体可导致血液中白细胞、噬酸性粒细胞成剂量依赖性增加；巨噬细胞，有时淋巴细胞亦可随之增加，但上升幅度较小。这种增加常伴有骨髓中髓系细胞的核左移，对红细胞及血小板则无显著影响。GM-CSF的毒性作用曾被广泛研究，结果表明初始剂量的GM-CSF可伴随急性自限性粒细胞减少，尤其在静脉给药时，多认为与粒细胞黏附受体的上调有关[33]。偶有患者出现短暂的呼吸困难。许多患者会有低热、肌痛和疲乏。在大剂量应用时，体重增加、心包炎、胸膜炎和毛细血管渗漏综合征亦会发生，但在目前应用剂量下很少出现上述情况。很少有研究对GM-CSF和G-CSF的活性和毒性进行直接对比。一项自体干细胞移植治疗乳腺癌的随机实验表明，二者的活性和毒性是相当的。

4. 药代动力学　G-CSF皮下注射后2～6小时达血药峰浓度，按5μg/kg，平均血药峰浓度为20～30ng/ml，生物利用度为50%～60%，半衰期约为3.5小时。GM-CSF静脉注射后，可快速获得血药峰值浓度，约1.5～2小时后，血药浓度降低1/2。皮下注射后，血药峰浓度出现于给药2小时后，其峰浓度低于静脉给药，但血清GM-CSF清除延缓。静脉给药血药峰浓度上升较快但半衰期短，且静脉注射的副作用大于皮下注射，故临床一般多采用皮下注射给药。

一般CSF应用后6小时，血清CSF浓度降至用药前水平，但CSF对血细胞的刺激作用可维持24～48小时，因此临床用药可每日1次。

5. 临床应用

（1）实体肿瘤放化疗后的粒细胞减少：CSF可有效改善因放、化疗所致的粒细胞减少，可以减少或避免因粒细胞减少而致的感染，而不致延缓下一疗程的治疗。

（2）血液系统恶性疾病：除髓系白血病外，其他疾病于粒细胞减少时应用CSF，刺激粒系细胞时并不刺激恶性细胞的增殖[34]，如淋巴系统增殖性疾病、急慢性淋巴细胞白血病、浆细胞疾病。不同于实体瘤的是，这类疾病中骨髓多不同程度受累，正常造血受抑制，CSF起效慢，用药剂量也相对大些，一般剂量为5μg/（kg·d），皮下注射，一般于粒细胞缺乏后开始应用，约7～10天后粒细胞开始恢复。

（3）CAG方案化疗：在髓系细胞的恶性病变，由于该类细胞上亦有CSF受体，应用CSF后可呈现一定程度的增生，故应慎用。但同时体外试验表明，CSF可促进白血病细胞由G_0期进入细胞增殖周期，进入DNA合成期，而多数化疗药物是针对DNA合成的，从而可杀灭更多的白血病细胞[35]。Yamada等[36]于1995年首先提出了CAG方案，组成如下：阿糖胞苷（Ara-C）10mg/(m^2·d)，皮下注射，每12小时1次，第1～14天；阿克拉霉素（Acla）10～14mg/(m^2·d)，静脉注射，第1～4天；粒系集落刺激因子（G-CSF）200μg/(m^2·d)，皮下注射，第1～14天，用于难治性急性髓系白血病。

（4）应用于骨髓移植及外周血造血祖细胞采集：骨髓移植后应用CSF，外周血中性粒细胞绝对值升至0.5×10^9/L以上所需的天数较对照组可缩短6天[37]。

（5）用于严重感染时：GM-CSF是激活吞噬细胞的有效递质，能增强成熟吞噬细胞的功能，亦可增强粒细胞及单核细胞的趋化作用。G-CSF也具有类似功能，但其作用仅在粒细胞。

6. 副作用

（1）骨痛：发生率与剂量有关，常规剂量5μg/（kg·d），很少发生，并且程度较轻，一般骨痛多发生于外周血中性粒细胞上升前 1 ~ 2 天。

（2）过敏性反应：可见皮肤潮红、荨麻疹。

（3）血清乳酸脱氢酶、碱性磷酸酶、尿酸升高。

（4）皮肤血管炎：多发生于中性粒细胞绝对值升高时。

（5）发热：CSF 的发热反应发生率并不高，且少见高热。可给予对乙酰氨基酚处理。

（李湘新）

（二）红细胞生成素

红细胞生成素（erythropoietin，EPO）是一种调控红细胞生成的糖蛋白，是机体刺激红系造血的主要造血生长因子。

1. EPO 的产生

（1）肝是胎儿期EPO的主要来源，出生后转为主要由肾合成。

（2）肾是成年人EPO产生的主要来源，由肾小管基底膜外侧的肾小管周围间质细胞产生，由于这些细胞释放第Ⅷ因子，因此这种EPO产生细胞可能是一种肾小管周围毛细血管的内皮细胞。组织氧利用率下降引起组织缺氧是诱导EPO产生的主要刺激因素[38]。

（3）约 10% ~ 15% 的 EPO 产生于肾外，包括肝巨噬细胞、肝细胞，骨髓中的巨噬细胞，中枢神经系统中的星形胶质细胞。

（4）有研究表明，EPO 亦可经肾肿瘤、肝肿瘤、脑血管瘤、子宫肌瘤等合成。

2. EPO的分子结构和基因　人的EPO基因位于7号染色体长臂（7q11-q22），小鼠的EPO基因位于 5 号染色体 D 区，此区部分相当于人类染色体的长臂。人EPO基因组为单拷贝，5.4kb长，有 5 个外显子和 4 个内含子。EPO 基因上游有 TATA 盒，5-UTR（不翻译区）处有AP-1、SP-1、NF-IL-6、GRE 和 NF-κβ 的结合序列。EPO cDNA 编码 193 个氨基酸，包括27个氨基酸先导序列，成熟EPO 分子由 166 个氨基酸组成，分子量为 18 000；在中国仓鼠卵巢细胞（CHO 细胞）中表达 rEPO 为 30 000，糖占 39%；在人尿中的 EPO 为 34 000 糖蛋白[39]。

3. EPO 受体　人 EPO 受体基因位于 19 号染色体的p13.3区，由8个外显子构成，裸肽分子量为 55 000，糖基化后为 66 000，由 508 个氨基酸残基组成，包括24个氨基酸残基的先导序列。成熟 EPO 受体为 484 个氨基酸残基，其中，胞膜外区 226 个，穿膜区 22 个，胞浆区 236 个氨基酸残基，胞膜外结构属于红细胞生成素/细胞因子受体超家族。EPO 受体有高亲和力和低亲和力两种，目前已知的能表达EPO受体的细胞包括红系造血前体细胞、巨核系祖细胞及多种神经细胞等。

EPO通过与细胞膜上的EPO受体结合产生生物学活性。受体后信号传导途径至少包括两种，即JAK/STAT途径和SHC（*src*基因家族蛋白酪氨酸激酶）途径[39]。

4. EPO 的生物学作用　EPO 是红细胞生成的主要刺激因子，刺激骨髓中红系前体细胞产生红系集落形成单位（colony-forming unit-erythroid，CFU-E）和红系爆发形成单位（burst-forming unit-erythroid，BFU-E）。CFU-E 为迅速分裂的红系前体细胞，对低浓度EPO即有反应；BFU-E则为更不成熟的红系前体细胞，对EPO反应后，其分裂速度较慢。EPO 对红系造血前体细胞的作用与干细胞因子（SCF）协同，对后期红系造血细胞的作用与胰岛素样生长因子 1（IGF-1）协同。

有研究报道，EPO 单独或与 TPO（血小板生成素）一起均可刺激巨核细胞集落形成巨核细胞增殖成熟和血小板的生成。

EPO 也可作用于激活的 B 淋巴细胞，促进 B 细胞的增殖活化。

5. EPO 生成的调控

（1）缺氧是EPO生成的主要刺激因素，当组织缺氧时，EPO mRNA转录开始，含有mRNA的细胞增殖，细胞增加的数量与EPO mRNA及血清 EPO的总量相平行，因此EPO生成的增加是由于生成EPO mRNA的细胞总数增加，而非由于单个细胞生成 EPO mRNA 的量增加[40]。

（2）在体外，白细胞介素-1（IL-1）、肿瘤坏死因子 -α（TNF-α）、转化生长因子 -β（TGF-β）等炎性因子能抑制低氧引起的EPO生成。慢性感染、类风湿性关节炎、获得性免疫缺陷综合征（AIDS）、肿瘤等疾病时，患者体内EPO水平过低，活性下降，可能与上述细胞因子的抑制作用有关。

（3）化疗药物如顺铂能抑制EPO的作用；环孢素 A（CsA）可减少 EPO 的生成。此外，体外试验证实，人类免疫缺陷病毒（HIV）直接抑制EPO的生成。

EPO水平过高多见于继发性红细胞增多症，如高原居住者、慢性阻塞性肺病、发绀型心脏病、高亲和力血红蛋白病、吸烟、各种肿瘤如肾肿瘤、肝癌、肺癌、肾上腺肿瘤等。

EPO水平过低主要见于肾衰竭或晚期肾病等肾性贫血；炎性贫血，如慢性感染、类风湿性关节炎、AIDS、炎性肠道疾病；恶性病贫血，如实体瘤、多发性骨髓瘤、恶性淋巴瘤；其他原因引起的贫血等。上述疾病的患者体内可能产生较高水平的IL-1、TNF-α，这些细胞因子是EPO活性的抑制剂。

再生障碍性贫血、缺铁性贫血、地中海性贫血、巨幼细胞性贫血等患者EPO水平升高，表明上述贫血原因并非由EPO缺乏所引起。

6. EPO与临床　EPO主要用于肾功能衰竭有关的贫血，还可用于类风湿性关节炎、多发性骨髓瘤、非霍奇金淋巴瘤、AIDS、化疗等原因引起的贫血。1989年美国FDA批准Amgen公司将rhEpo投放市场。目前，临床所用的rhEpo主要是应用基因工程技术，从含有人红细胞生成素基因的中国仓鼠卵巢细胞（CHO）培养液中提取。

正常人血清EPO浓度为5～30mU/ml，EPO主要在肝降解代谢，约10%经尿排出。静脉注射和皮下注射rhEpo有很大的区别，皮下注射血浆的峰浓度较低，半衰期为19～22小时，静脉注射半衰期为4～9小时，小剂量rhEpo皮下注射更接近生理性EPO的生成，较大剂量静脉注射效果更好[41]。

剂量和疗程：目前，FDA推荐的用于化疗患者的EPO起始剂量为150U/kg，3次/周，4周无效者（即输血无减少或血红蛋白的增加小于或等于1g/dl），用量可增至300U/kg，3次/周。最大用量一般不超过500U/kg，3次/周，大于此剂量，疗效无进一步的增加[42]。但是，根据多项临床试验得到的数据，目前更普遍的EPO用法为40 000U，皮下注射，每周1次。患者对这一剂量一般都可耐受，临床效果也与每周3次用药基本相同，且更方便[43, 44]。新近的一项健康人EPO药物动力/代谢学研究显示，600U/kg，1次/周，与150U/kg，3次/周，两种用法对提升血红蛋白的效果相同[45]。一般认为，EPO治疗8周无反应者，为EPO治疗无效。治疗过程中如血红蛋白迅速升高或红细胞压积＞40%，应适当减量。

不良反应：①一般反应：少数患者用药初期可出现头痛，低热，乏力，肌痛，关节痛等。②过敏反应：极少数患者用药后可出现皮疹或荨麻疹，甚至过敏性休克。③心脑血管系统反应：血压升高，原有的高血压病恶化和因高血压性脑病而有头痛、意识障碍、痉挛等症状。④血液系统反应：随红细胞压积升高，血液黏滞度可明显增高，尤其本身有血流动力学异常的患者，可预防性使用双嘧达莫、阿司匹林等以防治血栓栓塞性并发症的发生。⑤消化系统反应：肝功能障碍，偶有GOT及GPT升高。⑥胃肠道反应：偶有恶心，呕吐，食欲不振，腹泻。

（隋萧徽）

（三）白细胞介素-11

白细胞介素-11（interleukin-11，IL-11）是一种促血小板生长因子，由骨髓基质细胞分泌产生，具有促使骨髓内造血干细胞、巨核细胞增殖和诱导巨核细胞成熟与分化以及增加外周血血小板数目的功能。基础实验表明，重组人IL-11具有较强的促血小板生成作用，可促进骨髓抑制后血小板的恢复，所形成的血小板在形态、功能和寿命方面与正常的血小板相同，是唯一被FDA批准用于治疗血小板减少的药物。

1. IL-11的生物学特点　白细胞介素IL-11是一种由骨髓基质细胞分泌产生的造血生长因子，与人生长激素、粒细胞集落刺激因子和IL-6等同属于人类生长因子超家族成员，其他组织包括中枢神经系统、胸腺、肺、骨、皮肤和结缔组织等[46]也可分泌产生。1990年Paul等首先从灵长类动物骨髓基质细胞株PU-34培养基上清中发现，并分离得到其cDNA序列。7年后美国Genetics Institute（GI）公司利用基因重组技术将IL-11基因重组到大肠杆菌中表达，获得与人体IL-11具有相同活性的重组人白细胞介素-11（recombinant human interleukin-11，rhIL-11），并获得FDA批准在美国上市，制剂商品名为Neumerga，其活性成分rhIL-11的商品名为Oprelvekin，临床主要用于治疗化疗引起的血小板减少症。

rhIL-11主要的造血活性在于可以直接刺激造血干细胞和巨核细胞的增殖，诱导巨核细胞分化成熟并增加血小板的数量。临床前研究表明在rhIL-11作用下，体内发育成熟的巨核细胞在超微结构上是正常的，形成的血小板在形态、功能和寿命方面也与正常的血小板相同[47]。此外在各种动物模型中还观察到rhIL-11的一些非造血系统效应，包括调节上皮细胞的生长（促进胃肠道黏膜损伤愈合）、抑制脂质形成、诱导急性期反应蛋白合成、抑制巨噬细胞分泌促炎症因子、刺激破骨活动和神经发生等。

2. IL-11的临床应用　对于肿瘤化疗引起的血小板减少症，过去主要的治疗手段是输注血小板、降低化疗药物剂量或推迟化疗时间，等待血小板计数恢复到正常范围后再开始化疗。输注血小板不仅增加了医源性感染的机会，而且输注的血小板寿命较短，只能存活3天或更短，同时反复输注血小板还可能导致输注无效。而后两种方法不仅干扰了正规化疗方案的执行，同时可能降低化疗效果。rhIL-11是近10年来开发的一系列促血小板生成因子中有明确疗效且耐受性良好的产品，成为化疗后的有效治疗选择。

（1）IL-11在实体瘤化疗患者中的应用：1997年底，FDA批准美国GI公司研制的血小板生长因子——重组人白细胞介素-11上市，主要应用于预防非髓性恶性疾病患者化疗后骨髓抑制并发的严重血小板减少症，并可有效减少患者血小板输注量。Gordon等[48, 49]在rhIL-11的Ⅰ期临床研究中发现，rhIL-11可促进实体肿瘤患者化疗后血小板计数的升高，并且这种作用呈剂量依赖性，最低有效治疗量为25μg/kg，最大耐受剂量是75μg/kg，不良反应多为轻中度，停药后可逆转。Tepler及Cantor等[50, 51]对rhIL-11的Ⅱ期临床研究进一步证实其明显加快血小板恢复、减少血小板输注量的作用，同时发现对于曾有化疗引起的血小板减少症的患者，在下一轮化疗中若采用50μg/kg剂量的rhIL-11治疗，可以更大概率降低血小板输注治疗的需要。迄今为止，rhIL-11对实体瘤患者化疗后血小板减少症的治疗已被广泛接受，本文不再赘述。

（2）IL-11在白血病化疗患者中的应用

1）促进血小板恢复：在白血病治疗方面，早期研究发现，IL-11可促进体外培养的髓性白血病细胞增殖并使急性髓性白血病细胞进入S期，而对淋巴细胞白血病细胞则无此作用，认为IL-11作为一种协同因子在急性髓细胞白血病（AML）细胞增殖中发挥作用[52]。另外，不同类型白血病的原始细胞表面均有IL-11Rα的表达，M1、M3、M5原始细胞水平较高，并且IL-11Rα表达较高的白血病细胞对IL-11有较好的反应[53]，由于担心rhIL-11用于白血病患者（尤其是急性髓性白血病）会刺激白血病细胞的增殖，故一直未用于临床。

近年来，有研究发现，单独应用rhIL-11并不能促进白血病细胞集落生成单位（L-CFU）的形成[54]，Tafuri等[55]在研究TPO和IL-11体外对AML细胞增殖和凋亡作用时发现，IL-11仅促使极少数AML细胞从细胞周期G_0期进入S期，并且对AML患者L-CFU的生长和AML细胞的凋亡影响很小，无刺激AML恶性克隆增生作用。另外，人类巨核细胞中存在IL-11Rα基因表达，与IL-11共同孵育，发现IL-11直接作用于IL-11R亚单位[48]。早期及晚期巨核系祖细胞（BFU-MK、CFU-MK）和各期巨核细胞均有IL-11Rα基因的表达，而血小板则缺如，因此理论上讲，IL-11可以用于防治白血病患者化疗所致的血小板减少，并且在促进血小板生成的同时不会引起血小板聚集、血栓形成。鉴于此，有学者尝试将rhIL-11用于急性白血病化疗后血小板减少的治疗[56-60]，发现rhIL-11的使用可减轻血小板下降的程度，缩短血小板减少持续的时间，加速血小板数量的恢复，而且减少患者对血小板输注的要求。

崔晓丽等[60]比较了rhIL-11治疗显效组和无效组化疗前后血清IL-11水平及单个核细胞表面IL-11Rα的表达情况，发现显效组用药前IL-11水平明显低于无效组，IL-11Rα明显高于无效组。提示用药前血清IL-11水平和单个核细胞表面IL-11Rα的水平监测对rhIL-11治疗效果有一定的预示作用。

2）IL-11减轻化疗引起的胃肠道损害，降低菌血症的发生：Ellis等[61]采用随机双盲对照观察了40例恶性血液系统疾病化疗后患者，发现rhIL-11组菌血症的发生率比安慰剂组明显降低，尤其是胃肠道源性感染；rhIL-11组细菌侵及的组织器官比安慰剂组少，发生菌血症的时间明显晚于安慰剂组。体外试验中IL-11能促进IL-6依赖的浆细胞瘤细胞增殖和T细胞依赖性B细胞的发育，在含IL-11、EPO的培养基中原始细胞可分化成巨噬细胞等研究结果均提示IL-11参与了原发性或继发性免疫反应，具有免疫调控、抗炎功能。

3）IL-11的治疗剂量及不良反应：在实体肿瘤rhIL-11的推荐剂量较大，一般每天50μg/kg皮下注射，连续使用14～21天或者直到血小板计数≥50×10^9/L，然而对于存在血液学异常或骨髓衰竭的患者该剂量往往会导致严重的毒副反应[62]，如严重肺水肿、胸腔积液、心衰、发热、头痛等。因此，对于血液系统存在异常的患者多主张给予小剂量，即rhIL-11 25～50μg/kg，但仍会出现轻微皮肤水肿、结膜充血等[63]，不过大多能够自行缓解。国内研究一般于化疗结束后24小时开始给药，1.5～3.0mg/d，皮下注射，连续使用7～14天或用药至血小板计数≥100×10^9/L，也有用到血小板计数较用药前升高≥50×10^9/L时停药[60]。

rhIL-11治疗中常见的不良反应有发热、头痛、头晕、乏力、恶心、心悸、眼睑或双下肢水肿、局部红肿硬结、可逆性关节肌肉疼痛等，少数出现短暂房性心律失常，对肝、肾功能，凝血指标包括凝血酶原时间（PT）、活化部分凝血活酶时间（APTT）、纤维蛋白原（Fbg）等均无明显影响，患者也无血栓形成的风险[58, 63, 64]。目前认为rhIL-11引起的严重不良反应多与化疗相关，其本身的不良反应均为轻或中度，停药后可以逆转。

4）IL-11对化疗效果的影响：早期曾认为rhIL-11可提高白血病化疗的完全缓解（CR）率。Estey等[65]在用GO（gemtuzumab ozogamicin）治疗65岁以上不具备骨髓移植条件的初治AML患者的研究中发现，加用IL-11组的CR率明显高于未加用IL-11组（$P < 0.05$），认为IL-11可能有抗白血病效应。而近年来一些研究发现，IL-11在提高白血病化疗的CR率方面没有优势[66, 67]，Giles将100例50岁以上的AML或高危MDS患者随机分为两组，分别给予IA加或不加rhIL-11方案化疗，发现两组患者CR率相同，rhIL-11不能提高化疗的CR率，甚至加用rhIL-11组患者存活率略低于单用IA化疗组（虽然没有统计学意义）。国内研究也得出相似的结论[57, 59, 68]。

rhIL-11也有报道用于慢性粒细胞白血病（CML）的治疗，认为可以提高其化疗效果。在使用格列卫（Gleevec，STI571）治疗CML过程中，20%～30%患者会出现3级以上的骨髓抑制，这些患者CR率低于未出现3级以上骨髓抑制的患者，当骨髓抑制时间超过2周时尤其明显。可能因为此时格列卫需要减量或停药，由于缺乏足够的有效治疗时间而造成CR率的降低。Ault等[69]对3例服用格列卫出现3级以上骨髓抑制的CML患者给予小剂量rhIL-11治疗（10～25μg/kg），未中断格列卫使用，缩短了骨髓抑制时间，提高了细胞遗传学的缓解。

（3）IL-11在造血干细胞移植中的应用[70]：近年来随着化疗药物的迅速发展，白血病的缓解率较前明显提高，然而长期无病生存率仍不满意，造血干细胞移植（HSCT）是目前有望治愈白血病的一项重要技术。IL-11作为多功能细胞因子，具有明显的促进造血、调控免疫、保护胃肠黏膜和诱导肝细胞分泌相反应蛋白等多种生物学作用。

1）IL-11用于造血干细胞动员：目前用于临床的动员剂有多种，最常用的是rhG-CSF和rhGM-CSF，动员时外周血白细胞、$CD34^+$细胞多在第5天达高峰，然而国内外研究普遍显示移植后受者的血小板造血重建往往延迟。体内外研究已证实，IL-11和其他细胞因子联用可动员早期的造血干/祖细胞，采用IL-11联合干细胞因子（SCF）可提高动员效率，使长期形成的细胞从骨髓到脾，而对脾切除鼠，则可使细胞从骨髓到外周血。蒋祖军等[71]对小鼠进行了IL-11的动员研究，结果表明IL-11对三系造血细胞均有作用，对CFU-E、CFU-MK，特别是后者作用最强，且在升高白细胞、血小板的同时，促进造血干细胞自骨髓向外周血迁移。

2）IL-11防治移植物抗宿主病的作用：移植物抗宿主病（GVHD）是同种异基因HSCT（Allo-HSCT）后患者最常见的并发症，也是目前死亡的主要原因。GVHD临床主要表现为皮肤、胃肠道、肝受累，有时可累及关节，甚至多器官同时受累。

动物实验研究表明，rhIL-11可通过多种不同机制抑制GVHD的病理生理反应，从而显著减少allo-HSCT患者GVHD的发生率。IL-11通过抑制单核巨噬细胞分泌免疫炎性介质，抑制抗原特异性 Th1 细胞的分化、增殖和抑制核转录因子 NF-κB介导的炎性细胞因子、黏附分子、信号分子的产生，使受者免遭供者杀伤性T细胞/自然杀伤性细胞（CTL/NK）的作用，并可以维持骨髓移植之后异基因免疫活性细胞诱导产生的 $CD4^+$ 及 $CD8^+$ 细胞介导的移植物抗白血病（GVL）效应，延长无白血病生存的时间。IL-11无论在体内还是体外均不影响 BMT 后 T 细胞的细胞因子的功能。

黏膜炎是一种常见的移植相关并发症，约 90% 以上的患者发生。黏膜炎致组织因子及炎性介质释放，诱发或加重 GVHD。Geoffrey 等[46]报道在移植鼠模型研究中，于预处理前 2 天开始使用 IL-11 并持续至移植后 7 ~ 14 天，IL-11 几乎完全防止了小肠GVHD的发生，并使血清内毒素水平降低了 80%。Peterson 等用逆转录聚合酶链反应分析实验性结肠炎模型中结肠 mRNA 时发现，IL-11 可下调免疫炎性介质TNF-α、IL-1β、IFN-γ的表达，减轻结肠组织的炎症病理损害，营养肠上皮，从而保护肠黏膜并促进黏膜愈合。

研究证实 IL-11 在正常血浓度时对肝产生的急性相反应蛋白不起重要作用，但rhIL-11可刺激肝产生具有抗炎作用的铁蛋白、纤维蛋白原、C反应蛋白、免疫球蛋白等急性相反应蛋白。William 等[72]报道，在对乙酰氨基酚诱导肝毒性鼠模型中，在使用对乙酰氨基酚前2小时皮下注射 rhIL-11 25 ~ 50μg/kg，可使小鼠肝细胞酶和TNF-α下降40% ~ 50%，肝小叶中心出血减少，肝损伤程度从 3 级降至 2 级，这证明 rhIL-11 对对乙酰氨基酚损伤的肝有保护作用。对于GVHD和肝窦隙阻塞综合征（HVOD）引起的肝损害的预防作用值得研究。

在干细胞移植过程中，由于放、化疗损伤，免疫及药物损害，肾常有不同程度受损。IL-11对在免疫性肾损伤中有肯定意义的细胞因子— IL-1、IL-6、IL-8、IL-12 和 TNF 等均有明显的抑制作用，而这些致炎因子能通过协同效应对肾小球固有细胞产生毒性作用或影响肾小球基底膜蛋白多糖代谢，导致滤过膜通透性增加，因而IL-11对肾损伤具有重要的防治功能。

3）IL-11 在 HSCT 中的疗效观察：以上基础研究均提示 IL-11 在 HSCT 中有着广阔的应用前景，然而在临床试验中其效果并非如此显著。

一项 rhIL-11 用于高危乳腺癌自体骨髓移植后的Ⅱ期临床试验于 1996 年结束[73]，结果发现安慰剂组与rhIL-11治疗组在中性粒细胞恢复所需时间、血小板恢复时间、血小板计数及红细胞输注之间无明显差异。

Borbolla等[74]报告3例rhIL-11［50 μg/（kg·d），15 天］在自体骨髓移植中的应用。第一例 ANLL（M3），PLT 在使用 IL-11 后第 8 天显著上升，但是在第 10 天开始下降；第二例 Ph^+ CML，PLT 在第 2 天略有上升，但在第 7 天开始下降；第三例ⅡA 期 IgG 型多发性骨髓瘤，PLT 出现缓慢但是持续的上升。观察过程中无 1 例出现白细胞或红细胞升高，总体感觉效果一般。

Antin 等[75]采用随机双盲法进行 IL-1l 的 I/Ⅱ期临床试验，用 rhIL-1l联合 CsA/MTX 治疗 CTX/TBI预处理的allo-HSCT的恶性血液病患者，每日给予rhIL-1 l50μg/kg，皮下注射（自预处理开始至移植后21天）。接受rhIL-1l的可评价的10例病人中，4 例 40 天死亡，1 例 80 天死亡，均死于移植相关毒性，3 例对照中 1 例自杀，另 2 例仍存活，认为 IL-1l 的上述剂量及用法不能降低 GVHD 的发生率及早期死亡。IL-1l减轻急性移植物抗宿主病（aGVHD），保存移植物抗白血病（GVL）效应的临床应用有待于进一步的临床试验。

而 Ballen 等[76]报告 26 例患者联合应用 G-CSF、EPO 和 IL-11，或者单用 G-CSF 动员造血干细胞，发现 2 例（8%）发生大出血，出现治疗相关死亡，3 例（12%）发生轻度出血。血小板数< 10×10^9/L 的中位时间是 4 天，> 20×10^9/L 的中位时间是12天，认为自体骨髓移植可不必输注血液制品而安全施行。

（4）IL-11在其他疾病中的应用：患有骨髓增生异常综合征及其他骨髓衰竭（如再生障碍性贫血、抑制失败等）的患者由于血小板降低而增加出血的危险。Kurzrock等[63]首次将rhIL-11用于这类疾病的治疗，观察到 rhIL-11 在治疗剂量 25 ~ 50μg/kg时常引起外周水肿和肺水肿，采用小剂量 rhIL-11（10μg/kg）治疗后发现可供评价的 16 例中有 6 例出现升血小板反应，2 例出现多系反应，认为小剂量rhIL-11治疗骨髓衰竭性疾病可以升高血小板计数，且无明显毒副作用。

另外，也有用于治疗特发性血小板减少性紫

癜（idiopathic thrombocytopenic purpura，ITP），发现rhIL-11 50μg/kg治疗难治性ITP无明显疗效，但作者[77]认为改变给药剂量或选择较轻的ITP患者治疗可能会有效果。

3. 结语　rhIL-11是可以刺激血小板增加的新的药物，对预防和治疗化疗所致的血小板减少症有明显疗效，不良反应轻微，耐受性较好。随着临床试验的不断进行，在骨髓移植、骨髓衰竭性疾病等治疗方面有望获得广泛应用。

（姚庆民）

（四）血小板生成素

1958年Kelemen在血小板减少症患者的血清中发现一种能调节血小板数量的细胞因子，称之为血小板生成素（thrombopoietin，TPO）。后来许多研究者从血小板减少症的动物及病人血清、血浆和尿液中也分离到类似功能的因子，并对其有不同的命名，如巨核细胞生长和发育因子（megakaryoeytegrowth and development factor，MGDF）、血小板生成刺激因子（thrombocytopoiesis stimulating factor，TSF）、巨核细胞刺激因子（megakaryocyte stimulating factor，MSF）、巨核细胞生成素（megapoietin，MPO）和c-Mpl配体等。直至1994年通过克隆表达证实c-Mpl受体和TPO是同一物质，TPO的命名才趋于统一。

1. 生物学特点　人类TPO基因位于3号染色体3q26-q27上，成熟TPO由332个氨基酸组成，包含N-末端的153个氨基酸和C-末端的179个氨基酸。N-末端与红细胞生成素（erythropoietin，EPO）高度同源，含c-Mpl的结合位点；C-末端富含糖基化位点，对稳定TPO分子、延长循环TPO的半衰期起重要作用。TPO mRNA主要在肝表达，肾、睾丸中表达较低，卵巢、肌肉和成纤维细胞中仅微量表达。

血浆TPO的水平直接受循环中血小板数量的调节。人或动物输注血小板会导致体内TPO水平的下降；同样，给c-Mpl受体缺乏的小鼠输入正常血小板（含有c-Mpl受体）也会引起小鼠血浆TPO水平的下降。这说明内源性TPO主要在肝合成，并通过与血小板或巨核细胞表面的c-Mpl受体结合而被清除。

2. 作用机制

（1）刺激巨核细胞集落的产生，促进巨核细胞的体积增大、倍体增多和数量增加。给正常BALB/C小鼠注射TPO 50ng/d，7天后循环血小板数比对照组高4倍。Sauvage等通过基因靶（gene targeting）技术建立了TPO缺失小鼠，此TPO小鼠的血小板和巨核细胞减少了80%以上。

（2）促进多能干细胞及祖细胞的增殖，并与EPO、干细胞因子（stem cell factor，SCF）、IL-3、IL-11等有协同作用，促进红系、粒系的增生，并促进细胞进入增殖周期。有研究报道TPO或c-*mpl*表达缺陷的小鼠虽然外周血中红细胞和白细胞的计数正常，但这两系的祖细胞均较正常小鼠低60%～70%，如果将此类小鼠的造血干细胞输入经放射线照射的正常小鼠体内，其造血重建能力明显降低。Kaushansky等分别给正常小鼠（12.5～18.5kU/d）和骨髓抑制小鼠（25～40kU/d）注射重组TPO，连续6天。发现TPO不仅可促进正常小鼠红系爆式集落形成单位（erythroid burst-forming units，BFU-Es）、粒-巨噬细胞形成单位（granulocyte-macrophage colony-forming units，GM-CFUs）和巨核细胞形成单位（megakaryocyte colony-forming units，MK-CFUs）的增殖，还有助于骨髓抑制小鼠造血祖细胞的恢复。

（3）刺激血小板特异的膜蛋白GPIIb/IIIa的表达。虽然TPO并不能直接导致血小板的活化，但大剂量时可以中度增加成熟血小板对某些诱聚剂的反应。

国外研究认为TPO对晚期巨核细胞的发育和血小板的脱落并无促进作用，反之，对血小板从巨核细胞脱落可能起抑制作用[78]。

3. 药物研发　目前已研制出聚乙二醇化的重组人巨核细胞生长和发育因子（pegylated recombinant human megakaryocyte growth and development factor，PEG-rHuMGDF）及重组人血小板生成素（recombined human thrombopoietin，rhTpo）等多种重组TPO。PEG-rHuMGDF由大肠杆菌表达，是天然TPO的截断分子，由163个氨基酸组成，含有氨基端的受体结合区，糖基化不全，与20 000大小的聚乙二醇偶联后半衰期延长。rhTpo是利用基因工程技术在中国仓鼠卵巢细胞（CHO）中表达的、全长的、经过完整糖基化修饰的糖蛋白分子，具有完整的332个氨基酸，结构上与天然TPO完全一致。体内和体外实验证实这两种重组TPO均能有效促进巨核细胞发育和血小板生成。二者的生物特性比较见表9-11。将重组血小板生成素注入正常的灵长类动物体内，可以观察到巨核细胞数量、倍体的增多和体积的增大，并呈剂量依赖性；4～5天，外周血血小板数上升了5倍。用大剂量化疗或放射线照射诱发重度血小板减少的小鼠模型，每天给予重组TPO，可以升高巨核细胞数量，减轻血小板减少程度，缩短持续的时间，缓解淋巴细胞减少和贫血症状。除了重组TPO，某些TPO的肽类和非肽类模拟物也成为近年的研究热点。这些模拟物能与TPO受体结合，但与内源性TPO无同源性。

表 9-11 rhTPO 与 PEG-rHuMGDF 生物特性比较

特点	rhTPO	PEG-rHu MGDF
半衰期（h）	24 ～ 40	31
血小板清除率（10^9ml/h）	1.28	1.28
起效时间（天）（小鼠体内）	3	3
药效峰值时间（天）（小鼠体内）	4 ～ 6	4 ～ 6
分子长度变化（与内源性 TPO 比较）	全长	截短
糖基化	是	否
聚乙二醇化	否	是
给药方式	静脉	皮下

4. 临床应用

（1）纠正实体瘤化疗后血小板减少：多项Ⅰ、Ⅱ期临床试验结果显示恶性肿瘤患者在化疗前、后注射重组TPO均可快速有效升高血小板，缩短血小板减少持续时间，减少血小板输注次数，且所生成血小板的形态和功能均正常。

（2）纠正急性白血病化疗后或骨髓移植后血小板减少：据国外研究报道，重组TPO治疗急性白血病化疗后或骨髓移植后血小板减少的效果尚不十分肯定。虽然能中等程度地提高血小板峰值和缩短总体血小板恢复时间，但是不能减少血小板输注次数和血小板快速回升（≥20×10^9/L）的时间[79, 80]。

近年来，国内学者也在这方面进行了尝试。华中科技大学同济医学院附属协和医院血液病研究所对28例急性髓系白血病（AML）诱导缓解后的患者皮下注射国产rhTPO 1.0μg/kg，每日1次，疗程14天。发现国产rhTPO不良反应轻微，能提高AML化疗后的血小板计数，但对总体血小板恢复时间及血小板输注次数没有明显影响[81]。北京协和医院血液科对化疗后血小板≤ 20 × 10^9/L的58例完全缓解的白血病患者在化疗结束后6 ～ 24小时皮下注射rhTPO 1.0μg/（kg·d），连续用药最长14天。效果明显，化疗后血小板最低值升高，血小板减低持续时间缩短，血小板输注次数减少。注射rhTPO 1周后起效，3周左右血小板计数达最高值。不良反应轻微，个别患者出现发热、关节痛、头晕、头痛和寒战。1例患者产生低滴度血清抗rhTPO抗体[82]。

（3）在造血干细胞移植中的应用

1）用于干细胞动员：rhG-CSF和rhGM-CSF是最常用的干细胞动员剂。单用rhG-CSF时，干细胞多在动员的第5～7天达高峰，联合应用PEG-rHuMGDF时，高峰出现在第12 ～ 15天，并且$CD34^+$细胞、巨核细胞形成细胞、粒－巨噬细胞形成细胞及红系爆式集落形成单位明显增多。rhTPO与rhG-CSF合用时，对照组和rhTPO组达到移植目标（$CD34^+ > 5 \times 10^6$/kg）的患者比例为46%和79%，达到最低移植目标（$CD34^+ > 2 \times 10^6$/kg）的比例为75%和94%。以上研究提示，rhTPO能够安全有效地用于造血干细胞动员[83]。

2）体外扩增原始干细胞：体外细胞培养证实TPO能够促进长期和短期克隆形成细胞的生成，保持培养体系中具有高增殖潜能的克隆形成细胞所占的比例。更为重要的是，加入TPO培养的长期骨髓培养（long-term bone marrow cultures，LTBMCs）细胞能够长期保持增殖活性。

（4）在输血医学中的应用：研究发现给健康献血员单次注射PEG-rHuMGDF后，可使血小板呈药物剂量依赖性上升，并在用药后第10～14天升至最高。“动员”后的血小板功能正常[84]。与输入标准剂量的血小板相比，一次输入较多量的血小板，可以延长血小板减少患者输注的间隔时间，减轻出血症状。

（5）不良反应：TPO潜在的副反应主要有血

栓形成、血小板增多症、骨髓纤维化、抗体形成等。据统计，1.2%～8.9%的健康志愿者及1%的肿瘤、骨髓移植、白血病患者经多次皮下注射PEG-rHuMGDF，体内产生了中和性抗体，这种抗体与内源性TPO亦有交叉反应性，故可加重血小板减少。不仅如此，个别患者还出现贫血及粒细胞减少。因而美国在1998年终止了有关PEG-rHuMGDF的临床试验。国外研究发现，注射rhTpo虽可产生一过性低滴度抗体，发生率3%～10%，但截止到2002年，在接受rhTpo治疗且监测抗体的500余例患者中，尚未观察到抗rhTpo抗体具有中和性。由于独特的生物学特性、广泛的临床适应证、高效低毒的特点，rhTpo具有广阔的市场前景和社会经济效益。rhTpo的开发给临床带来了一系列新的研究课题，如确切的临床适应证，不同疾病的应用时机及适宜的剂量，与其他细胞因子（SCF、IL-3、G-CSF、GM-CSF、EPO）联合应用的原则、合理方案及优缺点等。

（王　琳）

（五）其他细胞因子

1. 干细胞因子　干细胞因子（stem cell factor，SCF）又称为肥大细胞生长因子（mast cell growth factor，MCGF）、steel因子（steel factor）和kit配体（kit ligand，KL），是1990年发现的一种重要的造血细胞因子[85, 86]。SCF在多种组织和细胞中表达，包括脑、肝、骨髓、胎盘、睾丸、肾等。它是一种作用于最早期造血干/祖细胞的造血细胞因子，在造血系统原发性疾病和继发性损伤的治疗中具有潜在的重要作用。

（1）结构特点：SCF是一种酸性糖蛋白，人类SCF的编码基因位于12q22-24[87]，长1.4kb，含有8个外显子和7个内含子，完整的SCF由273个氨基酸组成。在人体内，由于编码基因剪切位点不同，存在两种类型SCF：膜结合型和可溶型SCF，均具有生物学活性，可提高造血细胞数量，但是它们的作用有所不同。

（2）生物学特点：SCF与其受体c-Kit特异性结合，引发受体二聚体化，受体胞内区发生磷酸化，激活多信号转导途径，最终产生各种生物学效应。基因重组的SCF与天然SCF有相同的生物学活性。

有血液学资料表明，SCF单独作用刺激造血细胞增殖和促进克隆形成能力较微弱[88]，与其他细胞因子如G-CSF、GM-CSF等有协同作用，能显著促进早期造血干/祖细胞的增殖和分化，调控各系造血细胞的生长发育[89, 90]。SCF能够刺激最原始的造血干细胞（pre-CFCs）增殖，并促进其向定向造血祖细胞分化生长，这些定向祖细胞群包括多能集落形成细胞（CFU-GEMM）、红系爆发集落形成细胞（BFU-E）、粒细胞－巨噬细胞集落形成细胞（CFU-GM）和巨核细胞集落形成细胞（CFU-MK）。

动物实验表明，SCF还可以加速放射线照射致骨髓损伤后造血功能的恢复，促进化疗后骨髓和外周血中单核细胞和粒细胞造血功能的恢复。

此外，SCF的生物学活性还包括刺激肥大细胞前体增殖和分化，诱导黏膜和结缔组织中的肥大细胞趋化；支持正常黑色素细胞增殖、分化和转移；促进生殖细胞生成等。

（3）药物研发：美国Amgen公司采用大肠杆菌表达体系获得的重组人SCF（recombinant human stem cell factor，rhSCF）已通过FDA审批，并于1999年和2000年分别在澳大利亚和加拿大限制性上市，商品名为STEMGEN，主要与rhG-CSF联合治疗肿瘤患者放疗及化疗后的骨髓衰竭，动员及扩增外周血干细胞。在我国，中国医学科学院基础医学研究所与成都地奥九泓制药厂联合研制的rhSCF是利用基因工程技术，从大肠杆菌表达产物中分离纯化得到的，现已完成临床前药学、药效和药理鉴定及Ⅰ期临床试验。

（4）临床应用

1）在干细胞移植中应用

①造血干细胞动员：SCF作为外周血干细胞/祖细胞（PBPCs）的动员剂是当前国外重点研究并取得较好疗效的适应证。动物体内与体外实验均表明，SCF与G-CSF联用可使PBPCs明显增加[91]，国外Ⅰ、Ⅱ期临床试验研究显示rhSCF与G-CSF联用各剂量组每升血中$CD34^+$细胞数目比单独使用G-CSF均高，且耐受性较好[92, 93]。以上结果充分证明SCF可作为PBPCs的有效动员剂，用于自体干细胞移植。

②促进移植后造血功能的恢复：有研究表明将rh-SCF和rhG-CSF与化疗药物同时使用，或者

在化疗后使用，均能有效动员PBPCs，促进移植后造血功能的恢复。

③造血干细胞的体外培养与扩增：SCF与其他细胞因子联用对CD34$^+$细胞进行体外扩增，然后自体回输，能够减少移植后骨髓抑制的严重程度和持续时间，对血小板的恢复也有显著疗效[94]。此外，应用体外培养与扩增技术可减少移植物采集量，降低肿瘤细胞的污染量。

脐带血是造血干细胞的另一重要来源，单份脐血所含CD34$^+$细胞数是成人骨髓移植所需数量的1/10。有学者体外应用rhSCF与其他细胞因子联合培养扩增脐血中的干细胞，可使干细胞增殖效应大大提高，扩增造血祖细胞100～150倍，扩增CD34$^+$细胞7～10倍。

2）白血病化疗后的支持治疗：rh-SCF可与其他细胞因子联合用于化疗骨髓抑制期的造血功能恢复，为白血病患者加大化疗药物剂量提供有力的支持治疗，有利于提高白血病患者的治疗效果。

3）治疗其他造血系统疾病：据报道SCF联合FL、IL-11、GM-CSF用于再生障碍性贫血、骨髓增生异常综合征（MDS）、阵发性睡眠性血红蛋白尿等疾病治疗可能有一定的疗效。因此，rhSCF可试用于上述疾病的治疗。

（5）不良反应：rhSCF的主要不良反应有头晕、头痛、恶心、皮疹、瘀斑、荨麻疹、心动过速、呼吸困难等，多数患者注射部位有红肿、色素沉着，但这些症状均较轻，是暂时和可逆的，患者可以耐受，停药后24小时内症状基本消失。给予抗过敏药可减轻副反应或加快消失。

2. 白细胞介素-3（IL-3）又称多集落刺激因子（multicolony stimulating factor，multi-CSF），是一种分子量为14 000～24 000的糖蛋白，其编码基因位于人5q23-31。IL-3主要由活化T细胞分泌，作用于早期造血细胞。体内外研究表明IL-3具有多种生物学活性，主要是促进多能造血干细胞定向增殖和分化，表现为对多种血细胞的生成有调节作用，如与G-CSF、GM-CSF及EPO联合应用，其生物学作用更加充分。近年来重组人IL-3（rhIL-3）已试用于MDS、再生障碍性贫血、化疗及骨髓移植后造血功能的恢复、造血干细胞的动员。临床研究表明，rhIL-3对MDS骨髓造血具有一定刺激作用；对再生障碍性贫血及继发骨髓造血衰竭具有多系造血促进作用；与G-CSF序贯用药或联合用药，在加速移植后髓系造血功能恢复的同时，巨核系统造血功能恢复亦明显加快。rhIL-3临床应用耐受性好，常规剂量5～10μg/（kg·d），无严重的毒性作用，常见的副作用为发热、头痛、骨痛等，服用非甾体抗炎药物后可缓解。

3. 干扰素　1957年Isaacs与Lindenmann发现一种干扰病毒在宿主细胞增殖的蛋白质，即干扰素（interferon，IFN）。根据产生干扰素的细胞来源不同、理化性质和生物学特性的差异，可分为IFN-α、IFN-β和IFN-γ三种。IFN-α、IFN-β因有共同受体，统称为Ⅰ型IFN，IFN-γ即Ⅱ型干扰素[95]。IFN具有多种生物学活性，如抗病毒、抗增殖及免疫调节等。其中Ⅰ型IFN具有直接抗肿瘤细胞作用，其机制包括调控肿瘤细胞的生长及分化、抑制某些癌基因的表达及下调促血管生成因子等。

IFN目前已成为临床上应用最早且疗效较为肯定的一种细胞因子。临床应用表明IFN对血液系统肿瘤疗效较好。IFN-α是第一个能使CML达到遗传学缓解的药物。意大利协作组报道与Allo-BMT相比，低危CML或年龄＞32岁者单独接受IFN-α的10年存活率与Allo-BMT相近[96]。复习1993～2001年干扰素α单药治疗CML的国内外文献，病例数41～361不等，用药剂量为500万U/d，遗传学缓解率达6%～43%，5年生存率52%～70%。近年来研究提示IFN与化疗药物，如羟基脲、阿糖胞苷、高三尖杉酯碱等联合应用可增加疗效[97, 98]。但加速期、急变期CML患者对IFN-α治疗不敏感。此外，体外实验和动物研究均发现IFN有逆转耐药、清除微小残留病（MRD）的作用，IFN在急性白血病中的临床应用尚待进一步观察。

IFN常见的副作用包括低热、头痛等流感样症状，多数患者在继续给药过程中可减轻或消失；骨髓抑制，主要表现为白细胞减少，对症处理后患者一般可耐受；消化道症状，如恶心、食欲不振等。

总体上说，IFN是治疗慢性髓细胞白血病慢性期的有效药物之一。

4. 肿瘤坏死因子　1975年，Carswell等发现经卡介苗注射或细菌内毒素感染的小鼠血清中含有一种可引起荷瘤动物的肿瘤组织出血坏死的物质，并将其命名为肿瘤坏死因子（tumor necrosis

factor，TNF）。人TNF有两种分子形式，即TNF-α和TNF-β。现研究发现TNF具有多种生物学活性，包括诱导产生其他细胞因子、调节血管内皮细胞性能、诱导抗病毒活性、刺激骨质吸收、血管生成和成纤维细胞生长等。TNF是迄今发现的抗肿瘤活性最强的细胞因子。它对体外多种肿瘤细胞株有明显的细胞毒性，而对正常细胞无杀伤作用，其机制包括增强细胞及体液免疫，导致抗肿瘤效应，影响细胞增殖周期及抑制瘤内新生血管等。临床应用目前还处在试验阶段。在急性白血病的Ⅰ、Ⅱ期临床试验中，因其毒性反应，结果尚不十分满意。TNF的不良反应有发热、寒战、头痛、恶心、呕吐、腹泻、严重低血压和液体潴留、一过性转氨酶升高、血小板减少等。如何提高TNF的治疗作用、降低其毒副作用成为TNF能否作为抗肿瘤药物的关键性问题。

5. 白细胞介素（IL）是一组介导细胞间相互作用的细胞因子。IL在正常机体内的分泌细胞主要是T淋巴细胞、B淋巴细胞、单核－巨噬细胞。大量的临床前研究资料证明大多数IL具有免疫调节和抗肿瘤效应。在此仅将已用于白血病治疗的IL-2作重点介绍。

1976年Morgan等发现小鼠脾细胞培养上清液中有一种能够促进和维持T细胞在体外长期生长的因子，将其称为T细胞生长因子（T cell growth factor，TCGF），1979年统一命名为IL-2。成熟IL-2由133个氨基酸残基组成。

IL-2与效应细胞膜上的IL-2受体特异性结合后，可诱导大多数淋巴细胞，包括T、B和NK细胞增殖和活化，并能够激活T淋巴细胞产生活化的细胞毒效应（LAK）细胞，该细胞可溶解对NK细胞具有抵抗力的白血病细胞。此外，IL-2还可以诱导多种细胞因子，如IFN-γ、TNF、IL-3等的产生，使在炎症反应和免疫调控中起重要作用的辅助细胞功能恢复，从而间接发挥治疗白血病的作用。最近的临床试验证实IL-2对急、慢性白血病患者有抗肿瘤活性。IL-2的抗肿瘤效应与给药剂量和时间有关。有报道大剂量IL-2治疗老年初发AML有一定疗效，但患者往往不能耐受。IL-2用于移植后白血病患者的治疗，其作用机制主要是IL-2可激活移植后患者体内的细胞毒T细胞和NK细胞，从而发挥机体的抗肿瘤效应，清除微小残留病变（MRD），减少移植后的复发。IL-2用于造血干细胞移植后预防复发已有众多报道。一般自移植后血象恢复时开始间断或连续用药，给药途径为皮下或静脉注射，剂量不等，疗程约2～3个月，但对其疗效至今仍有争议。IL-2治疗移植后AML患者以提高长期疗效的临床试验尚在进行中[99]。

IL-2的副作用主要包括发热、寒战、弥漫性红斑、进行性贫血，偶发血小板减少等，大剂量应用还可以引起心血管并发症、少尿、肝功能异常等。

6. 其他　研究发现血管生成在许多恶性血液病发生、发展中起重要作用。自20世纪90年代以来，国外许多文献报道了血管内皮生长因子（vascular endothelial growth factor，VEGF）及其受体在血液系统恶性疾病如白血病、淋巴瘤、多发性骨髓瘤、骨髓增生异常综合征中存在过度异常表达。VEGF是一种糖基化多肽分子，其基因定位于6p21.3，含8个外显子和7个内含子，最早由Leung等从人白血病细胞系HL-60中克隆得到。VEGF广泛分布于人和动物体内的脑、心脏、肾、肝、脾等许多组织和细胞中，主要通过旁分泌或自分泌途径产生，主要作用于血管内皮细胞，具有促进内皮细胞增殖、分化，增加微血管通透性及诱导血管生成等多种功能。VEGF的生物学效应通过其特异的膜受体介导实现。VEGF在肿瘤生长、转移过程中具有双重作用，一方面增加血管通透性，为肿瘤细胞外基质及新生血管生成奠定基础，从而促进肿瘤细胞的增殖与转移；另一方面抑制树突状细胞的成熟，降低机体对肿瘤细胞产生有效的免疫应答。最近国外学者用逆转录聚合酶链反应、免疫印迹法、固相放射免疫分析等方法，对不同类型及不同时期白血病患者外周血及骨髓标本的VEGF及其受体进行了检测，认为VEGF及其受体与不同类型白血病的治疗、复发及预后均有一定关系[100, 101]。由此看来，抗VEGF抗体或VEGF拮抗剂对白血病治疗有一定的应用前景。VEGF的单克隆抗体贝伐单抗（bevacizumab）[102]，阻断VEGF与其受体结合，同时使VEGF效价降低，起到抗肿瘤作用，可用于各类急、慢性白血病的治疗，目前国外已在进行Ⅰ期临床试验。吲哚素-2（indolin-2）竞争性抑制VEGF受体的ATP结合位点，阻断信号转导通路，亦可产生抗肿瘤效应。体外及动物试验提示反义 VEGF 单独或与传统治疗联合应用有望进一步提高 CML 患者的疗效[103]。

此外，大量研究表明碱性成纤维细胞生长因子（bFGF）亦具有促进细胞有丝分裂和诱导新血管生成的作用，它与白血病浸润、预后及疗效的关系有待进一步观察。

（叶静静）

第四节　儿童白血病的晚期

儿童恶性肿瘤的发病率，在世界范围内，因地域、民族生活习惯、所在国家的经济发展程度、人民文化卫生水平等有所差异，但总的来讲呈上升趋势，成为威胁儿童健康和生命的主要疾病。据有关资料报告，15岁以下儿童恶性肿瘤的发病率为13/10万～14/10万。其中急性淋巴细胞白血病（ALL）最为常见，约占29%。随着对儿童白血病特别是ALL肿瘤细胞动力学、遗传学、分子生物学的深入了解和诊断治疗方法的进步，目前儿童ALL长期无病生存率达80%。正是由于长期生存者数目的增加，他们的远期生活质量问题备受关注。对儿童白血病治疗的晚期（后期）作用的研究颇受重视，下面将予以介绍。

一、成长障碍[104-107]

这里主要讨论对生长发育的影响。与成人相比，儿童白血病患者对化疗耐受性相对较好，但因儿童处于生长发育期，更易受到抗肿瘤化疗药物的损害。化疗药物对儿童远期影响主要表现在生长障碍。常见的问题是患儿的生长速度减慢，尽管停用化疗药物后生长速度仍能恢复，但有些患儿身材矮小呈永久性。10%～15%接受抗白血病药物治疗的患儿，可出现严重的生长落后。放疗引起的发育迟缓，主要与其引发的生长激素不足有关。Matsuzaki 等随访 84 例未接受生长激素治疗的患者（随访时间为9.6～11.1年），发现平均身高标准差（s）较初诊时明显减低（0.059～−0.800，$P<0.0001$），18岁时身高低于正常人群（$P=0.01$），且身高降低程度在初诊年龄小于 5 岁组更显著。高危组较标危组（甚至接受 18cGy 放疗）身高降低显著（s 值平均变化分别为−0.76，−0.25），而体重 s 值无明显变化。但也有研究报告显示，非连续化疗后10年患儿身高正常，身体肌肉脂肪比例正常。体重指数（BMI）稍增高，但治疗期间BMI明显增加，停止治疗2～4年后可降至正常。

比较用不同方式进行中枢神经系统白血病（CNSL）防治的儿童ALL生长曲线，发现全脑放疗是身材矮小的主要原因。颅脑放疗的作用与年龄相关，患儿年龄越小（小于5岁），则其对生长抑制的作用越敏感。另外头颅放疗作用与剂量亦有关。

儿童ALL极少出现身高小于5个百分点，大部分儿童生长保持 5 个百分点以上。随访大量接受2 400cGy头颅放疗的患儿，发现与健康儿童相比，大部分患儿身高处在较低的百分点限度内；接受1 800cGy照射的患儿身高百分点分布有同样改变，是否最终身材矮小的发生率较2 400cGy照射患者为少，尚不明了。

化疗亦能导致线性生长速度变慢。仅用化疗（不加放疗），这种生长落后为暂时性，随着患儿年龄增大和停用化疗药物，能追上同龄人的生长速度。但泼尼松、甲氨蝶呤如大剂量或长期应用，则可直接通过对骨生长的作用而影响ALL儿童的生长发育。

NIH进行的一项研究表明，经2 400cGy头颅放疗的患儿，24小时生长激素分泌减少，而且降低水平每日都在变化，与身高降低有关系。Costin对接受1 800cGy或2 400cGy照射的16名长期生存者随访证明，其中大部分患儿生长激素缺乏，用生长激素进行替代治疗后，这些患儿均经历了明显身高增长过程。另一项研究评估了80名平均存活7.9年的患儿，仅有少数患儿，其生长曲线明显减低。肥胖是一个普遍问题。更令人关注的是，80名患儿中有12例头部圆周长较正常均值低了3个百分点。在后来的研究中发现，存活者肥胖发生率增加，在年轻人（晚至接受颅脑放疗11年），生长激素缺乏还与骨密度减低有关。

二、内分泌障碍[104, 105]

抗肿瘤化疗和（或）放疗，对儿童内分泌系统有相当的影响。在长期生存的白血病患儿特别是 ALL 患儿中的影响更令人关注。

（一）对男性性腺的影响

在男性癌症生存者中，常见有生殖细胞缺乏及性腺内分泌功能异常，常由放疗和化疗所致。这些特殊后期作用因诊断时年龄不同而有差异。睾丸照射 10 ～ 600cGy 剂量时，精子产生数量减少与剂量相关。美国西雅图骨髓移植组监测了一大批在青春期后接受1 000cGy一次性全身放疗的男性患者，发现 41 例中只有 2 例在骨髓移植后 6 年恢复产生精子功能。化疗亦可影响睾丸功能，尤其是各种烷化剂，可使癌症长期生存者精子产生减少。CTX 和苯丁酸氮芥在化疗终止后数年，70% 以上病例精子产生障碍，仅 20% 的病例是可逆的。对儿童 ALL 使用 CTX、Aca-C 治疗后不久评估男孩睾丸组织学改变及内分泌状态，提示各年龄组生殖细胞缺乏为急性毒性。

儿童 ALL 治疗后内分泌系统并发症较普遍。急性并发症如肾上腺皮质功能减退、糖尿病、抗利尿激素分泌异常综合征，一些晚期并发症如生殖功能障碍、肥胖症及生长激素缺乏。

（二）对女性性腺影响

放化疗对内分泌及生殖系统影响在女性较难评估。放疗对卵巢的影响和年龄与放射剂量密切相关。以400 ～ 700cGy 剂量分次对两侧卵巢照射时，常可致不可逆卵巢功能损伤，表现为原发性或继发性闭经，黄体酮和滤泡刺激素水平升高或性欲丧失的症状。用 1 200 ～ 3 000cGy 较高剂量放疗时，患儿平均年龄 6 ～ 8 岁，68% 的病例最终无月经，且有 50% ～ 60% 的病例在数个月到 4年内，对卵巢功能的影响是可逆的。年幼期患 ALL 的女孩接受 1 800 ～ 2 400cGy 头颅及脊柱放疗或头颅及脊柱放疗加腹部照射 1 200cGy 者，滤泡刺激素和黄体酮升高发生率分别为 49% 和 93%。这些患儿大部分月经延迟。化疗亦可引起卵巢功能衰竭，但发生率较男性睾丸衰竭少。主要药物有烷化剂，如 CTX、BUS、苯丙酸氮芥及 MOPP 方案，与放疗一样，其毒性与药物剂量和用药时年龄有关。

（三）对甲状腺的影响

甲状腺功能减低是常见的非肿瘤性的后期不良反应。因恶性血液病而接受骨髓移植（BMT）后，50% 以上的儿童有甲状腺功能减低的表现，异常发生可能与放疗有关。放疗剂量小于 1 500cGy 者，甲状腺功能减低发生率＜ 20%；在某些病例，在 3 年后甚至不需要替代治疗，能可逆性恢复。但即使用较低剂量放疗，仍有可能产生原发性甲状腺功能减低的危险性。美国儿童癌症研究组（CCSG）对 175 例完成放疗的 ALL 患儿随访至少 7 年，评价其甲状腺功能。所有这些患儿均已接受 2 400cGy 头颅放疗。据仪器测定，头颅放疗总剂量的7.5%可放射到甲状腺（即这些患儿甲状腺可能接受 180cGy 的放射线）。结果其中 5 例患儿（3%）血清 T_4 水平降低，促甲状腺素水平（TSH）升高。另 11 例患儿 TSH 升高，但 T_4 水平正常。最近 CCSG 又对 118 例接受头颅 1 800cGy 放疗者进行随访，发现甲状腺功能减低的发生率仅1%，而单用抗白血病药物则不会对甲状腺产生明显毒性。

（四）对胰腺的影响[108]

最近 Hoffmeister 等首次报告了大样本长期生存的干细胞移植患儿糖尿病发生的情况调查。为了验证儿童干细胞移植（HCT）生存者中与糖尿病发生的相关危险因素并介绍糖尿病流行情况，对 HCT 后存活至少 2 年、诊断为糖尿病的 748 名患儿进行回顾性分析。Ⅱ型糖尿病危险因素用多变数统计法进行分析。对这 748 名患儿平均随访 11 年。其中 38 名 HCT 后发生糖尿病，4 例患儿（3 名白血病和 1 名神经母细胞瘤）HCT 后 8 ～ 14 年年龄达 10 ～ 19 岁时出现Ⅰ型糖尿病。在 34 例Ⅱ型糖尿病患儿中有 23 例为非西班牙白人。有 3 名经历了门冬酰胺酶（ASP）的毒性作用（高糖血症或胰腺炎）。26名有糖尿病家族史。Ⅱ型糖尿病的相关危险因素是：急性白血病还是慢性白血病，非西班牙白人以外的种族或人种，糖尿病家族史和ASP的毒性。Ⅰ型糖尿病在所有生存者中流行为0.52%，或比美国总人口数的流行高3倍。Ⅰ型糖尿病在白血病生存者中为9%，而在再生障碍性贫血（AA）生存者中则为 2%，均比预计的要高。结论是，儿童HCT生存者比一般人群更可能出现糖尿病。

就Ⅱ型糖尿病危险因素而言，慢性粒细胞白血病（CML）移植干细胞的患儿比 AA 者高出约 85倍。急性白血病（AL）患者则比 AA 者高出约 13 倍。进一步比较，CML 者比 AL 者高出约 6.6 倍。在非西班牙白人以外的种族或人种中发病率高出约5.7倍。在有糖尿病家族史者高出约5倍，而在有ASP毒性史者则高出8.3倍。就糖尿病流行而言，在研究的748例中，有578例存活，其中包括38名（Ⅰ型和Ⅱ型）糖尿病患者中的35名。故存活者中总的糖尿病（Ⅰ型+Ⅱ型）患病率为6%（35/578）。Ⅰ型糖尿病总计为0.52%（3/578），在白血病存活者中占0.57%（2/351）；而Ⅱ型糖尿病在所有年龄段白血病中为9%，AA者为2%。至目前年龄为20～39岁白血病存活者，Ⅱ型糖尿病患病率为12%，而在40～49岁年龄段则为43%，但在20～39岁AA患者组则为2.6%。

HCT后存活者为何白血病患者比AA等其他患者Ⅱ型糖尿病的发病风险高？其原因可能是前者经历了更多移植化疗剂治疗，在新近诊断的白血病患儿中，半数观察到胰岛功能障碍，可能由于白血病细胞对胰腺浸润或高白细胞淤积症所致；另一方面，全身照射可能是HCT患儿Ⅱ型糖尿病发生的危险因素。

三、神经障碍[106, 107]

此处指的神经障碍包括神经心理及社会适应方面等在内的相关内容。

一直以来，人们对中枢神经系统（CNS）毒性予以特别关注。尽管有报告称化疗与放疗不能干扰CNS的功能，但其他大多数人则证实化放疗对CNS确有毒性作用。Moss等将经过放化疗和连续鞘内化疗的ALL儿童智商（IQ）与其同胞兄妹进行比较并发现，患儿组IQ平均值下降12点。Meadows等比较了诊断仅一个月与1～3年的ALL患儿测试结果，发现IQ明显下降且神经心理亦受到损伤。对所有患儿行24Gy剂量头颅照射和鞘内注射6个剂量的甲氨蝶呤（MTX），诊断时小于6岁患儿其测试分数下降明显。相反对照组仅接受鞘内注射而未行颅脑照射者，其测试分数未有改变。在日本55名接受2 400cGy放疗和连续鞘内注射MTX存活者中，治疗后10年，其IQ记分持续减低。实施第二个疗程头颅照射而存活的患儿，出现严重智力损害的风险较高。美国国家健康研究所（NIH）对32名接受预防性CNS放疗的患儿所进行的研究表明，CT扫描时，这些患儿颅内异常。其后在同一组患儿所进行的另一项研究证明，神经心理损害与CT扫描出现异常者相关。在这同一组患儿亦证明了颅内钙化可能发生于治疗开始后5～7年。随访这组CT扫描出现异常者中的23名，在词汇记忆及词汇感悟上有明显缺陷。阿根廷报告了19例患儿经过2 400cGy颅脑放疗和鞘内注射MTX，出现类似的CT扫描异常。这19名患儿中有8名被检出有神经心理功能受损。但在仅接受鞘内化疗患儿中却未见到这种损害。然而所有研究者均未进行除外非肠道治疗对保护患儿神经心理，使其免于发病方面的观察。Mulbern等证明接受1 800cGy颅脑放疗和鞘内MTX治疗的患儿，其神经心理能力与鞘内注射MTX和静注大剂量MTX患儿并无区别。最初他们的确未能证实在年龄较小的患儿中，功能损害有所增加，然而后来他们确实证实了所有接受治疗的患儿与正常对照组相比，在行为上确有细微差异，亦发现女孩受到损伤风险较大。Waber等报告了类似的观察结果，即鞘内注射MTX后接着一次大剂量MTX输注，结果仅在女性患儿中见到神经毒性增加。Mulbern等接着又进行了一项分析，将婴儿按照ALL患者治疗组与Wilms肾癌治疗组进行比较，总体水平上未见明显差异。然而ALL存活组可测出其IQ、词汇记忆、听觉记忆及数学能力下降。ALL组患儿常需要接受更多的特殊教育，这与CCG 1999年报告的资料形成了对比，当时他们报告用增强的静脉注射和鞘内注射治疗与按照年龄和群体标准治疗相比，患儿神经发育指数未见异常。

另Waber等认为糖皮质激素，尤其是地塞米在大脑海马结构松高浓度聚集，影响短期语言记忆力。糖皮质激素与放化疗互相作用影响大脑结构发育。对认知功能影响主要是空间定位分析和注意力的快速准确方面比正常人群差，女性在长期语言记忆和视觉运动协调统一方面比男性差，而男性空间视觉易受影响。Barr等对100例完成治疗超过2年的患儿进行生活质量调查发现，主要异常方面是情感、认知障碍和疼痛，而运动、自理能力、视觉、听力、语言、手指灵巧性和行走等方面基本正常。Waters等调查结果显示ALL儿童社会心理、身体情感发育、安康幸福感均比同龄差，但心理测试基本正常。Pui等对856例长期生存患儿的随访结果表明，未放疗组健康保险覆盖率、结婚率、就业率与同性别同年龄正常人群相似；放疗组虽然健康保险覆盖率与正常人群相似，但是失业率高于正常人群（男15.1% *vs* 5.4%；女 35.4% *vs* 5.2%），女性的未婚率低于男性（35.2% *vs* 48.8%）。

四、心脏毒性[106, 107]

强烈的治疗方案，虽能改善治疗失败的高危患者的生存率，但也增加了治疗相关的心脏毒性的发生率。ALL患儿治疗方案中加入蒽环类药物可能改善白血病生存率，但同时也增加了在以后生活中心脏功能受损的风险。尽管蒽环类药物使用剂量远远低于已知的心脏毒性水平，但在ALL患儿，其远期毒性作用仍要测定。Boston和Pavia（Italy）两项小规模研究表明，接受大剂量蒽环类药物治疗的儿童和接受较低剂量者相比的确显示了心脏收缩能力下降，但心脏功能仍在正常限度内。

Prestor等认为使用低剂量蒽环类药物（平均203mg/m^2）导致心脏毒性，大多数（80%）仅为轻度心功能改变，影响左心室舒张功能及女性二尖瓣功能，而收缩功能无明显下降。蒽环类和烷化剂类药物联合应用影响左心房，使其扩大。晚期发生心肌病危险因素包括使用高累积剂量蒽环类及女性患儿。但没有一个蒽环类药物的安全剂量能避免晚期心脏损害的发生。个体的敏感性可能较重要。Prestor等随访46例停止治疗5～23年的ALL患儿发现，21例（48%）运动耐受性低于正常；心电图异常，表现为非特异性ST-T改变，QT间期延长（≥0.43秒），室上性心动过速，窦性心动过缓，右束支传导阻滞，且在蒽环类药物使用的患儿中发生率高；32例心功能I级（NYHA分级），14例II级，主要表现为疲劳，活动后气短；超声心动图检查发现1/3病例舒张功能异常，平均早期二尖瓣血流速峰值（E峰）和心房收缩期二尖瓣血流速峰值（A峰）高于对照组，E/A比值（除外1例）均在正常范围内（1.3～2.5），1/3病例等容舒张期（IVRT）≥90秒、心房收缩期、舒张期肺静脉血流速峰值（分别为S峰、D峰）、心房收缩期肺静脉反流峰（A）均高于正常，且D峰常高于S峰。Matsuzaki等随访了105例患者，仅3例（2.9%）发生充血性心力衰竭，而此前应用AL841方案治疗标危组ALL的随访中，未观察到临床症状明显的心力衰竭。柔红霉素每隔8周使用，间隔期延长可能有利于受损心肌组织的修复。

五、丙型肝炎[109-112]

丙型肝炎（hepatitis C，丙肝）是丙肝病毒（HCV）引起的一种进展较慢的病毒性传染病。HCV为非肠道传播的黄病毒类，是有包膜的单股正链RNA病毒。丙肝可导致原发性肝癌的发生，病死率较高。法国报告1997年有1 800人死亡与丙肝有关。20世纪90年代以来，由于肝炎疫苗在儿童中广泛接种，使甲肝和乙肝的发病率大幅度下降，而丙肝目前尚无有效的免疫方法，主要以输血和血液制品应用引起的血源性感染而传播，使小儿丙肝仍较常见，成为危害小儿健康不可忽视的传染病。儿童白血病特别是儿童ALL临床治愈率可达70%左右，这些特殊人群在治疗过程中，使用血液和血液制品的几率远远高于其他儿童，因此其丙肝发病率亦高于其他儿童。

输血后丙肝起病常较隐匿，呈亚临床型和无黄疸型，有些患儿血制品的输注和丙肝发病长达数年，故对儿童白血病长期存活者定期检查HCV标志物和转氨酶，以期早期发现丙肝并给予及时治疗显得尤为重要。控制传染源，切断传播途径，保护易感人群是传染病防治的三大要素。

关于儿童白血病长期存活者HCV感染流行等资料见到的尚不多。Matsuzaki等随访了105例长期存活的ALL儿童患者，随访时间9.6～11.1年。19例患儿有轻度肝功能异常，其中9例患儿被发现感染丙肝病毒。国内牟一坤等探讨了小儿丙肝与血液制品应用之间的关系。他们对10年中52例14岁以下的小儿丙肝住院患者进行了回顾性分析。结果52例中男33例，女19例，年龄0.3～14岁（平均8.8岁±3.8岁），入院时病程3天～5年，中位数3个月。急性丙肝8例，慢性丙肝35例（占67.3%）。45例（86.5%）患儿有血液制品输注史，所输注的血液制品包括全血、血浆、白蛋白或肌注丙种球蛋白。输注原因以外科手术多见，占55%（25例）；其次为新生儿黄疸、血液病等。从输注血液制品到发病时间为5天～5年，中位数5个月。血液病患儿常需替补性输血，长期输血不但有感染丙肝的风险，还易使患儿产生红细胞亚型抗体、白细胞及血小板抗体，降低输血效果并易出现输血反应。故作者建议严格掌握指征。

最近何舒杰等对成分输血在儿童AL和造血干细胞移植中的应用进行了探讨。目前儿童AL完全缓解率和5年无病生存率显著提高，除得益于化疗方法的改进和造血干细胞移植的应用外，合理的输血起到一定的作用，是儿童AL获得缓解或延长生命的重要措施。输血原则：儿童AL病程中不宜补充全血，全血中细胞碎片、乳酸、钠、钾等成分较多，不仅增加儿童代谢负担，更易产生同种免疫和其他输血反应。故提倡根据病情和缺乏的血细胞成分，选择相应的浓缩物。正确开展成分输血，制定合理输血方案，有计划地补血，找出最佳的输血量和输血时间间隔，尽可能减少接受异体供血次数，这样才能防止输血带来的副反应，特别是减少HCV感染的可能。输血指征，原则上从严掌握，能不输血尽量不输。坚持输少白细胞的成分血，可适当应用EPO、G-CSF、GM-CSF等细胞因子以减少输血。作者建议儿童AL输血指征：① Hb < 60g/L伴贫血症状者；② WBC $< 1.0 \times 10^9/L$，中性粒细胞绝对值$< 0.5 \times 10^9/L$；③血小板$< 20.0 \times 10^9/L$且临床有出血症状或疑有重要部位出血（如颅内出血或眼底出血）者；④造血干细胞移植需成分输血支持者；⑤并发DIC需补充血小板和凝血因子者。

总之对白血病患儿长期存活者应定期监测HCV相关指标，如出现异常或有可疑之处，可请传染科医生协助。努力提高这部分群体的生活质量，包括其后代的生活质量。同时AL儿童及其亲属亦要以平和心态对待可能发生的丙肝问题，积极面对，配合医生治疗。

六、继发肿瘤[107, 113, 114]

在儿童时期有癌症病史者，发生第二肿瘤的危险比正常同龄人高10～20倍。最危险因素包括遗传因素，化疗药物和（或）放疗（第二肿瘤中87.1%接受过放疗）及原始细胞生物学特征。同时男孩和婴儿第二肿瘤发生率高。多数调查认为第二肿瘤多数为良性或低度恶性。主要类型为急性白血病，骨髓增生异常综合征（MDS）和实体瘤。烷化剂、拓扑异构酶II抑制剂（尤其是VP-16和VM-26）与继发性AML和MDS关系明确。已报告脑肿瘤发生率增加，特别是大剂量抗代谢药物化疗后再进行放疗，硫嘌呤甲基化转移酶活性降低的患儿风险特别大。接受较高剂量放疗防治CNSL的患儿，继发恶性脑肿瘤的发生率较高。然而Dana-Farber肿瘤研究所证明了复发的风险比第二肿瘤风险大10倍。近来两项研究证实了尽管5年生存期肿瘤患儿与其他年轻成人相比，有较高的死亡风险，但主要死亡原因来自疾病的复发。白血病潜伏期比实体瘤短，在治疗后10年或20年间，发生第二实体瘤危险持续增加。BFM协作组5 006例患者（中位随访期5.7年，前B或T-ALL）ALL诊断后5年第2次肿瘤累计发生危险为0.5%，10年为1.5%，15年为3.3%（95%CI 1.6%～4.2%），为正常人群的14倍。其中31%为AML，25%为CNS肿瘤，12%为淋巴瘤，6%为甲状腺癌、其他上皮癌、恶性组织细胞病、基底细胞癌、鳞状细胞癌、骨肉瘤等。Bhatia等随访8 831例接受治疗的儿童ALL，结果63例发生第二肿瘤，39例为实体瘤，16例为AML或MDS，8例为NHL（非霍奇金淋巴瘤）。诊断后10年第二肿瘤累计发生率为1.18%（95%CI 0.8%～1.5%），是正常人群的7.2倍，确诊第二肿瘤10年存活率为39%。

尽管ALL长期存活患儿发生第二肿瘤最危险因素是预防性CNSL颅脑放射，但最近Anialia Schiavetti等报告了未用放疗治疗的ALL患儿出现第二恶性肿瘤的病例。该患儿现9岁，女性，在本次诊断成神经管细胞瘤前6年（即3岁时）被诊断患有ALL。防治ALL的CNSL方法是鞘内注射MTX+Ara-C（共20次）和4个疗程大剂量MTX（$5g/m^2$），而没有给予预防性颅脑放疗。从第一次达完全缓解到出现第二肿瘤前患儿一直很健康。目前该患儿仍带瘤生存。

七、其　他[104, 107]

（一）对肺部的影响

对长期存活的儿童癌症患者特别是ALL患儿，放疗和BMT预处理方案中使用的细胞毒药物及烷化剂可能导致肺损伤，治疗中骨髓抑制并发呼吸道感染有可能影响肺功能，但报告有限且结果不一。多数人认为单纯化疗肺功能受损较少，而放疗、BMT肺功能明显受损。Fulgoni等观察停止治疗至少3年的44例患儿，未发现有急慢性呼吸系统症状或疾病，化疗组肺功能变量均值在正常范围，仅3例有独立的肺活量和一氧化碳弥散能力（DL_{CO}）降低，而化疗+BMT组肺活量和（或）扩散系数降低，大约58%患儿DL_{CO}降低，虽然用力肺活量（FVC）、第一秒用力呼气量（FEV1）、FEV1/FVC值仍在正常范围，但74%的患儿FVC、65%的患儿FEV1为负值，9%的患儿FVC和FEV1呈明显病理状态。

（二）对肝的影响

20世纪90年代一些研究显示ALL患儿93%发生肝纤维化，36%～46%感染病毒性肝炎，多为输血相关性肝炎。Matsuzaki等随访105例长期生存者，随访时间9.6～11.1年，19例患儿有轻度肝功能异常（ALT＜100U/L），9例患儿感染丙肝病毒。最近Halonen等对27例接近完成治疗的儿童进行肝活检，显示93%的患儿肝有微小囊状脂肪浸润，70%的患儿肝有II～VI级铁质沉着，52%患儿同时存在以上两种改变，其中11%伴有轻度肝门和（或）门静脉周围纤维化，未发现肝炎或肝硬化。纤维化者LDL胆固醇增高，铁质沉着者胆红素增高。几项研究结果均显示约66%～89%的患儿ALT＞180U/L。肝炎的减少主要得益于血液输注服务系统的病毒监测。

（三）对泌尿系统影响

对ALL儿童常给予维生素D和钙剂防治骨质减少，而多数人认为化疗时不宜用维生素D，因其不能阻止糖皮质激素所致的钙沉积障碍，却增加了高钙血症和尿路结石的发病率。尿路结石发生危险因素包括白人、男性、结石病家族史、自身活动减少、高钙血症、尿路感染及应用糖皮质激素治疗。Howard等研究2 095例患者（中位随访时间15.9年），发现20例发生尿路结石，7例反复发生（即复发率35%），10岁以下发生率低。完成治疗者结石发生率为1.8万人（每年），以此为基线，强化治疗期间结石发生相对危险为45，用糖皮质激素维持治疗为22，不用糖皮质激素维持治疗为5.1。临床症状包括腹痛（94%）、血尿（88%）、排尿困难，无1例发生肾衰竭，其中7%需住院治疗，无1人需结石切除术或碎石术，结石检测为钙结石，未发现尿酸结石，可能与常规应用别嘌呤醇有关。

（靳明华　肖　亮）

第五节　白血病支持疗法

一、急性白血病并发感染

感染是急性白血病（AL）最常见的死亡原因之一。据上海市白血病协作组统计[115]，初诊时46.1%的急性髓系白血病（AML）和42%的急性淋巴细胞白血病（ALL）患者有感染发热。据国外494例AL 1 894次发热分析，明确为感染者占64%，不明原因者35%，非感染性者仅占1%。白血病本身可以发热，但大部分患者都是由于继发感染而发热。有报道AL患者住院期间医院感染的发生率很高，占46.3%，有医院感染患者的病死率（20.8%）明显高于无医院感染患者的病死率（9.6%），因此预防和控制医院感染是提高AL治疗水平和延长患者生存期的重要措施[116-118]。

（一）部位

以咽峡炎、口腔炎最多见，其次为肺炎、肛周炎、肛周脓肿，耳部炎症、肠炎、皮肤疖痈、肾盂肾炎等也可见到，严重感染者可发生败血症、脓毒血症等。结核复发也有报道。真菌常为终末期感染，以念珠菌及曲霉菌多见。

（二）病原体

以细菌多见，在发病早期，感染常由G^+球菌如粪链球菌、金葡菌或表葡菌引起；但长期反复抗生素治疗后体内菌群发生变化，加上肠道黏膜溃疡和肠壁白血病细胞浸润，G^-杆菌感染较多见。大肠埃希菌、肺炎克雷伯菌、铜绿假单胞菌、阴沟肠杆菌、金黄色葡萄球菌及肠球菌等主要致病菌多数在体内有定植，提示AL的医院感染很大一部分可能为内源性感染。内源性医院感染90%以上病原菌是条件致病菌，且有多重耐药的特点，有别于社区感染[119]。氟喹诺酮及三代头孢菌素等药物具有强大抗G^-杆菌的作用，广谱抗生素的大量应用，尤其是预防性应用，导致G^-菌感染减少，并造成选择性压力，使G^+菌和真菌得以大量繁殖且耐药性亦不断增加。不动杆菌属是一种非发酵糖的G^-杆菌，广泛分布于医院环境中。近年越来越多的文献显示，不动杆菌已成为医院感染中的重要病原菌，特别是在免疫力低下的患者中，可以引起严重的感染如导管相关性肺炎、败血症、脑膜炎等[120]。

根据上海华山医院抗生素研究所及血液学研究室20年来调查研究[115]，G^-杆菌所占比例持续增多，但近几年来又有所下降，而G^+球菌则有增加趋势。最常见的绿脓杆菌、肺炎杆菌及硝酸盐阴性杆菌仍是主要的G^-病原菌，以往占主要的大肠杆菌及产气杆菌已较前少见。阴沟肠杆菌所占比例虽不大，但有增多趋势。G^+菌中表皮葡萄球菌、金葡菌及粪肠球菌是最主要的。1987年以后表皮葡萄球菌感染显著增加，可能与第三代头孢菌素及氟喹诺酮等药物的普遍应用有关。

由于大量抗生素、糖皮质激素和化疗药物的联合应用，真菌感染在白血病感染中所占比例明显上升。白血病并发真菌感染主要是白色念珠菌、曲霉菌及毛霉菌。结核感染亦呈增高趋势。其他感染如带状疱疹病毒、卡氏肺孢子菌肺炎极少见。

（三）治疗

患者发生感染时首先要仔细体检、重复胸X线等检查，积极寻找感染灶，进行全面的病原学检查。

1. 细菌感染[121-124]　较常见的G^-菌有铜绿假单胞菌、肺炎克雷伯菌、大肠杆菌和变形杆菌等，G^+菌有葡萄球菌、肠球菌和棒状杆菌等。

经验性使用广谱抗生素以第三代头孢菌素加氨基糖苷类或氟喹诺酮类抗生素为主，确定病原菌后根据病原菌药敏试验使用敏感抗生素。以第三代头孢菌素为主抗感染治疗对上述大多数细菌感染有效，但有可能诱导耐药菌产生[116]。

产超广谱β内酰胺酶（ESBLs）是导致G^-杆菌如大肠埃希菌对β内酰胺类抗生素耐药的主要原因。ESBLs主要的产酶菌为G^-杆菌，多见于肠杆菌科，以肺炎克雷白杆菌最常见，其他常见菌有大肠埃希菌、产酸克雷白杆菌、产气肠杆菌、变形杆菌、沙门菌、阴沟肠杆菌、粘质沙雷菌、铜绿假单胞菌、不动杆菌等，易于在细菌间扩散，且可呈现多重耐药，但对碳氢霉烯类敏感，可用碳氢霉烯类抗菌药物治疗。产ESBLs大肠杆菌和肺炎克雷白杆菌百分比逐年增多，达40%～50%。

质粒介导的头孢菌素酶（AmpC）主要是由肠杆菌科细菌和铜绿假单胞菌等产生的一类β内酰胺酶，能分解三代头孢菌素及单环酰胺类抗生素，不被β内酰胺酶抑制剂所抑制，持续高表达AmpC β内酰胺酶而导致对多种三代头孢菌素耐药。ESBLs检出率国内平均水平20%～40%，AmpC酶检出率1.4%。AmpC酶和ESBLs同时出现（例如肺炎克雷白杆菌），对第四代头孢菌素耐药。碳氢霉烯类（亚胺培南）对AmpC酶稳定，是产AmpC酶菌株感染的治疗首选。单产ESBLs同时产AmpC酶菌株，临床经验用药，可选用碳氢霉烯类或根据药敏结果。

铜绿假单胞菌广泛存在于自然界，是医院感染最常见的条件致病菌之一，由于β内酰胺类抗生素、免疫抑制剂、肿瘤化疗等药物的广泛应用，该菌引起的医院感染日益突出。近年来，在抗菌药物选择压力下该菌呈现多种耐药现象，对许多抗菌药物存在天然耐药性，对其敏感的抗菌药物也极易产生耐药，给临床治疗带来极大困难。耐药机制除外膜通透性改变和主动泵出系统外，在该细菌中还发现了多种β内酰胺酶，包括产碳氢霉烯酶、产AmpC酶（有报道分别占15.1%和16.1%），造成临床上对碳氢霉烯类和第三、四代头孢菌素耐药，而对阿米卡星敏感性最高，为82.8%，其次依次为头孢吡肟（81.7%）、头孢哌酮/舒巴坦（81.7%）、头孢他啶（80.6%）。故临床上用美罗培南或亚胺培南不能控制感染时，加用阿米卡星。

多重耐药（同时耐3种以上不同类型的抗菌药物）的不动杆菌的比例也在增加，而且这种菌在重症监护病房、血液病房引起爆发流行，病死率高，不动杆菌对亚胺培南的敏感性也在降低，患者常常死于无药可治。除亚胺培南对鲍曼不动杆菌还保持95%以上的活性外，其他广谱抗菌药物如头孢他啶、头孢哌酮/舒巴坦、庆大霉素的敏感性只有45%～69%。近年来，耐碳氢霉烯类的鲍曼不动杆菌已引起普遍的关注，这样的耐药菌只能用毒性很高的多粘菌素等药物治疗，预后很差。

在对医院感染的分析中，虽然G^+球菌的比例有所上升，但占多数的仍然是G^-菌。近数年的细菌耐药性监测资料显示，细菌对第三代头孢菌素的耐药性逐渐显现，产ESBLs/AmpC的G^-菌逐渐增多，但碳青霉烯类抗生素对多数G^-菌仍保持着较高的敏感性，作为经验性治疗是更好的选择，尤其是对白血病合并粒细胞缺乏的患者。美罗培南和亚胺培南对G^+菌、G^-菌和厌氧菌都有很强的抗菌作用，单药治疗即可取得较好的疗效，不良反应也较小，严重感染时也可联合应用其他抗生素，加强抗感染作用。亚胺培南或美罗培南在治疗中性粒细胞缺乏合并发热患者，疗效优于第三代头孢菌素合并氨基糖苷类抗生素。

近年来，G^+球菌有上升趋势，耐药金黄色葡萄球菌和肠球菌等也有上升趋势。国外较多报道肠球菌对万古霉素的耐药，包括固有耐药和获得性耐药。屎肠球菌对万古霉素的耐药性比粪肠球菌高10倍。现研究[124]认为肠球菌糖肽耐药性的表现型有VanA、VanB、VanC、VanD、VanE，其中主要的表现型为VanA和VanB，VanA型可被万古霉素和替考拉宁诱导且对两者高度耐药，并还可把耐药性传给其他菌种，如金黄色葡萄球菌，产生耐万古霉素金黄色葡萄球菌（VRSA）。有研究报道[120]2002～2003年中国医院和社区获得性感染G^+细菌耐药监测结果显示，未发现对万古霉素、去甲万古霉素耐药或中介的金黄色葡萄球菌或凝固酶阴性葡萄球菌菌株。发现5株对万古霉素中介、表型属VanB型的粪肠球菌，并检出3株VanA型对万古霉素、去甲万古霉素及替考拉宁都耐药的屎肠球菌。临床上对耐药G^+菌感染，建议多次进行病原学检查，根据药敏结果调整用药。

AL并发感染强调合理应用抗生素、尽量避免耐药菌产生，根据病原学及药敏结果调整抗生素，对早期、联合、足量和静脉用抗生素3～7天效果不佳者，考虑细菌耐药或合并其他病原菌感染。

2. 真菌感染　AL合并感染中真菌感染比例明显上升，主要是念珠菌，尤其是白色念珠菌。近年侵袭性真菌感染尤其是急性白血病化疗后及恶性血液病造血干细胞移植后患者曲霉菌肺部感染的发病率明显上升。氟康唑为临床上应用最广泛的抗真菌药，易产生耐药；两性霉素B为目前较有效的抗真菌药物，但随着真菌感染的增加，其耐药性也有增多；氟胞嘧啶、第二代三唑类等抗真菌药的临床应用使真菌感染得到更有效的治疗。

对于有真菌感染高危因素的患者，应预防性应用抗真菌药，氟康唑200mg每日1次口服。如果口腔或咽部真菌感染，可涂搽制霉菌素，50万U，每日3次，或制霉菌素、碳酸氢钠溶液含漱。深部真菌感染可予氟康唑、两性霉素B或其脂质制剂等治疗。随着大量广谱抗生素的应用，真菌败血症近年有上升趋势。

3. 病毒感染　AL化疗及用免疫抑制剂后可能合并病毒和其他病原菌感染，但较少见。带状疱疹可用阿昔洛韦200～400mg，每天5次口服，连续7天，严重者可5mg/kg每天3次静滴，连用7～14天。或γ-干扰素肌注。肺孢子菌病用复方磺胺甲噁唑（SMZCo），每次2片，每天3次，共21天，或口服乙胺嘧啶25mg，每日4次。弓形虫病可并用乙胺嘧啶（第1天50mg口服2次，第2天起25mg每日2次）和磺胺嘧啶（1g每日4次和叶酸10mg每日1次口服）。加服复方磺胺异恶唑（SMZ-Co）预防卡氏肺孢子菌感染。

4. 其他治疗　化疗后中性粒细胞减少可选用细胞因子（GM-CSF或G-CSF），剂量为150～300μg/d，可以缩短粒细胞减少时间、发热期和住院时间，降低患者感染率，减轻感染程度，促进骨髓造血恢复，但不影响ALL患者1疗程完全缓解（CR）率、CR率、治疗有效率、CR期及生存期，也不影响AML患者的1疗程CR率、CR率及治疗有效率，但明显缩短CR期及生存期。故可在患者粒细胞缺乏发热伴感染时使用，但无须常规使用。增强免疫功能的药物，静脉输注人血丙种球蛋白（IVIG）0.4mg/kg × 5天。

二、造血干细胞移植并发感染

虽然造血干细胞移植（HSCT）技术不断改进，移植相关并发症大大减少，但感染仍是导致HSCT后死亡，影响患者长期生存的重要原因。

1. HSCT患者是感染的高危人群[125]，主要因为：①白血病患者原有免疫功能低下；②移植前反复化疗，应用糖皮质激素、免疫抑制剂；③移植预处理大剂量化疗（或加放疗）使免疫功能进一步减低；④去除T淋巴细胞移植使免疫功能重建延迟；⑤异基因造血干细胞移植合并移植物抗宿主病（GVHD）用大量免疫抑制剂；⑥静脉插管和放化疗引起皮肤、口腔和消化道黏膜损伤，皮肤黏膜保护屏障受到破坏。

2. 移植后前几个月为预防移植物抗宿主病而应用免疫抑制剂，使感染的发生率增加，感染一旦发生也较重。通过调整免疫抑制剂的应用，有可能减少HSCT后发生感染的危险性。免疫重建的速度决定是否发生感染，HSCT是独特的模型，它显示了随着免疫功能的逐渐重建，免疫缺陷和病原体间的相互关系。常规预处理后HSCT，感染的类型可分为三个阶段。

第一阶段，从预处理后到中性粒细胞恢复的造血功能低下状态阶段。预处理所致中性粒细胞减少和黏膜损害，主要导致细菌感染。真菌感染主要是白色念珠菌，近年曲霉菌较前有增加，尤其在侵袭性肺部感染的患者。病毒感染主要是单纯疱疹病毒（HSV）感染。严重的细菌败血症、肺炎和真菌感染可导致死亡。

第二阶段，从骨髓造血重建到移植后3～4个月。由于特异性和非特异性免疫细胞的数量减少和功能缺陷，使细胞免疫功能减低。这一时期容易发生巨细胞病毒（CMV）感染，主要是由于移植前感染的再激活。早期诊断依赖PCR或抗原血症的检测，预防和早期积极治疗可降低CMV所导致的死亡。也可能合并其他病毒感染，如腺病毒、肠道和呼吸道病毒（发病率较CMV少）。GVHD的发生和严重程度可以使免疫重建延迟，增加感染率。

第三阶段，移植后4个月开始（移植后的较晚阶段）到免疫功能重建。免疫重建的速度主要受是否合并cGVHD及其严重程度的影响。大多数患者有体液免疫功能缺陷。Allo-HSCT患者容易感染有荚膜的细菌。如果无cGVHD，免疫功能缺陷是暂时的，多数患者很快恢复。即使免疫功能恢复，主动免疫接种也是有益的。虽然大多数感染都发生在移植后6个月内，晚期感染也可能是致死性的，不应忽视，尤其是合并cGVHD者[126]。

3. 预防性抗生素的应用

（1）细菌感染：口服不吸收抗生素及无菌饮食，可使患者获得性细菌感染发生率下降。在预处理和中性粒细胞减少期间患者出现发热，应首先用半合成青霉素加氨基糖苷类抗生素。有潜在结核可能者应预防性抗结核治疗。

（2）真菌感染：移植后至100天可对所有患者应用氟康唑或制霉菌素预防真菌感染。无血缘关系供体或不完全相合供体移植，真菌感染发生率高，可用伊曲康唑口服液预防曲霉菌感染。

（3）卡式肺孢子菌感染：移植前及移植后1年内应给予复方磺胺甲噁唑预防肺孢子菌感染，直到停用免疫抑制剂后1个月。

（4）病毒感染：Allo-HSCT后防治CMV感染最为重要。预防的重点在于防止CMV的激活或再感染。对CMV血清学阴性的HSCT受者，应严格选择CMV血清学阴性供体或血制品。对高危患者给予抗病毒药物预防，如阿昔洛韦、更昔洛韦、膦甲酸钠等。

4. 抗感染治疗

（1）细菌感染：HSCT患者粒细胞减少时伴发热，在详细询问病史、反复体检和病原学检查后，给予经验性治疗。如中性粒细胞减少，可选用三代头孢菌素加氨基糖苷类或氟喹诺酮，也可单独使用第四代头孢菌素。如中性粒细胞缺乏伴发热，应给予第四代头孢菌素、碳氢霉烯类或耐霉抗生素，视病情联合其他抗生素，因为此时病情危急，进展快，起始经验性治疗非常重要。怀疑G^+菌或临床怀疑导管相关性感染用万古霉素。

（2）真菌感染：中性粒细胞缺乏伴发热，广谱抗生素治疗3～7天无好转，或不能解释的发热，72小时不见好转，应给予抗真菌治疗。可用氟康唑、伊曲康唑、伏立康唑、两性霉素B、两性霉素B脂质制剂、卡泊芬净等。

三、感染的预防

环境清洁，进行保护性隔离，减少与无关人员的接触频率，尽可能减少陪护或探视，必要时入住单间病房、洁净病房或无菌病房，住院病房的空气消毒非常重要。在病情允许的情况下尽可能缩短住院时间，避免交叉感染，降低医院感染。

患者要做好自我防护，避免受凉。饮食清洁卫生，强化疗前开始低菌饮食，做好口腔、皮肤、肛周皮肤护理，中心静脉插管护理。口服氟喹诺酮类药物如环丙沙星清洁肠道预防感染，可预防厌氧菌胃肠道生长，从而避免真菌在肠道过度生长，减少G^-细菌的系统性感染发生率。在化疗过程中，注意碱化水化，补充电解质，减轻消化道反应，有助于促进化疗药物的代谢和排泄，减轻其对机体的毒性损害，及时补充多种维生素、复合氨基酸、脂肪乳，纠正贫血，维持代谢正平衡和重要脏器功能，改善全身营养状况，提高机体抗病能力，提高机体对化疗的耐受性和对感染的抵抗力。清除潜在感染灶，对进行性感染的治疗要非常积极，例如，应拔除感染的牙齿，引流脓汁，拔出引流静脉导管。

研究发现医院内部可能有医院耐药克隆传播，即一个耐药株在同一医院的不同患者身上流行。患者主要通过呼吸道感染或外科术后引流物感染。耐药克隆株的传播是造成对亚胺培南耐药的不动杆菌增加的主要原因，因此，一旦病房内发现亚胺培南的耐药株应当立即采取消毒、隔离措施，特别是在重症监护病房，防止传给其他患者，防止在医院环境中广泛定植。

四、中性粒细胞减少发热处置

中性粒细胞减少发热的患者大多数合并感染。

（一）中性粒细胞减少感染的特点

1. 白血病患者宿主免疫功能低下，混合感染多，败血症、肺炎等严重感染发生率高，病情凶险，预后差，病死率高。临床表现常不典型，不易形成局部化脓病灶，感染易扩散，病情进展迅速。

2. 细菌培养阳性率低（国内报告15%～20%），难以快速、准确地检出真正致病菌，早期难确诊。

3. 须在获得药敏结果前选用最有效的抗生素，常规抗生素治疗效果差。

中性粒细胞减少尤其是中性粒细胞缺乏的患者，发热＞38℃持续1小时以上，除外引起发热的其他原因，考虑合并感染，首先要进行全血细胞计数、胸部X线片、血沉、血生化、大小便检查，伤口、痰、咽分泌物细菌、真菌培养和药敏，然后开始经验性治疗。

（二）制定起始治疗方案时需要考虑的因素

1. 了解细菌耐药情况，参考当地、本单位的局部细菌学分布及耐药/药敏特点，推测可能的致病菌。

2. 药物的生物学特性及药代动力学特点，对组织的穿透性、毒性，单药治疗还是联合治疗，药物剂量和用药频率，尽可能选择杀菌药物而非抑菌药物。

3. 某类抗生素可能促进对其他种类抗生素的耐药，选择减少耐药发生的抗生素。

4. 患者发热的特点，既往抗生素应用史，门诊抗生素治疗对于院内抗生素耐药的影响等。

起始经验治疗非常重要，有学者报道在支气管肺泡灌洗前适当抗生素治疗和不适当抗生素治疗的病死率分别为38%和91%；在支气管肺泡灌洗后适当抗生素治疗和不适当抗生素治疗的病死率分别为71%和70%。说明在获得细菌学资料前早期进行适当经验性治疗能够改善预后。

重度粒细胞缺乏高热患者无药敏依据，起始经验治疗应广谱、高效、足量、联合使用抗生素。以下五种药物较为常用：碳氢霉烯类（亚胺培南/西斯他丁、美罗培南）、第四代头孢菌素（头孢吡肟）、酶复合制剂（头孢哌酮/舒巴坦、哌拉西林/他唑巴坦）。临床上经验性治疗首选碳氢霉烯类较多，因为可覆盖常见病原菌，即使是耐药病原菌，药物敏感性仍大于80%。在适当情况下选择联合治疗，如单用碳氢霉烯类效果欠佳，不排除耐药铜绿假单胞菌感染时可加用阿米卡星。治疗5～7天高热不退，临床症状无好转，考虑合并G^+菌感染或真菌感染，加用抗G^+菌或真菌感染药物，或根据药敏结果调整抗生素。

对于感染低危患者，选用抗生素可由低级到广谱、高级，称为升阶梯治疗；对于感染高危患者，应降阶梯治疗，即抗生素由高级开始选用，首先选用广谱高效抗生素，如亚胺培南或头孢菌素类联合氨基糖苷类，在重症感染的危急时刻用适当广谱抗生素（重锤猛击），然后换用针对性强的抗生素，进行目标治疗，可望得到较好的效果。

降阶梯治疗适用于粒细胞减少患者感染和非粒细胞减少患者出现下述感染：①严重脓毒血症、败血症及菌血症；②脑膜炎；③重症肺炎；④其他，如医院获得性肺炎或机械通气相关性肺炎。

五、深部真菌感染

人类具有特异性免疫与非特异性免疫防护功能，使得人体在通常情况下免受真菌感染，在免疫功能下降或免疫功能缺损时可有真菌感染。血液系统恶性肿瘤如白血病患者发病时免疫功能紊乱，治疗后免疫功能低下容易合并真菌感染。1992年Bodey报道4 096例恶性肿瘤尸检结果显示，25%的白血病患者有深部真菌感染而生前未作出诊断；30%的粒细胞缺乏患者可出现侵袭性真菌感染，病死率可达60%。

真菌除侵犯皮肤黏膜，引起表面感染外，深部致病真菌还可以侵犯深层如肌肉、骨骼和内脏各处组织，导致人类深部组织感染甚至全身感染，严重者可致死亡。人体正常带有内源性真菌，通常不致病，免疫功能低下时会致病。自然界中存在侵袭性真菌，人类与之接触后被感染发病。真菌一开始就侵犯深部组织器官或真菌引起的病变从局部开始进一步发展，侵犯各脏器、组织，形成感染灶，甚至引起真菌性败血症，则称为侵袭性或全身侵袭性真菌感染（IFI）。

（一）易患因素

长时期中性粒细胞减少、留置静脉导管、细胞毒性药物化疗致黏膜损伤、反复使用广谱抗生素、免疫抑制剂、皮质激素治疗，异基因造血干细胞移植患者出现移植物抗宿主病（GVHD）是真菌感染的危险因素。有学者提出血液肿瘤患者侵袭性真菌感染的发生率和严重程度决定于三大危险因素：①既往有真菌感染和消化道黏膜、呼吸道或皮肤真菌定植史；②免疫抑制状态；③器官功能损害如肾衰竭、肺功能异常、消化道黏膜炎和严重的GVHD等。依危险因素多少，可将血液肿瘤患者分为高、中、低危三组（表9-12）[127]。

（二）常见致病菌

白血病并发IFI患者，主要真菌感染为念珠菌属，其次为曲霉菌属、毛霉菌、隐球菌、组织胞浆属。念珠菌中以白色和热带念珠菌常见，曲霉菌感染呈上升趋势。

深部真菌感染以呼吸系统真菌病最常见，其次是中枢神经系统、消化系统、播散性真菌感染。肺部是最常发生IFI的器官，在肺部真菌感染中，曲霉菌属多见，其次为念珠菌属感染。

（三）真菌感染特点

侵袭性真菌感染日益成为导致恶性血液病及恶性肿瘤患者死亡的重要病因之一，其临床表现有以下特点，使诊断和治疗面临着极大的挑战[127]。

1. 免疫功能低下患者发生侵袭性真菌感染的临床表现无特征性，往往易被原发病或继发细菌、病毒感染所掩盖。如发热可能是白血病合并真菌感染的唯一表现，但白血病疾病本身也可引起发热，以致真菌感染被混淆，或潜在真菌感染灶引起的发热被大剂量糖皮质激素治疗所掩盖，使得早期诊断非常困难。

2. 较难获得微生物学资料，白血病真菌感染病原体培养阳性率不高，组织病理学检查真菌阳性或封闭无菌腔体液标本（如血液、胸腔积液、腹水）真菌培养阳性者更少。即使培养阳性也较难确定是定植、侵袭或污染。血清学和分子生物学方法检测真菌感染敏感性和特异性高，有助于早期诊断，但迄今尚没有一项指标具备独立的诊断价值。

3. 影像学检查无特异性　侵袭性真菌感染的影像学高分辨CT检查对肺、头颅、脾可能具有一

表 9-12　血液肿瘤患者 IFI 的危险分层

危险度	危险人群	IFI 发生率（%）
高危	1. 存在下列几种危险因素的异基因造血干细胞移植（Allo-HSCT）患者 年龄＞40 岁 慢性粒细胞白血病以外的血液肿瘤 无关供体的移植 移植物植入失败 GVHD 糖皮质激素治疗 2. 年龄＞55 岁、接受能导致消化道损伤的细胞毒药物的治疗（如大剂量 Ara-C）和一般状况差的急性髓细胞白血病患者	15 ～ 30
低危	1. 不存在上述任何高危因素但接受 Allo-HSCT 或急性白血病治疗的年轻（＜ 19 岁）患者 2. 自身外周血干细胞移植患者	＜ 5
中危	存在高危提及的少数危险因素的患者	5 ～ 15

IFI：全身侵袭性真菌感染

定的特异性，但具有局限性，而且白血病患者常为混合感染，影像学表现只能高度怀疑侵袭性真菌感染，而不能确诊。

4. 预后与自身免疫功能的恢复密切相关　中性粒细胞、淋巴细胞数量以及免疫功能的恢复，对于真菌感染的预后至关重要。

（四）预防及治疗

患者居住环境要引起高度重视，注意病房净化，注意阳光充足、通风，不要在病房周围进行基建和大规模装修。

真菌感染的治疗分为预防性治疗、经验性治疗、早期积极治疗和临床诊断治疗。在行真菌培养和血清学监测的同时，低危患者不需预防性治疗；中危患者尤其严重中性粒细胞减少的患者如持续发热应给予经验性治疗，如有真菌感染的临床表现，应给予早期积极抗真菌药物治疗；高危患者需要预防性治疗。

1. 预防性治疗　接受强烈化疗、长期应用糖皮质激素及免疫抑制剂、持续中性粒细胞缺乏和造血干细胞移植术后合并GVHD的高危患者，有必要进行预防性治疗[128]。可用于预防性治疗的药物有氟康唑和伊曲康唑口服液。研究表明，预防性服用氟康唑 400mg/d 可减少侵袭性酵母菌感染的发生率和死亡率，尤其对异基因造血干细胞移植患者有确切的预防价值，但会选择性出现对氟康唑耐药的真菌，如克柔念珠菌、光滑念珠菌、曲菌和霉菌。伊曲康唑口服液也可作为预防用药，抗菌谱广，耐药性发生率小。预防用药的时间不宜超过 2 周。

2. 经验性治疗　免疫缺陷（如中性粒细胞减少、造血干细胞移植应用免疫抑制剂治疗、接受化疗等）、长期应用激素治疗后出现不明原因发热 3 天以上（体温大于 38.5℃），广谱抗生素治疗 5 天发热不退，或者起初有效但 3 ～ 7 天后再次发热的患者，在积极寻找病因的同时，应予经验性抗真菌治疗。大多数患者缺乏深部真菌感染的病原学和临床表现依据，白血病合并真菌感染应强调经验性治疗[129, 130]。经验性治疗药物有两性霉素 B、卡泊芬净、伊曲康唑注射液、伏立康唑、两性霉素 B 脂质制剂等。经验性治疗如两性霉素 B0.5 ～ 0.6mg/（kg·d），持续用至粒细胞恢复正常，如发热仍持续不退，应仔细检查是否存在非真菌的感染病原体（如细菌或病毒双重感染）或对经验剂量耐药的真菌（如曲霉菌属、毛孢子菌属、镰刀菌属、波伊德假性霉样真菌、根霉菌属）。

3. 临床治疗　如IFI诊断成立，应早期积极抗真菌治疗[132, 133]。可选用两性霉素B、氟康唑、卡泊芬净、伊曲康唑注射液、伏立康唑、两性霉素B脂质制剂等。确诊IFI患者，应根据病原菌的类型、感染部位和患者脏器功能状况，选用最适当的抗真菌方法。两性霉素B和伊曲康唑是IFI感染的首选治疗，特别是曲霉菌感染者。IFI确诊后的治疗应该持续到完全缓解、免疫功能恢复（中性粒细胞＞ 2×10^9/L，CD4 细胞＞ 0.4×10^9/L）和免疫抑制治疗停止。

（王健民）

第六节　白血病的中医药治疗

白血病（leukemia）是一种造血系统的恶性肿瘤。其病情复杂，治疗难度大，预后欠佳。中医虽无白血病这一病名，但根据原始和幼稚细胞的异常增生和贫血、出血、发热、肝脾及淋巴结肿大等白血病的主要临床特点，一般把本病归属于虚劳、急劳、热劳、百日劳、血证、癥积等病证范畴。

白血病的形成与外因、内因、病邪、正气等因素有关，为本虚标实之证，邪气内乘为其标，正气不足、脏腑功能失调为其本，虚实夹杂，正邪相争，互为因果，病情复杂。《内经》云“正气存内，邪不可干”，“邪之所凑，其气必虚”。根据疾病的发生、发展和转归的变化，在白血病的不同阶段，其虚实各有所偏重。

白血病的病位在骨髓，与脾肾二脏有关，肾为元阳、元阴之本，主骨生髓；脾为后天之本，气血生化之源，脾肾不固，气血失调，脏腑功能紊乱，因虚致病；又邪毒入里，伤及五脏，进一步损伤骨髓，因病致虚。

一、证候特征

急性白血病的初期以热毒炽盛型为多，如表现为壮热，气粗，汗出口渴，头痛，周身骨痛，甚则四肢抽搐、神昏，甚至可伴严重的出血；后期则温热邪毒残留，深伏阴分，缠绵不去，或经反复攻伐，药伤正气，多气虚与阴虚并存，表现为面色苍白，心悸气短，动则汗出，自汗或盗汗，五心烦热等气阴两虚证。

若毒邪久恋血分，因毒致瘀，毒邪不去，正气难复，多为虚实夹杂证，且以正虚为主要表现。如慢性粒细胞白血病的末期患者，以癥积为主要表现者，一般在其腹部积块按之坚硬、固定不移的同时，常伴有乏力倦怠、气短心悸、自汗盗汗、舌暗苔腻、脉细等证。

二、病因病机

1. 正气虚损　脾肾不固，先天禀赋不足，后天失于濡养，元阴元阳耗伤，正气虚损，阴阳失调，温热邪毒易于乘虚内侵，入血伤髓，因虚致病，《素问》云："正气存内，邪不可干"；"邪之所凑，其气必虚"。在疾病的晚期，由于病邪日久，或药伤正气，耗精伤血，邪盛正衰，又因病致虚，从而形成恶性循环。

2. 内邪滋生　因饮食劳倦、内伤七情、药伤正气、胎毒和疫毒等（理化和生物因素接触史）损伤正气，使脏腑功能失调，内邪滋生，邪毒内伏于骨髓，气血紊乱，邪毒炼津液凝而为痰，又伤髓入血蕴而成瘀，痰瘀互结，壅塞脉络。髓海瘀阻日久，瘀血不去，新血不升，瘀血不能循其常道运行，则为血虚和出血的原因。痰凝、血瘀既为病理产物，也是使本病难治和易于复发的主要原因。

3. 邪毒内侵　在白血病的发生、发展、变化过程中，各种致病因素常交互作用共同致病，而温热毒邪是其主要因素。在正虚和脏腑功能失调的基础上，热毒、温毒、瘀毒、火毒侵袭机体，蕴结于骨髓，经络不通，热毒内炽，深入骨髓而伤及营血，温热毒邪易耗伤阴液，故除发热、骨痛、贫血、出血及肝脾淋巴结肿大外，多有阴虚内热的症状，如五心烦热，口渴喜饮，舌质淡少津，脉细数等虚热表现。若热久阴耗更甚，阴液大伤，热毒则难以消散。

有人根据急性白血病起病急、变化快、发展迅速的特点，称其与伏气温病近似。但是，二者不尽相同，在本病发病之初即可出现热毒入营血、气阴两燔之证，而卫分证候不明显甚或无卫分见症，这与一般温病的发生、发展规律不尽相同。

三、辨治要点

1. 辨病与辨证相结合，审证求因　利用现代医学标准明确诊断急、慢性白血病；根据发病的缓急、进展快慢、病情的轻重，把握本病的实质，辨病与辨证相结合，审证求因。急性白血病多见于青少年，具有发病急、病势凶险、进展快、治疗难度大，以并发症多和死亡率高为其特点。而慢性粒细胞白血病发病常呈隐袭过程，起病缓慢，早期多无自觉症状，多在体检时发现，病程长，晚期可发生急性变。

本病的主要病机是正虚邪侵，虚实夹杂。在白血病的初期，以正虚邪侵，深伏骨髓，邪实为主；后期邪恋日久，痰凝、血瘀壅滞或药伤正气，正气难复，则以正虚为主。

2. 中西医结合分期、分证论治　在本病的发展过程中，发热、出血和贫血等各有所偏重。应辨其主次，多法联用，随病、随证调整治疗方案，采用化疗或靶向药物诱导缓解、维持治疗与中药联合应用的方法，中西医结合分期、分证论治，可以达到延长完全缓解期的目的，而对于难治或易于复发的患者，也可取得一定的效果。

对尚未进行治疗的以邪实为主的热毒炽盛型急性白血病患者，化疗或靶向药物诱导缓解治疗配合清热解毒凉血、散瘀止血治疗为主，兼顾正气。《柳宝贻医案》曰："伏邪传经之后蓄血最多，治法必兼消瘀……"根据白血病发病之初热毒内炽，易于伤津动血的病机特点，宜甘寒（如生石膏、知母、芦根、沙参、麦冬、生地、元参等）之药清热解毒；慎用苦寒（如黄连、黄芩、栀子等）之品以防伤阴；适时加入活血散瘀（如三七、牡丹皮、丹参等）药物；忌用破血（红花、桃仁、三棱等）之品伤正，以防他变。而在疾病后期，痰瘀热结、正虚邪恋，则祛痰、调血、补虚并用。处于病情稳定期的患者，由于邪去正伤或药伤正气，则以补虚扶正为主，宜用清补（如西洋参或生晒参、太子参、党参、五味子、黄精、枸杞子等）之品益气生津，慎用大温大热（红参、附子、肉桂等）之药劫阴伤正。

四、治疗原则

在本病的辨证施治过程中，要把握住标本虚实，要有一定的预见性和应变措施，随时调整治疗方案。早期邪盛正衰，应“急则治其标”，清热解毒、凉血止血、祛痰散瘀为主，邪去正气自复；后期虚实夹杂，应“缓则治其本”，祛痰、调血、补虚并用。病情平稳期邪去正伤，坚持“未病先防，已病防变”的原则，补虚扶正防毒热之邪复燃。

五、辨证论治

1. 热毒炽盛

（1）主症：壮热、气粗，汗出口渴，头晕头痛，项背强直，甚则四肢抽搐、神昏，周身骨痛，齿衄，鼻衄，肌衄，口渴欲饮，咽喉肿痛，或口舌生疮，便秘溲赤，舌红绛而少津，苔黄或燥或灰黑，脉数或洪数有力。

（2）证候分析：热毒入血攻髓，血热炽盛，熏蒸肌肤，症见高热难退；热入营血，伤及脉络，阴精耗伤，耗血动血，则见头晕出血，口渴欲饮，便秘溲赤；邪热久郁营分，营血蕴而成瘀，热瘀交结，则周身骨痛，咽喉肿痛，或口舌生疮；瘀血阻络，可使出血倾向更加严重；如果邪毒鸱张，热极生风，闭窍引动肝风，可见头晕头痛，项背强直，甚则四肢抽搐、神昏等症；舌红绛而少津，苔黄或燥或灰黑，脉数或洪数有力为热毒炽盛之象。

（3）治法：清热解毒凉血，散瘀止血。

（4）方药：犀角地黄汤（《千金要方》）或清瘟败毒饮（《疫诊一得》）加减，佐以散瘀、补虚之品。药用犀角（或水牛角）、生地黄、牡丹皮、白芍、玄参、赤芍等滋阴清热、凉血解毒。半支莲、白花蛇舌草等清热解毒。出血重者适时给予三七、仙鹤草、地榆、旱莲草、茜草、白茅根、紫草、土大黄、当归、牛膝等凉血止血、散瘀之品；热甚者，可加生石膏、金银花、连翘、淡竹叶、知母、芦根、沙参、麦冬、天花粉、鱼腥草等。项背抽搐者予钩藤、石决明、佩兰、天麻、僵蚕镇肝熄风，芳香开窍。热盛神昏者可鼻饲安宫牛黄丸（《温病条辨》）或紫雪丹（《太平惠民和剂局方》）等。

2. 痰瘀热结

（1）主症：发热缠绵难退，口渴欲饮，骨痛，出血，易见癥积、痰核，头痛，头晕目眩，恶心、呕吐，甚则神昏谵语。舌暗或有瘀斑，苔黄、黄褐或黑褐厚腻，脉弦数。

（2）证候分析：热毒挟痰，壅滞于骨髓，络脉瘀阻，可见骨痛,癥积、痰核；瘀痰热结，则发热缠绵难退，口渴欲饮，恶心、呕吐，苔腻等；瘀热迫血妄行，则出血；如瘀热痰扰上蒙清窍，则见头痛，头晕目眩，甚至神昏谵语；舌暗或有瘀斑，苔黄、黄褐或黑褐厚腻，脉弦数为痰瘀热结之象。

（3）治法：祛痰清热，化瘀软坚，佐以理气养血。

（4）方药：温胆汤（《三因极一病症方论》）加减。药用半夏、陈皮、茯苓、竹茹、枳实、贝母、栝蒌、甘草清热祛痰软坚。加白花蛇舌草、夏枯草、龙胆草、柴胡、芦荟等清热解毒。加当归、丹参、牛膝、蒲黄、王不留行、枳壳、香附等理气活血。头疼重者合半夏白术天麻汤加减（《医学心语》），药用半夏、白术、天麻、胆南星、苍术、佩兰、元胡、白芷等，神昏者鼻饲安宫牛黄丸。

3. 痰瘀中阻

（1）主症：痰核，骨骼或关节疼痛，胁下癥积，按之坚硬，头晕目眩，胸脘满闷，呕吐痰涎，食少纳呆，或有出血、或伴发热，小便短黄，大便不畅，舌淡或紫暗有瘀斑，苔腻，脉涩或弦数。

（2）证候分析：热毒伤及脾胃，致水湿停滞成痰，痰邪凝滞，日久阻于经络，痰瘀互结，留于肌肤、经络，壅塞脏腑，则见胁下癥积，按之坚硬，痰核、骨痛；痰瘀中阻，清阳不升，则头晕目眩，胸脘满闷，呕吐痰涎，小便短黄，大便不畅；痰瘀脉中，血溢脉外，可有出血；舌淡或紫暗有瘀斑，苔腻，脉涩或弦数为痰瘀阻滞之象。

（3）治法：活血散瘀，软坚散结，佐以益气养血。

（4）方药：隔下逐瘀汤（《医林改错》）加减。药用丹参、赤芍、玄参、当归、枳壳、延胡索、半夏、天竺黄、茯苓、陈皮、竹茹、芦荟、海蛤壳、生牡蛎、海藻、昆布等药活血散瘀，软坚散结。适当加入太子参、茯苓、当归、紫河车等益气养血之品。

4. 气血两亏

（1）主症：面白无华，头晕，乏力，气短心悸、动则加重，唇甲色淡，自汗出，食少纳差，出血，舌淡或胖大有齿痕，苔薄白，脉细弱。

（2）证候分析：邪毒内蕴，气血耗伤，血虚不能上容，面白无华、头晕、唇甲色淡；脾胃虚弱，气血生化无源，血不能养心，则乏力、食少纳差、气短心悸、动则加重、自汗出；舌淡或胖大有齿痕，苔薄白，脉细弱为气血两亏之象。

（3）治法：益气养血，健脾益肾。

（4）方药：十全大补丸（《太平惠民和剂局方》）加减。人参、黄芪、白术、茯苓、生地、当归、白芍、甘草等益气养血。女贞子、枸杞子、何首乌、熟地黄、山药、山茱萸、牡丹皮等健脾益肾。

5. 气阴两虚

（1）主症：面色苍白，心悸气短，动则汗出，自汗或盗汗，头晕耳鸣，神疲倦怠，皮肤紫斑，五心烦热，鼻衄齿衄，目睛干涩，咽干口燥，舌淡红或边尖红，苔少或薄黄，脉细或细数。

（2）证候分析：病邪未去，或已衰减，耗气伤阴。气虚则面色苍白，神疲倦怠，心悸气短，自汗出；阴虚火旺则盗汗、五心烦热，咽干口燥；舌淡红或边尖红，苔少或薄黄，脉细或细数为气阴两虚之象。

（3）治法：益气养阴，双补气血，佐以祛邪。

（4）方药：生脉散（《内外伤辨惑论》）加减，药用太子参、麦门冬、五味子益气养阴。偏气虚者加黄芪、白术、党参健脾益气。偏阴虚者加生地、黄精、天门冬、沙参、花粉、牡丹皮、当归养阴清热。仙鹤草、旱莲草、茜草、紫草、白茅根凉血滋阴、收敛止血。清热解毒则选半支莲、白花蛇舌草等。

6. 肝肾阴虚

（1）主症：头痛，头晕、耳鸣、视物昏花、目睛干涩，腰膝酸软，或肢体麻木，或口眼歪斜，甚则抽搐，或伴出血，舌淡红，少苔，脉弦细。

（2）证候分析：邪毒入里伤正，肾阴不足，肝失濡养，肝肾阴虚，阳亢热扰阳明，则头痛，头晕、耳鸣、视物昏花、目睛干涩，腰膝酸软；阳亢肝风内动，挟痰上扰，脉络郁阻，则肢体麻木，口眼歪斜，甚则抽搐；阳亢迫血妄行，可见出血；舌淡红，少苔，脉弦细为肝肾阴虚之象。

（3）治法：滋养肝肾，镇肝熄风。

（4）方药：天麻钩藤饮（《杂病证治新义》）加减。药用天麻、钩藤、酸枣仁、僵蚕、石决明、何首乌、阿胶、女贞子、五味子、熟地等滋养肝肾，镇肝熄风。玄参、牛膝、赤芍、地龙等活血祛瘀。

7. 脾肾阳虚

（1）主症：面白神疲，少气乏力，腰膝酸软，畏寒肢冷，食少便溏，或伴癥积、痰核，或齿龈渗血，紫癜或瘀斑，舌淡体胖大，苔白滑，脉沉细。

（2）证候分析：正虚邪侵，脾阳虚则面白神疲，少气乏力，食少便溏；肾阳亏虚，失于温养，则腰膝酸软，畏寒肢冷；阳虚血运无力，血阻成瘀，气虚气化不利湿停成痰，壅塞经络脏腑，故出现癥积、痰核；阳虚血瘀，血溢脉外，则出现齿龈渗血、紫癜或瘀斑；舌淡体胖大，苔白滑，脉沉细为脾肾阳虚之象。

（3）治法：温补肾阳，行瘀散结。

（4）方药：右归丸（《景岳全书》）加减。药用熟地、山药、山茱萸、杜仲、菟丝子、巴戟天等温补肾阳。砂仁、肉豆蔻、白术健脾和胃。延胡索、三七、丹参、海蛤壳、生牡蛎等行瘀散结。

总之，以上证型是可以相互交错和转化的，辨证治疗要灵活变通，不能拘泥于一证一型的简单治疗。

六、转归预后

白血病的初期以热毒炽盛、血瘀证以实为主者，病势凶猛，变证多端，缓解率低；而表现为痰瘀互结者，发病较缓慢，初治缓解率明显高于前者，但复发率较高；以正虚为主要表现者预后较好，缓解期最长，无病生存率最高，若正胜邪退，疾病可完全缓解；随着病程的延长，脉络瘀阻，血瘀与血虚并见，病情益趋复杂，邪胜正虚或邪去正衰，气血大亏，疾病则复发或加重，预后欠佳。

七、预防与调护

1. 调情志、忌郁怒　做患者的思想工作，帮助患者树立战胜疾病的信心，保持精神愉快、乐观。

2. 保清洁　保持病房有良好的通风和清洁消毒，防止患者口腔、外阴和肛门的感染。

3. 慎起居、避风寒 让患者安静卧床休息，治疗期间减少或避免探视，注意保暖、避风寒。

4. 饮食宜忌 宜食清淡、洁净，易食消化且富有营养之品，如牛肉、猪肉、鸭肉、鸡蛋、鸭蛋、苹果、香蕉、梨、藕、菠萝等，保持大便通畅。忌烟酒、辛辣动火之品，如生葱、生姜、生蒜、辣椒、杏、李子等；发热时配合服用西瓜汁、藕汁、梨汁、蔗汁等对康复大有益处。

八、研究进展

（一）清热解毒、以毒攻毒中药

1. 砷剂（As_2S_2和As_2O_3） 二硫化砷（As_2S_2）是雄黄的主要成分，而其升华物三氧化二砷（As_2O_3）是砒霜的主要成分。As_2S_2的毒性比As_2O_3低。雄黄性辛温，有毒，具有解毒、杀虫、祛风燥湿、化瘀消积之功效。许多研究证明，砷剂通过下调*bcl*-2家族中抗凋亡基因的表达，诱导多种白血病细胞株（如ATRA耐药MR2细胞、HL-60、K562、K562/ADM和CEM）凋亡，为其逆转耐药作用提供了理论依据。特别值得一提的是，砷剂对NB4细胞具有促进细胞凋亡和诱导分化双重效应。

目前，小剂量砷制剂或其中药复方与ATRA和化疗联合应用已成为急性早幼粒细胞白血病（APL）的治疗常规，该方法具有临床缓解率高，复发率低，长期生存率高的优点。其临床药效学特点：①砷剂与维A酸（ATRA）和化疗药物无交叉耐药；②砷剂所致的白细胞计数增高的程度较低，无严重的骨髓抑制、感染和出血；③砷剂不能在诱导治疗后迅速出现细胞遗传学的反应，细胞遗传学的反应一般出现在完全缓解、维持治疗以后的阶段；④砷剂不能完全清除白血病克隆，在用砷剂维持治疗的完全缓解（CR）患者中，存在短期内复发的现象，继续用砷剂诱导治疗仍然有效，但疗程需延长。

砷是一种巯基毒物，主要与细胞酶蛋白的巯基结合，使其失去活性，从而阻碍细胞的氧化功能，影响组织的新陈代谢，使糖代谢停止、蛋白质分解、细胞死亡。大剂量砷剂对人胃肠道、中枢神经系统、心血管系统等均有毒性，但个体差异较大。临床常见副作用有腹胀、恶心、大便次数增多等消化道症状，偶有肝功能损伤。少数患者白细胞和血小板中度减少，也有在治疗初期白细胞继续上升，坚持治疗白细胞可迅速下降。砷的慢性蓄积中毒可致皮肤瘙痒、色素沉着和手脚掌角化等，而胸腔、心包积液少见。

治疗剂量砷剂的毒副反应一般表现轻微，具有可逆性，对症治疗或停药后即减轻或消失。在用药期间，要注意中毒症状的观察，动态监测血象和心、肝、肾等脏器的功能，出现副作用要及时停药或采取解救措施。建议小儿、老年和心脏病患者慎用或不用本品。至于砷剂的使用（如使用剂量、疗程、间隔时间及与其他药物联合应用的方法）视不同制剂、不同病种，具体方法不一。目前，在临床使用的砷制剂有亚砷酸注射液、复方青黛片（白血康）、六神丸等[134-163]。

（1）亚砷酸注射液：用法：亚砷酸注射液10mg（小儿为2～5mg）加入5%葡萄糖注射液250～500ml中静点，每日1次，28天为1疗程。

（2）复方青黛片：主要由雄黄、青黛、太子参、丹参等组成。用法：成人初始每次5片，每日3次口服，用药2～3天无特殊反应则增加至7～12片，每天3次，连续服用30～60天为1疗程，儿童用量酌减。

（3）六神丸（水丸制剂）：由雄黄、蟾酥、牛黄、麝香、冰片、珍珠6味药组成。用法：成人180粒/日，分3～4次口服，不能耐受者由小剂量30粒/日开始，逐渐增加用量至180粒/日，连续服用30～60天为1疗程，儿童用量酌减。

2. 青黛 青黛为大青叶经浸泡加石灰水后提取物。具有清肝泻火、解毒敛疮、凉血消斑之功效。青黛中的有效成分是靛玉红，甲异靛是合成的靛玉红类似产物，已常规用于慢性粒细胞白血病（CML）的治疗。体外研究表明，抑制K562细胞增殖并导致其凋亡可能是其药效学机制。用法：75～150mg/d，分2～3次饭后服用，一般从小剂量（50mg/d）开始，逐渐加量，具体方法需遵医嘱[164]。

3. 苦参碱 苦参是历史悠久的传统药物，具有清热燥湿、祛风杀虫的功效。苦参碱是从苦参根中提取分离得到的生物碱，是苦参中抗肿瘤的有效活性成分。苦参碱可以抑制JM细胞和K562细胞的增殖，并有诱导其分化和凋亡的作用。苦参碱还可部分逆转K562/ADM细胞对阿霉素的耐药性，这是苦参碱能够作为白血病治疗药物的理论基础。目前，少见与苦参碱相关的临床研究[165-175]。

4. 雷公藤多苷和雷公藤内酯醇　雷公藤多苷和雷公藤内酯醇分别是由雷公藤根（去皮）或雷公藤根皮中分离提取的有效成分。雷公藤具有祛风通络除湿、消肿止痛、解毒杀虫的功效。体外实验表明，雷公藤多苷的作用可能类似于长春碱等细胞周期类抗癌药物，可诱导HL-60和K562细胞的凋亡，阻滞细胞周期于G2/M期；并且可以增强柔红霉素、长春新碱等药物杀伤白血病细胞的能力，具有与异搏定、环孢素A（CsA）类似的作用。小剂量雷公藤内酯醇可能具有使异常的p15基因去甲基化，恢复p15基因的表达，从而抑制Molt4细胞的增殖。雷公藤内酯醇对髓系及淋巴细胞白血病的临床疗效尚需证实[176-179]。

5. 新癀片　新癀片由九节茶、三七、牛黄等组成，具有清热解毒、凉血止血的功效，用于化疗后骨髓抑制所引起的白细胞过低，伴严重的感染和发热，且持续时间较长者，在常规抗生素控制感染的同时，可以对症口服新癀片以达到菌毒并治的作用。用法：成人每次2～4片，必要时口服，儿童用量酌减[180]。

（二）扶正补虚、活血化瘀中药

扶正补虚和活血化瘀中药能够提高机体的免疫能力，促进骨髓造血功能，提高机体对化疗的敏感性，减轻化疗药所引起的各种毒、副反应。长期服用补虚中药，可以调动机体的内在因素，有助于清除余毒（残留病变），降低复发率，延长无病生存期。如人参、党参、黄芪、枸杞子、参三七、茯苓、猪苓、冬虫夏草、刺五加、当归、云芝、五味子、芍药、生地和甘草等中药的煎剂及其有效成分均有良好的促进免疫细胞活化，促进IL-2和TNF等内源活性因子释放，增强对白血病细胞的杀伤和抑制作用；羟喜树碱、丹参酮和榄香烯乳（莪术提取物）通过抑制细胞DNA合成，与化疗药物联合应用治疗白血病取得了一定的疗效。紫杉醇、露蜂房醇、大蒜素、三七皂苷和葛根在体外也分别具有抑制K562和HL-60细胞增殖及诱导凋亡的作用[181-191]。

（三）逆转多药耐药的中药

实验研究发现，部分中药作为高效、低毒的耐药逆转剂，具有钙离子拮抗剂的作用，如汉防已、人参、丹皮、浙贝母、川芎、丹参、功劳木、冬凌草、前胡、黄芩、赤芍、茵陈、大黄、五味子、当归、泽泻、桃仁、补骨脂、金钱草等，可以预防白血病细胞多药耐药的发生[192-200]。但是，目前的研究多停留在基础实验阶段，其逆转机制尚不完全清楚。

九、展　望

多年来，中医药治疗白血病所取得的成就令人鼓舞。砷剂、长春新碱和长春碱、苦参碱、青黛、喜树碱类、高三尖杉酯碱、鬼臼素类和紫杉醇等中药的研究和开发，为我国乃至世界医学作出了巨大的贡献。但是，如何进一步提高疗效，减少并发症和毒副作用，降低复发率，延长生存期；如何统一中医辨证分型，建立可靠的中西医结合诊断与疗效评定标准；如何通过中药复方或单味中药/有效部位/单体的研究，进一步发现和挖掘抗白血病新药，将是今后的研究重点。

十、古籍精选

在古代医籍中，尚无完整地揭示本病实质和内在规律的记载。但对虚劳、急劳、热劳、百日劳、血证、癥积等疾病的病理生理、临床表现等有所论述。

《素问·遗篇刺法论》曰："正气存内，邪不可干。"

《素问·阴阳应象大论》曰："冬伤于寒，春必病温。"

《素问·金匮真言论》曰："藏于精者，春不病温。"

《灵枢·百病始生篇》曰："风雨寒热，不得虚，邪不能独伤人。卒然逢疾风暴雨而不病者，盖无虚，故邪不能独伤人。其中于虚邪也，因于天时，与其身形，参与虚实，大病乃成。"

《瘟疫论》曰："瘟疫之邪，非风非寒，非暑非湿，乃天地之间别有一种异气所感。"

《金匮要略·脏腑经络先后病证》曰："千般疢难不越三条。一者，经络受邪入脏腑，为内所因也；二者，四肢九窍，血脉相传，壅塞不通，为外皮肤所中也；三者，房室金刃，虫兽所伤。以此详之，病由都尽。"

《金匮要略·血痹虚痨病脉证并治篇》曰："五

劳虚极羸瘦，腹满不能食，食伤，忧伤，饮伤，房室伤，劳伤，营卫气伤，内有干血，肌肤甲错，两目黯黑。”

《圣济总录》记载“热劳之证，心神烦躁，面赤，头痛，眼涩，唇焦，身体壮热，烦渴不止，口舌生疮，食饮无味，肢节酸痛，多卧少起，或时盗汗，日渐羸瘦者是也。”

《普济方》曰：“其候心神烦躁，面赤头痛，眼涩唇干，身体壮热，烦渴不止，口舌生疮，饮食无味，肢节酸痛，神思昏沉，多卧少起，或时盗汗，日渐羸瘦……”颇类似于急性白血病的持续高热，全身衰竭，精神倦怠等。

《类证治裁》云：“凡虚损多起于脾肾。”

《湿热病篇》云：“湿热证，壮热烦渴，……斑疹、胸痞。……神昏痉厥，热邪充斥表里三焦。”

《疫病篇》云“舌乃血热上溢心苗”；……“齿衄乃阳明少阴二经之热相并”。

《时疫论》曰：“冬伤于寒，正春月病温之由，而冬不藏精，又冬时受寒之由也。”

（韩冰虹　赵东陆）

第七节　白血病与出血

出血是急性白血病特别是急性髓细胞白血病常见症状，在疾病早期即可出现，出血程度不一，可以是皮肤黏膜的出血，也可以是威胁生命的出血如颅内出血及DIC，是急性白血病主要死亡原因之一。因此了解其发生机制，掌握其防治原则在急性白血病的治疗中有重要作用。

一、发生机制

（一）白血病止血异常

血小板减少是急性白血病出血的最主要原因，约90%的急性白血病患者在初诊时白细胞已减少。白血病的出血倾向与血小板数有直接关系。当外周血血小板计数低于 50×10^9/L 时易有皮肤黏膜出血，而降至（20～30）$\times10^9$/L 时往往出血较严重，如果血小板计数低于5×10^9/L时可导致颅内出血或其他致命性出血。白血病细胞异常增生，使骨髓巨核细胞生成受到抑制而引起血小板减少。白血病细胞产生抑制因子，干扰巨核细胞增生分化，导致血小板生成减少并影响其功能。慢性粒细胞白血病患者的血小板数往往增多，一旦血小板计数明显减少时应高度怀疑已有或即将发生急性变。在慢性淋巴细胞白血病与多发性骨髓瘤患者，血小板减少的程度较轻，此时骨髓中巨核细胞数反而增多。这可能与这些疾病存在免疫调节机制紊乱，导致抗血小板自身抗体产生有关。淋巴瘤患者的血小板计数一般在正常范围，只有在骨髓受到瘤细胞侵袭或有纤维化时才明显降低。

白血病细胞在血管内淤滞及浸润血管壁，使血管内皮损伤易破溃而出血。如果患者血管损伤程度较严重，即使血小板数超过50×10^9/L，也可能引起出血。并存的感染、高热可加重出血；化疗药物损伤肝脏，致凝血因子生成减少，也是部分患者出血原因。

（二）白血病与DIC

1. 促凝活性　白血病细胞释放促凝物质引发DIC。目前已发现至少有三种肿瘤细胞促凝物质。

（1）组织因子（tissue factor，TF）是血液中主要的促凝物质，通过与因子Ⅶ（FⅦ）形成复合物激活因子Ⅸ和Ⅹ，使凝血酶原活化成凝血酶，再形成纤维蛋白血栓。组织因子增多在DIC发病中起重要作用。白血病细胞，特别是早幼粒细胞白血病（APL）细胞，能够合成和释放大量的TF。

（2）癌性促凝物质是一种不依赖于因子FⅦ而直接激活因子Ⅹ的半胱氨酸蛋白酶，已在急性髓细胞白血病（AML）各亚型的原始细胞中发现，在APL表达最多。

（3）膜磷脂上的因子Ⅴ受体通过结合因子Ⅴa与因子Ⅷa促进凝血活酶复合物形成，从而加速凝血酶原的激活过程。

全反式维A酸（ATRA）和三氧化二砷（As_2O_3）都能降低APL的TF和促凝活性，抑制早幼粒细胞TF mRNA的转录，抑制凝血系统的激活[201]。

2. 纤溶异常　白血病细胞表达和分泌纤溶活性物质使纤溶异常。AML细胞尿激酶（u-PA）的mRNA水平增高，主要见于M1、M3、M4、M5亚型[202]。AML患者的血浆和细胞内尿激酶受体（uPAR）水平均增高[203]。APL患者由于纤溶酶产生过多而表现为纤溶亢进，患者血浆中u-PA、uPAR水平治疗前明显增高。ARTA或As_2O_3治疗后第 14 天 u-PA 与 u-PAR 降至正常[204]。

近年来研究发现膜联蛋白Ⅱ（annexinⅡ）在纤溶亢进方面起重要作用。它是一种分子量 36 000、钙离子依赖性磷脂粘连蛋白，在内皮细胞、单核－巨噬细胞、骨髓细胞和某些肿瘤细胞表达丰富。是纤溶酶原和t-PA细胞表面的联合受体。在生理状态下，膜联蛋白Ⅱ主要作用是激活纤溶酶原，纯化的膜联蛋白Ⅱ可增加纤溶酶原的激活效率约60倍。膜联蛋白Ⅱ结合t-PA具有特异性，不影响u-PA 介导纤溶酶原的激活[205]。APL 细胞表面膜联蛋白Ⅱ表达增加，加速了纤溶酶产生，导致原发性纤溶亢进[206]。这是 APL 患者出血并发症的重要原因之一。有人认为，原发性纤溶亢进在APL 凝血异常的发病机制中起着更为重要的作用。这有助于解释多颗粒和变异型 APL 都存在凝血异常的问题。APL患者用ATRA或As_2O_3治疗后 APL 细胞上膜联蛋白Ⅱ表达下调，血浆纤溶酶产生减少。纤溶的改善与血浆纤维蛋白原的纠正和临床出血症状好转相一致。实验结果也证实，ATRA 或 As_2O_3 能使 APL 细胞系 NB_4 的膜联蛋白Ⅱ及其 mRNA 的表达下调。除 NB_4 细胞系表达较高的膜联蛋白Ⅱ外，U937（急性单核细胞白血病系）、MM6（急性单核细胞白血病系）和HEL（急性红白血病系）细胞系也表达较高的膜联蛋白Ⅱ[207]。

凝血酶活化的纤溶抑制物（thrombin ac tivatable fibrinolysis inhibitor，TAFI）是一种糖蛋白，类似于前羧肽酶的酶物质，受凝血酶－凝血酶调节蛋白复合物的活化。活化的TAFI具有稳定纤维蛋白的作用。其机制为能裂解纤维蛋白C末端赖氨酸残基，使纤溶酶原、纤溶酶或t-PA不能与纤维蛋白结合，从而抑制纤溶[208]。Meijers等[209]测定了 APL 患者的 TAFI 抗原与活性水平发现，APL患者的TAFI 抗原浓度正常，但TAFI 的活性严重降低，约为正常的60%。故推测APL 患者严重出血的原因之一可能是由于 TAFI 的功能缺陷导致抗纤溶能力下降。

3. 非特异性蛋白酶溶解途径异常　白血病细胞溶酶体颗粒能合成及释放组织蛋白酶、胰凝乳蛋白酶、胰蛋白酶及弹性蛋白酶等蛋白酶。这些蛋白酶具有促凝及纤溶两方面的活性。组织蛋白酶G能中和组织因子途径抑制物，并介导中性粒细胞诱导血小板聚集，具有促凝活性；胰凝乳蛋白酶、胰蛋白酶具有TF促凝活性；弹性蛋白酶能降解与灭活 α_2 纤溶酶抑制物（α_2-PI）及C1 弹性蛋白酶抑制物，增强纤溶酶的活性。

4. 细胞因子释放　细胞因子在DIC中的作用日益受到重视，白血病细胞释放炎性细胞因子TNF-α和IL-1β，促进DIC发生。DIC患者白血病细胞分泌IL-1β，多于无DIC者。其机制可能是细胞因子与血管内皮止血活性相互作用。TNF-α、IL-1β诱导内皮细胞表达TF增加，下调内皮细胞的凝血酶调节蛋白的表达，促进凝血。另外，TNF-α和IL-1β 刺激内皮细胞产生 t-PA 的抑制物 PAI-1，纤溶抑制增进内皮细胞的促血栓形成能力。

（三）白血病血栓形成与栓塞

急性白血病特别是急淋白血病在疾病发展过程中可并发血栓或栓塞。近年来，越来越多的证据表明某些化疗药物能增加白血病患者血栓形成的危险。接受门冬酰胺酶治疗的急淋患者的症状性静脉血栓发生率达 0.8% ～ 11%，无症状性静脉血栓发生率达36.7%。急淋在诊断时血栓发生率相对较低为 1.4%，但治疗后明显增加达 10.6%[210]。接受门冬酰胺酶治疗比未接受门冬酰胺酶治疗急淋患者血栓发生率高4.9倍。此外急性早幼粒细胞白血病患者经 ATRA 诱导治疗后可诱发血栓形成，发生率为 8.4%，其他亚型急性髓细胞白血病发生率为 1.7%。血栓所致的死亡率为 0.8%。

白血病并发血栓或栓塞的可能机制包括：①白血病细胞破坏后释放促凝物质和细胞因子；②药物对血管内皮细胞直接损伤；③诱发白血病细胞产生和释放组织因子；④生理性抗凝物质减少。

（四）造血干细胞移植与出血

出血是造血干细胞移植（HSCT）的一种常见并发症，而移植后血小板减少是导致出血的主要原因。移植后血小板减少的原因主要有两方面，一方面是血小板生成减少，另一方面是血小板破坏增加。

1. 血小板生成减少　移植后血小板生成减少常与下列因素有关：①植入干细胞数量不足；②原发病未去除或复发；③骨髓纤维化；④移植物抗基质效应；⑤药物引起的骨髓抑制。植入干细胞的数量和质量与血小板植活时间密切相关，是移植后血小板减少的最常见原因。

2. 血小板破坏增多 HSCT移植后三种常见并发症即移植物抗宿主病（GVHD）、肝窦隙阻塞综合征（SOS）和感染与血小板破坏密切相关。对血小板生存时间研究显示，并发GVHD移植患者血液循环中血小板生存时间缩短，血小板植活时间延迟。其机制可能与免疫因素有关，但尚未证实有血小板特异性抗体存在。SOS也是移植后一种常见的并发症，常发生于肝终末小静脉，发生率可高达50%[211]，严重SOS可致肝衰竭。SOS常伴发持续性血小板减少和血小板无效输注。而且血小板无效输注可发生于SOS出现典型的临床表现之前。感染也可引起血小板生存时间缩短，血小板再生时间延迟。曾有报道血清巨细胞病毒（CMV）阳性的移植后患者血小板再生时间延迟。此外，还有一些其他少见原因如由环孢素A、FK506、急性GVHD或放射性肾炎所致的溶血尿毒症/血栓性血小板减少性紫癜（HUS/TTP）等。

移植后这些并发症引起血小板破坏增多机制不清。有人报道治疗剂量的GM-CSF和M-CSF可引起剂量依赖性血小板减少或化疗后血小板恢复延迟。在对狗的研究显示，GM-CSF和M-CSF可诱发肝脾破坏血小板增多[212]。此外，并发GVHD、SOS或感染的移植患者血清细胞因子G-CSF、M-CSF、IL-1α、IL-1β和IL-6显著增加。这些细胞因子可引起单核细胞和巨噬细胞活化。而单核/巨噬细胞系统是血小板破坏的主要场所。

二、临床表现

急性白血病在初诊时约半数患者有不同程度的出血，其中10%的患者以出血为首发症状。各型白血病都可有出血表现，急淋患者的出血并不比AML少见。出血可发生在全身各部，以自发性皮肤、黏膜出血最常见。

（一）皮肤黏膜出血

临床上表现为皮肤瘀点、瘀斑，口腔黏膜血疱，鼻出血，牙龈出血，月经过多甚至淋漓不尽，眼底出血可致视力障碍，甚至失明。

（二）内脏出血

1. 泌尿系统出血 在内脏出血中较常见，表现为镜下或肉眼血尿。多为白血病细胞浸润泌尿系统或环磷酰胺等化疗药物所致。尿频、尿急、尿痛和血尿即出血性膀胱炎是HSCT后的主要并发症，发病率高达30%，主要与预处理方案（如大剂量环磷酰胺）、病毒感染、GVHD和放射性损伤有关。自体骨髓移植并发出血性膀胱炎早期与预处理方案有关，晚期与病毒感染如腺病毒有关。

2. 消化道出血 亦较常见，表现为恶心、呕血、黑便或血便等。上消化道出血原因多见于白血病细胞浸润或化疗药物所致糜烂性胃炎和十二指肠溃疡，下消化道出血多见于中性粒细胞减少性小肠结肠炎。血小板减少和凝血因子缺乏也是引起消化道出血的原因之一。

3. 颅内出血 有资料表明，急性白血病死于出血者占62.2%，其中87%为颅内出血。表现为头痛、呕吐、畏光、颈强、瞳孔不对称、神经系统定位体征，甚至昏迷而死亡。也有少数患者无明显先兆，迅速昏迷而死亡。出血原因多为血小板减少、凝血机制异常与DIC。此外，高白细胞血症，特别是白细胞数超过100×10^9/L，也是导致颅内出血的一个重要原因。尸检时可见脑实质内有大量的白血病细胞淤滞与梗死灶。除脑实质出血外，蛛网膜下腔出血与硬膜外血肿亦不少见。

4. 肺部出血 弥漫性肺泡出血是一种潜在的致命性肺损害，约占HSCT患者的1% ~ 21%，具有较高的死亡率。通常在HSCT后2周内起病，临床表现为呼吸困难、呼吸衰竭，或有发热、咳嗽、咳痰、痰中带血，大多病情发展迅速，病死率达80%。其发病多与预处理方案导致肺损伤以及移植物抗宿主病有关，亦可因并发感染而导致肺出血。

5. 静脉血栓栓塞 治疗前较少见，约占急性白血病的2%，在急性白血病治疗后明显增多。各种亚型的急性白血病均可发生，以急淋和急性早幼粒细胞白血病最多见。栓塞以下肢深静脉最常见，表现为下肢疼痛、肿胀、浅表静脉扩张、局部皮肤温度增高和低热等。

SOS约占HSCT患者的20% ~ 50%，病死率为50% ~ 70%。临床上可见肝大、腹水、黄疸、肝功能异常等。往往与移植前肝疾病、预处理方案、GVHD和感染有关。

（三）DIC

1. 临床表现 除白血病的临床表现外，DIC的表现有出血、循环衰竭、栓塞和溶血。

（1）出血：发生率为80%～90%。急性DIC的出血严重而广泛，往往为多脏器、多部位的出血。根据我国多个医院的统计资料，皮肤出血的发生率为91.5%，消化道出血为69.7%，黏膜出血为64.3%，注射部位出血为32.5%，血尿为22.4%，颅内出血为17.6%，阴道出血为13.8%，创伤出血为12.2%，肺出血为6.9%，其他占4.2%。皮肤黏膜出血常表现为大片状瘀斑，注射或穿刺部位渗血不止具有诊断价值。牙龈出血、鼻出血、消化道出血、肺出血、血尿、阴道出血等均可发生。颅内出血是DIC致死的主要因素之一。用一般的止血药物，甚至输血治疗常难奏效。慢性DIC出血较轻，往往只有轻度皮肤黏膜出血。

（2）血栓栓塞：DIC时可出现全身性或局限性微血栓形成，引起相应的器官功能障碍，如皮肤末端小动脉阻塞时可发生出血性大疱或出血性坏死斑，以及指或趾末端坏疽等；肺血栓栓塞引起呼吸窘迫；肾血栓栓塞可引起肾皮质缺血或坏死，产生血尿、少尿、甚至无尿即肾衰竭。一般而言，白血病DIC的血栓栓塞较败血症DIC的血栓栓塞为轻。

（3）微循环障碍：DIC的基础疾病和DIC本身都可诱发休克，表现为血压下降、肢体发冷、青紫、少尿等。

（4）微血管病性溶血：主要表现为黄疸、贫血、血红蛋白尿、少尿甚至无尿等。血涂片可见红细胞碎片或畸形红细胞。

2. 白血病DIC的实验诊断　白血病DIC的病理特点与败血性或其他疾病的DIC有所不同，我国制定了白血病DIC的实验诊断标准：

（1）血小板低于50×10^9/L或呈进行性下降，或血小板活化、代谢产物水平增高。

（2）血浆纤维蛋白原含量低于1.8g/L。

（3）3P试验阳性或血浆FDP大于40mg/L或D-二聚体水平显著升高。

应该注意的是，白血病发生DIC前血小板计数往往已明显降低，发生DIC后继续下降的幅度可能不太显著，因此单独的血小板计数在白血病DIC诊断中的价值有限。

三、治　疗

1. 抗白血病治疗　白血病出血的控制主要依赖于白血病缓解和血小板的恢复。采取合理有效的化疗方案是纠正出血的关键。急性早幼粒细胞白血病是急性白血病中发生出血频率最高、程度最重的亚型，但由于全反式维A酸（ATRA）和亚砷酸（As_2O_3）在治疗APL有效的同时也能改善凝血异常，因而显著改变了APL临床出血的特征，大大降低了M3的病死率。

2. 血小板输注　白血病出血的主要原因是血小板减少，当血小板计数低于20×10^9/L，则可合并严重出血，甚至危及生命，因此输注血小板悬液是控制出血比较有效的措施，可每2～3天输注1次。如血小板计数大于20×10^9/L，临床上无明显出血，应尽量减少输注血小板的次数，以防产生抗血小板抗体。但对下列情况需预防性输注血小板，如放置中心静脉插管、拔牙及急诊外科手术等。

3. 止血药物　一般可采用酚磺乙胺0.5～1.0g/d静滴。月经过多者可用丙酸睾酮肌注。ε-氨基己酸在恶性血液病伴血小板减少的出血中具有明显效果而无明显副作用，总有效率达81%，并能减少血小板输注次数[213]。

4. DIC治疗　在抗白血病治疗的基础上可采取下列措施：

（1）肝素：肝素是主要的抗凝药物，但目前不主张早期、足量、维持使用，因为此方法不能降低DIC患者的病死率，反而有加重出血的危险。肝素在急性白血病DIC中的作用尚不肯定。现主张小剂量持续静脉滴注，300～500U/h[214]。但APL的DIC因促凝活性增强，仍可依具体情况用肝素治疗并适当增加剂量。

近年来低分子量肝素已普遍用于血栓性疾病的治疗。低分子量肝素保留了抗凝因子Xa的活性而抗凝血酶的作用减弱，具有抗凝作用强、出血危险小的优点。有关低分子量肝素治疗DIC的资料较少，对某些DIC可能有较好的效果，减少出血现象和器官功能的衰竭，但死亡率减低无统计差异。我国的初步试用结果表明，低分子量肝素对DIC的治愈好转率为72.7%，未见明显的出血倾向或其他不良反应。但是低分子量肝素可促进纤溶酶原活化剂的释放，增强纤维蛋白溶解作用。这对APL已有明显纤溶亢进的DIC患者的影响尚不了解。另一方面，肝素的抗凝血酶作用是

DIC治疗的重要部分。低分子量肝素的抗凝血酶作用减弱，从理论上讲对DIC的治疗不一定比肝素好，其效果和优越性有待进一步证实。

（2）抗纤溶药物：由于大多数DIC纤溶活性并不增加，抑制纤溶可加重血栓形成，而导致脏功能衰竭，因此不主张对DIC患者应用抗纤溶药。但由于APL患者纤溶活性及蛋白酶溶解活性增强，因此可以酌情使用一些抗纤溶的药物如ε-氨基己酸、氨甲环酸和蛋白酶的抑制剂如抑肽酶（aprotinin）。

（3）抗凝血酶和活化蛋白C：在感染性DIC用抗凝血酶（AT）和活化蛋白C（APC）治疗有效，可使DIC持续时间缩短，病死率下降。APC除有抗凝作用外，还有抗炎和抗凋亡的作用[215]。但APL的AT和APC并不降低，所以AT和APC在APL的DIC治疗中的意义有限。

（4）血小板输注：方法同前。

（5）血小板生成素（thrombopoietin，TPO）：是一种造血生长因子，通过与其特异性受体C-Mpl结合而产生生物学效应，调节巨核细胞增殖、分化、成熟并形成有功能的血小板。现已有基因重组产品，常用剂量为1.0μg/kg，每日1次，皮下注射。血小板生成素可用于肿瘤与白血病患者因放疗与化疗或骨髓移植引起的重度血小板减少并有严重出血倾向，能减轻血小板减少的程度，缩短血小板数恢复至正常的时间，并减少血小板输注的次数[82]。一般而言，血小板生成素无明显毒性，但1%的人在反复注射血小板生成素后可产生抗体，导致严重的血小板减少。此外，白介素-11也可促进巨核细胞的成熟与血小板的生成，临床上亦常用于治疗放疗与化疗或骨髓移植引起的重度血小板减少并有严重出血的患者。

5. 重组凝血因子Ⅶ（rFⅦa）　主要用来治疗具有抗-FⅧ抑制物的血友病。但近来研究显示它对于白血病合并血小板减少的出血[216]和HSCT后的出血也有明显效果[217]。

6. 对症治疗　鼻及牙龈出血可用填塞或明胶海绵局部止血。感染时会大大增加急性白血病出血的死亡率，因此有效防治感染是非常重要的。

（王兆钺　苏雁华）

第八节　白血病的预后和预后因素

一、急性髓细胞白血病的预后及预后因素

细胞遗传学是急性髓细胞白血病最重要的预后因素，最新的WHO分类将具有重现性染色体异常的AML单独列为一类。具有t（15；17）染色体异常的急性早幼粒细胞白血病（APL）5年无病生存率已达84%；具有t（8；21）染色体异常的AML，经有效化疗方案治疗后5年生存率已达70%以上。除了细胞遗传学因素，其他尚有年龄、外周血白细胞计数、分子生物学标记、治疗反应等众多因素影响AML的预后，对AML预后的判断和分析应对影响预后的多种因素进行综合分析，以便准确判断预后，并根据预后分组采用不同的治疗方案。预后因素主要分为治疗前预后因素和治疗后预后因素。

（一）治疗前预后因素

影响AML预后的治疗前预后因素见表9-13[218]。

1. 年龄　是影响AML预后最重要的因素之一。55～60岁的AML患者诱导治疗后60%～80%可获完全缓解（CR），5年DFS约30%～40%；而年龄大于60岁的老年AML，CR率仅40%～55%，很少有患者获得长期生存。

2. 白细胞计数　外周血白细胞计数对AML预后的影响虽不及对ALL预后的影响大，但也有一定的影响。高白细胞计数AML患者易发生中枢神经系统侵犯和出血、泌尿生殖系统侵犯、呼吸系统衰竭，以及高复发率，从而影响AML患者的预后。

3. 免疫标记[219]　白血病细胞免疫标记不能作为独立的预后因素，应结合其他预后因素以确定免疫标记对AML预后的影响。

CD34是一种造血干细胞表面标记，在FAB分型M0、M1、M4/M5亚型AML中易于表达，也可表达于伴有预后良好染色体异常的AML，如t（8；21）、inv16/t（16；16）AML。一般认为表达CD34的AML预后差，尤其是在共同表达CD7的AML、MDS或治疗相关AML、伴有不利染色

表 9-13 AML 治疗前预后因素

预后因素	有　利	不　利
年龄	< 45 岁	< 2 岁，> 55 ~ 60 岁
白细胞计数	< 25 × 10^9/L	> 100 × 10^9/L
LDH 水平	正常	升高
免疫标记	$CD34^-$，$CD56^-$，$HLA\text{-}DR^-$	$CD34^+$，$CD56^+$，$HLA\text{-}DR^+$
细胞遗传学	t(15；17)，t(8；21)，inv16/ t(16；16)	-7/del（7q），-5/del（5q），3q21 和 3q26 异常，复杂核型
分子生物学标记		
FLT3 过表达	无	有
FLT3/ITD、FLT3/D835	无	有
MLL-PTD	无	有
Wilms 肿瘤基因	无	有
MDR 基因		
MDR1，MRP，LRP	无	有

体异常如5号或7号异常的AML，CD34表达对预后的影响更为明显。CD34表达对伴有t（8；21）、inv16染色体异常AML的预后无明显影响。一些研究认为$CD34^-$、$CD14^-$、$CD13^-$AML预后较好。

淋巴系抗原在10% ~ 30%的AML病例中表达，其表达对AML的预后有一定的影响。末端脱氧核苷转移酶（TDT）是常表达于骨髓和胸腺中早期淋巴细胞的DNA多聚酶，约18%的AML病例表达TDT。TDT通常表达于分化较差的AML亚型，且常与CD34同时表达，该类AML预后差。CD7在15% ~ 20%的AML病例中表达，CD7表达的AML患者预后较差，尤其是表达CD7的M0、M1亚型AML，CD7与CD34/TDT共同表达的AML病例。表达CD2的AML预后较好。CD19表达于t(8；21）AML时，对预后无影响；但与CD34共同表达于不伴有良好预后遗传学异常的AML，对预后不利，该类AML的预后差。表达T和（或）B细胞抗原的杂合型白血病往往预后差。

CD56是一种神经细胞黏附分子，表达CD56的AML易于发生中枢神经系统侵犯，预后差；常表达于急性单核细胞白血病（AML）、t(8；21）白血病、8号三体AML，也可表达于t(15；17）白血病，或与CD11b、CD14、CD19共同表达。

4. 细胞遗传学[220]　细胞遗传学是AML最重要的预后影响因素，许多研究包括一些大宗的多中心的研究均认为，治疗前细胞核型是影响AML CR率、持续CR时间（CRD）、复发率和生存率的独立因素。最近CALGB（癌症和白血病工作组）、MRC（英国医学研究委员会）和SWOG/ECOG（西南肿瘤组 / 东方肿瘤协作组）均根据AML治疗前白血病细胞核型将AML分为预后良好组、中危组、预后不良组（表9-14）。

尽管CALGB、MRC和SWOG/ECOG在AML细胞遗传学预后分组上存在一些差异，但它们均将t(8；21)、inv(16)/t(16；16）异常的AML归为预后良好组；MRC和SWOG/ECOG将t(15；17)异常的AML归为预后良好组，CALGB研究认为由于t(15；17）白血病以全反式维A酸（ATRA）治疗为标准，该研究未包括t(15；17）白血病。MRC和CALGB研究认为伴有其他一个或多个染色体异常或有继发del（9q）异常的t(8；21）AML，同仅有t(8；21）异常的AML一样，均预后良好；SWOG/ECOG研究认为仅有t(8；21）异常的AML预后良好，而伴有其他复杂核型或继发del（9q)的t(8；21）AML预后不良，但SWOG/ECOG的研究结果并未得到其他大多数研究证实。目前更多的研究表明，无论是伴有继发染色体异常如t(8；21）常伴有的-Y、-X、+8，还是伴有复杂核型，均不影响t(8；21）和inv(16）白血病的预后；同样t(15；17）白血病伴有的其他染色体异常，对预后也无明显影响。影响t(8；21）白血病预后的因素有高白细胞计数、出现粒细胞肉瘤、CD56表达和高白细胞指数。WBC指数＝WBC数（10^9/L）×骨髓中原始细胞百分数。当WBC指数＜2.5时

表 9-14　AML 细胞遗传学预后分组

染色体核型	CALGB			MRC	SWOG/ECOG
	CR 率	CIR	OS		
t(8；21)(q22；q22)	良好	良好	良好	良好	良好
Inv16(p13；q22)/t(16；16)(p13；q22)	良好	良好	良好	良好	良好
t(15；17)(q22；q21)	NA	NA	NA	良好	良好
del(9q)	中危	中危	中危/有利	中危	不利
正常	中危	中危	中危	中危	中危
-Y	中危	中危	中危	中危/其他结构异常	中危
del(5q)	中危	未分类	中危	不良	不良
7q-	中危	未分类	中危	中危/其他结构异常	不清楚
t(9；11)(p22；q23)	中危	中危	中危	中危	不良
+11	中危	中危	中危	中危/其他数量异常	不清楚
del(11q)	中危	未分类	中危	中危/其他结构异常	不良
+13	中危	中危	中危	中危/其他数量异常	不清楚
del(20q)	中危	未分类	中危	中危/其他结构异常	不良
abn(12p)	不良	未分类	中危	中危/其他结构异常	中危/不清楚
+21	中危	未分类	中危	中危	不清楚
单独+8	中危	中危	不良	中危	中危
+8/一个其他异常	中危	中危	不良	中危	中危
t(6；9)(p23；q34)	中危	未分类	不良	中危/其他结构异常	不良
t(6；11)(q27；q23)	中危	未分类	不良	中危	不良
t(11；19)(q23；q13.1)	中危	未分类	不良	中危	不良
t(9；22)(q34；q11)	NA	NA	NA	中危/其他结构异常	不良
-7	中危	不良	不良	不良	不良
inv3/t(3；3)	不良	未分类	不良	不良	不良
复杂核型(≥3)	不良	不良	不良	未分类	不良
复杂核型(≥5)	不良	不良	不良	不良	不良
-5	未分类	未分类	未分类	不良	不良
del(7q)	未分类	未分类	未分类	中危	不良
abn(11q23)	未分类	未分类	未分类	中危	不良
+22	未分类	未分类	未分类	中危	不清楚
abn(17q)	未分类	未分类	未分类	中危/其他结构异常	不良
abn(20q)	未分类	未分类	未分类	中危/其他结构异常	不良
del(16q)	未分类	未分类	未分类	中危/其他结构异常	良好
+6	未分类	未分类	未分类	中危/其他	中危

续表

染色体核型	CALGB			MRC	SWOG/ECOG
	CR 率	CIR	OS		
abn(21q)	未分类	未分类	未分类	数量异常 中危/其他 结构异常	不良

CR：完全缓解；CIR：累计复发率；OS：5 年总生存率；abn：异常；NA：未包括

为低危组，3 年 DFS 为 74%；2.5 ~ 20 为中危组，3年DFS为57%；≥20为高危组，3年DFS为33%。SWOG/ECOG将del（16q）AML归为预后良好组，并未得到 MRC、CALGB 及其他研究证实，有学者认为真正的del（16q）AML应该归入预后不良组；在诊断该类AML时应常规应用RT-PCR/FISH等方法检测是否有CBF β -MYH11融合基因，以排除inv(16)/ t(16；16）白血病。t（8；21）和 inv（16）白血病均涉及核结合因子（CBF），因此统称为CBF AML，缓解后采用包含3 ~ 4个疗程大剂量阿糖胞苷方案（HDAC）的巩固强化治疗，5 年 DFS 均达 70% 以上。

CALGB、MRC和SWOG/ECOG均将inv(3)/t(3；3)(q21；q26)、-7、复杂核型AML列为预后不良组。关于复杂核型的定义尚有不同意见，MRC将具有≥5个不相关染色体异常者称为复杂核型，而CALGB、SWOG/ECOG将具有≥3个不相关染色体异常者称为复杂核型。CALGB比较研究了≥3个和≥5个染色体异常对AML预后的影响，发现≥ 3 个和≥ 5 个染色体异常 AML 的 CR 率和 OS 率显著低于遗传学正常的 AML，CIR 率显著高于遗传学正常的AML，因此认为≥3个染色体异常应作为定义复杂核型的标准。

SWOG/ECOG 和 MRC 分别将 11q23 异常的 AML归为预后不良组和中危组，但越来越多的研究表明11q23异常AML的预后主要取决于其伙伴染色体；t(9；11）（p22；q23）异常AML预后相对较好，归为中危组；而t(6；11）（q27；q23）AML、t(11；19）（q23；p13.1）AML预后差，归为高危组。

AML 中最常见的染色体三体异常依次为+ 8、+ 22、+ 13、+ 21 和+ 11。22 号三体是非随机的伴随于inv（16）染色体异常，极少作为单独的染色体异常出现。尽管每种染色体三体异常均可以作为伴随染色体异常出现，但+8、+13、+21和+ 11 可以作为单独染色体异常出现，在 AML 中发生率分别为4%、1%、0.4%、1%。+8对AML预后的影响主要取决于其是作为独立染色体异常出现，还是作为其他染色体异常的伴随染色体异常出现。在作为t(8；21）、t(15；17）、inv(16)/t(16；16）伴随染色体出现的8号三体，对预后无影响；有＋ 8 和复杂核型异常和（或）有预后不良染色体异常如del（5q）或-7者，预后非常差；单独 +8 AML 预后归为中危组或高危组。

5. 分子生物学标记　分子生物学标记可以用于预测AML的预后，但仅有少数几个可作为影响 AML 预后的独立预后因素。细胞遗传学正常的 AML均归为中危组，但不同分子标记的表达使该组的预后复杂化。

一些研究发现不管细胞遗传学情况如何，由于基因突变导致FLT3酪氨酸激酶受体的过表达，与 AML复发危险性增加和60岁以下AML患者生存率降低密切相关。FLT3- 内部串联重复序列 (FLT3-ITD）突变在预测AML复发和无病生存率方面，可能比细胞遗传学更为重要。FLT3-ITD突变在 APL 和遗传学正常的 AML 中最为常见，发生率分别为37%和34%。一些研究发现细胞遗传学正常的AML，有FLT3-ITD突变者DFS、EFS、OS 均明显低于无FLT3-ITD突变者，复发率显著高于无 FLT3-ITD 突变者（74% *vs* 48%）。虽然 FLT3-ITD 突变在 APL 中常见，但至今尚没有证据显示其在预测 APL 预后中的价值。

在 10% 细胞遗传学正常的 AML 和 90% 仅有 11- 三体染色体异常的 AML 中可以检测到杂合白血病基因部分串联重复序列（MLL PTD)。一些研究认为 MLL PTD 突变为预测细胞遗传学正常 AML 患者生存率最重要的独立预后因素，MLL PTD突变阳性细胞遗传学正常的AML患者CR时间、无病生存期较无MLL PTD突变者明显缩短。但是另外一些研究并没有证实MLL PTD在预后中的价值，因此目前关于MLL PTD作为独立预后因素在预后判断中的价值尚不明确。

Wilms肿瘤基因可以在AML患者中过表达。最近研究发现高水平表达Wilms肿瘤基因严重影响60岁以下AML患者DFS并增加复发危险性，是最重要的不良预后因素，认为其在预后中的价值较诊断时的白细胞计数、FLT3突变和细胞遗传学更为重要。

6. MDR　化疗耐药最重要的机制之一是细胞将化疗药物快速泵出。药物泵出依赖于ATP结合运输超家族成员，例如MDR1基因编码的P糖蛋白、多药耐药相关蛋白（MRP1）、肺耐药蛋白（LRP）和可溶性耐药相关钙结合蛋白（sorcin）。这些基因通常在老年AML中表达，可以部分解释老年AML对化疗不敏感、疗效差；但在较年轻AML患者中，MDR表达是否是影响CR率和长期生存的独立不良预后因素，目前尚不清楚。此外，低表达MDR1/MPR1的AML复发，说明存在其他的细胞内耐药机制。

7. 基因表达谱[221, 222]　在白血病发病中个别基因的特殊作用与基因簇作用相比，重要性降低，因此基因表达谱分析在白血病预后判断上可能有重要作用。最近的研究发现，t(15；17) AML往往有特异的基因表达谱，而t(8；21)、inv(16) AML根据基因表达谱可分为“基因簇”亚群，提示这些预后良好染色体异常AML的异质性；而且细胞遗传学正常的AML可以分为两个“基因簇”亚型，在长期生存率上有显著差异。在t(15；17)、t(8；21)、inv(16)、11q23异常、del (7q/7-)、正常核型、FLT3突变AML患者中发现特异的基因表达谱，而在复杂核型、MLL/PTD突变、8号三体AML中未发现特异的基因表达谱。目前将基因表达谱用于判断AML的预后为时尚早，但基因表达谱分析为更准确地对AML分类并研究特异的治疗方法带来希望。

（二）治疗后预后因素[218]

（表9-15）

1. 诱导治疗达形态学CR时间　一些研究认为不管诊断时细胞遗传学异常情况，达形态学CR的时间是AML患者诱导治疗后的独立预后因素。1疗程诱导治疗后骨髓中原始细胞比例在15%以上者预后很差，5年DFS仅21%；1疗程后部分缓解（骨髓中原始细胞比例在5%～15%）者，预后略差于1疗程后获CR者（骨髓中原始细胞比例小于5%），5年DFS分别为44%和53%。但最近ECOG的研究认为达形态学CR的时间不是影响AML预后的重要因素，1疗程CR的406例患者5年DFS为36%，与2疗程CR的805例患者5年DFS（35.7%）相当。这些研究结果的差异可能是由于治疗反应判断标准的不同所造成。

表9-15　AML治疗后的预后因素

诱导治疗后预后因素	复发时预后因素
达形态学CR时间	细胞遗传学
第14～16天原始细胞数量	CR1持续时间
微小残留病（MRD）	年龄
CR1期$CD34^+$干细胞动员	

2. 原始细胞下降的速度　最近的研究报道采用细胞形态学和分子生物学方法，检测儿童急性淋巴细胞白血病（ALL）患者骨髓中幼稚细胞的早期清除，可作为判断儿童ALL预后的独立因素；但是在AML中的预后价值尚不确定。德国AML协作组（AMLCG1992试验）报道，诱导治疗第16天骨髓中原始细胞数量是影响复发、无事故生存（EFS）、OS的独立预后因素。一个多因素分析结果确定细胞遗传学、第16天骨髓中原始细胞数量、年龄和LDH水平是影响长期生存最重要的预后因素。

3. MRD　尽管70%～80%的AML可以达到CR，但大多数患者最终复发，复发的根源为体内存在MRD。应用PCR、多参数流式细胞仪和荧光原位杂交（FISH）等方法可以检测MRD，预测疾病转归。

定量PCR为检测MRD最敏感的方法，但仅适用于有特异遗传学标记的AML，适用性不到50%。定量PCR转阴后再转阳往往预示疾病复发；在不同亚型白血病病例中，特异分子标记消失的动力学不同，阳性结果的预后价值也不同。在治疗后的APL患者，采用定量RT-PCR检测PML-RARα融合基因转录本，可以用于预测APL复发。尽管inv(16) AML治疗后MRD阳性在预后中意义目前尚不十分明确，但越来越多的研究表明随着时间延长，定量PCR检测CBFβ-MYH11融合基因转录本拷贝数逐渐降低，并会最终转阴。因此定性检测往往不能预测疾病复发和AML患者是否可长期生存，定量PCR检测白血病基因转录本的逐渐降低甚至消失，可以准确地预测疾病长期缓解。应用RT-PCR方法对t(8；21）AML患者检测发现，临床缓解后长期生存的患者仍有AML1-ETO转录本持续表达，因此检测AML1-ETO转录本预测t(8；21）白血病的转归作用有限，但近年研究报道应用定量PCR方法检测AML1-ETO转录本拷贝数的逐渐降低甚至消失，可以预测患者长期生存。

在疾病初发和复发时，FLT3突变类型不同，限制了其作为MRD检测标记的应用。一些研究认为定量检测WT1基因表达，可以用于预测疾病复发，尤其适用于无特异遗传学标记AML的MRD检测。

4. CR1期CD34$^+$干细胞动员　EORTC-GIMEMA-10试验研究了AMLCR1期干细胞动员能力和疾病复发危险性的关系，发现动员后获得大量CD34$^+$干细胞的AML患者易于复发且无病生存率降低。

5. 复发时预后因素　复发的AML患者预后差，获得第2次CR的机会和长期治疗结果主要与CR1持续时间有关。最近的研究报道，CR1持续时间和初次诊断时的细胞核型是影响原发AML第1次复发后CR率和长期生存率最重要的独立预后因素，细胞遗传学预后良好组3年DFS为43%，显著高于预后中危组的18%，高危组的3年DFS为0。inv(16）AML比t(8；21）AML复发后更易于获得第2次CR和持续缓解。诊断时FLT3突变存在确实预示较短的缓解期，但复发时FLT3存在对获得第2次CR机会和无病生存无不良影响；复发时FLT3突变消失也没有改善预后。

二、急性淋巴细胞白血病的预后及预后因素

ALL是生物学行为和预后不同的一组疾病。随着对ALL生物学认识的不断深入，人们对ALL的预后有更为准确的判断，并依据不同的危险因素调整治疗策略；对微小残留病（MRD）的定量监测，使人们对不同的ALL采用更为有效和低毒的治疗方案。目前成人ALL的初治诱导完全缓解率与儿童ALL相当，达到80%～90%，但长期无病生存率（DFS）仍仅有25%～50%，如何提高成人ALL的长期DFS是成人ALL治疗的巨大挑战。根据疾病的亚类和不同的危险分组，采用不同的治疗方案以提高长期无病生存率，是目前成人ALL缓解后的治疗策略。

长期以来，影响成人ALL预后的因素主要有年龄、外周血白细胞计数、治疗的反应、细胞遗传学和分子生物学、免疫表型等（表9-16）。75%的成人ALL为高危组，预期5年DFS为25%；25%的成人ALL为标危组，预期5年DFS大于50%。

（一）年龄

年龄是影响成人ALL预后的重要因素之一，但没有一个确切的年龄界限界定患者的预后危险性，一般来讲年龄越大预后越差。因为大多数临床研究中，患者的中位年龄为30岁，因此趋向于

表9-16　成人ALL的预后因素

预后因素	有　利	不　利
临床预后因素		
年龄	＜30岁	≥30岁
白细胞计数	＜30×10^9/L	≥30×10^9/L
治疗反应时间	CR时间＜4周 治疗第7天外周血中、第14天骨髓中原始细胞清除	CR时间>4周 治疗第7天外周血中、第14天骨髓中原始细胞持续存在
生物学预后因素		
免疫表型	T细胞（皮质型）	早期和成熟T细胞，前－前B细胞
细胞遗传学	12p异常，t（10；14)(q24；q11)，超二倍体	t(4；11)，t（9；22)，t（1；19)，低二倍体，-7，＋8
多药耐药基因（MDR）	无	有
微小残留病（MRD）	无	有

以30（±5）岁作为年龄界限评价成人ALL的预后。年龄在55岁以上的ALL患者，一般归为预后不良组，3年可能生存率不超过20%；而20岁以下青少年ALL患者预后接近儿童ALL患者，对青少年ALL患者按儿童ALL的治疗方案进行治疗往往可达到最好的治疗效果。老年ALL预后不良的原因为不能耐受强剂量化疗、并发其他疾病和脏器功能障碍、高危ALL比例增加（如Ph^+ ALL）等。

（二）细胞计数

增高的细胞计数反应肿瘤负荷重，为影响预后的不利因素。正如年龄影响因素一样，界定不同预后的细胞计数值在不同的研究中不同，但多数以外周血白细胞计数 30×10^9/L 或 50×10^9/L 作为危险分组细胞数量界定值。在CALGB的研究中，年龄在30～59岁和高白细胞计数ALL患者的OS率分别为39%和34%，明显低于无这些不良预后因素ALL患者的OS率（69%和59%）。

（三）治疗反应时间

诱导治疗开始4周内不能达CR是影响成人ALL预后的不良因素。一项研究发现诱导开始4周以上达CR ALL患者的复发率是4周以内达CR ALL患者的2倍；5年DFS率在4周内达CR者为46%，而4周以上达CR者为0。

在儿童ALL的研究中，已经明确于诱导治疗的早期（7～21天）白血病细胞持续存在是儿童ALL的不良预后因素。诱导治疗7天仍有白血病细胞，说明对糖皮质激素不敏感；诱导治疗21天仍有白血病细胞，说明对化疗耐药。许多前瞻性研究证明，ALL患者于诱导治疗7天、21天或7～21天之间存在白血病细胞是预后不良的客观因素。白血病细胞持续存在的标准为外周血中原始细胞在 1×10^9/L 以上，骨髓中原始细胞在5%以上。

尽管在儿童ALL的研究中，已根据诱导治疗7天或14天骨髓中原始细胞比例对儿童ALL进行预后分组，但在成人ALL中相似的研究报道较晚。Sebban等研究了诱导治疗15天骨髓中原始细胞持续存在（有核细胞5%以上）对成人ALL预后的影响。437例成人ALL患者中有约1/3在诱导治疗15天时骨髓中原始细胞持续存在，这些患者很少在4周内获得CR；在所有CR患者中，诱导治疗15天骨髓中原始细胞清除的患者5年DFS率为34%，而诱导治疗15天骨髓中原始细胞仍存在的患者，5年DFS率仅为19%。同儿童ALL一样，在成人ALL的研究中发现，糖皮质激素诱导7天，外周血中原始细胞仍持续存在，是影响成人ALL患者OS率的不良预后因素。

（四）免疫表型

现代强烈化疗已经明显改善了成熟B细胞ALL和T细胞ALL的预后，DFS率从不到10%分别提高到50%和40%～60%，目前成熟B细胞ALL和部分T细胞ALL不再归为预后不良组。事实上，由于采用现代强烈化疗，许多T细胞ALL已归为预后良好组；外周血白细胞计数对T细胞ALL预后的影响不如对B细胞ALL的影响明显，但外周血白细胞计数在 100×10^9/L 以上的T细胞ALL，预后仍较差。早期T细胞ALL（前－前T细胞）和成熟T细胞ALL与其他亚型T细胞ALL相比，预后差。

普通型（$CD10^+$）成人ALL的预后，在过去的十几年中无明显改善，DFS仍在30%～40%。采用包含增强剂量的蒽环类药物和抗代谢药物的化疗方案，提高了外周血白细胞较低的前B细胞ALL和t(4；11）阴性前－前B细胞ALL的预后。前－前B细胞ALL预后较差，尤其是合并t(4；11）染色体异常时。

CD34表达在B细胞ALL中较为常见，一些研究认为CD34表达影响成人ALL患者的预后，但另一些研究认为对成人ALL的预后无明显影响，而且CD34表达往往同时有高白细胞计数和Ph染色体，因此其在ALL预后判断中的价值目前尚不明确。同样，髓系抗原CD13、CD33在成人ALL中表达，对预后的影响目前也缺乏一致结论。

（五）细胞遗传学和分子生物学[220]

细胞遗传学研究在急性白血病的诊断、治疗和预后判断上具有重要价值，采用较常规细胞显带技术更为敏感和特异性更高的荧光原位杂交方法（FISH），可在几乎所有的ALL中发现染色体异常，染色体异常包括数目和结构的异常，常见的异常及其与预后的关系见表9-17。

高超二倍体（>50条染色体）在成人ALL中发生率约为2%～11%，低于儿童ALL中25%的发生率。高超二倍体成人ALL具有年龄小和外周血白细胞计数正常的特点，较其他染色体数目异常预后好，但仍不及超二倍体儿童ALL预后。高

表 9-17 成人 ALL 常见染色体异常与预后

异常类型	成人 ALL（%）	预后
正常染色体	15 ~ 36	中～好
高超二倍体	2 ~ 11	好
低超二倍体	10 ~ 15	好
近三 / 四倍体	3 ~ 5	中
假二倍体	31 ~ 50	差
亚二倍体	4 ~ 9	差
近单倍体	罕见	–
t（9；22）（q34；q11.2）	11 ~ 29	差
t（4；11）（q21；q23）	3 ~ 7	差
t（1；19）（q23；p13.3）	2 ~ 3	差
t（12；21）（p13；q22）	0 ~ 3	–
9p[JMWANG1]	6 ~ 30	中
12p	4 ~ 6	不定
del（6q）	3 ~ 16	不定
del（7p）/ del（7q）/7 号单体	6 ~ 11	差
del（5q）	＜ 2	无预后价值
＋ 8	10 ~ 12	差
14q11	总 5 ~ 7，T 细胞 ALL26	非常好，尤其是t(10；14)

超二倍体成人ALL伴发的较为常见的染色体结构异常为t(9；22)，该类ALL的预后同仅有t(9；22)者相似。低超二倍体（47～50条染色体）ALL的染色体组型和临床特点与高超二倍体不同。低二倍体成人 ALL 约占 ALL 的 4% ～ 9%，具有较正常核型 ALL 患者年轻和大多数属 B 细胞 ALL 的临床特点，预后较好。成人ALL中预后好的染色体结构异常有 B 细胞 ALL 的 del（12p）、t(12p）/ t(12；21)，T细胞ALL的t(10；14)，但这些预后良好染色体异常ALL在成人ALL的发生率低于儿童 ALL。

t(9；22）是成人 ALL 中最常见的染色体异常，约占成人ALL的11%～29%，在B细胞ALL中约占 37%。t(9；22）染色体移位形成融合基因 *bcr-abl*，由于22号染色体长臂上基因断裂集丛区位点的不同，形成大小不同的 *bcr-abl* 融合基因，从而产生两种分子量不同的融合蛋白 p210 和 p190，p210 见于 24% ～ 50% 成人 ALL，而 p190 见于 50% ～ 77% 成人 ALL。Ph^+ ALL 有外周血高白细胞计数、B 细胞免疫表型、高达 71% 表达髓细胞表面标记等特点，典型的免疫标记为$CD34^+$/$CD10^+$/$CD19^+$；Ph^+ ALL 约占 $CD10^+$ALL 和前 B 细胞 ALL 的 25% ～ 50%。Ph^+ALL 预后很差，取得 CR 后应尽早行异基因造血干细胞移植。

t(4；11）是成人 ALL 较为常见的染色体异常，约占3%～7%；在婴儿ALL中最为常见，在儿童ALL中约占2%。t(4；11）移位导致11号染色体的 MLL 基因与 4 号染色体的 AF4 基因融合，形成MLL-AF4融合基因。t(4；11）ALL的典型免疫表型为 TdT^+/HLA^-DR^+/$CD34^+$/$CD10^-$/$CD19^+$，具有前－前B细胞免疫学特征；t(4；11）ALL具有高白细胞计数、外周血中高幼稚细胞比例、高中枢神经系统白血病发生率、预后差等临床特点。

t（1；19）在成人ALL中发生率约为2%～3%，与儿童ALL发生率相似。t（1；19）移位形成E2A-PBX1融合基因。几乎所有的t（1；19）成人ALL均为前B细胞ALL，免疫表型特点为$CD9^+$/$CD10^+$/$CD19^+$/$CD22^+$/$CD34^-$/$cy\mu^+$；低白细胞计数和患者年龄较轻为t（1；19）成人ALL的临床特征。预后差，3 年 DFS 小于 25%。

80%的Burkitt淋巴瘤/白血病有t(8；14)（q24；q32）染色体移位，导致8号染色体上的c-myc基因移位至 14 号染色体上的 IgH 基因增强子之后；20%具有t(2；8)（p12；q24）和t(8；22)（q24；q11）染色体移位。采用短期、强烈的化疗方案明显改善了Burkitt淋巴瘤/白血病的预后，3年DFS达到60%～70%[224]。

（六）多药耐药基因（MDR）

MDR1表达的P糖蛋白是白血病细胞耐药的原因之一，在初诊的成人ALL中，38%患者的白血病细胞可以检测到MRD1基因或表型；在预后差的$CD7^+$前－前T细胞ALL和B细胞ALL中，MDR1的表达更为常见。MDR1的表达常预示原发治疗耐药和复发；MDR1的表达持续增高，往往预示疾病随后复发。

MDR相关蛋白（MRP）和肺相关蛋白（LRP）表达也可导致白血病细胞耐药。MRP和LRP表达在疾病诊断时对预后的影响目前尚不明确，但疾病复发时二者均可以过表达。成人Ph^+ ALL对糖皮质激素耐药，可能与LRP表达有关。耐药现象与细胞凋亡、周期调控相关分子机制的改变密切相关，目前与成人ALL预后负相关的分子变异包括p53、Rb、p14、p15、p16、p21等。

(七)微小残留病（MRD）[265, 266]

治疗过程中MRD的持续存在反应内在的耐药现象，预示疾病复发；治疗的每一阶段和移植前后检测MRD是预测疾病复发最敏感的手段。在成人ALL治疗过程中，应重视将检测MRD作为评价预后的重要指标，因为采用传统危险因素的预后分组方法不能准确预测疾病的转归，预后良好组中约有40%的患者最终复发，而预后不良组中可有20%的患者不复发。

PCR是常用的检测MRD的技术，以染色体结构异常导致融合基因或特异基因的异常表达为检测对象，这些检测对象在疾病发展过程中较为稳定，而且PCR方法检测的敏感性高，可达10^{-4}～10^{-6}，但PCR方法的适用性低，仅适用于不到50%的成人ALL患者。检测Ig和TCR基因重排使PCR方法检测成人ALL MRD的适用性扩大，基因重排检测适用于90%以上的成人ALL患者。多色流式细胞仪也可用于MRD检测，60%～98%的B细胞ALL和几乎所有的T细胞ALL可以应用流式细胞仪检测MRD，敏感性约为10^{-3}～10^{-4}，低于PCR方法。

在一项有关成人ALL MRD的研究中，缓解后3～12个月MRD阴性的ALL患者中80%～90%持续缓解，而MRD阳性患者中80%复发。一个单中心的研究分析了t(9；22）阴性成人ALL中的MRD，证实在2年治疗期间所有的MRD检测时间点，MRD均有很高的提示预后的价值，尤其是在诱导缓解后的3～5个月以及以后的随访中。有研究根据诱导治疗后和巩固治疗前这2个时间点MRD情况，对儿童ALL进行预后危险分组，2个时间点MRD均为阴性的病例归为低危组，5年复发率仅2%；2个时间点MRD为中等水平（10^{-3}）或高水平（10^{-2}）归为高危组，5年复发率为84%；既不属于高危组也不属于低危组者归为中危组，5年复发率为24%。对成人ALL MRD的研究证实MRD水平和复发危险性高度相关，几个时间点的MRD检测更能准确预测疾病转归。在诊断ALL后的3～12个月内任何一次MRD水平＞10^{-4}的患者中，52%复发；而MRD水平始终低于10^{-4}的患者则未复发。根据诱导治疗后MRD水平对成人ALL进行预后危险分组，任何时间点MRD水平在10^{-4}以下为低危组，10^{-4}以上为高危组，否则为中危组。根据MRD进行危险分组，并根据预后危险性调整治疗策略，以提高成人ALL的长期生存率。

（宋献民　王健民）

第九节　白血病和造血干细胞移植的护理

一、化疗护理

(一)化疗护理原则

遵医嘱正确给药，观察并处理药物不良反应，药物必须新鲜配置。为减少胃肠道反应，宜在两餐之间给药，用药前使用止吐剂；保护静脉；监测血象变化；适时进行保护性隔离，防止感染。鞘内给药推注速度宜慢。注射完毕后应去枕平卧6小时，注意观察有无头痛、发热等不良反应。

（二）感染的预防

1. 保护性隔离　患者应住单人间，病室每天紫外线照射消毒2次，每次30分钟，并开窗通风。限制探视，固定陪护；住大病室的患者戴口罩，预防交叉感染。

2. 晨起、睡前、饭后用漱口液漱口，保持口腔湿润，预防口腔感染。

3. 便后清洗肛周，女性患者冲洗会阴部。

4. 注意全身皮肤清洁，勤洗澡，勤换内衣裤。定期更换床单被套。

5. 为患者提供清淡易消化的新鲜食物，避免过甜、油腻及刺激性食物，少食多餐，细嚼慢咽。

（三）化疗药物的副作用

环磷酰胺：骨髓抑制，恶心，呕吐，脱发，出血性膀胱炎，肝损害。

甲氨蝶呤：口腔、肛周及胃肠道黏膜溃疡，恶心，呕吐。

阿糖胞苷：口腔、肛周溃疡，消化道反应，脱发，骨髓抑制，巨幼变。

长春新碱：末梢神经炎，消化道反应。

高三尖杉酯碱：骨髓抑制，消化道反应，心肌损害。

柔红霉素：骨髓抑制，消化道反应，心肌损害，局部刺激。

多柔比星：骨髓抑制，消化道反应，胃肠道反应，口腔黏膜炎，脱发。

阿克拉霉素：同多柔比星。

米托蒽醌：骨髓抑制，消化道反应，肝功能损害。

VP-16：骨髓抑制，消化道反应。

安吖啶：骨髓抑制，消化道反应，肝功能损害。

门冬酰胺酶：发热等过敏反应，高尿酸血症，低血浆蛋白，出血，白细胞减少，高血糖，胰腺炎，氮质血症。

1. 血栓性静脉炎　注意保护静脉，无论静脉推注或静脉点滴均应将化疗药物稀释至要求浓度，并在规定的时间内用完。注完化疗药后再注入生理盐水 5 ～ 10ml，以减少对血管的刺激。如长期化疗，两臂交替，由远及近，以保证受刺激的静脉有足够的时间恢复，一旦出现血栓性静脉炎，即停止使用相关静脉并给予冷敷。25% 硫酸镁湿敷或理疗，但不可挤压或按摩，防止血栓脱落引起栓塞。

2. 药物外溢造成组织坏死　妥善固定针头，并确保针头在血管内，注射中严密观察穿刺部位有无肿胀，告知患者如有疼痛或不适应立即报告。一旦发现药液溢出血管外应停止给药，但不要拔针，用注射器抽 3 ～ 5ml 血液以除去一部分药液，注射解毒剂后再拔针，局部冷敷后用 25% 硫酸镁湿敷。碳酸氢钠溶液用于长春新碱、多柔比星。注射强刺激性化疗药时，穿刺点应避开关节部位，选用前臂静脉，以防药物溢出损伤手背、腕部肌腱和韧带而致残。

3. 脱发　可用头皮止血带，冰帽局部降温，减少局部血运，以减轻药物对毛囊的损害，对于预防脱发有一定作用。

4. 骨髓抑制　定期查血象，预防感染。

5. 肝肾毒性反应　给予高蛋白、高糖、高维生素和低脂食物，保护肝。保证每日饮水量不少于1 500ml，观察尿量，认真记录液体出入量。如水的摄入量足够但尿量仍减少，应立即报告医师，遵医嘱使用利尿剂。每次排尿后监测尿液pH，低于 6.5 时报告医师，遵医嘱给予碳酸氢钠碱化尿液和别嘌呤醇抑制尿酸生成。

（四）入院化疗中的精神护理

1. 用药前向患者说明所用药物的不良反应，使患者有一定的思想准备。

2. 护理人员应多向患者介绍成功的病例，鼓励患者坚持化疗，完成疗程。

3. 化疗期间让亲人陪护，护理人员多与患者沟通，关心、同情患者。护理操作要轻柔，尽量减轻对患者的不良刺激。

4. 用药过程中密切观察有无恶心呕吐、胃纳减退等胃肠道反应，并积极采取措施力争减轻或消除之。用药前给予止吐剂，控制滴速，为患者提供清淡易消化新鲜食物，治疗前 1 小时避免进餐，进食前指导患者做深呼吸及吞咽动作，进食后取坐位或平卧位。

5. 消除患者对脱发反应的顾虑，告知脱发是由于化疗药物引起的，停药后头发可再生，脱发期间可适当戴假发、头巾或修饰帽。

二、造血干细胞移植护理

（一）造血干细胞移植前准备

1. 供者准备　异基因骨髓移植应首先选择供者，供、受者抽血作组织配型，混合淋巴细胞培养，多选用HLA相合的同胞作为最适供者。移植前 2 周对供者进行循环采血，其目的是保证骨髓移植手术时有足够的新鲜血液提供给供者，以避免发生失血性休克，另外可以刺激骨髓造血干细胞生长。

2. 无菌层流室的准备　室内一切用物需经清洁、消毒、灭菌处理。室内不同空间采样行空气细菌学监测，合格后方可让患者进入。

（1）消毒用材料：健之素、75%酒精、40%甲醛、高锰酸钾、紫外线灯、微波炉等。

（2）擦拭消毒：分别用肥皂水、清水、0.1%氯已定消毒液分3次，认真擦洗各房间所有墙壁、天花板、地面、桌椅、床、电视机、对讲机、治疗车及所有暴露使用的物品。拖鞋用肥皂水清洗干净后，浸泡于0.1%健之素消毒液中30分钟后晾干。被褥、病服、治疗盘、隔离衣高压蒸气灭菌。患者的生活用品送放疗科照射消毒。

（3）熏蒸灭菌或喷雾灭菌：各房间擦洗完毕后，患者居室内所用医疗物品如血压计、听诊器、止血带、体重秤、体温计及各种生活所需物品，松散地摆放在床铺桌椅上，拉开单元内所有抽屉及各种柜门，使物体各部充分暴露。各房间地面分别置一容器，放入高锰酸钾10g、40%甲醛10ml熏蒸消毒，每次密闭24小时，连续2天，然后将高压消毒后的被褥按无菌操作送入病室内床铺上，再密闭熏蒸消毒1次。3次熏蒸消毒后，打开病区窗户通风约2小时，再用紫外线灯消毒房间1小时。行空气及各类物品细菌培养，各类物品及空气无细菌生长，开动层流无菌室空气压缩机净化空气24小时（此后不能再切断空气压缩机电源，直至患者转出层流室。如有患者而必须切断电源时，时间不能超过30分）。再行细菌培养1次，培养结果细菌数为零，准备接受患者入室。过氧乙酸空气消毒方法是用产生细雾粒的喷雾器，使过氧乙酸溶液的雾粒均匀分布于室内空间，然后雾粒覆盖在物体表面而达到消毒作用。喷雾2%过氧乙酸溶液8ml/m^2，关闭门窗作用30分钟，对室内物体表面均能达到消毒要求（对细菌芽孢的杀灭率达99.9%以上）。

3. 患者准备

（1）心理护理：了解患者及其家属对所患疾病及骨髓移植重要性的认识程度，对骨髓移植方法、过程的了解程度，是否有充分的思想准备，患者的经济状况如何等。骨髓移植患者需居住于无菌层流室近1个月，与外界隔离，加之严重的治疗反应，患者常常出现紧张、恐惧、孤独和失望等心理反应。应详细为患者和家属介绍骨髓移植的有关知识、无菌层流室的基本环境和规章制度；讲解骨髓细胞采集方面的知识，如采集骨髓的目的、采集及储存方法、输入骨髓的程序、移植的时间、可能出现的并发症等，使其对骨髓的采集和输注有较清楚的了解，并说明骨髓的采集对供者或患者的身体不会造成危害，从而降低或消除患者疑虑、恐惧感，使其处于接受治疗的最佳生理、心理状态。

（2）移植前应对患者进行全面身体检查。应评估患者的营养状况及体重，有无消瘦、水肿；全身皮肤黏膜有无出血、破损及感染灶，如皮肤有无出血点及瘀点、瘀斑，咽部有无发痒、红肿，痰液的性质，肺部有无啰音等；患者的体温是否正常；肝、脾及淋巴结有无肿大等。复查血象、骨髓象、血型，检查心、肺、肝和肾功能，做咽部、体表和肛周细菌培养。

（3）入室前3天开始服用肠道不易吸收的抗生素，进食消毒饮食，庆大霉素或卡那霉素眼药水滴眼，0.2%氯已定液或0.05%碘附擦拭外耳道、鼻前庭，每日2次。治愈脚癣、痔疮、龋齿、疖肿等局部病灶，保持皮肤黏膜的完整性。入室前1天剪指（趾）甲、剃毛发（头发、腋毛、阴毛）。入室当天清洁灌肠，淋浴后用1∶2 000氯已定药液做全身药浴，时间30分钟，患者全身浸泡于消毒水中，头部敷以氯已定毛巾，交替采用仰卧、左右侧卧和伏卧姿势充分浸泡。护理人员协助充分清洗腋下、脐部、腹股沟及会阴等皮肤皱褶处。皮肤如有不完整处，如有未愈合的骨髓穿刺针眼及锁骨下静脉插管等，局部可敷以无菌敷贴，药浴后立即更换敷贴。药浴时注意观察患者是否有头晕、恶心、乏力等不适反应，及时发现，及时处理。药浴完毕协助患者更换无菌衣裤，注意不要滑倒，包裹大单送入无菌室。

（二）预处理护理

其目的是杀灭受者的免疫活性细胞，使之失去排斥外来细胞的能力，从而允许供者的骨髓植入而使造血功能重建，同时消灭体内的异常细胞而起到一定的治疗作用。预处理方案主要有全身射线照射和使用免疫抑制剂。常用环磷酰胺，于移植前1、2或4、5天静滴，40～60mg/（kg·d）。移植前1天行全身照射，总量8～10Gy，1次或分次照射。接受大剂量化疗和照射，患者常有恶心、呕吐、发热、腹泻、脸潮红、腮腺肿胀等反应，应密切观察，并鼓励患者多饮水，每日4 000ml以上，以防止尿酸性肾病的发生。

（三）造血干细胞移植期间护理

1. 采集方法

（1）骨髓液采集：在无菌条件下进行，供者行硬膜外麻醉，自髂前或髂后上棘抽取骨髓，采集量自体骨髓移植为（1～1.5）$\times 10^8$/kg，异基因3×10^8/kg（单个核细胞）。采集的骨髓需尽快离心，保留单个核细胞，经不锈钢网或尼龙网过滤后装入血袋。

（2）外周血干细胞采集：首先给供者肌注粒细胞集落刺激因子或其他动员剂，进一步体内扩增造血干细胞后进行采集。采集量为自体2×10^8/kg，异基因4×10^8/kg（外周血单个核细胞数）。将抽取的外周血置于4℃保存3天或用液氮保存3～24个月。

（3）骨髓液回输：在无菌层流室进行，经静脉插管处输入，6小时输完，每袋骨髓液至最后5ml时应留在袋中弃去，以防脂肪颗粒引起肺栓塞。外周血干细胞解冻后不需滤过即可输入。

2. 护理

（1）心理护理：虽然患者及家属在治疗前已有一定的思想准备，但对治疗中可能出现的并发症仍会产生恐惧心理，常造成失眠、多虑等。另外，由于无菌层流室与外界基本隔绝，空间小，娱乐工具少，患者常有孤独感。护士在满足患者生理需要的同时，多与患者交谈，倾听患者的诉说，调节患者情绪，传递家属信息，以调动患者积极性。

（2）并发症的预防及护理

1）感染：感染是最常见的并发症之一，也是移植成败的关键。移植早期，是感染危险期，感染率60%～80%，细菌感染，尤以G^-杆菌感染常见，常可致败血症。真菌感染可为真菌肺炎。移植中期，病菌感染为全身并发症，常见单纯疱疹、口腔炎、巨细胞病毒性肺炎。移植后期，感染与移植物抗宿主病（GVHD）有关，肺炎病毒感染多见。感染的重要原因有：移植前预处理中使用大剂量化疗，造成皮肤、黏膜和器官等正常组织损害，破坏了机体的天然保护屏障；大剂量的化疗和放疗破坏了机体的免疫细胞，此时粒细胞可降至零，机体免疫力极度低下；骨髓移植中使用免疫抑制剂降低了移植物抗宿主反应的强度，但也进一步抑制了免疫系统对入侵微生物的识别和杀伤功能。因此，骨髓移植患者必须实行全环境的保护。

①无菌环境的保持：患者必须居住在洁净度为100级的空气层流洁净病房，外界空气经过初级、中级和高级三级空气滤过器后进入病室，保证室内空气细菌数＜3个/米^3。空气呈单一方向平行流动，从而保证了病室空气的清洁和新鲜。其环境的保持包括：a. 控制入室人员，医护人员入室前应淋浴，更换清洁衣服。先用肥皂洗手，清水冲净后，再用1∶2 000氯己定液泡手5分钟，按无菌操作要求穿无菌手术衣、裤，戴无菌帽子、口罩，更换无菌拖鞋进入风淋室，经风淋1～2分钟后进入无菌层流室。b. 地板、墙壁、门窗、室内物品每日用1%过氧乙酸擦拭。各室用臭氧消毒，每日3次，每次30分钟。c. 拖鞋、痰盂、便器用后分别浸泡入1∶2 000氯己定液中30分钟后方可使用。d. 消毒液、泡手液需每日更换；床单、被褥、衣裤、毛巾应高压消毒，每日或隔日更换；口罩、帽子、隔离衣用后更换。e. 物体表面细菌监测、空气采样培养，每周1次。

②患者的无菌护理：包括a. 皮肤护理：用煮沸后的开水配制1∶2 000氯己定液沐浴，每日2次。颈外静脉或锁骨下静脉置管处隔日换药1次。b. 庆大霉素或卡那霉素眼药水滴眼，0.2%氯己定液或0.05%碘附擦拭外耳道、鼻前庭，每日2次。c. 口腔护理：根据口腔pH测定酌情选定漱口液（呋喃西林液、3%碳酸氢钠液、3%硼酸水等），可选用其中一种或两种于进餐前后漱口或交替漱口。d. 便后、睡前用1∶5 000高锰酸钾液坐浴，保持肛周及外阴清洁，女性患者月经期间增加外阴冲洗次数。e. 患者饮食须经微波炉或高压蒸汽消毒。食可削皮的水果，食用前用0.2%氯己定液浸泡30分钟后再削皮食用。f. 指导患者勿用手挖鼻腔，不可用牙签剔牙，不用指甲搔抓皮肤等。

③根据患者血小板回升情况，指导其适当进行室内活动。加强扩胸运动，促进呼吸道分泌物排出，避免发生肺部感染。

④病情观察及护理：每天询问患者主诉，监测体温变化及精神状况。骨髓移植后患者白细胞

总数一般在1周内降到0 ~ 100/μl，到第3周左右白细胞总数上升达1000/μl。注意观察有无局部感染灶的存在，如咽部、痰液、大小便、肛周、皮肤、穿刺处等，必要时作血、尿、粪以及分泌物的细菌学培养和药敏试验，以利于有效抗生素的选择。

2）出血：每日监测血小板计数，观察有无出血倾向，如皮肤有无出血点和瘀点、瘀斑，有无鼻腔、口腔黏膜和牙龈出血，有无胃肠及颅内出血等，此时除常规止血外，输注浓缩血小板是非常必要的。

3）排异反应：异体骨髓细胞输注后，患者细胞免疫系统产生排斥异体细胞的反应称为排异反应。主要表现为移植后患者的白细胞逐渐上升而后又降低，骨髓造血细胞由增生好转又返回移植前水平，故移植后每天或隔天需作血常规检查，通常第2周开始血象上升，第4 ~ 6周血象恢复迅速，骨髓象转为正常。

4）移植物抗宿主病（GVHD）：植入的供者造血干细胞含有免疫活性，主要为T细胞，与患者的白细胞或组织发生免疫反应，可导致组织损伤，称此病变为GVHD。临床表现有急、慢性两种。急性GVHD在骨髓移植后3个月内发生，在10天内发生的又称为超急性GVHD，主要表现为广泛性斑丘疹、皮疹、腹泻、肝功能异常等；3个月以后发生的称为慢性GVHD，表现为局限性或全身性硬皮病、眼或口腔干燥、关节挛缩、吸收不良等。发生GVHD后死亡率较高，应密切观察，及时作相应处理。为预防GVHD的发生，其护理要点如下：

用药护理：环孢素和甲氨蝶呤是预防急性GVHD的主要药物。遵医嘱于移植前1天开始静滴环孢素，2.5mg/（kg·d），持续给药约1个月，以后改为6mg/（kg·d）口服，直到6个月。环孢素有肝、肾毒性，部分患者可出现高血压、胃肠道反应、多毛、齿龈增生等，要定期检查肝、肾功能，监测血压和尿量，在使用环孢素前或治疗过程中应告知患者可能出现的副作用，有利于尽早发现并更好地配合治疗。慢性GVHD主要采用大剂量肾上腺素和小剂量免疫抑制剂治疗，大剂量糖皮质激素易诱发消化道出血和感染，故应观察患者粪便颜色，体温有无升高。若按医嘱使用抗胸腺免疫球蛋白或抗淋巴细胞球蛋白时，应注意观察患者有无过敏反应。血液制品需用γ射线25 ~ 30Gy照射或紫外线（UV）0.3 ~ 0.6J/cm^{2}剂量的UV-B（波长280～320nm）照射后才能输注，以免带入免疫活性细胞。此外，尽可能输注去白细胞的成分血液。密切观察病情，了解肝功能化验结果，观察全身皮肤有无斑丘疹、水疱、脱屑，每天大便次数及性状，巩膜有无黄染等。

5）肝损伤：骨髓移植术后约有50%的受髓者合并肝损伤，主要有肝窦隙阻塞综合征，一般发生在移植后7 ~ 12天。肝静脉阻塞后血液在血管内淤积并渗出血管壁到达腹腔形成腹水，患者可出现腹胀、体重增加，肝静脉淤血可出现肝区胀痛、黄疸。因此，移植后1周内应注意观察患者有无上述改变，并协助医生进行有关检查，如肝功能和凝血功能的检查。

6）输血后肝炎：输血的目的一方面是帮助患者安全度过骨髓空虚期，另一方面可减少出血。国外报道，丙型肝炎占输血后肝炎的78% ~ 94%，我国为13% ~ 19.7%。

7）一过性肝损害：除肝炎、肝窦隙阻塞综合征时会发生肝损害外，骨髓移植前后使用大剂量的抗肿瘤药、抗生素等也有可能增加肝负担，引起黄疸和暂时性的转氨酶升高。

（3）饮食护理：鼓励患者进食，增加营养，以高蛋白、高维生素、易消化、无渣、清淡饮食为宜。

（4）防损伤：注意患者安全，必要时加床档。协助患者生活护理及活动。

（四）出院后护理

1. 保证充足的休息、睡眠，进行适宜的活动和锻炼，如散步、听音乐、打太极拳等，每日睡眠应保证在8 ~ 10小时以上。保持乐观和良好的情绪状态。

2. 指导患者维持饮食平衡，饮食宜富含营养，保证足够的水分摄入。

3. 指导患者出院后预防感染的措施，避免接触患病的人和家畜及其分泌物；避免在公共游泳池游泳；避免去人多的地方；注意保暖，防感冒；注意饮食卫生，不食隔夜食物；注意口腔和皮肤护理，勤洗澡、更换衣服；保持大便通畅，每次便后用1：5 000高锰酸钾坐浴。

4. 告诉患者到医院复查血常规和骨髓检查的

时间。若出现疲乏、皮肤黏膜出血、感染，以及发热、不适等症状，应及时就医。

（张伟杰 乔淑京 王巧玲）

参考文献

1. 张天泽, 徐光炜, 主编. 肿瘤学. 第 2 版. 天津: 天津科学技术出版社－沈阳: 辽宁科学技术出版社, 2005. 727-738
2. 孙燕主编. 内科肿瘤学. 北京: 人民卫生出版社, 2001. 264-271
3. 汤钊猷主编. 现代肿瘤学. 第 2 版. 上海: 复旦大学出版社, 2000. 581-591
4. Lenhard R E. *Clinical Oncology*. 第3版. 上海: 上海科学技术出版社, 2003. 237-249
5. 潘启超, 胥彬, 主编. 肿瘤药理学与化学治疗学. 第 2 版. 郑州: 河南医科大学出版社, 2000. 337-359
6. 王哲海, 孔莉, 于金明, 编著. 肿瘤化疗不良反应与对策. 济南: 山东科学技术出版社, 2002. 43-204
7. 宋善俊, 陆道培, 郝玉书, 主编. 白血病. 武汉: 湖北科学技术出版社, 2004. 265-268, 281-284
8. 叶任高, 陆再英, 主编. 内科学. 第 6 版. 北京: 人民卫生出版社, 2003. 340
9. Greer JP, Foerster J, Lukens JN, *et al. Wintrobe's Clinical Hematology*. 11th ed. Philadelphia: Lippincott Williams & Wilkins, 2004. 1948-1968
10. 李碧玲, 杨建忠, 吴立德, 等. MA 和 DA 方案治疗成人急性髓细胞白血病疗效分析. 白血病/淋巴瘤, 2004, 13: 237-238
11. 凌云, 曹祥山, 谢晓宝, 等. 米托蒽醌方案对$CD34^+$高表达急性淋巴细胞血病的临床疗效观察. 白血病 / 淋巴瘤, 2005, 14: 88-89
12. 凌云, 曹祥山, 邱国强, 等. 米托蒽醌为主的化疗方案对 $CD34^+$ 高表达急性髓系细胞白血病疗效观察. 临床血液学杂志, 2005, 18: 84-86
13. 张之南, 李家增, 主编. 血液病治疗学. 北京: 科学技术文献出版社, 2005. 527-529
14. 曹履先主编. 临床骨髓移植. 北京: 军事医学科学出版社, 1999. 80-84
15. Bearman SI. The syndrome of hepatic veno-occlusive disease after marrow transplantation. *Blood*, 1995, 85: 3005-3020
16. Dix SP, Wingard JR, Mullins RE, *et al*. Association of busulfan area under the curve with veno-occlusive disease following BMT. *Bone Marrow Transplantation*, 1996, 17: 225-230
17. Ozkayniak MF, Weinberg K, Kohn D, *et al*. Hepatic Veno-occlusive disease in post-bone marrow transplantation in children conditioned with busulfan and cyclophosphamide: incidence, risk factors, and clinic outcome. *Bone Marrow Transplantation*, 1991, 7: 467-474
18. Mc Donald GB, Hinds MS, Fisher LD, *et al*. Veno-occlusive disease of the liver and multiorgan failure after bone marrow transplantation: A cohort study of 355 patients. *Ann Intern Med*, 1993, 44: 778-783
19. Bearman SI, Shuhart MC, Hinds MS, *et al*. Recombinant human tissue plasminogen activator for the treatment of established sever venocclusive disease of the liver after bone marrow transplantation. *Blood*, 1992, 80: 2458-2462
20. Ferrara JLM, Cooke KR, Deeg HJ, *et al*. eds. *Graft-vs-host disease*. 3rd Edit. New York: Marcel Dekker, 2005. 1
21. Murphy MF. Guidelines for the clinical use of red cell transfusions. *Br J Haematol*, 2001, 113: 24-31
22. 张之南. 血液病学. 北京: 人民卫生出版社, 2003. 1944-1960
23. British Committee for Standards in Haematology. Guidelines for the use of platelet transfusions. *Br J Haematol*, 2003, 122: 10-23
24. 汪传喜, 田兆嵩. 血小板输注的现状与展望. 中国输血杂志, 2000, 13: 280-281
25. 王鸿利, 高峰. 血浆和血浆蛋白制品的临床应用. 上海: 上海科学技术文献出版社, 2002. 44-118
26. 邓家栋, 杨崇礼, 杨天楹, 等. 邓家栋临床血液学. 上海: 上海科学技术出版社, 2001. 1626-1641
27. G Gree JP, John FoersterJ, LukensJ, *et al*. eds. *Wintrobe's Clinical Hematology*. 11th edit. Philadelphia: Lippincott Williams & wilkins, 2004.

857-873

28. Hirayama Y, Sakamaki S, Takayanagi N, *et al.* Chemotherapy with ubenimex corresponding to patient age and organ disorder for 18 cases of acute myelogeneous leukemia in elderly patients — effects, complications and long-term survival. *Gan To Kagaku Ryoho*, 2003, 30: 1113-1118
29. Joshi PC, Applewhite L, Ritzenthaler JD, *et al.* Chronic ethanol ingestion in rats decreases granulocyte-macrophage colony-stimulating factor receptor expression and downstream signaling in the alveolar macrophage. *Immunol*, 2005, 175: 6837-6845
30. Hammond WP, Dale DC, Rodger E, *et al.* Long-term treatment of canine cyclic hematopoiesis with recombinant canine stem cell factor. *Blood*, 1995, 85: 74-79
31. Golab J, Wilczynski G, Zagozdzon R, *et al.* Potentiation of the anti-tumour effects of Photofrin-based photodynamic therapy by localized treatment with G-CSF. *Br J Cancer*, 2000, 82: 1485-1491
32. Li JM, Shen Y, Wu DP, *et al.* Aclarubicin and low-dose Cytosine arabinoside in combination with granulocyte colony-stimulating factor in treating acute myeloid leukemia patients with relapsed or refractory disease and myelodysplastic syndrome: a multicenter study of 112 Chinese patients. *Int J Hematol*, 2005, 82: 48-54
33. Nemunaitis J. Granulocyte-macrophage clolny-stimulating factor: a review from preclinical development to clinical application. *Transfusion*, 1993, 33: 70-74
34. Benboubker L, Cartron G, Roingeard F, *et al.* Long-term marrow reconstitutive ability of autologous grafts in lymphoma patients using peripheral blood mobilized with granulocyte colony-stimulating factor or granulocyte-macrophage colony-stimulating factor compared to bone marrow. *Exp Hematol*, 2003, 31: 89-97
35. Nakamura Y, Arai Y, Gunji H, *et al.* WT1 gene expression in patients with acute myelogenous leukemia or high risk myelodysplastic syndrome successfully treated with the CAG regimen. *Rinsho Ketsueki*, 2002, 43: 960-962
36. Yamada K, Furusawa S, Saito K, *et al.* Concurrent use of granulocyte colony-stimulating factor with low-dose cytosine arabinoside and aclarubicin for previously treated acute myelogenous leukemia: a pilot study. *Leukemia*, 1995, 9: 10-14
37. Boeve S, Strupeck J, Creech S. Analysis of remobilization success in patients undergoing autologous stem cell transplants who fail an initial mobilization: risk factors, cytokine use and cost. *Bone* Marrow *Transplant*, 2004, 33: 997-1003
38. Nissenson AR. Erythropoietin overview — 1993. *Blood Purif*, 1994, 12: 6-13
39. Fisher JW. Erythropoietin: physiologic and pharmacologic aspects. *Proc Soc Exp Biol Med*, 1997, 216: 358-369
40. 杨崇礼主编. 再生障碍性贫血. 第2版, 天津: 天津科技翻译出版公司, 2000. 81-85
41. Egrie JC, Eschbach JW, McGuire T, *et al.* Pharmacokinetics of recombinant human erythropoietin administered to hemodialysis (HD) patients. *Kidney Int*, 1988, 33: 262
42. Eschbach JW. Current concepts of anemia management in chronic renal failure: impact of NKF-DOQI. *Semin Nephrol*, 1987, 20: 320-329
43. Littlewood TJ, Bajetta E, Nortier JW, *et al.* Epoetin Alfa Study Group. Effects of epoetin alfa on hematologic parameters and quality of life in cancer patients receiving nonplatinum chemotherapy: results of a randomized, double-blind, placebo-controlled trial. *J Clin Oncol*, 2001, 19: 2865-2874
44. Gabrilove JL, Cleeland CS, Livingston RB, *et al.* Clinical evaluation of once-weekly dosing of epoetin alfa in chemotherapy patients: improvements in hemoglobin and quality of life are similar to three-times-weekly dosing. *J Clin Oncol*, 2001, 19: 2875-2882
45. Mark TL, McKenzie RS, Fastenau J, *et al.* Retrospective observational study of patients with chemotherapy-related anemia receiving erythropoi-

etic agents. *Curr Med Res Opin*, 2005, 21: 1347-1354

46. Hill GR, Ferrara JL. The primacy of the gastrointestinal tract as a target organ of acute graft-versus-host disease: rationale for the use of cytokine shields in allogeneic bone marrow transplantation. *Blood*, 2000, 95: 2754-2759
47. Kaushansky K. Use of thrombopoietic growth factors in acute leukemia. *Leukemia*, 2000, 14: 505-508
48. Turner KJ, Goldman SJ, Kaye JA, *et al.* Thrombopoiesis and thrombopoietin: the significance of "non-TPO" cytokines. *Blood*, 1996, 87: 3065-3067
49. Gordon MS, McCaskill-Stevens WJ, Battiato LA, *et al.* A phase I trial of recombinant human interleukin-11 (Neumega rhIL-11 growth factor) in women with breast cancer receiving chemotherapy. *Blood*, 1996, 87: 3615-3624
50. Tepler L, Elias L, Smith JW, *et al.* A randomized placebo-controlled trial of recombinant human interleukin-11 in cancer patients with severe thrombocytopenia due to chemotherapy. *Blood*, 1996, 87: 3607-3614
51. Cantor SB, Elting LS, Hudson DV, *et al.* Pharmacoeconomic analysis of oprelvekin (recombinant human interleukin-11) for secondary prophylaxis of thrombocytopenia in solid tumor patients receiving chemotherapy. *Cancer*, 2003, 97: 3099-3106
52. Lemoli RM, Fogli M, Fortuna A, *et al.* Interleukin-11 (IL-11) acts as a synergistic factor for the proliferation of human myeloid leukemic cells. *Br J Haematol*, 1995, 91: 319-326
53. Kimura T, Sakabe H, Minamiguchi H, *et al.* Interleukin-11 (IL-11) enhances clonal proliferation of acute myelogenous leukemia cells with strong expression of the IL-11 receptor alpha chain and signal transducing gp130. *Leukemia*, 1999, 13: 1018-1027
54. Petrucci MT, Ricciardi MR, Gregorj C, *et al.* Thrombopoietin, interleukin-11, and early-acting megakaryocyte growth factors in human myeloid leukemia cells. *Leuk Lymphoma*, 2000, 40: 179-190
55. Tafuri A, Lemoli RM, Petrucci MT, *et al.* Thrombopoietin and interleukin 11 have different modulatory effects on cell cycle and programmed cell death in primary acute myeloid leukemia cells. *Exp Hematol*, 1999, 27: 1255-1263
56. Cairo MS. Dose reductions and delays: limitations of myelosuppressive chemotherapy. *Oncology* , 2000, 14 : s21-31
57. 张秋荣, 吴德沛, 陈令松. 重组人白细胞介素-11在初诊急性白血病患者中的临床应用. 临床血液学杂志, 2004, 17: 263-264
58. 刘红艳, 郭静明, 朱磊, 等. rhIL-11 预防急非淋化疗后血小板减少的观察. 白血病 / 淋巴瘤, 2004, 13: 106-107
59. 王爱华, 沈志祥. 重组人白介素-11对急性白血病患者诱导化疗后血小板恢复影响的临床观察. 国外医学肿瘤学分册, 2005, 32: 1-5
60. 崔晓丽, 王琳, 高娟, 等. 重组人白细胞介素-11治疗急性白血病化疗后血小板减少的疗效和机制研究. 中华血液学杂志, 2005, 26: 345-347
61. Saitoh M, Taguchi K, Momose K, *et al.* Recombinant human interleukin-11 improved carboplatin-induced thrombocytopenia without affecting anti-tumor activities in mice bearing Lewis lung carcinoma cells. *Cancer Chemother Pharmacol*, 2002, 49: 161-166
62. Kurzrock R. rhIL-11 for the prevention of dose-limiting chemotherapy-induced thrombocytopenia. *Oncology*, 2000, 14 :s9-11
63. Kurzrock R, Cortes J, Thomas DA, *et al.* Pilot study of low-dose interleukin-11 in patients with bone marrow failure. *J Clin Oncol*, 2001, 19: 4165-4172
64. 田向阳, 苏丽萍. 巨和粒对 20 例急性白血病化疗所致血小板减少的临床疗效观察. 国外医学肿瘤学分册, 2005, 32: 25-27
65. Estey EH, Thall PF, Giles FJ, *et al.* Gentuzumab ozogamicin with or without interleukin 11 in patients 65 years of age or older with untreated acute

myeloid leukemia and high-risk myelodysplastic syndrome: comparison with idarubicin plus continuous infusion, high-dose cytosine arabinoside. *Blood*, 2002, 99 (12) : 4343-4349

66. Karp JE, Smith BD. Trying to improve clinical outcome in AML: lessons from negative trials. *Leuk Res*, 2005, 29: 603-604
67. Giles FJ, Kantarjian HM, Cortes JE, *et al*. Adaptive randomized study of idarubicin and cytarabine alone or with interleukin-11 as induction therapy in patients aged 50 or above with acute myeloid leukemia or high-risk myelodysplastic syndromes. *Leuk Res*, 2005, 29: 649-652
68. 张宇明, 陈永振, 吴国才. 重组白介素 -11 联合 HAM 方案治疗急性髓性白血病. 肿瘤学杂志, 2004, 10: 177-178
69. Ault P, Kantarjian H, Welch MA, *et al*. Interleukin 11 May improve thrombocytopenia associated with imatinib mesylate therapy in chronic Myelogenous leukemia. *Leuk Res*, 2004, 28: 613-618
70. 张秋荣. 白细胞介素 -11 在白血病治疗中的临床应用及研究进展. 中国实验血液学杂志, 2004, 12: 718-720
71. 蒋祖军, 孟凡义, 易正山, 等. rhIL-11 动员小鼠外周血造血干 / 祖细胞的研究. 中华实用医学, 2002, 4: 7-9
72. Trepicchio WL, Bozza M, Bouchard P, *et al*. Protective effective of rhIL-11 in a murine model of acetaminophen-induced hepatotoxicity. *Toxicol Pathol*, 2001, 29: 242-249
73. Vredenburgh JJ, *et al*. A randomized trial of recombinant human interleukin-11 following autologous bone marrow transplantation with peripheral blood progenitor cell support in patients with breast cancer. *Biol Blood Marrow Transplant*, 1998, 4: 134-141
74. Borbolla JR, Lopez-Hernandez MA, De Diego J, *et al*. Use of interleukin-11 after autologous stem cell transplant: report of three cases and a very brief review of the literature. *Haematologica*, 2001, 86: 891-892
75. Antin JH, Lee SJ, Neuberg D, *et al*. A phase I/II double-blind, placebo-controlled study of recombinant human interleukin-11 for mucositis and acute GVHD prevention in allogeneic stem cell transplantation. *Bone Marrow Transplantation*, 2002, 29: 373-377
76. Ballen KK, Becker PS, Yeap BY, *et al*. Autologous stem-cell transplantation can be performed safely without the use of blood-product support. *J Clin Oncol*, 2004, 22: 4087-4094
77. Bussel JB, *et al*. A pilot study of rhIL-11 treatment of refractory ITP. *Am J Hematol*, 2001, 66: 172-177
78. Kuter DJ, Begley CG. Recombinant human thrombopoietin: basic biology and evaluation of clinical studies. *Blood*, 2002, 100: 3457-3469
79. Schiffer CA, Miller K, Larson RA, *et al*. A double-blind, placebo-controlled trial of pegylated recombinant human megakaryocyte growth and development factor as an adjunct to induction and consolidation therapy for patients with acute myeloid leukemia. *Blood*, 2000, 95: 2530-2535
80. Nash RA, Kurzrock R, DiPersio J, *et al*. A phase I trial of recombinant human thrombopoietin in patients with delayed platelet recovery after hematopoietic stem cell transplantation. *Biol Blood Marrow Transplant*, 2000, 6: 25-34
81. 何静, 吴秋玲, 黎纬明, 等. 重组人血小板生成素在急性髓系白血病诱导缓解期后的临床运用. 临床血液学杂志, 2004, 17: 143-148
82. 白春梅, 邹晓阳, 赵永强, 等. 重组人血小板生成素治疗化疗诱导的重度血小板减少的临床研究. 中华医学杂志, 2004, 84: 397-400
83. Somlo G, Sniecinski I, ter Veer A, *et al*. Recombinant human thrombopoietin in combination with granulocyte colony-stimulating factor enhances mobilization of peripheral blood progenitor cells, increases peripheral blood platelet concentration, and accelerates hematopoietic recovery following high-dose chemotherapy. *Blood*, 1999, 93: 2798-2806
84. Kuter DJ, Goodnough LT, Romo J, *et al*. Thrombopoietin therapy increases platelet yields

in healthy platelet donors. *Blood*, 2001, 98: 1339-1345

85. Martin FH, Suggs SV, Langley KE, *et al*. Primary structure and functional expression of rat and human stem cell factor DNA. *Cell*, 1990, 63: 203-211

86. Anderson DM, Lyman SD, Daird A, *et al*. Molecular cloning of mast cell growth factor, a hematopoietin that is active in both membrane bound and soluble forms. *Cell*, 1990, 63: 235-243

87. Galli SJ, Zsebo KM, Geissler EN. The kit ligand, Stem cell factor. *Advances in Immunology*, 1994, 55: 1-96

88. Orazi A, Gordon MS, John K, *et al*. In vivo effects of recombinant human stem cell factor treatment. A morphologic and immunohistochemical study of bone marrow biopsies. *Am J Clin Pathol*, 1995, 103: 177-184

89. Duarte RF, Frank DA. The synergy between stem cell factor (SCF) and granulocyte colony-stimulating factor (G-CSF) : molecular basis and clinical relevance. *Leuk Lymphoma*, 2002, 43: 1179-1187

90. Hematti P, Sellers SE, Agricola BA, *et al*. Retroviral transduction efficiency of G-CSF+SCF-mobilized peripheral blood $CD34^+$ cells is superior to G-CSF or G-CSF+Flt3-L-mobilized cells in nonhuman primates. *Blood*, 2003, 101: 2199-2205

91. Andrews RG, Briddell RA, knitter GH, *et al*. In vivo synergy between recombination human stem cell factor and recombination human granulocyte colony 2 stimulating factor in Baboons: Enhanced circulation of progenitor cells. *Blood*, 1994, 84: 800-810

92. Moskowitz CH, Stiff P, Gordon MS, *et al*. Recombinant methionyl human stem cell factor and filgrastim for peripheral blood progenitor cell mobilization and transplantation in non-Hodgkin's lymphoma patients-results of a phase I/II trial. *Blood*, 1997, 89: 3136-3147

93. Stiff P, Gingrich R, Luger S, *et al*. A randomized phase 2 study of PBPC mobilization by stem cell factor and filgrastim in heavily pretreated patients with Hodgkin's disease or non-Hodgkin's lymphoma. *Bone Marrow Transplant*, 2000, 26: 471-481

94. Mcniece IK, Jones R, Bearman SI, *et al*. Ex vivo expanded peripheral blood progenitor cells provide rapid neutrophil recovery after high-dose chemotherapy in patients with breast cancer. *Blood*, 2000, 96: 3001-3007

95. Kenji Oritani, Paul W Kincade, Cai Zhang, *et al*. Type I interferons and limitin: a comparison of structures, receptors, and functions. *Cytokine Growth Factor Rew*, 2001, 12: 337

96. Bonifazi F, de Vivo A, Rosti G, *et al*. Chronic myeloid leukemia and interferon-alpha: a study of complete cytogenetic responders. *Blood*, 2001, 98: 3074-3081

97. Hehlmann R, Berger U, Pfirrmann M, *et al*. Randomized comparison of interferon alpha and hydroxyurea with hydroxyurea monotherapy in chronic myeloid leukemia (CML-study II) : prolongation of survival by the combination of interferon alpha and hydroxyurea. *Leukemia*, 2003, 17: 1529-1537

98. O'Brien S, Giles F, Talpaz M, *et al*. Results of triple therapy with interferon-alpha, cytarabine, and homoharringtonine, and the impact of adding imatinib to the treatment sequence in patients with Philadelphia chromosome-positive chronic myelogenous leukemia in early chronic phase. *Cancer*, 2003, 98: 888-893

99. Stein AS, ODonnell MR, Slovak ML. Interleukin-2 after autologous stem cell transplantation for adult patients with acute myeloid leukemia in first complete remission. *J Clin Oncol*, 2003, 21: 615-623

100. Ghannadan M, Wimazal F, Simonitscch I, *et al*. Immunohistochemical detection of VEGF in the bone marrow of patients with acute myeloid leukemia. Correlation between VEGF expression and the FAB category. *Am J Clin Pathol*, 2003, 119: 663-671

101. Wang C, Chen FY, Zhu JS, *et al*. Dynamic observation of vascular endothelial growth factor (VEGF) /VEGF-receptors expression in acute leukemia. *Zhonghua Nei Ke Za Zhi*, 2004, 43: 845-848
102. Francis J G. The vascular endothelial growth factor signaling pathway: a therapeutic target in patients with hematologic malignancies. *The Oncologist*, 2001, 6: 32-39
103. Ruan GR, Liu YR, Chen SS, *et al*. Effect of antisense VEGF cDNA transfection on the growth of chronic myeloid leukemia K562 cells in vitro and in nude mice. *Leuk Res*, 2004, 28: 675-677
104. 高解春, 王耀平, 主编. 现代小儿肿瘤学. 上海: 复旦大学出版社, 2003. 753-768
105. 符仁义, 刘玉峰, 主编. 儿童血液与肿瘤疾病. 郑州: 河南科学技术出版社, 2005. 518-529
106. Wiernik PH, Goldman JM, Dutcher JP, *et al*. *Neoplastic Diseases of The Blood*. Fourth Edition. Cambridge: Cambridge University Press, 2003. 260-261
107. 王华. 长期生存急性淋巴细胞白血病患儿生存质量的研究. 国外医学输血及血液学分册, 2004, 27: 399-402
108. Paul A, Barry E, Jean E, *et al*. Diabetes mellitus in long-term survivors of pediatric hematopoietic cell transplantation. *J Pediatr Hemotol Oncol*, 2004, 26: 81-90
109. 陈紫榕主编. 病毒性肝炎. 北京: 人民卫生出版社, 2002. 13-24, 329-335
110. 牟一坤, 肖作源, 王清文, 等. 小儿丙型肝炎与血液制品应用. 中国当代儿科杂志, 2001, 3: 669-672
111. 何舒杰. 成分输血在儿童急性白血病与造血干细胞移植中的应用. 中国小儿血液学, 2005, 10: 222-223
112. 冯建国, 伍敏. 急性白血病与输血. 中国实用内科杂志, 2004, 24: 516-517
113. Schiavetti A, Clerico A, Debora M, *et al*. Medulloblastoma as a secondary malignancy after radiotherapy-free treament for acute lymphoblastic leukemia. *J Prediatr Hematol/Oncol*, 2003, 25: 562-564
114. 卢新天. 小儿急性淋巴细胞白血病中枢神经系统白血病诊治现状. 国外医学输血及血液学分册, 2005, 28: 108-110
115. 林果为, 王小钦. 急性白血病. 见: 陈灏珠主编. 实用内科学. 第12版. 北京: 人民卫生出版社, 2005. 2310
116. 屈玲, 府伟灵. 急性白血病化疗后医院感染及抗感染治疗分析. 中华医院感染学杂志, 2005, 15: 399-401
117. 许洪志, 仲春红, 徐健, 等. 急性白血病患者合并医院感染调查. 中国抗感染化疗杂志, 2005, 5: 65-68
118. 毛细文, 任南, 吴安华, 等. 白血病患者医院感染 1310 株病原菌分布及耐药性分析. 中华医院感染学杂志, 2005, 15: 96-99
119. 胡必杰. 医院获得性肺炎. 见: 陈灏珠主编. 实用内科学. 第 12 版. 北京: 人民卫生出版社, 2005. 1664-1672
120. 李家泰, 齐慧敏, 李耘. 2002 ~ 2003 年中国医院和社区获得性感染革兰阳性细菌耐药监测研究. 中国检验医学杂志, 2005, 28: 254-265
121. 管希周, 刘又宁, 罗燕萍, 等. 同时产DHA-1型头孢菌素霉和 SHV-12 型超广谱 β 内酰胺酶的肺炎克雷伯菌. 中华结核和呼吸杂志, 2005, 28: 475-478
122. 何树洪, 崔颖鹏, 任斌. 产超广谱 β内酰胺酶大肠埃希菌和肺炎克雷伯菌的耐药性检测. 实用医学杂志, 2005, 21: 1477-1478
123. 石琳, 张宇光. AmpC β 内酰胺酶的研究进展. 检验医学与临床, 2005, 2: 120-123
124. 刘坤, 李有信. 耐万古霉素肠球菌的研究进展. 中国实用医学, 2004, 6: 65-67
125. 冯曹波, 王健民. 造血干细胞移植受体感染. 见: 瞿介明, 何礼贤, 胡必杰, 主编. 免疫低下与感染. 上海: 上海科学技术文献出版社, 2004. 274-285
126. Boiron M, Gluckman E, Hoelzer D, *et al*. The EBMT Handbook 2004 Revised Edition. *Haemopoietic Stem Cell Transplantation*, 2004, 147-155
127. 沈志祥, 陈秋生. 血液病合并侵袭性真菌感染

的临床特点与治疗. 中华医学杂志, 2005, 85: 1447-1448
128. 唐晓文, 阮长耿. 恶性血液病患者系统性真菌感染的诊断与治疗. 国外医学输血及血液学分册, 2004, 27: 265-267
129. 翁心华, 黄晓军. 侵袭性真菌感染: 新的挑战和选择. 中华医学杂志, 2005, 85: 1441-1442
130. 沈建箴, 傅海英. 应重视血液病侵袭性真菌感染的诊治. 中华内科杂志, 2005, 44: 401-402
131. 李若瑜. 侵袭性真菌感染实验室的现状及展望. 中华医学杂志, 2005, 85: 1449-1450
132. Oliver. A, Cornely A, Andrew Ullmann J, *et al*. Evidence-based assessment of primary antifungal prophylaxis in patients with hematologic malignancies. *Blood*, 2003, 101: 3365-3372
133. Antachopoulos C, Papakonstantinou E, Dotis J, *et al*. Fungemia due to Trichosporon asahii in a neutropenic child refractory to amphotericin B: clearance with voriconazole. *J Pediatr Hematol Oncol*, 2005, 27: 283-285
134. Chen GQ, Shi XQ, Tang W, *et al*. Use of arsenic trioxide (As_2O_3) in the treament of acute promyelocytic leukemia (APL) . I. As_2O_3 exerts dose dependent dual effect on APL cells. *Blood*, 1997, 89: 3345-3360
135. 刘延方, 江滨, 陆道培. 硫化砷诱导 NB4 细胞凋亡及细胞周期阻滞的研究. 中华血液学杂志, 2000, 21: 647-648
136. 唐玮, 陈国强, 沈志祥, 等. 氧化砷诱导早幼粒细胞白血病细胞凋亡的体外研究. 中华血液学杂志, 1997, 18: 623-636
137. 倪建华, 陈国强, 沈志祥, 等. 静脉 As_2O_3 治疗 APL 的药代动力学分析. 中华血液学杂志, 1997, 18: 250-254
138. 刘陕西, 李信民 陈思宇. 雄黄诱导维甲酸耐药的急性早幼粒细胞白血病细胞 (MR2细胞) 凋亡的体外研究. 中国中药杂志, 2002, 27: 211-215
139. 张亭栋, 陈国强, 周霭祥, 等. 含砷中药治疗白血病的研究. 中国中西医结合杂志, 1998, 18: 581-584
140. 白月辉. 雄黄对 NB4 及 HL-60 细胞的促凋亡作用. 中华血液学杂志, 1998, 19: 477-480
141. 向阳, 黄世林, 郭爱霞, 等. 复方青黛片与化疗交替应用对急性早幼粒细胞白血病患者长期生存影响. 临床血液学杂志, 2003, 16: 204-206
142. 司玉玲, 庞华, 王英娟, 等. 复方青黛片治疗复发急性早幼粒细胞白血病的临床研究. 广西医学, 2005, 27: 372-373
143. 肖冬梅, 孙关林, 邬维礼, 等. As_2O_3 诱导 K562 细胞凋亡过程中酪氨酸蛋白激酶活性的变化. 中华血液学杂志, 1998, 19: 234-236
144. 黄世林, 向阳. 雄黄砒霜及其复方治疗白血病的现代研究. 北京: 人民卫生出版社, 2004. 223-224
145. 张晨, 黄世林. 雄黄抗白血病细胞多药耐药及其凋亡诱导关系的研究. 中国中医基础医学杂志, 1999, 12: 41-42
146. 刘剑锋, 吴清汉. 复方青黛片联合化疗治疗慢粒急髓变7例分析. 白血病/淋巴瘤, 2002, 11: 176-177
147. 马军, 展昭民, 梁红, 等. 三氧化二砷治疗复发难治急性早幼粒细胞白血病临床疗效观察. 癌症进展, 2005, 2: 98-102
148. 时新颖, 潘登, 郑顶运, 等. 复方青黛、ATRA 与化疗交替治疗缓解后急性早幼粒细胞白血病. 蚌埠医学院学报, 2005, 30: 317-318
149. 谭映霞, 章圣辉, 尹丽慧, 等. 三氧化二砷和全反式维A酸联合用药诱导 NB4 细胞 C/EBPε mRNA 和 CD11b 表达的初步研究. 临床血液学杂志, 2004, 17: 108-110
150. Lu DP, Qiu JY, Jiang B, *et al*. Effective treatment of acute promyelocytic leukemia (APL) with tetra-arsenic tetra-sulfide (As_4S_4) , a Monoinstitutional Study. *Blood*, 1999, 94 (Supply1) : 698a
151. 张鹏, 王树叶, 胡龙虎, 等. 三氧化二砷治疗急性早幼粒细胞白血病 7 年总结——附 242 例分析. 中华血液学杂志, 2000, 21: 67-70
152. 杨建峰, 刘惠杰, 陈泽, 等. 白血康治疗低增生性难治性急性白血病 6 例疗效观察. 白血病, 2000, 9: 116-118
153. 张晨, 黄世林, 向阳, 等. 雄黄对 T 淋巴细胞白血病细胞系 CEM 的促凋亡作用. 中西医结合学报, 2003, 1: 42-43

154. 赵涣琴, 赵琼瑶, 王培中, 等. 中药雄黄引起的砷角化病及砷黑变病4例报告. 中华皮肤科杂志, 1983, 14: 132-133
155. 陈明校, 孙洪庆, 刘丽娟, 等. 单用六神丸治疗成人急性白血病. 中西医结合杂志, 1989, 9: 719
156. 黄洁媚, 张卫华. 六神丸的引申应用及使用注意. 中成药, 2005, 27: 附 9-11
157. 于志峰, 戴锡孟, 马洁, 等. 六神丸诱导 HL-60 细胞凋亡的实验研究. 中医研究, 2005, 18: 14-16
158. 戴锡孟, 于志峰, 马洁, 等. 六神丸诱导NB4细胞凋亡的实验研究. 山东中医杂志, 2004, 23: 734-735
159. 戴锡孟, 徐芳, 郭义. 六神丸诱导白血病细胞凋亡及调控凋亡相关基因的实验研究. 辽宁中医杂志, 2003, 30: 431-433
160. Soignet SL, Maslak P, Wang ZG, *et al*. Complete remission after treatment of acute promyelocytic leukemia with arsenic trioxide. *N Engl J Med*, 1998, 399: 1341-1348
161. Niu C, Yan H, Yu T, *et al*. Studies on treatment of acute promyelocytic leukemia with arsentic trioxide: Remission induction, 11 newly diagnosed and 47 relapsed acute promyelocytic leukemia. *Blood*, 1999, 94: 3315-3324
162. Chen GQ, Zhu J, Shi XG, *et al*. In vitro studies on cellar and molecular mechanisms of arsenic troxide (As_2O_3) in the treament of acute promyelocytic leukemia: As_2O_3 induce NB4 cell apoptosis with down regulation of Bcl-2 expression and alteration of PML RARα/PML protein localization. *Blood*, 1996, 88: 1052-1061
163. Shao W, Fanelli M, Ferrara FF, *et al*. Aresnic troxide as an inducer of apoptosis and loss of PML/RARalpha protein in acute promyelocytic leukemia cells. *J Natl Cancer Inst*, 1998, 90: 124-133
164. 吴英理, 邬维礼, 孙关林. 甲异靛对K562细胞的作用及其机制的初步研究. 中华血液学杂志, 2004, 25: 43-45
165. Rivero JA, Adunyah SE. Sodium butyrate induces tyrosine phosphorylation and activation of MAP kinase (ERK-1) in human K562 cells. *Biochem Biophys Res Commun*, 1996, 224: 796-801
166. Tan Cheng, Zhu Wenyuan, Luyan. Aloin, cinnamic acid and sophorarpidine are potent inhibitos of tyrosinase. *Chin Med J*, 2002, 115: 1859-1862
167. 刘北忠, 蒋纪恺, 何於娟, 等. 苦参碱对 K562 细胞蛋白酪氨酸激酶及磷酸酶活性的影响. 癌症, 2002, 21: 1292-1295
168. 王林中, 邹典定, 赵东赤. 苦参碱诱导K562细胞凋亡与Survivin基因表达的相关性研究. 实用中医内科杂志, 2005, 19: 108-109
169. 丁艳芳, 谢霞, 赵瑾瑶, 等. 苦参碱逆转人白血病 K562/ADM 细胞对阿霉素耐药性的研究. 大连医科大学学报, 2004, 26: 256-258
170. 王本祥. 现代中药药理学. 天津: 天津科学技术出版社, 1997. 314-319
171. Zhang LP, Jiang JK, Tam JM, *et al*. Effects of matrine on proliferation and differentiation in K562 cell. *Leuk Res*, 2001, 25: 793-800
172. Cohen JD, Schmitt CL, Robins HI. Radiosensitization of human T-cell leukemia by thymidine and 41. 8 degrees C hyperthermia in vitro. *Radiat Res*, 1991, 126: 372-278
173. 蔺晓康, 姜西玲, 张晓晖. 苦参碱对白血病细胞K562和JM诱导凋亡作用的研究. 西北药学杂志, 2003, 18: 211-223
174. Dorrie J, Sapala K, Zurino SJ. Carnosol-induced apoptosis and downregulation of Bcl-2 in B-lineage leukemia cells. *Cancer Lett*, 2001, 170: 33-39
175. 王来慈, 肖肃, 张志华, 等. 中药苦参治疗老年急性非淋巴细胞白血病疗效观察. 中医药学报, 1993, 1: 18-20
176. 傅海英, 沈建箴. 雷公藤内酯醇对急性淋巴细胞白血病 Molt4 细胞系 p15 基因表达的影响. 中华内科杂志, 2005, 44: 31-32
177. 宋健辉, 刘静, 唐晓玲, 等. 雷公藤多甙对人类急性髓系白血病细胞株 K562 作用机理的研究. 中国现代医学杂志, 2003, 13: 79-81
178. 刘静, 等. 雷公藤多甙对人急性髓性白血病细

胞株 HL- 60 的生长抑制及凋亡诱导作用. 中南大学学报, 2004, 29: 382-385

179. 蒋艳, 胡群, 刘双又, 等. 雷公藤、盐酸小檗碱及柔红霉素在 MOLT4 细胞中的药物作用及不同噻唑蓝法比较. 实用儿科临床杂志, 2005, 20: 684-685

180. 陈三军, 曹瑞生, 杜芳腾, 等. 新癀片辅助治疗急性白血病合并感染发热患者 60 例. 中国中西医结合杂志, 2002, 22: 57-58

181. 林玲, 吴周环, 龚帧. 中医药诱导分化白血病细胞凋亡研究进展. 九江医学, 2003, 18: 181-183

182. 李晓惠. 中药治疗白血病的研究进展. 药学进展, 2001, 25: 284-288

183. Rowe PM. Camptothecins: new enthusiasm for an old drug. *Lancet*, 1996, 347: 892-896

184. 杜庆锋, 刘晓力, 周淑芸, 等. 羟基喜树碱联合阿糖胞苷治疗高危慢性粒细胞白血病观察. 中国现代医学杂志, 2002, 12: 42-43

185. 陈洁, 杨镜明, 董戴玉. 榄香烯乳在难治性老年白血病中的应用. 中国中西医结合杂志, 2004, 24: 935-936

186. 陈坚. 丹参酮抗肿瘤的研究进展. 复旦学报 (医学版) , 2003, 30: 626-628

187. 定小英, 徐磊, 张晓红, 等. 紫杉醇对 K562 细胞增殖抑制及诱导凋亡的作用. 实用肿瘤杂志, 2002, 17: 376-378

188. 卢志红, 张圣明, 李香群, 等. 中药露蜂房醇提取物对人红白血病 K562 细胞的生长抑制及凋亡诱导作用. 解剖学杂志, 2004, 27: 18-22

189. 王旭光, 陈根殷, 方琦. 大蒜素对 HL-60 细胞端粒酶活性的影响. 贵州医药, 2004, 28: 303-305

190. 王国俊, 周黎明, 王莉, 等. 三七皂甙 R1 诱导 HL-60细胞凋亡的初步研究. 四川生理科学杂志, 2004, 26: 14-16

191. 朱宁希, 罗文纪, 虞荣喜, 等. 苦参碱对白血病细胞诱导分化作用和机理研究. 上海中医药大学学报, 2001, 15: 43-44

192. 赵永辰, 陈信义, 许亚梅, 等. 川芎嗪逆转急性白血病多药耐药性初步临床研究. 中国中医药信息杂志, 2003, 10: 10-12

193. 许文林, 江云伟, 王法春, 等. 汉防已甲素逆转白血病细胞株K562/ADM多药耐药性机制研究. 实用癌症杂志, 2003, 18: 347-349

194. 胡凯文, 郑红霞, 齐静, 等. 浙贝母碱逆转白血病细胞多药耐药的研究. 中华血液学杂志, 1999, 12: 650-651

195. 孙国平, 王华, 沈玉先. 丹皮酚诱导 K562 细胞凋亡的研究. 中国药理学通报, 2004, 20: 550-552

196. 田春艳, 张凤春, 林玉梅, 等. 中药 MBC (功劳木提取物) 逆转 K562/ADM 细胞的体外研究. 中国医师杂志, 2004, 3: 307-309

197. 蔡宇, 蔡天革. 补骨脂素逆转多药耐药细胞系 K562/ADR 耐药性研究. 中国药理学通报, 2003, 19: 1164-1166

198. 郭娟娟, 潘祥林, 冯长伟, 等. 冬凌草甲素诱导多药耐药细胞系K562/A02凋亡、逆转耐药性的研究. 安徽中医学院学报, 2000, 19: 34-36

199. 史曦凯, 张翼军, 赵春竟. 人参皂甙单体 Rb1 对多药耐药细胞系 K562/HHT 的耐药逆转作用. 第三军医大学学报, 1999, 11: 825-827

200. 胡凯文, 陈信义. 中药活性成分抗耐药肿瘤细胞体外筛选研究. 中国医药学报, 1998, 13: 10-12

201. 赵维莅, 王鸿利, 郭为民, 等. 急性早幼粒细胞白血病维甲酸和砷剂治疗期间组织因子改变的研究. 中华血液学杂志, 1998, 19: 473-476

202. Scherrer A, Wohlwend A, Kruithof EK, *et al.* Plasminogen activation in human acute leukemia. *Br J Haemat*, 1999, 105: 920-927

203. Aref S, El-Sherbiny M, Mabed M, *et al.* Urokinase plasminogen activator receptor and soluble matrix metalloproteinase-9 in acute myeloid leukemia patients: a possible relation to disease invasion. *Hematology*, 2003, 8: 385-391

204. 吴方, 王学锋, 赵维莅, 等. 急性早幼粒细胞白血病止凝血变化的研究. 中华内科杂志, 2001, 40: 36-39

205. Choi KS, Fitzpatrick SL, Filipenko NR, *et al.* Regulation of plasmin-dependent fibrin clot lysis by annexin II heterotetramer. *J Biol Chem*, 2001, 276: 25212-21

206. Menell JS, Cesarman GM, Jacovina AT, *et al.*

AnnexinII and bleeding in acute promyelocytic leukemia. *N Engl J Med*, 1999, 340: 994-1004

207. Olwill SA, McGlynn H, Gilmore WS, *et al*. AnnexinII cell surface and mRNA expression in human acute myeloid leukemia cell lines. *Thromb Res*, 2005, 115: 109-114
208. Hryszko T, Malyszko J, Brzosko S, *et al*. TAFI—thrombin activated fibrinolysis inhibitor. *Przeglad Lekarski*, 2001, 58: 136-138
209. Meijers JC, Oudijk EJ, Mosnier LO, *et al*. Reduced activity of TAFI (thrombin-activatable fibrinolysis inhibitor) in acute promyelocytic leukaemia. *Br Haemat*, 2000, 108: 518-523
210. De Stefano V, Sora F, Rossi E, *et al*. The risk of thrombosis in patients with acute leukemia: occurrence of thrombosis at diagnosis and during treatment. *J Thromb Haemost*, 2005, 3: 1985-1992
211. McDonald GB, Hinds MS, Fisher LD, *et al*. Venocclusive disease of the liver and multi-organ failure after bone marrow transplantation: a cohort study of 355 patients. *Ann Intern Med*, 1993, 118: 255-267
212. Nash RA, Burstein SA, Story R, *et al*. Thrombocytopenia in dogs induced by granulocyte-macrophage colony-stimulating factor: increased destruction of circulating platelets. *Blood*, 1995, 86: 1765-1775
213. Kalmadi SR, Tiu R, Lowe C, *et al*. Epsilon Aminocaproic Acid (EACA) Reduces Transfusion Requirements in Patients with Thrombocytopenic Hemorrhage. *Blood* (ASH Annual Meeting Abstracts) , 2004, 104: 3938
214. Prieto M. Disseminated intravascular coagulation. *Int Congr Ser*, 2002, 1237: 163-168
215. Joyce DE, Gelbert L, Ciaccia A, *et al*. Gene expression profile of antithrombotic protein C defines new mechanisms modulating inflammation and apoptosis. *J Biol Chem*, 2001, 276: 11199-11203
216. 白春梅,邹晓阳,赵永强，等. 重组人血小板生成素治疗化疗诱导的重度血小板减少的临床研究. 中华医学杂志，2004;84：397-400.
217. Brenner B, Hoffman R, Balashov, *et al*. Control of bleeding caused by thrombocytopenia associated with hematologic malignancy: an audit of the clinical use of recombinant activated factor VII. *Clin Appl Thromb Hemost*, 2005, 11: 401-410
218. Hicks K, Peng D, Gajewski JL. Treatment of diffuse alveolar hemorrhage after allogeneic bone marrow transplant with recombinant factor VIIa. *Bone Marrow Transplant*, 2002, 30: 975-978
219. Avivi I and Rowe JM. Prognostic factors in acute myeloid leukemia. *Curr Opini Hematol*, 2005, 12: 62-67
220. Mrozek K, Heerema NA, Bloomfield CD. Cytogenetics in acute leukemia. *Blood Rev*, 2004, 18: 115-136
221. Greer JP, Foerster J, Lukens JN, *et al*. *Wintrobe's clinical hematology*. 11th ed. Philadelphia: Lippindott Williams and Wilkins, 2004. 2077-2142
222. Bullingr L, Dohner K, Bair E, *et al*. Use of gene-expression profiles to identify gene subclasses in adult acute myeloid leukemia. *N Eng J Med*, 2004, 350: 1605-1616
223. Valk PJ, Verhaak RG, Beijen MA, *et al*. Prognostically useful gene-expression profiles in acute myeloid leukemia. *N Eng J Med*, 2004, 350: 1617-1628
224. Bassan R, Gatta G, Tondini C, *et al*. Adult acute lymphoblastic cell leukemia. *Critical Review in Oncology/hematology*, 2004, 50: 223-261
225. Blum KA, Lozanski G, Byrd JC. Adult Burkitt leukemia and lymphoma. *Blood*, 2004, 104: 3009-3020
226. Camapana D. Minimal residence disease studies in acute leukemia. *Am J Clin Pathol*, 2004, 122 : S47-57
227. Gokbuget N, Raff R, Brugge-Mann M, *et al*. Risk/MRD adapted GMALL trials in adult ALL. *Ann Hematol*, 2004, 83 : S129-131
228. 徐淑秀, 蒋志文, 主编. 护士常用药物手册. 北京: 人民卫生出版社, 2004. 7

229. 闫立安,黄秋学,主编.成人护理.北京:高等教育出版社,2004.11
230. 全国高等教育自学考试指导委员会医药类专业专家工作组.内科护理学.上海:科学技术出版社,2000.9
231. 尤黎明主编.内科护理学.第3版.北京:人民卫生出版社,2002.382-387
232. 刘玲主编.造血干细胞移植护理学.第1版.北京:人民卫生出版社,2002.85-245

第十章 白血病的治疗

周明涛 罗晓慧 顾龙君 陈书长 侯健 朱蓉 马军 王化泉 邵宗鸿 常乃柏 达万明 沈建良 沈志祥 高晓东 王建祥 秘营昌

第一节 成人急性髓细胞白血病

一、急性早幼粒细胞白血病的治疗原则

急性早幼粒细胞白血病（acute promyelocytic leukemia，APL）又称 AML-M3 型，是成人急性髓细胞白血病（AML）中较特殊的一个类型，90% 以上的 APL 患者有特异性染色体易位 t（15；17）（q22；q21），95%以上的患者可检测到PML/RARα 融合基因。由于易合并弥散性血管内凝血（DIC）和纤维蛋白溶解，绝大多数患者在达完全缓解（CR）前死于出血。20世纪80年代引入全反式维A 酸（all-trans retinoic acid，ATRA）治疗本病，APL 的治疗结局发生了戏剧性的改变[1-4]。NCCN（National Comprehensive Cancer Network）将APL 这一特殊类型的治疗和其他类型区别开来。

1. 诱导缓解治疗　ATRA 是 APL 诱导缓解治疗的首选药物。一般采用 ATRA 和蒽环类为基础的化疗，可以使 90% 以上的 APL 患者达 CR。诱导缓解时ATRA 的常规剂量为 25 ~ 45mg/（m^2·d）[也有采用小剂量 ATRA 15mg/（m^2·d）的报道]，连续口服。有效者平均用药 35 ~ 45 天（范围 1 ~ 3个月）达CR。若未证明t（15；17）或相应的分子生物学改变，应停用ATRA，采用和其他AML 相同的治疗。

砷制剂：早在 20 世纪 70 年代砷制剂即已用于APL治疗，主要是三氧化二砷（As_2O_3）。As_2O_3 可以诱导早幼粒细胞分化、凋亡。初治患者CR率可达 90%，复发患者再次 CR 率大于 60%。但限于其毒性，主要用于复发和 ATRA 耐药患者的治疗。

2. 完全缓解者

（1）蒽环类为基础的化疗方案巩固至少 2 个疗程。

（2）巩固后治疗：①证明是否取得分子水平完全缓解；②采用 ATRA ± 6- 巯基嘌呤（6-MP）+ 甲氨蝶呤（MTX）维持治疗或；③进入其他临床试验。

3. 诱导治疗不缓解者　①进入临床试验；或② As_2O_3 治疗；或③同胞相合的干细胞移植（SCT）；或④无关供者的 SCT（Allo-SCT）。

4. 第 1 次复发患者

（1）缓解期<1 年者，可予 As_2O_3 再诱导或进入临床试验，取得二次形态学缓解后行①自体 SCT（PCR检测融合基因阴性患者）；或②异基因 SCT；或③临床试验。再诱导不缓解，进入临床试验或行异基因 SCT。

（2）缓解期>1 年者，可予 As_2O_3 或蒽环类药物 +ATRA 再诱导（后者不缓解可再予 As_2O_3）。

达 2 次缓解者或再诱导不缓解者的治疗同（1）。

根据国内具体情况，可采用以下选择：全反式维A酸（ATRA）和蒽环类为基础的化疗诱导缓解，缓解后采用蒽环类为基础的化疗 2 ~ 3 个疗程，ATRA、6-MP+MTX 维持治疗至两年。ATRA+ 化疗诱导不缓解或复发者采用As_2O_3诱导治疗。达分子生物学缓解后行ASCT，无法行SCT者接受4个疗程的 As_2O_3 维持治疗。As_2O_3 治疗两疗程仍未达分子生物学缓解者考虑行 Allo-SCT 或临床试验。

大多数患者在诱导缓解后PML/RARα基因转录本仍为阳性，2 ~ 3 个疗程的巩固治疗后多转阴。建议定期检测融合基因表达，融合基因阴性患者转为阳性预示骨髓复发的可能，应进行干预。复发者 As_2O_3 仍有效，80% 的患者可获得二次缓解。

二、成人急性髓细胞白血病的治疗原则

白血病患者骨髓中存在正常的多克隆造血和白血病性单克隆造血两类细胞群。急性白血病的治疗目的是恢复持久的正常多克隆造血。为此，需要大量杀灭白血病恶性克隆细胞，造成严重的骨髓抑制，以使正常造血得到恢复。急性髓细胞白血病（AML）的治疗应分阶段进行。第一阶段是诱导缓解治疗，目的是杀灭白血病细胞，达到骨髓常规检查（骨髓涂片分类或活检）恢复正常(CR)。第二阶段是缓解后治疗，包括巩固、强化、维持治疗和髓外白血病防治以及造血干细胞移植等，目的是清除残余的、常规检查方法不能发现的白血病细胞，以减少复发，争取长期生存。缓解后治疗又可分成几个阶段：第一阶段为巩固治疗，通常是重复使用原诱导方案 1 ~ 2 个疗程；亦可有所改变。第二阶段为强化治疗，不仅用药剂量比诱导化疗更大，而且经常要在原诱导方案基础上增添或换用不同的药物，治疗 1 至数个疗程。最后阶段是维持治疗，药物应用剂量较小，不引起明显骨髓抑制的化疗，通常持续时间较长，但对其价值尚有较大争议。AML的缓解后治疗还包括干细胞移植（包括自体干细胞移植和异基因干细胞移植）。

目前越来越多的研究报告认为，AML应根据危险度分组（尤其是根据细胞遗传学/分子生物学进行危险度分组）进行治疗，常引用的细胞遗传学危险度分组标准为 SWOG 或 MRC 标准。但由于治疗开始前多无患者的细胞遗传学资料，多数诱导缓解治疗方案根据患者年龄、身体状况、前驱血液病史或其他恶性肿瘤病史而定。NCCN 在大量文献报道的基础上提出了 AML 的治疗原则，这一原则在很大程度上可供国内学者参考。

1. 年龄<60 岁，无前驱血液病史

（1）诱导治疗：建议采用标准的诱导缓解方案，即含阿糖胞苷（Ara-C）和蒽环类（包括米托蒽醌）药物的方案。

1）大剂量阿糖胞苷（HD-Ara-C）+蒽环类或米托蒽醌（1 疗程）。

2）标准剂量阿糖胞苷［SD-Ara-C 100 ~ 200mg/（m^2·d）×7天］+蒽环类［主要是柔红霉素(DNR）45mg/（m^2·d）×3天］或米托蒽醌（7+3 方案，可能需 2 疗程）。

（2）诱导后治疗：SD-Ara-C + 蒽环类或米托蒽醌治疗后，①有较多残留的原始细胞者可采用 SD-Ara-C+ 蒽环类或米托蒽醌（5+2 方案）、HD-Ara-C、进入临床试验、或行同胞相合的SCT或无关供者的 SCT。②明显的血细胞减少但无增生不良者，可采用SD-Ara-C+蒽环类或米托蒽醌（5+2 方案）。③增生不良者（细胞面积<10%～20%，残留的原始细胞＜ 5% ~ 10%），等待恢复。

HD-Ara-C+ 蒽环类或米托蒽醌治疗后：①有较多残留的原始细胞者进入临床试验，或行同胞相合的SCT或无关供者的SCT。②明显的血细胞减少，但无增生不良者等待恢复。③增生不良者等待恢复。

血象恢复后复查骨髓，达 CR 者进行分组治疗。①伴较好细胞遗传学改变者[inv(16),t(8；21),t(16；16)]，接受4疗程的HD-Ara-C（3g /m^2，q12h，第1、3、5天）治疗；或予1疗程的HD-Ara-C巩固后，行自体 SCT。②伴中等预后细胞遗传学改变者[正常核型，单纯 +8,t(9；11)，其他不属于良好预后或较差预后的染色体核型]，治疗选择有三：进入临床试验、SCT（同胞相合供体或自体)、4疗程的HD-Ara-C（3g/m^2，q12h，第1、3、5天）治疗。③伴不良预后细胞遗传学改变者[复杂异常、-7、-5、7q-、5q-、11q23 异常、t（9；22)、inv(3)、t(3；3)、t(6；9)]，进入临床试验或同胞相合供体 / 无关供体的 SCT。自 1994 年起多疗程

（3～4个疗程）HD-Ara-C治疗已成为伴良好细胞遗传学改变和中等预后细胞遗传学改变患者的标准巩固治疗。CALGB根据患者的细胞遗传学改变分组，采用这种治疗的无病生存率分别为60%、30%、12%。

血象恢复后复查骨髓，未达缓解者可进入临床试验或同胞相合供体 / 无关供体的 SCT（采用SCT治疗仍可有25%～30%的患者取得长期无病生存）。

（3）随访、监测　缓解后巩固强化的剂量和治疗周期如何掌握更有利于改善 AML 的疗效是十分重要、也是一个逐渐明了的问题。多数作者认为缓解后经足够强烈的巩固、强化治疗4～6个疗程（全部治疗一般不超过缓解后6个月）之后，再给予或不给予维持治疗，两者的缓解生存率并无差别。

复发患者（<60岁）的治疗：①早期复发者（<6个月）进入临床试验，对已找到供体者可行同胞相合的SCT或无关供体的SCT。②晚期复发者（>6个月）有以下治疗选择：进入临床试验、已找到供体者可行同胞相合的SCT或无关供体的SCT、重复原来有效的诱导治疗方案。

2. 年龄≥60岁，临床一般情况较好

（1）诱导治疗：临床试验或SD-Ara-C［100～200mg/(m^2·d)×7天］+蒽环类或米托蒽醌（7+3方案，可能需2个疗程）。

（2）诱导后治疗：ECOG协作组比较自20世纪70年代以来不同时期对成人AML采取不同的缓解后治疗所达到的远期疗效。包括缓解后给予①停药观察；②长期小剂量维持化疗；③常规剂量联合化疗巩固加长期小剂量维持化疗；④含HD-Ara-C联合方案巩固强化后停药，不再加用维持治疗。以上多组患者的4年DFS率依次为0、15%、20%和30%，证明强烈的缓解后治疗可以改善生存。

因此，对有较多残留的原始细胞者采用SD-Ara-C+蒽环类或米托蒽醌（5+2方案）、HD-Ara-C、进入临床试验、或行同胞相合的SCT或无关供者的SCT；对血细胞明显减少，但无增生不良者，可采用SD-Ara-C+蒽环类或米托蒽醌（5+2方案）；对增生不良者（细胞面积<10%～20%，残留的原始细胞<5%～10%），等待恢复。

血象恢复后复查骨髓，达CR者治疗选择包括：①临床试验；②SD-Ara-C［100～200mg/(m^2·d)×5～7天，1～2疗程］±蒽环类；③年龄60～70岁、一般状况良好、肾功能正常（肌酐清除率≥70ml/min）、正常或预后较好的核型异常患者，可接受Ara-C 1～1.5g/(m^2·d)×4～6个剂量，1～2个疗程。另外，降低预处理强度的异基因SCT也不失为一个可行的选择。

（3）随访、监测：同年轻患者。复发患者的治疗：①早期复发者（<6个月），进入临床试验、支持治疗或CD33抗体治疗（Gemtuzumab ozogamicin）。②晚期复发者（>6个月）有以下治疗选择：进入临床试验、重复原来有效的诱导治疗方案、CD33抗体治疗。

3. 年龄<60岁，有前驱血液病史或为治疗相关性AML　进入临床试验或行异基因SCT。

4. 伴有严重的脏器功能异常（与白血病无直接关系）的任何年龄患者　采用最好的支持治疗。

5. 中枢神经系统白血病（CNSL）的诊断和治疗　NCCN不建议在诊断时即对无症状的患者行腰穿检查。有头痛、精神混乱、感觉改变的患者应先行放射学检查，排除神经系统出血或感染。这些症状也可能是由于白细胞淤滞引起，可通过白细胞分离等降低白细胞计数的措施解决。若体征不清楚、无颅内出血的证据，可在纠正凝血病和血小板支持的情况下行腰穿。脑脊液中发现白血病细胞者，应在全身化疗的同时鞘内注射Ara-C和MTX。

也不建议对大多数CR患者进行常规的CNSL筛查，但治疗前WBC>100×10^9/L或单核细胞白血病患者例外，脑脊液阳性者应予鞘内注射化疗药。

（1）腰穿阳性、诊断时有症状：①无局部神经损伤，2次/周鞘内注射化疗药物直至脑脊液正常，以后每周1次共4～6周。②局部神经损伤和（或）放射线检查发现引起神经病变的绿色瘤主张放射治疗；若采用鞘内注射，则2次/周鞘内注射化疗药物直至脑脊液正常，以后每周1次共4～6周。

（2）CR1后腰穿检查阳性但无症状：2次/周鞘内注射化疗药物直至脑脊液正常。若患者接受HD-Ara-C治疗，应定期查脑脊液，至恢复正常。

三、复发难治性急性髓细胞白血病的治疗

随化疗方案的改进（包括化疗药物剂量的加大、新的有效化疗药物的发现及化疗药物的合理组合）、支持治疗的加强及干细胞移植技术的广泛应用，急性白血病的治疗效果已明显改善。AML完全缓解（CR）率可达50%～80%，长期生存率20%～30%；儿童AML CR率达70%～90%，长期生存率30%～40%。成人急性淋巴细胞白血病（ALL）CR率达60%～85%，长期生存率达20%～40%；儿童ALL CR率达70%～90%，长期生存率达50%～70%。20%以上的急性白血病患者很难达到CR，多数CR患者最终复发、死亡，这就涉及难治复发急性白血病的问题。

（一）定义

难治性急性白血病（refractory leukemia）是一个笼统的概念，目前最常提到的是难治性AML。

难治性AML最早于1990年由Hiddemann等提出并予以定义：①诱导缓解治疗无效；②首次CR（CR1）6～12个月内复发；③CR1 6～12个月后复发，原诱导方案治疗无效；④两次或两次以上复发。1996年Estey等又提出了修改后的标准：①诱导缓解治疗两疗程不缓解；②CR1<12个月；③≥2次复发，再诱导治疗无效；并且提出了原发难治的概念（即初始诱导治疗不缓解）。

GIMEMA-EORTC协作组1996年从另一角度提出了自己的标准：①绝对耐药（absolute resistance）：诱导缓解治疗第1疗程的第28天骨髓中幼稚细胞比例仍超过诊断时的50%；②低增生性耐药（hypoplastic-blastic resistance）：化疗后骨髓抑制，但恢复后骨髓中幼稚细胞比例超过诊断时的50%；③髓外白血病持续存在；④诱导化疗第1疗程骨髓中幼稚细胞比例下降50%以上，但第2疗程后仍不能达CR。这个标准根据骨髓幼稚细胞下降比例将难治性白血病的判断时机提前，而且较明确地提出了再生耐药和髓外白血病在判断难治中的地位。

另外，Visani等1994年提出自身骨髓移植后复发的患者应视为难治病例，认为骨髓根除性预处理后行干细胞移植的病例（尤其是异基因干细胞移植后）复发后的治疗效果较差，但仍有部分病例可再达CR；因此，亦应根据总的CR时间、移植至复发的时间综合考虑。

综合上述观点，难治性AML的标准可概括为：①绝对耐药：诱导缓解治疗第1疗程的第28天骨髓中幼稚细胞比例仍超过诊断时的50%；②低增生性耐药：化疗后骨髓抑制，但恢复后骨髓中幼稚细胞比例超过诊断时的50%；③诱导缓解治疗两疗程不缓解；④髓外白血病持续存在；⑤CR1<6个月；⑥CR1 6～12个月后复发，原诱导方案治疗无效；⑦≥2次复发，再诱导治疗无效；⑧干细胞移植后复发，再诱导治疗无效。

难治性白血病的概念又包括原发难治和继发难治。所谓原发难治病例主要指诱导治疗根本无效的病例，如标准中的①、②、③条；继发难治指药物治疗使白血病细胞的特性发生改变而产生耐药性。多数学者认为继发耐药的可能性极小。

急性白血病成为难治病例与其固有特征有关，难治性白血病的高危因素主要包括年龄，不良的染色体改变，不良的免疫表型特征，MDR1/P170表达阳性等。

提出难治性白血病概念的目的是为了以后的治疗。难治性AML的治疗是一个棘手的问题，目前尚无统一的高效治疗方案，总的治疗原则包括以下几方面。

（二）有效的非交叉耐药化疗方案的应用

主要包括两类治疗方案。

1. 以阿糖胞苷为基础的联合化疗方案　绝大多数挽救治疗方案属于这一类，即不同剂量的阿糖胞苷与其他药物联合。这类方案可取得25%～70%的CR率（多数报道在40%～50%左右），无病生存期很少超过6个月。表10-1举例说明了难治性AML的疗效。

常与阿糖胞苷联合应用的药物主要有蒽环类（如4-去甲氧柔红霉素，IDA）、蒽醌类药物（米托蒽醌，MTZ）、吖啶类（AMSA）等。

MTZ抗白血病作用与其他蒽环类药物无交叉耐药性；与阿糖胞苷无相同的副作用，理论上二者有协同的抗白血病作用。目前MTZ+HD-Ara-C（HAM）±鬼臼类药物方案已成为治疗难治性白血病较理想的方案。

表 10-1 难治性 AML 的疗效

作者	年代	化疗方案	疾病状态	病例数	治疗结果(CR)	中位生存
Takaku	1985	HD-Ara-C	难治	30	40%	22 周
Carella	1993	Idarubicin Ara-C+VP-16	难治	36	43%	16 周
Liso	1996	Mitoxantrone HD 或 ID Ara-C ± etoposide	难治	78	47.4%	8.1 个月[5]
Kern	1998	Mitoxantrone HD 或 ID Ara-C	难治 复发	186	47%	4.2 个月[6]
Pastore	2003	FLAG-IDA	难治 复发	46	52.1%	13 个月[7]

IDA是柔红霉素（DNR）的衍生物，亲脂性强，细胞毒作用强于DNR或多柔比星（ADM）；与其他蒽环类无交叉耐药。IDA［常用量为8～12mg/（m^2·d）×3天］+Ara-C（标准量或大剂量）已成为难治性急性白血病的有效治疗方案，CR率达24%～70%，但缓解期仍较短（一般为6个月内）。

AMSA是一种吖啶类抗肿瘤药，与蒽环类无交叉耐药性，AMSA+ Ara-C（AA）方案治疗难治性白血病也取得了可喜结果。Larson等采用AMSA[100mg/(m^2·d)，第7、8、9天]+HD-Ara-C治疗难治性AML，CR率达50%以上。Tavernier等采用HD-Ara-C（3g/m^2，q12h，第1～4天）+AMSA［90mg/(m^2·d)，第5、6、7天］治疗91例难治性AML，CR率达49%，中位无病生存（DFS）11.5个月，中位总生存（OS）为7.5个月。

与阿糖胞苷联合应用的药物中尤其值得一提的是氟达拉滨（fludarabine）。氟达拉滨是一种腺苷类药物，核糖核酸还原酶抑制剂，经磷酸化成为有活性的三磷酸形式的F-ara-ATP。其抗白血病活性在于它成为DNA合成中的底物并能抑制DNA多聚酶和核糖还原酶，对静止期细胞作用尤其强。体内和体外的研究均证明，Ara-C前加用氟达拉滨可提高细胞内Ara-CTP的浓度，增强Ara-C的细胞毒作用和临床疗效。在I、II期临床试验中单药用于难治复发AML，由于剂量－毒性限制，疗效并不理想。但与Ara-C联合用药有协同作用，使小剂量、安全用药成为可能，Estey等[8]证明该联合在难治复发和初治AML中均有良好疗效。FLAG方案[9-11]是在氟达拉滨+Ara-C的基础上加用粒细胞集落刺激因子（G-CSF）组成的，是目前治疗难治复发AML的高效、耐受性较好的方案。基本用法为氟达拉滨25～30mg/(m^2·d)（第1～5天），Ara-C 2g/（m^2.d）（第1～5天），G-CSF 5μg/(kg·d)（-1或0天至中性粒细胞恢复）；CR率达50%～75%，CR期可达9.9个月，生存期长达13个月。FLAG-IDA方案是FLAG方案的衍变方案。Keating等[12]对比了FA、FLAG、FLAG-IDA三种方案的疗效，CR率分别为40%、55%、52%，加用IDA后并未明显提高疗效，也没有增加毒副作用。Pastore等采用FLAG-IDA治疗难治复发AML，疗效相似，CR率也达52.1%。

2-氯脱氧腺苷（2-CdA）也是核糖核酸还原酶抑制剂，可以增加脱氧胞苷激酶的活性，使细胞内三磷酸阿糖胞苷（Ara-C TP）的浓度增高。CLAG方案以2-CdA（5 mg/m^2，第1～5天）取代氟达拉滨，其余与FLAG方案同。治疗难治复发AML的CR率可达50%。

大多数难治复发AML治疗方案中均涉及阿糖胞苷的用药剂量。阿糖胞苷为周期特异性抗代谢药，在细胞内由磷酸激酶活化，形成Ara-CTP掺入DNA链而发挥作用。药代动力学研究证明，中剂量阿糖胞苷（ID-Ara-C，0.5～1.0g/m^2）短时输注（3小时），其激活酶—脱氧胞苷激酶（deoxycytidine）即可达饱和浓度。最近研究证明除上述作用机制外，阿糖胞苷的细胞毒作用尚有其他机制：①干扰膜脂质代谢或改变细胞内信号传导；②干扰细胞凋亡。这些作用可能是剂量依赖性的，可以通过增加剂量来达到目的。Kern等比较了大剂量和中剂量阿糖胞苷在难治复发AML中的疗效。采用序贯性的S-HAM方案：①Ara-C 3.0g/m^2，q12h，第1、2、8、9天，MTZ 10mg/（m^2·d），第3、4、10、11天；②Ara-C 1.0g/m^2，q12h，第1、2、8、9天，MTZ 10mg/(m^2·d)，第3、4、10、11天。共治疗186例难治复发患者（难治病例85例）。HD-Ara-C和ID-Ara-C比较，前者可以降低NR病例（12% *vs* 31%），但早期死亡率增加（32% *vs* 17%）；两组CR率接近（52% *vs* 45%），DFS（5.3个月 *vs* 3.3个月）和总生存期（4.2个月 *vs* 5.3个月）无差异。在难治病例组HD-Ara-C治疗CR率明显高于ID-Ara-C治疗组（46% *vs* 26%）。说明HD-Ara-C较ID-Ara-C有更强的抗白血病作用，尤其是对难治性白血病。1.0g/m^2以上的剂量可以明显提高疗效，但应注意HD-Ara-C治疗时应加强支持治疗，以减少治疗相关死亡率。老年AML是一个特殊的群体，对化疗耐受性相对较差，在用HD-Ara-C治疗时应注意相应减少剂量，一般以0.5～1.0g/m^2为宜。

为改善难治病例（尤其是绝对耐药病例）的疗效，Liso等[5]主张在一线治疗方案疗效不好时即应采用二线方案，而不应在反复治疗无效后再用。作者研究了218例一线治疗（DA3+7）方案1疗程无效的病例，其挽救治疗方案包括：①DNR+SD-Ara-C ± VP-16；② AMSA+ID-Ara-C或HD-Ara-C；③IDA+VP16+ SD-Ara-C或ID-Ara-C；④MTZ+SD-Ara-C ± VP-16，MTZ+ID-Ara-C（± VP-16）或HD-Ara-C；⑤其他组合或直接行干细胞移植。可判断疗效的185例中，CR73例（39.5%）；总的中位生存期8.1个月，其中CR者为16.2个月，NR者为6.1个月。在所有二线方案中，MTZ+SD-Ara-C ± VP-16，MTZ+ID-Ara-C（± VP-16）或HD-Ara-C效果最好，CR达47.4%（共78例）。认为在一线治疗无效的患者早期应用二线方案或在一线诱导治疗中即采用较强的方案，如三药联合及应用新药，可减少原发难治病例。

拓扑替康（topotecan，TPT）为拓扑异构酶I抑制剂，近几年在急性白血病（包括难治复发AML）的应用逐渐增多。Lee等[13]采用IDA+Ara-C+TPT（IDA 10mg/m^2，Ara-C 1g/m^2，q12h，第1～5天，TPT 1.25mg/m^2，第1～5天）治疗40例难治复发AML，CR率达59%，中位缓解期和生存期分别为6个月和12个月。Cortes等[14]采用抗CD33单抗+TPT+Ara-C治疗17例难治复发AML，仅2例达CR，CR率12%，中位生存期为8.2周。TPT还可与Ara-C、CTX组成CAT方案[CTX 500mg/m^2，q12h，第1～3天；TPT 1.25mg/（m^2·d）持续输注，第2～6天；Ara-C 2g/（m^2·d），第2～6天]，Cortes等用该方案治疗52例难治、复发AML，结果CR率为19%，有效率为23%；另外11例不良预后的AML在CAT方案中加入了ATRA或G-CSF，结果10例取得CR。由于治疗例数偏少，还难以肯定该方案对难治、复发AML的真实疗效。

2. 非阿糖胞苷为基础的治疗方案　为寻求难治性白血病的其他治疗途径，有些研究单位探索了不含阿糖胞苷的治疗方案的效果，这些报告多为20世纪80年代或90年代初的结果。主要有MTZ+VP-16及2-CDA，HHT（高三尖杉酯碱）、卡铂等的单一用药，CR率一般为20%～50%，中位缓解期4～9个月。最近Kolb等[15]报道采用TPT、长春瑞滨、塞替派及地塞米松联合的方案（TVTD）治疗9例难治复发AML，5例达完全缓解。由于这些方案的研究对象差异较大，无法进行系统的比较研究。但进一步改进这些方案仍不失为治疗难治性白血病的一条出路。

（三）造血生长因子和化疗药物的序贯应用

体外研究证明造血生长因子（如GM-CSF、G-CSF）可以诱导AML细胞的增殖，增加S期细胞的比例，从而增强细胞对周期特异性药物的敏感性。造血生长因子和化疗药物序贯应用的最初目的亦在于刺激白血病克隆，促使耐药的静止期细胞进入细胞周期，使之对化疗更敏感，增强化疗药物的抗白血病作用，但是否会导致白血病的复发或细胞的恶性转化仍是一个值得关注的问题，因此需要强调生长因子的用药时机。目前在白血病中生长因子的用药主要有三个时机：①化疗前1～2天；②化疗期间；③化疗后骨髓抑制期。化疗前用药由于大量的白血病细胞增殖，掩盖了GM-CSF增加药物敏感性的作用，反而导致CR率下降。化疗抑制期用药有两个目的，一是为了促进粒细胞的恢复；二是对白血病细胞的作用。对白血病细胞的作用有两种观点：一种认为诱导残留白血病细胞分化或促使免疫系统杀伤白血病细胞，但更多的人认为生长因子（尤其是GM-CSF）

有刺激残留白血病细胞生长的嫌疑（尤其是在治疗初期）。因此，较为合适的用药时机应是化疗期间（如Thomas等的方案），尤其是对难治性白血病。

目前常与生长因子联用的难治性白血病的治疗方案包括HD-Ara-C、HD-Ara-C+AMSA、HD-Ara-C+DNR等，CR率可达50%～80%，但缓解期依然很短。标准剂量化疗加GM-CSF并不能提高疗效。最近Thomas等[16]系统地研究了化疗±生长因子治疗难治复发AML（难治病例120例，复发病例72例）的疗效。化疗方案采用EMA91方案：整个方案分为两阶段，MTZ 12mg/(m^2·d)，第1～3天；Ara-C 500mg/(m^2.d)，第1～3天、8～10天；VP-16 200mg/(m^2.d)，第8～10天；第4～8天予GM-CSF 5μg（kg.d）。1疗程CR率GM-CSF组为65%，对照组为59%；难治病例CR率治疗组为51%，对照组为46%。GM-CSF组DFS和OS分别为251天和303天，对照组为240天和254天；随访18个月的疾病无进展率GM-CSF组为33%，对照组为19%（P=0.008）。治疗相关毒性、相关死亡率及粒细胞缺乏时间两组无显著差异。研究中发现加用GM-CSF后S期细胞比例增加，但与预后无关，说明生长因子的应用不仅仅是为了改变细胞周期，更重要的是促进药物代谢（促进细胞的药物摄入和代谢）。由于加用GM-CSF后并未增加化疗的血液学毒性，认为二者联合应用只增加白血病细胞对化疗药物的敏感性，而不增加正常髓系祖细胞对抗肿瘤药物（包括周期特异性和周期非特异性药物）的敏感性。

FLAG方案的成功应用是造血生长因子在难治性AML中的又一例证。FLAG方案中加入G-CSF后一方面可以增加S期细胞比例，减少细胞对Ara-C诱导的细胞损伤的修复能力，增强Ara-C的磷酸化（即Ara-CTP量），增强细胞毒作用；另一方面可以缩短粒细胞缺乏时间，减少毒副作用。CAG方案［LD-Ara-C 10mg/m^2，q12h，第1～14天；阿克拉霉素14mg/(m^2·d)，第1～4天；G-CSF 200μg/(m^2.d)，第1～14天］是结合造血生长因子治疗难治性AML的另一常用方案。

（四）耐药逆转剂的应用

研究多药耐药（MDR）的目的在于寻找克服MDR的有效方法，提高化疗效果。由于MDR为一独立的耐药机制，人们试图通过抑制P-gp的表达或其功能（如应用寡核苷酸、蛋白激酶C抑制剂星形孢菌素—下调MDR1基因表达）来逆转耐药。目前研究较多的是通过逆转剂抑制P-gp与细胞毒药物的相互作用，调节P-gp表达，从而达到克服耐药的目的。这类药物有：①膜转运调节剂（MIMs），是能够直接或间接作用于膜转运通道并影响其功能的化学物质的总称，包括钙离子通道拮抗剂（CEBs，如维拉帕米等）和钙调节蛋白抑制剂（CaM，包括血管舒张剂普尼拉明、抗抑郁药三氟拉嗪和凝血酶抑制剂No233）；②免疫抑制剂：环孢素A（CsA）及其类似物PSC833；③亲溶酶体剂—氯喹；④长春碱类；⑤激素及其相关药物，如黄体酮和他莫昔芬（应用较多）。

这类药物均为高度脂溶性药物。体外研究证明，逆转剂可提高P-gp阳性AML细胞内的DNR浓度，而对药物敏感的细胞或P-gp阴性细胞无此作用；不同的逆转剂作用机制有所不同，联合应用具有协同作用（如维拉帕米和CsA）。逆转剂中较为特殊的是双嘧达莫，既能逆转MDR表型，又能逆转抗代谢药物耐药。

到目前为止，CsA和CsD（环孢素D）类似物PSC833是最理想的用于临床逆转的药物，也是切实有效的药物：①可以足量应用以达到有效的血清浓度；②可以与细胞毒药物联合应用，而不产生无法耐受的毒性；③可抑制某些组织细胞的P-gp表达，如P-gp$^+$的CD34$^+$造血细胞；④通过调节毛细胆管、肾小管的P-gp表达，阻断胆管和肾的药物清除，改变细胞毒药物的药代动力学；⑤耐药逆转剂和联合化疗的临床试验发现有效浓度的CsA可使VP-16、DNR、多柔比星等的有效血浆浓度维持时间延长2倍。因此，联合用药时化疗药物应减量25%～50%。

文献报道的第1例耐药逆转的血液病病例（1988年）为一多发性骨髓瘤（MM）患者，方案为VAD+维拉帕米。CsA、PSC833等在MM中的研究亦较多，但到目前为止最理想的耐药逆转试验是AML患者，AML成了MDR逆转的理想模型。主要是因为AML尤其是难治复发病例P-gp高表达，大多数抗白血病化疗药属于自然产物类细胞生长抑制剂。

首例耐药逆转的难治性AML所用方案为

DA+CsA，取得了较短的缓解期。最初的研究中由于化疗剂量没有相应减少，相关毒性很大，患者难以耐受；近期的研究中对化疗剂量均做了调整。与逆转剂联合应用的化疗方案主要有以下几种：① DA；② MTZ+VP16；③ MA 或 DA+VP16 等。CsA用法一般为：2.5mg/kg，q12h，连用3天；2mg/kg，q12h 用 2 天，自化疗前 1 天开始，共 5 天[17]。中国医学科学院血液学研究所的结果：CsA 逆转治疗P170、MDR1 及CsA增敏试验均阳性的 9 例患者，CR4 例（44.4%）；治疗后 P170 转阴 4 例，MDR1 转阴 2 例[18]。

CsA 由于肾毒性和免疫抑制作用，正逐渐被 PSC833 所替代。PSC833 用法为：10mg/(kg·d)，分两次用药（用量应达到足以抑制P-gp功能的血浆浓度）。ECOG（Eastern Cooperative Oncology Group）、CALGB（Cancer ang Leukemia Group B）等多个协作组均曾报道 PSC833 的临床试验结果。如 Dorr 等[19]2001 年报道采用 PSC833+DA 方案（大剂量阿糖胞苷）治疗 43 例预后不良 AML 患者（其中难治复发病例27例）的疗效，49%的患者有效。缓解率不受MDR1表达的影响，但LRP 过表达的患者多发生耐药，认为 PSC833 可逆转 P-gp⁺ 的 MDR，而对 LRP⁺ 的 MDR 无影响（LRP 不受P-gp拮抗剂的影响，是一个预后较差的生物学特征），加用PSC833并未增加毒性。研究中发现，尽管PSC833不改变柔红霉素的曲线下面积，但可以使柔红霉素醇（柔红霉素的抗癌活性形式）的清除下降 3.3 倍。

在 AML 中研究较多的另一耐药逆转剂为喹宁（30mg/kg，静脉注射）。临床试验证明加用喹宁后毒性明显增加，而疗效改善不明显，总的结果与不加喹宁无明显差别。因此，应用越来越少。

干扰素（IFN）的耐药逆转作用：Hassan等[20]用 IFN-γ 分别与卡铂、DNR、Ara-C 联合培养 MHH225（CD34⁺多系统细胞系）、HL-60、U937 细胞系以观察它们协同抑制细胞生长和细胞毒作用。结果发现IFN-γ可明显降低卡铂的ED90，DNR 的 ED90 轻微下降，而对 Ara-C 的 ED90 无影响。但 IFN-γ 用于临床逆转耐药的研究尚无报告。

（五）其他克服耐药的途径

1. 新的蒽环类药物的发现　Moflomycin是一新的蒽环类药物，Andrivon 等[21]研究证明，Moflomycin 对耐药细胞系 HL-60/DNR 和 MCF-7/ADR 的抗增殖作用明显优于 DNR 和 ADR。这与药物的摄入增加（细胞对Moflomycin的通透性较 DNR 强 10 倍）、排出减少有关（细胞内药物排出下降 10 倍）。Moflomycin 与 DNR 和 ADR 的交叉耐药性显著下降，这种作用与 P-gp 的表达无关，而与其防止 P-gp 泵功能的发生有关。

2. 体外研究证明 MDR1 高表达、对 DA 方案耐药的AML细胞在增加DNR浓度和延长DNR作用时间两种条件下对DNR依然敏感。脂质体包裹的 DNR 不仅可达到有效的 DNR 浓度，而且可以明显延长有效浓度的作用时间，从而杀死 MDR1 过度表达的白血病细胞。脂质体包裹的DNR所产生的血液学和非血液学毒性均较游离的 DNR 小，临床疗效也在探索中[22]。因此，改进MDR药物的剂型、延长药物与细胞的作用时间是克服MDR的另一出路。

（六）克服再生耐药的方法

抑制了肿瘤再生就可以减少耐药细胞的出现。较为有效地克服再生耐药的方法是个体化、大剂量化疗，在两个疗程中间使用非细胞毒药物，以减慢肿瘤细胞的再生速度；传统的频繁使用化疗的方法并不太成功。在AML中常用的非细胞毒药物主要有 13- 顺式维 A 酸和 γ- 干扰素，二者可减慢 AML 细胞的增殖速度，降低 *myc* 和 *myb* 基因表达；在两疗程中间应用这两种药物可能会改善治疗效果。目前进行的生物反应调节剂的 II 期临床试验在于评价它们对细胞增殖速度的影响及对相关基因表达的影响。

（七）干细胞移植

前面所说的标准或大剂量化疗治疗难治性白血病绝大多数是无法延长DFS的，难治性AML唯一有长生存机会的挽救治疗方法是骨髓根除性预处理后的干细胞移植（尤其是异基因干细胞移植，Allo-SCT）。Allo-SCT 的抗白血病作用源于大剂量预处理方案和免疫介导的GVL（移植物抗白血病作用）。难治性 AML Allo-SCT 的 5 年生存率可达18%±5%，复发AML可达27%±6%。IBMTR 和 Forman 等报道原发难治 AML 病例 Allo-SCT 后 3 年无病生存率 12% ～ 33%。但也应注意到由于脏器毒性和 GVHD（移植物抗宿主病）引起的治疗相关死亡率的增加。

自体干细胞移植（如自体骨髓移植，ABMT）是难治性白血病的另一出路。有报道成人难治复发AML患者ABMT后长期存活率达21%～52%；儿童AML ABMT的资料较少，难治复发病例无白血病生存（LFS）可达36%～41.5%，为无组织相容性同胞/无关供体的患者提供了一线希望。ABMT最大的问题是复发，大多数复发发生于移植后第1年内，复发后的治疗选择很重要。EBMT曾分析2 752例ABMT复发后患者的治疗：94例行Allo-SCT，74例行二次ABMT，2 584例接受化疗，结果2年生存率Allo-SCT为32%、ABMT为42%、化疗为11%，认为尽管Allo-SCT疗效较好，但对于首次移植采用TBI的患者二次ABMT是最佳选择。微小残留白血病导致复发是其主要原因。许多研究报告考虑骨髓根除性预处理的同时，体外给予细胞毒药物或单克隆抗体净化、移植同时应用细胞因子可明显改善疗效。自体移植的常见并发症是持续的骨髓抑制和高感染率，造血生长因子的应用很大程度上缓解了这一问题。白血病患者外周血受白血病细胞污染的机会和程度均较骨髓轻，外周血干细胞移植的并发症又较骨髓移植少。因此，自体外周血干细胞移植应用越来越广泛，但治疗难治性急性白血病的经验还很少。

随干细胞移植的发展，新的移植技术不断应用：单倍体Allo-SCT，非骨髓清除性预处理后的Allo-SCT正逐渐开展，必将为难治性急性白血病提供更多更好的治疗选择。

（八）免疫调节

由于化疗和干细胞移植的有限疗效和较多的毒副作用，促使人们寻找其他新的治疗途径，前提之一是对白血病靶克隆有更高的特异性。

白血病患者多有免疫缺陷，多有特异性抗原表达，为抗体治疗或细胞治疗提供了依据。免疫调节剂的单独应用或与挽救化疗序贯应用可进一步提高难治性白血病的疗效，减少患者痛苦，改善生活质量。目前常用的免疫治疗包括白细胞介素-2（IL-2）、单克隆抗体、供体淋巴细胞输注等。

1. IL-2　IL-2由活化的T细胞分泌，在免疫应答和淋巴因子激活杀伤细胞（LAK）的产生过程中起关键作用，可以促进NK细胞的增殖和增强其细胞毒作用。白血病细胞常表达IL-2受体，但IL-2对白血病细胞的作用是抑制增殖而不是诱导增殖。IL-2常用于CR患者或难治性白血病患者（尤其是髓细胞白血病患者），但骨髓幼稚细胞比例较高的患者用IL-2治疗效果较差。Foa等用IL-2治疗12例难治性AML，7例骨髓幼稚细胞比例占20%～70%的患者无1例有效，5例幼稚细胞占8%～15%的患者3例达CR。Meloni等用IL-2治疗14例骨髓幼稚细胞比例为7%～24%的AML，8例达CR（其中5例中位CR时间达32个月）。这些结果为骨髓幼稚细胞比例＜30%的难治病例提供了新的出路。IL-2的用法一般为8～18U/(m^2·d)，连续静脉输注或皮下注射，每周用5天，一般连续用4个疗程[23]。

2. 单克隆抗体　单克隆抗体可直接与造血细胞抗原反应，达到治疗急性白血病的目的。不仅可避免全身毒性，而且与其他治疗无交叉耐药，从而达到治疗目的。AML是抗体治疗较理想的靶体（抗体易到达靶细胞，AML细胞对放疗和药物相对敏感），目前研究较多的是CD33和CD45抗原。

（1）CD33抗原：CD33抗原是髓系前体细胞表达的抗原，在正常造血干细胞无表达。90%以上的AML患者的白血病细胞表达CD33抗原，CD33抗原与抗CD33抗体结合后发生中和作用。抗CD33抗体可携带放射性同位素或新药到白血病细胞。

1）未标记的抗CD33抗体：这种抗体最常用于清除微小残留病，尤其适用于APL，也有治疗难治性AML的报道。Memorial Sloan-Kettering肿瘤中心采用人源性抗CD33抗体（HuM195）治疗难治复发AML35例，2例达CR（均为低白血病负荷病例——骨髓幼稚细胞≤30%）。具体用法：12mg/(m^2·d）和36mg/(m^2·d）两个剂量组，连用4天，2次/月，共4个疗程。

2）放射标记的抗CD33抗体：常用的放射性核素有^{131}I、^{90}Y、^{213}Bi。Jurcic等用^{90}Y-HuM195（0.1～0.3mCi/kg）治疗15例难治复发性AML，用0.27～0.3mCi/kg剂量治疗者均可达到骨髓抑制（持续2～4周），但恢复后仍为白血病细胞，不过这种治疗可与干细胞移植等治疗相结合以改善疗效。Jurcic等用^{213}Bi治疗难治复发性AML取得了较满意的结果，1.6～5.5mg HuM195抗体携带^{213}Bi 0.28～1 mCi/kg，在2～4天内分3～6次用药，17例患者中有12例骨髓幼稚细胞比例明显下降。

3）抗CD33与刺孢霉素的免疫偶合物：刺孢霉素是一种抗生素类抗肿瘤药，可以导致双链DNA断裂，从而导致细胞死亡，体外证明具有杀伤AML细胞的作用。Sievers等用抗CD33刺孢霉素免疫偶合物0.25～9mg/m^2治疗40例难治复发AML，其中20%的患者骨髓幼稚细胞比例降至5%以下，5例中性粒细胞恢复正常。抗CD33刺孢霉素免疫偶合物尤其适用于功能性耐药较低的患者，在耐药病例与耐药逆转剂联合应用效果较好。

近来，也开展了抗CD33单抗和化疗药物联合应用治疗难治复发AML的研究。Alvarado等应用吉妥单抗与IDA、Arc-C联合，治疗14难治复发AML，CR（6例）率为42%，CR患者的中位无复发生存为27周。Tsimberidou等[24]采用吉妥单抗与氟达拉滨、Ara-C、CsA联合治疗32例难治复发AML，CR率34%，中位生存期5.3个月。

（2）CD45抗原：是造血细胞广泛表达的一种抗原，AML表达率达90%以上，ALL表达率更高。^{131}I抗CD45抗体对骨髓、脾、淋巴结作用明显强于正常器官。I期临床试验证明，^{131}I-BC8（一种抗CD45抗体）0.5mg/kg具有较好的生物学分布，与大剂量环磷酰胺、TBI、Allo-BMT联合应用可明显改善难治复发性AML、ALL和MDS的治疗效果。

（九）抗血管新生治疗

AML也有血管新生的证据，AML细胞可表达促进血管新生的VEGF（血管内皮生长因子）和bFGF（纤维母细胞生长因子）等。骨髓内微血管密度与AML原始细胞比例正相关，提示血管新生在AML发病中起一定作用。研究发现，亚砷酸在t（15；17）/AML治疗中，除引起白血病细胞部分分化和凋亡外，也可抑制白血病细胞产生VEGF；SU5416和SU6668等酪氨酸激酶抑制剂可通过抑制VEGF受体的功能而抑制血管新生。但目前还没有一种特异的抗血管新生药物用于难治、复发AML的治疗研究。

（十）染色体重塑调节剂

DNA的GpC岛高甲基化和染色体的组蛋白脱乙酰化是影响基因表达的重要机制，在许多白血病发病中都起重要作用。DAC（地西他滨，decitabine）是与5-阿扎胞苷类似的去甲基化药物，已证明两者对高危骨髓增生异常综合征（MDS）都有治疗作用，但对难治、复发AML的疗效还不肯定。TSA、trapoxin和苯戊酸等是组蛋白脱乙酰化酶（HDAC）抑制剂，体内、体外试验都证明能诱导t（8；21）和t（15；17）等白血病细胞的分化、凋亡，且与去甲基化药物有协同作用，目前正与化疗联用，用于难治、复发AML的治疗研究。

（十一）细胞信号传导抑制剂

多种酪氨酸激酶分子活性增高与AML的发病有关。STI571是酪氨酸激酶抑制剂，在CML治疗中取得了明显疗效，但对AML无效。其他一些酪氨酸激酶抑制剂如CEP-701、CT53518、PKC412和SU5416、SU5614及SU11248等，可特异性地抑制III型受体酪氨酸激酶如Flt3、c-Kit、PDGFR和FMS等的活性，目前正用于AML治疗的I期和II期临床研究，发现部分药物对难治、复发AML有一定疗效。这些酪氨酸激酶抑制剂与化疗联用可望提高疗效。

*ras*突变与AML的发病有关。*ras*翻译完成后需经法尼酰基转移酶修饰才能正常定位到细胞内膜上起作用，而R115777是选择性的法尼酰基转移酶抑制剂，可干扰这一过程。难治、复发AML的II期临床研究表明，R115777具有一定的治疗作用，20例患者经R115777治疗后有6例骨髓原始细胞比例减少50%以上。该药无明显骨髓毒性，可与化疗联用。

（十二）其他新药的探讨

如替莫唑胺（temozolomide）、细胞保护剂阿米福汀（amisfostine）、曲沙他滨（troxacitabine）等在难治复发AML中的疗效正在探索中。

（秘营昌　王建祥）

第二节　成人急性早幼粒细胞白血病

急性白血病（acute leukemia，AL）约占人类恶性肿瘤的5%，年发病率为2～4/10万，其中70%为急性髓细胞白血病（acute myeloid leukemia，AML），成人患者中高达80%～90%。急性早幼粒细胞白血病（acute promyelocytic leukemia，APL）是AML中的一个特殊亚型，约占成人AML的10%～15%，据国外统计资料，其中位发病年龄约为40岁，比其他类型AML发病年龄70岁要小得多。同时，不像其他类型的AML，随着年龄的增加，APL的发病率无明显增加。

近来，作为AML的一个特殊类型，APL越来越受到科研和临床的关注。这主要是因为，通过各种有效的手段，APL目前已成为所有AML类型中唯一可能被治愈的白血病；具有特征性的分子遗传学标志，为临床明确诊断、寻找微小残病灶、判断疾病复发提供了有力、直接的证据；对于APL发病机制和耐药机制的深入研究为研究其他类型AML提供了很好的范例；以全反式维A酸（all-trans retinoic acid，ATRA）为基础的治疗手段证明诱导分化治疗策略对于APL治疗十分有效，同时发现砷剂，如三氧化二砷（ATO）同样可以达到比较理想的治疗效果，而两者合用效果更佳；APL良好的治愈率同时也说明试验研究与临床实验完美有机的结合对于治疗其他白血病是可以达到满意结果的。

一、病因和发病机制

大多数APL患者病因尚未完全清楚。绝大多数APL为原发性，约5%的APL患者发病前有其他肿瘤或放、化疗史。继发性APL最多见于药物治疗后，特别是乙双吗啉、雷佐生（Razoxane）治疗银屑病后。其他原因包括电离辐射、其他肿瘤并发或者化疗后继发（如烷化剂、TPT Ⅱ抑制剂）等。目前尚未发现与APL发病有关的环境和职业因素。

目前，在APL患者中已发现5种RARα基因的重排类型，它们分别是t（15；17）（q22；q21）、t（11；17）（q23；q21）、t（5；17）（q35；q21）、t（11；17）（q13；q21）以及因基因间染色体DNA缺失所形成的Statb5- RARα融合基因[1]。这5种不同的融合基因的融合方式模式图及部分临床特点见表10-2、图10-1。

1. t（15；17）（q22；q21）；（PML-RARα）

t（15；17）约占APL的98%，易位使15q22上的早幼粒细胞锌指（PML）基因与17q21上的维A酸受体α基因（RARα）发生交互性重排，分别在15和17号染色体上形成PML-RARα和RARα-PML融合基因。患者的白血病细胞均有PML-RARα融合基因表达，仅70%～80%的患者同时表达RARα-PMLL融合基因，说明PML-RARα融合基因是致病的关键。PML-RARα的表达可能与白血病进展有关。

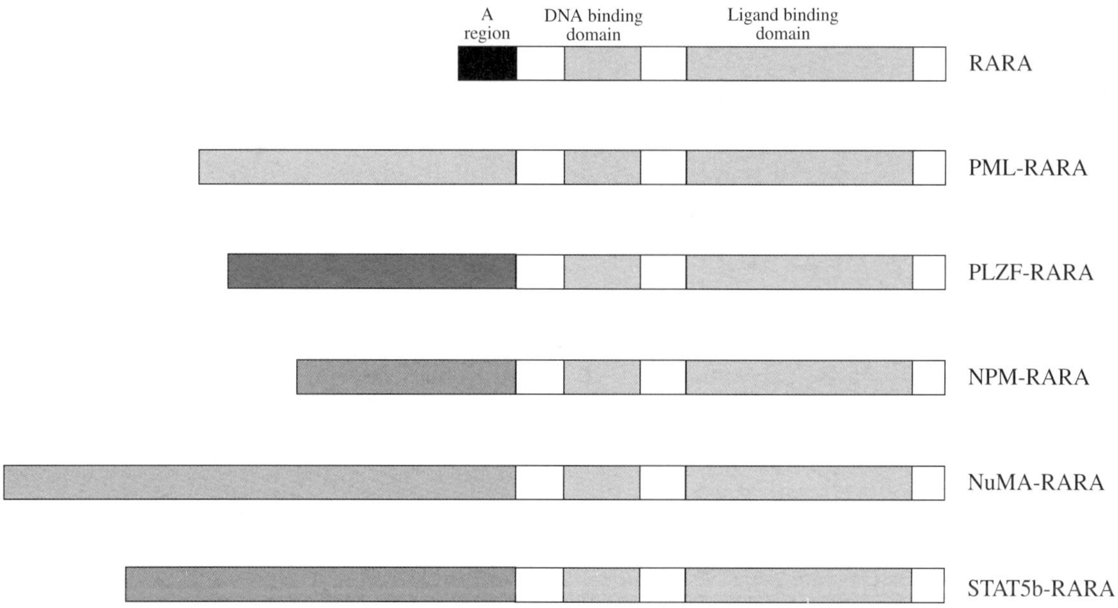

图10-1　RARA蛋白的功能域和目前已知累及染色体17q12-21上基因RARA的各种易位所产生的X-RARA融合蛋白结构示意图

表 10-2 APL 各亚型临床特点和发生频率

细胞遗传学特征	发生率	融合产物	临床特点
t(15；17)(q22；q21)	>95%	PML-RARa	ATRA敏感
		RARa-PML	Arsenic敏感
t(11；17)(q23；q21)	0.8%	PLZF-RARa	ATRA不敏感
		RARa-PLZF	Arsenic耐药
t(11；17)(q13；q21)	罕见	NuMA-RARa	ATRA敏感
		不存在交互易位	
t(5；17)(q35；q21)	<0.5%	NPM-RARa	ATRA敏感
		RARa-NPM	
der(17)	罕见	STAT5b-RARa	ATRA敏感?
		不存在交互易位	

RARα为类固醇/甲状腺激素核受体转录因子超家族成员，主要表达于髓系细胞，并非是正常造血所必需的基因，但在细胞分化中起重要作用。

PML也是一种转录因子，广泛表达于各组织器官，在细胞衰老、抑制肿瘤生长和诱导细胞凋亡中可能起重要作用。过度表达PML可抑制细胞生长。

t(15；17) 的形成机制还不清楚。一些患者的t(15；17) 起源于胚胎发育期。易位时 RARα 基因的断裂点在第 1 内含子，PML 基因的断裂点则在第 6 内含子、第 6 外显子或第 3 内含子上，分别称为 *bcr*1、*bcr*2 和 *bcr*3，三种不同断裂方式形成的融合基因分别占t（15；17）APL的55%、5%和40%。每位患者只有一种断裂方式。由PML不同断裂点形成的PML-RARα 融合基因的患者，临床表现和治疗反应无差异。与RARα一样，PML-RARα融合蛋白能与N-CoR、SMRT和mSin3A等核转录辅助抑制因子组成转录调节复合物，并募集HDAC。ATRA能将PML-RARα融合蛋白从中解离出来，并恢复POD结构，激活维A酸依赖的基因转录，使细胞得以继续分化。PML-RARα 与辅助抑制因子结合的能力比 RARα 更强，需要相当于生理剂量 100 倍的 ATRA 才能解除对靶基因的抑制（图 10-2）。

2. t（11；17）（q23；q21）（PLZF-RARα）1993年，陈竺等[26]发现APL 中存在另一种变异易位 -t（11；17）（q23；q21），并克隆出一种新的Krupple 样锌指基因PLZF。PLZF亦称为早幼粒细胞白血病锌指，是含锌指结构的转录因子，表达于未分化髓系细胞，随着分化进程，表达逐渐减低；它对维持造血干细胞及早期祖细胞的生存可能起重要作用。某些HOX基因家族成员（如MLL等）和细胞周期调节因子（如 cyclin A 和 c-*myc*）是PLZF调节的靶基因。PLZF可能通过调节细胞周期调节因子表达而抑制细胞生长，功能上相当于肿瘤抑制因子，已知 PLZF 可通过 POZ 结构域募集许多转录辅助抑制因子如 mSin3A、N-CoR、SMRT和HDAC等，并可与转录辅助抑制因子ETO结合，抑制靶基因的转录。但PLZF基因完全敲除的小鼠并无明显造血异常，不发生白血病或其他肿瘤。

迄今已报道 16 例 t（11；17）APL 病例，约占 APL 的 0.8%，是 APL 中最多见的变异易位类型。易位分别在11号和17号染色体上形成PLZF-RARα和RARα-PLZF融合基因。绝大多数患者均有这两种融合基因的表达，但也有患者不表达RARα-PLZF融合基因，说明PLZF-RARα是致病的关键。与t（15；17）APL类似，患者白血病细胞核内由PLZF形成的核体结构被破坏，PLZF和PLZF-RARα蛋白呈散在的微斑状分布。核体结构的破坏可能与白血病的发病有关。PLZF-RARα融合蛋白间可形成同二聚体，也可通过 RARα 结构域与RXR形成异二聚体，并与RARE结合，形成多聚体化的DNA-蛋白复合物。PLZF-RARα/RXR异二聚体与RARE的结合能力强于PLZF-RARα同二聚体，但弱于 RARα/RXR 异二聚体。PLZF-RARα 可通过扣留 RARα 和 RXR、并与野生型RARα 竞争 RARE 结合位点而显著负性地抑制野生型RARα的功能；并通过与结合ETO更多地募

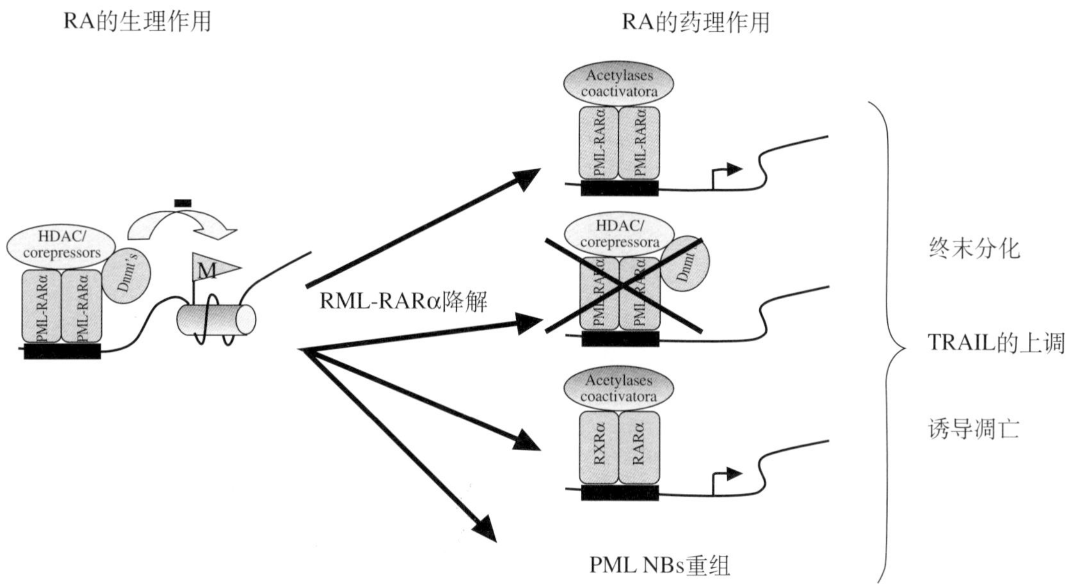

图 10-2 APL 相关的 PML-RARα 的作用机制与 ATRA 的作用示意图

RA（retinoic acid）：维A酸；Dnmt's（DNA methyltransferases）：DNA甲基转移酶；M（methylation）：甲基化；NBs（nuclear bodies）：核小体；TRAIL（tumour necrosis factor-related apoptosis-inducing ligand）：肿瘤坏死因子相关凋亡诱导配体；Acetylases coactivators：乙酰基转移酶共激活物；HDAC（histone deacetylase）：组蛋白去乙酰化酶；corepressors：辅阻遏物

集mSin3A、N-CoR、SMRT和HDAC等转录辅助抑制因子，抑制RARα靶基因的转录。即使药理剂量ATRA也不能将这种转录抑制复合物解构，这也是患者不能用ATRA取得疗效的原因。但ATRA联合HDAC抑制剂（如TSA或苯丁酸钠等）却可使t（11；17）APL细胞发生分化。此外，PLZF-RARα/RXR异二聚体还能与RARE的非共有序列结合，影响其他基因的表达，与白血病发病有关。在动物实验中，携有PLZF-RARα融合基因的转基因小鼠可出现类似CML的血液学改变，但不形成APL，说明融合基因在致白血病中起重要作用（见图10-3）。

交互性的RARα-PLZF融合蛋白含有7个PLZF的锌指结构，能与野生型PLZF竞争DNA结合位点。与PLZF相反，RARα-PLZF对PLZF靶基因起激活作用，能促进cyclinA2的表达并使细胞生长。t（11；17）APL对ATRA和化疗不敏感可能也与此相关，即一方面，PLZF-RARα融合蛋白阻止了ATRA的转录激活作用，另一方面，RARα-PLZF融合蛋白则通过激活细胞周期调节因子而抑制了ATRA和化疗的抗细胞增殖作用。RARα-PLZF转基因小鼠可出现脾肿大和MDS样改变。同时"敲入"PLZF-RARα和RARα-PLZF融合基因的转基因小鼠于出生后6个月100%发生类似于人类APL的白血病，说明RARα-PLZF融合基因在致白血病中也起了重要作用。

3. t(5；17)（q35；q21)；(NPM-RARα)

这是在1994年发现的一种新的APL变异易位t(5；17)（q35；q21)[27]。该易位使5q35上的NPM基因与RARα基因发生重排。此前已发现NPM基因重排也见于其他的白血病或淋巴瘤。NPM蛋白参与核糖体前体和其他蛋白的胞浆－核穿梭运输，主要定位于核仁，能通过N端的寡聚化功能结构域形成可逆的六聚体结构。同时也是一种分子伴侣，能稳定所结合的蛋白的分子构象，并防止它们在核内过多积聚。NPM过度表达可使细胞增生明显受抑。NPM-RARα融合蛋白在功能上也属于变异的维A酸受体，具有配体依赖的转录调节活性。它通过与转录辅助抑制因子结合并与RARα竞争RARE结合位点而显著负性抑制野生型RARα的功能。药理剂量的ATRA能使这种转录抑制复合物解构，进而激活靶基因的转录。NPM-RARα融合蛋白失去了与p53直接结合的能力，但它仍可通过与野生型NPM蛋白结合而影响p53依

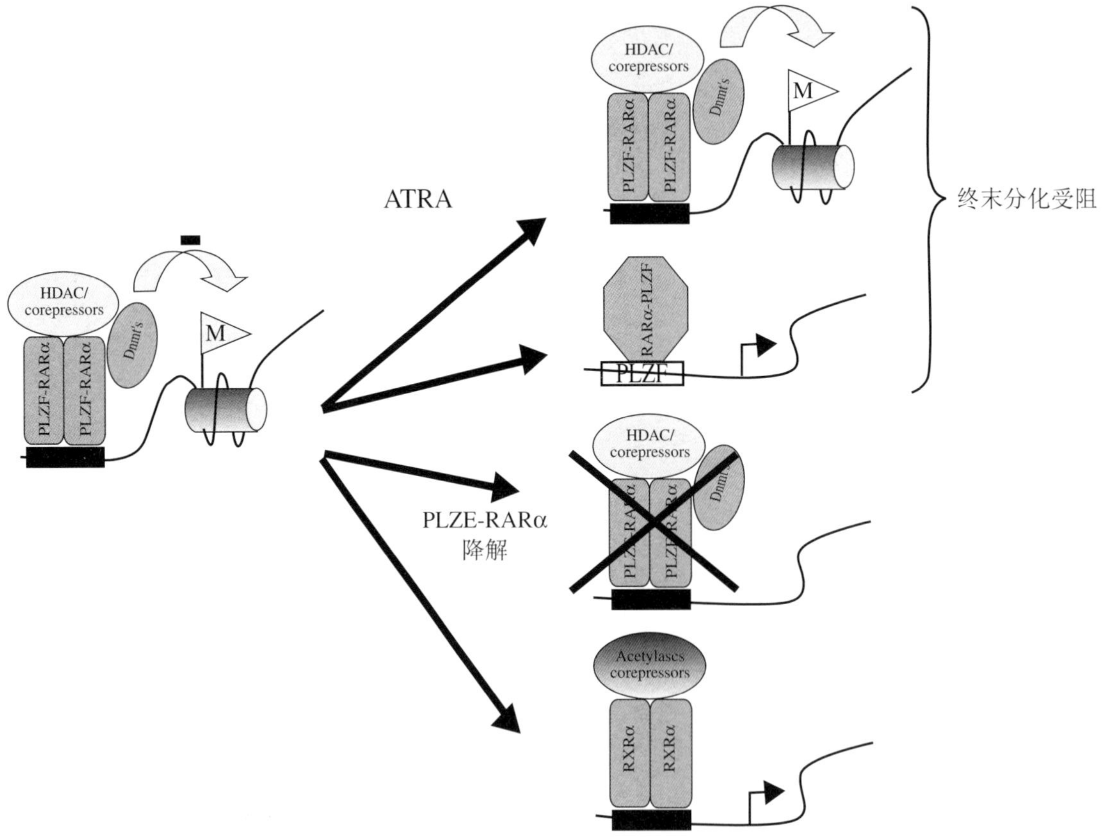

图 10-3　t（11；17）相关的 APL 中 RARα-PLZF 作用机制示意图

RA（retinoic acid）：维A酸；Dnmt's（DNA methyltransferases）：DNA甲基转移酶；M（methylation）：甲基化；NBs（nuclear bodies）：核小体；TRAIL（tumour necrosis factor-related apoptosis-inducing ligand）：肿瘤坏死因子相关凋亡诱导配体

赖的细胞信号传导。有些患者可同时表达RARα-NPM融合基因，但它在白血病发病中的作用还不太清楚。t(5；17) APL 细胞内的 NPM-RARα 融合蛋白以微斑的形式在核内散在分布，PLZF蛋白也从核体中解离出来，而 PML 的 POD 结构保持完整，提示 PLZF 的异常定位可能也与t(5；17) APL的发病有关。NPM-RARα融合基因转基因小鼠经一定潜伏期后可发生 APL，且对 ATRA 敏感。

4. t(11；17)（q13；q21)；(NuMA-RARα) 1997年[28]发现APL中有t（11；17）(q13；q21)，易位涉及NuMA基因。NuMA 是组成核基质的结构蛋白，与纺锤体极相连，与细胞有丝分裂有关。易位形成的 NuMA-RARα 保留了 NuMA 的 N 端球状结构域和中间的卷曲螺旋结构域，并拥有了 RARα 的 B-F 结构域，因此，NuMA-RARα 融合蛋白也与 RARα 的其他融合蛋白一样，抑制 RARα 依赖的靶基因转录激活。NuMA 卷曲螺旋结构域是融合蛋白执行转录抑制功能所必需的结构。目前尚不清楚这类患者是否同时有 RARα-NuMA 的表达。

5. Stat5b-RARα 融合基因　1999 年发现 1 例 AML-M1 患者的部分白血病细胞具有细颗粒型 APL 的细胞形态特征。遗传学分析发现患者的白血病细胞存在 Stat5b-RARα 融合基因，而形成基因融合的原因是 17 号染色体上 Stat5b 和 RARα 基因之间的染色体区带发生了缺失，因此并没有交互性的 RARα-Stat5b 融合基因。Stat5b 是广泛表达的转录因子，属于转录信号传导子和激活子蛋白家族成员，正常时 Stat5b 以去磷酸化的方式存在于胞浆内，受JAK激酶磷酸化后转入核内，再以同二聚体的形式与 DNA 上特异的靶序列结合，激活靶基因转录。与造血相关的靶基因有c-*myc*和IL-2 受体等。它可诱导抗凋亡基因 *bcl*-x 的表达，抑制终末分化的髓系细胞凋亡；同时也可激活p13激酶/AKT信号传导途经而促进细胞生长。Stat5b-RARα 融合蛋白含有几乎全部的 Stat5b 功能结构域，因此，Stat5b-RARα 融合蛋白能扣留有关的转录辅助激活因子。融合蛋白可自身形成二聚体，但主要是与RXR 形成异二聚体，并与RARE结合，显著负性地抑制RARα/RXR的转录激活活性。融合蛋白与SMRT亲和力高，需要药理剂量的ATRA才能将其解离。此外，融合蛋白可通过SH2 结构与野生型Stat5b竞争细胞因子受体结合位点，并将后者扣留，从而干扰正常的 JAK/Stat 信号传导。

二、临床特征

（一）临床表现

APL 患者具有急性白血病常见的表现如贫血、出血、感染、白血病细胞浸润等。除此之外，APL 患者还具有一些特殊表现，最显著的临床表现为出血倾向，如皮肤瘀斑、鼻衄、牙龈出血、咯血、消化道出血、颅内出血，偶有血栓引起的突然失明和血管栓塞表现。正因为此，出血曾是APL 患者主要的死亡原因。近年来，随着研究和治疗的进展，APL 患者由于出血而引起的死亡大大降低，但仍然是早期死亡的一个主要原因。

初诊的APL患者发生白血病细胞髓外浸润者少见。但是，随着目前有效治疗手段的出现，APL患者的生存期明显延长，发生髓外浸润的几率也随之增加。而APL患者复发的一个主要原因就是中枢神经系统发生白血病细胞浸润，因此需要定期进行鞘内注射化疗药物。

（二）实验室检查

1. 外周血计数检查　APL患者的外周血白细胞数常为（3.0 ~ 15.0）× 10^9/L，大多低于5.0 × 10^9/L。而外周血白细胞≥10 × 10^9/L称为高白细胞症，治疗风险大，预后较差。高白细胞症主要见于M3v 型患者，一般为（50 ~ 100）× 10^9/L。

2. 细胞形态学检查　细胞外周血涂片可见较多的异常早幼粒细胞和一些其他阶段的幼稚粒细胞，合并 DIC 时可发现红细胞碎片。

骨髓增生程度常在活跃以上，异常早幼粒细胞一致性增多，通常占60%以上，而原始粒细胞及中幼粒细胞以下均极少。根据白血病细胞形态，FAB 工作组将其划分为急性髓细胞白血病 M3型，包括粗颗粒型APL（M3）和变异性细颗粒型APL（M3v）两型，其中粗颗粒型APL（M3）约占 APL 的 75%。在粗颗粒（M3）型 APL 患者的骨髓中，异常早幼粒细胞胞浆内含有大量的紫红色粗大颗粒；核形不规则，呈分叶状或折叠，有时因胞浆内充满粗大嗜天青颗粒使细胞核难于辨认；常有“柴束状”Auer小体，涂片时常见细胞破裂，出现由颗粒和Auer小体构成的背景；细胞化学染色中，髓过氧化物酶（MPO）、苏丹黑 B（SBB）和特异性酯酶（CE）染色强阳性，CE染色时Auer小体呈细条状，而过氧化物酶染色时一般见不到 Auer 小体。而在变异性细颗粒（M3v）型APL患者的骨髓中，白血病细胞胞体大小不等，核多为双叶、多叶或肾形；胞浆有不同程度嗜碱性，大多数白血病细胞胞浆内无颗粒或仅含少许散在的细小颗粒，但仍有少数细胞具有典型的M3型细胞形态特点；MPO 染色阳性程度低于 M3。

少数APL患者的骨髓细胞也具有其他的形态特征。高嗜碱性急性早幼粒细胞白血病具有典型的 t（15；17），患者白血病细胞的核 / 浆比例较高，胞浆强嗜碱性，胞浆内无颗粒或仅含少许颗粒，细胞边缘不规则，有突起，类似于小巨核细胞，MPO 染色强阳性。也有 PML-RARα 阳性的急性嗜酸性粒细胞白血病患者，骨髓中白血病细胞含有粗大的嗜酸性颗粒，对 ATRA 的治疗反应较好，经治疗后嗜酸性早幼粒白血病细胞逐渐消失，嗜酸性中、晚幼粒细胞也减少。白血病细胞含嗜碱颗粒的APL患者，骨髓白血病细胞胞浆内有粗大的嗜碱颗粒，甲苯胺蓝染色呈紫红色，患者大多有 t（15；17），个别还有 12p13 等其他染色体异常；这一形态特点在某些经 ATRA 治疗后的患者中也可见到。无 t（15；17）的 APL 大多有t（11；17）的核型改变，患者白血病细胞胞浆含有许多粗颗粒或细小颗粒，可有 Chediak 样颗粒或嗜碱性颗粒；细胞核形规则，假 Pelger-Huet样细胞增多；MPO染色强阳性；这类患者对ATRA不敏感。其他易位的APL白血病细胞胞浆内也可见 Chediak 样颗粒和嗜碱性颗粒。

3. 细胞免疫学检查　细胞表面免疫学标记检测对于白血病分型诊断具有十分重要的意义。流式细胞术检测伴有t（15；17）的APL患者细胞的抗原表达，可见CD33均匀一致的强表达，但CD13的表达较具异质性，即同一患者的白血病细胞CD13表达程度不均一。HLA-DR和CD34抗原一般不表达或仅有少数白血病细胞表达。CD15常为阴性，或有弱的表达，但不与CD34共表达。常伴CD2和CD9的表达。

4. 细胞遗传学及分子生物学检查　据目前的资料，约90%以上的急性白血病患者具有非随机的染色体畸变，这些畸变中某些特异性染色体与其白血病发生相关，从而成为诊断分型、预后判断、检测微量残留病变的有用指标。在APL患者中进行细胞遗传学及分子生物学检查对于其诊断等亦十分重要，具有确定意义。常规核型分析98%的APL患者具有t（15；17）（q22；q21），少数为t（11；17）（q23；q21）、t（5；17）（q35；q21）、t（11；17）（q13；q21）或17q11-21的中间缺失。它们分别形成PML-RARα、PLZF-RARα、NPM-RARα、NuMA-RARα和Stat5b-RARα融合基因，可经RT-PCR或FISH检测发现。根据PML基因断裂点的不同，伴有t（15；17）的APL患者具有两种不同的融合基因转录本[29]，即长型（L型）和短型（S型），后者的预后较前者差。

5. 其他检查　APL常伴有由APL细胞衰老或化疗所致的细胞溶解释放促凝物质所诱发的凝血机制异常，表现为DIC或原发性纤维蛋白溶解亢进，可经TT、PT、KPTT、3P、Fg试验等证实。DIC时3P试验阳性，纤维蛋白降解产物（FDP）和D-二聚体亦为阳性，但纤维蛋白原降解产物（FgDP）为阴性，外周血中可见到红细胞碎片；而在原发性纤维蛋白溶解亢进时，3P、FDP、D-二聚体均为阴性，但FgDP为阳性，外周血中一般见不到红细胞碎片，可资鉴别。

三、诊断与鉴别诊断

（一）诊断

APL患者的临床治疗较为特殊，及时、正确的诊断对于采取有效的特异性治疗具有重要意义。多数APL患者可根据其临床表现和典型的骨髓细胞形态等作出诊断。APL患者多以青壮年为主，临床上以出血症状为主要表现。外周血白细胞计数可低、正常或增高，但外周血和骨髓中异常早幼粒细胞一致性显著增多。

对APL诊断较为重要的实验室检查指标主要有以下4个。

1. 骨髓细胞学检查骨髓中颗粒增多的异常早幼粒细胞增多，占非红系的30%以上。如果有t（15；17）或者PML-RARα，骨髓中早幼粒细胞可以小于30%。

2. 白血病细胞免疫表型检测主要表现为常表达CD33、CD13等髓系抗原，CD15、HLA-DR和CD34常为阴性，常有CD2和CD9的共表达，即CD13$^+$、CD33$^+$、CD2/CD9$^+$、CD34-/+、HLA-DR$^-$、CD15$^+$、CD11b$^-$。

3. 细胞遗传学检测可见特异的染色体易位或融合基因，如特异性t（15；17）（q22；q21）或者其他变异型异常，如t（11；17）（q23；q21）、t（11；17）（q13；q21）、t（5；17）（q35；q21）、der（17）。

4. 分子生物学PML-RARα融合基因（FISH）及其转录本（RT-PCR/Q-PCR）或者融合蛋白（PML抗体进行的直接免疫荧光检测PML癌基因结构域形成的弥漫性微颗粒荧光），或者可以检测到变异型PLZF-RARα、NuMA-RARα、NPM-RARα、STAT5b- RARα融合基因。

在以上4个指标中，符合1、3或者1、4即可诊断APL，免疫表型作为辅助诊断标准。但需注意：细胞遗传学检查是明确诊断的关键，RT-PCR可能有假阳性或假阴性的结果，因此最好几种检查方法联合应用。

还有其他一些实验室证据，例如凝血功能检测常有DIC或原发性纤维蛋白溶解亢进的表现，也有助于APL的诊断。

此外，最初根据白血病细胞形态，FAB工作组将其划分为急性髓细胞性白血病M3型，包括粗颗粒型APL（M3）和变异性细颗粒型APL（M3v）两型。1977年，Rowley等发现APL有特征性的t（15；17），形成PML-RARα融合基因，此后又相继发现了其他几种少数的变异易位类型，均有RARα基因重排，形成不同的融合基因。在FAB分类基础上，世界卫生组织（WHO）根据细胞形态学、免疫学、遗传学、分子生物学对造血系统和淋巴组织肿瘤进行分类建议，将这类疾病都归为AML伴有特征性染色体改变t（15；17）（q22；

q21)，(PML-RARα）及变异型。

（二）鉴别诊断

根据以上APL诊断标准一般不难，但是对一些特殊情况必须进行鉴别，以免误诊。

1. 一些患者起病时全血细胞减少，应仔细阅读外周血和骨髓涂片，以免误诊为MDS或再生障碍性贫血等。

2. APL的形态易与急性单核细胞白血病(AMML）相混淆，特别是胞浆颗粒较少的M3v。APL细胞核常扭曲、折叠或呈分叶状，我国以前称其为“脏单核细胞”。但M3v的少数白血病细胞仍具有典型的M3形态特点，也可有柴束状Aure小体，POX、SBB和CE染色明显强于AMML。AMML的NSE染色常为阳性，且可为氟化钠抑制，而仅15% ~ 20%的APL NSE染色弱阳性；咐醇酯（TPA）可诱导单核细胞分化，出现贴壁、胞浆丝状突起和吞噬功能增加，但在APL时一般为阴性。

3. 应注意少数APL还有其他的形态特点，如t（11；17）APL的白血病细胞核形较为规则，胞浆内颗粒较多，常无Aure小体，假Pelger-Huet核细胞增多，MPO为强阳性。t（15；17）APL复发时细胞形态也可不典型，可能与获得其他染色体异常有关。有人根据白血病细胞抗原表达谱的特点（CD33和CD13阳性，CD117、CD15、CD11b、CD34和HLA-DR阴性）来诊断粗颗粒型t（15；17）APL，但有假阴性或假阳性结果。Paietta等认为，M3和M3v型t（15；17）APL均低表达HLA-DR、CD11a和CD18三种抗原，且这一特点在三种不同PML-RARα融合方式的患者间无差异，以此为标准可明确诊断。但需进一步证实。

4. 具有典型APL形态学表现而遗传学和分子生物学阴性者，可能有两种情况：一种是，由于凝血功能异常，APL患者骨髓经常容易出现凝固，在进行遗传学检查时分裂象少或者染色体结构微小异常而导致假阴性，同时，融合基因PML-RARα的mRNA在体外容易降解，也容易导致PCR结果假阴性；另外一种情况可能是存在目前尚未认识的变异型APL。

5. 需要与急性髓性/自然杀伤细胞白血病(MNKL）鉴别诊断。MNKL的临床特点是，骨髓细胞形态为相对成熟的髓系特点，类似APL，表现为细胞胞体相对较大，大小不一，胞核不规则，核仁明显，胞浆染色较浅，嗜苯胺蓝颗粒不明显或者较多。细胞MPO阳性，免疫表型为HLA-DR$^-$、CD33$^+$、CD56$^+$、CD16$^-$，对SWOG的AML化疗方案治疗有效，9/20例中位生存期30个月。Suzuki等报道了细胞发育阶段更早的MNKL，临床有髓外浸润；细胞形态类似ALL-L2型，大小不一，核仁明显，胞浆染色浅，无胞浆颗粒或者Auer小体。MPO阴性，免疫表型为CD56$^+$、CD7$^+$、CD33$^+$、CD34$^+$，部分表达CD11b、CD13、HLA-DR、TdT$^-$；对针对髓系的化疗方案有效，6/7例达CR，但是缓解期维持时间短，中位生存期19个月。

四、全反式维A酸的诱导分化治疗

（一）维A酸的主要药理作用和机制[30]

维A酸（retinoic acid，RA）是一类视黄醇（即维生素A）衍生物，作为维生素A的活性产物，在脊椎动物的胚胎发育、细胞分化和维持生物体的正常生理状态中起重要作用。正因为如此，它也成为诱导分化剂中最重要并已成功应用于临床治疗的一类药物，包括维生素A的天然物及人工合成的衍生物。

1. 维A酸对正常造血系统细胞的作用　许多研究表明，维A酸能促进正常人骨髓细胞的集落生长。研究证实，全反式维A酸（all-trans retinoic acid，ATRA）和几种新合成的维A酸对CFU-GM具有较强的促增殖作用。在10^{-6} ~ 10^{-10}mol/L的浓度下，维A酸的活性和浓度呈钟形曲线，10^{-8} mol/L的浓度促增殖活性最强。ATRA和新合成维A酸对CFU-MK也具有促增殖活性，对BFU-E的促增殖活性较弱。但也有报道骨髓细胞培养基中加入13-顺式维A酸及1，25-（OH）$_2$D$_3$后，CFU-MIX无变化，CFU-GM增多，而BFU-E减少。各家报告不一的原因之一可能是所用的方法不同。

2. 维A酸对肿瘤细胞的作用

（1）抑制肿瘤细胞增殖不伴分化作用　在培养条件下维A酸可抑制以下肿瘤细胞株的增殖：急性粒细胞白血病（非M3急性粒细胞）、乳腺癌、软骨肉瘤、非小细胞肺癌、变异小细胞肺癌、黑色素瘤、神经母细胞瘤、骨肉瘤、前列腺癌、横纹肌肉瘤、鳞状细胞癌。

（2）直接诱导肿瘤细胞分化：实验证明，维A酸可诱导以下肿瘤细胞分化：人类神经母细胞瘤、白血病细胞株（HL-60、K562、NB4、U937、KG-1、THP-1、HEL）、乳腺癌、软骨肉瘤、非小细胞肺癌、变异小细胞肺癌、前列腺癌、鳞状细胞癌、胃癌等，新维A类查而酮酸R9158和YS904012单独或联合γ干扰素有诱导分化U937细胞的作用。

（3）通过旁分泌抑制肿瘤细胞增殖、诱导分化：主要是指维A酸对有些细胞可促进TGF-β的形成。对缺乏维生素A的小鼠一次注射维A酸，可以广泛诱导TGF-β表达。

（4）诱导肿瘤细胞凋亡：在诱导凋亡的过程和机制中，可能是通过RARβ激活使HL-60细胞在维A酸作用6～8天后发生凋亡，也可能是维A酸诱导产生TGF-β家族成员而引起凋亡。

3. 维A酸对白血病细胞的作用

（1）维A酸对白血病细胞集落生长的影响：维A酸对KG-1（原粒系细胞株）、HL-60（早幼粒）、K562（慢粒急红变）三株细胞集落的生长有抑制作用，对KG-1的抑制作用最强，浓度为2.4nmol/L时，抑制率可达50%。但浓度即使高达10μmol/L，RAK562仍无抑制作用。维A酸在0.25～2.0μmol/L时能使前B细胞急淋集落的生长下降90%～80%，1.0～2.0μmol/L可使普通型急淋Burkitt淋巴细胞瘤细胞集落下降90%～40%，但T细胞急淋集落的生长不被抑制。Douer将7例髓细胞白血病细胞与维A酸一起培养，发现RA浓度为5nmol/L～0.3μmol/L时，有5例细胞集落抑制率大于50%，RA增至1μmol/L时，抑制率可达90%～98%，而其他2例白血病细胞，RA的浓度即使大于10μmol/L，白血病细胞集落仍不被抑制，说明白血病细胞集落形成对RA的反应并不一致。

（2）维A酸的诱导分化作用：Breitman等于1980年报告了RA对HL-60细胞的诱导分化作用。实验前在培养基中，早幼粒细胞占90%以上，中幼粒、晚幼粒和杆状核细胞仅占3%～11%，加RA培养6天后，90%的细胞形态上接近成熟粒细胞，NBT阳性细胞升至95%。

维A酸还能启动U-937细胞向单核细胞分化，随着诱导分化的进展，U-937细胞表面的胰岛素结合位点显著下降。HL-60和U-937细胞经低浓度RA预处理后，加入cAMP诱导剂，可使RA的诱导作用加强。HL-60细胞与10nmol/L的维A酸预先孵育20小时，再加入10nmol/L PGE_2 或1nmol/L霍乱毒素，细胞即分化。在体外，RA对急粒、慢粒、急粒单、慢粒单均无诱导分化效应。其他研究者也证明RA不能诱导非APL白血病细胞成熟。

4. 维A酸对免疫功能的作用　研究表明，维A酸能促进机体对各种外源物质产生抗体，在生理剂量下，维A酸可激活T杀伤细胞，并提高细胞介导的细胞毒作用。但大剂量时，免疫功能反而受到抑制。此外，维A酸可激活小鼠腹腔巨噬细胞，使其数量明显增加、H_2O_2的释放增加，这可能是维A酸抗肿瘤的机制之一。

5. 维A酸对上皮细胞及胚胎发育的作用　1922年Mori等报道，大鼠若缺乏维生素A，可导致上皮角化、毛囊过度角化及脱毛。体外实验表明，角化细胞用牛血清培养时，只要加入少量维A酸（10nmol/L），就可抑制角质标志抗原K1、K10角玻璃质、上皮胶原酶、膜结合的转谷氨酰胺酶、特异上皮脂质的形成，以及角化包膜交叉连接。维A酸能调节胚芽发育。

（二）维A酸诱导细胞分化的作用机制

在过去的10余年研究中发现，无论是体内由视黄醇合成的，还是以外源药物形式摄入的维A酸，一旦进入细胞核，即与其特异的核受体结合，通过调节靶基因的表达而发挥生物学活性，产生“维A酸效应”。

1. 维A酸受体　1987年以来，相继克隆了2个维A酸受体家族的基因：维A酸受体（RAR）和维A类X受体（RXR），从而促进了人们对维A酸生理和药理作用的了解。RAR既能和ATRA结合，又能和9-cRA结合，而RXR只与9-cRA有高度亲和性结合。每个受体家族包括3个成员：α、β和γ，每个成员又有许多异构体，因为它们的基因采用了不同的启动子和剪接方式。

维A酸受体的结构类似于类固醇激素受体（SHR）、维生素D受体（VDR）和甲状腺受体（THR）。这些受体在结构上的相似性提示它们很可能是由一个共同的祖先基因进化而来，因此有人将编码这些受体的基因归于核激素受体基因超家族。作为激素可诱导的转录因子，这些受体均具有6个结构域（A-F）。此外，在同一家族中，还存在着众多的所谓“孤儿受体”（orphan receptor），即其配基（激素）尚不明了的受体，提示可能还存在着新的核激素。对于 RAR 而言，只有形成 RAR/RXR 异二聚体才是其活性形式。RAR/RXR 异二聚体与位于靶基因启动子部位被称为 RARE 的特异 DNA 序列结合，调节靶基因的转录表达。应该指出的是，由于 RAR 和 RXR 的不同成员、不同异构体之间的异二聚体化，形成多种组合方式，因而可产生极其多样的生物学效应。

2. 维 A 酸受体的靶基因　在维 A 酸调控的基因中，有些基因的启动子部分含有RARE结构，被维 A 酸及其受体直接激活，转录合成某些调控因子，而这些蛋白质又可转录激活另外一些基因的表达。一般将启动子中有 RARE 结构、被维 A 酸受体直接作用的基因称为维 A 酸靶基因。大量的研究表明，维 A 酸通过 RARE 结构直接调节 HOX 基因家族的转录表达，而HOX基因家族在形态发生、神经系统发育和骨髓分化中起中心作用。

3. ATRA 治疗 APL 的作用机制

（1）ATRA可以导致PML/RARα的快速降解及 RAR/RXR 和 PML 结构、功能的恢复。数组研究报道ATRA处理APL细胞后，可以恢复POD的正常结构。这一发现间接提示 ATRA 的确可能调变 PML-RARα。最近的研究发现，APL 与 PML-RARα结合后可特异性引起PML-RARα的降解，而野生型 RARα 则不受影响。PML-RARα 的快速降解是由两种系统介导的。其一是由溶蛋白小体－泛素化蛋白系统介导的，其二是由胱天蛋白酶系统介导的。

（2）APL细胞中受维A酸调控的基因或蛋白也可能参与。受ATRA上调的基因或蛋白有转录因子［STAT1、IFR、JEM（RIG-F）、hMEF］，信号转导分子（PKC、RIG-G、ISG54K、人类 IFN 可诱导－维 A 酸也可诱导基因），受体/粘附分子（MCP1、RIG-E），代谢调节分子[糖原蛋白（RIG-H）、细胞色素C氧化酶亚单位Ⅱ]，维A酸受体或维A酸结合蛋白[RARα（α2同源异构体），CRABP Ⅱ]，其他（包括RIG-1、谷胺酰胺转移酶Ⅱ）。受ATRA下调的基因或蛋白有膜联蛋白Ⅷ，PLZF，组织因子。在与转录表达调控相关的基因中，发现与干扰素调控基因表达相关的因子STAT1，以及 IRF 可受维 A 酸的上调及活化。RIG-E 和 RIG-G 都是干扰素可诱导的基因。ATAR 和干扰素对这两个基因的转录表达均产生协同作用。

（三）维 A 酸治疗 APL 过程

ATRA 治疗 APL 是近 25 年来 AML 治疗中所取得的最大成就。它改变了以往单纯采用化疗“全杀”的治疗概念，找到了 AML 治疗的一种新的模式，即诱导分化治疗。我国上海瑞金医院于 20 世纪 80 年代后期率先将 ATRA 用于 APL 的治疗，取得了满意疗效。目前ATRA联合蒽环类药物为主的方案已成为初诊APL诱导缓解治疗的标准方案[31]。大系列研究表明，ATRA+蒽环类联合诱导，患者缓解后继续给予必要的巩固化疗及恰当的维持治疗，初诊 APL 的治愈率大于70%。如此高的治愈率是通过一系列的临床试验后证实的[32、33]。

1. 诱导缓解治疗　目前对 APL（尤其是伴初诊时高白细胞数的患者）采取ATRA 联合蒽环类化疗药物的诱导治疗已是普遍使用的方法。本治疗有助于改善APL 的凝血异常，控制白细胞数升高，减少严重出血和维 A 酸综合征（RAS）的发生率和病死率，使 APL 的 CR 率达到 90%。

欧洲APL组（EAPLG）通过使用ATRA联合化疗治疗年龄≤ 65 岁、白细胞计数≤ 5×10^9/L 的 APL 初诊患者208例后得出结论认为，APL在 ATRA 治疗早期（ATRA 用药 2 ～ 4 天时）加用化疗可以更好地改善凝血异常，保持白细胞数 $<10 \times 10^9$/L，并降低复发率。日本成人白血病研究组（JALSG）研究认为，APL 患者初诊时白细胞数＞（3 ～ 5）$\times 10^9$/L 时，即应加用化疗，白细胞数＞ 10×10^9/L 是 APL 独立的不良预后因素。对 APL 初诊患者的诱导治疗 Tallman 等推荐采用 ATRA 45mg/(m^2·d) 加蒽环类，DNR 50 ～ 60mg/m^2，1～3天或IDA 12mg/m^2，1、3、5、7天。但是，临床试验发现，ATRA 采用 25mg/（m^2·d），在疗程不变的情况下，完全缓解率相同而副反应相对减少。

2. 巩固治疗　APL 缓解后的巩固治疗一般采用蒽环类或联合Ara-C 方案，共2～3个疗程，通常可使多数患者的 PML-RARα 融合基因转阴。JALSG 报道 APL 初获 CR 时 50% 患者的 PCR 检测PML-RARα融合基因仍阳性，以IDA联合标准剂量Ara-C巩固3个疗程后全部220例PML-RARα融合基因均转为阴性。MRC、PETHMA、GACE、

GIMEMA等使用类似巩固治疗，获相同结果。一般认为在APL的巩固治疗中，HD-Ara-C无明显作用，然而对常规剂量巩固化疗后PCR检测依然阳性的患者，可考虑使用HD-Ara-C，以进一步清除残留病。意大利GIMEMA研究小组和西班牙PETHEMA研究小组根据试验结果提出，对于高危组病人在巩固阶段增加蒽环类如IDA的剂量和加用ATRA有利于进一步提高总体生存率。

3. 维持治疗　维持治疗对APL是必需的。欧洲APL组、英国医学研究会（MRC）等世界上多个实验小组研究表明，诱导方案中ATRA的应用对CR和长期生存是必要的，特别是对于初诊时白细胞小于10×10^9/L的APL患者，ATRA持续用至CR是必要的；与此同时，尤其是对于老年或初诊时伴高白细胞数的患者，采取含ATRA的维持治疗将有助于减少复发和延长生存。Fenaux等（1999）报道APL缓解后经以蒽环类为基础的方案巩固治疗后，采用停药观察、单用6-MP和MTX、单用ATRA、ATRA联合6-MP和MTX维持治疗，4组患者的复发率分别为32%、22%、20%和9%。因此，目前推荐的维持治疗方案为ATRA 45mg/m^2，每3个月用15天，加6-MP 50mg/（m^2·d）和MTX 15mg/m^2每周1次，共2年。

4. 维A酸治疗中的副作用

（1）维A酸综合征（retinoic acid syndrome，RAS）：ATRA治疗时，尤其是诱导缓解治疗过程中，可见皮肤、黏膜干燥，高三酰甘油血症，头痛、骨痛或关节痛，消化道症状或转氨酶增高等不良反应。最严重的不良反应是维A酸综合征，发生率约15%～25%，主要表现为发热、呼吸窘迫和肺浸润，其他有体重增加、身体下垂部位水肿、胸腔积液、肾功能损害，偶见心包积液、心功能衰竭或低血压等。RAS中位发生时间为治疗后7天（2～21天），病死率一般低于2.5%。部分患者因严重的呼吸困难常需机械辅助通气治疗。死亡的主要原因是呼吸衰竭，尸检可见弥漫性肺间质粒细胞浸润。RAS的发生可能与ATRA诱导大量白血病细胞分化或细胞因子的大量释放有关。多数患者发生RAS前外周血WBC明显增高，中位WBC计数为31×10^9/L，但也有患者WBC并未增高。白细胞分选、停用ATRA或改用联合化疗均不能使RAS病情逆转，但及时应用大剂量糖皮质激素，如地塞米松10mg静脉注射，每日2～4次，连用3天，可使3/4的患者症状迅速好转。因此，ATRA治疗时应注意观察病情变化，如患者出现发热、呼吸困难等表现，应怀疑RAS，一般应停用ATRA，给予大剂量糖皮质激素治疗，待症状消失后再继续使用，此后患者一般不会再出现RAS的表现。欧洲APL协作组的报道认为，诱导治疗中ATRA+联合化疗可明显降低RAS的发生率。

（2）假性脑瘤综合征：ATRA治疗的另一个严重不良反应是假性脑瘤综合征，主要见于儿童，表现为严重头痛、恶心、呕吐、视力改变、视乳头水肿和视网膜出血等，可伴有RAS和（或）高白细胞数表现。

（3）ATRA治疗过程中，有时还可以出现皮肤、黏膜干燥，高三酰甘油血症，头痛、骨痛或关节痛，消化道症状或转氨酶增高等不良反应。

5. ATRA治疗APL中几个需注意的问题

（1）ATRA治疗中应强调治疗的个体化：①ATRA比化疗明显提高CR率，在诱导治疗时，ATRA和化疗同时应用与序贯应用相比可以明显降低复发率，维持治疗应用ATRA/小剂量化疗或者二者联合应用可以进一步减少复发率；②诱导和巩固时联合应用Ara-C可能不是必要的，对于CR、DFS和复发率无显著影响；③对于中危和高危患者，诱导时增加蒽环类药物剂量、巩固时应用ATRA可以提高DFS，而巩固时联合应用Ara-C可能不是必要的；④对于高危患者巩固时蒽环类药物应联合其他化疗药物、增大Ara-C剂量、联合应用ATRA可以减少复发，提高根治率。

（2）ATRA的原发耐药极少见，除t(11；17）/PLZF-RARα APL外，其他易位患者用ATRA治疗一般均能取得疗效。

（3）过去，APL很少发生髓外白血病，但自采用ATRA方案以来，本病的髓外复发要比既往频见。这可能与下述因素有关：①ATRA治疗使白血病细胞黏附分子的表达增加；②APL治疗过程中，伴随ATRA同时使用的化疗药物剂量通常偏低，无法杀灭“庇护所”（包括CNS）内的白血病细胞；③ATRA治疗使更多的APL患者延长了生存期。因此，对APL患者采用MTX和Ara-C常规预防性鞘内注射是十分必要的。

（4）PML/RARα的分子异质性及其意义：在

t（15；17）累及的PML基因中发现了两个DNA重组的“热点”。PML基因重排的异质性形成了两种主要的PML/RARα融合基因转录异构体，即含有6个PML外显子的长型和只含3个外显子的短型。长型和短型的区分具有重要的临床意义。临床研究表明，表达短型PML/RARα的APL患者的缓解率和缓解期较表达长型PML/RARα患者差。体外实验发现，某些长型的变异型3，其PML/RARα断裂/融合位点位于PML6号外显子，这些患者的白血病细胞在体外对ATRA的敏感性较低。

（5）APL缓解后定期的PCR检测对发现微量残留白血病有重要意义。PML-RARα阳性预示本病不久将复发，持续阴性常预示患者可能获得长期生存。一般主张缓解后每3个月检测1次，连续观察2年，然后每6个月检测1次，再观察2～3年。

五、亚砷酸的凋亡治疗

亚砷酸，即三氧化二砷（arsenic trioxide，As_2O_3，ATO），用于APL的治疗是我国白血病治疗中的又一创举。砷剂在中医中应用已经半个多世纪，20世纪70年代，哈尔滨医科大学第一医院以“癌灵一号”（主要成分是砒石，含As_2O_3）治疗恶性血液病获得一定疗效，从此开始了以As_2O_3治疗APL的临床试验。研究表明，As_2O_3能降解PML-RARα蛋白，通过诱导APL细胞分化、凋亡及杀灭、抑制APL细胞增殖等综合作用而起效，但杀灭和抑制APL细胞的作用较弱。应用砷剂治疗可以使初诊APL、对维A酸耐药或复发者的CR达到85%～90%。

（一）ATO的作用机制

关于为什么砷剂对伴有PML-RARα融合蛋白的APL患者具有独特的治疗效果，而对其他血液和非血液恶性疾病无效的原因还不十分清楚。体外实验结果提示，砷剂对APL的临床作用主要与其具有两种剂量依赖的活性有关。在低浓度水平（0.1～0.5μmol/L），砷剂会引起细胞部分分化，而在相对高浓度水平（0.5～2.0μmol/L）则会激发凋亡。后者药物浓度与砷剂在静脉注射过程中和刚刚结束注射时的血药浓度相当，而前者药物浓度则代表了用药间期时的血药浓度。在APL患者体内试验当中，多次骨髓分析显示上述两种机制都存在，从而共同发挥临床效应[34-36]。

砷剂的一个重要作用就是使带有巯基（-SH）的蛋白质之间发生交互作用，这将会影响许多细胞酶系统和蛋白质，包括信号传导途径当中的酶和蛋白质，最终激发细胞分化和凋亡的发生。可能的作用机制见图10-4。

1. ATO的诱导分化作用　尽管目前有关ATO的研究中，有许多途径被确定有助于凋亡反应的发生。但仍有证据显示，砷剂可以通过丝裂原激活蛋白（mitogen-activated protein，MAP）激酶通路减少SMRT（silencing mediator for RAR and TR）的磷酸化，快速抑制SMRT共抑制物与PML-RARα融合蛋白之间的相互作用，从而可以潜在地减少髓系细胞分化过程中对维A酸靶基因的抑制作用。其次，砷剂促进SUMO（small ubiquitin-like modifier）与PML-RARα融合蛋白的结合，增加PML NBs（nuclear bodies）的降解，同时，在砷剂作用下，PML NBs有时也会重新发生组合。PML-RARα癌蛋白发生蛋白水解样降解可以潜在地使与RARα结合的残留配体激活先前受抑的靶基因。对于砷剂的分化作用来说，这种与融合蛋白靶向结合是十分重要的，同时这也进一步说明为什么砷剂无法导致PLZF-RARα融合蛋白发生降解，而为什么伴有t（11；17）（q23；q21）的APL患者对砷剂耐药。近期研究表明，砷剂诱导伴有PML-RARα的APL患者细胞分化可能是通过增加组蛋白H3和H4的乙酰化，解除对PML-RARα癌蛋白下游靶基因的抑制，上调具有潜在诱导髓系分化作用的基因[36-37]。

临床上，通过对伴有PML-RARα融合基因患者的细胞形态学的研究发现，在砷剂作用下，细胞向中幼和晚幼粒细胞分化成熟过程中，细胞表面抗原CD11b表达上调、CD33表达下调。进一步的证据来自于APL患者中类似于“维A酸综合征”的高白细胞的一组患者的体内分化试验，砷剂是作为一线或二线治疗药物。与维A酸的诱导分化作用相比，也许是由于缺乏募集相关的共激活物，单独使用砷剂并不能诱导细胞分化完全。尽管如此，近几年体外试验研究表明，砷剂联合GM-CSF或者蛋白激酶激活物-cAMP类似物8-CPT-cAMP使用，可以使APL细胞向晚期分化。事实上，以前在耐ATRA的细胞系UF-1中的研究

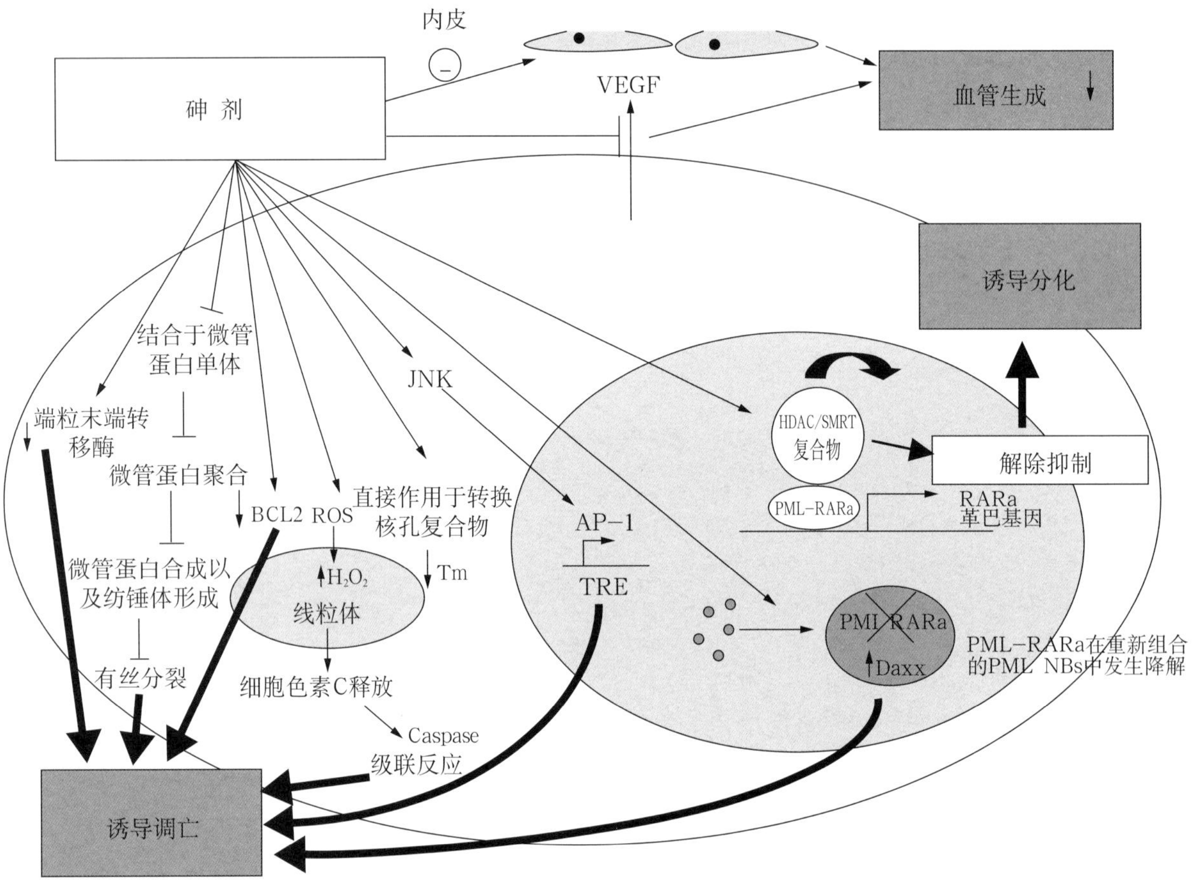

图 10-4　砷剂的作用机制示意图

ROS（reactive oxygen species）：反应性氧物质；Tm（transmembrane potential）：跨膜电位；HDAC（histone deacetylase）：组蛋白去乙酰化酶；SMRT（silencing mediator for RAR and TR）：甲状腺和维 A 酸受体的沉默子介导物
JNK：c-Jun 氨基端激酶

也得到过相似的分化结果，该细胞系中，编码 PML-RARα 蛋白的 LBD 区域存在一个突变。

2. ATO的诱导凋亡作用　与较低浓度的砷剂具有细胞分化作用相比，较高浓度的砷剂引起的凋亡前作用并不依赖于PML-RARα融合蛋白的存在，也并非APL所特异的。这种作用已被证实可以在许多人类造血和实体肿瘤衍生的细胞系中发生。但是，在许多情况下更高浓度的砷剂所诱导的明显凋亡却很难在体内获得实现。进一步的研究证明，砷剂的分化和凋亡作用涉及不同的途径。因为在 APL 细胞系——NB4 细胞的耐砷剂亚克隆细胞尽管无法发生凋亡，却保持有分化反应。

关于砷剂诱导凋亡的途径，目前主要认为它是通过线粒体发挥作用的。一个关键的机制就是由转孔复合物通透性来调节的跨膜电位的变化，导致细胞色素 C 的释放，最后激活半胱氨酸蛋白酶级联反应。砷剂最有可能的靶点就是能导致氧化或交联的巯基簇。事实上，具有保护巯基功能的二硫苏糖醇已经被证实可以抑制砷剂诱导的凋亡，阻止线粒体跨膜电位的瓦解和半胱氨酸蛋白酶 3 的活化。另外，在一些研究中（并非所有的研究），砷剂被证实可以下调 APL 和其他一些髓系白血病细胞系细胞中的*bcl*-2水平，从而增强凋亡作用。除了直接作用于膜转运孔外，还有一些证据提示，砷剂可能是通过增加反应性氧物质（reactive oxygen species），抑制谷胱甘肽过氧化物酶将过氧化氢转化成水，从而间接作用于线粒体而诱导凋亡。最近的研究还表明，除谷胱甘肽过氧化物酶（glutathione peroxidase，GPx）水平，相关的过氧化氢酶（同样与 H_2O_2 分解有关）和 S-谷胱甘肽转移酶 π （glutathione-S-transferase π，GSTπ，三氧化二砷主要的解毒酶）活性也是细胞对砷剂的诱导凋亡作用敏感与否的决定因素。这能够解释为什么对于 APL 原始细胞具有相对的特异性。事实上，与非APL细胞系相比，这三种酶的水平在NB4细胞中显著低。有意思的是，在这个作用系统中，通过使用某些制剂，如抗坏血酸，可以潜在提高砷剂的临床效果。谷胱甘肽是作为GPx和GSTπ的电子供应体，分别催化H_2O_2和ATO的分解。抗坏血酸通过一系列过程，如除自氧化产生更多的H_2O_2以外，还消耗已减少的谷胱甘肽从而抑制催化活性，进而增强砷剂对凋亡的诱导作用。

也有一些证据提示砷剂诱导凋亡并非依赖于线粒体和半胱氨酸天冬氨酸酶，而c-Jun氨基末端激酶活化后激活转录因子AP-1似乎对介导砷剂作用十分重要。此外，还有证据表明，砷剂靶向作用于微管蛋白而阻止GTP的结合，从而抑制微管形成，细胞受阻在分裂中期并激发凋亡。但是，同时也有一些与此相矛盾的实验数据，例如，在砷剂作用过程中，砷剂引起微小泛素样调节分子（a small ubiquitin-like modifier）的共价结合后是否会导致p53的受累，以及是否真的会导致PML-RARα蛋白的降解和PML重新定位于核小体上，从而有利于凋亡的发生。

与此同时，砷剂还有许多其他的作用被证实可能有利于其临床作用，包括抗细胞增殖活力、通过抑制白血病细胞的血管内皮生长因子（VEGF）而抑制血管生成，以及诱导内皮细胞凋亡等。

（二）ATO的临床作用

砷剂，包括三氧化二砷（As_2O_3或ATO）以及四硫化四砷（As_4S_4），均已被证实在治疗复发和难治的APL方面很有效[38、39]。As_2O_3与ATRA、化疗无交叉耐药，可用于巩固治疗。砷剂可以使造血异常得到迅速改善，完全缓解（CR）率达到52%～100%，其中分子缓解率可达60%～88%。哈尔滨医科大学采用As_2O_3（10mg/d，28天为一疗程或连续用药）治疗242例APL，初治组CR率可达87.9%，复发和难治组分别为60%～69.5%和48.7%。初治组3年复发率为26.7%。随访136例患者，5年和7年生存率分别为92%和76.7%。在美国进行的多中心研究中，达到骨髓缓解的时间为33天（20～85天），达到临床完全缓解的时间为59天（28～85天）。重要的是，砷剂已被证实可以有效诱导耐ATRA的APL患者缓解，主要靶向作用于PML-RARα的LBD区域。因此，砷剂已被作为复发病例的治疗选择方案，尤其是针对前一年（12个月）接受ATRA治疗出现明显耐药者。但是有相当数量的患者在接受砷剂治疗后最终仍会复发[40]，因此，在砷剂治疗基础上仍需要巩固治疗，尤其是没有达到分子水平缓解的患者。极少数患者经2个疗程的As_2O_3治疗后无效，称为原发耐药；部分患者在As_2O_3治疗时复发，增加剂量、延长治疗时间可能再次取得疗效。As_2O_3治疗的患者中枢神经系统白血病的发生率并不减低，说明该药难于通过血脑屏障而起到中枢神经系统白血病的防治作用，还需要其他药物的鞘内注射治疗。

目前的研究发现，砷剂联合化疗（如去甲氧基柔红霉素[41]）在治疗效果和主要指标上都优于单用砷剂者。而复发的APL患者使用砷剂缓解后可采取自体或异体骨髓移植，这方面已有成功的病例[42]。但是，对于砷剂治疗后选择最合适的个体化巩固治疗方法需要根据一系列指标，包括年龄、供体可获性、PCR情况以及是否存在其他一些复杂因素等。

对于老年APL患者，ATRA联合以去甲氧基柔红霉素为基础的化疗所引起的患者死亡率相对明显增高。因此，对于一般情况差的具有化疗禁忌证的老年APL患者，为了避免化疗毒性，可进行分子靶向治疗——ATRA联合砷剂或者ATRA ± ATO ± MoAb，其最大的优势在于不会造成患者骨髓抑制。部分老年患者在可能的条件下待脏器功能改善后再追加化疗。

（三）ATO可能的不良反应

在临床中应用砷剂治疗APL有许多不良反应可能会发生，包括高白细胞血症/APL分化综合征，肝细胞毒性，心电图变化及心律失常，皮肤反应，肌肉、骨骼疼痛，头痛，消化道功能失调，生化指标异常——低血钾、高血糖，周围感觉、运动神经病变等。其中，高白细胞血症尤为常见，几乎接近一半的患者会出现，据报道外周血白细胞数最高可达170×10^9/L。砷剂引起的分化综合征很容易使人联想到维A酸的诱导作用。与维A酸作为一线药物治疗中几乎所有患者都会出现维A酸综合征相比，无论是在初次诱导分化治疗还是复发后治疗过程中，砷剂引起的分化综合征发生率并不高。有学者认为，As_2O_3的不良反应较ATRA及化疗药物轻微，患者似乎更易于接受。

据国内资料报道，在砷剂作为一线药物治疗过程中，另一个值得关注的就是肝毒性，发生率也较高。由于所用的药物制剂不同，在国外（主要是西方国家）是否同样如此还需进一步研究观察。

在砷剂治疗中，不少患者会出现心血管方面的并发症[43]，最常见的是心电图上的变化，主要是Q-T间期延长、T波异常以及需要起搏治疗的Ⅱ～Ⅲ度传导阻滞。严重的心律失常在某些病例中会导致死亡，例如出现心搏暂停、室上性和室性心动过速，甚至出现尖端扭转型室性心动过速（torsades de pointes）。为了减少此类并发症的发生，目前的砷剂使用指南建议在治疗前和治疗过程中要保证血电解质在正常高值范围（如血清K^+>4mmol/L，Mg^{2+}>1.8mg/dl），并且在药物使用过程中进行心电监护，同时避免使用会导致Q-T间期延长的药物。

六、难治复发急性早幼粒细胞白血病的治疗

（一）关于ATRA与砷剂的联合使用

尽管采用ATRA＋联合化疗能取得较高的CR率和治愈率，但是仍有约10%的病人不能达到CR或者容易复发。砷剂（As_2O_3和As_4S_4）对APL细胞有显著的诱导凋亡和部分诱导分化作用，国内外报道使用As_2O_3［0.06～0.2mg/（kg·d），一般为0.15mg/（kg·d）］治疗复发和难治性APL的CR率达85%～95%，且大于70%的患者经巩固治疗后可获分子学缓解。但是，临床试验证明，以ATRA治疗初治APL患者的CR率并不比As_2O_3低，而有限的资料也提示以As_2O_3治疗的初治患者某些严重毒副反应（如肝损害）的发生率比复发患者要高。因此，As_2O_3通常被推荐作为ATRA治疗后（尤其是ATRA停药少于12个月）复发的APL患者的治疗选择。初治者则仍以ATRA±化疗作为常用诱导缓解手段。

沈志祥等[44]进一步比较了As_2O_3+ATRA联合应用［As_2O_3 0.16mg/（m^2·d）+ATRA 25mg/（m^2·d）］与单用As_2O_3或ATRA的疗效，巩固治疗为DA方案、中剂量Ara-C、HA方案，维持治疗联合应用组采取三药序贯（ATRA、As_2O_3、6-MP或者MTX），As_2O_3组为As_2O_3+6-MP或者MTX，ATRA组为ATRA+6-MP或者。三组CR率无差别，分别为95.2%、90%、95%；但是应用实时定量PCR定期检测发现，三组在CR后PML-RARA转录本下降倍数明显不同，分别为118.9、32.1、6.7；巩固化疗后三组PML-RARA转录本下降倍数分别为800、521.3、369.5。该研究表明，As_2O_3+ATRA联合组比单药治疗疗效好，该方案的另一优点在于诱导阶段不用化疗，减少了化疗相关死亡率及远期毒性。随后美国MD Anderson研究所也进行了类似研究，得出相似的结论。

（二）其他治疗方法

ATRA停药超过12个月的晚期复发的APL患者可再用ATRA方案重新诱导治疗。对初次缓解并经常规巩固治疗后PCR检测仍呈阳性，血液学或分子学复发的患者，除使用As_2O_3和（或）强烈化疗外，还可试用以下几种治疗手段：

1. 一种新维A类化合物——Am80，它在体外对NB4和HL-60细胞株的诱导分化效应约是ATRA的10倍，与ATRA无交叉耐药不良反应轻微，用法为6mg/（m^2·d）连续口服，报道CR率58%。

2. 脂质体ATRA，报道初治和ATRA治疗后初次复发APL的CR率分别为62%和70%，用法90mg/m^2隔日静脉输注。

3. CMA676，是一种抗CD33单克隆抗体与抗肿瘤抗生素刺孢霉素（calicheamycin）的免疫偶合物，可使APL的PML-RARα基因早期转阴，且转阴率高。

（高晓东　沈志祥）

第三节　成人急性淋巴细胞白血病

急性淋巴细胞白血病（acute lymphoblastic leukemia，ALL）是一种肿瘤性疾病，如果不治疗会迅速致命。在儿童，ALL是最常见的一种白血病，治疗上已取得巨大进展，现在大部分病例可治愈。相比之下，成人ALL的治疗进展就缓慢许多。但是，最近有关成人ALL分子基础方面的进展，已使按预后分层的工作获得改善，有可能产生更合理的、按危险等级调整的治疗措施及新的治疗方法。

ALL的临床起病很少是隐匿的，出现的症状和体征反映了白血病对骨髓和髓外部位的浸润。

外周血涂片检查通常可确立 ALL 的诊断，但其他临床和实验室检查对于制定治疗计划和提供重要的预后信息也是必需的。成人 ALL 的现代治疗是一个有计划的连续过程，从诱导缓解化疗开始，继之是一个或更多周期的强化治疗，中枢神经系统白血病的预防，以及持续 2 ～ 3 年的维持治疗。借助于这种多药、多周期的治疗方法，25% ～ 40% 的成人 ALL 可被治愈。基于对疾病复发极高危险性的认识，在这个总的治疗计划的基础上进行适当修改，大大改善了成熟B细胞表型成人 ALL 以及 Ph^+ 成人 ALL 的治疗结果。年龄仍然是治疗强度增加的重要限制因素，因为 1/3 成人 ALL 病例年龄超过 60 岁。大多数成人 ALL 病例均会复发，复发或难治成人 ALL 的治疗手段很少。

一、历史背景

儿童 ALL 治疗的成功引发了成人 ALL 治疗的相似研究。随着治疗的强化和延长，在各研究协作组治疗的成人ALL病例，治疗结果也逐渐改善。但是，与儿童相比，成人ALL治疗结果的改善程度一般。1971 年英国医学研究委员会启动了英国ALL研究试验。第一个研究仅有16名成人病例，旨在评估中枢神经系统预防的疗效。随后的研究评价了增加有效药物以及更持续地缓解后强化治疗的效果，参加的病例数也不断增加。在1980年英国ALL研究4号开始的时候，成人ALL的存活率只有 20%。这个研究是只入选成人病例而不选儿童病例的一系列研究中的第一个。英国ALL研究4号和随后的英国ALL研究10号甲，发现了在生存率方面的进一步改善，虽然幅度有限，但提供了重要的基于临床、免疫表型和细胞遗传学特点等预后指标的系统性分析。研究结果代表了现代治疗所期望的疗效，完全缓解率88%，5年无病生存率 28%，5 年总生存率 34%。1993 年为扩大病例数，开始了现代综合性研究，即英国ALL研究12号。这个研究，连同其他许多研究协作组的努力，根据预期的复发危险为每个患者制定出个体化的缓解后治疗方案，将前瞻性地评估改善成人 ALL 结局的最佳治疗方法。

二、流行病学

根据最新的美国国立癌症研究所报告，在美国，年龄调整后的ALL总发病率是1.4/10万，黑人ALL的发病率大约是白人的一半，男性发病率略高于女性，比例为1.3：1。在美国，15岁以下人群中每年大约有4 000名新发病例，2 ～ 5岁有一发病高峰。从年龄分析，有两个发病高峰，从青年至50岁，发病率不断下降，50岁后发病率又有所上升。在最近的1995～1999年观察期间，80岁以上的人群中第二个小峰并不明显。ALL发病率存在地理上的差异，北美和欧洲发病率较高，非洲和亚洲发病率较低。

三、病因学

成人ALL的病因基本上不清楚。遗传因素和基因易感综合征与儿童ALL较相关。电离辐射与成人ALL或多或少有些相关。在环境化学致癌物中，高剂量苯接触已被普遍认为是骨髓增生不良、染色体损害和白血病的原因，这在当代职业标准制定前常有发生。有一篇报道认为吸烟与60岁以上人群ALL发病危险轻微增高有关。接触化疗药物后发生的继发性急性白血病通常是髓系的，但也观察到罕见的治疗相关的 ALL 病例。

四、分子发病机制

按照癌基因突变的功能结果可对分子学异常进行分组。突变的典型例子就是BCR基因重排导致 ABL 蛋白激酶获得性激活，赋予细胞增殖优势。融合基因是t（9；22）（q34；q11）染色体平衡移位的结果，是成人ALL最常见的细胞遗传学异常。其他基因重排导致对正常造血发育有重要作用的转录因子功能突变的丧失或取得。如t（12；21）（p13；q22）染色体移位，可使TEL和AML1基因并列。癌症形成的另一个普遍机制涉及肿瘤抑制基因的丧失或灭活，许多肿瘤抑制基因在调节细胞周期上起着关键作用，如p16（INK4A）和p15（INK4B）。其他两个肿瘤抑制基因 Rb 和 p53 的异常表达也较频发。1/3 的成人 ALL 可同时出现 2 个或 2 个以上这些基因的异常。

五、临床特点

尽管临床表现各不相同，发展也可能隐匿，事实上所有确诊为ALL的病例均会出现症状，但仅持续数周。这些症状反映了骨髓衰竭和白血病髓外部位的浸润（表10-3）。ALL累及中枢神经系统者中不到10%出现相关症状，如头痛、呕吐、颈项强直、精神状态改变和局灶性神经异常。其他的髓外侵犯部位包括睾丸、视网膜和皮肤。然而，任何器官都可被白血病细胞浸润。

表 10-3 成人 ALL 诊断时的临床表现

临床表现	病例数（%）
男性	59 ~ 63
发热 / 感染	3 ~ 56
出血	33
淋巴结肿大	40 ~ 57
肝肿大	24 ~ 47
脾肿大	31 ~ 56
纵隔肿块	10 ~ 15
中枢神经系统白血病	1 ~ 7
其他器官侵犯	
胸膜	2.9
心包	1.0
视网膜	1.0
皮肤	0.6
睾丸	0.6

六、实验室检查

除完整的病史和体格检查外，ALL病例还应进行一系列诊断性实验室检查，以进一步明确诊断，进行预后分类，并制定治疗计划。这些检查包括血常规、血涂片检查、血电解质、肌酐、肝功、尿酸、血钙和白蛋白测定。ALL常用的药物门冬酰胺酶可致包括纤维蛋白原在内的抗凝血因子发生治疗相关性下降，临床上易发生出血乃至弥散性血管内凝血（DIC），故应取得凝血方面的基础数值。纵隔肿块可通过胸片检查发现。若患者出现相应的中枢神经系统症状，应行腰穿检查脑脊液以评估有无白血病累及中枢神经系统。骨髓检查是必做项目，应包括完整的细胞遗传学检查和免疫表型分析。

（一）常规实验室检查

常规实验室检查表明，相当数量的成人ALL患者诊断时白细胞计数正常或仅轻度升高。大约15%的病例产生白细胞过多症（$> 100 \times 10^9/L$），甚至可超过$200 \times 10^9/L$。绝大多数病例出现某种程度的贫血。约1/3的病例血小板计数低于$25 \times 10^9/L$，这个比例与临床出血症状的比例相似。较多的病例外周血涂片检查白血病细胞不明显。典型病例凝血参数正常，很少观察到DIC。可发生包括高尿酸血症在内的代谢异常，尤其是白血病细胞快速分裂和高肿瘤负荷的病例。

（二）腰椎穿刺

为检查脑脊液（CSF）而在诊断时进行腰椎穿刺是经常的。传统上，中枢神经系统受累的定义是，标本经过离心后检查，每微升CSF中有5个以上形态学上明确的白血病细胞。血小板减少有出血危险的病例，应该在腰穿前输注血小板达足够水平。对外周血中白血病细胞高的病例是否进行腰穿还存在争议，这是因为担心在中枢神经系统中发生医源性“种植”。儿童ALL研究表明，当腰穿操作过程出现创伤时，CSF中可发现白血病细胞，这在白细胞计数高的儿童中更多见。在腰穿发生创伤的患者中，CSF中出现白血病细胞的病例以后更可能出现中枢神经系统复发。

（三）骨髓评估

所有的成人ALL病例均应进行骨髓穿刺和活检，标本应进行组织学、细胞遗传学和免疫表型分析。

1. 细胞遗传学　历史上由于ALL染色体形态差，使得分带技术研究困难，核型异常在早期研究中不能被可靠检出。现代中期分裂象扩增、分带技术和分子遗传学技术的应用已表明，大多数成人ALL病例存在异常核型，对预后有重要意义。这些分子技术包括荧光原位杂交技术，即用染色体和基因特异性的探针检测难于识别的基因重排，如t（12；21）染色体移位。举例来说，应用这些敏感方法已发现，t（12；21）移位在成人ALL病例比儿童ALL病例少见得多，其他年龄相关的差别包括成人中染色体数量异常发生率低，Ph染色体出现率高（表10-4）。

因为Ph染色体对预后意义重大，所以分子检测BCR-ABL基因重排就应该在所有诊断为ALL

的病例中实施。Ph染色体最初是在一例慢性粒细胞白血病患者中识别的，该病例BCR和ABL基因在所谓的主要断裂点丛集区并列出现。这一融合基因转录一7kb的信使RNA，后者又被表达为210kd融合蛋白，或称$p210^{bcr\text{-}abl}$。在ALL，变异的断裂点移位导致更小的癌蛋白$p190^{bcr\text{-}abl}$也常有发现。以多聚酶联反应（PCR）为基础的实验室检查能检出$p210^{bcr\text{-}abl}$和$p190^{bcr\text{-}abl}$基因转录物，现在大多数医师都可进行这些检查。

表 10-4　ALL 诊断时的染色体异常

染色体异常	病例数（%）	
	成人	儿童
正常核型	16 ~ 34	9
数量异常		
低倍体	4 ~ 9	1
高倍体（> 50）	2 ~ 9	25
结构异常		
t（9；22）	11 ~ 30	4
t（4；11）	3 ~ 7	6
t（10；14）	4 ~ 6	4
t（8；14）	4	2
t（1；19）	3	5
9p 异常	5 ~ 16	7 ~ 13
6q 异常	2 ~ 6	4 ~ 6
12p 异常，包括 t（12；21）	4 ~ 5	22

2. 免疫表型　免疫表型分析极大地推进了急性白血病的诊断。使用的抗体可识别人类造血细胞和白血病细胞表达的表面抗原和胞浆抗原（表10-5）。大多数抗原为系相关抗原，而不是系特异性抗原，但成组抗原的表达能准确确定细胞系。在疑难病例，有限数量的胞浆抗原现在被认为是系特异性的（B系有cCD22或cCD79a，T系有cCD3，巨核系有cCD41或cCD61，髓系有cMPO）。借助免疫分型、形态学和细胞化学检查，95%以上的急性白血病的分化细胞系（ALL或急性髓系白血病）能被准确识别，且重复性好。ALL初始治疗策略的依据取决于抗原参数，因此，所有病例均应通过免疫表型分析了解其白血病细胞的特点。按照最近世界卫生组织分类，大约70%的成人ALL为前体B细胞ALL，25%为前体T细胞ALL，5%为成熟B细胞（Burkitt细胞）ALL。与成人相比，儿童T细胞ALL少见。

表 10-5　急性白血病常用的免疫标记物

系	抗原
B 细胞	CD19、CD20、CD22、CD79a、cCD22*、cCD79a*
T 细胞	CD1、CD2、CD3、CD4、CD5、CD7、CD8、cCD3*
淋系	TdT
髓系	CD13、CD33、CD11b、CD15、CD4（CD2）、CD117、cMPO*
单核细胞	CD14、CD11b
红细胞	Glycophorin A
巨核细胞	CD41、CD61、cCD41*、cCD61*
系独立抗原	
HLA Ⅱ类分子	HLA-DR
白细胞共同抗原	CD45
干细胞抗原	CD34
常见的 ALL 抗原	CD10

* 现被认为系特异性

免疫分型通常是用流式细胞仪检查，根据成组抗体的反应情况作出解释。如果不能获得细胞悬液（如干抽和髓外病灶），那么组织切片石蜡免疫组化染色能部分代替流式细胞术，但可用的抗体组合数量有限，解释将更加困难。

白血病细胞的免疫表型特点，一般来讲对于白血病并非独特，但却反映了细胞的正常分化阶段，有时抗原的表达是非同步的。

七、鉴别诊断

（一）急性淋巴细胞白血病 WHO 分类

1. 前体B淋巴细胞白血病/淋巴瘤　通过免疫分型，已证实前体B淋巴细胞白血病和淋巴瘤有B系分化。最常用的抗体是CD19、CD20、CD22和CD79a。在疑难或模棱两可的病例，cCD22和cCD79a被认为是B系分化特异性的。CD10、HLA-DR和TdT通常也是阳性的，CD34可能也是阳性的。形态学上可表现为FAB L1、L2或混合细胞形态。假定白血病和淋巴瘤在向骨髓和淋巴结的归巢机制上是不同的，但在免疫分型、细胞遗传学异常和治疗反应上是相同的。根据细胞遗传学资料可将这一疾病进一步分为低危组[t（12；21）（p13；q22）、高倍体>50]、高危组[t（9；22）（q34；

q11.2)]和中危组。

2. 前体T淋巴细胞白血病/淋巴瘤　通过免疫分型，已证实前体T淋巴细胞白血病和淋巴瘤有T系分化。最常用的抗体是CD2、CD3、CD5和CD7。在疑难或模棱两可的病例，cCD3被认为是T系分化特异性的。TdT通常是阳性的，HLA-DR是阴性的，可以表达CD34。形态学上可表现为FAB L1、L2或混合细胞形态。假定白血病和淋巴瘤在向骨髓和淋巴结的归巢机制上是不同的，但在免疫分型、细胞遗传学异常和治疗反应方面是相互重叠的。已描述了大量的染色体移位事件，但并没有为治疗目的而用来作进一步分类。

3. 伯基特淋巴瘤/白血病　伯基特淋巴瘤/白血病在学术分类上并不属于前体细胞淋巴系统肿瘤，而是起源于滤泡中心细胞（小无裂淋巴细胞）。在WHO分类中，被分类为成熟B细胞肿瘤。但是，由于与前体B细胞和前体T细胞疾病相似，相互鉴别诊断存在问题，故也包括在此。肿瘤细胞具有FAB L3形态，表达克隆性sIg，CD19、CD20、CD22和HLA-DR呈阳性。也可表达CD10，但TdT阴性。由于移位进入Ig基因的启动子区而出现*myc*基因的失调，最常见的是t（8；14）（q24；q32）（IgH），少见的是t（2；8）（q11；q24）（κ轻链）或t（8；22）（q24；q11）（λ轻链）。在儿童，大多数病例同时出现细胞遗传学异常、L3形态学和克隆性sIg，在这三者中，移位是最可靠的标记，形态学次之。少部分前体B淋巴细胞白血病/淋巴瘤也有克隆性sIg，一小部分伯基特淋巴瘤/白血病sIg为阴性，偶尔伯基特样病例缺乏典型的FAB L3形态。

4. 急性双表型白血病　常常同时出现两种形态的肿瘤细胞群，大的肿瘤细胞证实向髓系白血病细胞分化（SBB和MPO阳性，经常出现Auer小体），较小的肿瘤细胞表现出FAB L1淋巴细胞白血病形态。后者可有手镜（hand-mirror）形态。肿瘤细胞表达T系和髓系或B系和髓系抗原的混合标记。两种形态的细胞群之间，抗原表达可以不同或重叠。T/髓系病例没有特异性基因型，尽管两群肿瘤细胞似乎有同样的基因型。B/髓系病例经常有t（9；22）（q34；q11.2）或11q23移位。急性双表型白血病占急性白血病的1%～2%。

（二）需鉴别诊断的几种疾病

成人ALL的鉴别诊断并不难，通常患者在出现急性症状后即可诊断。在外周血和骨髓标本中找到白血病细胞，就可将ALL与病毒感染和淋巴瘤相关的淋巴细胞增多、淋巴结肿大及肝脾肿大区别开来。随后应进行免疫表型分析以明确诊断。

正如零星报道的一样，当患者在发生ALL前一段时间内出现全血细胞减少，此时诊断ALL可能有困难。仅根据外周血涂片检查，来鉴别“无白血病细胞”全血细胞减少性ALL与再生障碍性贫血是不可能的。在这种情况下，必须进行骨髓检查并仔细观察患者的临床病程。

（三）Ph染色体阳性ALL的鉴别

Ph染色体是t（9；22）（q34；q11）移位的结果，即22号染色体的断裂点丛集区（BCR）基因的5′区与9号染色体的ABL基因的3′酪氨酸激酶区融合而成。Ph染色体是由此形成的短的22号染色体，是成人ALL最常见的移位，发生于15%～30%的病例，也出现于5%的儿童ALL病例。在儿童和成人均是一个不良的预后指标。

BCR-ABL融合基因最常见与慢性粒细胞白血病（CML）有关。CML产生的急淋变与Ph染色体阳性ALL难于区别。BCR-ABL融合蛋白的大小和表达是否限于淋巴细胞，对鉴别可能有所帮助。最常见的断裂点区，即主要断裂点丛集区（M-*bcr*）跨越BCR的12和16外显子，几乎有6kb，导致产生210 000的融合蛋白，称为$p210^{bcr\text{-}abl}$。次要断裂点，m-bcr，位于BCR的2外显子后的远5′端，导致产生190 000的截断的融合蛋白，只包含BCR的前两个外显子（$p190^{bcr\text{-}abl}$）。$p210^{bcr\text{-}abl}$在CML和CML急淋变更常见，而$p190^{bcr\text{-}abl}$更常表达于Ph染色体阳性ALL。80%～90%的儿童Ph染色体阳性ALL和50%的成人Ph染色体阳性ALL表达$p190^{bcr\text{-}abl}$。但是，有一些Ph染色体阳性ALL病例，既有$p190^{bcr\text{-}abl}$，又有$p210^{bcr\text{-}abl}$。表达$p190^{bcr\text{-}abl}$的转基因鼠产生侵袭性的白血病，限于前B淋巴细胞，而表达$p210^{bcr\text{-}abl}$的转基因鼠产生涉及B细胞、T细胞以及髓系细胞的慢性疾病。在某些Ph染色体阳性ALL病例中，异常的融合基因既出现于淋系骨髓细胞，又出现于髓系骨髓细胞，而在其他病例，异常的融合基因，通常是p190$^{bcr\text{-}abl}$，仅限于淋巴细胞。p210$^{bcr\text{-}abl}$既出现于淋系骨髓细胞，又出现于髓系骨髓细胞，这种病例更可能代表了CML的急淋变[46]。

CML急淋变的病例通常在慢性期就得到诊断。要想把各种各样的Ph染色体阳性ALL与CML急淋变区别开来，断裂点丛集区的特征没有帮助，因为成人Ph染色体阳性ALL病例p190$^{bcr\text{-}abl}$和p210$^{bcr\text{-}abl}$出现频率相等[47]。

八、预后因素

以前所识别的作为成人ALL预后因素的许多临床和生物学特点，都已失去了预后判断价值，因为治疗方法已发生改变，治疗强度比以前更强。而年龄、发病时白细胞计数和对治疗的最初反应，正如免疫表型和细胞遗传学特点那样（表10-6），仍然是强烈的预后判断因子。如上所述，所有诊断为ALL的患者均应进行实验室检查以获取这种信息。在评估治疗反应基础上所开展的新的检查，如检测微小残留病，可使预后亚型的判定更加精确。

表10-6　成人ALL缓解持续时间的预后因素

病例特点	预后因素
年龄（岁）	
<30	良好
≥30	不良
白细胞计数（×10^9/L）	
<30	良好
≥30（T细胞ALL>100）	不良
免疫表型	
T细胞ALL	良好
成熟B细胞ALL；早期T细胞ALL	不良
细胞遗传学	
12p异常；t（10；14）（q24；q11）	良好
正常核型；高倍体	中等
t（9；22），t（4；11），t（1；19），低倍体，-7，+8	不良
治疗反应	
4周内达完全缓解	良好
微小残留病持续存在	不良

（一）临床特点

现代所有关于成人ALL的多中心协作试验均表明，诊断时大龄和高白细胞计数是重要的不良预后因素。在大多数甚至所有协作研究中，大龄和高白细胞计数均与更高的完全缓解率、更长的完全缓解期或更好的总生存率呈负相关。大龄的定义有所不同，可以是30岁或35岁。多变量分析中将年龄作为持续变量时，在整个年龄段，年龄增加预示着结果变差，因此，难于选择年龄分界点来区分标危和高危病例。高白细胞计数的分界点是30×10^9/L或50×10^9/L。在CALGB研究小组所进行的试验中，大龄（30～59岁）和高白细胞计数病例的总生存率分别为39%和34%，而无这些不良预后因素的病例总生存率是69%和59%。

（二）实验室检查特点

1. 免疫表型　具有预后价值和治疗意义的主要免疫表型特征是成熟B细胞ALL亚型。成熟B细胞ALL除包括CD10、CD19、CD20和CD22这些常见的B系ALL标记外，还表达表面免疫球蛋白，轻链为κ或λ。这些病例对标准ALL治疗方案反应差，在短程、大剂量治疗方法被确立为标准治疗之前，治疗结果令人沮丧。因为治疗上的进步，导致生存率的客观改善，使这一特征的负面预后价值大大下降。

T细胞ALL是另一个曾被认为不利的预后特征，由于治疗方法的改进，这一特征不再是一个高危因子。事实上，随着许多现代治疗方案的出现，T细胞免疫表型已成为预后良好的特征。若以白细胞计数大于30×10^9/L作为分界值，那么在T细胞ALL，高白细胞计数已不再成为影响结果的不利因素。然而，若以超过100×10^9/L为阈值，则仍能区别出低生存率的病例。此外，通过对CALGB收集的前瞻性免疫表型资料的更详细检查，发现有一组病例，其表达的T细胞标记物少于3个，预后不良[48]。这些病例的白血病细胞不常表达成熟T细胞表面标记，如CD1、CD2、CD3、CD4和CD8，因此，与“早期”T细胞ALL免疫表型一致，据德国研究小组报道，这种免疫表型也是不良的预后特征[49]。

其他的免疫表型标记也已表明具有不同的预后价值，但尚未充分确认。CD34更多地表达在成人B系ALL病例，CALGB报道其对结果有不利影响。但是，CD34的表达与高白细胞计数和Ph

染色体的出现存在重叠，结合其他许多小宗病例研究，发现结果相互矛盾。从最近的几宗病例研究结果看，髓系抗原标记出现在B系ALL要比T系ALL略多，但无论在哪系ALL出现，均无预后价值。

2. 细胞遗传学　成人ALL不良的细胞遗传学异常包括t(9；22)、t(4；11)（q21；q23)、t(1；19)（q23；p13）和低倍体核型。涉及14q11和12号染色体短臂异常，包括t(12；21)，均是良好的细胞遗传学异常。协作研究组的核型资料结果提示，具有不良核型异常的病例，无病生存率低于25%，相反，具有良好细胞遗传学发现的病例，无病生存率大于75%。单中心的其他资料也提供了相似的结果。具有中等预后的成人ALL经常遇到的细胞遗传学发现包括正常核型，高倍体和6q或9p的异常。t(8；14)（q24；q32）和其他*myc*基因重排与成熟B细胞ALL有关，若予适当治疗，从预后角度看，并非不良标记。

成人Ph阳性ALL病例的完全缓解率可与Ph阴性ALL病例相比，但标准治疗下，缓解是短暂的，生存情况差。MLL基因定位于染色体11q23，涉及MLL基因的成人ALL最常见的异位是t（4；11)，也与差的生存结果有关。t（1；19）异位导致E2A-PBX基因重排，具有此类异常的病例，3年无病生存率只有20%。30～39条染色体的低倍体核型病例，从治疗开始算起，无病生存期只有2～4个月。

涉及染色体12p的缺失和异位包括TEL-AML1基因重排。TEL基因重排在成人比儿童少见，但在两组人群中都对预后有利。在染色体14q11上的TCR-α和-δ基因的异位最常导致染色体10q24上的HOX11基因的重排。具有t(10；14)（q24；q11）的成人ALL病例生存期长，这反映了与T细胞ALL的相关性。

（三）治疗反应

治疗反应通过测定达到完全缓解的时间、早期白血病细胞清除量或检测微小残留病来评估。这些数据提供了抗白血病药物生物敏感性的直接评定，因此，以此为根据的预后因素就具有内在的高说服力。另外，以此作为治疗结果预测参数的前瞻性评估的临床试验也已经证明，这些数据对治疗结果也具有很高的预测性。但事实上，测定这些结果的所有临床研究都是在儿童ALL病例中实施的。儿童病例研究结果之间存在轻微差别，可能是用来测定治疗反应的技术差别所致，但却进一步限制了实际工作中采用这些方法来处理成人病例。不管怎样，这些结果表明，对治疗反应的这些评估指标有可能成为重要的预后因素。这些指标应当有助于优化预后模型，目的是用危险因素修正的治疗方案来改善治疗结果。

1. 早期完全缓解　开始治疗后4周内或在1个疗程诱导化疗后未能获得完全缓解，大多数成人ALL研究报告均认为是一个不利的预后因素。对于ALL标准治疗方案和更新的大剂量治疗方案来说，早期完全缓解均具有预后价值。需要超过4周时间才能获完全缓解的病例复发可能性至少增加一倍（虽然不同研究报告之间有所差别)。一宗研究报告发现，4周诱导化疗不能获完全缓解的病例，5年无病生存率0，而4周内获完全缓解者5年无病生存率为46%。有研究发现，获完全缓解所需周数比不良预后指标Ph染色体更具有预后价值。

2. 早期白血病细胞清除　对于儿童ALL，诱导化疗的第7天和第21天白血病细胞持续存在的检查结果，已明确证实是一个重要的预后指标。诱导化疗开始后第7天白血病细胞早期持续存在被认为代表了对皮质激素耐药。相反，第21天后白血病细胞持续存在被认为是细胞毒化疗药物耐药的反映。儿童ALL的许多前瞻性研究表明，对结果有客观不利影响的相关事件，是诱导化疗第7天或第21天，或两者之间的其他时间点，形态学检查发现外周血或骨髓白血病细胞持续存在。白血病细胞持续存在通常是这样定义的，即外周血白血病细胞超过$1.0 \times 10^9/L$，或骨髓中白血病细胞超过正常细胞的5%。

尽管儿科研究方案早已把第7天或第14天骨髓检查评估早期治疗反应整合进危险度分级之中，但成人ALL的相似资料才刚开始出现。已报道的一些研究结果与儿科情况完全一致。Sebban等人前瞻性地评估了骨髓白血病细胞持续存在对结果的影响，把诱导化疗第15天骨髓中白血病细胞超过有核细胞的5%定义为骨髓白血病细胞持续存在。在437例成人ALL中，1/3病例白血病细胞持续存在，这部分病例在4周治疗后很少达完全缓解。4周内取得完全缓解是另一个有利特征，但即使在这部分病例中，第15天时白血病细胞持续存在的病例预后也明显差。在所有完全缓解者中，第15天时骨髓白血病细胞已清除的病例5年无病生存率为34%，相比之下，第15天时骨髓白血病细胞未清除的病例，5年无病生存率仅为19%。Annino等人及意大利协作研究小组评估了早期皮质激素反应，即诱导化疗前立即给予一疗程7天的泼尼松治疗。过去的研究表明，儿童ALL诱导化疗前泼尼松治疗反应具有很强的预后价值。在成人ALL研究中，泼尼松反应被定义为外周血白血病细胞下降至小于或等于 1.0×10^9/L。与儿童ALL一样，泼尼松反应缺乏对总生存率有负面影响，在完全缓解者中，泼尼松反应缺乏也对缓解持续时间产生不利影响。

3. 微小残留病　微小残留病是指组织形态学检查不能检出的缓解后白血病持续存在。免疫表型、细胞遗传学或分子学技术能用来检测微小残留病。外周血标本与骨髓标本相比，通常敏感性要低1个对数级，但在T细胞ALL仍有相当的敏感性。检测染色体异位和染色体数量异常，荧光原位杂交好于常规分带技术，但两者均因敏感性低而受限。检测微小残留病最敏感的方法是以PCR技术为基础的检测方法，能在高达10^6个正常细胞中检出1个白血病细胞。使用如BCR-ABL、TEL-AML1、MLL-AF4和E2A-PBX那样的融合基因转录物作为PCR靶，是相对标准化的，但每一个均只能用于特定人群。以免疫球蛋白和T细胞受体基因重排为基础的PCR靶，理论上能用于检测所有病例的微小残留病，但如果使用同一引物而不是病例特异性引物，敏感性就下降。制备等位基因特异的引物需要DNA测序能力，若没有实时PCR分析难于精确定量。如果采用四色联合并利用新试剂，90%的病例能通过流式细胞术在10^4以上的正常细胞中清楚地识别出1个白血病细胞。这一敏感水平对于检测有重要预后意义的微小残留病已足够。此外，流式细胞术快速、可靠，且定量精确，检测的技术要求大多数中心已经具备。正在进行的儿童ALL试验，先后用PCR和流式细胞术检测微小残留病，其资料可能有助于明确它们各自的作用。

已有许多研究报告评估微小残留病检测的预后价值。实际上所有研究均在儿童ALL中实施。有3个研究比较突出，因为病例数多，包括了B细胞和T细胞ALL，还包括了高危病例。欧洲的研究是多中心的，使用PCR检测病例特异性抗原受体基因重排，而Coustan-Smith等人用多色流式细胞术检测了在St Jude儿童医院治疗的未加选择的一组病例。诱导化疗结束时及此后不同时间检测微小残留病。技术层面上看，检测是有困难的，因为研究期间治疗过的联合检测的1 914例病例中有1 254例（66%）或没有合适的PCR靶，或没有连续PCR检测，或没有适于微小残留病检测的免疫表型。不管怎样，这3个研究都证实了持续的微小残留病对无复发生存具有不利影响。St Jude研究中通过多变量分析发现，在对年龄、白细胞计数和包括Ph染色体和MLL基因重排在内的不良细胞遗传学因素进行调整后，连续检测证实的微小残留病持续存在仍然是一个不良的预后指标[50]。维持治疗期间检测到微小残留病往往对复发有强烈的预示价值。相反，诱导治疗结束时无微小残留病存在，可抵消治疗第7天白血病细胞持续存在这一预后因素的不利影响。

技术相关问题仍有待解决，例如，要通过临床研究提出对预后有意义的微小残留病的阈值。PCR定量检测白血病特异残留病在技术上是需要的，但是，如何努力确保各检测单位之间测定敏感性的标准化问题很少被提及。定量实时PCR在这方面可能会有实际帮助。

研究成人ALL微小残留病预后价值的努力相对有限，但研究结果是相似的。Mortuza等报道了66例单中心治疗的成人B细胞ALL的结果，使用同一免疫球蛋白重链基因引物进行PCR微小残留病检测。由于测定方法敏感性的限制，微小残留病的检测敏感性在10^{-3}水平，但仍与低无病生存率这一指标独立相关。客观的儿童资料在多大程度上能被外推到成人ALL病例，主要协作组正在进行的前瞻性微小残留病评估试验将有助于澄清这个问题。

九、基本治疗

成人ALL的现代处理策略要求治疗开始时就要仔细评估复发危险。大多数成人ALL都是前体B细胞或T细胞ALL，可予业已验证的成熟方案治疗，即开始诱导化疗，随后多段强化治疗，中枢神经系统复发的预防，以及长期的维持治疗。借助于现代多药联合治疗方案，高达90%的病例可获完全缓解，25% ~ 40% 可被治愈。显然，无病生存数字尚需要提高。因此，对于那些有不利预后因素的病例，其治疗方案应予修正。危险因素调整的治疗方案在某些高危人群已证明相当有效，如针对成人成熟 B 细胞 ALL 采用的短程、剂量强化方案。已知具有高度复发危险的病例，如有合适的供者和适宜的体格状况，应在第1次缓解时行异基因骨髓移植。相当多的临床资料提示，这一策略是有效的，尤其对于Ph^+病例。对老年 ALL 提出了特殊治疗考虑，将在后面讨论。

（一）一般原则

根据临床表现，一些治疗前的考虑在治疗开始前就应注意。虽然还没有成人ALL正式的危险评估工具，但白血病的治疗还是以对复发危险的估计为指南的。只要看一下用来诱导缓解和预防复发的药物表就能发现，许多情况下，在一个药品基础上加用另一个药品的个体化方案的优势尚未明确。对于高危病例首次缓解期进行骨髓移植来说，尽管一致认为同胞供者异基因骨髓移植是最佳治疗，但复杂的处理决策导致了同样复杂的结局。

1. 化疗前的考虑　针对白血病开始治疗前，应注意代谢、感染和血液学事件。高尿酸血症、高磷血症和继发性高钙血症在高白血病细胞负荷的情况下可能较明显，需要静脉水化、碱化和使用别嘌呤醇。在强烈治疗期间除骨髓抑制外，ALL的治疗还可抑制细胞介导的免疫，应有预防疱疹病毒和卡氏肺孢子菌感染的方案。成人ALL高白细胞血症（≥ $100 \times 10^9/L$）的临床后果尚未充分认识。MLL 基因重排和成熟 B 细胞 ALL 病例是发病时产生高白细胞血症的高危人群。在儿童，淋系白血病导致的高白细胞血症比髓系白血病所致者要容易耐受，反映出由白细胞淤滞或出血引起的并发症更少。一宗病例研究发现，白细胞计数大于或等于$200 \times 10^9/L$的儿童ALL，白细胞单采术后的效果与未达此种程度的高白细胞血症儿童的白细胞单采术相当。在成人ALL病例，采用相似的策略（白细胞单采术）也是合理的。或者，立即应用泼尼松或长春新碱可快速降低循环中白血病细胞计数。一宗成人ALL研究发现，在诱导缓解治疗前立即给予一个疗程7天的泼尼松治疗，可使 39% 的病例白细胞计数从大于 $100 \times 10^9/L$ 下降到小于 $1.0 \times 10^9/L$。

2. 危险评估模型　成人ALL不像其他血液肿瘤那样有有用的临床分期或预后评分系统，也没有像儿童ALL那样有一致认同的危险度标准。以CALGB资料为基础的预后模型显示，多个不良预后特点对结果有叠加作用，相反，没有任何不良预后因素的病例生存良好，极少复发。其他模型也有相似分析。基于这些模型和现代临床证据，危险度评估的总的框架可以考虑将成人ALL病例分为高危预后组和标危预后组（图10-5）。至少有1个业已证实的不良预后因素，包括临床、免疫表型或细胞遗传学特点和对诱导治疗的形态学反应，所有此种病例均应考虑为复发高危人群。将以早期白血病细胞清除和微小残留病检测为基础的治疗反应作为一个危险度标准，以此来调整治疗方案，期望在成人ALL研究中，这些预后因素具有前瞻性的预后判断价值。

3. 诱导缓解　诱导缓解治疗的目的是血液学完全缓解，即根除外周血和骨髓中形态学上可查见的白血病细胞，恢复正常造血。成人ALL诱导缓解化疗方案最常见的是由长春新碱和泼尼松为基本成分组成。这两种药联合组成的诱导缓解方案可使约一半ALL病例获得完全缓解。在里程碑式的CALGB试验中，蒽环类药物已被证实优于长春新碱和泼尼松单药，若加入蒽环类药物，则完全缓解率提高到70% ~ 85%。诱导失败分为难治和毒性相关死亡，两者比例相等。在成人ALL，包括柔红霉素、多柔比星、佐柔比星（zorubicin）和米托蒽醌在内的各种蒽环类药物的效果是相似的。

已评估了在基本诱导方案基础上的改良方案。严格评估这些改良方案中每个方案的优点是具有挑战性的工作。在令人满意的显著性水平上进一步改善已经超过80%的完全缓解率，将难于检测出来。现代治疗方案是复合性的，难于将结果归因于任何一个成分，或者在任何两个试验之间对重要发现作出比较。举例来说，最现代的诱导方案融合了门冬酰胺酶或环磷酰胺，或上述两者，尽管在加入到最初的诱导方案时对照试验未能证实两药中任何一药对成人ALL有益。一个随

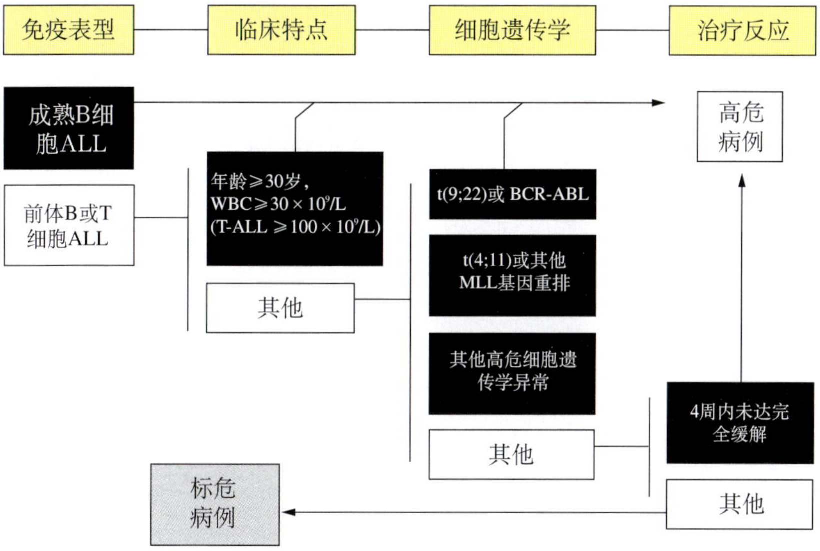

图 10-5　成人 ALL 复发危险度评估

机试验发现，诱导化疗时将门冬酰胺酶加入到多柔比星、长春新碱和泼尼松组成的方案中，不能改善完全缓解率和缓解持续时间。不管如何，门冬酰胺酶有一个最接近 ALL 特异性的作用机制，引起的骨髓抑制最小，在儿童ALL治疗中也是有效的。一个意大利研究试验（GIMEMA）将成人ALL病例随机分成两组，一组接受柔红霉素、长春新碱、门冬酰胺酶加环磷酰胺的诱导方案，另一组不加环磷酰胺。两组之间或ALL任何亚型之间经过分析，缓解率和缓解持续时间以及总生存率均无差异。形成对照的是，其他研究表明，诱导方案中加环磷酰胺是有益的，尤其对T细胞ALL病例，反之，不加环磷酰胺，治疗结果更差。

剂量强化的蒽环类药物和大剂量阿糖胞苷组成的诱导方案，作为传统诱导方案的变异方案，正在进行评价。设计这些方案的目的，是诱导快速降低白血病细胞负荷以获得早期完全缓解，改善治疗结果。Todeschini等的两个连续试验表明，柔红霉素剂量逐渐增加到225mg/m^{2}和270mg/m^2，可显著提高无病生存率，引起了学界相当的兴趣。然而，GIMEMA 研究组对这一方案的多中心应用，未能重复出先前的研究结果，即对登记的总共 501 名病例中的 460 名病例所进行的阶段性分析所得的结果。Weiss 等人观察了另一个不同方案，即大剂量米妥蒽醌和大剂量阿糖胞苷组成的诱导方案。与历史对照相比，这一方案提高了缓解率，缩短了至完全缓解的时间，现正在美国六个研究机构进行扩大的随机试验。

目前国内外常用的一些ALL诱导化疗方案见表10-7。成熟B细胞ALL病例对这些常规方案的初期反应差，需要剂量强化的特殊诱导缓解方案，将在后面作讨论。

随机试验发现，在ALL诱导化疗最初几天完成后即开始应用粒细胞集落刺激因子，并不能提高完全缓解率，但确能缩短粒细胞减少时间5～6天，似能减少相关并发症的发生率，尤其是感染的发生率。

4. 强化治疗　获得完全缓解后给予强化或巩固治疗是成人ALL的标准治疗。这种治疗是指用非交叉耐药的化疗药来消灭残留白血病以防止复发和耐药细胞的出现。不同骨髓抑制程度的各种药物按照方案所要求的不同时间顺序给药。由于方法互不相同，难于评估任何个别药物的作用，只能作出强化治疗方案综合价值的总体评价。

儿童ALL的随机试验清楚地表明，联合使用早期（完全缓解后立即给予）和晚期（完全缓解后20周）强化治疗优于早期或晚期单独强化治疗，也优于无任何强化治疗的情况。另有两个儿科试验进一步证实了强化治疗的好处。成人比较试验的结果一直不太清晰，再次突显了比较设计不同

表 10-7 常用的 ALL 诱导化疗方案

方案	药物	剂量	用法	时间
VP	长春新碱（VCR）	1.4mg/m^2	静滴（注）	第 1、8、15、22 天
	泼尼松（PED）	40 ~ 60mg/m^2	口服	第 1 ~ 28 天
VDCP	长春新碱（VCR）	1.4mg/m^2	静滴（注）	第 1、8、15、22 天
	柔红霉素（DNR）	40 ~ 45mg/m^2	静滴（注）	第 1 ~ 3 天，第 15 ~ 17 天
	环磷酰胺（CTX）	600mg/m^2	静滴	第 1、15 天
	泼尼松（PED）	40 ~ 60mg/m^2	口服	第 1 ~ 28 天
DOLP	长春新碱（VCR）	1.4mg/m^2	静滴（注）	第 1、8、15、22 天
	柔红霉素（DNR）	30 ~ 40mg/m^2	静滴（注）	第 1 ~ 3 天
	门冬酰胺酶（ASP）	5000 ~ 10 000U/m^2	静滴	第 19 ~ 25（28）天
	泼尼松（PED）	40 ~ 60mg/m^2	口服	第 1 ~ 28 天
	如第 14 天骨髓未达缓解，则加			
	柔红霉素（DNR）	30 ~ 40mg/m^2	静滴（注）	第 15 天
	如第 28 天骨髓未达缓解，则加			
	长春新碱（VCR）	1.4mg/m^2	静滴（注）	第 29、36 天
	柔红霉素（DNR）	30 ~ 40mg/m^2	静滴（注）	第 29、30 天
	门冬酰胺酶（ASP）	6000U/m^2	静滴	第 29 ~ 35 天
	泼尼松（PED）	40 ~ 60mg/m^2	口服	第 29 ~ 42 天
DOAP	柔红霉素（DNR）	40 ~ 45mg/m^2	静滴（注）	第 1 ~ 3 天
	长春新碱（VCR）	1.4mg/m^2	静滴（注）	第 1 天
	阿糖胞苷（Ara-C）	150 ~ 200mg/m^2	静滴	第 1 ~ 7 天
	泼尼松（PED）	40 ~ 60mg/m^2	口服	第 1 ~ 7 天
VAMCP	长春新碱（VCR）	1.4mg/m^2	静滴（注）	第 1、8、15、22 、29 天
(L_{10}M)	多柔比星（ADM）	20mg/m^2	静滴	第 17、18、19、36 天
	环磷酰胺（CTX）	600mg/m^2	静滴	第 36 天
	泼尼松（PED）	40 ~ 60mg/m^2	口服	第 1 ~ 28 天
	甲氨蝶呤（MTX）	6mg/m^2	鞘内注射	第 3、5、15、17、34、36 天
DATP	柔红霉素（DNR）	40 ~ 45mg/m^2	静滴（注）	第 1 ~ 3 天
	阿糖胞苷（Ara-C）	100 ~ 150mg/m^2	静滴	第 1 ~ 7 天
	6- 硫鸟嘌呤（6-TG）	100mg/m^2	口服	第 1 ~ 7 天
	泼尼松（PED）	40 ~ 60mg/m^2	口服	第 1 ~ 7 天
IOLP	长春新碱（VCR）	1.4mg/m^2	静滴（注）	第 1、8、15、22 天
	去甲氧柔红霉素（IDA）	8 ~ 10mg/m^2	静滴	第 1 ~ 3 天
	门冬酰胺酶（ASP）	5000 ~ 10000U/m^2	静滴	第 19 ~ 25（28）天
	泼尼松（PED）	40 ~ 60mg/m^2	口服	第 1 ~ 28 天

的试验结果的难度。儿童试验是由英国UKALL研究组实施的，在同一试验中也登记了成人病例，使用了基本一致的治疗方案。接受早期强化治疗的病例复发率明显下降，但无病生存率的改善并无统计学上的意义，可能由于死亡数增加所致。同样，两个 GIMEMA 研究将成人 ALL 病例随机分成两组，即强化治疗组和标准巩固维持治疗组，缓解后强化治疗组未见无病生存的优势。缓解后早期开始的巩固治疗从1个月延长至连续4个月，也未观察到益处。在单用维持治疗的方案中加入两个急性髓性白血病的骨髓抑制性巩固化疗，即阿糖胞苷和柔红霉素“3＋7”方案，在缓解持续时间上也无差别。最后，在两个独立的试验中，完全缓解后 6 个月或 11 个月给予很晚的强化治疗，与缓解后标准治疗比较，未发现复发率下降。

相反，非随机试验的临床资料提供了成人 ALL 从强化治疗中获益的证据。在 CALGB 研究中，获得完全缓解的病例除接受8周的晚期强化治疗外，还给予2个疗程的早期强化治疗。报道的中位缓解期和中位生存期分别为29个月和36个月，客观上优于以往CALGB试验中未使用强化治疗时所观察到的数字。德国多中心ALL研究组（GMALL）报道，开始治疗后21周给予晚期“再诱导”，所用药物与初始治疗时一致，作为缓解病例的巩固治疗，结果优于历史对照组。

5. 维持治疗　像缓解后强化治疗一样，成人ALL长期、持续的维持治疗的价值，尚未被随机试验所证实，而儿童ALL长期、持续的维持治疗已被证实是有益的。借鉴儿童ALL的经验，维持治疗通常包括每天应用6-巯基嘌呤和每周应用甲氨蝶呤，总疗程2～3年。关于维持治疗的恰当时限，没有成人ALL方面的试验结果，但是，接受不到18个月的维持治疗的儿童有更差的结局。设有对照的儿童ALL研究表明，增加每月一疗程的长春新碱和泼尼松治疗，可以降低复发。这一方法在某些成人维持治疗方案中已被采纳。从作用机制分析，可能需要长期用药来根除残留的缓慢增殖或耐药的ALL克隆。这就解释了为什么成熟B细胞ALL病例经最佳处理后不需要维持治疗，因为此类白血病是一种有丝分裂活性高度活跃的白血病。

来自许多研究的相对较强的证据表明，成人ALL可获益于维持治疗。研究显示，当完全忽略长期维持治疗时，治疗结果就很差。CALGB研究企图评估不用维持治疗情况下，在诱导化疗和巩固治疗期间给予7～9个月的米妥蒽醌治疗的疗效。这个试验的病例募集工作在阶段性分析后已结束，因为中位缓解期（11个月）比以往的方案还要短得多。同样，另一个美国协作研究组观察了大剂量阿糖胞苷强化治疗，再给予8个周期多药联合巩固治疗的效果，若无维持治疗，中位缓解期10个月，4年无病生存率仅为13%。

6. 中枢神经系统的治疗　中枢神经系统预防在治疗ALL中是必需的。若不予预防治疗，大约1/3的成人病例最终会发生中枢神经系统复发。成人ALL中枢神经系统预防的优点已由东南肿瘤协作组进行的随机试验所证实，他们比较了颅脑照射加鞘内甲氨蝶呤化疗组与无预防组的结果。中枢神经系统预防涉及联合使用鞘内化疗、颅脑照射和全身应用中枢神经系统高生物利用度药物，如大剂量甲氨蝶呤和大剂量阿糖胞苷。尽管最佳联合方式和选择时机尚未在对照试验中明确，但许多不同的方法均已证明同等有效。然而，单用鞘内化疗或单用大剂量化疗预防中枢神经系统复发效果差。另一方面，更加激进的方法是联合所有三种治疗方式，但并未带来明显更好的结局。颅脑照射1 800～2 400cGy外加鞘内甲氨蝶呤化疗，在获得完全缓解后即开始，已在几个研究中被用作中枢神经系统的预防方案，中枢神经系统复发率在0～11%。其他的研究表明，与诱导化疗同步开始鞘内化疗及诱导化疗中掺入大剂量甲氨蝶呤、大剂量阿糖胞苷或两者同时使用，可以不用颅脑照射而达到同样的预防效果。

诊断时即有中枢神经系统累及的成人ALL病例，需要额外的针对中枢神经系统的治疗。高达10%的成人病例在诊断时伴有中枢神经系统白血病。成熟B细胞ALL病例是起病时出现中枢神经系统白血病及随后中枢神经系统复发的高危人群。中枢神经系统白血病的治疗一般涉及早期和反复的鞘内化疗，并且应在诱导化疗期间就开始。Kantarjian等予每周2次轮流鞘内注射甲氨蝶呤和阿糖胞苷，直到脑脊液中无白血病细胞存在，随后再予标准鞘内预防方案。Linker等给予每周1次鞘内甲氨蝶呤注射，共10周，在第1年的其余时间里，予每月1次鞘内甲氨蝶呤注射。当将颅脑照射作为中枢神经系统预防方法时，剂量也可增加到2 800～3 000cGy。当出现中枢神经系统白血病时，不管采用哪一种方法治疗，均不会对随后的治疗结果产生负面影响。

7. 骨髓移植　高危成人ALL病例第一次完全缓解后的异基因骨髓移植可改善结果，所有合适的病例均应追求这一目标。大多数无对照独立试验的结果表明，HLA相合同胞供者异基因骨髓移植的无病生存率在40%～60%。也有一些中心报告了印象非常深刻的结果。在斯坦福大学和希望城国立癌症中心（the City of Hope National Cancer Center）实施的一项移植研究中，高危病例入选标准定义为：年龄大于30岁，白细胞计数大于25×10^9/L，诱导化疗开始后6周内不能达完全缓解，或出现了不利的细胞遗传学异常。Blume等最初报道无病生存率为63%，Chao等报道，扩大病例后随访更长时间，无病生存率维持在61%。

国际骨髓移植登记组（IBMTR）登记的资料

提供了另外的信息。登记组资料在限制选择偏差以及不同研究机构病例组之间差异性对结果造成的影响方面是有用的，尤其是当病例数较大时。根据243例高危成人ALL同胞供者异基因骨髓移植的报告，估计的5年无病生存率为39%。治疗失败的原因中，治疗相关死亡率（37%）超过疾病复发率（30%）。IBMTR的分析还表明，如果患者发生急性或慢性移植物抗宿主病，复发可能性降低一半。其他的分析也描述了相似的证据，表明显著的移植物抗白血病作用，可能是疾病复发率相对较低的原因。IBMTR的资料与标准治疗后的结果的几个比较也已发表。这些间接的与历史对照组的比较表明，第一次完全缓解后异基因骨髓移植由于能防止复发，对生存有利。

异基因骨髓移植与标准治疗的比较，至今只完成了一个研究，近期报道了长期结果。法国LALA研究组从基因学的角度，将成人ALL病例随机分成两组，一组为第一次完全缓解后异基因骨髓移植，另一组为巩固维持治疗，不考虑危险度分级。危险度分级是基于德国研究组提出的标准进行的。发现仅仅对于高危病例，异基因骨髓移植才明显优于标准治疗。高危病例异基因骨髓移植后10年无病生存率为44%，而常规治疗为11%。对于标危病例，异基因骨髓移植后10年无病生存率与高危病例相似（49%），但并不优于常规治疗（43%）。意大利的一个设计相似的多中心随机试验的初步结果也似乎表明，只有对于高危病例，异基因骨髓移植才明显优于标准化疗。

成人病例第一次完全缓解后无关供者异基因骨髓移植已能成功实施。各单个试验已有报道，但最相关的结果是全国骨髓供者库的最新登记资料。64例具有高危特点的病例，包括t（4；11）和t（1；19）异位，在第一次完全缓解后接受了匹配的无关供者异基因骨髓移植。移植相关死亡率为54%，而4年复发率只有19%，并且，生存时间超过一年的17例患者中只有1例在随访的最后时刻复发。

自体骨髓移植作为高危ALL缓解后治疗的一个选择，其作用难于评估。法国LALA研究组实施了一项试验，与异基因骨髓移植研究类似，将小于50岁且没有匹配同胞供者的病例随机分成两组，一组为自体骨髓移植组，另一组为标准治疗组，仍不考虑疾病危险度。对于标危病例，发现常规治疗组的疗效与自体骨髓移植组相当。对于高危病例，自体骨髓移植和常规治疗两组同样无效，10年无病生存率分别为10%和16%。自体骨髓移植组的病例在3个巩固化疗疗程后进行移植，移植物用单克隆抗体和补体或马磷酰胺（mafosfamide）净化。许多自体骨髓移植研究将单个试验的结果与登记资料作比较，报告了统计学上有显著意义的良好结果。这些试验之间，在移植时机、净化方法、预处理方案的强度和是否给予移植后维持治疗等方面，互相很不一致，也不同于法国的随机研究。如果将这些单个试验的结果放在一起分析，第一次完全缓解后进行自体骨髓移植的无病生存率26%～65%，这一很宽的变异范围可能反映了上述考虑的因素。在某些研究中，移植相关死亡率达到20%，相对于自体骨髓移植的现代经验，似乎偏高。从基因学角度将第一次完全缓解的成人病例随机分成两组，一组为同胞供者异基因骨髓移植，另一组为自体骨髓移植，试验结果发现，前者优于后者，两者之间具有客观的界限。这些结果表明，同胞供者异基因骨髓移植，还有匹配的无关供者异基因骨髓移植，比第一次完全缓解后自体骨髓移植更可取。

（二）成人前体B细胞和前体T细胞ALL

具有前体B细胞和前体T细胞免疫表型的成人ALL病例应该进入化疗程序，以多药联合诱导化疗开始。预防中枢神经系统复发对所有病例都有指证。标危病例占大多数，这些病例获得缓解后，应该继续进行强化和维持治疗。复发危险度高的病例最好在第一次完全缓解后进行异基因骨髓移植治疗。

现代成人ALL治疗方案已由主要的协作研究小组确立。这些试验由美国、德国、英国和意大利研究小组实施，临床结果总结于表10-8。几乎所有现代多药联合、多周期的成人ALL治疗方案，都是在基本治疗方案基础上的修正方案。两个例外是GMALL B-NHL 86和Hyper-CVAD方案（大剂量分次的环磷酰胺、长春新碱、多柔比星和地塞米松），均是短程、强化治疗方案，已改善了成人成熟B细胞ALL的治疗结果。将在后面讨论。

表 10-8 成人 ALL 多中心试验

试验	治疗时期	病例数（例）	中位年龄（岁）	完全缓解率（%）	中位缓解期（月）	总生存率	无病生存率（%）
GMALL 01/81	1981.07 ~ 1983.06	368	25	74	24.3	33%（11 年）	35（10 年）
GMALL 02/84	1983.07 ~ 1987.06	562	28	75	27	36%（5 年）	39（7 年）
CALGB 8811	1988.09 ~ 1991.06	197	32	85	29	36 月	46（3 年）
MRC-UKALL XA	1985.04 ~ 1992.12	618	>15	82	–	27 月	28（5 年）
GIMEMA 0288	1988.01 ~ 1996.04	794	28	82	29	26 月	29（9 年）

诱导缓解方案是在长春新碱、泼尼松、门冬酰胺酶和一个蒽环类药物（最常用的是柔红霉素）四药联合的基础上构建的。美国的 CALGB 8811 和意大利的 GIMEMA 0288 方案将环磷酰胺加进诱导缓解方案。对于获得缓解的病例，诱导治疗后应继续各种强化巩固化疗，一般在开始治疗后的 6 个月内完成。6- 巯基嘌呤和甲氨蝶呤的长程维持治疗，总计 2 年，是有计划的治疗。在 CALGB、GIMEMA和英国的UKALL方案的维持治疗期，也给予长春新碱和泼尼松间断治疗。颅脑照射在德国的 GMALL 方案安排在早期，在 CALGB 和 UKALL 方案安排在短程维持治疗期，在 GIMEMA 方案中不进行。

CALGB 8811 试验由美国 25 个研究机构在 1988 年 9 月到 1991 年 6 月期间实施。Larson 等人报道了本项研究结果，完全缓解率85%，中位缓解期 27 个月，无病生存率 46%，但随访时间相对较短，中位随访时间43个月。6%的病例诱导期间死亡，还有7%的病例属难治病例。强化的含环磷酰胺的标准诱导化疗，对 T 细胞 ALL 产生良好的结果，但产生骨髓抑制，年龄大于 60 岁的病例需要减量，诱导治疗期间需要平均 26 天的住院治疗。

德国的GMALL 02/84试验，对维持治疗开始前长达近一年的连续强化诱导和巩固化疗进行了评估。中枢神经系统预防是积极的，整合了鞘内化疗和颅脑照射，以及大剂量阿糖胞苷和甲氨蝶呤的全身化疗。Hoelzer等报道，本治疗方案的国际性使用已进一步证实，完全缓解率高，无病生存率达 39%。

英国的UKALL XA试验旨在评价缓解后早期和晚期强化治疗的好处，结果已由Durrant等人报道。88%的成人病例获得完全缓解，5年无病生存率为 28%。正如前面所提到的，随机接受早期强化治疗的病例，复发率下降，但并不产生更高的无病生存率。

GIMEMA 0288试验验证了诱导化疗前泼尼松治疗反应的预后价值，以及含环磷酰胺方案诱导化疗，随后给予缓解后强化治疗的效果。794例成人ALL病例，完全缓解率82%，并观察到随机接受含环磷酰胺诱导化疗方案的病例，其完全缓解率并不更好。泼尼松治疗反应具有预后意义。泼尼松治疗反应者 8 年无病生存率为 33%，相比之下，泼尼松治疗无反应者8年无病生存率为17%。随机接受强化后又一个 8 种药联合巩固治疗的病例，无病生存率为 29%，与直接进入维持治疗者相比，结果并无优势。

（三）成人成熟 B 细胞 ALL

5%的成人ALL病例具有成熟B细胞表型，大多数病例使用常规ALL治疗方案不能治愈。正如已讨论的，根据形态学和免疫表型特点可作出诊断。与其他ALL亚型相比，此种类型白血病有更明显的男性优势，更高的髓外疾病发生率，包括中枢神经系统累及。与其他高度恶性的肿瘤一样，白血病细胞倍增时间快，必须追求强有力的支持治疗来预防或治疗肿瘤溶解综合征。这种病例要反复使用（高度分次）大剂量环磷酰胺加大剂量甲氨蝶呤，这种治疗在儿童病例研究中证明非常成功，白血病细胞表现出的高增殖率，正是这一治疗策略的基本依据。

德国、法国和美国研究小组进行的研究已证实，这些短程、周期性、剂量强化的治疗方案，是治疗成人成熟B细胞ALL的可取方法。德国研究小组使用的B-NHL 86方案和在MDAnderson癌症中心评估的Hyper-CVAD治疗方案，均由儿童方案改良而来。两种方案均是交替使用强化治疗，每月一次，共6或8个月，随后不再给予维持治疗。

Hyper-CVAD 方案交替使用分次的大剂量环磷酰胺和大剂量甲氨蝶呤。B-NHL 86方案每个疗程均给予大剂量甲氨蝶呤，并轮流使用环磷酰胺和异环磷酰胺。早期开始鞘内化疗作为中枢神经系统的预防，但在 Hyper-CVAD 方案不使用颅脑照射。两个研究报道了相似的结果（表 10-9）。CALGB 使用了德国的方案，在一个涉及 24 名成人病例的研究中，也报告了十分相似的结果，例外的是，CALGB 报告了过多的神经毒性。

表 10-9　成人成熟 B 细胞 ALL 剂量强化治疗

试验	年份	病例数（例）	中位年龄（岁）	完全缓解率（%）	诱导相关死亡（%）	总生存率（%）	无病生存率（%）
LMB 84/86	1995	24	30	79	8	58（3 年）	57（3 年）
B-NHL 86	1996	35	36	74	9	51（4 年）	71（4 年）
Hyper-CVAD	1999	26	58	81	19	49（3）年	61（3 年）
CALGB 9251	2001	24	45	75	4	44（3 年）	53（3 年）

对于难治或复发的成人成熟B细胞ALL病例，目前尚无有效的治疗选择。从最近的研究来看，复发的预测指标是高白细胞计数（$>50\times10^9/L$）、重度贫血、高龄和体力状况差。Thomas等的报告中，9 例病例在缓解后复发，中位缓解期只有 7 个月。复发后的进展很快，2例病例在治疗开始前死亡，其余病例对挽救治疗耐药，包括用 Hyper-CVAD 再次治疗。复发后，本组病例的中位生存期为1个月。

（四）Ph 染色体阳性 ALL

Ph 染色体阳性 ALL 至少占成人病例的 20%。患者倾向于年龄较大，白细胞计数较高，更易出现肝脾肿大和淋巴结病变。事实上，所有病例都有前体B细胞免疫表型。标准的ALL诱导化疗能使大多数病例获得完全缓解，Ph染色体阳性ALL与 Ph 染色体阴性 ALL 对化疗的最初反应是相似的，但由于复发，Ph染色体阳性ALL病例很少能长期生存。中位生存期8～16个月，无病生存率不超过10%。Hyper-CVAD方案中增加维持治疗，对于除成熟B细胞ALL以外的成人ALL亚型，可产生令人感兴趣的结果，但在Kantarjian等报道的一宗病例组中，这一方案对 32 例 Ph 染色体阳性 ALL 病例的生存无影响。

Ph染色体阳性ALL病例应在第一次完全缓解后进行异基因骨髓移植。各中心间结果存在差异，但异基因骨髓移植后，30% ～ 65% 的 Ph 染色体阳性 ALL 病例有望长期生存。来自 IBMTR 的登记资料表明，2 年无病生存率为 38%，复发率为 34%。虽然没有成人病例的比较试验，但Ph染色体阳性，在儿童ALL中也是一个同等不利的特征，儿童 Ph 染色体阳性 ALL 大宗病例的回顾性复习提示，与单纯化疗相比，异基因骨髓移植客观上确能改善生存[51]。成人 Ph 染色体阳性 ALL 第一次完全缓解后进行自体骨髓移植的病例太少，以至于不能恰当评价这一方法的价值。伊马替尼治疗复发或难治Ph染色体阳性ALL的Ⅱ期试验中，60%的病例可获血液学反应，但通常是短暂的。对伊马替尼产生耐药，是由于伊马替尼靶向的BCR-ABL 融合蛋白 ATP 结合袋获得性突变引起的。

（五）老年 ALL

根据美国资料，诊断为 ALL 的成人病例中，1/3 年龄超过 60 岁。高龄本身就是 ALL 的一个不良预后因素，年龄越大，生存时间越短。尽管高龄是一个独立预后因素，但尚有许多导致预后差的因素。老年人一般体力状况差，这部分反映了多种疾病缠于一身的状况。因此，这些病例对强烈治疗的耐受力有限，导致了高的治疗相关死亡率。此外，对反映白血病固有的生物学特性的一些方面也可能产生影响。老年病例Ph染色体阳性发生率高，较好的 T 细胞亚型病例临床表现不典型，疾病往往对常用的治疗ALL的标准化疗药物不敏感。

现在，尚无满意的方法来处理老年 ALL 病例。不治疗的老年ALL病例，生存时间只有几个星期。经常使用中等剂量的泼尼松和间断的长春新碱来进行姑息性治疗，也观察到了适度的疗效，生存时间延长至几个月。一个研究协作组成员单位13年治疗经验的回顾性总结表明，60岁以上的

ALL病例只有一半进入了他们的研究计划。在这些情况下，根据危险度调整的治疗方案，常常意味着要根据不同病例的具体情况来限制剂量强度，许多这样的老年病例接受不同剂量的长春新碱和泼尼松组成的诱导方案，加或不加第三种药物。已报道完全缓解率高达40%，但中位生存期仍只有几个月。几个研究小组用“年龄调整”的化疗方案统一治疗了相当大一组老年病例。有时观察到印象深刻的完全缓解率，中位生存期延长至12～14个月。由于病例数少，难以评估病例选择偏差带来的影响，因为用基本相同的治疗方案来治疗的同一家单位报道了与之矛盾的结果。几个主要协作研究组对经过选择的老年ALL病例进行治疗，他们的资料表明，强烈治疗可使高达一半的病例获得完全缓解。经常出现耐药病例和毒性相关死亡，但有理由期望10个月的中位生存期。

对于老年ALL病例治疗结果的改善，现在尚无理由乐观。累积的文献仍是零星的，许多文献仍是对如何治疗这些病例的探索。支持治疗的改善对接受治疗的老年病例肯定带来了好处。一些研究中心可能在评估更新的、毒性更小的治疗方法，如单克隆抗体或小分子靶向治疗。当有实际可能时，老年病例应该接受这种观察性治疗方案。

（六）急性双表型白血病

极少病例共表达多个髓系和淋系抗原，按照一个欧洲研究小组建议的标准，可诊断为急性双表型白血病。临床过程似乎较差，但是，对这些病例是作为急性髓系白血病还是急性淋系白血病处理尚无一致观点。皇家马斯顿医院（The Royal Marsden Hospital）研究组7年中诊断治疗的25例急性双表型白血病。患者接受了ALL样、急性髓系白血病样或包含上述两方案成分的杂合方案的治疗，效果相当，后者治疗相关死亡率较高。2年总生存率39.4%。他们观察到这些病例Ph染色体发生率较高，部分解释了这些病例的不良预后，强调了针对这些病例制定与侵袭危险相适应的治疗方案的重要性。

十、挽救治疗

大多数成人ALL病例，最后都不得不考虑针对难治或复发病例的挽救治疗。协作试验报告，诱导化疗原发耐药率为8% ～ 15% 不等。尽管大多数病例可获得第一次完全缓解，但只有20% ～ 40% 可长期生存，治疗失败的主要原因是疾病复发。虽然相当一部分病例通过化疗或挽救治疗可获再次缓解，但缓解期往往是短的，除非随后进行异基因骨髓移植。即使进行了骨髓移植，大多数病例的生存期也是有限的。

最近的研究揭示了成人ALL复发的某些生物学和临床特点。Thomas 等总结了17年里单中心治疗的病例复发时的特点。61% 的病例缓解期不足1年。基本上所有病例都是骨髓复发，尽管有1/3的病例可同时有髓外复发，16%的病例伴有中枢神经系统白血病。其他的研究检查了复发时细胞遗传学、免疫表型和分子学的变化，并与最初的特点进行比较。最常见的发现是克隆性细胞遗传学改变。认为一半的细胞遗传学发现代表了克隆演变，余下的是核型改变。从未发现复发前后两个完全不同的异常核型。T细胞ALL病例免疫表型发生改变的可能性是B细胞ALL病例的两倍，表现为获得或丢失一个或两个抗原，但没有发现B细胞ALL免疫表型完全转变为T细胞ALL免疫表型，反之也然。不管是核型改变还是免疫表型改变，均不会对复发后的生存产生不利影响。

（一）化疗

难治或复发病例中，一半稍多的病例经挽救治疗可望获得缓解或再次缓解。但是大多数病例的缓解期不超过3 ～ 6个月，不管是否给予缓解后治疗，长期生存率不超过10%。许多报告都是描述单中心研究结果，涉及的病例数少，在高质量的综述中已详尽地列出了这些报告的目录[52]。一般来讲，单药化疗不如多药联合方案。两种或三种药物与门冬酰胺酶或一种蒽环类药物联合，疗效好，但最好的结果是由中剂量到大剂量阿糖胞苷组成的联合方案。在一宗较大的病例样本中，64例难治病例中39%采用阿霉素联合长春新碱和地塞米松方案获得完全缓解。41% 的病例因耐药而治疗失败，而诱导化疗死亡率只有6%，反映出在毒性相关死亡与抗白血病活性之间存在负相关。

对大剂量阿糖胞苷为基础的挽救治疗方案已经进行了深入的研究，产生的完全缓解率差异很大，偶尔能超过70%。其余药物包括一个蒽环类药物、米托蒽醌和氟达拉滨。Hyper-CVAD方案，除了分次的环磷酰胺外，还整合阿霉素和大剂量阿糖胞苷，用来挽救治疗66例复发病例，44%的病例获得完全缓解。Hiddemann 等报道，用米托蒽醌和大剂量阿糖胞苷两药联合方案治疗24例难治病例，完全缓解率 50%。采用这种两药联合方案的其他研究也报告了 17% ～ 80% 的完全缓解率。氟达拉滨为嘌呤类似物，可提高阿糖胞苷活性代谢产物的生物利用度，作为挽救治疗，联合方案可产生30% ～ 83%的完全缓解率，当阿糖胞苷采用大剂量而不是中剂量时，可产生更高的完全缓解率。

在一单中心大宗病例总结中，Thomas等描述了314例复发或难治成人ALL病例，接受各种挽救方案治疗后的结果。总的完全缓解率为 31%。第一次完全缓解期长的病例，接受常用的一线挽救方案治疗（随研究年代不同而异），而对治疗耐药或治疗过程中复发的病例用新药联合方案治疗。根据复发的时机和既往诱导治疗情况选择治疗方案的这种方法，应被看作所有接受挽救治疗的成人ALL病例的合理推荐方案。原发难治病例和复发病例获得完全缓解的概率相当。21% 的病例因未获得完全缓解而死亡。第一次完全缓解期长的病例（>2年）更有可能再次获得完全缓解，第二次完全缓解期也更长，这一发现进一步证实了其他观察者的观察结果。整组病例的中位缓解期和从挽救治疗开始算起的中位生存期分别为 6 个月和 5 个月。

目前较常用的针对难治或复发ALL的挽救化疗方案见表 10-10。

表 10-10　常用的难治或复发 ALL 挽救治疗方案

方　案	药　物	剂　量	用　法	时　间
MOEP	米托蒽醌（MIT）	8 ～ 10mg/m^2	静滴	第 1 ～ 3 天
	长春新碱（VCR）	1.4mg/m^2	静滴（注）	第 1 天
	依托泊苷（VP-16）	75mg/m^2	静滴	第 1 ～ 5 天
	泼尼松（PED）	40 ～ 60mg/m^2	口服	第 1 ～ 7 天
DOAP、IOLP 同诱导方案				
IAE	去甲氧柔红霉素（IDA）	8 ～ 10mg/m^2	静滴	第 1 ～ 3 天
	阿糖胞苷（Ara-C）	100 ～ 150mg/m^2	静滴	第 1 ～ 5 天
	依托泊苷（VP-16）	75mg/m^2	静滴	第 1 ～ 5 天
AE	阿柔比星（ACL）	40 ～ 60mg/m^2	静滴	第 1 ～ 5 天
	依托泊苷（VP-16）	100mg/m^2	静滴	第 1 ～ 5 天
HD-MTX	甲氨蝶呤（MTX）	1 ～ 3g/d	静滴（维持 12h）	第 1 天
	亚叶酸钙（CF）	9 ～ 12mg/m^2	肌注（停 MTX 后 12h）	1 次 /6h × 8 次
EIM	依托泊苷（VP-16）	100mg/m^2	静滴	第 1 ～ 5 天
	异环磷酰胺（IFO）	1.5g/d	静滴	第 1 ～ 5 天
	米托蒽醌（MIT）	8mg/m^2	静滴	第 1 ～ 3 天
HD-MTX	同上			
+VLD	长春新碱（VCR）	1.4mg/m^2	静滴（注）	第 1 天
	门冬酰胺酶（ASP）	10 000U/d	静滴	第 2、4、6、8 天
	地塞米松（DXM）	10mg/d	静滴	第 1 ～ 10 天
ID-Ara-C	阿糖胞苷（Ara-C）	0.5 ～ 1.0g/m^2（1 次 /12h）	静滴	第 1 ～ 5 天
HD-Ara-C	阿糖胞苷（Ara-C）	3g/m^2（1 次 /12h）	静滴	第 1 ～ 3（6）天
ID-Ara-C	阿糖胞苷（Ara-C）	0.5 ～ 1.0g/m^2（1 次 /12h）	静滴	第 1 ～ 5 天
+MIT	米托蒽醌（MIT）	5 ～ 10mg/m^2	静滴	第 1 ～ 3 天
ID-Ara-C	阿糖胞苷（Ara-C）	1 ～ 2g/d	静滴（注）	第 1 ～ 5（7）天
+AMSA	安吖啶（AMSA）	100mg/d	静滴	第 1 ～ 5 天
C-MOAP	环磷酰胺（CTX）	600mg/d	静滴	第 1 ～ 4 天
	米托蒽醌（MIT）	5mg/d	静滴	第 1 ～ 4 天

续表

方案	药物	剂量	用法	时间
	长春新碱（VCR）	2mg/d	静滴（注）	第1天
	阿糖胞苷（Ara-C）	200mg/d	静滴	第1～7天
	泼尼松（PED）	45～60mg/d	口服	第1～7天

（二）骨髓移植

虽然总的情况并不理想，但是对于所有合适的成人ALL病例，在第二次完全缓解后或挽救治疗获完全缓解后，应该尽快实施异基因骨髓移植。因为迫在眉睫的复发之前的窗口期是短的，从逻辑上讲安排任何治疗都是困难的。这点已由Davies等人检测过，他们报告，2年内在单中心治疗的连续115例复发ALL病例中，只有35%的病例能找到相合的血缘关系供者，余下的大多数病例开始寻找无血缘关系骨髓供者，其中1/3的病例可找到，但在确定供者之前需要中位数10周的时间。总的说来，大多数病例无法实施异基因骨髓移植，原因是，尽管作了尽快实施骨髓移植的各种努力，仍有19%的病例在移植前就已经死亡。12个GIMEMA研究单位的一项研究结果也强调了这一点。这些单位用去甲氧柔红霉素和中剂量阿糖胞苷组成的联合方案，对第一次复发的成人ALL病例再次诱导化疗，取得了56%的完全缓解率[53]。随后计划给予骨髓移植治疗，但44%的病例因为再次复发，另有26.5%的病例由于诱导化疗后感染而不能实施骨髓移植。

现有的资料表明，即使进行了异基因骨髓移植，也只有很少的病例获得有效挽救。各研究试验小组报告的结果表明，二次或二次以上完全缓解的病例，在同胞供者异基因骨髓移植后，长期无病生存率15%～45%。IBMTR的资料表明，估计的5年无病生存率为26%。但是，与成人ALL第一次完全缓解期进行异基因骨髓移植不同，在治疗失败的原因中，复发率（52%）远远高于治疗相关死亡率（36%）。

疾病不缓解时进行异基因骨髓移植，似乎结果较差。各研究试验小组报告了未治疗的难治性或复发疾病进行同胞供者异基因骨髓移植的结果，显示无病生存率为12%～43%。IBMTR报道，4年无病生存率为13%，复发率71%。

无关供者骨髓移植有很高的移植相关死亡率，同时寻找到配型相合的供者也有诸多困难。根据全国骨髓供者库的登记资料，二次或二次以上完全缓解期进行移植的病例，移植相关死亡率为75%，复发中移植的病例，移植相关死亡率为64%[54]。最近，以分子配型技术为基础的组织相容性抗原配型新进展，通过选择更好的相合供者，可改善治疗结果。

二次或二次以上完全缓解的病例，进行自体骨髓移植，能否获益尚难确定。有许多研究（一般随访期短暂）报告了无病生存率在10%～31%。然而，几乎所有的治疗失败都是因为复发，尚无研究证实存在无病生存率的平坦期。据现有的资料，与标准治疗相比，自体骨髓移植治疗经选择的病例，似乎可延长缓解期。基于这一原因，自体骨髓移植可以考虑作为挽救治疗的一种选择，特别是在条件许可时，可以作为观察性治疗方案的一部分。

（沈建良　达万明）

第四节　成人慢性粒细胞白血病

一、概　述

慢性粒细胞白血病（chronic myelogenous leuke-mia，CML）是第一个发现的具有特定染色体异常的恶性疾病。1960年在CML患者骨髓细胞发现异常染色体—t（9；22）（q34；q11），命名为Ph[1]染色体[55]；Ph[1]染色体可在95%的CML患者中检出[56]，9号和22号染色体长臂的易位形成一个持续异常活化的bcr/abl酪氨酸激酶，导致恶性转化[57]。

20世纪90年代以前CML的预后相对较差，除异基因造血干细胞移植可以成功治愈CML外，大部分患者5年生存不足20%。接受常规化疗和α干扰素治疗的患者最终多出现对治疗耐药，表现为染色体克隆演变、嗜碱细胞增多、外周血原粒和早幼粒细胞增多，3～18个月后75%的患者将发生急变，其表现类似于高危或继发性急性白血病，90% 将在 6 个月内死亡。

近年来随着对*bcr*/abl融合基因的研究，对其酪氨酸激酶的功能有了深入的了解，从而将靶向治疗的概念引入CML的治疗。第一个靶向治疗药物甲磺酸伊马替尼（格列卫，酪氨酸激酶抑制剂）的开发不仅改变了疾病的预后，而且还促进了疗效监测方法的进步，在细胞遗传学基础上引入了分子生物学技术，能更好地检测微小残留疾病。

二、流行病学

全球CML占所有成人白血病的15% ~ 20%，年发病率为 1/10 万~ 2/10 万人口[58]。

CML 患者中位发病年龄为 55 ~ 60 岁，发病率随年龄增长而上升，60岁以上患者占到30%[58]。占所有白血病死亡的 3.7%[59]。

三、分子病理生理学研究

1982 年 Heisterkamp[60]等报告在 9 号染色体上发现来自 Abelson 小鼠白血病病毒的 c-abl 癌基因同源序列，提示Ph染色体不仅是CML的标志，还可能是CML发病的关键因素。近年来的研究结果证明，Ph染色体包含*bcr*/abl融合基因，这一异常基因是由 9q34 上的 *abl* 原癌基因断片移至 22q11 上的*bcr*基因断端而成。正常情况下，在大多数细胞*abl*基因位于细胞核，参与细胞周期的调控，抑制G1期细胞增殖、G1/S期转化，并可能通过RNA多聚酶 II 磷酸化增加 S 期基因转录[61]。*abl* 基因有非受体型酪氨酸激酶编码，*bcr*/*abl* 融合基因编码的 BCR/ABL 嵌合蛋白具有失控的酪氨酸激酶活性，它的表达导致 CML 细胞转化。*abl* 基因断裂点位于 5′ 端，最多于前两个外显子；*bcr*/*abl* mRNA 无 1 号外显子，故 *bcr* 直接与 *abl* 外显子 a2 融合。22 号染色体的 bcr 基因断裂点发生在三个区域，95% 的 CML 和 1/3 的 ALL 发生在 5.8-kb 区域，称主要断裂点群集区，此区有5个外显子，以往称 b1-b5，现在按其在基因的真正位置命名为 e12-e16，大多数断裂点发生在 e13（b2）或 e14（b3），形成 e13a2（b2a2）或 e14a2（b3a2）融合基因。2/3Ph$^+$ALL 和少数 CML、AML 的 *bcr* 断裂点发生在主要断裂点群集区的上游，称次要断裂点群集区，断裂发生在外显子e2′ 和e2之间。第三个断裂点区域在*bcr*基因3′ 端外显子e19和e20之间。三种不同类型的*bcr*/*abl*基因转染动物均同样能导致 CML 样骨髓增殖综合征[62]。

BCR/ABL 酪氨酸激酶磷酸化，生长信号主要通过 Ras 和 PI3K 途径下传，导致癌样过度增殖；Raf 和 JNK/SAPK 也是酪氨酸信号传导途径。此外肿瘤细胞转化还需NF-κB、c-*myc*、c-*jun*的转录；而转化的肿瘤细胞生长增殖则需STAT5磷酸化[62]。

BCR/ABL 嵌合蛋白的分子量依 *bcr* 基因断裂点不同而不同，大多数 CML 患者表达 210 000 蛋白，而 Ph$^+$ 急性淋巴细胞白血病既可表达 210 000 蛋白也可表达 190 000 蛋白。P190$^{BCR\text{-}ABL}$酪氨酸激酶活性较 P210$^{BCR\text{-}ABL}$ 强。另外在部分特殊亚类 CML 患者中还发现更大分子量的 BCR/ABL 嵌合蛋白 P230$^{BCR\text{-}ABL}$，临床表现为白细胞不增高甚至减少[63]。

四、临床表现

半数CML患者在发病时无症状[58]。常见的症状包括乏力、厌食、左上腹不适、腹胀、消瘦和盗汗。虽然白细胞极度增高较少见，但一旦发生患者可能会出现高黏血症、头痛、意识恍惚、耳鸣、阴茎异常勃起等。体格检查50% 以上的患者有脾肿大，部分患者可有轻度的肝大。

随着疾病的进展，患者可出现不明原因发热、骨痛、脾进行性肿大，部分患者可有白血病皮肤浸润、出血、其他部位髓外浸润等。

实验室检查：白细胞常 $> 10 \times 10^9$/L，分类中幼粒至成熟粒细胞增多，贫血少见，部分患者可有血小板增多。骨髓可见髓系增生极度活跃，以中、晚幼粒增生为主，伴有嗜酸、嗜碱性细胞比例增加。组化碱性磷酸酶积分减低甚至缺如。骨髓活检部分患者可有不同程度纤维化。95% 患者能检出 Ph 染色体，100% 患者均能查到 *bcr*/*abl* 融合基因。

五、临床分期

CML临床上分慢性期、加速期、急变期三期，部分患者可无明显的加速期而直接进入急变期。随着疾病的进展，临床及实验室表现有所不同。最近WHO提出加速期的诊断标准，临床上尚未普遍采用，其特点及与其他分类标准的差别详见表 10-11 ~ 13[57, 58, 64]。

表 10-11　CML 加速期和急变期的诊断标准（WHO）

加速期（accelerated phase，AP）
有以下 1 项或 1 项以上
1. 外周血或骨髓中原始细胞 10% ~ 19%；
2. 外周血嗜碱性粒细胞 ≥ 20%；
3. 与治疗无关的持续性血小板减少（< 100 × 10^9/L）或对治疗无效的持续血小板增多（> 1000 × 10^9/L）；
4. 进行性脾肿大和白细胞增多，常规治疗无效；
5. 细胞遗传学有克隆演变（出现 Ph 染色体以外的或初诊时没有的新的染色体异常）；
6. 片状或簇状巨核细胞增殖，伴有显著的网硬蛋白增多或胶原纤维化，和（或）明显的粒细胞发育异常等应考虑CML加速期，但这些表现尚未经过大系列临床研究分析，因而尚未明确它们是否为CML加速期的独立诊断指标，但常与以上表现同时存在。
急变期（blastic phase，BP）
具备以下 1 项或 1 项以上
1. 外周血或骨髓中原始细胞 ≥ 20%；
2. 髓外原始细胞浸润；
3. 骨髓活检见原始细胞成片、成簇增殖。

表 10-12　血液学指标变化

项目	慢性期	加速期	急变期
WBC（× 10^9/L）	≥ 20	无变化	无变化
原始细胞（%）	1 ~ 10	≥ 10 或 15	≥ 20 或 30
嗜碱细胞（%）	升高	≥ 20	无变化
血小板	升高或正常	下降或升高	下降
骨髓	髓系过度增生	无变化	无变化

表 10-13　三种分类方法加速期判定的比较

指标	MDACC	IBMTR	WHO
原始细胞（%）	≥ 15	≥ 10	10 ~ 19
原粒 + 早幼粒（%）	≥ 30	≥ 20	—
嗜碱细胞（%）	≥ 20	≥ 20	≥ 20
血小板（× 10^9/L）	< 100	对治疗无反应 上升或持续下降	< 100 或 > 1 000
染色体	克隆演变	克隆演变	克隆演变
白细胞（× 10^9/L）	—	难以控制或倍增 < 5 天	—
贫血	—	对治疗无反应	—
脾肿大	—	增大	—
其他	—	绿色瘤，骨髓纤维化	巨核增生，纤维化

六、诊　断

根据临床表现，有脾大，外周血白细胞增高，有中晚幼粒细胞，骨髓髓系增生明显～极度活跃，以中晚幼粒细胞为主，细胞遗传学检查有Ph染色体或分子生物学检查发现*bcr/abl*融合基因，CML诊断即可确立。

以往 Ph 染色体是诊断 CML 的金标准，但检查费时，不能及时报告，且敏感性不能达到100%，有 5% 的 CML 患者用常规方法不能发现 Ph 染色体。近年来分子生物学方法的改进使临床检验更快捷准确。聚合酶链反应（PCR）不仅可以发现 *bcr/abl* 融合基因，而且可以确定融合基因确切断裂点；荧光原位杂交（FISH）也有较高的灵敏度，可重复性强，且操作简单，当日即可报告结果。分子生物学手段现已越来越多用于临床诊断和疾病监测。

七、预后因素评估

CML患者临床过程差异很大，有些患者单纯化疗可存活5～10年以上，而有些患者则很快发生急变。有很多临床特征与预后相关，利用这些预后指标建立了一些预后评价模型，目前常用的有Sokal[65]评分系统和欧洲评分系统[66]。Sokal系统是根据单纯口服羟基脲和白消安患者临床特点建立的，分低、中、高危，4年生存率分别为62%、43%和33%。干扰素的应用极大改善了CML的预后，Sokal系统已不能满足临床需要，因此Hasford等根据欧洲干扰素治疗CML协作组资料提出新的分期系统（表10-14）。

表10-14 初诊时危险因素评估

临床特征	Sokal	欧洲分期
年龄	0.0116×（年龄-43.4）	年龄≥50岁为0.6666
脾大（cm）	0.0345×（脾-7.51）	0.042×脾
血小板（×10^9/L）	0.188〔(血小板/700)^2-0.563〕	≥1 500为1.0956
原始粒细胞（%）	0.0887（原粒-2.10）	0.0584×原粒
嗜酸性粒细胞（%）	—	0.0413×嗜酸细胞
嗜碱性粒细胞（%）	—	≥3时为0.2039
相对危险度	积分总和<0.8为低危，>1.2为高危，0.8～1.2为中危	积分总和×1 000，≤780为低危，≥1 480为高危，781～1 479为中危

甲磺酸伊马替尼改变了CML的治疗现状，即使干扰素治疗失败的患者接受伊马替尼治疗后，半数以上仍能获得完全细胞遗传学缓解，以上指标对预后的影响已不再显著。接受伊马替尼治疗的患者，对治疗的反应、有无克隆演变、治疗45～90天有无严重粒细胞缺乏可能对长期生存有一定影响[57]。现已建立伊马替尼预后评价模型，由于此药上市时间尚短，其对预后影响的显著性尚无法确定。

八、治　疗

（一）治疗目标与监测

CML的预后近年来得到了很大改善，常规化疗患者的生存期只有35～65个月，α-干扰素的出现使得中位生存期延长到65～90个月，而获得细胞遗传学完全缓解（CCR）的患者10年生存率高达78%[57]，其中PCR持续阴性者为100%，PCR一过性阴性者为76%，而PCR持续阳性者仅为46%（$P<0.001$）。因此CML治疗目标应是细胞遗传学完全缓解甚至分子生物学完全缓解。MD Anderson肿瘤中心资料显示，获细胞遗传学完全缓解者5年生存率90%，而部分缓解者为88%，次要缓解者仅为76%[67]；IRIS研究在6个月达到主要细胞遗传学缓解（MCR）的患者2年半有97%在持续慢性期，而6个月未达MCR患者只有89%在慢性期（$P<0.001$），30个月生存率分别为97%和92%（P=0.0162）[68]。基于以上研究结果，对CML治疗基本目标应为在6个月达到MCR，12个月达到CCR，最好达到*bcr/abl*>3log下降（表10-15）。

一般初期疾病监测间隔为3个月，主要监测细胞遗传学、*bcr/abl*融合基因的变化。染色体检查虽然有不足，如必须中期分裂象、费时间、不能达到100%敏感、化疗后骨髓抑制使检查失败等，但由于能发现细胞遗传学克隆演变、方法标准化，目前仍是评价疗效的金标准。FISH和实时定量PCR具有较高灵敏度（FISH可发现1/200～1/250细胞，Q-RT-PCR为1/105细胞），且可用外周血标本检测[69, 70]，但不能发现细胞遗传学克隆演变。染色体与分子生物学方法结合是目前的趋势[71]。常用监测方法的优缺点比较见表10-16。

表 10-15 CML 遗传学变化与生存期（IRIS）

	CCR 或 BCR/ABL > 3 log 下降	CCR 或 BCR/ABL < 3 log 下降	未达 CCR
30 个月 PFS	100%	93%	82%（$P < 0.0001$）
CCR 维持 > 3 个月	100%	5%	
	6 个月达 MCR	6 个月未达 MCR	
持续慢性期无转化	97%	89%	$P < 0.001$
30 个月生存率	97%	92%	P=0.0162

表 10-16 CML 监测方法的比较

	染色体	FISH	Q-RT-PCR
优点	与疾病预后相关	可用外周血检测	可用外周血检测
	观察所有染色体	不需要中期细胞	不需要中期细胞
	结果评定标准化		发现微小残留病
缺点	需要骨髓标本	假阳性	不能发现其他染色体异常
	需要中期细胞	不能发现其他染色体异常	检测尚未标准化

（二）CML 的传统治疗

1. 白消安和羟基脲　白消安是烷化剂，而羟基脲则选择性抑制细胞 DNA 合成，两个口服化疗药过去曾是CML的主要治疗手段。50% ~ 80% 的患者治疗后可达到血液学缓解，但很少达到细胞遗传学缓解，并且不能延缓疾病进展。目前多用于联合方案中，不再单独作为一线治疗方案。另外由于羟基脲副作用较白消安少，并具有生存优势，已代替白消安成为首选。羟基脲用量一般每次 0.5 ~ 2.0g，每日 2 ~ 3 次，剂量依白细胞数调整。

2. α- 干扰素　α- 干扰素是第一个报告能使 CML 患者达到细胞遗传学缓解的药物。在德国 CML研究组一项大规模随机试验中，比较了干扰素、白消安和羟基脲的疗效，结果发现干扰素组的生存期明显优于白消安组（63.2个月 *vs* 45.4个月，P=0.008），但与羟基脲相似（63.2个月 *vs* 56个月，P=0.44）[72]；为了确定干扰素是否对患者有益，随后对世界范围内 7 个大规模随机临床试验 1 554 例病例进行了 meta 分析[73]，干扰素组生存期明显优于羟基脲（P=0.001）及白消安组（P=0.00007）。

干扰素的剂量各家报告不一。MD Anderson 肿瘤中心治疗 CML-CP 患者 274 例，干扰素剂量为 500 万 U/（m^2·d），血液学缓解率 80%，细胞遗传学缓解率58%（完全缓解率26%）[74]；CALGB 同样采用 500 万 U/（m^2·d），18% 细胞遗传学完全缓解，21% 细胞遗传学部分缓解[75]；Schofield [76]尝试干扰素 200 万 U/m^2，每周 3 次，虽然血液学缓解率达 70%，但细胞遗传学完全缓解率仅 7%，部分缓解率 22%。因此干扰素剂量推荐 500 万 U/m^2。

为探讨联合化疗是否增加干扰素的疗效，德国CML-II研究对比了干扰素联合羟基脲与单纯羟基脲治疗，联合治疗组生存期明显优于单药化疗。而法国和意大利协作组[77, 78]对比了干扰素联合小剂量阿糖胞苷与单纯干扰素的疗效，在法国 721 例初治 CML 患者中，接受干扰素 + 阿糖胞苷治疗的患者在 12 个月主要细胞遗传学缓解（MCR）率35%，单纯干扰素组为21%（P=0.001），中位生存分别为 89 个月和 77 个月（P=0.01）；意大利组 538 例接受干扰素 + 阿糖胞苷治疗的患者 24 个月 MCR 为 28%，干扰素组 18%（P=0.003），但生存期无明显差别。以上结果证实干扰素联合化疗优于干扰素单药治疗，但意大利协作组生存期结果留下了疑问，是病例数或观察时间的差别尚需进一步探索。

欧洲干扰素治疗CML协作组[79]报告了 317 例 CML患者，治疗目标是CCR，平均干扰素每周用量 300 万 ~ 7 400 万 U（中位 3 700 万 U），从开始干扰素治疗至达 CCR 中位时间 19 个月（17 ~ 21 个月），获 CCR 后 5 年总生存率 86%，10 年生存率72%；其中Sokal低危组自获CCR后5年生存率93%，10年生存率89%，Sokal高危患者5年生存率54%，10年则寥寥无几，几乎无人能达到10年。说明干扰素治疗主要使中、低危CML获益，高危患者虽能延长慢性期，但很少能达到10年，应考虑更强烈的治疗。为达到CCR目标，干扰素应足剂量。

长效干扰素（PEG IFN）可每周1次，减少了普通干扰素频繁注射的不便。在PEG IFN α-2b（每周6μg/kg）与IFN α-2b［500万U/（m^2·d）］随机临床试验中，两者安全性及疗效均无明显差别[80]。而在PEG IFN α-2a（每周450μg）与IFN α-2a（900万U/d）的随机临床试验中，PEG IFN α-2a血液学完全缓解率明显高于IFN α-2a（69%*vs*41%，*P*=0.008），MCR率PEG IFN α-2a也优于IFN α-2a（35%*vs*18%，*P*=0.0162），随访两年PEG IFN α-2a组死亡率10%，IFN α-2a组死亡率14%[81]。

干扰素治疗CML主要适用于慢性期，以慢性期早期疗效最好，加速期患者虽有疗效，但多为一过性，对于急变期患者只有20%血液学缓解，无细胞遗传学缓解。

α干扰素的副作用最常见的是流感样症候群，经解热镇痛药对症处理一般两周后可消失；长期用药还可出现乏力、食欲减退、脱发、体重减轻、抑郁、性欲减低、阳痿；老年人和以往有精神病史的患者还可出现注意力不集中、精神异常；少数患者还可出现免疫学异常，如抗核抗体阳性、甲状腺功能亢进或低下、自身免疫性溶血性贫血等。

3. 造血干细胞移植　异基因造血干细胞移植目前认为是唯一能治愈CML的方法，但符合条件的很少。患者需要有HLA相合的同胞供者，年龄一般小于55岁，最好在诊断CML1年内移植。慢性期患者5年生存率50%～90%，加速期、急变期患者随着疾病进展而生存率降低。在一组131例接受移植的CML患者，移植后3年无病生存率78%，而患病1年以上移植者死亡率增加；尽管60%患者发生了广泛型cGVHD，但中位Kanofski评分95%，仅10%评分＜80%[82]。

非亲缘造血干细胞增加了CML移植的机会，相合的非亲缘干细胞移植生存率低于相合的同胞移植。预后也与患者年龄、疾病阶段、开始移植时间相关。

非清髓性（包括降低强度预处理方案）造血干细胞移植通过抑制患者的免疫系统使供者干细胞植入，而不彻底清除患者的骨髓，通过移植物抗白血病效应（GVL）清除白血病细胞。长期生存率40%～85%，Ⅱ～Ⅳ度GVHD20%～54%，非复发死亡率0～35%[83]。

（三）CML分子靶向治疗

长期以来人们期望肿瘤治疗药物只针对肿瘤细胞，而对正常细胞作用很小或无作用。随着对CML的研究，白血病发生的基础BCR/ABL酪氨酸激酶活性成为最具吸引力的靶点。甲磺酸伊马替尼是第一个分子靶向药，它是ATP模拟物，较ATP有更强的亲和力，竞争性与BCR/ABL酪氨酸激酶ATP结合位点结合，从而阻止ATP结合与水解，阻断*bcr/abl*磷酸化使其失活，阻断BCR/ABL活化的信号传导通路下传[84]。

在Ⅱ期临床试验中，伊马替尼的剂量为400～600mg/d。在干扰素治疗失败的慢性期、加速期、急变期患者血液学完全缓解率（HCR）分别为95%、34%、8%，主要细胞遗传学缓解率（MCR）分别为60%、24%、16%，完全细胞遗传学缓解率（CCR）分别为41%、17%、7%[85]。2000年7月至2001年1月进行了一项大规模临床试验[68]，共1 106例新诊断CML-CP患者进入干扰素和STI571国际随机对照研究（IRIS）中，患者随机接受伊马替尼400mg或干扰素加小剂量阿糖胞苷治疗。30个月时，伊马替尼组CHR95%，MCR83%，CCR68%，而干扰素加阿糖胞苷组CHR56%，MCR16%，CCR5%；30个月无进展生存（PFS）分别为88%和68%（*P*＜0.001），总生存率分别为95%和92%。42个月时随访伊马替尼组CHR升至98%，91%获MCR，84%达CCR，94%仍在慢性期，仅4.5%细胞遗传学复发，2.4%血液学复发。细胞遗传学缓解（尤其是在疗程早期）是PFS延长的预后因素，同样12个月时分子生物学缓解也是预测PFS改善的指标[86]。

为探讨提高伊马替尼剂量是否能改善CML预后，TIDEL研究[87]对比了伊马替尼600mg与IRIS研究400mg的差别，MCR（94%与83%，*P*= 0.0004）和CCR（89%与60%，*P*＜0.0001）均有显著改善；虽然BCR/ABL＞3 log下降差别不大（TIDEL 47%，IRIS 40%），但在TIDEL研

究中更多的患者达到＞4 log下降。MD Anderson肿瘤中心采用伊马替尼800mg/d治疗CML慢性期患者，使患者更早达到分子生物学缓解，而除骨髓抑制外其他毒副作用未见明显增加[88]。

伊马替尼适应证包括：①新诊断的CML慢性期患者；②慢性期干扰素治疗失败的患者；③加速期、急变期。伊马替尼的剂量推荐每天400～800mg，疗效与剂量呈正相关。

伊马替尼的副作用包括水肿、恶心、乏力、腹泻、皮疹、肌肉震颤、呼吸困难、粒细胞缺乏、血小板减少、贫血等。

部分患者可对伊马替尼产生耐药，表现为治疗无效（原发或内源性耐药）或缓解后复发（继发性耐药）。主要见于病情进展患者，加速期有24%治疗无效，51%缓解后复发；急变期患者66%无效，88%复发。对药物抵抗的机制包括BCR/ABL酪氨酸激酶功能区基因突变、*bcr*/*abl*过度表达/扩增、克隆演变、多药耐药蛋白（MRP-1）表达等。基因突变可见于50%～90%继发性伊马替尼耐药的患者，导致伊马替尼无法与酪氨酸激酶结合，从而失去疗效。目前已确定20个以上不同氨基酸改变，主要集中在ATP结合区（P-loop），其次是活化区（activation loop）和羧基端[89]。基因突变可发生在未接受伊马替尼治疗前。在一组66例从未接受伊马替尼治疗的CML患者中，15例（22.7%）发现基因突变，均为加速期、急变期患者，慢性期未发现；经多变量回归分析，细胞遗传学克隆演变、血小板减少、以往接受6-硫鸟嘌呤治疗三项指标与基因突变有显著相关性，但由于例数太少，尚需大规模的观察[90]。在德国的一项研究中，不仅用FISH方法发现*bcr*/*abl*在基因组水平扩增，随后的报告中还发现*bcr*/*abl* mRNA在耐药病例中过度表达，这两种机制均能导致BCR/ABL蛋白表达增加。此外还发现半数以上耐药患者有附加染色体核型异常[91]。另外药理学机制也与耐药有关，MRP-1水平是伊马替尼疗效的一个独立预后指标，液相层析检查发现P-gp阳性患者细胞内伊马替尼浓度降低；AGP水平也与伊马替尼有效率有关，但目前尚无证据证实AGP-伊马替尼结合能直接导致耐药[89]。

除伊马替尼外，还有一些新的激酶抑制剂在临床试验中。

AMN107是一新的氨基嘧啶ATP竞争抑制物，对*bcr*/*abl*表达细胞株的作用是伊马替尼的10～50倍。在I期临床试验中有119例伊马替尼耐药CML、Ph^+ALL患者接受AMN107治疗，治疗时间1～385天（中位120天）；*bcr*/*abl*突变CML患者60%获血液学缓解，41%获细胞遗传学缓解；而治疗前无*bcr*/*abl*突变者72%获血液学缓解，59%细胞遗传学缓解。Ⅱ期临床试验推荐剂量400mg，bid[92]。

达沙替尼（dasatinib）是多靶点激酶抑制剂，同时作用于*bcr*/*abl*和SRC家族激酶活性，对野生型*bcr*/*abl*转染细胞的作用是伊马替尼的325倍。对伊马替尼耐药的CML慢性期患者治疗后88%CHR，40%MCR，33%CCR；加速期50%CHR，急粒变为18%，急淋变/Ph^+ALL为50%。剂量70mg（范围50～100mg），1日2次[93,94]。

（常乃柏）

第五节　成人骨髓增生异常综合征

骨髓增生异常综合征（myelodysplasticsyndrome，MDS）是一组恶性克隆性造血干细胞性疾病，主要表现为病态和无效造血，难治性血细胞减少，高风险向急性白血病进展。该病多见于老年人。

一、流行病学

MDS确切发病率目前还不清楚。其原因可能有三个：①MDS作为新认识的疾病，直到最近才进入国际疾病分类系统，此前登记的名称不规范，导致疾病登记、死亡确认等资料可靠性差。②MDS诊断较困难，尤其低危组诊断标准变异大。有研究发现正常人也会出现病态造血，其中多为老年人和吸烟者。50岁以下红系病态造血细胞占0.4%～7.6%，50岁以上占4.0%～28%；粒细胞病态造血分别占3.0%～12.5%和6.0%～29%。吸烟可使病态造血比例增加3.7%左右。③部分MDS患者没有病态造血。

英国白血病研究基金会在20世纪80年代中期对英国总人口的1/4进行的流行病学调查显示，MDS年发病率约为3.6/10万。90%患者年龄大于55岁。男∶女为1.4∶1。标化后男、女年发病率分别为4.69/10万和2.51/10万。年龄在75～79岁人群中，男、女MDS发病率分别为34/10万和17/10万。大于80岁者，总发病率为38.85/10万，男、女分别为61.72/10万和28.37/10万。随着年龄增大，发病率呈上升趋势。随后Dusseldorf小组对54.7万人的流行病学调查得出了与英国相似的结果，MDS的总发病率约为4.1/10万，小于50岁者为0.22/10万，50～69岁为4.88/10万，大于70岁者为22.8/10万。瑞典和法国的发病率分别为3.6/10万和3.2/10万。

近20年来，MDS的发病率呈上升趋势，除诊断水平提高外，化疗药物、汽车尾气、杀虫剂和核辐射都可能是诱因。英国的流行病学研究清楚表明MDS发病率逐年上升，1984年为2.38/10万，到1993年为4.59/10万。Dusseldorf小组研究显示，1976～1980年MDS的发病率为1.3/10万，而1986～1990年上升到4.1/10万。

MDS是老年人最常见的血液系统肿瘤，是急性髓系白血病（AML）的3倍、慢性淋巴细胞白血病（CLL）和骨髓瘤（MM）的2倍，比全部非霍奇金淋巴瘤（NHL）的总发病率还高。当大于65岁时，MDS的发病率已经高于AML；60～64岁时，两者发病率大致相等；小于60岁时，AML发病率高于MDS。20岁以下人群中，MDS的发病率很低[95]。

二、病因与发病机制

目前还不清楚导致MDS的病因。MDS发病率随着年龄增长而上升，这提示内在导致造血功能衰老的因素在MDS发病机制中起作用。环境和遗传因素也起一定作用。肿瘤化疗中应用的基因毒性药物是高危因素。病例对照研究表明，霍奇金淋巴瘤（HD）、NHL和其他肿瘤患者应用烷化剂后，继发MDS和AML的发病率明显上升，并在5年左右达到峰值。70%以上的继发性AML患者可观察到病态造血。化疗药物中烷化剂的累积危险度最高，并同累积剂量、化疗时间、烷化剂类型和治疗强度相关。放疗也具有一定危险性。年龄大于40岁复发或化疗时间长的患者危险度更高。烷化剂治疗后发生继发MDS的危险度在10年时为3%～4%，随后逐渐下降。强烈化疗的HD患者的累积危险率可达10%左右。无论是原发还是继发MDS，男性发病率均高于女性，这可能与环境暴露方式不同或雄激素对造血刺激产生的影响有关。脾切除可能会导致MDS发病率上升。

拓扑异构酶Ⅱ抑制剂如蒽环类药物、表鬼臼毒素、依托泊苷也是导致髓系肿瘤的危险因素。与放射线和烷化剂不同，拓扑异构酶导致的MDS多伴有11q23染色体易位。其他原因导致的继发MDS大多为5号或7号染色体异常。

原发性和继发性MDS在染色体异常上的共性提示它们在发病机制上具有相似性。虽然只有不到15%的MDS患者既往有细胞毒性药物应用史，但职业或环境暴露于潜在基因毒性药物可能导致了疾病的发生。长期接触苯可导致包括MDS在内的髓系肿瘤的发病率上升5～20倍，与烷化剂相同，发病率与接触时间和强度呈正相关。流行病学资料显示，溶剂、石化产品和杀虫剂等，都是MDS或AML的高危因素。病例对照研究也显示，长期大量接触石化产品和溶剂，原发MDS的发病率明显上升。吸烟也是MDS的危险因素之一。

基因多态性导致化学突变剂解毒能力降低，从而直接增加了不同个体发生MDS的易感性。如谷胱苷肽S转移酶（GST）能使谷胱苷肽与DNA电子共价结合，编码该酶的基因具有广泛多态性，因而产生的酶在功能上也具有多态性。病例对照研究显示，GSTθ裸型和GSTμ裸型者MDS发病率上升，可达正常人的4倍。GST裸型导致对化疗药物和环境毒物的敏感性增加。另外，微粒体环氧化物水解酶（HYL1）多态性增高和烟酰胺腺嘌呤二核苷酸磷酸奎宁氧化还原酶（NQO1）多态性降低也同AML发病相关。因此，解毒相关酶先天或后天缺陷可能增加MDS发病危险性。

大多数成人MDS患者没有家族史，也缺乏确定的遗传易感性。MDS在50岁以下人群中不是常见病，但50岁以下是遗传性疾病的多发年龄。有报道在550例成人MDS中，50岁以下者只占7%。其中14%年轻患者有MDS家族史，有家族史者比例较老年组高35倍。MDS在儿童中也少见，其中1/3具有遗传易感性。最常见的遗传病是21-三体。

MDS发病机制有三个特点：①单克隆造血：间期细胞遗传学、X染色体失活和等位基因多态性分析证实，MDS来源于多种潜能造血祖细胞克隆性扩增的结果，这种多能祖细胞能向粒、单核、红、巨核细胞分化。虽然最初的研究显示，MDS克隆累积B淋巴细胞，但最近研究发现这种情况较少。单克隆造血导致了细胞成分改变，如细胞膜上造血因子受体、细胞分化抗原异常，胞浆中各种酶异常，细胞核染色体核型改变。成分改变又导致了细胞分化、成熟等功能上的异常，如各种造血细胞形成异常而导致的病态造血和无效造血。②免疫功能妥协：主要表现在机体免疫系统针对MDS单克隆细胞不能形成足够有效的免疫监视和免疫清除，导致MDS单克隆细胞不断增殖。其原因可能与导致骨髓造血克隆MDS变的因子同时损伤淋巴细胞系功能或淋巴细胞系也源自更高阶段的MDS克隆有关。③转归趋癌性。MDS单克隆细胞受免疫功能等影响有三种结局。一种情况是免疫功能低下，MDS克隆细胞具有增殖优势，逐步成癌；一种情况是免疫功能与MDS克隆细胞处于平衡状态，MDS克隆在很长时间内不发展成为白血病，但由于MDS克隆的持续存在和免疫系统不断攻击，导致血细胞减少，产生各种并发症，使患者在转变为白血病前死亡；第三种情况是免疫系统有效地清除了MDS克隆，患者为健康人表现，目前技术不能检测到这种情况[97]。

三、临床表现

MDS临床表现主要为血细胞减少的症状、体征。绝大多数患者有贫血，表现为苍白、乏力、耐受力减低、心绞痛、头晕等。部分患者合并感染或出血。MDS患者易感染的原因一方面与白细胞减少有关，另一方面也与白细胞功能缺陷有关。研究发现MDS患者白细胞趋化功能和微生物杀伤功能存在明显异常。常见的细菌感染部位有皮肤和呼吸道。感染也可隐匿存在，对于抗生素治疗反应差。感染是导致MDS患者死亡最主要的原因。真菌、病毒和分枝杆菌感染发生的几率在使用全身免疫抑制剂或细胞毒药物治疗后会明显增高。MDS患者可以出现各种出血性表现，如皮肤黏膜出血点、鼻出血、牙龈渗血、月经增多等，严重者可出现重要脏器出血，如胃肠道出血、呼吸道出血，甚至脑出血，是导致MDS患者死亡的另一主要原因。除慢性粒单细胞白血病（CMML）外，肝、脾肿大和淋巴结肿大并不常见。部分患者可出现胸腔积液、心包积液或腹水。

四、实验室特征

1. 病态造血　MDS血液系统表现呈多样性，最具特征性的是至少一系有病态造血。绝大多数MDS患者伴有贫血，网织红细胞没有相应升高。超过50%的MDS患者就诊时出现全血细胞减少，其他患者为一系或二系血细胞减少。小于5%的患者不伴有贫血。

红细胞形态通常正常或为大细胞性，部分难治性贫血伴环形铁幼粒细胞（RARS）可为小细胞低色素性或细胞大小不一。最常见的红细胞形态异常是巨大椭圆形细胞，其他异常包括椭圆形红细胞、泪滴样红细胞、红细胞碎片、口形细胞和棘形细胞。外周血中还可出现嗜碱点彩、Howell-Jolly小体和巨幼样变的有核红细胞。骨髓中红系病态造血在细胞核的表现主要包括巨幼样变、核出芽、核间桥、多核、核破碎等，胞浆改变包括环形铁幼粒、空泡形成和PAS阳性等。红系病态造血较有意义的指标是核发育异常现象，如多核、奇数核和染色体疏松等。

50%以上的MDS患者诊断时有白细胞减少，主要以粒细胞减少为主。外周血可以见到幼稚粒细胞。如果出现Auer应诊断为难治性贫血伴转化型原始细胞增多型（RAEB-t）。粒细胞最常见的改变为核分叶减少，即“假Pelger-Huet”畸形。粒细胞胞浆颗粒减少或缺如。细胞核呈环形或棒形，继发MDS较常见。偶可见到“假Chediak-Higashi”畸形和先天性骨髓粒细胞缺乏症样形态特征。粒细胞过氧化物酶和碱性磷酸酶活性降低，单核细胞特异性酯酶升高。中性粒细胞吞噬、杀菌、黏附和趋化功能缺陷，对细菌感染的抵抗力降低。这种异常多见于7号染色体缺失的患者。

25%MDS患者在诊断时有程度不同的血小板减少，但单纯血小板减少者少见。5q-综合征可出现血小板增多。巨大血小板、巨核细胞分叶不良是常见的形态异常，常见的巨核细胞形态异常包括淋巴样小巨核细胞、单圆核巨核细胞和多圆核巨核细胞以及巨核细胞颗粒减少等。

不仅CMML会出现单核细胞增多，其他类型MDS也常出现单核细胞比例升高。但CMML多要求单核细胞绝对数超过1×10^9/L，并经常伴有粒细胞增多。骨髓增生明显活跃，粒细胞增生明显活跃，部分细胞兼有中幼粒细胞和单核细胞形态特点。

2. 骨髓病理　骨髓活检病理在MDS诊断和预后中有重要价值。不仅能判定骨髓增生程度、发现骨髓结构异常，而且能排除导致病态造血的淋巴瘤和转移癌。大多数MDS患者骨髓活检病理显示骨髓增生活跃或明显活跃，少部分为增生减低，提示血细胞减少主要为无效造血所致。骨髓活检标本中原始粒细胞或早幼粒细胞成簇分布于骨髓中央部分，远离骨小梁的血管结构和骨内膜表面，这称为“幼稚前体细胞异常定位”（ALIP）。一个部位存在3个或3个以上的ALIP现象，称为ALIP阳性。ALIP常见于难治性贫血伴原始细胞增多型（RAEB）患者。如果其他类型MDS出现ALIP现象，多提示很快进展为急性白血病。骨髓活检对于低增生性MDS、伴骨髓纤维化MDS的诊断具有重要作用，另外，病理对于巨核细胞的判定也有参考价值。

3. 细胞遗传学　细胞遗传学在MDS诊断、预后和发病机制研究中发挥非常重要的作用。常规染色体核型检测发现40%～70%的原发MDS和95%的继发MDS有克隆性染色体异常。原发MDS中常见的核型异常发生在8、5、7、Y、17和20号染色体。继发MDS多为复杂染色体核型改变。有研究发现随着MDS危险程度的升高，异常染色体的发生率也上升。各亚型核型异常的发生率为难治性贫血（RA）（24%）、RARS（29%）、RAEB-1（35%）、难治性血细胞减少伴多系病态造血（RCMD）-RS（37%）和RAEB-2（38%）。如果形态学特点符合MDS，伴有染色体异常，则强烈支持MDS诊断。近年来研究发现，染色体异常可以先于形态学改变出现。鉴于染色体异常在MDS预后和转白中的重要性，国际预后评分系统（IPSS）等都将染色体异常放在重要位置。

4. 造血干细胞体外培养　MDS患者体外干、祖细胞培养常出现白血病样生长方式，CFU-GEMM、BFU-E、CFU-E、CFU-GM、CFU-MK集落形成减少或无生长，cFU-GM集簇增多，集落/集簇比例降低。

5. 免疫表型　MDS克隆细胞表面分化抗原表达异常，免疫表型检测对于病态造血不明显MDS的诊断有重要的参考价值。$CD34^+$细胞和（$CD33^+$+$CD13^+$）/$CD15^+$比值检测有助于判定髓系细胞分化状态，对诊断和分型也有参考价值。但应注意骨髓取材时，经常有数量不等的血液混入，$CD34^+$细胞的结果不一定完全与骨髓内情况一致。另外，不是所有的原始细胞都表达CD34，因此$CD34^+$细胞不能完全等同于原始细胞，诊断和分型时不能用$CD34^+$细胞百分率代替原始细胞百分率。

五、分型与诊断

根据外周血和骨髓不明原因的二系或三系病态造血，FAB协作组将MDS分为五个亚型，难治性贫血（RA）、RA伴环形铁幼粒细胞（RARS）、RA伴原始细胞增多型（RAEB）、转化型RAEB（RAEB-t）和CMML。虽然FAB分类存在不少问题，但其可重复性好，仍然被广泛应用。文献报告1 640例MDS患者根据FAB分型，346例（21%）为RA，303例（17%）为RARS，219例（13%）为CMML，614例（37%）为RAEB，159例（12%）为RAEB-t。虽然应用广泛，但仍有部分MDS患者不能用FAB标准进行分类，这在治疗相关性MDS中尤其明显。这种病例包括不能分类的MDS（MDS-U）或难治性血细胞减少伴多系病态造血（RCMD）。

CMML外周血单核细胞超过1 000/μl，骨髓一系或多系发育异常；外周血原始细胞不超过5%，骨髓原始细胞不超过20%。对于MDS中是否包括CMML一直存在争论，因为CMML具有与慢性粒细胞白血病（CML）相似的骨髓增殖性疾病特点。回顾性研究Ph^-CML患者，许多符合CMML或其他MDS诊断，分子监测*bcr/abl*融合基因和荧光原位杂交（FISH）是鉴别两者的依据。

FAB分型标准有明显的缺陷，如贫血本身不具有特征性形态特点，RA也不适用于主要为粒、巨核系异常的MDS患者。最近，WHO提出新的分型标准[98]。新标准认为只有一系发育异常即可诊断为MDS，并根据发育异常涉及的范围和原始细胞的多少建立了新的亚型。取消了RAEB-t亚型，将其归入AML。提出了5q综合征亚型，描述5q31-33染色体缺失患者。单一非红系发育异常的MDS称为不能分类的MDS。回顾性地应用WHO分型标准研究结果表明，WHO标准在预后方面更准确，但不如FAB联合国际预后评分系统（IPSS）。WHO分型标准提出了一个新的分类，骨髓增生异常/骨髓增殖性疾病综合征，用来描述既有发育异常又有骨髓增殖的疾病，包括CMML、不典型CML、青少年粒单核细胞白血病（JMML）。CMML的诊断标准需要白细胞数量大于13 000/μl。根据原始细胞百分比和嗜酸细胞是否增多进一步分为三个亚型。第三型特征性出现染色体5q-上的血小板衍生生长因子（PDFG）-β受体基因重排，导致组成性受体激活。

有关MDS的分型标准见表10-17～20。

表10-17 骨髓增生异常综合征FAB分型标准

分型	骨髓原始细胞（%）	外周血原始细胞（%）	环形铁幼粒细胞（%）	单核细胞>1 × 10^9/L
RA	＜5	＜1	＜15	－
RARS	＜5	＜1	≥15	－
RAEB	5～20	＜5	不定	－
CMML	＜20	＜5	不定	＋
RAEB-t	21～30	≥5	不定	不定

表10-18 骨髓增生异常综合征WHO分型标准

分型	外周血	骨髓
RA	贫血 无或极少原始细胞	单纯红系发育异常 原始细胞＜5% 环形铁幼粒细胞＜15%
RARS	贫血 无或极少原始细胞	环形铁幼粒细胞≥15% 单纯红系发育异常 原始细胞＜5%
RCMD	两系或三系血细胞减少 无或极少原始细胞 无Auer小体 单核细胞＜1 × 10^9/L	两系或三系发育异常细胞＞10% 原始细胞＜5% 无Auer小体 环形铁幼粒细胞＜15%
RCMD-RS	两系或三系血细胞减少 无或极少原始细胞 无Auer小体 单核细胞＜1 × 10^9/L	两系或三系发育异常细胞>10% 原始细胞＜5% 无Auer小体 环形铁幼粒细胞≥15%
RAEB-1	血细胞减少 原始细胞＜5% 无Auer小体 单核细胞＜1 × 10^9/L	一系或多系发育异常 原始细胞5%～9% 无Auer小体
RABE-2	血细胞减少 原始细胞5%～19% 可有Auer小体 单核细胞＜1 × 10^9/L	一系或多系发育异常 原始细胞10%～19% 可有Auer小体
MDS-U	血细胞减少 无或极少原始细胞 无Auer小体	粒系或巨核系发育异常 原始细胞＜5% 无Auer小体
5q-综合征	贫血 血小板正常或升高 原始细胞＜5%	巨核正常或增多伴分叶减少 原始细胞＜5% 5q-细胞遗传学异常单独存在 无Auer小体

表 10-19 慢性粒单核细胞白血病 WHO 诊断标准

1. 外周血单核细胞数持续＞ 1 × 10^9/L
2. 无 Ph 染色体或 bcr/abl 重排的证据
3. 外周血和骨髓原始细胞＜ 20%
4. 一系或多系发育异常。如无发育异常，需符合 1 ～ 3 条，并符合下列 2 条：
①存在克隆性染色体异常
②单核细胞增多持续时间超过 3 个月，除外其他原因导致的单核细胞增多

表 10-20 慢性粒单核细胞白血病 WHO 分型

CMML-1	外周血原始细胞＜ 5%，骨髓原始细胞＜ 10%
CMML-2	外周血原始细胞 5% ～ 19%，骨髓原始细胞 10% ～ 19%
CMML 伴嗜酸细胞	符合 CMML-1 或 CMML-2 标准，外周血嗜酸性粒细胞＞ 1.5 × 10^9/L

患者出现不明原因持续血细胞减少或单核细胞增多时需考虑MDS的可能。应详细询问病史和查体，尤其是否使用过抗肿瘤药物及放射治疗、MDS/AML 家族史、反复感染或出血史，是否存在苍白、感染、青紫及脾肿大等。应结合血常规、骨髓涂片、铁染色、活检和染色体等检查。仔细检查外周血和骨髓细胞形态是否存在病态造血。存在病态造血并不一定是MDS，需进一步排除其他可导致病态造血的疾病，如巨幼细胞贫血、免疫相关性血细胞减少症、阵发性睡眠性血红蛋白尿症、HIV 感染、结核病和酗酒等。红细胞叶酸和血浆维生素 B12 水平检查有助于除外巨幼红细胞性贫血。自身免疫指标、PNH 克隆检测对于 MDS 的鉴别有重要作用。CMML 需检测是否有5q31-33易位导致的PDGFRβ基因重排。有时，必要的实验性治疗（如补充造血原料或免疫抑制治疗）对MDS鉴别诊断也是很重要的。总之，MDS 诊断应依据是否有异常克隆造血（病态造血和无效造血是异常克隆造血的部分表现）及除外其他疾病。确诊 MDS 后再根据FAB标准或WHO标准分型。从发展角度看，按 WHO 标准分型为宜。

六、鉴别诊断

1. 免疫相关性血细胞减少症　外周血三系或两系、一系血细胞减少，但网织红细胞或（和）中性粒细胞百分比不低；骨髓红系或（和）粒系百分比不低，或巨核细胞不少，易见红系造血岛或嗜血现象。骨髓细胞自身抗体检测阳性。肾上腺皮质激素或（和）大剂量人静脉丙种球蛋白治疗有效（脱离成分输血且一、两系或三系血细胞有不同程度恢复）。

2. 再生障碍性贫血　全血细胞减少，网织红细胞百分比及绝对值均减少；肝脾不大；骨髓至少一个部位增生减低或重度减低（如增生活跃，须有造血细胞明显减少，非造血细胞明显增多），骨髓小粒空虚，骨髓活检显示造血组织减少，脂肪组织增加；能除外引起全血细胞减少的其他疾病。

3. 阵发性睡眠性血红蛋白尿症　是造血细胞膜获得性缺陷引起的对激活补体异常敏感的一种溶血性疾病。可表现与睡眠相关间歇发作的血红蛋白尿、全血细胞减少或反复血栓形成。造血细胞膜上CD55和CD59缺失。部分病例（红系PNH克隆可发育至外周成熟红细胞）酸溶血、蔗糖溶血、蛇毒因子溶血和尿含铁血黄素试验阳性，部分病例仅可测及造血细胞膜 GPI 锚连蛋白缺失或 PIG-A 基因异常。

4. 其他疾病　结核病、HIV 感染和砷剂等中毒均出现明显病态造血，需通过病史、查体和相关化验进行鉴别。

七、治　疗

MDS 的治疗应建立在 IPSS 危险度分级的基础上，根据患者的年龄、体能状态以及患者的意愿选择个体化治疗。低危和 Int - Ⅰ 患者治疗以改善血细胞减少导致的症状和提高生存质量为主，而 Int - Ⅱ 和高危患者则以去除恶性克隆、重建正常多克隆造血、延长生存时间为主要目标。部分高龄或合并重要脏器功能不全的 Int-II 高危 MDS 患者可仅以改善生存质量、延长生存时间为主要治疗目标[99-101]。

（一）支持治疗

目前MDS的标准治疗方案仍然是支持治疗。支持治疗包括对患者进行定期监测、心理社会支持、生存质量评估。患者出现贫血并产生明显症状时输注红细胞（最好去白细胞），严重血小板减少或因血小板减少导致出血时输注血小板。对于计划进行移植的患者，输注的血液制品应进行照射。血小板输注无效或严重血小板减少时，可应用氨基已酸等抗纤溶药物。中性粒细胞较低者应预防并控制感染。

（二）高铁负荷的处理

虽然特异性治疗可以减少输注红细胞的数量，但部分患者治疗无效，需要长期输注红细胞，并导致铁负荷过高。因此，有效地处理由此导致的铁沉积是MDS治疗的一个重要方面。通过对长期大量输注红细胞患者（如地中海贫血、MDS）的研究，已经清楚慢性铁负荷过高的病理生理过程及其对肝脏、心脏和内分泌功能的毒性。当血浆铁超过转铁蛋白结合能力时，非转铁蛋白结合铁（NTBI）升高，与氧结合形成氢氧根和氧自由基，导致脂质过氧化，细胞膜、蛋白质、DNA和器官损伤。MDS和地中海贫血患者应用铁螯合剂治疗研究表明，铁螯合剂可以预防和逆转铁高负荷导致的损伤。对于既往存在心功能或肝功能不全的患者，去铁治疗尤为重要。对于既往输注红细胞数量达到20～40单位以上或预期继续输注红细胞或血清铁蛋白大于2 500mg/L的患者，建议应用去铁铵治疗。去铁治疗患者多为低危患者，病程相对较长，输注红细胞的数量较多。对于合并心功能或肝脏功能不全的患者，去铁治疗宜尽早进行。治疗过程中需要监测血清铁浓度，使其下降至1 000mg/L以下。超导量子干涉设备（SQUID）和MRI检测对于铁负荷监测的灵敏度高于血清铁浓度。去铁铵治疗剂量为1～2mg，夜间皮下注射，每周5～7次。因去铁铵半衰期短，不建议静脉用药。用药期间应定期监测视力、听力和肾功能。由于去铁铵需要长时间皮下用药，口服铁螯合剂更容易被接受，目前该类药物有去铁酮（ferriprox）和ICL670。

（三）造血细胞因子

对于伴有症状的难治性血细胞减少患者，可考虑应用细胞因子。如反复感染或难以控制的感染患者，可以应用重组人粒细胞集落刺激因子（G-CSF）或粒－单核细胞集落刺激因子（GM-CSF）；伴有明显症状的贫血患者可应用红细胞生成素（EPO）。

EPO加或不加G-CSF能提高部分患者血红蛋白浓度，减少输血次数。RA和RAEB患者，如果出现贫血症状、血清EPO水平小于500U/L，需要输血量较少（每月不超过2个单位），可应用rHu EPO治疗，150～300U/（kg·d），皮下注射，2～3个月。对于无效患者，可加用rHu G-CSF，1～5μg/（kg·d），皮下注射，2～3个月，使白细胞维持在（6～10）$\times 10^9$/L。如无效，停用细胞因子；如有效，可逐渐减量，维持血红蛋白在稳定水平。

对于有贫血症状、血清EPO水平小于500U/L，需要输血量较少（每月不超过2个单位）的RARS患者，可应用rHu EPO联合rHu G-CSF治疗，rHu EPO150～300U/（kg·d），皮下注射；rHu G-CSF，1-5μ g/（kg·d），皮下注射，2～3个月。如无效，停用细胞因子；如有效，可逐渐减量，维持血红蛋白在稳定水平。

血清EPO水平大于500U/L的患者对EPO和G-CSF治疗反应差，不建议使用。

（四）低强度治疗

低强度治疗包括低强度化疗、法尼基转移酶抑制剂、抗血管形成药物等。

1. 低强度化疗药物主要有小剂量阿糖胞苷、小剂量美法仑、5-氮胞苷。既往认为小剂量阿糖胞苷治疗MDS具有诱导分化作用，目前认为其作用主要仍为细胞毒性作用。小剂量美法仑可用于年龄较大、高危的MDS患者。5-氮胞苷（azacytidine）是甲基化酶抑制剂，能降低白血病转化的危险性，提高患者的生存质量，延长生存期。有效率在60%左右。主要适用于进展型和相对高危MDS。具体用法为：75mg/（m^2·d），皮下注射，连续7天，每月1个疗程，共4～6个疗程。该药目前已经获得FDA批准用于治疗MDS。地西他滨（5杂-2脱氧胞苷）也是一种甲基化酶抑制剂，其治疗MDS总有效率为49%，高危组可达到64%，大约30%的患者出现细胞遗传学缓解。

2. 法尼基转移酶抑制剂（FTI）＜20%的MDS患者有RAS原癌基因突变。RAS基因超家族编码GTPase，GTPase是信号传导、细胞增殖和维持恶性表型的关键调节成分。法尼基转移酶是Ras-

GTPases 翻译后修饰的第一酶，也是其限速酶。Tipifarnib（R115777，Zarnestra）和lonafarnib（SCH66336，Sarasar）是目前完成Ⅱ期临床试验的FTI药物。98例进展期MDS和不适合化疗的老年AML患者的Tipifarnib试验表明有效率为44%，CR为21%，治疗相关死亡率为7%。Lonafarnib Ⅱ期临床试验显示红系有效率为35%，血小板有效率为22%，43%患者原始细胞减少50%以上。副作用主要有腹泻和低钾。该类药物可能成为进展期MDS和老年AML治疗的有效药物。

3. 抗血管形成药物　沙利度胺具有抗血管形成和肿瘤坏死因子抑制特性，是第一个试用于MDS治疗的同类药物。该药神经毒性大，有效率低。来那度胺（lenalidomide，CC-5013/Revlimid）是沙利度胺的衍生物，无神经毒性。它是配体介导细胞反应调节剂，作用包括增强抗原起始免疫反应、调节整合素亲和性、抑制新生血管的营养、增强原始细胞对促红细胞生成素的反应。在Ⅰ期临床试验中，24/36患者有效，21/36脱离输血。疗效同染色体核型相关，5q31.1缺失患者有效率为91%，正常核型者为68%，其他患者为17%。IPSS低危组有效率为72%，高危组25%。进行核型分析的患者中65%出现细胞遗传学反应，异常分裂象减少50%以上。其中67%为完全缓解，主要为5q31.1缺失患者。缓解时间持续较长，中位随访时间81个月，脱离输血的中位时间达到48周以上。粒细胞减少、血小板减少是最常见的副作用，呈剂量依赖性，61%的患者因此而停药或减量。来那度胺可能成为5q31.1缺失MDS有效疗法。

三氧化二砷能共价结合并耗尽细胞中富含巯基蛋白质如谷胱甘肽，并具有抗血管形成特性。它能抑制谷胱甘肽过氧化物酶，使过氧化物产生增加，破坏线粒体呼吸和线粒体膜完整性，抑制抗凋亡蛋白，启动胱天蛋白酶介导的凋亡反应。在MDS和AML中，它还可抑制VEGF-A相关原始细胞增殖，直接作用于新生血管内皮细胞。3个临床试验结果显示，有效率20%～25%，但基本没有完全缓解和部分缓解者。

（五）高强度治疗

高强度治疗包括强烈诱导化疗和造血干细胞移植。高强度治疗虽然改变自然病程的几率大，但治疗相关死亡率较高。

同原发AML相比，MDS和MDS相关性AML标准化疗完全缓解率低、骨髓抑制期长、缓解时间短、复发率高、化疗期间病死率高。这可能与两方面因素有关，一是多数MDS患者年龄较大，二是MDS干细胞和骨髓基质细胞有着完全不同于AML的生物学特性（包括预后不良染色体核型、更早的干细胞表型、多药耐药标志表达增高）。最近研究结果表明，目前应用的几个强烈化疗方案（去甲氧柔红霉素+阿糖胞苷、氟达拉滨+阿糖胞苷、拓扑替康+阿糖胞苷）在疗效上没有显著差异，但较其他AML传统化疗方案疗效好。

（六）造血干细胞移植

1. HLA相合同胞供者移植的MDS患者无病生存率（DFS）为29%～40%，非复发死亡率为37%～50%，复发率23%～48%。影响移植效果的因素有年龄、发病时间、疾病状态、骨髓原始细胞数量、染色体异常、干细胞来源、去T、供者类型和预处理方案。欧洲骨髓移植组结果表明，由于治疗相关死亡率（TRM）下降，1989年以后进行移植者3年DFS和OS均提高。西雅图报道采用白消安预处理方案，并维持800～900ng/ml的血药浓度能提高移植的疗效。利用GCSF动员的外周血干细胞作为干细胞来源进行移植，植入失败的几率明显低于骨髓干细胞，并且有较强的移植物抗MDS效应。它能缩短中性粒细胞和血小板减少的持续时间，使TRM下降。低危MDS采用清髓方案复发率低，长期DFS＞50%。MDS的最佳移植时间目前还不清楚。CMML伴有原始细胞＞5%、中性粒细胞＞16×10^9/L、单核细胞＞2.6×10^9/L者预后差，应选择移植。移植的2年DFS为18%，复发率为42%。多个研究组的数据均证实年龄和分期对于OS、DFS和复发率有独立预后意义。年轻和低危是预后好的因素。染色体异常是影响移植效果的重要因素。复杂核型7年复发率高达87%。IPSS高危、中危、低危组EFS分别为6%、40%和51%，复发率分别为82%、12%和19%。法国移植治疗tMDS/AML 2年EFS、复发率、TRM分别为28%、42%和49%。去除T淋巴细胞虽然降低了TRM，但增加了复发率，对移植疗效影响不大。

2. 非清髓预处理方案（RIC）的主要原理是减少清髓方案的相关毒性，利用输注淋巴细胞的移植物抗MDS效应。RIC在很大程度依赖对受体免疫功能的强烈抑制作用，以有利于移植物植入并建立完全供者嵌合型。Kröger 应用氟达拉滨、白消安和 ATG 组成的非清髓方案治疗 37 例 MDS/tAML，TRM 为27%，复发率为32%，3年 DFS 为38%。高危染色体异常和 HLA 相合无关供者预后差。西班牙研究组应用氟达拉滨、白消安方案治疗 37 例 MDS/AML，TRM 只有 5%，有 GVHD 组1年疾病进展率为13%，而无GVHD组为58%。研究表明移植物抗MDS/AML反应对减少RIC后复发至关重要。Stuart采用氟达拉滨和TBI（2Gy）治疗71 例 MDS 和 14 例 MPD，18 个月复发率为 32%，生存率为40%。EBMT结果为24例患者中54%复发。英国采用氟达拉滨、白消安和阿仑单抗（alemtuzimab，抗CD52单克隆抗体）方案治疗62例MDS，同胞供者和无关供者1年DFS分别为61%和 59%。目前还不能确定清髓和非清髓方案治疗MDS 的优劣。

3. 无关供者移植　2 年 DFS 为 28% ～ 38%，复发率为 28% ～ 35%，非复发死亡率为 48% ～ 58%。年龄大、病程长同非复发死亡相关。急性GVHD 同复发呈负相关。510 例无关供者移植的MDS 结果显示 1993 年后 DFS 明显提高。

4. 半相合相关供者移植　EBMT治疗91例患者的结果显示 3 年 DFS、生存率和复发率分别为28%、31% 和 18%。TRM 为66%，明显高于其他移植方法。

5. 自体干细胞移植　对于无合适供者的MDS患者强烈化疗是一种选择。CR在15%～65%，但缓解期短，复发率高。染色体核型有重要预后价值，正常核型组DFS为16.5个月，异常组为4个月。EORTC和MD Anderson肿瘤中心的结果都证明 MDS 化疗的 CR 和 EFS 均低于 AML。EBMT采用自体移植治疗79例MDS/tAML，2年生存率、DFS和复发率分别为39%、34%和64%。EORTC、EBMT和GIMEMA等比较了异基因移植和自体移植治疗MDS159例的结果显示，4年EFS分别为23%和22%。结果表明异基因移植和自体移植都可以用于治疗高危MDS/sAML。研究结果同MD Anderson肿瘤中心应用含大剂量 Ara-C 方案治疗 MDS 的结果进行了比较，CR 无差异，4 年 DFS 移植组高于化疗组（29%和17%），OS无差异。目前认为MDS完全缓解后动员的干细胞为正常克隆，大部分患者动员后的干细胞数量能满足移植的需要。

年轻 MDS 患者如果有配型相合的同胞可选择异基因移植。如果在疾病初期行SCT可能取得长期DFS。因为在原始细胞少时移植的结果较好，因此进展期患者在SCT前应进行化疗减轻肿瘤负荷。MDS 患者 TRM 和复发率高，使其移植疗效差于原发 AML。无 HLA 相合同胞者，自体移植是一个选择。取得完全缓解和采集到足够数量的干细胞是其先决条件。

八、疗效标准

MDS治疗疗效标准现多采用MDS国际工作组制定的标准，主要包括疾病病程的改变、细胞遗传学改善、生存质量和血液学指标改善四个方面[102]。

（一）改变疾病自然病程

1. 完全缓解（CR）

（1）骨髓：三系增生正常无病态造血。可以出现轻微巨幼样变，但不应出现假 Pelger-Huet、环形铁粒幼细胞及巨核细胞病态造血。原始细胞比例＜0.05。红系细胞比例若低于0.5，原始细胞比例按全部有核细胞计算；红系细胞比例若超过0.5，原始细胞比例按非红系细胞计算。

（2）外周血：Hb＞110g/L（不输血，不用EPO）；

（3）中性粒细胞≥ 1.5 × 10^9/L（不用髓系集落刺激因子）；

（4）血小板≥ 100 × 10^9/L（不用 TPO）；

（5）无原始细胞；

（6）无病态造血。

以上绝对值需持续至少 2 个月以上。因治疗需要进一步巩固或强化而未满 2 个月的患者，可从再次治疗开始时评价疗效。

2. 部分缓解（PR）　除骨髓原始细胞比例较治疗前至少降低50%或FAB分型至少降1个等级（不计细胞形态学变化），其他指标符合完全缓解标准。以上绝对值需持续至少 2 个月以上。

3. 稳定　未达到部分缓解，但疾病未进一步恶化，持续至少 2 个月。

4. 失败　治疗中患者死亡或疾病恶化（血细胞减少加重；骨髓原始细胞增多；FAB分型进展到更高一级）。

5. 复发　满足以下三者之一：

（1）骨髓原始细胞比例升至治疗前水平；

（2）中性粒细胞或血小板从治疗后最高水平下降了50%以上；

（3）血红蛋白至少降低20g/L或有输血依赖性（除外急性感染、胃肠道出血和溶血等原因导致的输血）。

6. 疾病进展恶化

（1）骨髓原始细胞<0.05的患者：原始细胞增长50%或超过0.050；

（2）骨髓原始细胞在0.05～0.1的患者：原始细胞增长50%或超过0.1；

（3）骨髓原始细胞为0.1～0.2的患者：原始细胞增长50%或超过0.2；

（4）骨髓原始细胞为0.2～0.3的患者：原始细胞增长50%或超过0.3；

（5）以下三者之一：中性粒细胞或血小板从治疗后最高水平下降50%以上；血红蛋白至少降低20g/L；有输血依赖性。

7. 疾病转化　转化为急性髓系白血病（原始细胞比例超过0.3）。

8. 生存和无进展生存。

（二）细胞遗传学标准

应用经典细胞遗传学技术至少分析20个间期分裂象。

完全缓解：治疗前有染色体核型异常，治疗后消失。

部分缓解：异常核型细胞数减少50%或更多。

荧光原位杂交（FISH）可用于已知细胞遗传学异常的辅助检查方法。

（三）生存质量

生活质量评估遵循FACT调查表，机体生理状况、功能、情感、社会和精神生活等方面明显改善。

（四）血液学指标改善标准（HI）

以下标准需在无细胞毒性治疗情况下持续2个月。

（1）血红蛋白疗效标准（HI-E）

显效：治疗前血红蛋白低于110g/L，治疗后血红蛋白上升20g/L；治疗前有红细胞输注依赖性，治疗后脱离输血。

（2）有效：治疗前血红蛋白低于110g/L，治疗后血红蛋白上升10～20g/L；治疗前有红细胞输注依赖性，治疗后输血量减少50%。

2. 血小板疗效标准（HI-P）

（1）显效：治疗前血小板低于$100 \times 10^9/L$，治疗后至少上升$30 \times 10^9/L$；治疗前有血小板输注依赖性，治疗后血小板数稳定在安全水平，脱离血小板输注。

（2）有效：治疗前血小板低于$100 \times 10^9/L$，治疗后上升50%或净增长（10～30）$\times 10^9/L$。

3. 中性粒细胞疗效标准（HI-N）

（1）显效：治疗前中性粒细胞绝对值低于$1.5 \times 10^9/L$，治疗后增长100%或至少净增长$0.5 \times 10^9/L$。

（2）有效：治疗前中性粒细胞绝对值低于$1.5 \times 10^9/L$，治疗后增长100%，但净增长不足$0.5 \times 10^9/L$。

4. 血液学指标改善后复发或恶化标准　满足下列条件之一：①中性粒细胞或血小板从治疗后最高水平下降了50%以上；②血红蛋白至少降低20g/L；③有输血依赖性。

评价CR、PR和HI的各项指标应在治疗结束至少1周后连续记录2次。

九、预　　后

MDS是一组异质性较大的疾病，影响预后的因素主要分为四个方面：①异常造血克隆负荷，包括FAB分型、ALIP和体外培养生长方式；②造血细胞受影响的外显率和成熟障碍的严重程度，包括血细胞减少累积的细胞种类，病态造血累及的细胞种类、细胞减少和严重程度和$CD34^+$细胞的百分数；③遗传学异常，包括细胞遗传学核型改变模式、DNA倍体和原癌基因突变；④临床和病理学特征，包括原发或继发性、骨髓纤维化程度、ALIP和粒细胞瘤等。年龄对预后也有重要价值。

影响预后的因素众多，单一因素不准确预测白血病转化和生存情况，因此综合多因素的基础上建立了MDS评分系统，主要有Bournemouth、FAB、Spanish、Simplified 3-D、Dusseldorf、Lille、Lausanne-Bournemouth和IPSS。目前IPSS应用最为广泛。该系统是通过分析单纯支持治疗的800多例原发MDS得出的结果，因此更能反映MDS的自然病程，可以作为选择治疗方法的基准[103]（表10-21、22）。

表 10-21　国际预后评分系统（IPSS）

	0	0.5	1	1.5	2
骨髓原始细胞（%）	＜ 5	5 ～ 10	－	11 ～ 20	21 ～ 30
染色体核型	良好	中等	差		
血细胞减少	0/1 系	2/3 系			

注：染色体核型良好者包括正常核型、-Y、5q-、20q-；染色体核型差者包括复杂核型（3 种及以上异常核型）和 7-；其他核型为预后中等核型

表 10-22　IPSS 分组生存和转白危险度

	IPSS 危险度分组			
	低危	Int-1	Int-2	高危
评分	0	0.5 ～ 1	1.5 ～ 2	≥ 2.5
转白率（%）	19	30	33	45
中位转白时间（年）	9.4	3.3	1.1	0.2
中位生存时间（年）	5.7	3.5	1.2	0.4

（邵宗鸿　王化泉）

第六节　成人 T 细胞白血病

成人 T 细胞白血病（adult T cell leukemia，ATL）是在日本九州岛发现的。主要系由一种RNA病毒——人T细胞白血病病毒（human T-cell leukemia virus type-1，HTLV-1）引起的一种难治性淋巴细胞恶性疾病。该病毒见于日本九州岛，在日本70%的ATL患者来自该岛。HTLV-1经母乳传播感染者大约占患者总数的20%。1987年开始日本长崎县为了预防HTLV-1母乳感染，采用人工喂养，至2005年18年间共对1 500人进行了预防，均未发现HTLV-1感染，使ATL患者数减少了近70名[105]。中国主要在福建、广东沿海地区，至2005年共报道ATL患者26例。

一、临床表现

ATL患者平均年龄58岁，40岁以下仅占5%，较少见。男性多于女性。症状表现多种多样。白细胞计数一般为数万/μl以上，全部患者都有不同程度的淋巴结肿大，肝大占40%～50%，脾肿大占20%。ATL特殊表现主要为皮疹，占ATL全部病例的40%，部分患者皮肤可见小结节性肿瘤。30%～40%ATL患者初诊时出现高钙血症。还可有食欲不振、多饮、恶心、口渴等症状，部分急性发病者可有意识不清等神经系统表现。ATL细胞可浸润各脏器，如肝浸润可导致黄疸，中枢神经系统浸润可出现头痛、意识障碍，胃肠浸润可出现消化道症状。由于ATL患者免疫功能低下，机会感染较多，治疗过程中感染并发症较多。主要为真菌和细菌感染，约有10%的患者出现病毒感染，这主要是由于细胞免疫功能低下所致。机会性感染已成为ATL死亡的主要原因[106]。

二、诊　断

1. 分类及诊断标准　日本下山首先提出了ATL分类。他通过总结88例ATL患者，将ATL分为急性型、淋巴瘤型、慢性型、隐匿型四个类型。也有临床病理学家认为称ATL为成人T细胞白血病淋巴瘤（adult T cell leukemia lymphoma，ATLL）更为合适。WHO 2001年分类将ATL定为成人T细胞淋巴瘤/白血病（HTLV1$^+$）(表 10-23)。

2. 外周血形态学　ATL外周血主要表现为白细胞增多，主要系ATL细胞分泌细胞因子导致白细胞增殖所致。急性型和慢性型ATL的血细胞形态主要表现为多数淋巴细胞可见核分叶、切迹、核畸形等特征。ATL细胞表面抗原主要为CD2$^+$、CD3$^+$、CD4$^+$、CD5$^+$、CD8$^-$、CD25$^+$与HLA-DR$^+$，表现为T细胞特征。IL-2Rα：CD25出现异常，一般ATL细胞CD8$^-$，但极少一部分ATL患者CD8$^+$，

表 10-23 ATL 病型分类（日本分类 2001 年）

	急性型	淋巴瘤型	慢性型	隐匿型
抗 HTLV-1 抗体	+	+	+	+
淋巴细胞（× 10^3/μl）	未定	＜ 4	≥ 4a	＜ 4
异常淋巴细胞（%）	+	≤ 1%	+	≥ 5%
花瓣状 T 淋巴细胞	+	−	+	+
LDH	未定	未定	≤ 2N	≤ 1.5N
Ca（mg/dl）	未定	未定	＜ 11	＜ 11
淋巴结肿大	+	+	+	−
皮肤浸润	+	+	+	−
肝	+	+	+	−
脾	+	+	+	−
中枢神经	+	+	−	−
消化道	+	±	−	−

提示预后不良。

3. 骨髓形态学　骨髓中ATL细胞形态异常较外周血少。一般不以骨髓诊断为主。由于骨髓浸润可出现巨核细胞，血小板增少，部分患者红细胞系减少，出现贫血。

4. 病理诊断　一般急性、慢性ATL诊断主要依据血液形态学，但淋巴结型必须进行淋巴结病理检查。淋巴结病理表现与T细胞NHL组织免疫学有相似特征。一般可见 ATL 特征细胞。

5. 分子生物学诊断　ATL 是 HTLV-1 感染的 T 细胞克隆性增殖性恶性肿瘤，确诊必须检查HTLV-1基因。HTLV-1阳性仅见于ATL患者，其他淋巴系统恶性肿瘤均阴性。取材可来自血液、骨髓、瘤块、皮损等。

6. 血液生化学　ATL 患者抗 HTLV-1 抗体全部呈阳性。LDH水平对判断ATL的预后有重要意义。LDH增高者一般恶性程度较高。谷丙转氨酶及谷草转氨酶增高提示可能存在ATL细胞所致肝损害或肝浸润。45%ATL 初诊患者可存在高钙血症。部分患者 APL、BUN 增加。

三、治　　疗

（一）急性型 ATL 治疗

ATL是一种恶性程度及预后可有所不同的恶性疾病，一般急性 ATL 患者如存在血清 LDH 明显升高、BUN增加、ALB低、高白细胞计数及淋巴结肿大则应采用联合化疗。日本应用LSG15方案（表10-24）对58例急性型ATL进行治疗，CR率35.5%，PR率28.3%，CR+PR63.8%。2年总生存率 48%，3 年总生存率 31%。

表 10-24 LSG 15 疗法

A	长春新碱	1.0 mg/m^2 静点
	环磷酰胺	350 mg/m^2 静点
	多柔比星	40 mg/m^2 静点
	泼尼松	40 mg/m^2 静点
B	多柔比星	80 mg/m^2 静点
	霉莫司汀（ranimustine）	60 mg/m^2 静点
	泼尼松	40 mg/m^2 静点
C	长春酰胺	2.4 mg/m^2 静点
	VP-16	100 mg/（m^2·d）1 ～ 3
	卡铂	250 mg/m^2 静点
	泼尼松	40 mg/（m^2·d）1 ～ 8 口服

第 1 周应用 A 方案，第 2 周应用 B 方案，第 3 周用 C 方案，应用 G-CSF 预防白细胞减少，每 4 周重复，共进行 7 个疗程。

（二）慢性型 ATL 治疗

慢性型ATL治疗的选择比较复杂。通常在血清 LDH 水平和外周血 ATL 细胞计数急剧增加、淋巴结肿大及皮肤浸润广泛时考虑急性变可能，应进行治疗。一般采用LSG15方案按急性型ATL治疗。如联合化疗后LDH水平恢复正常，淋巴结肿大消失，则可采用维持治疗。一般慢性型ATL多采用VP-16少量维持治疗，VP-16 25～50mg连日口服。也有学者采用2-CDA 4 ～ 5mg/m^2每周1次静注，连用 4 周，一般应用 3 个疗程即可。日本鹿儿岛大学应用此方法对 16 例慢性型 ATL 进行了维持治疗，平均无病生存期8.6个月。最近日本应用 2-CDA 治疗慢性型 ATL，4 例中有 2 例获 CR。日本学者认为 2-CDA 应应用于慢性 ATL。

（三）皮肤限局性 ATL 治疗

在慢性型ATL中皮肤广泛浸润的皮肤型ATL可按皮肤 T 细胞淋巴瘤治疗(表 10-25)。

表 10-25 皮肤型 ATL 治疗方案

γ- 干扰素疗法
γ- 干扰素 200 万 ~ 400 万 IU
每周 3 ~ 5 次 静点，连用 4 周以上
PUVA 光敏疗法
补骨脂 20mg 内服 3 小时后紫外线照射（从 1/2 MPD 开始，6 ~ 7J/cm^2，0.5J/cm^2 增量
每周 3 回，以后每周 1 次或每月 1 次）

（四）淋巴瘤型 ATL 治疗

一般采用CHOP 2周方案，并用G-CSF支持治疗。有报道采用此种方法治疗 37 例淋巴瘤型 ATL 患者，CR 率 45.9%，PR 率 35.1%，CR+PR 为 81.1%，疗效较好。Yamada 应用 LSG15 疗法治疗了27例淋巴瘤型ATL，CR率66.7%，PR率29.6%，CR+PR为96.3%，疗效最佳。50%的患者生存期超过13个月。如有HLA配型相合供者，在 CR 后应进行造血干细胞移植。

（五）异基因造血干细胞移植治疗 ATL

由于化疗不能治愈 ATL，一般年轻的急性或淋巴瘤型ATL，应在化疗CR后进行异基因造血干细胞移植。日本移植中心对8例急性型ATL进行了异基因造血干细胞移植，移植后4例生存超过3年，PR 患者有 2 例获长期生存，1 例 3.7 个月复发。由于ATL患者多为老年人，2003年后日本对50 ~ 65岁的15例急性型ATL患者采用非清髓造血干细胞移植，其中9例无病生存超过4个月。异基因造血干细胞移植可能是治愈 ATL 的方法之一[110]。

（六）其他 ATL 治疗

近日应用 MST-16 和 CPT-11 对 ATL 进行了临床试验，发现对部分ATL患者有效。近年也采用了三氧化二砷加 γ- 干扰素联合治疗部分患者，也显示有效。最近应用IL-2Ra单克隆抗体治疗急性型 ATL 获得成功。应用酪氨酸激酶抑制剂 bortezomib 已经开始 I 期临床实验[111]。

（七）支持疗法

ATL由于细胞免疫功能低下，易发生感染，可为细菌、真菌、病毒感染，故在化疗时多应用复方新诺明合剂 2 ~ 3 片 / 天和伊曲康唑400mg，预防卡氏肺孢子菌和真菌感染。对于合并细菌感染者可行抗感染治疗，也应注意结核感染。

（八）高钙血症的治疗

高钙血症易出现于 ATL 病情恶化和进展期，如发现较晚则易导致肾衰竭而死亡。化疗前应给予水化、降钙素、别嘌呤醇、激素等治疗。

（马 军）

第七节 NK 细胞白血病

一、NK 细胞恶性肿瘤的国际分型

1. 前 NK 细胞来源的肿瘤 一般为恶性，主要有：①骨髓NK细胞型白血病（myeloid/NK-cell precursor acute leukemia）；②前NK细胞急性淋巴细胞白血病（precursor NK-cell acute lymphoblastic leukemia）；③原始型 NK 细胞淋巴瘤（blastic NK-cell lymphoblastic）[112]。

2. 成熟NK细胞来源的肿瘤 ①侵袭性NK细胞白血病 / 淋巴瘤（aggressive NK-cell leukemia/ lymphoma）；②鼻型NK细胞肿瘤（nasal-type NK-cell lymphoma），只有侵袭性 NK 细胞白血病、结外NK/T细胞淋巴瘤鼻型和NK细胞淋巴瘤三种类型。此三型还不能完全包括 NK 细胞肿瘤性疾病。2003 年日本学者 Oshimi 将 NK 细胞肿瘤进行了系统分型[113]。

二、NK 细胞白血病 / 淋巴瘤

WHO分型为侵袭性NK细胞白血病。我所共接诊过 2 例患者，检测 T 和 B 细胞标志物均未表达，NK 细胞表达阳性，提示为 NK 细胞白血病(NK-cell leukemia)。综述世界文献共报道 14 例，男性 8 例，女性 5 例，年龄 11 ~ 71 岁，平均 31 岁。初诊时有发热，肝、脾、淋巴结肿大，血小板减少，贫血，白细胞计数可增加也可减少。临床病程较快，对各种化疗均不敏感，10 例在 4 个月内死亡，4 例在 6 个月内死亡。

实验室检查可见外周血有大颗粒样淋巴细胞(large granular lymphocyte，LGL)，胞体较圆，胞浆较蓝，可见较多粗大嗜天青颗粒，核仁1~2个，胞体大约为12~15μm。骨髓也是同类LGL细胞，CD94抗原阳性。NK细胞白血病细胞膜表面免疫标志CD5、CD2、CD16及CD94阳性，而CD3、CD4、CD8及CD57为阴性。

检测EBV，14例中12例阳性，染色体检查未见异常。本病易出现弥散性血管内凝血(DIC)、巨噬细胞血症、肝损伤而致死亡。

治疗：采用CHOP方案及VAD、VILP等方案疗效不佳，近年主要采用氟达拉滨和L-门冬酰胺酶联合治疗，少部分患者可获CR，一旦CR后可行异基因造血干细胞移植。

全世界统计了72例NK细胞白血病患者，平均生存期为2个月。此型白血病预后较差[114]。

（马　军）

第八节　浆细胞白血病

浆细胞白血病（plasma cell leukemia，PCL）是由浆细胞恶性增生引起的恶性疾病，是一种罕见的白血病类型，于1904年首次被报道。一般认为本病是多发性骨髓瘤的一个变异型，以外周血出现大量原始幼稚浆细胞为特征。该病占多发性骨髓瘤（MM）的1%～2%。浆细胞白血病可分为2类：①原发性浆细胞白血病（PPCL），发生于无骨髓瘤病史的患者。起病时外周血浆细胞即高于20%，或外周血浆细胞绝对值≥2.0×10^9/L，且有形态学异常。临床表现与急性白血病相似。②继发性浆细胞白血病（SPCL），多数由多发性骨髓瘤发展而来，少数由巨球蛋白血症、淋巴瘤、慢性淋巴细胞白血病和淀粉样变性等转化而来。继发于骨髓瘤的SPCL临床病理与骨髓瘤基本相似，为骨髓瘤的一种终末期表现。

一、症状与体征

原发性浆细胞白血病起病类似急性白血病的临床表现，外周血浆细胞超过20%，骨髓中浆细胞明显增生，伴形态学异常。原发性浆细胞白血病发病年龄轻，文献报道中位年龄45~48岁（18~70岁），40岁以下的患者约占20%～35%。起病急，症状明显，确诊前平均病程2个月，很少超过半年。侵袭性强，常有发热、出血、贫血、骨痛、脏器（肝、脾、淋巴结及软组织）浸润、肾功能不全等症状，与急性白血病相似。原发性浆细胞白血病的肝、脾、淋巴结肿大较继发性浆细胞白血病和骨髓瘤多见；骨骼损害发生率较骨髓瘤低（文献报道原发性浆细胞白血病骨骼损害发生率为31.7%，而骨髓瘤则可达73.7%）。

继发性浆细胞白血病从多发性骨髓瘤发展而来，约2%～4%的骨髓瘤患者可进展为本病。当病程中外周血浆细胞大于20%时即可诊断浆细胞白血病继发于多发性骨髓瘤。

二、实验室检查

1. 血象　几乎100%的患者出现贫血，血红蛋白常低于90g/L，血小板计数低于100×10^9/L，白细胞常增多，多为（20～100）$\times10^9$/L，其中浆细胞比例为20%～100%。

2. 骨髓　骨髓增生多活跃或活跃以上，表现为弥漫性浆细胞浸润，以原浆和幼浆细胞为主。细胞化学：糖原染色、酸性磷酸酶染色阳性。

3. M蛋白　患者血清中常有单克隆的免疫球蛋白重链和轻链，50%以上的病例为IgG型，15%左右为IgA型，而IgD和IgE型罕见。80%的病例有本周蛋白尿。血清球蛋白常高达30～50g/L或更高，尿蛋白常大于2.5g/24h。

4. 免疫表型　免疫分型表现为晚期B细胞或浆细胞的特征，胞浆Ig、CD38、PCA-1强阳性，膜表面免疫球蛋白、HLA-DR、CDl9、CD20常呈阴性。CD56$^-$或弱表达是浆细胞白血病的一个特征。*bel*-2、*bcl*-x（L）及PRADl/cyclinDl高表达。可出现多种染色体改变，如1号染色体缺失、t（11；14）、14q$^+$等[115]。

5. 其他　约40%的患者有高钙血症，75%的患者尿素氮和肌酐升高。原发性浆细胞白血病患者通常肿瘤负荷较高，血小板减低、低二倍体浆细胞增多、血清LDH水平增高及髓外浸润等也较为常见。

三、诊　断

根据患者的临床特征和实验室特点，一般不

难诊断。诊断标准为：

1. 临床上呈现白血病的临床表现或多发性骨髓瘤的表现。

2. 外周血白细胞分类中浆细胞＞20%或绝对值≥ 2.0 × 10^9/L。

3. 骨髓象浆细胞明显增生，原始与幼稚浆细胞明显增多，伴形态异常。根据临床上有无多发性骨髓瘤病史，分为原发性与继发性两类。

四、鉴别诊断

本病主要需与以下疾病相鉴别。

（一）慢性淋巴细胞白血病

本病外周血白细胞＞10 × 10^9/L，淋巴细胞比例≥50%，形态以成熟淋巴细胞为主；骨髓增生明显活跃，淋巴细胞≥40%，以成熟淋巴细胞为主。免疫表型：B 细胞型：sIg 弱阳性，呈 κ 或 λ 单克隆轻链型；CD5$^+$、CD19$^+$、CD20$^+$；CD10$^-$、CD22$^-$。T 细胞型：CD2$^+$、CD3$^+$、CD8（或 CD4）$^+$、CD5$^-$。

（二）毛细胞白血病

本病多具有典型多毛细胞形态学特征：大小不一，直径约 10 ～ 15μm，胞浆中等量，瑞氏染色呈天蓝色，周边不规则，呈锯齿状或足突起，有时为细长毛发状。核椭圆，可有凹陷，偶见核仁。透视电镜下胞浆内可见核糖体－板层复合物(RLC)。细胞染色酸性磷酸酶（同工酶5）染色阳性，不被酒石酸抑制。免疫表型：sIg（M+/-，D，G 或A）阳性，B细胞相关抗原（CD19、CD20、CD22）阳性，CD11c 强阳性，CD25 强阳性，CD103$^+$。CD5$^-$，CD10$^-$。骨髓呈弥漫性、间质性浸润，核小、间隙大，网状纤维增多，CD103$^+$。

而浆细胞白血病中外周血及骨髓以浆细胞增多为主，而继发性浆细胞白血病患者有多发性骨髓瘤病史。免疫分型表现为晚期 B 细胞或浆细胞的特征，胞浆 cIg、CD38、PCA-1 强阳性，sIg、HLA-DR、CDl9、CD20 常阴性，CD56$^+$或弱表达[116]。根据病史、血象、骨髓象及免疫表型不难鉴别。

五、治疗与预后

总的来讲，浆细胞白血病是一种预后极差的侵袭性疾病，目前治疗效果多不满意。治疗上多采用骨髓瘤的治疗方案，如 VAD 方案、MP 方案等，但疗效差，中位生存期仅为 2 ～ 6 个月，与继发性浆细胞白血病而言，原发性浆细胞白血病的治疗效果及生存期相对较好。目前，对于本病尚无公认的标准治疗方法，但一般认为强化综合化学疗法比常规美法仑加泼尼松治疗要更为有效。沙利度胺在浆细胞白血病中的有效性尚未得到大范围的评估。近来，有报道称在难治性骨髓瘤中采用沙利度胺治疗可取得一定疗效。国外有学者采用沙利度胺/地塞米松治疗1例原发性浆细胞白血病，患者快速对治疗产生应答，并达到部分缓解[117]。此外，当浆细胞白血病患者细胞毒性药物化疗诱导缓解后，采用 INF-α 维持治疗可取得一定疗效，其维持治疗的疗效取决于诱导缓解的程度[118]。但对化疗无反应的患者不推荐使用 INF-α 维持治疗。

原发性浆细胞白血病患者可能对传统的骨髓瘤治疗包括单一烷化剂的反应较好，一般治疗的有效率为 37% ～ 47%，中位生存期 7 ～ 12 个月。文献报道单一烷化剂治疗的总有效率为 50%，但反应很短暂，完全缓解少见。联合化疗的疗效较单一治疗好，但从治疗到疾病进展或死亡的中位时间没有明显改善；亦有使用大剂量美法仑和自体骨髓移植治疗者，持续缓解可达30个月。还有使用 MP 治疗获得长期生存的报道。近来有学者认为化疗强度是患者获得长期生存的一个重要相关因素。为了进一步加大化疗剂量，国外曾对3例原发性浆细胞白血病患者采用大剂量美法仑治疗后给予自体外周血干细胞移植，结果中位生存期达20个月。由于原发性浆细胞白血病患者年龄较轻，因此，在全身化疗的基础上，应及早考虑行移植治疗以提高缓解率及生存率。总的来说，原发性浆细胞白血病预后不良，中位生存期不超过 1 年。

继发性浆细胞白血病患者由于继发于多发性骨髓瘤晚期，因此通常已接受过长期化疗，病人一般状态较差，骨髓功能降低，对强化疗耐受性差。此类患者对包括移植在内的各种治疗反应较差，预后更差，积极治疗后中位生存时间仍仅为 5 个月左右。

（朱　蓉　侯　健）

第九节　慢性淋巴细胞白血病

慢性淋巴细胞白血病（CLL）是一种恶性淋巴细胞增殖性疾病，以小淋巴细胞在血液、骨髓和淋巴组织中不断聚集为主要表现。大多数CLL为$CD5^+$的B细胞型，少数为T细胞型。

一、流行病学

CLL在西方国家是最常见的白血病，在美国发病率1977年为3.3/10万人，1990年2.3/10万人。近年发病率下降与对CLL和其相关疾病的认识提高，分类进一步完善有关。在西方国家，CLL约占全部成人白血病的30%，男女比例为1.3～2.0：1，犹太人中CLL发病率较高[120-122]。CLL在亚洲人较少见。我国对CLL无确切的发病率统计，但占全部成人白血病的比例仅为3%，与日本相似，明显低于西方国家。估计发病率为西方人的1/10，约为0.3/10万人，男女比例为1.3～2.0：1。西方人发病年龄高峰在60～80岁，而在中国，发病年龄高峰在40～60岁，较西方人年轻[123]。细胞遗传学研究表明，不同人种中CLL发病率的不同与其具有不同的细胞生物学特性有关。

二、病因及发病机制

CLL的确切发病机制不明，环境因素与CLL发病无明显相关。已报告与其他类型白血病发病有密切相关的因素如电离辐射、化学致癌物、杀虫剂等均与CLL发病无关。病毒感染如HCV（C型肝炎病毒）、EB病毒亦与CLL发病无关。虽然CLL患者中男性明显多于女性，但未发现性激素与CLL发病之间相关。目前研究集中在CLL发病与遗传因素、染色体、细胞癌基因和抗癌基因改变的关系。

（一）遗传因素

CLL发病率在白种人和黑种人中高，亚洲黄种人低，其发病率并不因人种的迁居而变化，提示不同种族的某些遗传因素与CLL发病相关。此外，相继有报告在同一个家庭中多人发生B细胞型CLL，CLL患者中第一代子女患CLL或其他恶性淋巴增殖性疾病的危险性为普通人的3倍，且多在年轻时发病，也提示遗传因素在家族性CLL发病中有重要作用，但HLA单一表型与CLL间无明显相关。目前尚未发现与CLL发病有的遗传因子，即使同卵双生子CLL患者，至今未发现有共同的基因异常表现。

（二）染色体

CLL细胞遗传学的研究较困难。因其淋巴细胞不易受有丝分裂原刺激而增殖，不易得到分裂象细胞。近年来，通过改进刺激CLL细胞分裂技术，应用染色体α显带和原位杂交法（FISH）提高了CLL染色体研究的成功率。约50%CLL患者发现有克隆染色体异常，而其余正常核型患者可能是正常T细胞核型而未检测到CLL的B细胞异常核型[122-124]。

1. 13号染色体异常　近50%CLL患者有13号染色体长臂缺失。缺失部位多在13q12.3和13q14.3。13q12.3部位缺失，其缺失部位有乳腺癌易感基因（BRCA2）。在13q14.3部位缺失，缺失部位可影响到抑癌基因RB-1（视网膜母细胞基因）、DBM（与阻止淋巴细胞恶变有关）、LEV1、LEV2和LEV5（与CLL发病有关）。

2. 12号染色体异常　3体12号染色体异常在CLL初期很少检测到，多在CLL临床病情进展或转为淋巴瘤（Richter综合征）时发现，伴有3体12号染色体的CLL细胞多有复杂型改变及不典型或幼淋细胞形态。提示三体12染色体异常与CLL病情恶化有关。三体12染色体作用机制可能是通过对位于12q13和12q22之间的某些基因如*mdm*基因的影响而体现。

3. 11号染色体异常　近10%～20%CLL患者有11号染色体移位或缺失，伴有11号染色体异常者临床发病年龄较轻（＜55岁），病程常表现为侵袭性。11号染色体异常可累及11q13，目前已认识到此部位包括肿瘤抑制基因－MEN-1（多发性内分泌肿瘤综合征I型）。最常见的11号染色体缺失在11q14-24之间，特别在11q22.3-q23.1之间，在此部位中可能有肿瘤抑制基因RDX（多发性神经纤维瘤II型肿瘤抑制基因同类物）和ATM（遗传性共济失调－毛细胞血管扩张症突变基因），这两种基因的功能与激活肿瘤抑制基因p53有关。p53基因具有调节细胞周期和维持基因稳定作用，其表达产物可使异常细胞进入细胞周期时被阻滞在S1期，便于异常细胞有更多的时间进行DNA修复，如细胞不能自行修复受损的DNA，则会自行凋亡。

4. 6号染色体异常　包括6号染色体短臂及长臂异常。6号染色体短臂异常目前尚未发现相应的特定基因功能改变。6q21-q24异常患者临床常表现为幼淋细胞增多和侵袭性病程。此外，TNF-α和LY-α基因均位于6号染色体长臂，此2种因子与促进CLL细胞增殖、抑制正常淋巴细胞和骨髓细胞增殖有关。

5. 14号染色体异常　常表现为易位。在CLL患者中少见，在淋巴瘤患者中多见t(11；14)(q13；q32)易位，在CLL中罕见。14q32含有免疫球蛋白2重链同型开关基因，而11q13有细胞周期素D1基因（cyclic D1）t（11；14），常见于外套型非霍奇金淋巴瘤。t（14；18）CLL患者罕见，常见于低度恶性滤泡型淋巴瘤。

（三）特殊基因改变

1. p53基因　p53基因为一种重要的肿瘤抑制基因，位于17p13.1部位，编码53 000核酸磷酸蛋白。其突变或缺陷可能为近半数肿瘤患者的致病原因。17号染色体短臂缺失仅见于10%～15%的CLL患者。此外还有10%～15%CLL患者有p53基因突变，伴有p53基因突变患者多为进展型，具有白血病细胞高增殖率，生存期短，对一线治疗药物抵抗的临床特点，见于半数Richter综合征和B细胞幼淋细胞白血病。提示p53基因突变可能是某些CLL患者病程中获得性改变。

2. 多剂耐药基因（MDR）约40%CLL患者MDR-1基因表达增高。MDR-1位于7q21.1，编码170 000跨膜部糖蛋白。在CLL患者B细胞中MDR-1表达增加而在正常B细胞中表达不增加，此外由于治疗或其他因素也可诱导MDR-1基因表达增加。MDR基因异常表达更多是促进CLL患者病程进展原因而不是CLL原发病因。

3. *bcl*-2　*bcl*-2基因位于染色体18q21，大多数CLL患者由于*bcl*-2基因重排而表达增加。约有5%左右CLL患者*bcl*-2基因重排是位于2号和8号染色体上的κ或λ轻链基因与位于18号染色体*bcl*基因移位。除基因重排外，CLL白血病细胞*bcl*-2表达增加与其基因位点的低甲基化有关。其他2种*bcl*-2家族基因也参与抑制CLL细胞高表达，*bcl*-XL可增加*bcl*-2的抑制凋亡作用。另一种为*bcl*-XS，其表达产物为*bcl*-2的拮抗物，但在CLL细胞中低表达。*bcl*-2与这种基因共同作用使CLL细胞抗凋亡能力明显增加。可能还有一些尚未了解的基因亦参与作用，使CLL细胞抵抗凋亡。

（四）细胞因子

CLL细胞自身及在其他免疫活性细胞参与下，具有分泌多种细胞因子的能力。如CD4 T细胞表面受体与配基，可与CLL细胞表面相应受体如CD5/CD71、CD27/CD70和CD40/CD154结合，分泌细胞因子，如TNF-α、TGF-β（转移生长因子β）、IL-7（白介素-7）、IL-5、IL-2等。这些因子具有直接或间接刺激CLL白血病细胞增殖或防止CLL细胞凋亡的作用，亦有抑制正常淋巴细胞和骨髓造血有关细胞增殖的作用。同时CLL细胞可与骨髓基质细胞表面整合素β1（CD29）、β2（CD18）结合，起到延长细胞寿命的作用。因而细胞因子与CLL患者发病和疾病进展均相关。

三、临床表现

在欧美白种人，90%CLL患者诊断时年龄>50岁，大多数>60岁。男女比例为2∶1[124]。在中国CLL患者发病较年轻。据北京协和医院1986年统计平均年龄为42岁[123]。

（一）一般症状

约1/4患者无症状，因检查血常规而偶然发现。疲乏、体能下降和虚弱为常见症状。多在患者发生贫血或淋巴结、肝脾肿大前发生。其他少见症状包括CLL细胞鼻黏膜浸润所致慢性鼻炎，感觉运动神经的多发性神经病变，对蚊虫叮咬过敏等。在疾病进展期，患者可有体重减轻、反复感染、出血或严重贫血症状。此外，由于CLL患者多为老年人，可合并肺、心脏和脑血管疾病的表现。

（二）淋巴结肿大

80%的CLL患者诊断时有无痛性淋巴结肿大。最常见的部位为颈部、锁骨上及腋窝淋巴结区。典型CLL淋巴结肿大无压痛，但在合并感染时可有触痛。高度淋巴结肿大可引起局部压迫症状和影响器官功能，如口咽部淋巴结肿大可引起上呼吸道梗阻，腹腔淋巴结肿大可引起尿道梗阻和肾盂积水，压迫胆道引起梗阻性黄疸。但CLL患者纵隔淋巴结肿大很少引起上腔静脉综合征。如出现此综合征，高度怀疑合并肺部肿瘤。

（三）肝脾大

约半数CLL患者诊断时有轻度或中度肝脾大，常伴有饱满感和腹胀。病程中部分患者脾大可超过脐水平，甚至延伸至盆腔，少数脾大者可伴有脾功能亢进，造成贫血和血小板减少。部分CLL患者可有肝大。肝大者肝功能异常多为轻度，多不伴黄疸。但如腹腔淋巴结肿大压迫胆道可产生梗阻性黄疸。

（四）结外累及

CLL患者在尸检时发现常有脏器浸润表现，但引起器官功能异常者少见。如一半以上患者尸检发现肾间质有白血病细胞浸润，但罕见肾衰竭者。在某些器官和组织伴有白血病细胞浸润时可产生症状，如在眼球后、咽部、表皮、前列腺、性腺及淋巴组织，白血病细胞浸润可引起突眼、上呼吸道阻塞、头皮结节、尿道梗阻等相应症状。肺间质浸润者肺X线片显示结节或粟粒样改变，可致肺功能障碍。胸膜浸润可产生血性或乳糜样胸腔积液。白血病细胞浸润可致消化道黏膜增厚，产生溃疡、出血、吸收不良。CLL中枢神经系统浸润少见，可产生头痛、脑膜炎、颅神经麻痹、反应迟钝、昏迷等症状。

（五）少见临床表现

1. 转化为侵袭性淋巴瘤/白血病　10%～15%患者转化为侵袭性淋巴瘤/白血病。最常转化为Richter综合征，表现为进行性肝、脾、淋巴结肿大，发热，腹痛，体重减轻，进行性贫血，血小板减少和外周血淋巴细胞迅速升高。淋巴结活检为大B细胞或免疫母细胞淋巴瘤。通过免疫表型、细胞遗传学、免疫球蛋白重链基因重排、DNA序列分析等研究证明，1/2 Richter综合征患者大淋巴细胞来源于CLL的同一克隆。Richter综合征患者对全身化疗反应很差，平均生存期4～5个月。CLL还可转为幼淋巴细胞白血病，急性淋巴细胞白血病，浆细胞白血病，多发性骨髓瘤，霍奇金淋巴瘤等。

2. 自身免疫性疾病　约20%的CLL患者可合并Coombs试验阳性的自身免疫性溶血性贫血，其中一半患者有明显临床表现。2%CLL患者合并免疫性血小板减少。CLL临床病情严重程度与是否合并免疫性贫血和血小板减少无关。合并自身免疫性溶血和血小板减少患者一般对肾上腺皮质激素反应良好。对肾上腺皮质激素无效者可试用大剂量静脉注射丙种球蛋白、脾切除或脾区照射。

3. 纯红细胞再生障碍性贫血　有报道CLL合并纯红细胞再障患者高达6%，临床表现为严重贫血，骨髓幼红细胞和外周血网织红细胞减低，但不伴有粒细胞和血小板减少。肾上腺皮质激素可有短暂疗效。大多数患者对化疗有效，可升高血红蛋白数值，同时伴CLL病情减轻。环孢素A单用或并用肾上腺皮质激素对合并纯红细胞再障的CLL患者有效，但常仅为血红蛋白升高，CLL病情无改善。

4. 继发恶性肿瘤　CLL患者可因自身免疫缺陷或化疗导致继发性恶性肿瘤。最常见为肺癌和恶性黑色素瘤，其他肿瘤有霍奇金淋巴瘤、急性髓细胞白血病、慢性髓细胞白血病、多发性骨髓瘤等。

四、实验室检查

（一）血象

1. 红细胞　CLL病程晚期可出现贫血，最常见原因为白血病细胞浸润骨髓，抑制正常造血功能。在欧美国家约20%患者合并自身免疫性溶血性贫血，在中国罕见。其他原因为脾机能亢进。大多为正细胞、正色素性贫血。

2. 淋巴细胞　CLL的外周血淋巴细胞绝对计数$>5\times10^9$/L，典型患者多在（10～200）$\times10^9$/L，最高可超过500×10^9/L。淋巴细胞外形与成熟小淋巴细胞相同，胞浆少，胞核染色质呈凝块状。细胞在涂片过程中易破碎，产生典型污状细胞。

3. 粒细胞　粒细胞比例下降，常低于40%，尤以晚期明显，但早期粒细胞绝对值正常或增加。

4. 血小板　由于白血病细胞骨髓浸润、脾功能亢进，血小板减少，少数为免疫性血小板减少。

（二）骨髓象

骨髓检查对于CLL诊断不是必须的，仅在有以下指征时需做骨髓涂片和活组织检查：①当淋巴细胞增多在边界数值，临床诊断有疑问时；②需鉴别血小板减少的原因（免疫性或严重骨髓浸润所致）；③不能解释的Coombs试验阳性。

1. 骨髓涂片　增生活跃或极度活跃，淋巴细胞明显增多，比例$>40\%$的有核细胞数。淋巴细胞形态同血象，大多为成熟小淋巴细胞，也可有少量幼稚淋巴细胞，在病程晚期尤多见。

2. 骨髓活检　淋巴细胞呈不同形式的浸润，

其浸润类型与CLL患者预后直接相关。分别有以下几种。

（1）骨髓间质浸润：淋巴细胞浸润呈带状，约1/3患者呈上述表现，常为早期，预后较好；

（2）结节状或结节状与间质混合浸润：10%CLL患者呈结节状，25%患者呈结节状与间质浸润混合型，这两种形式预后亦较好；

（3）弥漫浸润：25%患者淋巴细胞呈弥漫浸润，骨髓造血细胞明显减少。此型患者临床上呈进展型或侵袭性，预后较差。

（三）淋巴结

淋巴活检显示淋巴结内呈与外周血相同的小淋巴细胞弥漫性浸润。组织学上与小淋巴细胞淋巴瘤表现相同。因而淋巴结活检对CLL患者无诊断作用。但当淋巴结肿大原因不明，尤其是怀疑CLL转为Richter综合征淋巴瘤时，应做淋巴结活检，此时浸润的淋巴细胞为大B淋巴细胞或免疫母细胞。

（四）免疫表型

用单克隆抗体和流式细胞仪可以测定CLL患者白血病细胞表面的B或T细胞分化抗原、表面免疫球蛋白、κ或λ轻链，不但可以鉴别CLL是T或B细胞型，也可以与其他易与CLL混淆的B细胞来源的白血病相鉴别。①B细胞CLL的淋巴细胞免疫表型具备以下几个重要特点：细胞膜表面Ig呈微弱表达，多为IgM或IgM和IgD型，呈单一轻链型；②表达B细胞相关抗原CD19、CD20（弱）、CD21、CD23、CD24；③表达CD5；④不表达或微弱表达cyclinD1、CD10、FMC7、CD22、CD79b。$CD5^-$型CLL细胞来源可能与CD5＋型不同，一般细胞免疫表型CD22呈阳性，细胞表面IgM高水平表达，CD23弱阳性，并表达髓系标志物CD11b和CD13。$CD5^-$ CLL骨髓呈弥漫型浸润，临床预后差。B-CLL与其他B细胞来源的白血病和淋巴瘤免疫表型特点见表10-26、27。

T-细胞CLL细胞表面免疫表型为绵羊RBC玫瑰花结试验阳性，CD2、CD3、CD7、CD8/CD4阳性，TαT和CD1α阴性。在欧美白种人T-细胞CLL仅占1%，亚洲人中T-CLL占10%～15%。电子显微镜观察这些T细胞均有核仁，其14号及8号染色体异常，CD7表达强阳性。临床常累及皮肤，病程进展性，类似T细胞幼淋白血病。目前认为T-CLL是小细胞型T细胞幼淋白血病的变型。既往诊断的T-CLL大多可划分至T细胞幼淋细胞白血病或大颗粒淋巴细胞白血病。

（五）免疫功能异常

CLL细胞表面免疫球蛋白表达水平低，在未接受刺激条件下，仅分泌单一型轻链，其细胞介导的抗体依赖型细胞毒作用亦降低。CLL细胞对

表10-26 B细胞来源慢性淋巴细胞白血病/淋巴瘤的免疫表型

疾病	sIg	CD5	CD10	CD11c	CD19	CD20	CD22	CD23	CD25	CD103
慢性淋巴细胞白血病	+/−	++	−	−/+	+	+/−	−/+	++	−/+	−
幼淋细胞白血病	++	+	−	−/+	+	+/−	+	+/−	−	−
毛细胞白血病	+/−	−/+	−	++	+	+	++	−/+	+	++
外套细胞淋巴瘤	+	++	−	−	+	+	+	−/+	−	−
脾边缘型淋巴瘤	+	−/+	−/+	+	+	+	+/−	−/+	−	−
淋巴浆细胞样淋巴瘤	+/−	−/+	−	−	+	+/−	+/−	−/+	+/−	−
滤泡中心型淋巴瘤	+	−	+	−	+	++	+	−/+	−	−

表10-27 慢性淋巴细胞白血病免疫分型诊断积分表

标志物	CLL	积分	其他B细胞白血病	评分
slg	弱	1	强	0
CD5	阳	1	阴	0
CD23	阳	1	阴	0
CD79b/CD22	弱	1	阳性	0
FMC7	阴	1	阴性	0
	CLL积分	4～5	一般积分	0～2

B细胞有丝分裂原如脂多糖、EB病毒反应低下。近年研究证明，表达髓系抗原CD11b的CLL细胞接受抗μ抗体刺激的抗原受体信号传递有障碍，原因与酪氨酸磷酸化和细胞内钙离子流出下降有关，反映CLL B细胞免疫功能低下，因而CLL患者常合并低γ或无γ球蛋白血症，特别在生存期长和进展期患者。IgM和IgA减低程度比IgG减低明显，导致原发和继发抗体反应严重受损。CLL的T细胞绝对计数增高，未治疗B-CLL常有CD4/CD8比例倒置，辅助T细胞功能下降，同时自然及抗体介导的细胞杀伤力下降。T细胞功能低下可能与CLLB细胞分泌抑制T细胞功能因子及T细胞受体基因重排有关。

五、诊断及鉴别诊断

（一）国内诊断标准

综合近20年国内报告并参考国外文献，慢性淋巴细胞白血病（chronic lymphocytic leukemia，CLL）的诊断标准如下。

1. 诊断条件

（1）临床表现

1）可有疲乏、体力下降、消瘦、低热、贫血或出血表现。

2）淋巴结（包括头颈部、腋窝、腹股沟）、肝、脾肿大。

3）少数人可有结外侵犯，如皮肤、乳腺、眼附属器官。

（2）实验室检查

1）外周血：WBC > 10×10^9/L，淋巴细胞比例≥50%，绝对值≥5×10^9/L，形态以成熟淋巴细胞为主，可见幼稚淋巴细胞或不典型淋巴细胞。

2）骨髓象：增生明显活跃及以上，成熟淋巴细胞≥ 40%，活检淋巴细胞浸润情况可分3种类型：结节型、间质型、弥漫型。

3）免疫分型

B-CLL：sIgM或IgM和IgD呈弱阳性，呈κ或λ单克隆轻链型；CD5、CD19、CD79a、CD23、CD43阳性，CD20、CD22、CD11c弱阳性；CD10，Cyclim D1阴性；

T-CLL：CD2、3、7阳性，TdT和CD1a阴性，膜CD3表达弱阳性；60%$CD4^+/CD8^-$，25%$CD4^+/CD8^+$，15%$CD4^-/CD8^+$。

4）遗传学

B-CLL：根据CLL免疫球蛋白重链可变区出现突变与否分为两种类型，40% ~ 50%无体细胞重链可变区基因突变，50% ~ 60%有体细胞重链可变区非随机突变。染色体和基因：CLL有下列染色体畸变：13q14，11q22-23，6q21，17p13缺失，三体12。p53基因突变见于15%CLL，多为晚期或临床进展患者。

T-CLL：TCR γ和β链呈克隆性重排。染色体大多有14q11-32间断裂倒位。t（11；14）（q11；q32）；idic（8p11），t（8：8）（P11-12：q12）、三体8，12P13缺失，少数人XAt（X：14）（q28：q11）、TCL1、TCL1b、ATM基因突变。

患者具备实验室检查第1项+第2项或第3项中一项即可确定为CLL。遗传学改变作为重要参考条件。

2. 形态学分型

（1）根据幼淋巴细胞及不典型淋巴细胞在淋巴细胞中所占的不同比例可将B细胞型慢性淋巴细胞白血病（B-CLL）分为3种亚型。

1）典型CLL：90%以上为类似成熟的小淋巴细胞；

2）CLL伴随幼淋巴细胞增多（CLL/PL）：幼稚淋巴细胞≥ 10%，但< 54%；

3）混合细胞型：有不同比例的不典型淋巴细胞，但幼淋细胞<10%，细胞体积大，核/浆比例减低，胞浆呈不同程度嗜碱性染色，有或无嗜天青颗粒。

（2）T-CLL细胞形态：分为以下4种。

1）大淋巴细胞型：多见，细胞体积较大，胞浆为淡蓝色，内有细或粗的嗜天青颗粒，胞核为圆形或卵圆形，常偏向一侧，染色质聚集成块，核仁罕见；

2）幼稚T细胞型：胞浆嗜碱性增强，无颗粒，核仁明显；

3）呈脑回样细胞核的小或大淋巴细胞；

4）细胞形态多样，胞核多有分叶。

（3）临床分期

1）I期：淋巴细胞增多，可伴有淋巴结肿大。

2）II期：I期+肝大或脾大或血小板减少（< 100×10^9/L）。

3）III期：I期或II期+贫血（Hb < 110g/L）。

（二）国外诊断及分期标准

1. 诊断标准　1988 年美国 NCI CLL 协作组（NCI）及 1989 年 CLL 国际工作会议（IWCLL）及 WHO 采用的标准[125]。

（1）外周血淋巴细胞绝对值增加＞ 5 × 10^9/L，经反复检查，至少持续 4 周以上（NCI），或＞ 10 × 10^9/L，持续存在（IWCLL，WHO）。

（2）以成熟的小淋巴细胞为主，形态分型①典型CLL：非典型淋巴细胞≤10%；②CLL/PL：外周血幼淋细胞占 11% ～ 54%；③不典型 CLL：外周血中有不同比例的非典型淋巴细胞，但幼淋细胞＜ 10%。

（3）B-CLL 免疫分型：$sMIg^{+/-}$，呈 κ 或 λ 单克隆轻链型；$CD5^+$、$CD19^+$、$CD20^+$、$CD23^+$、FCM7+/-、$CD22^{+/-}$。

（4）骨髓：至少进行1次骨髓穿刺和活检，涂片显示增生活跃或明显活跃，淋巴细胞＞ 30%；活检呈弥漫或非弥漫浸润。

2. 临床分期　国外普遍采用Binet和Rai的分期标准。

（1）Binet 分期标准

A 期：Hb ＞ 100g/L；血小板＞ 100 × 10^9/L；头颈部、腋窝、腹股沟淋巴结（单侧或双侧）、肝、脾共 5 个区域累及 3 个以下。

B 期：Hb ＞ 100g/L；血小板＞ 100 × 10^9/L；淋巴结和肝、脾累及区域≥ 3 个。

C 期：出现贫血（Hb ＜ 100g/L）或（和）血小板减少（PLT ＜ 100 × 10^9/L）。

（2）Rai 分期标准：表 10-28。

表 10-28　Rai 分期标准

0 期：仅表现淋巴细胞增多	低危
Ⅰ期：淋巴细胞增多＋淋巴结肿大	中危
Ⅱ期：淋巴细胞增多伴肝或（和）脾肿大	中危
Ⅲ期：淋巴细胞增多伴贫血（Hb ＜ 110g/L）	高危
Ⅳ期：淋巴细胞增多伴血小板减少（PLT ＜ 100 × 10^9/L）	高危

（三）鉴别诊断

1. 成人良性淋巴细胞增多症　见于以下几种原因。

（1）病毒感染，特别是肝炎病毒、巨细胞病毒、EB 病毒感染，传染性单核细胞增多症。临床上常表现为淋巴结、肝脾轻度肿大，通过相应的病毒学检查，可资鉴别；

（2）细菌感染：布氏杆菌病、伤寒、副伤寒和其他慢性感染，均有相应感染病原学诊断和临床表现，可鉴别；

（3）自身免疫性疾病、药物和其他过敏反应；

（4）甲状腺功能亢进和肾上腺皮质功能不全；

（5）脾切除术后：其与CLL主要鉴别为良性淋巴细胞增多为多克隆表现，控制病因后淋巴细胞数目可逐渐恢复正常。

2. 幼淋巴细胞白血病　临床表现脾明显肿大，幼淋巴细胞胞体较CLL细胞大，胞浆呈淡蓝色，有一明显核仁。电镜下细胞表面绒毛较CLL细胞表面多，细胞表面免疫球蛋白表达水平高。其他特点见表 10-29、30。

3. 毛细胞白血病　大多为 B 细胞来源，T 细胞来源者极罕见，与 CLL 为两种不同疾病。临床上脾中、高度肿大伴血中出现典型的毛细胞，含有酸性磷酸酶同工酶 5，呈现耐酒石酸酸性磷酸酶染色阳性特点。具体鉴别见表 10-26、27[125, 126]。

4. 小淋巴细胞淋巴瘤　与CLL在临床和生物学表现最接近，预后及治疗亦相似。因而最新如Real和WHO临床分型标准均把二者划为一类。淋巴结病理检查无法区分二者，但小淋巴细胞淋巴瘤开始不一定浸润骨髓，骨髓淋巴细胞比例＜40%，即使有骨髓浸润也以结节状浸润为主，而CLL 多为弥漫型。

5. 非霍奇金淋巴瘤白血病期　非霍奇金淋巴瘤转为淋巴瘤白血病时，其细胞胞体均大，核有折叠，细胞表面有高表达免疫球蛋白，CD5 为阴性，以上这些特点均易与CLL相区分。详见有关章节。

6. 皮肤T细胞淋巴瘤　常伴有广泛皮肤浸润，其细胞核为脑回状，为来源于辅助T细胞（CD4）的非霍奇金淋巴瘤。详见有关章节。

7. 大颗粒淋巴细胞白血病（LGL）　通常淋巴细胞较CLL细胞大，有丰富的边界清楚的半透明胞浆，内有大小不等的嗜天青颗粒，卵圆形或不规则胞核。来源于NK/T细胞，来源于T抑制细胞（$CD8^+$）者免疫表型为$CD3^+$，$CD4^-$，$CD8^+$，$CD16^+$，$CD56^-$，$CD57^{+/-}$，有TCR基因重排；来源于NK细胞者，$CD3^-$，$CD4^-$，$CD8^-$，$CD16^+$，$CD56^{+/-}$，$CD57^{+/-}$，无克隆性基因异常。T细胞LGL临床病情呈惰性、慢性病程，常伴全血细胞减少和脾大。NK 细胞 LGL 部分患者可呈急性爆发性起病，部分则呈慢性病程。

六、Binet 与 Rai 分期系统与预后

为了正确判断CLL患者确诊时的预后及治疗指征，综合CLL患者外周血常规、淋巴结及肝脾肿大程度，Binet 和 Rai 提出了 2 个临床分期标准并证明其与预后有关，被国际上广泛应用。

（一）Binet 分期系统与预后

Binet 分期系统与预后见表 10-29。

表 10-29　CLL 的 Binet 和 Rai 分期与预后

	分期	预后生存期（月）
Binet	A	＞ 84
	B	＜ 60
	C	＜ 24
Rai	0	＞ 150
	Ⅰ	101
	Ⅱ	＞ 71
	Ⅲ	19
	Ⅳ	19

以上为欧美CLL分期标准，据北京协和医院59例CLL分析，以贫血者预后最差，反映中国人CLL 的一个特点，但尚待今后进一步证实[123]。

（二）其他有关的预后因素

1. CLL 白血病细胞倍增时间　CLL 白血病细胞通常有丝分裂指数低，表达细胞周期素依赖激酶 p27 水平低，倍增时间长，但有些 CLL 患者其白血病细胞表达 p27 水平高，通常淋巴细胞倍增时间短。淋巴细胞绝对计数倍增时间≤1年者，平均生存期为 5 年，而倍增时间＞ 1 年者，平均生存期＞ 12 年。

2. 骨髓组织学　据骨髓活检组织学检查呈弥漫性CLL细胞浸润者预后较结节型或间质型浸润者坏。

3. 白血病细胞表型　CLL 患者其白血病细胞表面表达 CD38 和表面免疫球蛋白为单一 IgM 型者预后差。还有研究报告CLL细胞表面低表达和无表达 CD_{11a} 和 CD_{18} 者预后差。

4. 核型改变　正常核型CLL患者预后好，而复杂核型改变者较单一核型改变者预后差。

5. 血浆因子　肾功能正常及未用细胞因子治疗时，如血浆β_2微球蛋白、胸腺嘧啶激酶、可溶性CD_{23}、CD_{27}，可溶性血管细胞黏附因子-1，LDH（乳酸脱氢酶）升高者，预后差。

6. 端粒酶活性　染色体端粒部在反复细胞分裂过程中缩短，伴随细胞衰老。端粒酶活性与端粒长短呈负相关。CLL 患者白血病细胞染色体端粒长于6.0Kb及端粒活性低者较端粒短于6.0Kb及端粒酶活性高者平均生存期明显延长。

七、治　疗

（一）治疗原则

CLL 呈惰性病程，目前资料表明不能用药物治愈，即使早期治疗也不能明显延长患者生存期。因而只有以下表现时才有治疗指征：①贫血和（或）血小板减少；②有明显症状；③脾明显肿大或伴脾疼痛；④淋巴结明显肿大或伴压迫症状；⑤淋巴细胞倍增时间小于 6 个月；⑥转为幼淋巴细胞白血病或Richter综合征。初诊时临床分期为早期 CLL 患者可不治疗，临床观察 2 ～ 6 个月。观察期间至少每月查 1 次血常规，观察患者淋巴细胞绝对计数，血红蛋白，血小板。CLL 治疗疗程常依患者具体病情而定，一般为间断治疗。当患者的治疗指征稳定、消失或减轻，如患者已达到完全缓解或继续治疗后不能进一步提高疗效及出现不能耐受的不良反应时，可暂停治疗，进行观察。但CLL不能用药物治愈的观点目前正受到挑战。随着新的治疗药物的临床应用，如氟达拉滨、单克隆抗体抗 CD52（compath）、抗 CD20（利妥昔单抗）的联合使用，部分 CLL 患者可以获得分子生物学缓解，使得 CLL 药物的治疗向治愈目标迈进了一大步[123, 126-130]。如能长期维持住 CLL 患者的分子生物学缓解，即达到治愈目标。因而对于年轻的 CLL 患者，可以积极进行临床治疗。

（二）疗效判断标准

1. NCI 标准

（1）完全缓解：无临床症状及淋巴结、肝、脾肿大。血象正常，中性粒细胞$\geqslant 1.5 \times 10^9$/L，淋巴细胞$\leqslant 4 \times 10^9$/L，Hb＞110g/L，PLT＞100 ×

$10^9/L$。骨髓增生正常，淋巴细胞＜30%。

（2）部分缓解：淋巴结或（和）肝或脾缩小≥50%。血象中性粒细胞≥$1.5\times10^9/L$，或较治疗前增加50%以上，淋巴细胞绝对值较治疗前减少50%以上，Hb＞110g/L或较治疗前增加50%以上，PLT＞$100\times10^9/L$或较治疗前增加50%以上。

（3）稳定：未达到部分缓解标准。

（4）恶化：至少以下一种：①至少2个淋巴结较治疗前增大50%以上，或有新的淋巴结肿大；②肝、脾较治疗前增大50%以上；③淋巴细胞绝对值增加50%以上；④转为幼淋白血病或非霍奇金淋巴瘤（Richter综合征）。

2. IWCLL标准

（1）完全缓解：没有疾病证据（临床或CLL克隆消失）。

（2）部分缓解：由B期转为A期或由C期转为A或B期。

（3）无变化。

（4）恶化：从A期转为B或C期；从B期转为C期。

NCI和IWCLL标准均允许CR患者骨髓存在淋巴细胞的结节状浸润，虽然少数正常老年人骨髓活检可以存在淋巴细胞结节状浸润，但伴有此种现象的CR的CLL患者生存期短于无并发者，因而把这种CR定为CR-Nod。

（三）治疗方法

1. 单药化疗

（1）肾上腺皮质激素：单一用药对10%无免疫异常的CLL患者可产生疗效，尤适用于合并自身免疫性溶血性贫血和血小板减少者。可用泼尼松40～60mg/d，连用1周，以后逐渐减量至停用。亦可每月用泼尼松60mg/d，连用5天后停用。甲基泼尼龙冲击疗法：1g/（m^2·d），连用5天后逐渐减量至停用，每月1次，连用7个月，亦可使CLL患者获部分缓解。

（2）烷化剂

1）苯丁酸氮芥：为临床首选的烷化剂，对进展期CLL患者有效，副作用较少。但尚无证据表明瘤可宁可明显延长CLL患者生存期，所以仍不用于无治疗指征的早期CLL患者。用法：①持续应用，口服2～4mg/d，如患者能耐受可逐渐加至6～8mg/d，至出现疗效逐渐减量；②间断应用：0.1～0.175mg/（kg·d），连用4天，每2～4周1疗程。据血象和骨髓象缓解程度决定疗程。完全缓解率为15%，部分缓解率为65%。

2）环磷酰胺　50～100mg/d，连续口服，至出现疗效后减量。亦可间断用500～750mg/m^2，静脉注射或口服，每3～4周1次。疗效与苯丁酸氮芥类似，引起血小板减少较轻，适用于合并血小板减少的CLL患者。不良反应有脱发、出血性膀胱炎等，临床应用时应予注意。每日剂量宜清晨顿服，并注意多饮水。

（3）核苷酸类化合物

1）氟达拉滨（9-β-D呋喃阿拉伯聚糖-2-双氟腺苷）：氟达拉滨是一种腺苷的单磷酸氟化衍生物，是目前CLL最有效的单剂治疗药物，有效率大于普通联合化疗方案。氟达拉滨25mg/(m^2·d)，连用5天，每4周1疗程的多中心临床试验，结果复治的CLL患者总有效率45%，包括10%完全缓解。如果作为一线治疗方案，氟达拉滨有效率达70%，包括38%完全缓解。长期随访使用氟达拉滨获得完全缓解患者，平均缓解期在初治患者为33个月，复治患者为21个月。目前还没有临床肯定证据证实氟达拉滨可延长患者生存期。约1/3的初治患者和近一半复治CLL患者经氟达拉滨治疗无效，其中最常见于以下几种情况：Rai分期Ⅲ～Ⅳ期；以前接受过化疗、高龄、体外药敏实验耐药。此外，如用2个疗程而未获得疗效，继续应用也不会有效，故不宜再应用。

氟达拉滨主要毒性反应集中在血液和免疫系统，中性粒细胞减少见于2/3进展期患者。T细胞，特别是CD4阳性T细胞明显减少，时间可长达用药后1年以上，因而用药后患者易患条件致病菌感染，如带状疱疹、单纯疱疹、单核细胞性李司忒菌感染，卡氏肺孢子菌感染等也明显增多。其他免疫异常包括发生新的免疫性疾病如自身免疫性溶血性贫血和血小板减少、纯红细胞再生障碍性贫血，易发生肿瘤溶解综合征及与输血有关的移植物抗宿主反应等。

2）二氯脱氧腺苷（cladribine，2-CDA）：为另一治疗CLL的有效药物，二氯脱氧腺苷0.12mg/（kg·d），静滴＞2小时，连用5天；或口服10mg/（m^2·d），连用5天，每4周1疗程。有效率在初治患者为75%，在复治患者仍可达40%～60%，缓解期平均9个月，而治疗无效者平均生存期仅4个月。对于氟达拉滨治疗无效的CLL患者，2-CDA大多亦无效。与氟达拉滨一样，未能证明可延长生存期，毒性作用类似氟达拉滨，骨髓抑制所致血小板减少是最常见的剂量依赖性毒性反应。同样由于周围血T细胞减少，细胞免疫抑制，容易发生条件致病菌感染。

3）喷司他丁（pentostatin）：是一种合成的嘌呤类化合物，可抑制腺苷脱氨酶，干扰淋巴细胞内嘌呤代谢。用法：4mg/m^{2}静脉滴注，每周1次，连用3周。以后4mg/m^2，隔周1次，共6周，最后4mg/m^2，每月1次，共6个月。喷司他丁疗效较氟达拉滨和二氯脱氧腺苷差，总有效率仅25%左右，而毒性反应与二者相当，因而临床不宜作为首选。

（4）其他药物

1）阿糖胞苷：中剂量Ara-C 1～3g/m^2，每12小时1次，连用1～3天，适用于进展期CLL，部分患者有效。

2）表鬼臼毒素：依托泊苷（VP-16）50mg/（m^2·d），口服，连用2～3周，每4周为1疗程，部分CLL患者可获部分缓解，缓解期为2～18个月。

2. 联合化疗

（1）苯丁酸氮芥＋泼尼松：苯丁酸氮芥0.1～0.175mg/（kg·d），连用4天，泼尼松80mg/d，连用5天，每2～4周重复此疗程至患者获得缓解或骨髓抑制，总有效率80%，其中15%可获完全缓解。此联合方案优于单用苯丁酸氮芥方案。

（2）含氟达拉滨的联合化疗方案

1）氟达拉滨＋环磷酰胺　氟达拉滨20～30mg/（m^2·d），连用3天，环磷酰胺200～300mg/（m^2·d），连用3天，每28天1疗程，适用于复治患者，本方案对骨髓抑制较重。用于初治患者，与单剂氟达拉滨相比无明显优越性。

2）氟达拉滨＋米托蒽醌：氟达拉滨30mg/（kg·d），连用3天，米托蒽醌10mg/m^2，第1天，初治者有效率为80%，耐烷化剂复治者有效率为60%，主要毒性反应为骨髓抑制。用于初治患者，并不比单用氟达拉滨优越。

3）氟达拉滨＋苯丁酸氮芥：苯丁酸氮芥15～20mg/m^2，第1天口服，氟达拉滨10～20mg/（m^2·d），连用5天。此方案虽然有效，并不明显优于单用氟达拉滨。

4）环磷酰胺＋长春新碱＋泼尼松（CVP）：环磷酰胺300～400mg/（m^2·d），口服5天，长春新碱2mg/第1天，泼尼松40mg/（m^2·d），口服5天，每3～4周1疗程。完全缓解率可达25%，部分缓解率50%。CVP方案，苯丁酸氮芥＋泼尼松和单用苯丁酸氮芥相比较，未发现缓解率和生存期有明显差异。但亦有报告，曾接受苯丁酸氮芥+泼尼松治疗者，病情恶化时改用CVP仍有效。连续用CVP治疗12～18个月，有可能延长生存期。有报告对Rai分类III～IV期CLL患者用CVP治疗18个月，平均生存期4.2年，完全缓解者平均生存期5年，较20世纪70年代明显延长，通常III～IV期患者的平均生存期仅为19个月，说明晚期患者经积极治疗可延长生存期。本方案神经毒性和骨髓抑制作用较强，临床应予注意。

5）环磷酰胺＋长春新碱＋多柔比星＋泼尼松（CHOP）：CVP方案＋多柔比星25mg/m^{2}静滴，第1天，即为CHOP方案。进展期CLL患者用CHOP方案生存期比用CVP方案者延长。选用18个月CVP方案者，为减少长春新碱（VCR）的神经毒性，以多柔比星替代之，即CAP方案，疗效亦类似。也有研究比较单用氟达拉滨与CHOP方案，发现前者有效率更高。

对化疗药物敏感的CLL患者最终均会对化疗药物产生耐药性。耐药机制包括细胞内DNA拓扑异构酶I活性增加，多药耐药基因I（MDR-1）表达增加，谷胱甘肽含量降低。对氟达拉滨耐药机制尚不清，使用拓扑异构酶I抑制剂如羟喜树碱，加用环孢素A抑制MDR-I基因表达产物作用有可能对耐药患者有效。

3. 生物治疗

（1）干扰素α：早期CLL患者应用干扰素α约有1/4～1/2可获得部分缓解，但完全缓解者罕见。有限资料证明化疗缓解后应用干扰素维持治疗能延长患者的生存期，但在应用氟达拉滨研究中未能证实。

（2）白介素-2：近50%CLL患者细胞表面表达CD25（IL-2受体）。应用IL-2可使部分CLL患者淋巴细胞暂时中度降低和脾回缩，多为PR或微效。但IL-2的副作用较大。目前一种IL-2与白喉毒素融合剂（Ontak）已用于临床，治疗对氟达拉滨耐药的CLL患者，12例中2例PR，7例微效。

（3）单克隆抗体[131]

1）鼠抗人CD5单抗：单独应用或与免疫毒素或放射性同位素耦合后治疗CLL已有报道，但仅能使患者外周血淋巴细胞一过性中度降低，对肿大的淋巴结、肝、脾的疗效甚微。而且异种血清过敏反应及使用后CLL细胞表面CD5表达可随之下调，均限制其应用。

2）阿仑单抗（alemtuzumab）：是人鼠抗CD52的嵌合单抗。CD52在大多数B细胞表面表达。阿仑单抗30mg，每周3次，共用12周。已在临床用来治疗早期和晚期CLL及T细胞幼淋细胞白血病。在一些临床研究中，对于氟达拉滨和烷化剂耐药的CLL患者及未能取得CR的患者，有效率可高达56%[132]。最重要的一点，阿仑单抗治疗使得部分即使以前治疗失败的CLL患者可获微小残留病变（MRD）阴性。这为CLL患者获得长生存期甚至治愈带来了希望。阿仑单抗对于淋巴结巨大的CLL患者疗效较差。在一项研究中，对于无淋巴结肿大、最大淋巴结≤5cm、最大淋巴结＞5cm的3组CLL患者，总有效率和MRD阴性率分别为87%、40%、9%和39%、11%、0%。最近美国FDA已批准其用于对于烷化剂和氟达拉滨治疗失败的B细胞CLL二线治疗。目前作为一线药物治疗CLL仍处于临床试验阶段。有研究报告血中可溶性CD52增多，可与阿仑单抗形成免疫复合物，可能影响疗效，临床应用时应予注意。主要副作用除过敏反应外，还可增加条件致病菌感染。阿仑单抗作为自体骨髓移植前在强化疗后应用，清除残余肿瘤细胞可能有效。

3）利妥昔单抗（rituximab）：人鼠抗CD20嵌合单克隆抗体。利妥昔单抗华375mg/（m^2·d）静滴，连用4日为1疗程，对50%复发的滤泡型NHL有效。但CLL患者的有效率较NHL低，与CLL白血病细胞表面表达CD20较低有关。对于初治CLL患者，44例应用利妥昔单抗单药，375mg/周，连用4周，总有效率58%，其中CR占9%。对于复治的CLL患者，利妥昔单抗有效率为25%～36%。部分外周血淋巴细胞较高的患者用美罗华治疗可发生溶瘤综合征、细胞因子释放综合征（TNFα与IL-6大量释放），产生寒战、发热、恶心、呕吐、呼吸困难和低血压，淋巴细胞和血小板12小时内可降低至用药前的25%～50%，转氨酶、D-二聚体和乳酸脱氢酶（LDH）可升高5～10倍，凝血酶原时间延长。分次注射可减低反应，即第1日50mg，第2日150mg，第3日用总量375mg/（m^2·d）的剩余剂量静滴。

4）单克隆抗体的联合治疗：联合应用Campath-1H和美罗华治疗32例难治和复发的CLL患者，总有效率为52%，8%获CR，其中52%患者发生感染并发症[133]。

4. 化学免疫疗法　美国MD Anderson肿瘤中心最近应用FC方案＋利妥昔单抗治疗CLL获得极为瞩目的疗效。治疗方案：第1疗程，利妥昔单抗375mg/m^2 d1，氟达拉滨25mg/（m^2·d）d2～4，环磷酰胺250 mg/（m^2·d）d2～4；第2～6疗程利妥昔单抗增为500 mg/（m^2·d）d1，氟达拉滨和环磷酰胺剂量如前，但注射时间均为d1～3天，每4周1疗程；6疗程后对于117例难治和复发的CLL患者，总有效率为73%，其中CR25%，PR 32%，淋巴结PR 16%。在37例CR患者中12例（32%）获骨髓分子生物学CR。另一224例初治CLL患者，33%（75例）为Rai分期Ⅲ、Ⅳ期，CR70%，PR 15%，淋巴结PR为10%，总有效率95%。CR患者骨髓中CD5$^+$和CD19$^+$细胞＜1%，患者在应用该方案中主要的不良反应为Ⅲ、Ⅳ度中性粒细胞减少（52%）和感染（36%）[130]。化学免疫疗法应用使CLL CR率明显提高。患者生存期有可能延长，部分CR患者如能长期维持分子生物学和细胞学CR，可望达到治愈目的。

5. 骨髓移植　骨髓移植治疗CLL作用有限。因为CLL患者大多＞60岁，不适宜做异基因骨髓移植。据欧洲移植组和国际骨髓移植中心登记的54例CLL异基因骨髓移植者资料，平均年龄41岁，已平均诊断37个月，大多为进展期，复治患者。用不同预处理方案，移植后70%达完全缓解。移植后27个月的生存率为44%。移植相关死亡率高达50%，移植物抗宿主病（GVHD）发生率很高。移植后缓解患者的生存曲线无平台期，仍不能确定是否有真正治愈者。非清髓性骨髓移植在某些移植中心正在研究之中。同样，CLL行自身造血干细胞移植研究结果亦不令人满意。

6. 其他治疗措施

（1）脾切除：为一种姑息治疗方法，适用于全身治疗无效伴血小板严重缺少者。部分患者脾切除后血小板可升高。

（2）放射治疗：放射治疗也仅为一种姑息方法，可用于局部淋巴结明显增大影响邻近器官功能及脾高度肿大患者。

（3）白细胞除去术：CLL患者很少应用白细胞除去术。个别患者白细胞＞400×10^9/L而产生血液黏滞度增高症状，可应用白细胞除去术。一项强力白细胞除去研究中，隔天1次白细胞分离，每次可去除2.9×10^{11}B细胞，最终可使50%以上患者血红蛋白和血小板增加，淋巴细胞减少，肝、脾、淋巴结肿大缩小。平均疾病控制时间可达1年以上。但此疗法具有需用白细胞分离器，费用昂贵，疾病仅能改善，且控制期短等缺点。

附：慢性T细胞白血病

慢性T细胞白血病在FAB分型中按其形态明确分为T细胞CLL，T细胞幼淋巴细胞白血病，人T嗜淋巴细胞病毒I型成人T细胞白血病/淋巴瘤和Sézary综合征。T细胞CLL与T细胞幼淋白血病主要按其细胞形态及含幼稚淋巴细胞比例区分，外形似成熟小淋巴细胞者划分为T细胞CLL。近年发现大颗粒淋巴细胞白血病为一个独立的疾病，而FAB分型中T细胞幼淋巴细胞白血病与既往的T细胞CLL有很多相同的分子生物学、遗传学和临床表现，因而WHO和REAL分型均把T细胞CLL归类至T细胞幼淋巴细胞白血病，不再进行区分。至于亚洲人存在的T细胞CLL应当有其独立的特点，目前尚缺乏资料，尚待今后研究。

（陈书长）

第十节 幼淋巴细胞白血病

一、B细胞幼淋巴细胞白血病

（一）定义

当外周血淋巴细胞中幼稚淋巴细胞比例＞55%时诊断为幼淋细胞白血病。发病率为CLL的10%。80%的幼稚淋巴细胞来源于B细胞，称为B细胞性幼淋细胞白血病。

（二）病因学和发病机制

病因学不清，部分由CLL转化而来，男女比例为4∶1。

（三）细胞遗传学和基因

常有染色体14异常、三体12、6q-和染色体12移位：如t（6∶12）（q15；p13）。有报告3/4患者17p13.3缺失伴p53基因失活，同时幼淋p53基因突变发生率比CLL患者明显增高。部分患者有累及c-*myc*基因的染色体t（2；8）移位，类似Burkitt淋巴瘤，具有侵袭性临床病程。B细胞幼淋白血病有不同类型的免疫球蛋白基因重排，与CLL类似。

（四）临床表现

50%患者诊断时年龄＞70岁，症状有疲乏、虚弱、体重下降、出血倾向、腹胀，2/3病例有脾大，肝也常肿大，常有轻度淋巴结肿大。罕见表现有脑膜白血病、白血病性胸、腹腔积液。白细胞过高者可有心、肺并发症。

（五）实验室检查

3/4患者血淋巴细胞绝对计数＞100×10^9/L，以外形较大、核浆比例高、嗜碱性胞浆核染色质中度块状、有一个明显核仁的幼稚淋巴细胞为主，含有颗粒，常伴贫血和血小板减少，低球蛋白血症或单克隆球蛋白血症。细胞表面表达CD5较CLL弱或极弱。但免疫球蛋白IgM表达较CLL明显增强，CD22高表达而CD23常不表达。CD79b表达。

（六）治疗病程和预后

本病诊断后常呈进行性加重，少数患者可呈惰性病程。治疗指征与CLL相同，但对烷化剂及肾上腺皮质激素反应差，有效率仅20%。联合化疗CHOP方案可使一半左右患者缓解，但缓解期短。核苷类化合物如氟达拉滨、二氯脱氧腺苷对幼淋的疗效优于烷化剂及联合化疗，反应率稍低于CLL，总有效率为40%～50%，平均缓解期亦较CLL短[134, 135]。脾切除或脾区放疗和α-干扰素对个别病例有效。

二、T细胞幼淋巴细胞白血病

（一）定义

以来源于T细胞的幼稚淋巴细胞表现为主或以外形成熟的小淋巴细胞为主的白血病称为T细胞幼淋细胞白血病，在西方白种人中约占慢性淋巴细胞白血病的5%。

（二）病因学和发病机制

T细胞幼淋白血病病原学不明，男女比例为3：2，发病机制复杂，在HTLV-1（人嗜淋巴细胞病毒I型）流行区域发病，可能与该病毒有关，在非流行区域未发现与HTLV-1相关。细胞遗传学研究报告，不同种族患者有不同特点，在欧美幼淋患者常有8号、11号、14号染色体异常，如del（11q），11q23移位，i（8q），三体8q，inv（14q）。而在日本T细胞幼淋患者14号及8号染色体异常少见。提示T细胞幼淋可能是一种异质性疾病。基因研究发现，遗传性共济失调－毛细血管扩张症患者只有ATM基因突变，该基因突变导致T细胞克隆性扩增，常发展为T细胞幼淋。此外，在无此遗传病的幼淋患者，常有ATM基因突变而失活，提示ATM基因可能是一种肿瘤抑制基因，与T细胞幼淋发病有关。对于有t（X：14）（q28：q11）染色体重排的幼淋患者研究表明，在14q32.1和Xq28区域分别有2个基因TCL（T细胞白血病）和MTCP基因，这2个基因分别编码P14和P13蛋白，这2种蛋白在T细胞幼淋白血病发病中可能起主要作用。

（三）临床表现

与B细胞幼淋白血病相似，但通常淋巴结肿大更明显，1/3患者有皮肤浸润，通常在躯干、上肢和颜面。皮肤表现可呈弥漫性红斑，集中在面部及耳部，结节和红皮病。皮肤病损不脱屑和无瘙痒丘疹。有时类似蜂窝织炎，但抗生素治疗无效。

（四）实验室检查

皮肤浸润结节活检常表现为血管周围及皮肤附属器周围幼淋细胞浸润。患者骨髓常有幼淋细胞间质型浸润。幼淋细胞免疫表型表达CD2、CD3、CD5、CD7，而不表达CD1、HLA-DR和末端脱氧核糖核酸转移酶（TdT）。反应来自成熟T细胞。75%患者幼淋表达CD4而无CD8，15%表达CD8而无CD4，＜10%者既表达CD4也表达CD8。白血病细胞可检测到T细胞受体α或β型单克隆基因重排。

（五）治疗病程和预后

T细胞幼淋白血病为临床侵袭性，对烷化剂耐药，生存期平均7.5个月。核苷类如氟达拉滨、二氯脱氧腺苷等药物治疗效果较好，总缓解率50%，但患者生存期是否获得延长尚待证实。抗CD52单克隆抗体阿仑单抗能明显减少T细胞，对T细胞幼淋有显著疗效，有限的资料显示可产生70%左右的总缓解率和60%左右的完全缓解率，值得临床进一步研究[136]。T细胞幼淋白血病预后差，病程短，但新的药物和治疗方法应用可能会延长患者生存期。

（陈书长）

第十一节　老年人白血病

根据WHO统计20世纪65岁以上的老年人约占世界人口的1/3左右，老年人白血病发病率也在逐年增加。由于老年人细胞老化、退化，骨髓造血功能低下，肝、肾、心脏功能减退，一旦患上白血病，治疗极其困难。

一、老年人急性白血病的流行病学

美国国立卫生院从1960年开始，每10年对白血病的发病年龄进行统计，20世纪80年代前50～60岁老年人白血病发病率为9～14/10万人口，60～70岁为18～36/10万人口，70～80岁为24～42/10万人口，可见60岁以上的老年人白血病发病率明显增加。60岁以上老年人ALL发病率为1～2.1/10万人口，AML为6～16/10万人口，CML为6～17/10万人口，而CLL为3～12/10万人口。性别方面男女之比为1.7：1，男性发病率较高[137]。

日本从1950年每年统计老年人白血病的发病率和死亡率。20世纪70年代前死亡率为3～7.6/10万人口。而80～90年代白血病死亡率为7～26/10万人口，明显增加。90年代后为12～32/10万人口。特别是80岁以上老年人白血病发病率、死亡率明显增加。

二、老年人白血病特征

一般老年人为60岁以上年龄段，但日本由于老年化严重，老年人定义为65岁以上[140]。

60岁以上老年白血病由MDS转化而来较多，而骨髓低增生性白血病多见，部分形态学难判断。生物学及分子生物学异常无特异性。近年来

70 岁以上的治疗相关白血病明显增多。

高龄白血病治疗极困难，主要是各脏器组织功能低下，一旦化疗可导致肝、心、肾、骨髓损伤，造成严重并发症。骨髓造血功能65岁以上老年人较年轻人减退 50% 左右。

1. 白血病细胞形态学特征

(1) 骨髓低增生型白血病较多；

(2) 由 MDS 转化为急性白血病较多；

(3) 二次性白血病，治疗相关白血病发生率高；

(4) 预后不佳染色体复杂异常较多；

(5) 发病时存在 P 糖蛋白。

2. 临床特征

(1) 肝、肾代谢功能低下，骨髓造血减退，化疗导致骨髓抑制，易并发感染和肝、肾衰竭。

(2) 心、肺功能减退，化疗剂量受限，易发生心、肺功能衰竭。

(3) 神经细胞低下，易发生脑损伤。

在老年白血病治疗中必须考虑到老年人主要器官功能低下，设计个体性化疗，以保证获得好的疗效。在治疗中应综合生活质量（quality of life，QOL）评分。

三、老年急性髓细胞白血病的治疗和预后

老年白血病发生类型，主要以急性髓细胞白血病（AML）为主，急性淋巴细胞白血病（ALL）较少见。MDS/AML 转化型 AML 占老年 AML 的 40% 左右。低增生型 AML 大约占老年 AML 的 42%。国际上将老年人 AML 分为五种类型[142]。

（一）老年 AML 类型[145]

1. 定型的 AML（De novo AML）　FAB 分类M0 ~ M7均可见，占老年AML的60%，但M3较少见。

2. 定型的 AML 伴 TMDS　FAB 分类红系、粒系、巨核系均有形态学异常，占老年 AML 的 15%。

3. 低增生性 AML　骨髓象 40% 为低下，必须进行骨髓活检诊断，分类中原始细胞一般 > 30%，CD13、CD33 阳性，MPO 阳性，全血细胞减少，占 60 岁以下 AML 的 30%。

4. MDS 转化 AML　高龄者较多，60 岁以上 MDS 转化 AML 占 40% 左右。

5. 治疗相关白血病（二次性白血病）　实体瘤、恶性淋巴瘤化疗、放疗后 1 ~ 15 年发病。

（二）临床表现及实验室检查

一般有急性白血病的常见临床表现，贫血、发热、出血三大主要临床表现。由于老年AML中性粒细胞减少、发热最常见，常伴有肺炎或其他感染。

血象及骨髓象可见原始粒细胞增加，一般在30%以上。末梢血白细胞较低，有40%老年AML为骨髓增生低下，全血细胞减少见于 50% 老年 AML 患者。

细胞遗传学与预后有关。高龄AML易发生5号、7号染色体异常，预后不佳。t（8；21）t（15；17），inv16 染色体异常较少见。在治疗初，一般P糖蛋白出现，多药耐药基因（MDRI）有较多表达。老年 AML 一般 90% 预后不良，生存期短。

（三）老年 AML 治疗成绩

老年 AML 治疗一般采用较青年弱或减量的联合化疗，一般减量到50% ~ 75%左右，由于近年应用去甲氧柔红霉素（IDA）为主诱导化疗，可获较高CR率，早期死亡率也减少为10% ~ 30%，CR 后生存期为 9 ~ 12 个月。国际上一般采用单一方案联合进行诱导化疗，CR 率为 20% ~ 71%，生存期为 9 ~ 14 个月(表 10-30)[145]。

（四）老年白血病联合化疗

由于老年白血病治疗疗效不佳，如按标准化疗诱导分化老年白血病疗效不佳，早期死亡率高达 50%。Kahn 报道>70 岁 AML 将 DNR $60mg/m^2 \times 3$ 日减量为 DNR $50mg/m^2 \times 1$ 日，CR 率分别为 25%、30%，早期死亡率由60%下降到25%。由此产生在标准诱导化疗方案减量 50% ~ 75% 的老年 AML诱导方案。一般采用IDA+Ara-C 进行诱导化疗，但 CR 率较年轻人低，死亡率也较高[146]。

老年 AML 诱导化疗方案及预后见表 10-31。

哈尔滨血液病肿瘤研究所从 1997 ~ 2004 年应用 IDA+Ara-C 治疗了 178 例老年 AML，年龄 60 ~ 75岁。方案IDA 10mg × 2日，阿糖胞苷 100mg/d × 7 日，部分老年 AML IDA 追加 5mg。CR 患者 89 例，CR率 50%；PR12 例，PR 率 6%；早期死亡 32例，早期死亡率17%。国际上一般采用联合化疗进行治疗(表 10-32)。

日本老年血液肿瘤研究会（JELLSG）设计了 BHAC-DM和BHAC-LDR疗法进行诱导治疗，主

表 10-30　随机老年 AML 治疗成绩

研究组	报告年份	年龄（岁）	化疗方法	CR 率（%）	生存期（月）
EORTC	1989	66 ～	DNR+VCR+Ara-C	58	5.2
Lowenberg B			HU+Ara-C	–	2.8
Reifefers J	1996	55 ～ 75	IDA+Ara-C	68	11.7
			DNR+Ara-C	61	9.8
EORTC/HOVON	1998	61 ～	MIT+Ara-C	46.6	9.8
Lowenberg B			DNR+Ara-C	38.0	9.0
（MRC）	2001	60	DNR+Ara-C+6TG	62	–
Goldstone AH			DNR+Ara-C+ETP	50	–
			MIT+Ara-C	55	–

表 10-31　老年 AML 治疗成绩

报告者	年份	年龄（岁）	化疗方案	CR（%）	无病生存（月）
标准方案					
Buchner　T	1991	60 ～ 79	DNR+Ara-C+TG	51	13
Ferrara　F	1992	60 ～ 89	IDA+Ara-C	56	10
Leoni　F	1995	60 ～	IDA+Ara-C+6TG	69	14.6
Heyll　A	1997	60 ～ 75	IDA+Ara-C	71	12.5
Staib　P	1998	60 ～ 76	ACM+ETP+Ara-C	53	
Archimbaud E	1999	70 ～	IDA/MIT+ETP+Ara-C	49	
小剂量化疗					
Detoumignies L	1993	59 ～		17	9
Lerender　L	1998	65 ～ 83	LD-Ara-C	47	10.8
			LD-Ara-C		

要应用于 65 ～ 75 岁的老年 AML。DNR 40mg/m^2 × 3 日或 IDA10mg/m^2 × 3 日，BHAC 200mg/m^2 × 7 日，6-MP 90mg/m^2 × 7 日。7 日骨穿，如原始细胞>15% 可再追加 DNR 1 ～ 2 次，但追加时应无感染和其他并发症。老年白血病化疗后一般造血抑制时间长，达CR血象正常大约需30～40天。研究结果表明，65 ～ 75 岁 AML CR 率为 62.5%，76 岁以上化疗减量组 CR 率仅为 39.6%[148]。

1. 诱导化疗

（1）BHAC-DM 疗法

DNR	40mg/m^2 × 3 天	1 小时静点
BHAC	200mg/m^2 × 7 天	3 小时静点
6-MP	70mg/m^2 × 7 天	口服

76 岁以上减量 3/4 ～ 2/3，80 岁以上减量 2/3 ～ 1/2。

（2）BHAC -IDR 疗法

IDA	10mg/m^2 × 3 天	1 小时静点
BHAC	200mg/m^2 × 7 天	3 小时静点

2. 巩固维持治疗

（1）	MIT	6mg/m^2 × 3 天	1 小时静点
	Ara-C	150mg/m^2 × 5 天	24 小时持续静点
（2）	DNR	30mg/m^2 × 3 天	1 小时静点
	ETP	80mg/m^2 × 5 天	2 小时静点
	BHAC	170mg/m^2 × 7 天	3 小时静点
	6-MP	70mg/m^2 × 7 天	分 2 次口服
（3）	ACR	14mg/m^2 × 7 天	1 小时静点
	BHAC	170mg/m^2 × 7 天	

每个疗程结束后进行鞘内CNS预防，MTX 15mg，Ara-C 40mg，PSL 10mg。

3. 支持治疗　老年白血病在化疗中易发生感染、出血、各脏器功能衰竭。一般可进行抗细菌、抗真菌治疗，出血由血小板减少所致的可输注血小板，血红蛋白低时可输血。中性粒细胞减少可采用G-CSF或GM-CSF治疗，可缩短中性粒细胞减少时间(表 10-33)[149]。

表 10-32　老年 AML 治疗成绩和预后

报告者	年龄（平均）	例数	治疗方案	完全缓解(CR)	死亡率(%)	DFS(月)	预后因子
Lin Yin, *etal* 1991	60～81岁（68岁）	104	MIT 10 mg/m^2 d1～4 Ara-C 100 mg/m^2 × 2/d d1～5	58%	11	11	原始性细胞 染色体
JALSG 1993	60～79岁	47	2/3BHAC-DMP ± VCR	60～69岁68% 70～79岁56%			
Heyll, *et al* 1994	60～75岁（66岁）	23	IDR12mg/m^2 d1～3 Ara-C 200mg/m^2 d1～5	60～69岁71% 70～75岁50%	12 33	11.5	
Richard, *et al* 1995	≥60岁（69岁）	195	DNR 45mg/m^2 d1～3 Ara-C 200mg/m^2 d1～7	54%	23	OS9.4 10.4	
Lowenberg, *et al* 1997	60～69岁占68% 70～79岁占56%	151	DNR 30mg/m^2 d1～3 Ara-C 200mg/m^2 d1～7	55%	13	2年DFS19%	WBC数 染色体
Witz, *et al* 1998	55～75岁	126	IDR 8mg/m^2 d1～5 Ara-C 100mg/m^2 d1～7	55～64岁61% 65～75岁62%	16	2年DFS 55～64岁20% 65～75岁21%	WBC数 染色体
Youshida, *et al* 2001	60～82岁（65岁）	29	DNR 40mg/m^2 d1～3 Ara-C 200mg/m^2 d1～7(+6MP)	69%		5年生存 29.3%	
	60～92岁（73岁）	58	上记减量	22.4%		5年生存 3.9%	WBC数 染色体
东京都老人医疗中心 2001	60～88岁	53	DNR 40 mg/m^2 d1～3 BHAC 200 mg/m^2 d1～7 6-MP 70 mg/m^2 d1～7	60～69岁73% 70～79岁48% 80岁以上60%	6.3 6.5 16.7	Total 3年生存28%	血清CHE 染色体

表 10-33　诱导缓解治疗中应用 G-CSF 和 GM-CSF 临床疗效观察

报告者	年龄(岁)	例数	治疗内容	CR(%)	死亡率(%)	中性粒细胞恢复时间(平均)	合并感染(%)
Richard, *et al* 1995	≥60 (69)	195	DNR 45/m^2 d1～3 Ara-C 200/m^2 d1～7	54	23	中性粒细胞<500/μl 17日	18
		193	+G-CSF 5μg/kg d7～	51	27	中性粒细胞<500/μl 15日	18
Domvert, *et al* 1995	64～83 (71)	85	DNR 45/m^2 d1～4	47	13	中性粒细胞<1 000μl 27日	48.2
		88	Ara-C 200/m^2 d1～7 +G-CSF 10μg/kg d9～	71	20	中性粒细胞<1 000/μl 21日	47.7
Lowenberg, *et al* 1997	≥60	151	DNR 30/m^2 d1～3 Ara-C 200/m^2 d1～7	55	13	中性粒细胞<500/μl 25日 38℃以上10日	
		161	+GM-CSF 5μg/kg d0～28	56	14	中性粒细胞<500/μl 23日 38℃以上6日	
Witz, *et al* 1998	55～75	126	IDR 8/m^2 d1～5 Ara-C 100/m^2 d1～7	60.5	15.5	中性粒细胞<500/μl 29日 38.5℃以上10日	72 67
		114	+G-CSF5μg/kg d0～	63	18	中性粒细胞<500/μl 24日 38.5℃以上 8日	

4. 小剂量诱导分化治疗 小剂量诱导分化治疗主要是治疗MDS和老年低增生性白血病的有效治疗方法。原方法应用Ara-C 10mg/（m^2·d），12小时1次皮下注射，21天为1疗程，未CR者可再进行一个疗程。主要原理是促进白血病细胞诱导分化。老年白血病CR率一般<30%，但由于骨髓抑制，感染仍较多见，CR后平均生存期11个月。如老年白血病5号、7号染色体异常者对Ara-C反应差，CR率低[150]。

5. CAG疗法 CAG疗法过去主要治疗多次复发耐药AML，CR率21%～72%。治疗老年白血病主要靠G-CSF动员G静止期AML细胞进入细胞周期，促进Ara-C活性。一般CAG疗法，ACR 14mg/(m^2·d)［>65岁者10mg/(m^2·d)］×4日静点，Ara-C 10mg/m^2每12小时1次皮下注射，G-CSF 200μg/m^2每日在应用Ara-C后皮下注射。日本报道了24例老年AML的疗效，16例获CR，CR率66%。哈尔滨血液病肿瘤研究所应用CAG方案对42例老年AML进行治疗，22例CR，CR率52%，治疗相关死亡4例。

6. SPAC+G-CSF疗法 SPAC（ocfosfate）200～200mg/d口服，G-CSF 75～150mg/m^2皮下注射连用14日，老年AML12例中4例CR。

7. SPAC+ETP（口服疗法） 对于预后不良的高龄AML，可采用SPAC 200～300mg/d口服，EIP 25mg/（m^2·d）口服，进行抑制原始细胞的对症维持治疗。

AML预激方案治疗方法见表10-34。

表10-34 AML预激方案治疗方法

1. Ara-C少量疗法		
Ara-C每次10mg/m^2	皮下注射	1～21天
2. CAG疗法		
Ara-C每次10mg/m^2	皮下注射	1～14天
ACR14mg/m^2	静脉滴注	1～4天
G-CSF 200μg/m^2	皮下注射	1～14天
3. Ara-C+ETP[28)]		
Ara-C每次10mg/m^2	皮下注射	9～最大21天
ETP 50mg/m^2	2小时静脉滴注	9～最大21天
骨髓检查中性粒细胞		
4. SPAC+G-CSF		
SPAC 200～300mg/d	口服	1～14天
G-CS F75～150μg/d	皮下注射	1～14天
5. SPAC+ETP		
SPAC 200～300mg/d	口服	
ETP 25mg/m^2	口服	

四、老年急性早幼粒细胞白血病的治疗

老年人白血病以AML多见，约为70%，而急性早幼粒细胞白血病（APL）较少见。国际统计60岁以上的老年APL为20%，哈尔滨血液病肿瘤研究所1986～2004年共诊断治疗2 100例APL，60岁以上546例，占26%。年龄最高者为91岁。

老年人APL90%以上有t（15；17）（q22；q21）和PML/RARa融合基因，也易发生DIC。

哈尔滨血液病肿瘤研究所治疗方案一般采用两种：

1. 全反式维A酸（ATRA）40mg/(m^2·d）口服，可根据白细胞数调整ATRA用量，一般用到CR，CR时间26～60天，平均34天，较年轻人略长，高白细胞发生率约为54%，可应用化疗减少白细胞，缓解后可进行序贯治疗。DA、MA、AA、HA每3个月用1次，每3个月用1次ATRA，每3个月用MTX+6-MP维持治疗，治疗时间为3年。

2. 三氧化二砷（As_2O_3）4～6mg/(m^2·d）静点。哈尔滨血液病肿瘤研究所应用此药共治疗246例老年APL，达CR时间24～64天，平均34天，CR率86%。相关死亡率为10%左右，主要是DIC、

合并感染。CR后可采用IA方案治疗2～4次，中间每3个月应用28天As_2O_3治疗，7年生存率为74%，复发率为24%，一旦复发可采用ATRA+As_2O_3双诱导，仍可使78%老年APL获CR[153]。

五、老年急性淋巴细胞白血病的治疗

老年急性淋巴细胞白血病（ALL）较少见，15岁以上的ALL中，60岁以上的老年人占20%～30%。儿童ALL78%可长期无病生存，而老年ALL预后不佳。哈尔滨血液病肿瘤研究所一般采用VDLP或VILP诱导化疗治疗，CR率52%，较儿童及成人明显低。60～70岁ALL可减量1/4，70岁以上可减量3/4～2/3，如有糖尿病PSL可减量，必须抗感染，特别是抗真菌感染。

哈尔滨血液病肿瘤研究所2002年方案

VDLP或VILP			
VCR	1.3 mg/m^2·周	第1、8、15、22天静点	
ADM	30 mg/(m^2·d) ×3天	静点	
或IDA	10mg/d ×3天	静点	
ASP	6000U/(m^2·d)	第22～30天	肌注
PSL	40mg/m^2	共用14天	口服
CPA	600mg/m^2	第29天	静点
MTX+ Ara-C+PSL	鞘内给药	第8、21天	

一旦CR后可采用成人ALL减量方案和MTX+6-MP维持治疗。

（马　军）

第十二节　儿童急性淋巴细胞白血病

白血病是造血系统恶性增生性疾病，是造血干细胞在分化过程中于某一阶段发生分化阻滞，凋亡障碍和恶性增殖的疾病，是克罗恩病和基因病。据20世纪90年代的统计资料，我国白血病的发病率以每10万人口计，上海2.64～3.65，天津2.85～4.33，河南平顶山3.5～7.09，发病率低于欧美发达国家而与其他亚洲国家相似。儿童恶性肿瘤中白血病约占32%～37%，我国14岁以下儿童约占总人口的近30%，因此，粗略估计我国每年新发病的儿童白血病约15 000例。我国儿童白血病中95%以上是急性白血病，其中65%～70%是急性淋巴细胞白血病（acute lymphoblastic leukemia，ALL），30%左右是急性髓系白血病（acute myeloid leukemia，AML）。在发达地区的大城市中，恶性肿瘤已是儿童首位的致死疾病，而白血病又首当其冲，因此，深入研究儿童白血病的防治有重要的科学意义和社会意义。

在过去的几十年间白血病的基础研究和临床疗效有了长足的进步和发展，分子生物学方面，尤其是白血病的发病与耐药机制方面的研究取得了很大进展。这些方面的发展导致了治疗策略的不断更新。儿童急性白血病，尤其是ALL已成为可以治愈的恶性肿瘤。儿童ALL的治疗根据危险程度分型实施化疗，完全缓解（CR）率可达95%以上，5年以上无事件生存（event free survival，EFS）率可达80%～90%，是当今疗效最好、治愈率最高的恶性肿瘤性疾病之一。近几年来化疗个体化和药物遗传学成为研究的焦点，某些药物代谢关键酶的遗传多态性与药物耐受的相关研究以及第二肿瘤预防对策的相关性已取得很大进展。宿主对化疗药物代谢存在明显的个体差异，从而提出化疗个体化的创见。微量残留白血病（MRD）可反映治疗的强度，越来越多的证据表明它是一个极为重要的预后因素，因此，治疗过程中监测MRD日益成为评估治疗反应的一种有效手段，并以此重新修正临床危险度，调整治疗方案，提高总体疗效。总之，根据白血病细胞的生物学特性，宿主遗传的异质性和微量残留白血病等因素，实施化疗个体化，将会大大提高儿童白血病的治愈率。为进一步提高治愈率，当今，儿童白血病工作者将以下几个问题作为研究的热点予以努

力探索：①深入研究预后因素，更为准确地进行危险程度分型，以避免治疗过度或不及；②进一步探讨化疗药物的药代动力学与药物遗传学，实施化疗个体化；③进行白血病细胞的分子遗传学和宿主细胞药物基因组学的研究，并阐明白血病的发病及耐药机制；④检测早期治疗反应，监测治疗过程中的MRD，修正临床危险度评估并调整治疗（强度）方案；⑤从各个方位探索更为特异的靶向治疗。本节从以上几个方面研究的进展出发，阐明其治疗观念、治疗方法及其治疗结果的进展。

一、MIC 分型特点及其意义

不同类型及其亚型的白血病有不同的生物学特征，从而对治疗有不同的效应，因此，从不同角度对其分型有重要的临床意义。

（一）细胞形态学分型

1976年，法、英、美三国（FAB）协作组提出的急性白血病形态学分型标准已作为本病诊断分型的基本方法，以后又作了多次补充和修改。FAB分型法是根据白血病细胞的形态学将白血病分为急性淋巴细胞白血病（acute lymphoblastic leukemia，ALL）和急性髓系白血病（acute myelocytic leukemia，AML）两大类型。ALL根据细胞的大小和形态又分为L1、L2和L3 3种亚型；AML按细胞类型不同又分为M0～M7 8型。对急性白血病分型以形态学和细胞化学染色的方法最为简单易行，在临床上起重要作用。然而，由于白血病细胞的异质性，分化程度不一，使其在形态上也复杂多变，加之杂合细胞白血病等因素，均给分型带来困难。基于细胞水平的观察属于直观判断，其准确程度与各人的经验和主观因素有关，因而时常发生谬误，需要用其他方法予以佐证或鉴别。

（二）细胞免疫学分型

正常血细胞从造血多能干细胞分化、发育，最终成为功能各异的不同系列细胞，在此过程中伴随着细胞膜、细胞浆或细胞核抗原表达的增多与减少，甚至消失。这个变化过程与血细胞的系列及分化发育阶段密切相关。这些细胞表面和胞浆内随分化成熟过程而不断改变的抗原簇称为造血细胞分化抗原簇（cluster of differentiation，CD）。分化抗原的表达情况是鉴别和区分白血病细胞来源及分化程度的基础。白血病免疫分型（immunophenotyping of leukemia）是利用单克隆抗体（单抗）（monoclonal antibody，McAb）检测白血病细胞的细胞膜和细胞浆抗原，分析其表型，以了解被测白血病细胞所属细胞系列及其分化程度。它不但能客观地反映各类白血病的细胞来源及分化发育阶段，而且大大提高了鉴别白血病类型的准确性，还有助于指导治疗和判断预后。

1. 免疫分型抗体组合的选择　白血病是一种十分复杂的造血系统恶性疾病，而白血病细胞分化抗原的表达情况则更为复杂多变。因此，至今世界上仍没有一个用于免疫分型的统一抗体组合。但是总的来说，确认白血病细胞的能力与所用单抗的种类数是正相关的。所用的单抗数量越多，能获得的有关白血病细胞特征的信息也越多越全，免疫分型的结果也越细致越精确。北美实验室诊断急性白血病和淋巴瘤相应的抗体种类是16～19个，欧洲推荐的种类更多。大而全的抗体组合虽然能全面了解白血病细胞抗原表达并且省时，但是费用太高，所以，一个使用抗体种类较少而又能准确鉴定白血病细胞来源和分化阶段的单抗组合，应该是能在大多数实验室，尤其是发展中国家的医疗机构推广应用。尽管白血病细胞的抗原表达情况不等同于正常的血细胞，显得非常复杂，常出现某些抗原缺乏、过度表达、跨系表达或某一阶段不应有的抗原表达等情况，但是，通过多年来的研究，仍不难发现一些白血病的系列特异抗原、系列敏感抗原和系列相关抗原（表10-35）。

表 10-35　系列特异及系列敏感抗原（摘自 St Jude Children's Research Hospital）

	B-ALL	T-ALL	AML	
B 系列				
CD19	100%	−/+	−/+	敏感性指标
cCD79a	99%	0	0	特异性指标
T 系列				
CD7	−/+	100%	25%	敏感性指标

续表

	B-ALL	T-ALL	AML	
cCD3	0	100%	0	特异性指标
髓系				
CD13	−/+	−/+	70%	
CD33	−/+	−/+	70%	
CD117	0	0	70%	特异性指标
anti-MPO	0	0	70%	特异性指标
Mega				
CD41	0	0	< 10%	
CD61	0	0	< 10%	
红系				
Glyco A	0	0	< 3%	

系列特异抗原指只在某一系列白血病细胞中特异性地表达，而从不出现跨系列表达的抗原，也就是其表达能够充分说明白血病细胞的来源。系列敏感抗原指虽有一定程度的跨系列表达，但在所属系列的白血病细胞中无一例外都表达的抗原。系列相关抗原是指有跨系列的表达，且敏感程度也有限，但在免疫分型中仍起重要作用的抗原

2. 急性白血病免疫分型实验方案　以St Jude儿童研究医院Campana为代表的白血病免疫分型专家，主张先用系列特异和系列敏感抗原的单抗进行初筛，确定白血病细胞的系列来源。然后再根据白血病所属系列来源进一步分期以鉴别其亚型（表10-36）。

表 10-36　急性白血病免疫分型方案

B 系 ALL	T 系 ALL	AML
CD19	CD7	CD13
cCD79a	cCD3	CD33
		anti-MPO
通过这 7 种包括系列特异与系列敏感抗原的抗体组合，可以确定 96% 以上急性白血病的来源（cCD79a、cCD3 以及 anti-MPO 为胞浆染色）。然后，再根据白血病细胞的系列来源作以下进一步鉴别		
B 系列 ALL	T 系列 ALL	AML
CD34	CD34	CD34
cμ	TdT	HLA-DR
TdT		CD14
CD10		CD15
CD45		Glycophorin A
CD22		CD41
sIgM		

其中免疫球蛋白重链 μ，末端脱氧核苷酸转移酶（TdT）为胞浆内染色，sIgM 为膜表面免疫球蛋白 M

3. B 系 ALL 的分期　根据对 B 系 ALL 的免疫分型所获得的信息可将其分为三期：早期前B-ALL、前 B-ALL 和成熟 B-ALL（表 10-37）。

表 10-37　B-ALL 的免疫学分期

	CD19	CD10	CD34	TdT	CD22	cμ	SIg
早期前 B-ALL	+	+	+	+	+	-	-
前 B-ALL	+	+	-	+/-	+	+	-
成熟 B-ALL	+	+/-	-	-	+	+	+

注：sIg 为细胞膜表面免疫球蛋白，Cμ 为胞浆免疫球蛋白重链

其中，最为关键的三个指标是CD34，Cμ 和 sIg。如sIg阳性可以认定为成熟B-ALL；CD34和SIg 阴性，Cμ 阳性则为前 B-ALL；CD34 阳性，Cμ 阴性为早期前 B-ALL。

4. AML 的免疫学亚型　AML 的免疫学诊断标准如下：

（1）没有淋巴系列抗原的表达，如 cCD79a，cCD3 或 T 细胞受体（T cell receptor，TCR）。

（2）表达一项髓系特异性抗原或至少两项髓系相关抗原。

由于已知的所有粒、单核系抗原基本无分化发育阶段特异性，因此，到目前为止，除M6和M7可以通过免疫分型确诊，其余M1～M5尚无亚型特异性抗原（CD14与单核系有关，主要见于M4和M5），还无法将AML确切地分出免疫学亚型。但值得指出的是，M3 区别于其他各型的特点为 HLA-DR 和 CD34 都为阴性（AML 各亚型的抗原表达情况见表 10-38）。

表 10-38　AML 各亚型的抗原表达情况

McAb	M1	M2	M3	M4	M5	M6	M7
HLADR	+	+	−	+	+	+/−	+/−
CD34	+	+/−	−	+/−	+/−	−	+/−
CD33	+	+	+	+	+	+/−	+/−
CD13	+/−	+	+	+	+	−	+/−
CD15	−	+	+/−	+	+	+/−	/
CD14	−	+/−	−	+	+	−	−
GPA	−	−	−	−	−	+	−
CD41	−	−	−	−	−	−	+
CD61	−	−	−	−	−	−	+

5. 急性混合性白血病（hybrid acute leukemia，HAL）　前已述及，白血病细胞的抗原表达情况十分复杂，常出现跨系表达。如在 1/4 儿童 ALL 和 1/3 成人 ALL 中，可检测到有髓系相关抗原的表达。但这种现象除了可用于免疫学方法检测白血病微小残留病（minimal residual disease，MRD）外，对于预后和治疗并无重大意义。而对于那些白血病细胞同时表达淋巴系相关抗原（通常为CD2和CD7）和髓系特异抗原（如MPO）的患者，则需要同时针对这两个系列进行治疗。急性混合性白血病和伴有淋巴分化抗原的 AML 或伴有髓系分化抗原的ALL的区别关键在于：前者的白血病细胞同时至少要表达 2 种淋巴分化抗原和 2 种髓系分化抗原。这是一组免疫表型复杂的疾病，反映了白血病细胞的异质性及细胞分化发育过程中表面标记表达的复杂性。急性混合性白血病又有双表型、双系列以及双克隆类型之分。双表型指一种细胞表面同时表达不同系列抗原，现被命名为带有髓系标记的ALL和带有淋系标记的AML；双系列型则有表达不同系列抗原的两群细胞同时存在或先后出现；双克隆型的细胞由两种来源完全独立的不同白血病细胞群体组成。

6. 白血病免疫分型的临床意义　形态学分型是白血病分型的基础，白血病免疫分型是形态学分型的重要补充。随着针对各系列分化抗原的单克隆抗体的发展以及免疫分型方案的逐步完善，白血病免疫分型起到越来越重要的作用。国际MIC 分型协作组认为对于每一例急性白血病患者都有必要进行免疫分型，尤其在以下这些情况时，能起到更为重要的作用：对于细胞形态学和细胞化学染色不能确定系列来源的白血病、急性混合性白血病、对B系ALL进行分期以评价其预后，以及白血病微量残留细胞用流式细胞术通过免疫分型检测能得到满意的结果。

（三）ALL 细胞遗传学和分子遗传学特点

60%～75%的ALL患者有特征性的遗传学异常，如染色体增减导致高二倍体和低二倍体，染色体易位形成融合基因，引起基因表达失调和抑癌基因失活。常见儿童ALL染色体核型异常并形成融合基因的分布状况是 t（12；21）（p12-13；q22），ETV6-CBFA2（TEL-AMLL）占20%～25%；t（1；19）（q23；p13），E2A-PBXI 占5%～6%；

t（4；11）（q21；q23）MLL-AF4 和其他11q23易位，融合（MLL 重组）占4% ~ 8%；t（9；22）（q34；q11）*bcr-abl* 融合占3% ~ 4%；t（8；14）（q24；q32.3），t（2；8）（p12；q24）或t（8；22）（q24；q11），伴 *myc* 过度表达 IGH，IGK 或 IGL 重排占 2%；t（1；14）（p34；q11），*tal-sil* 重排占3% ~ 4%。染色体数量异常中，多二倍体（染色体＞ 50 条）占27% ~ 29%。

（四）ALL 的 MIC 分型

为进一步提高白血病分型的水平，国际FAB协作组的大多数成员和免疫学专家、细胞遗传学家组成 MIC（morphology，immunology，cytogenetics）研究协作组，自1985年开始对ALL和AML提出分型方案。强调以细胞形态学为主，免疫学和细胞遗传学作补充，相互结合。随着分子生物学研究面的不断拓宽，揭示了染色体核型变化与异常融合基因密切相关。MICM（morphology，immunotyping，cytogenetics，molecular genetics）分型又使白血病的分型向更新、更精确的道路迈进一步。

二、危险程度分型

不同危险程度的ALL亚型有不同的预后。为了改善高度危险程度ALL的疗效和减轻低度危险程度ALL的治疗副作用，应按不同危险程度采用不同强度的化疗方案。近20年来，欧美的一些儿童白血病治疗中心分别对ALL制订并不断修正判断危险程度的因素，并对其作了危险程度分型，以指导治疗提高疗效。

（一）儿童 ALL 危险因素

目前人们对按疾病危险度进行ALL治疗已形成共识，但事实上要确定哪些是易复发因素还很困难，即便目前认为是低危的患者，其中仍有15% ~ 20% 的病例迟早要复发。危险因素评判系统是依据多种因素，如年龄、白细胞计数、免疫表型和融合基因改变进行综合评价。ALL临床试验中发现，超过60个预后因素有统计学意义。除儿童肿瘤协作组（CCG）的报告外，大多数研究提示男性预后不良。用睾丸白血病或T-ALL也不能完全解释为何男孩的预后较女孩差。

1. 年龄因素　70% ~ 75% 小于 1 岁的婴儿白血病有MLL（HRX）基因重排，尤其以t（4；11），AF4-MLL融合基因者（约占其中的50%）预后不良。在青少年和成人 ALL 中，t（9；22）*bcr-abl* 融合基因的发生率达25%～30%，儿童约占4%～5%。t（4；11）等MLL基因重排异常约5%～9%，这些基因型预后差。相反，高二倍体染色体（多于 50 条 / 细胞）和t（12；21），ETV6-CBFA2 融合基因通常发生在 1 ~ 9 岁的儿童，预后较好。这两种类型的ALL中大多数患者外周血白细胞计数低。t（12；21）是预后好的标记。编码还原叶酸载体的基因（reduced folate carrier，RFC）在21号染色体上，与叶酸代谢有关。在高二倍体ALL中，21 号染色体增加是最常见的异常。B 系 ALL 患者的原始细胞中由于有多于 2 个拷贝的 21 号染色体，所以可以聚集更多的长链聚谷氨酸甲氨蝶呤（MTX polyglutamates，MTXPGs）。有 MLL 基因重排的患儿也有预后较好者，如有 t（11；19）和MLL-ENL融合基因的T-ALL。2～9岁的t（4；11）ALL 比＜ 1 岁者预后明显要好。＜ 2 岁、＞ 9 岁、白细胞＞ 25 × 10^9/L、有 t（9；22）*bcr-abl* 融合基因的ALL，由于预后差，故在缓解后宜行造血干细胞移植，但年龄在 2 ~ 9 岁、诊断时白细胞计数＜ 25 × 10^9/L、泼尼松试验良好反应（PGR）的 t（9；22）*bcr-abl* 的 ALL 患儿预后比前者要好。

2. 细胞遗传学异常　在儿童ALL中细胞遗传学异常是一个重要的预后因素，有t（4；11）（q21；q23）MLL-AF4、t（9；22）（q34；q11）*bcr-abl* 预后差，t（12；21）（p12-13；q22），ETV6-CBFA2、多二倍体（染色体＞ 50 条）者预后较好。一般来说，无染色体畸变者比有染色体畸变者预后要好。

3. 诊断时白细胞计数　诊断时白细胞计数也是一个重要的预后因素，诊断时外周血白细胞＞ 100 × 10^9/L，是一个预后不良的因素。

4. 早期治疗反应　在年龄、WBC、性别和染色体核型等预后因素中，由于预测价值有限，提示需要更好的预后分类。Pinkel 称 ALL 真正唯一的预后因素是治疗。如果“极端”地说，这种观点应该是有理的，如果不接受治疗，ALL 是致命的；如对每位患者给予正确的治疗，假设可以进入好的营养和治疗状态以及有好的依从性，那么 ALL 就不一定是致命的。不幸的是，目前还没有对每位患者给予合理和正确的治疗。尽管有不良预后标记，如t（9；22）*bcr-abl*融合基因、t（4；11）等MLL基因重排的患儿，外周血白细胞计数较低并且早期泼尼松试验治疗PGR的患儿，通过强烈的化疗，有可能治愈，其预后不很坏。诱导缓解治疗中早期外周血幼稚细胞和骨髓反应观察是十分重要的，有助于指导治疗。即便患者起病时年龄在1～9岁、低白细胞、超过50条高二倍体染色体且有ETV6-CBFA2的早期前B-ALL，如泼尼松试验早期治疗反应差（PPR），仍应从新划分为高危ALL进行治疗。早期治疗反应不良的评判系统见表10-39。

表 10-39 ALL 早期治疗反应不良的评判标准[156]

细胞来源	诱导治疗	反应情况
外周血	泼尼松试验（治疗7天）加鞘内注射甲氨蝶呤一次	幼稚细胞＞1 × 10^9/L
	联合化疗7天	见幼稚细胞
骨髓	联合化疗7天	幼稚细胞＞25%
	联合化疗14天	幼稚细胞＞5%
	联合化疗21天	幼稚细胞＞1%（MRD）
	诱导缓解结束达完全缓解时	幼稚细胞＞0.01%（MRD）

（二）危险程度分型

上海交通大学附属新华医院上海儿童医学中心参考美国St Jude儿童研究医院（表10-40）和BFM-ALL-95的ALL分级系统，制定了ALL-XH-99方案的临床分型。

表 10-40 St Jude 儿童研究医院 ALL 疾病危险度分级系统

危险度	特 征
低危	早期前B伴ETV-CBFA2融合基因，DNA指数≥1.16，或≤1.60，或年龄在1～9岁且WBC＜50 × 10^9/L。 必须无下述临床表现：CNS状态3（脑脊液原始细胞＞5 WBC/μl或伴有颅神经瘫痪者）；卵巢、睾丸白血病（TL，超声为依据）；无以下基因改变：t（9；22）（*bcr-abl*）；t（1；19）（E2A-PBXI）；MLL重排；低二倍体（＜45条染色体）；早期治疗反应差
标危	所有不存在低危或高危ALL因素者的T-ALL或早前B-ALL。
高危	t（9；22）或有*bcr-abl*融合基因且诊断时WBC计数＞25 × 10^9/L或早期治疗反应差者（在诱导缓解第19天或26天原始细胞＞5%）；年龄小于12个月婴儿伴MLL重排；第46天诱导失败者，或在诱导缓解第26天原始细胞＞5%

ALL-BFM 95方案在以往研究基础上，提供了一种新的更为准确的危险程度分组体系，与以前体系（主要依据危险因素和早期泼尼松反应）比较，更为准确地对标危组（SRG）和中危组（MRG）进行分组。SRG患儿必须满足以下条件：①早期泼尼松反应佳（PGR）；②第33天骨髓完全缓解；③无t（9；22）易位或*bcr/abl*基因重组；④无t（4；11）易位或MLL/AF4基因重排；⑤WBC＜20 × 10^9/L及年龄≥1岁＜6岁；⑥非T-ALL。中危组除满足前4个条件外还应包括以下条件之一：①WBC＜20 × 10^9/L；②年龄＜1岁；③年龄≥6岁。高危患儿只需符合下列条件之一：①早期泼尼松反应差（PPR）；②第33天骨髓不完全缓解；③t（9；22）易位或*bcr/abl*基因重组；④t（4；11）易位或MLL/AF4基因重排。

新华医院/上海儿童医学中心ALL-XH-99危险程度分型（ALL-XH-99方案的ALL临床危险度分型）：

1. 危险因素

（1）诊断时外周血白细胞计数≥50 × 10^9/L，＜100 × 10^9/L。

（2）DNA 指数＜ 1.16 或＞ 1.60。

（3）染色体核型异常为t（1；19），t（8；14）等或染色体为低二倍体＜ 45。

（4）T-ALL。

（5）诊断或诱导治疗中并发中枢神经系统白血病（CNSL）和（或）睾丸白血病（TL）者。

（6）诊断时外周血白细胞计数≥100×10^9/L。

（7）染色体核型异常为t（9；22），t（4；11）者。

（8）发病年龄＜ 1 岁、＞ 12 岁。

（9）治疗早期效应不佳。

1）泼尼松 60mg/m^2 治疗 7 天白血病细胞≥ 1×10^9/L。

2）诱导治疗第19天骨髓象原淋+幼淋＞5%者

3）诱导治疗第35天未获完全缓解（NR）者

（10）由 MDS 转化的 ALL。

2. 危险度分型

（1）低危型（LR-ALL）：不存在上述危险因素中的任何 1 项者。

（2）中危型（MR-ALL）：存在危险因素第1～5 项中的 1 项或多项者。

（3）高危型（HR-ALL）：存在危险因素第6～10 项中任何 1 项者。

三、治疗原则和策略

（一）治疗原则

迄今白血病的治疗仍以化学治疗（化疗）为主要手段。化疗的主要原则是，按型选方案，强调早期连续适度化疗和分阶段坚持长期规则化疗。分阶段化疗包括诱导缓解治疗、缓解后治疗和髓外白血病防治。化疗过程中应周密进行对症治疗和并发症的防治，包括出血和 DIC 的防治；积极防治感染；白细胞淤滞和肿瘤溶解综合征的防治。使用G-CSF可以缩短骨髓抑制时间，但是不能改善白血病患儿的长期无病生存（disease-free survivor，DFS）率。目前的ALL缓解概念不仅仅是形态学上的缓解，应该争取达到免疫学和分子学缓解。

（二）治疗策略

儿童 ALL 治疗策略的进展：

治疗策略的不断改进是儿童ALL疗效进展的重要原因，在 BFM 90 方案中，9 年预期 EFS 可达 78%。最近 St Jude 儿童研究医院报道 ALL 5 年 EFS 达到 81%，并对其原因进行了总结，见表 10-41。

表 10-41　St Jude 儿童研究医院各阶段疗效总结与治疗策略

时代	研究编号	病例数	5 年生存率（%）	治疗策略
1962 ～ 1966	Ⅰ～Ⅳ	90	9 ± 3	联合化疗优于单药化疗，全量化疗优于半量化疗
1967 ～ 1979	Ⅴ～Ⅸ	825	36 ± 2	中枢神经系统白血病预防
1979 ～ 1983	Ⅹ	428	53 ± 2	使用大剂量甲氨蝶呤，阿糖胞苷+VP-16（EA）以克服耐药
1984 ～ 1991	Ⅺ～Ⅻ	546	70 ± 2	缓解以后即行 HDMTX 和 EA 强化治疗，之后交替使用非耐药配对
1991 ～ 1997	Ⅻ IA，Ⅻ IB	366	81 ± 8	对高危易复发的初发患儿强烈联合化疗+早期强烈鞘注化疗

（三）儿童急性淋巴细胞白血病长期无病生存的几个关键措施

1. 根据上述不同危险程度给予相应的不同强度的治疗。

2. 早期连续适度化疗是首要关键，包括按不同危险程度给予不同强度的诱导缓解治疗、巩固治疗、庇护所（髓外白血病）防治和早期强化治疗。

3. 长期规则的维持治疗和定期的强化治疗。

4. 积极长期的髓外白血病防治。

5. 积极的支持治疗和防治感染，减少治疗相关死亡。

四、治疗进展

通过目前的联合化疗和支持治疗，95% 以上的儿童ALL可以获得CR，对危险程度较高的ALL，力争通过早期强烈化疗尽快减少白血病细胞负荷、减少肿瘤细胞耐药机会。在诱导缓解中使用4种或更多的药物可以改善预后。地塞米松比泼尼松容易进入血脑屏障，在脑脊液中的半衰期更长，故在诱导缓解、强化和维持治疗中使用地塞米松可以起到更好的防治CNSL的作用。以往认为成熟B-ALL的预后欠佳，但通过间断使用大剂量环磷酰胺+大剂量MTX（3～5g/m^2）+阿糖胞苷，预后大大改善，治疗时间只需2～8个月。有些研究组建议在此基础上加用异环磷酰胺和（或）VM-26，可以进一步提高治疗效果，法国一个研究组治疗102名患儿，治愈率达到85%，如能完成以上方案，无须对成熟B-ALL进行长期维持治疗。

（一）治疗进展历程

36年前Aur等对35例儿童ALL完成Total Study V治疗方案，20年以上长期无病生存（LTDFS）率达50%。近20多年多个治疗中心报道，经积极治疗，儿童ALL的缓解率可达95%以上，>5年的无事故生存（EFS）率可达75%～90%。新华医院1978～1988年收治的139例儿童ALL，缓解率达97.1%。缓解的135例中105例经系统正规治疗者，5年以上持续完全缓解（CCR）率58.6%，5年以上生存率达71.9%。北京儿童医院收治的215例ALL 5年持续完全缓解率和5年生存率也分别达50.6%和69%。新华医院在1988～1991年，采用XH-88方案，进一步加强早期连续强烈化疗，57例ALL的缓解率是96.5%，5年CCR率是81.3%，1997～2003年实施ALL-XH-99方案，158例患儿5年EFS达72.4%±7.8%。可见现代治疗儿童ALL的目的不再是获得缓解及延长生命，而是争取治愈。目前，经积极治疗至少一半以上的儿童ALL可以获得治愈。要达此理想目标，必须根据儿童ALL的不同危险程度，采用相应强度的化疗，并遵循早期、连续、适度化疗，“前紧后松”的策略和长期治疗。

（二）治疗步骤

1. 诱导缓解治疗　20世纪60年代，国外多用VP方案，完全缓解率可达80%～85%，但长期持续完全缓解（CCR）率较低，故70年代对VP作为诱导治疗产生疑虑，80年代大多摒弃（Rivera，1986年）。近20年来我国大多数基层医院仍单纯采用VP方案作诱导治疗，在很大程度上影响了远期疗效，极少有患者长期存活，应引起基层县市级医院重视并予以纠正。

儿童ALL诱导缓解治疗的标准方案采用VDLP：长春新碱（vincristine，VCR，V）；柔红霉素（daunorubine，DNR，D）；门冬酰氨酶（asparaginase，ASP，L）和泼尼松（prednisone，PED，P）（剂量和用法见后述）。用VDLP可获95%以上的完全缓解（CR）率，其中DNR和ASP不仅能提高CR率，而且是获得长期无事生存（EFS）关键的2个药物。新华医院的新华ALL-XH-88方案（表10-42）用VDLP对标危和高危ALL作诱导缓解治疗，CR率96.5%；ALL-XH-99方案CR率96.8%。

现在大多数治疗中心诱导缓解治疗，SR-ALL多采用VDLP方案，HR-ALL有用VDLP±环磷酰胺[CTX（C)]方案，完全缓解率都在95%以上。北京儿童医院用CODP（环磷酰胺+柔红霉素+泼尼松+长春新碱）方案作诱导缓解治疗，88例患儿完全缓解率达98%。大多数用法是VCR 1.5mg/m^{2}每周1次，共4次；泼尼松每日60mg/m^{2}共28日；ASP 6 000～10 000 U/m^{2}隔日1次，共8～10次；DNR 20～40mg/m^{2}每日1次，共3日（第1～3日）；CTX 600～1 000mg/m^{2}第1日。

新华医院和北京儿童医院均获得高完全缓解率和高长期无病生存率，正是采纳了上述现代治疗的观点。集国内外20多年来的临床经验，DNR和ASP是提高完全缓解率和长期无病生存率的两个关键性药物。上述治疗方案的治疗过程中，绝大多数患儿在治疗的第10～20日骨髓象呈明显抑制，原淋+幼淋0～<5%，表明极大程度地杀伤了白血病细胞，从而能达到高质量的完全缓解，有效防止继发性耐药发生所导致的早期复发。由于危险程度不同，其CR率和长期无病生存率不同，因此，应该采用不同强烈程度的化疗。对HR-ALL采用更强烈的早期连续强烈化疗、维持治疗以及定期强化治疗可明显提高完全缓解率和长期无病生存率，力争缩小HR-ALL与SR-ALL远期疗效的差异。

2. 缓解后治疗　缓解后治疗包括巩固治疗、庇护所（髓外白血病）防治、早期强化治疗、长

表 10-42 ALL-XH-88 诊治方案

	诱导治疗	巩固	* 庇护所治疗	早期强化治疗	维持治疗	强化治疗
SR-ALL	VDLP	CAM	HDMTX + CF	VDLP 或 VM-26 + Ara-C	MTX + 6-MP（3 周）-VP（1 周）6-MP 序贯	VDLP 或 VM-26 + Ara-C（每年 1 疗程）
HR-ALL	VDLP	CAM	HDMTX + CF	同上 共 2 个月 接 COAP（1 疗程）	MTX + 6-MP（3 周）-VP（1 周）,	VDLP（每年第 6 个月） VM-26 + Ara-C（每年第 12 个月）

注：VDLP：长春新碱（VCR）1.5mg/m^2 每周 1 次，共 4 周；泼尼松（PrED）每日 2mg/kg，共 28 日；柔红霉素（DNR）20 ～ 30mg/m^2 每日 1 次，共 3 次；门冬酰胺酶（L-ASP）6 000 ～ 10 000U/m^2 共 10 次。CAM：CTX 600mg/m^{2}1 日；Ara-C 50mg/m^2 每 12 小时 1 次 1 ～ 7 日，皮下注射；6-MP 75mg/m^2 1 ～ 7 日。COAP：CTX、VCR（第 1 日）剂量同上；Ara-C 100mg/m^2，共 5 日；泼尼松每日 1mg/kg × 7 日。VM-26 + Ara-C：VM-26 160mg/m^2，Ara-C 300mg/m^2，每周 2 次，共 3 ～ 4 次。MTX+6-MP：MTX 每周 15 ～ 30mg/m^2，共 3 周，肌注；6MP 每日 75mg/m^2，口服 3 周。*：在诱导治疗期间鞘内注射“三联”，每周 1 次，共 4 次。MTX：＜ 1 岁：5mg，1 ～ 3 岁：7.5mg，4 ～ 6 岁：10mg，＞ 6 岁：12mg；Ara-C：1 ～ 1.5mg/kg；地塞米松 5mg（＜ 3 岁者 2mg）。CCR 6 ～ 12 个月（HR-ALL 者 6 个月）作头颅照射，HR-ALL 20Gy，SR-ALL 18Gy。维持治疗期间每 3 个月鞘内注射 1 次“三联”（剂量同上）。HD-MTX+CF：见“中枢神经系统白血病的防治”

期规则的维持治疗和定期的强化治疗。一般总的治疗时间是，女孩 2.5 年，男孩 3 年。

（1）巩固治疗：强烈的巩固治疗是在缓解状态下，最大限度地杀灭微量残留病（MRD）细胞的有力措施，可有效防止早期复发，并在尽可能少的MRD状况下进入维持治疗。BFM（1983年）、Gaynou（1988年）、Hass（1983年）、CCSG（1986年）等采用环磷酰胺＋阿糖胞苷＋硫鸟嘌呤的CAT方案，新华医院ALL-XH-88方案中也用CAT（M）作巩固治疗，CTX 600mg/m^2 第 1 日，Ara-C 每日100mg/m^2 共7日或第1～5日、第8～12日；6-TG（或巯嘌呤 6-MP）每日 75mg/m^2，与 Ara-C 同步应用。有的治疗中心用中、大剂量甲氨蝶呤（HDMTX + CF）既作全身巩固治疗，又作庇护所治疗，如POG组用 1g/m^2，ALGB组、Hass用 500mg/m^2，St Jude 医院用 2g/m^2，St Louis 医院、St Jude 儿童研究医院的 Total XⅢ B、上海儿童医学中心的 ALL-XH-99 对 SR-ALL 用 3g/m^2，HR-ALL 用 5g/m^2 巩固治疗和庇护所治疗。

（2）庇护所治疗：由于大多数化疗药物不能进入中枢神经系统、睾丸和眼球等庇护所，若不作积极的庇护所治疗，在化疗的3年期间CNSL发生率可高达30%～50%，而在男孩中睾丸白血病（testis leukemia，TL）发生率5%～20%。由CNSL和TL导致骨髓复发治疗失败。因此，强烈的庇护所治疗是 ALL 获长期无病生存的关键之一。

在诱导治疗期间每周鞘内注射1次，共4次，用 MTX、Ara-C 和地塞米松（DX），即称为“三联”鞘内注射。巩固治疗后的强烈庇护所治疗，首选 HDMTX + CF 方案。新华医院在 1983 年对 HDMTX做了剂量为1g/m^{2}的药代动力学研究，测定治疗过程中血清和脑脊液中 MTX 浓度的动态变化，其最高血清浓度可达 3.7 × 10^{-5}mol/L，24 小时后仍可达（2.8 ～ 7.2）× 10^{-6}mol/L，66 小时还有 1.1 × 10^{-7}mol/L，这样在用药的 24 小时内可穿透身体各组织，消灭 MRD。脑脊液中的 MTX 浓度，在静脉推注总量1/3后5 分钟，鞘内注射前，脑脊液中的 MTX 浓度已达 3 × 10^{-6}mol/L，鞘内注射 MTX 后最高浓度可达 6.7 × 10^{-4}mol/L，24 小时后仍达（0.58 ～ 2.6）× 10^{-6}mol/L（中位数 0.7 × 10^{-6}mol/L），这个浓度在24小时内MTX可穿透中枢神经系统中各部位，有效杀灭中枢神经系统中的白血病细胞。1986年起又做了剂量为3g/m^{2}的HDMTX药代动力学试验。血清中最高的 MTX 浓度是 5 × 10^{-5}mol/L，72 小时是（2 ～ 3）× 10^{-6}mol/L，而脑脊液中的浓度至少在 12 小时内达 2 × 10^{-6}mol/L，24 小时后仍有 2 × 10^{-7}mol/L，MTX 3g/m^2 剂量时比 1g/ m^2 更有效地杀灭全身组织和中枢神经系统中的 MRD，对男孩 ALL 是最有效的防止 TL 复发的措施。MTX 总量 1 ～ 2g/m^2 的用法是，1/3 量（极量为500mg）静脉推注，其余量静脉滴注，持续 24 小时，在静脉滴注 0.5 ～ 2 小时间鞘内注射 MTX 12.5mg/m^2、DX 5mg 和 Ara-C 1mg/kg，在用药开始后的第 37 小时肌注亚叶酸钙（CF）15mg/m^2，每 6 小时 1 次，共 6 ～ 8 次。为了减少 HDMTX＋CF治疗的毒性，必须做到：①肝肾功能必须正常；②用药之日起每日输入液体3 000ml/m^2，共4 日（水化）；③碱化尿液（尿 pH 须≥ 7），用药前、后3 日口服碳酸氢钠1.5 ～ 3g/d，用药时先静脉滴注5%碳酸氢钠5ml/kg，每日1次，共4日；④按时按量用亚叶酸钙（CF）解救。高白细胞的 T-ALL 须在持续完全缓解后6 ～ 12个月间（已完成 4 个疗程 HDMTX+CF 后）作头颅照射，剂量是 12Gy。在 20 世纪 80 年代 SR-ALL 多作头颅照射，剂量是 18Gy。在 90 年代发现放疗明显影响生存质量（主要是生长发育和智力发育）。因此，在 90 年代中期，对 SR-ALL 不作放疗，甚至 HR-ALL 也尽可能不作放疗，而用每 3 个月 1 次 HDMTX+CF 全身化疗以及加强鞘内化疗来取代。放疗期间鞘注“三联”3次。绝对不能在头颅照射后再用HDMTX＋CF治疗，否则将引起严重的脑白质变性。凡有不能使用HDMTX指征者（如肝功能损害等），或已有过CNSL者，则在巩固治疗后作头颅照射，剂量同上。不同的治疗方法，CNSL 发生率不同。

近年来 MTX 的研究表明，在相同胞外 MTX 浓度下，不同特征的 ALL 细胞形成的 MTX 长链聚谷氨酸盐（MTXPG）及其聚集量不同，在预后较好的高二倍体 ALL 患儿比非高二倍体者要高，T-ALL 细胞要达到 MTXPG 95% 饱和所需的胞外浓度为48μmol/L，而 B-ALL 细胞约为 34μmol/L。因此有必要按型、按危险度使用不同剂量的 HDMTX 治疗儿童 ALL。其意义是加强对中、高危患儿的髓外白血病治疗以及巩固治疗。近 8 ～ 9 年来，新华医院 / 上海儿童医学中心的研究表明，对低危 ALL 患儿 HDMTX 剂量应为 3g/m^2，中、高危为 5g/m^2。HDMTX 维持 24 小时比维持 12小时起到更好的巩固治疗及髓外白血病防治作用。颅脑放疗是 BFM 协作组对高危儿童进行 CNSL预防治疗并获良好疗效的有效措施，考虑放疗对长期生存质量的影响，St Jude 儿童研究医院则对儿童ALL颅脑放疗进行了严格限制。新华医院用 HDMTX 3g/m^2、1g/m^2 和头颅照射＋鞘注，CNSL 发生率分别是 7.4%（1/27）、12.7%（10/79）和 9.7%（3/31），HDMTX 后追加头颅照射者则降低到4.2%（2/48）。用5g/m^{2}的HDMTX+CF以及加强鞘内化疗以来的8 ～ 9 年中 CNSL 发生率＜ 2%。而所有用 HDMTX 5g/m^2 者无 1 例发生 TL。在维持治疗期间每3个月鞘注“三联”1次，直至终止治疗，St Jude 儿童研究医院认为CNSL 预防的主要作用还是早期强烈的鞘内化疗，其在18个月内根据危险程度（低、中和高危）鞘注“三联”分别是 18、20 和 22 次。

（3）早期强化治疗：为了使MRD减少到尽可能少的程度，有些治疗中心采用早期强化（再诱导）治疗，多用 VDLP 或替尼泊苷（VM-26）＋ Ara-C 方案。新华医院 ALL-XH-88 方案在庇护所治疗后紧接 VDLP 和 VM-26 ＋ Ara-C 作早期强化治疗。经上述早期连续强烈化疗，在 5 个月左右时间中，使用 9 ～ 10 种药物，4 个不同的方案相继积极治疗（见表 10-42），可有效避免继发性耐药的发生。根据儿童ALL长期无病生存与“治疗积分”的关系来计算，已完成达到长期无病生存所需总积分的70%左右，有效地保障了长期无病生存。近 5 年来我们治疗的患儿中，凡完成上述早期连续强烈化疗者，较少有早期复发，与国外治疗中心疗效相似。

（4）规则的维持治疗和定期强化治疗：国内外大多数治疗中心多采用每周MTX 20 ～ 30mg/m^2 ＋ 6-MP 75mg/kg 每日晚间顿服，共 3 周，VP 1 周。ALL-XH-88 方案对 HR-ALL，在每治疗年的第 3、9 个月用 COAP 作“小强化”，第 6 个月用 VDLP，第 12 个月用 VM-26 ＋ Ara-C 作“大强化”治疗；SR-ALL 则每年用 VLDP 或 VM-26 ＋ Ara-C 强化 1 次。HR-ALL 总治疗时间 3.5 年，SR-ALL 是 3 年。1987 年前新华医院收治并坚持 5 年治疗的一组 110 例患儿，持续完全缓解 5 年后已按医嘱终止治疗者 81 例（74%），至今只有 8 例复发。St Jude 医院的 Total Study XI方案采用 VP-16 ＋ CTX（1 次 / 周），MTX ＋ 6-MP，共 7 日，VM-26 ＋ Ara-C（1次 / 周），VCR（1次）＋ Pred（7 日），每6周序贯一个轮回，总疗程120周作为整个维持强化治疗。

由于以往 SR-ALL 的治疗有很高的长期生存率并积累了一定的经验，因此在治疗上更多地考虑生存质量、避免远期毒性及继发性肿瘤，并节省治疗开支。近3～4年，国际上一些治疗协作组降低了SR-ALL的化疗强度。近来，国内的治疗中心正在对SR-ALL的治疗强度作一定调整，根据这个原则，新华医院/上海儿童医学中心在1998年1月～2005年4月实施了ALL-XH-99方案。

五、急性淋巴细胞白血病

（一）治疗原则

按不同危险度分型选方案，采用早期连续适度化疗和分阶段长期规范治疗的方针。治疗程序依次是：诱导缓解治疗、巩固治疗、髓外白血病预防治疗、早期强化治疗、维持治疗和维持治疗期间的强化治疗（为了使ALL患儿经治疗后能获得更好的远期疗效，提高长期存活几率及存活质量，建议尽可能并尽早将患儿转送到有儿童血液肿瘤专业的大医院，以获得及时、系统的规范诊治，不做无序的化疗）。

（二）高危ALL（HR-ALL）

1. 诱导缓解治疗

（1）VDLP方案4周：长春新碱（VCR）1.5mg/m^2（每次最大量不大于2 mg/m^2）静脉注射，于第8、15、22、29天；柔红霉素（DNR）30mg/m^2，用5%葡萄糖液100ml后稀释快速静脉滴注（30分钟），于第8～10天，共3次；门冬酰氨酶（ASP）6 000～10 000 U/m^2静脉滴注或肌注，于第11、13、15、17、19、21、23、25、27、29天共10次；泼尼松第1～7天为泼尼松试验，60 mg/(m^2·d)，分次口服，第8～28天为40 mg/(m^2·d)，分次口服，第29天起每2天减半，1周内减停。

说明：① 对于高白细胞血症（WBC≥100×10^9/L）者，DNR推迟到白细胞＜50×10^9/L时开始连用3天。②于诱导缓解化疗的第19天必须复查骨髓涂片，可能出现3种不同的结果：a.M1状态：骨髓明显抑制，原淋+幼淋＜5%；2)；b.M2状态：骨髓呈不同程度抑制，原淋+幼淋5%～25%；c.M3状态：骨髓抑制或不抑制，原淋+幼淋＞25%。M1者提示疗效和预后良好；M2者提示疗效较差，即改用CAM方案，用法见下述；M3或不缓解者提示无效，属难治性白血病，必须及时改换更为强烈的化疗方案，如DAEL方案等。

（2）DAEL方案：地塞米松（Dex）20mg/(m^2·d）分次口服或静注，1～6天；Ara-C 2g/m^2 q12h×5次，静滴3小时1～3天；VP-16 100mg/m^2q12h×4次，静滴3小时，3～5天；L-ASP 25 000U/m^2，静滴4小时，6天。

（3）高白细胞血症（外周血白细胞＞100×10^9/L）的治疗：用戊羟脲20～30mg/(kg·d)，口服，至白细胞＜50×10^9/L开始化疗。对有肺部低氧和（或）脑部症状者，有条件的单位应作血浆置换去除高白细胞，预防细胞溶解综合征，并服用别嘌醇200～300mg/(m^2·d)，预防高尿酸血症，同时充分水化和碱化尿液。

2. 巩固治疗　在诱导缓解治疗达CR时，尽早在诱导缓解治疗36±7天开始用CAM方案。

环磷酰胺（CTX）1 000mg/m^2入0.9%氯化钠100ml中快速静滴，第1天；阿糖胞苷（Ara-C）1g/m^2，q12h×6次，第2～4天，或2g/m^2，q12h×4次，第2～3天，静脉滴注；6-巯基嘌呤（6-MP）50mg/（m^2·d)，晚间1次口服，第1～7天。

3. 髓外白血病预防性治疗

（1）三联鞘注（IT）：于诱导治疗的第3天起仅用甲氨蝶呤（第MTX）+Dex，此后第8、15、22、29天用三联（剂量见表10-43），诱导期间共5次，早期强化治疗末用1次。大剂量甲氨蝶呤（HDMTX）+亚叶酸钙（CF）后三联鞘注每8周1次，共22次。初次鞘注时应避免损伤。

表10-43　不同年龄三联鞘注药物剂量

年龄（月）	MTX	Ara-C	Dex
＜12	5.0mg/3ml*	12mg/2ml*	2mg
12～24	7.5mg/4ml	15mg/2ml	2mg
25～35	10.0mg/5ml	25mg/2ml	5mg
≥36	12.5mg/5ml	35mg/2ml	5mg

*MTX和Ara-C制剂均需有合适的冲配浓度，太浓时易引起化学性鞘膜炎

（2）HDMTX+CF：于巩固治疗休息1～3周后，视血象恢复情况，待中性粒细胞（ANC）＞1.5×10^9/L，WBC≥3×10^9/L，肝、肾功能无异常时尽早开始，每10天1疗程，共3个疗程。每疗程MTX 5.0g/m^2，1/6量（不超过500 mg/次）作为突击量在30分钟内快速静脉滴入，余量于24小时内均匀滴入。突击量MTX滴入后0.5～2小时内，行三联IT 1次。开始滴注MTX 36小时后

用 CF 解救，剂量为 15 mg/m²，每 6 小时 1 次，首剂静脉注射，以后q6h，口服或肌注，共6～8次。有条件者检测血浆 MTX 浓度（< 0.1μmol/L为无毒性浓度，不需CF解救），以调整CF应用的次数和剂量。HDMTX治疗前、后3天口服碳酸氢钠1.0g，每日3次，并在治疗当天给予5%碳酸氢钠 5 ml/kg 静滴，保持尿 pH ≥ 7。用 HDMTX 当天及后 3 天需水化治疗［4 000 ml/(m²·d)］。在用 HDMTX 同时，每晚顿服 6 MP 50 mg/m²，共 7天，HDMTX+CF 连续 3 疗程后每 12 周重复 1 疗程，共 6 疗程。对没有条件监测血浆 MTX 浓度的医院建议用 3.0g/m² 的 HDMTX + CF。但应创造条件监测血浆 MTX 浓度，尽量争取做 5.0g/m² 的 HDMTX + CF，以提高高危 ALL 的远期疗效。

（3）颅脑放疗：原则上适用于4岁以上患儿。凡诊断时 WBC 计数≥ 100 × 10⁹/L 的 T-ALL，诊断时有 CNSL，在完成 HDMTX+CF 4 个疗程后，于 CR5 ～ 6 个月后进行；以及因种种原因不宜作HDMTX治疗者。总剂量12Gy，分15次于3周内完成，同时每周 IT 1 次。放疗第 3 周用 VD 方案，VCR 1.5mg/m² 静注 1 次；DXM 8mg/(m²·d)，第1 ～ 7 天，口服。

4. 早期强化治疗

（1）VDLD 方案：VCR、DNR 均于第 1、8天，剂量和用法同诱导治疗方案；ASP 6 000 ～10 000U/m²，第1、3、5、7、9、11、13和15天，共 8 次；DXM 6mg/(m²·d)，第 1 ～ 14 天。第 3周减停。休疗 1 ～ 2 周（待血象恢复，肝、肾功能无异常）后用依托泊苷（VP-16）+Ara-C 3次（剂量与用法见下述）。

（2）VP-16 或替尼泊苷（VM-26）+Ara-C，VP-16（或VM-26）200mg/m²，静脉滴注3小时；Ara-C 300mg/m²，第 1、4、8 天，静脉滴注 2 小时（每次均是 VP-16 在先，Ara-C 在后）。

5. 维持及加强治疗

（1）维持治疗：6-MP+MTX：6-MP 75mg/(m²·d)，夜间睡前顿服，第 1 ～ 21 天；MTX 20 mg/m²，肌注，每周 1 次，连用 3 周。继以 VD（VCR+DXM）1周，如此反复序贯用药，遇强化治疗时暂停。在6-MP+MTX 用药 3 周末 WBC 计数保持 3 × 10⁹/L 左右，ANC1.0 ～ 1.5 × 10⁹/L，根据WBC、ANC计数和肝功能，调整6-MP和MTX剂量。

（2）加强治疗：COAD：自维持治疗起，每年第 3、9 个月各用 1 疗程。CTX 为 600mg/m²，1 天；VCR 1.5 mg/m²，1 天；Ara-C 100mg/m² 分2次，q12h，皮下或肌注，第1～5天；DXM 6mg/(m²·d)，第 1 ～ 7 天。

（3）加强强化治疗：维持治疗期每年第 6 个月用VDLD（用法同早期强化治疗）。每年第12个月用 VP-16（或 VM-26）+ Ara-C 1 疗程［(用法同早期强化（2)］。

（4）在连续 3 个疗程 HDMTX+CF 后 3 个月重复进行HDMTX+CF治疗，每3个月1疗程，共3个疗程。此后，每8周三联鞘注1次，共22次。作颅脑放疗者，不能再作 HDMTX+CF 治疗，只能采用三联鞘注每 8 周 1 次。

6. 总疗程　女孩 2.5 年，男孩 3 年。

7. 有t（9；22）/*bcr-abl*融合基因；t（4；11）/MLL-AF4融合基因者，完全缓解后在有条件的情况下做异基因造血干细胞移植。

（三）中危 ALL（MR-ALL）化疗

1. 诱导缓解治疗　同 HR-ALL 的 VDLP 方案，但 ASP 减为 8 次。

2. 巩固治疗方案　CAM：CTX 1 000 mg/m²，快速静滴，第 1 天；Ara-C 1g/m²，q12h，静滴，共6次，第1 ～ 3天；6-MP 50mg/(m²·d)，晚间顿服，第 1 ～ 7 天。

3. 髓外白血病预防　三联鞘注及HDMTX-CF疗法同 HR-ALL，HDMTX+CF 每3月1疗程，共2个疗程，完成HDMTX+CF治疗后三联鞘注每8周 1 次，共 20 次。

4. 早期强化治疗

（1）除 ASP 减为 6 次外，其余同 HR-ALL。

（2）DVL + HDAra-C（共8天为1个疗程）：

DXM 8mg/(m²·d) 分 3 次口服，1 ～ 8 天；VCR 1.5mg/m²（最大量 2.0mg/ 次），静注，第1、8 天；ASP 6 000 ～ 10 000 U/m²，静滴 3 ～ 4 小时，第4、5天；Ara-C 1g/m²，q12h，第 1 ～ 3 天（共 6 次），静滴 3 小时。

5. 维持治疗及加强治疗

（1）维持治疗：6-MP+MTX 及 VD 序贯维持用药（用法及剂量同 HR-ALL）。

（2）强化治疗：维持治疗期间每年强化1次，第1、3年末选用VDLD，第2年末选用DVL + HDAra-C。

（3）HDMTX-CF：同HR-ALL，但比HR-ALL减少1个疗程HDMTX，共用5疗程。

6. 总疗程时间　女孩2年半，男孩3年。

（四）低危ALL（LR-ALL）

1. 诱导缓解治疗　同HR-ALL的VDLP方案，但DNR减为2次，第8、9天；L-ASP从第10天起，并减为6次。

2. 巩固治疗　CAM：CTX剂量1 000 mg/m^2，快速静滴，1天；Ara-C 75mg/(m^2 · d) 分2次，q12h，肌注，第1～4天，第8～11天；6-MP 50mg/(m^2 · d)，晚间顿服，第1～14天。

3. 髓外白血病预防三联鞘注诱导治疗期间4次，HDMTX-CF疗法，剂量3g/m^2（与HR-ALL相比），总疗程减少2次，共为4次，HDMTX+CF后三联鞘注每8周1次，共18次。

4. 早期强化治疗

（1）VDLD：VCR、DNR第1、8天，剂量同前；ASP 6 000～10 000U/m^2，第1、3、5、7、9、11天共6次；DXM 6mg/(m^2 · d)，第1～14天，第3周减停。

（2）DVL + HDAra-C（共8天为1个疗程）：DXM 8mg/(m^2 · d)，分3次口服，第1～8天；VCR 1.5mg/m^2（最大量2.0mg/次），静推，第1、8天；ASP 10 000U/m^2，静滴3～4小时，第4、5天；Ara-C 1g/m^2，q12h，第1～3天（共6次），静滴3小时。

5. 维持及加强治疗

（1）维持治疗：6-MP+MTX：6-MP 75mg/(m^2 · d)，夜间睡前顿服，第1～21天；MTX 20mg/m^2，肌注，每周1次，连用3周。接着VD，如此反复序贯用药，遇强化治疗时暂停。在6-MP+MTX用药3周末保持WBC计数3 × 10^9/L左右，ANC 1.0～1.5 × 10^9/L，根据WBC、ANC计数和肝功能，调整6-MP和MTX剂量。

（2）加强强化治疗：CCR12个月时用VDLD（用法同早期强化），或COAD强化治疗1次。

6. 总疗程　女孩2.0年，男孩2.5年。

（五）成熟B-ALL

按Ⅳ期B-NHL方案治疗。

（六）初诊时CNSL的治疗

在进行诱导化疗的同时，三联鞘注第1周3次，第2、3周各2次，第4周1次，共8次，一般在鞘注化疗2～3次后CSF常转阴。然后在完成早期强化治疗后（诱导、巩固、髓外白血病防治和早期强化后，第6个月），作颅脑放疗18Gy，作完放疗后不能再作HDMTX+CF治疗，但三联鞘注必须每8周1次，直至终止治疗。CR后发生CNSL复发的患儿也可按这一方法治疗，但在完成三联鞘注第5次后，必须用VDLD和VM-26 + Ara-C各1个疗程作全身强化治疗，以免由CNSL引发骨髓复发，并继续完成总共8次的三联鞘注。颅脑放疗紧接全身强化治疗之后。此后三联鞘注每8周1次，直至终止治疗。

国外方案

国外方案主要介绍国际上有代表性的BFM，Dana-Farber，POG，CCG和St Jude治疗方案(图10-6～8，表10-44～50)。

表10-44　Dana-Farber方案

方案	81-01	85-01	87-01	91-01
窗口研究 (3～5天)	MTX × 1次 (随机)	ASP（25 000U/m^2） × 1次（随机）	ASP 25 000U/m^2 × 1次（随机）	皮质激素 × 3天（随机）
诱导 (4周)	长春新碱 泼尼松 40mg/m^2 多柔比星 45mg/m^2 鞘注Ara-C（随年龄调整）	与81-01相似，除外： 多柔比星 30mg/m^2 × 2次 MTX40 mg/m^2 × 1次	与85-01相似， 除外： MTX40mg/m^2或 4g/m^2 (随机)	与87-01相似， 除外： 所有方案均MTX4g/m^2
CNS处理 (3周)	标危：放疗1 800cGy 高危：放疗2 800cGy 均鞘注MTX/Ara-C*	标危：同81-01 高危/超高危：放疗 2 400 cGy	标危：鞘注 MTX/Ara-C 每周2次× 2周,	标危（女孩）：同 87-01标危 标危（男孩）：同

续表

方案	81-01	85-01	87-01	91-01
均鞘注 MTX/Ara-C*		均鞘注 MTX/Ara-C *	随后每 18 周重复 高危：放疗 1 800cGy**，鞘注 MTX/Ara-C	87-01 高危 高危 / 超高危：同 87-01
强化（约 6～9 个月）	每 3 周序贯 标危：长春新碱 2.0mg/m^2 静脉注射，每 3 周 1 次 6-MP 50 mg/（m^2·d），口服 14 天 MTX30 mg/m^2，肌肉 / 静脉注射，每周 1 次，泼尼松40 mg/(m^2·d)，口服 5 天，ASP25 000U mg/m^2，肌注，每周 1 次 高危同标危，除外：泼尼松 120mg/(m^2·d)，多柔比星 30mg/m^2，每 3 周 1次直到剂量累计至345 mg/m^2（无 MTX）	标危：同 81-01 高危：同 81-01，除外：多柔比星剂量累计至 360 mg/m^2 高危：同 85-01 超高危：同高危，加用 1 次 Ara-C#	标危：同 85-01 高危：同 85-01	标危：与 87-01## 类似，用地塞米松 6mg/(m^2·d)，口服 5 天，替代泼尼松 高危：同87-01##，地塞米松 6mg/(m^2·d)，口服 5 天，替代泼尼松 超高危：同 87-01
持续（维持）化疗（至 CCR 2 年）	每 3 周 1 次 标危：同强化方案，无 ASP 高危：同标危，泼尼松剂量加大	同 81-01	同 81-01	标危：同81-01，地塞米松替代泼尼松 高危：同标危，地塞米松剂量加大

注：1. 长春新碱最大剂量为 2.0mg/m^2；

2. 强化治疗中 ASP 使用次数为 20 周，除外 91-01 为 30 周；

3. *：每周 2 次 × 2 周，随后每 18 周 1 次；

4. **：180 cGy/d 或 90 cGy 2 次 /d，共 10 天；

5. #：诱导后即用 MTX 130mg/kg，静脉注射，持续 1 小时，第 1、2 周（同时解救）；Ara-C 100 ～ 130mg/kg，12 小时 1 次 × 6 次，第 3 周；ASP 825U/ kg，肌注，第 2、3 周；长春新碱 0.05mg/kg，静注，每周 1 次 × 4 周；6MP 1.3mg/(kg · d)，口服 14 天；鞘注 6mg/ 次，第 1、2 周；

6. ##：ASP（大肠杆菌蛋白酶制剂 25 000U/m^2，PEG 每周 2 500 U/m^2）；6-MP 50 mg/(m^2 · d)，口服 2 周；高危：多柔比星 30 mg/m^2，48 小时均匀持续滴注。

摘自：LB Silverman，*et al*. Protocol results for children with ALL 1981-1995. *Leukemia*，2000，14：2249

表 10-45　Dana-Farber 方案的疗效

方案	患儿数	5 年生存率（%）	8 年生存率（%）	10 生存率（%）
81-01	289	74 ± 3	71 ± 3	69 ± 3
85-01	220	78 ± 3	77 ± 3	77 ± 3
87-01	369	77 ± 2	74 ± 2	74 ± 2
91-01	377	83 ± 3	随访总数未够	随访总数未够

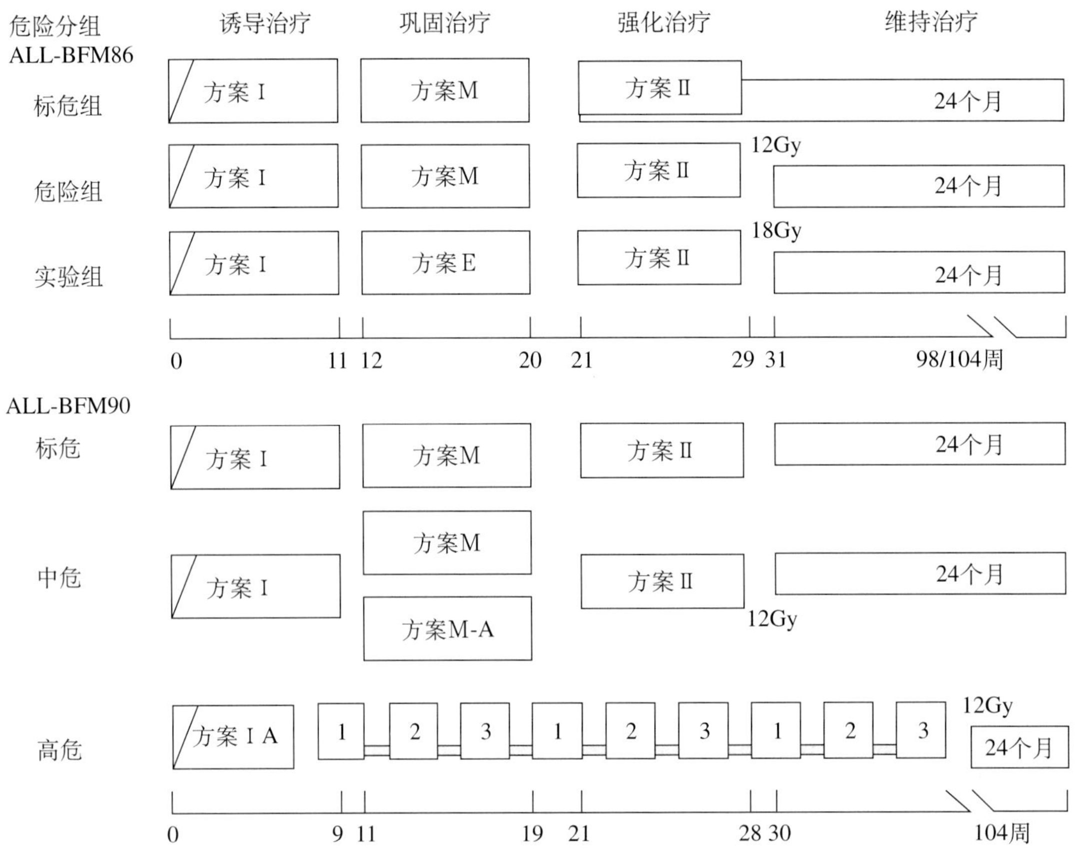

摘自：Long-term results of four concecutive trials in childhood ALL. *Leukemia*, 2000, 14: 2208

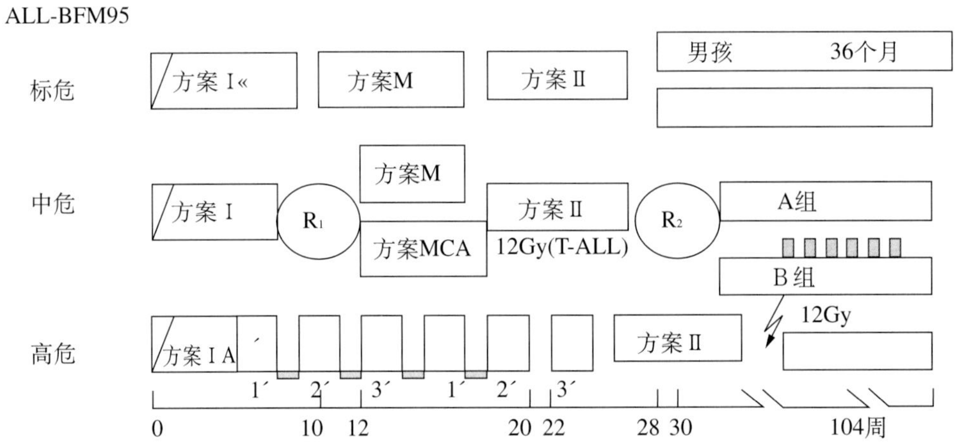

图 10-6 ALL-BFM86-95 方案

注：诱导治疗方案Ⅰ，在阶段A为PED+VCR+DNR+ASP联合，阶段B为CTX+ARAC+6-MP+IT-MTX;方案Ⅰ´在第8、15增加两剂DNR（$30g/m^2$）。巩固治疗方案M(-A):6-MP+HD-MTX($5g/m^2$)，在ALL-BFM90又增加HD-ASP（方案M-A）。强化治疗方案Ⅱ/Ⅲ:阶段A为DXM+VCR+DOX+ASP；阶段B为CTX（只在方案Ⅱ）+Aar-C+6-TG+IT-MTX等药物的不同组合，ALL-BFM90中1、2、3三个冲击治疗包括HD-MTX（$5g/m^2$）+HD-Ara-C（$2g/m^2$）与DXM、VCR、MTX等药物的不同组合，ALL-BFM95中1´、2´、3´三个冲击治疗在ALL-BFM90中1、2、3三个冲击治疗的基础上增加CTX与IFO。▭表示G-CSF，在每个冲击性治疗结束后给予。维持治疗：MTX($20mg/m^2$每周口服)+6-MP［$50mg/(m^2 \cdot d)$口服］。ALL-BFM95：R_1即代表方案M与MCA（HD-MTX+HD-Ara-C）的随机试验；R_2即代表DXM+VCR与标准维持治疗的比较，代表DXM+VCR的冲击治疗，代表PED在诱导治疗第1周内剂量自$40mg/m^2$逐渐增加至$60mg/m^2$。

摘自：Trial ALL-BFM 95 Updated English version of the original study protocol (of Nov 10, 1995) Hannover May 28th 1998.21

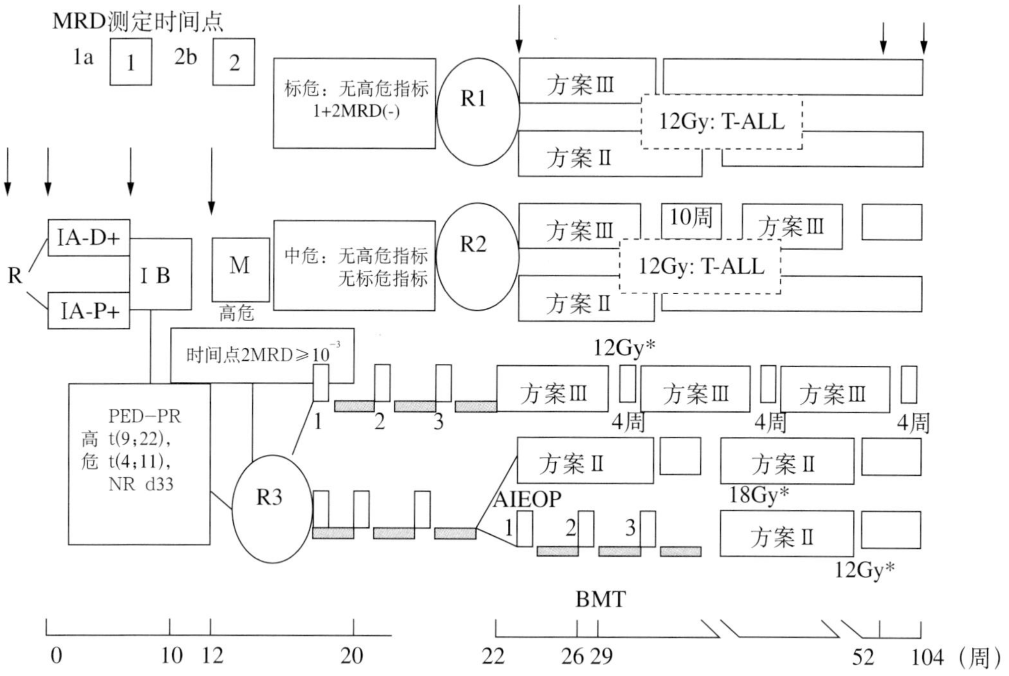

图 10-7 ALL-BFM2000(参照 BRD)方案

注：ALL-BFM2000 方案为 ALL-BFM 协作组联合 AIEOP 提出，该方案采用新的危险分层体系，几乎全部基于患儿对治疗的反应。(1) 泼尼松反应：如果化疗 8 天外周血幼稚细胞＞1 000/μl(PPR)则归为高危。(2) 诱导治疗 33 天骨髓缓解的程度：如果化疗 33 天骨髓为 M2 或 M3 归为高危。(3) 用半定量克隆技术检测化疗 MRD 状态，在化疗第 33 天（时间点 1）和接受方案 M 化疗前（时间点 2）测定 MRD，以评价白血病细胞增殖动力学对治疗的反应。在这两个时间点MRD均$\leqslant 10^{-4}$（至少2种标记物）为标危；在时间点2MRD$\geqslant 10^{-3}$为高危；不符合标危或高危条件者为中危；I A-D+表示BFM方案I+DXM，I A-P+ 表示 BFM 方案 I+PED。↓表示骨髓标本。＊表示预防性头颅放疗仅用于合并 CNSL 者。

摘自：Protocols and Committees Progress reports of the 12th Annual Meeting of the International BFM Study Group. Prague，Czech Republic，May 6th，2001：152

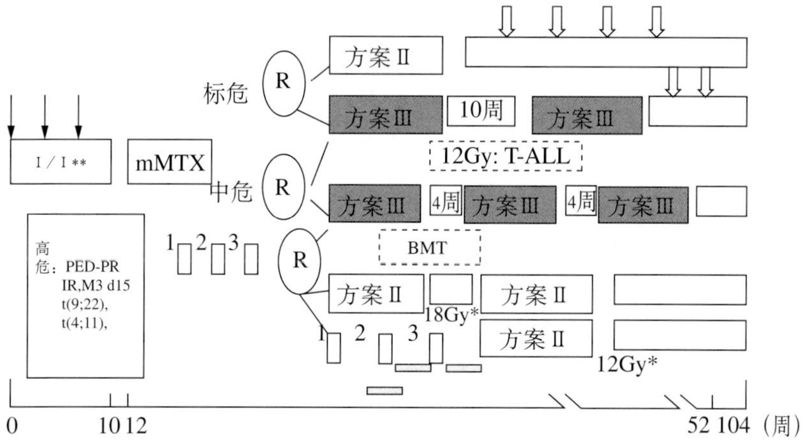

图 10-8 ALL non MRD(不参照 BRD)I-BFM-SG 2000 方案

注：ALL non MRD I-BFM-SG 2000 方案为国际 BFM 研究小组（主要由捷克、乌拉圭、以色列等国家组成，不包括德国）于 2001 年 1 月河内会议初步制定的。鉴于 MRD 检测需要较多的理论和技术支持，因此，国际 BFM 研究小组在该方案中主要依据年龄、WBC、第 8 天外周血白血病细胞计数、第 15 天和 33 天的骨髓缓解状况，将患者进行危险分组。

Ⅰ为 BFM 诱导治疗方案Ⅰ，Ⅰ** 表示 PGR 者给予 DNR30mg/m^2 × 2，mMTX 为 2g/24h × 4。为国际 BFM 2000 方案中方案Ⅲ，与原 BFM 方案相似，主要成分为 DXM、VCR、DOX、ASP、CTX、ARAC、TG、MTX IT。↓表示骨髓样本。▭表示鞘注 MTX。⇩ 表示 G-CSF。

摘自：Castillo Montevideo L，Stáry Prague J，Masera Monza G, *et al.* ALL non-MRD I-BFM-SG Study 2000 Proposal of January 18th，2001: 7In Protocols and Committees Progress Reports of the 12th Annual Meeting of the International BFM Study Group May 4 ～ 6 2001 in Prague Czech Republic

表 10-46 POG 方案

方案	早期前B细胞性			T细胞性 8691/8704（86-92）	婴儿白血病		
	AlinC（86-90）	14	AlinC 15（90-94）		8493（84-89）	9107（91-93）	8398（86-90）
	8602	9005	9006				
诱导	PV+ASP	PV+ASP	PV+DOX+ASP	PV+DOX+CTX Ara-C+CTX+ASP	PV+Ara-C/CTX	同8493	同9006
强化	A）中剂量MTX，每3周×6次	A）中剂量MTX+6-MP静注，每2周1次×12次	A）中剂量MTX+6-MP静注，每2周1次×12次	Ara-C或VM-26+PV+DOX	Ara-C/VM-26	大剂量Ara-C+DOX	同9006
	B）中剂量MTX每3周×6次+ASP每周1次×24次	B）口服MTX+6-MP静注，每2周1次×12次	B）VM-26+Ara-C，中剂量MTX+6-MP静注，PV+DOX+ASP+AraC，每2～3周×3次，共12次		MTX/6-MP	Ara-C+VP-16 MTX+6-MP静注	
	C）中剂量MTX+Ara-C每3周1次×6次				PV+Ara-C/CTX	PV+CTX+Ara-C	
	D）中剂量MTX+Ara-C每12周1次×6次	C）中剂量MTX，每2周1次×12次					
维持	MTX肌注 6-MP口服 PV	MTX肌注 6-MP口服	MTX肌注 6-MP口服	A）Ara-C/CTX+PV+DOX+6-MP，Ara-C+VM-26 B）ASP每周1次×20次	MTX肌注+6-MP口服PV+Ara-C或CTX	MTX肌注+6-MP口服 PV+Ara-C/CTX Ara-C+VP16	
中枢神经系统浸润防治措施	三联鞘注（13次）+头颅及脊髓照射（依据年龄及确诊时是否有CNS而定）	同左（15次）	同左（17次）	WBC＜5万/L同左（17次），WBC＞5万/L加头颅照射，CNS加脊髓照射	三联鞘注23次	三联鞘注16次	同9006

注：1. PV（长春新碱＋泼尼松），6-MP（巯基嘌呤），MTX（甲氨蝶呤），ASP（门冬酰氨酶），VM-26（替尼泊苷），VP-16（依托泊苷），Ara-C（阿糖胞苷），CTX（环磷酰胺），DOX（多柔比星）；

2. Alinc 14 方案中，标危患儿随机分到 A，B，C，D 组中；高危患儿随机分到 B，C，D 组中；中枢浸润患儿或 Ph^+ 患儿分到 C 组；

3. Alinc 15 方案中，9005 为标危方案，9006 为高危方案；Ph^+ 患儿用 9006 中的 A 方案。

摘自：Maloney KW *et al*. Long-term results of POG ALL studies. *Leukemia*，2000，14：2277

表 10-47 POG 方案的疗效

分型	数量	5 年生存率（%）	8 年生存率（%）	10 年生存率（%）
标危 B 细胞性	2697	77.4 ± 0.9	75.3 ± 1.3	74.2 ± 1.9
高危 B 细胞性	1127	55.3 ± 1.6	51.7 ± 2.4	50.8 ± 3.4
T 细胞性	439	51 ± 2.4	50.2 ± 2.9	50.2 ± 3.8
婴儿白血病	141	22.4 ± 3.8	22.4 ± 4.9	20.9 ± 7.0
总计	4404	66.6 ± 0.7	64.3 ± 1.1	63.4 ± 1.5

表 10-48 St Jude 儿童研究医院的方案

方案组成	11 号方案		12 号方案	13 号方案	
	高危	低危		高危	低危
诱导	PV+DNR+L-ASP → VM-26+Ara-C	同左	同 11 号方案	大剂量 MTX → PV+DNR+L-ASP → VP-16+ 阿糖	同左
巩固	大剂量 MTX	大剂量 MTX		大剂量 MTX+6-MP	同左
维持	VP-16+CTX → 6-MP+MTX → VM-26+Ara-C → PV，每周 1 次或每 6 周序贯治疗	4 种药物选两种每周序贯使用或 6-MP+MTX 3 周 + PV1 周循环使用	6-MP+MTX 加 VM-26+Ara-C，每 6 周循环使用，加用 5 次大剂量 MTX	VP-16+CTX → 6-MP +MTX → MTX+ Ara-C → PV+L-ASP（维持 28 周停用），VP-16+CTX → 6-MP + 大剂量 MTX（维持治疗 1 年停用）→ VP-16+Ara-C → PV+ L-ASP，每周序贯使用	6-MP+MTX → 6-MP+MTX → 6-MP+MTX → PV → 6-MP+ MTX → 6-MP+ MTX → 6-MP+ 大剂量 MTX（满 1 年停用）→ PV
再诱导	无	无	无	PV+DNR+L-ASP → VP-16+Ara-C →大剂量 MTX，从第 32 周治疗至 37 周	同左
CNSL	三联鞘注 13 ～ 15 次，头颅放疗	三联鞘注 9 次	三联鞘注 13 ～ 20 次，头颅放疗	三联鞘注 22 ～ 26 次，头颅放疗	三联鞘注 15 次

注：所有三联鞘注均在第一治疗年完成；伴中枢浸润者在诱导阶段完成 4 次鞘注，在头颅放疗阶段再加用 5 次鞘注；12 号方案中低危患儿予 13 次鞘注，高危者 18 ～ 20 次鞘注。

摘自：Pui C-H, *et al*. Results of total therapy study for childhood ALL. *Leukemia*，2000，14：2287

表 10-49 St Jude 儿童研究医院方案的疗效

疗效	11 号方案				12 号方案		13 号方案			
	高危		低危				高危		低危	
	T 细胞型	非 T 细胞型	T 细胞型	非 T 细胞型	T 细胞型	非 T 细胞型	T 细胞型	非 T 细胞型	T 细胞型	非 T 细胞型
5 年生存率（%）	51.9 ± 6.8	64.7 ± 4.7	40.0 ± 13.9	85.2 ± 2.6	60.0 ± 19.0	78.8 ± 4.1	65.0 ± 10.7	50.0 ± 25	70.4 ± 6.2	88.1 ± 3.6
8 年生存率（%）	50.0 ± 6.8	63.7 ± 4.7	40.0 ± 13.9	83.1 ± 2.8	60.0 ± 19.0	71.7 ± 5.2				
10 年生存率（%）	50.0 ± 6.8	62.7 ± 4.8	40.0 ± 15.5	82.0 ± 2.8	60.0 ± 21.9	71.7 ± 12.1				

表 10-50 CCG1883 和 1882 方案

	CCG -1883 方案	CCG -1882 拟定方案
诱导阶段5周	PrED 60mg/(m^2 · d)，口服，第 0 ~ 27 天，14 天后逐渐减量 VCR 0.75mg/m^2（≤ 12 个月）或 1.5mg/m^2（> 12 个月），iv，每周 1 次 × 4 次；DNR 12.5mg/m^2（< 6 个月）或 25mg（> 12 个月）；/ m^2，iv，第 0、7、14 天；ASP 6 000U/ m^2，im，每周 3 次，第 3 ~ 24 天；Ara-C IT 7.5mg（≤ 12 个月）或 15mg（> 12 个月）第 0 天 MTX IT 3mg（≤ 3 个月）或 6mg（4-11 个月）第 14、28 天或第 7、14、21、28 天；Ara-C iv 1 500mg/m^2（< 6 个月）或 3 000mg（≥ 6 个月）/m^2，0 天，3 小时内输注完毕，q12h × 4 次；ASP 6 000U/m^2，im，第 1 天，Ara-C 输注后 3 小时 6- MP 50mg/(m^2 · d)，po，第 21 ~ 25 天，35 ~ 39 天，49 ~ 53 天	PED 60mg/(m^2 · d)，口服，第 0 ~ 28 天 VCR 1.5 mg/m^2，iv，每周 1 次 × 4 次 ASP 6 000U/m^2，im，每周 3 次，共 9 次 DNR 25 mg/m^2，iv，每周 1 次 × 4 次 MTX IT 第 1、14、28 天（1 岁 8mg，2 岁 10mg，≥ 3 岁 12mg）
巩固阶段10周	VCR 0.75 或 1.5mg/m^2 第 14、28、42 天 IV；MTX 600mg/m^2（1 小时），1 200mg/(m^2 · h)（23 小时），第 14、28、42 天 CF 解救 200mg/m^2（1 小时），12mg/m^2（3 小时 × 6 剂），12mg/m^2 q6h；CTX 100 mg/m^2，iv，第 56 天 Ara-C IT 7.5mg（≤ 3 个月）、15mg（4 ~ 11 个月）或 30mg（12 ~ 23 个月），第 21、35、49 天；MTX IT 3mg、6mg 或 8mg 第 7 天或 7 天、56 天，同 Ara-C IT 随年龄调整剂量	9 周 CTX 1 000mg/(m^2 · d)，iv，第 0、28 天；Ara-C 75mg/(m^2 · d)，sc/iv 第 1 ~ 4 天、8 ~ 11 天，29 ~ 32 天、36 ~ 39 天 6-MP60mg/(m^2 · d)，口服第 1 ~ 13 天，28 ~ 41 天；VCR 1.5mg/(m^2 · d)，iv 第 14、21、42、49 天；ASP 6 000U/(m^2 · d)，im 14、16、18、21、23、25、42、44、46、49、51、53 天； MTX IT 于第 1、8、15、22 天（剂量同诱导治疗）放疗 无 CNSL 者头颅放疗 1 800cGy；合并 CNSL 者头颅放疗 2 400cGy 和脊髓放疗 600cGy；睾丸白血病者睾丸 2 400cGy 放疗
中间维持阶段4周	MTX 100 mg/m^2，iv，第 0、14 天 VCR 0.75mg/m^2 或 1.5 mg/m^2 第 0、14 天 ASP 1 5000U/m^2 im，于第 1、15 天，iv MTX 静注后 24 小时 Ara-C IT 7.5mg、15mg 或 30mg，第 0 天 MTX IT 3mg、6mg 或 8mg，第 7、21 天（仅用于合并 CNSL 者）	中间维持治疗阶段Ⅰ（6 周） VCR 1.5 mg/(m^2 · d)，iv，第0、10、20、30、40 天 MTX 100 mg/(m^2 · d)，iv，第0、10、20、30、40 天 ASP 15 000 U/(m^2 · d)，im，第 1、11、21、31、41 天
强化阶段10周	再诱导阶段（4 周） PrED 60mg/(m^2 · d)，po，第 0 ~ 20 天，7 天后逐渐减量 ASP 6 000U/ 次，im，每周 3 次 × 6 剂，3 ~ 20 天 VCR 0.75mg/m^2 或 1.5mg/m^2，iv，第 0、7、14、42 天 DNR 25mg/m^2，iv，第 0、7 天 MTX IT 3mg 、6mg 或 8mg ，第 0、7、14、49 天 再巩固阶段（6 周） Ara-C 1 500mg/m^2 或 3 000mg/m^{2}iv，第 28 天，4 剂 × 3 小时，q12h ASP 6 000U/m^2，im，第 30 天，Ara-C 输注前 6 小时	再诱导阶段（4 周） DXM 10 mg/(m^2 · d)，口服，第 0 ~ 20 天 VCR 1.5 mg/(m^2 · d)，iv，第 0、14、21 天 DOX 25 mg/(m^2 · d)，iv，第 0、7、14 天 ASP 6 000 U/(m^2 · d)，im，第 3、5、7、10、12、14 天 MTX IT 3mg、6mg 或 8mg ，第 0、7、14、49 天 再巩固阶段（4 周） VCR 1.5 mg/（m^2 · d），iv，第 42、49 天 CTX 1 000 mg/（m^2 · d），iv，第 28 天 TG 60mg/（m^2 · d），口服，第 28 ~ 41 天 Ara-C 75mg/m^2，sc/iv，第 29 ~ 32 天，36 ~ 39 天 MTX IT 第 29、36 天

续表

	CCG -1883 方案	CCG -1882 拟定方案
	MTX 6 000mg/m^2（1 小时），iv 1 200mg/m^2（23 小时），42 天 CF 解救 200mg/m^2（1 小时）； 12mg/m^2（3 小时 × 6 剂）；12mg/m^2 q6h	ASP 6 000 U/(m^2 · d)，im，第42、44、46、49、51、53 天
维持阶段12周一个循环	CTX 100 mg/m^2，iv，56 天 VCR 0.75 或 1.5mg/m^2，iv，第 0、28、56 天 PrED 40mg/(m^2 · d)，口服，第 0 ~ 4、28 ~ 32、56 ~ 60 天 6-MP 75mg/(m^2 · d)，口服，第 0 ~ 83 天 MTX 20 mg/m^2，口服，第 7、14、21、28、35 天 42、49、56、63、70、77 天 MTX IT 3、6、8 或 10mg，于 0 天 维持治疗时间：男孩 3 年，女孩 2 年	中间维持治疗阶段Ⅱ 8（周） VCR 1.5 mg/(m^2 · d)，iv，第 0、10、20、30、40 天 MTX 100 mg/(m^2 · d)，iv，第0、10、20、30、40天 ASP15 000 U/(m^2 · d)，im，第 1、11、21、31、41 天 MTX IT，第 0、20、40 天 强化治疗同上 8（周） 维持治疗 12（周）一个循环 VCR 1.5 mg/(m^2 · d)，iv，第 0、28、56 天 PED 60 mg/(m^2 · d)，口服，第 0 ~ 4、28 ~ 32、56 ~ 60 天 6-MP 75mg/(m^2 · d)，口服，第 0 ~ 83 天 MTX 20mg/(m^2 · d)，口服，第 7、14、21、28、35、42、49、56、63、70、77 天 MTX IT 第 0 天（1 岁 8mg，2 岁 10mg，≥ 3 岁 12mg） 维持治疗时间：男孩 3 年，女孩 2 年

注：CCG-1883 方案是针对婴儿 ALL 制定的一个化疗方案，4 年 EFS 达 39%，中枢神经系统单独复发率 3%，说明该方案中鞘注治疗联合大剂量的全身化疗可有效预防 CNS 白血病。CCG-1882 拟定方案是针对早期化疗不敏感的高危 ALL 制定的，该方案加强了诱导治疗后的化疗强度，使得 5 年 EFS 达 75%。

摘自：*New England Journal of Medicine*，1998，338：1663-1671
Journal of Clinical Oncology，1999，17：445-455

六、中枢神经系统白血病的防治

随着联合化疗方法的不断改进，对小儿急性白血病的治疗已不仅满足于获得完全缓解，更应延长缓解时间，长期无病生存率乃至治愈率不断提高。ALL 缓解期 CNSL 的复发常引起骨髓复发，最终导致治疗失败，因此CNSL的防治已成为小儿急性白血病尤其是ALL患儿长期无病生存的关键之一。在未作 CNSL 预防性治疗的年代，CNSL 复发率高达 50% ~ 65%；自 20 世纪 60 年代后期单用鞘内照射甲氨蝶呤（MTX）预防性治疗后复发率下降到 23% 左右；1971 年 Aur 等采用 ^{60}Co 头颅照射加鞘注 MTX 治疗，CNSL 复发率降至 10% 左右；1973 年 Freeman 等采用中剂量MTX（500mg/m^2）＋亚叶酸钙（IDMTX＋CF）作为CNSL预防性治疗，CNSL复发率20%左右；目前，为了进一步降低CNSL发生率，提高长期无病生存率，特别是对高危型ALL患儿采用强烈的鞘内化疗、多疗程大剂量 MTX（HDMTX ＋ CF）疗法以及头颅放疗联合鞘内化疗等综合措施，提高了疗效，更加明显地减少了CNSL的发生。现就 CNSL 诊断和防治等有关问题阐述如下。

（一）发生 CNSL 的时间

急性髓细胞白血病（AML）患儿的 CNSL 绝大多数发生在白血病进展期，以 M2b 较为多见，特别是疾病晚期（未经治疗或治疗无效），急性单核细胞白血病在缓解期亦易有CNSL复发。ALL患儿的CNSL可发生在任何时期，除了在全身广泛浸润时期以外，大多数患儿见于完全缓解期维持化疗期间。

（二）CNSL 的诊断

我国1993年广西北海会议拟订的CNSL诊断标准是，凡有中枢神经系统症状和体征（脑膜刺激征、颅压增高、脑病变和颅神经受累症状等），且能排除其他病因者；脑脊液（CSF）检查白细胞计数＞ 10×10^6/L，蛋白＞0.45g/L，以及CSF离心沉淀涂片中找到≥1个幼稚淋巴细胞。具备上述任何1项或1项以上表现者均可诊断为CNSL。1998年山东荣城会议修订的CNSL诊断标准是，治疗前有或无中枢神经系统（CNS）症状或体征，脑脊液（CSF）中白细胞计数＞0.005×10^9/L（5/μl），并且在CSF沉淀制片标本中其形态为确定无疑的原、幼淋巴细胞，可以确诊；能排除其他原因引起的CNS表现和CSF异常，临床可疑CNSL者，应暂时按CNSL处理，动态观察CNSL及CSF的变化。没有临床症状和体征者称为亚临床型。

在发生CNSL时绝大多数患儿的脑电图（EEG）表现为中～高度弥漫性慢波异常，甚至有局灶性分布和痫性放电等异常。因此，在排除其他病因的前提下，虽然无上述诸项确诊指标，EEG多次检查有中～高度异常者可视为CNSL的前驱表现，并应作相应处理。当CNSL有一定范围的颅内浸润时，CT检查可见局灶性浸润阴影，并可作出精确的定位诊断，但CT检查阴性也不能排除颅内浸润的存在。用普通试管离心沉淀CSF，尽管加小牛血清涂片染色，但离心沉淀常使细胞团缩或白血病细胞形态结构破坏而易被漏检，用Cytospin装置作CSF涂片检查可获确切的检出率。近来有人作CSF铁蛋白测定，发现在CNSL时增高。

（三）CNSL 的预防

1. 急性淋巴细胞白血病　鞘注（IT）"三联"（MTX＋Ara-C＋DXM），在诱导化疗的第1周起使用（剂量见表10-51）：于诱导治疗的第1天起，此后8天、15天、22天，诱导期间共4次，早期强化治疗末用1次。

表 10-51　不同年龄三联鞘注药物剂量（mg）

年龄（月）	MTX	Ara-C	DXM
＜12	5	12	2
12～24	7.5	15	2
25～35	10	25	5
≥36	12.5	35	5

在高危型ALL以及EEG中～高度异常者，诱导治疗期内鞘注5～6次。在巩固化疗后随即作进一步强烈的CNSL预防性治疗，下述方案可酌情选择。

（1）单纯鞘内化疗：若没有条件做头颅照射或大剂量MTX（HDMTX＋CF）治疗，可单纯用"三联"鞘内注射。剂量同前，每8周1次，直至完成18～22次（低、中、高危）为止。

（2）头颅照射＋鞘注化疗：用^{60}Co或直线加速器，总剂量12～18Gy，分10～15次，每周5次，于2～3周内完成。放疗期间用长春新碱＋泼尼松2周，每周鞘注"三联"1次。头颅放疗完成后在长期的维持化疗期间，每3个月鞘注"三联"1次。头颅放疗的毒副反应主要是脱发，少数患儿有恶心呕吐、厌食反应，＜5岁的患儿放疗后更易因脑白质变性而引起智能发育障碍。故目前多数学者认为只有高危型ALL特别是高白细胞性的T-ALL宜作头颅放疗，剂量以12～18Gy为宜，其他类型尽量不作。

（3）HDMTX＋CF：HDMTX+CF疗法（3g/m^{2}或5g/m^2）于巩固治疗休息1～3周后，视血象恢复情况，待白细胞≥ 3×10^9/L，中性粒细胞（ANC）＞1.5×10^9/L，肝、肾功能无异常时尽早开始，每10天1疗程，共3个疗程。每疗程MTX总量是3.0g/m^2，1/6量（不超过500mg/次）作为突击量在30分钟内快速静脉滴入，余量于24小时内均匀滴入。突击量MTX滴入后0.5～2小时内，行"三联"鞘注1次。开始滴注MTX 36小时后用CF解救，剂量为15 mg/m^2，每6小时1次，首剂静脉注射，以后q6h，口服或肌注，共6～8次。有条件者监测血浆MTX浓度，理想的MTX血浆浓度是，用MTX后的第44小时≤1.0μmol/L，第68小时≤0.1μmol/L（＜0.1μmol/L为无毒性浓度），以调整CF应用的次数和剂量（表10-53、54）。HDMTX治疗后3天口服碳酸氢钠1.0g，每日3次，或给5%碳酸氢钠5ml/kg置于水化的液体中24小时持续点滴；并在治疗当天用HDMTX前和治疗后3天每天水化前给5%碳酸氢钠5 ml/kg静滴，使尿保持pH≥7。用HDMTX当天及后3天需水化治疗3 000ml/(m^2·d)（若MTX总量用5g/m^2时，水化量须增大到4 000ml/m^2）。在用HDMTX同时，每天用6-MP 50mg/m^2，共7天。根据疗程中MTX血浆浓度，设置预警浓度以调整水化、碱化强度和CF解救剂量和时间（表10-52～54）。

表10-52 MTX开始滴入后的正常浓度范围

时间（小时）	浓度（μmol/L）
23	≤150.0
44	≤1.0
68	≤0.1

10-53 根据MTX浓度调整CF用量

[MTX]＜5.0（μmol/L）	具体见表8-19
[MTX]＞5.0（μmol/L）	1. CF解救至[MTX]≤5.0（μmol/L）之后见表8-19 2. CF=[MTX]×体重（mg）

表10-54 44小时MTX浓度小于5.0（μmol/L）时CF剂量

即时浓度（μmol/L）	即时CF用量（μg）
4～5.0	75
3～4.0	60
2～3.0	45
1～2.0	30
＜1.0	15

治疗前肝肾功能必须正常，3个疗程后须作全身性早期强化治疗，以免治疗中发生骨髓复发。HDMTX＋CF疗法的主要毒性有口腔黏膜溃疡、皮疹、食欲不振、腹泻、肝功能损害、短暂的白细胞减少等，亦可引起脑白质变性的远期毒性，治疗中应加强口腔护理，防治黏膜炎。若减毒和保肝措施恰当，毒性发生率在30%左右，一般不影响进行下一疗程。早期强化治疗完成后在维持化疗期间每3个月作HDMTX+CF治疗1次，低危ALL 1次，中危ALL 2次，高危ALL 3次。

（4）其他措施：有人对预后极差的1岁婴儿的急淋白血病和未分化型白血病采用每疗程总剂量为33 600mg/m^2的HDMTX＋CF治疗，取得较好疗效。因毒性大未再应用。近来普遍认为HDMTX＋CF治疗替代头颅照射预防CNSL，可取得类似疗效，并避免了放射治疗引起的远期毒性（生长发育和智力障碍等）。若已做过头颅放疗，不宜再用HDMTX治疗，因为放疗破坏了血脑屏障，将大大增加HDMTX对中枢神经系统的毒性，引起脑白质变性。近6年我院ALL-XH-99方案用3g/m^2的HDMTX＋CF治疗低危ALL，5g/m^2用于中危和高危ALL治疗组，原则上不作头颅放疗，CNSL发生率1.3%。

2. 急性髓细胞白血病　多数治疗中心对AML不作积极的预防性CNSL治疗，因为AML在缓解期较少发生CNSL。我院230例AML，仅1例在缓解期内发生CNSL。故一般在诱导缓解后仅鞘注“三联”2次。但有些医院对AML也作CNSL积极防治（方法同ALL）。但是对急性单核细胞白血病，也应作积极的预防性治疗，在诱导治疗过程中鞘注“三联”4次，缓解后每12周鞘注“三联”1次，共18次，具体方法同ALL。

（四）CNSL的治疗

1. 三联鞘注化疗　鞘注MTX＋Ara-C＋Dex，剂量同CNSL预防，第1周隔日1次，第2、3周每周2次，第4周1次，共8次。一般在2～3次后即可获得CNSL完全缓解。此后每8～10周1次，直至全身化疗终止或CNSL复发。

2. 放射治疗　鞘注药物8次后随即作再诱导化疗，然后进行颅脑放疗加鞘注“三联”化疗，以往的脊髓照射因远期毒性太大现已摒弃。颅脑照射总剂量24Gy（近来把剂量减为18Gy），分15次在3周内完成。放疗期间鞘注“三联”4次，从第2周起用长春新碱和泼尼松全身化疗，放疗完成后继续维持治疗。

（五）复发性CNSL的治疗

发生2次及2次以上CNSL称为复发性CNSL，预后不容乐观。新华医院1988～1996年对14例复发性CNSL作新的治疗探讨。其中12例采用全颅、全脊髓间歇照射联合鞘内化疗，具体做法是全颅1.5Gy＋脊髓0.75Gy×3天，照射的第1天鞘内注射“三联”剂量同上。以后每8周照射1次，头颅1.5Gy，脊髓0.75Gy，当天作鞘内注射，药物及剂量同前，总照射剂量头颅24Gy，脊髓12Gy，总治疗时间持续2年2个月。本组患儿中仅1例再次（第3次）复发CNSL，CCR3的中位时间是35个月（19～85个月）。以往仅接受过1次头颅照射者可选择此方案。另2例以往已接受过2次头颅照射，采用的治疗方案是：每12周口服1次CCNU（130mg/m^2），每8周鞘注“三联”1次，药物及剂量同上，该2例患儿未再发生CNSL，CCR分别长达51个月和65个月。在这两种方案执行过程中，全身维持化疗和定期全身强化治疗酌情进行。前一方案无明显不良反应，也无脱发反应，仅在初治时有恶心，但远期毒性表现为生长发育障碍。后一方案的主要毒副反应是在服用CCNU后3～4周有骨髓抑制，有时并发感染和出血，因此在口服CCNU后2周应停止全身维持化疗，直至骨髓增生和血象恢复正常后再继续原维持治疗。

对多次复发CNSL的患儿有作者用脑脊液贮存器（Omaya），定期从Omaya中注入化疗药物。也有作异基因骨髓移植，或大剂量CCNU联合VM-26同时作自身骨髓移植治疗，但这两种治疗费用昂贵，有较大风险，难以推广使用。

（六）CNSL复发的预后

一般单次CNSL复发者经积极治疗和预防仍可争取长期无病生存。但多次CNSL复发者，二次复发间隔时间常越来越短（即使定期作鞘注药物预防再次复发）。CNSL复发的患儿至少有65%在3年内骨髓复发并导致死亡。通过对CNSL增殖动力学的研究发现，CNSL时脑脊液中白血病细胞增殖缓慢，很难通过鞘注Ara-C、MTX等药物完全杀灭，故难以根治。

七、睾丸白血病的诊断和治疗

（一）睾丸白血病（TL）的诊断

单侧或双侧肿大，质地变硬或呈结节状缺乏弹性感，透光试验阴性，睾丸超声波检查可发现非均质性浸润灶，活组织检查可见白血病细胞浸润。

（二）睾丸白血病的治疗

在确诊TL后，若是双侧TL，则作双侧睾丸放疗，总剂量为24～30Gy；若是单侧TL，也可作双侧睾丸放疗（因为目前尚无法作单侧睾丸放疗）或病侧睾丸切除，另一侧作活检。在作TL治疗的同时继续进行巩固、髓外白血病防治和早期强化治疗。若CR后发生TL的患儿，先作上述TL的治疗，继以VDLDex和VM-26+Ara-C方案各1个疗程，作全身治疗，以免由TL引发骨髓复发。

八、国内外主要治疗方案

（一）ALL-XH-99方案（图10-9）

ALL-XH-99方案在ALL-XH-88方案的基础上作了如下几个方面的调整：①诱导治疗用VDLP，根据早期治疗反应（7日泼尼松试验）和第19天骨髓象，再次划分危险程度，重新分组实施个体化化疗，若泼尼松试验反应差或第19天骨髓象原/幼淋细胞＞5%，初诊时是低、中危，则上升为高危。在低、中、高危组中ASP分别用6、8、10次（6 000～10 000U/m^2，第9天起qod）。HR组用长春地辛（VDS）替代低、中危组所用的长春新碱（VCR）；用去甲氧柔红霉素（IDA）10mg/m^2于第8、10、12天，替代低、中危组所用的柔红霉素（DNR）。②在巩固治疗中采用CAM：CTX LR用600mg/m^2，MR、HR用800mg/m^2。Ara-C在MR、HR组采用中、大剂量，中危组Ara-C 1g/m^2，q12h，1～3天静滴；HR组Ara-C 2g/m^2，q12h，1～2天静滴，低危组Ara-C 50mg/m^2，q12h，1～7天。6-MP用50mg/$m^2$1～7天晚间顿服。③HDMTX行髓外白血病预防，SR组给予3g/m^2，中、高危组5g/m^2，静滴24小时，在第37小时予亚叶酸钙（CF）进行解救，15mg/m^2，q6h，5～8次，届时于治疗起第44小时和第68小时检测MTX血浆浓度。④早期强化治疗也较ALL-XH-88方案有所不同，SR、MR、HR组中ASP分别为4、6、8次，高危组患儿接受两剂IDA；VM-26或VP-16剂量加大至300mg/m^2。⑤维持治疗时间有所缩短，治疗的期限是女孩维持2年半，男孩3年，MR-ALL和HR-ALL延长1年。⑥SR-ALL和MR-ALL患儿不再进行头颅放疗，HR-ALL患儿放疗剂量降至18Gy。

新华医院/上海儿童医学中心自1998年1月～2002年12月收治初治ALL患儿158例，全部接受ALL-XH-99方案治疗。年龄在6个月～18岁，平均6.5岁；男101例，女57例。随访时间截至2003年3月31日，中位随访时间26个月（1～60个月）。

1. 诱导缓解情况　158例中5例未达CR，总

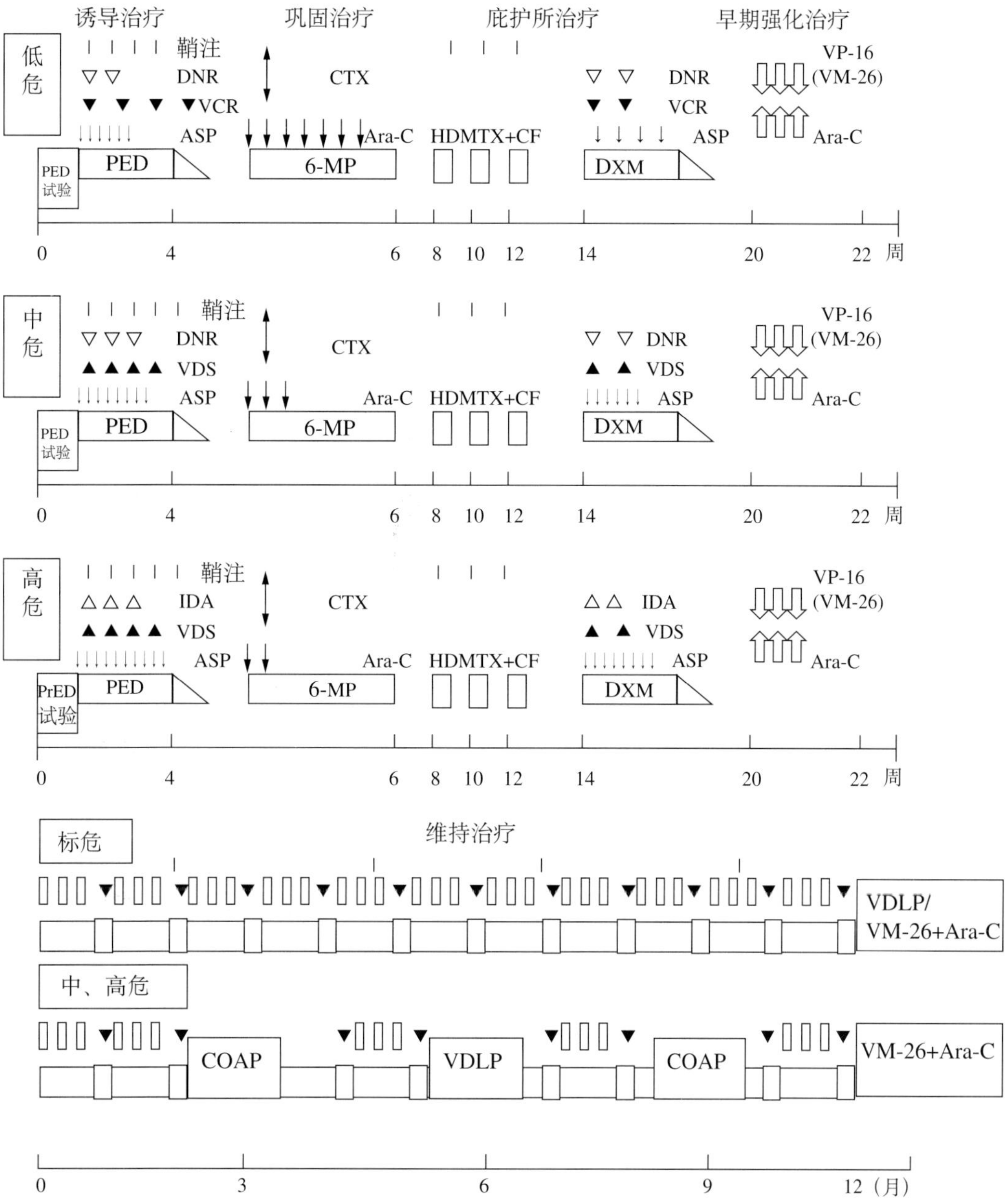

图 10-9 ALL-XH-99 方案

注：诱导治疗：PrED 60mg/(m^2·d)，分 3 次口服，第 1 ~ 28 天，第 1 ~ 7 天为 PrED 试验，第 29 天起 1 周内减停；VCR LR 组 1.5mg/m^2，每周 4 次，VDS MR 、HR 组 3mg/m^2，每周 4 次；DNR 20mg/m^2；LR 组第 1 ~ 2 天，MR 组第 1 ~ 3 天，HR 组 IDA 10mg/m^2，隔日 1 次共 3 次；ASP 剂量为 6 000 ~ 10 000U/m^2，隔日 1 次，第 9 天开始，LR、MR、HR 组分别为 6、8、10 次。巩固治疗：CTX 600 ~ 800mg/m^2，第 1 天，Ara-C 在 LR 组 100mg/(m^2·d)，q12h 皮下注射，第 1 ~ 7 天，MR 组为 Ara-C 1g/m^2，q12h，第 1 ~ 3 天静滴，HR 组为 Ara-C 2g/m^2，q12h，第 1 ~ 2 天静滴，6-MP 50mg/(m^2·d)，第 1 ~ 7 天；髓外白血病防治，HDMTX 3 次，间隔 10 天，在 LR 组给予 3g/m^2，MR、HR 组 5g/m^2。早期强化：DXM 取代 PrED；LR、MR、HR 组中 ASP 分别为 4、6、8 次；HR 组用 IDA 替代 DNR；VP-16/VM-26+Ara-C：VM-26 或 VP-16 剂量为 300mg/m^2，Ara-C 为 300mg/m^2，每 3 天 1 次共 3 次。维持治疗时间：LR 组女孩维持 2 年半，男孩 3 年，MR、HR 组延长 1 年。MTX 20 ~ 30mg/（m^2·周）× 3 次，肌注，6-MP 75mg/（m^2·d）× 21 天，口服，第 22 天 VCR，第 22 ~ 28 天 DXM 口服，在每治疗年的第 3、9 个月用 COAP 作“小强化”，第 6 个月用 VDLP，第 12 个月用 VM-26 + Ara-C 作“大强化”治疗；LR、MR 组不再进行头颅放疗，HR 组放疗剂量降至 18Gy

CR率为96.8%；LR-ALL为100%，MR-ALL为97.6%，HR-ALL为92.9%；平均达到CR的时间为33天，最长50天，最短21天。

2. 远期疗效　本组患儿因经济或其他原因在获CR后失访8例，其余均接受该方案化疗。采用Kaplan-Meier方法评估患儿的EFS。结果表明150例ALL患儿2年pEFS为85.9% ± 3.1%，3年pEFS为83.0% ± 3.6%，4年pEFS为80.9% ± 4.1%，5年pEFS为72.4% ± 7.8%（图10-10）。2年DFS为87.5% ± 3.2%，3年DFS为85.9% ± 3.5%，4年DFS为83.7% ± 4.1%，5年DFS为75.3% ± 7.8%，（见图10-11）。60例LR患儿中失访1例，余59例患儿5年pEFS为88.9% ± 5.5%；42例MR患儿中失访2例，余40例患儿5年pEFS为78.5% ± 8.0%；56例HR患儿中失访5例，余51例患儿5年pEFS为53.4% ± 10.9%，通过Log-rank检验三组间EFS有显著性差别（$P < 0.05$）（图10-11）。

随访中有15例复发，总复发率为10.0%，其中8例HR，4例MR，3例LR。复发的中位时间为12个月（3～49个月）。其中13例初次单独复发部位是骨髓，骨髓复发率为8.7%；初次单独中枢神经系统复发2例，中枢神经系统复发率为1.3%。无睾丸白血病复发。1例在CCR 29个月继发急性髓细胞白血病。

死亡：死亡21例，死亡率为14.0%。其中诱导治疗期间死亡4例。在CCR期间死亡4例，分别为水痘肺炎1例、骨髓抑制后胃肠出血1例、骨髓抑制后败血症2例。13例死于白血病复发。化疗相关死亡7例，占（7/150）4.7%。

（二）全国儿童ALL诊疗建议第二次修改草案（1999年）

1. 治疗原则　按型选方案，采用早期连续强烈化疗和长期治疗的方针。治疗程序是，依次进行诱导缓解、巩固治疗、髓外白血病预防治疗、早期强化、维持治疗和强化治疗。

2. 高危ALL（HR-ALL）化疗

（1）诱导治疗

1）方案1，VDLP 4周：长春新碱（VCR）1.5mg/m^2（每次最大量不超过2 mg/m^2）静脉注射，于第8、15、22、28天；柔红霉素（DNR，D）30mg/m^2，用5%葡萄糖液100ml稀释后快速静脉滴注（30～40分钟），于第8～10天，共3次；门冬酰氨酶（ASP）5 000～10 000U/m^{2}静脉滴注或肌注（根据不同产品的生物活性和特性选用剂量和施药途径），于第9、11、13、15、17、19、21、23天，共8次；泼尼松（PED）60 mg/（m^2 · d），于1～28天（1～7天为泼尼松实验），1天量分3次口服，于第29天每2天减半，1周内减停。

2）方案2，CVDLP 4周：环磷酰胺（CTX，C）800mg/m^2，稀释于5%葡萄糖液100ml中，在1小时内快速静脉滴注，第8天（1次）；DNR 30mg/m^2，静脉滴注同上，8～9天，其余同VDLP方案。

3）方案3，CODP 4周：CTX 800～1 000mg/m^2，用法同上，8天，VCR、DNR和PED剂量和用法同前。

不论用何方案，对于高白细胞血症（WBC≥100 × 10^9/L）者，若有条件做血浆置换1～2次，或泼尼松试验（1～7天）后，白细胞仍＞100 × 10^9/L者，DNR推迟到白细胞＜50 × 10^9/L时开始连用3天。上述3个方案中，方案1或方案2为首选，因经济困难和缺乏ASP的地区可试用方案3。于诱导缓解化疗的第19天必须复查骨髓涂片，可能出现3种不同的结果：①M1：骨髓明显抑制，原淋+幼淋＜5%，②M2：骨髓呈不同程度抑制，原淋+幼淋5%～25%，③M3：骨髓抑制或不抑制，原淋+幼淋＞25%。M1者提示疗效和预后良好；M2者提示疗效较差，用方案2者须加用2次ASP或1次DNR，用方案1者加用1次CTX 800mg/m^{2}和2次ASP；M3者提示无效，属难治性白血病，必须及时更换更强烈的化疗方案。

（2）巩固治疗：巩固治疗在诱导缓解治疗28～35天后达CR时，尽早在第29～36天开始，以下方案任选其一。

1）方案1，CAM：CTX 800～1 000mg/m^2，快速静滴，第1天；Ara-C 1g/m^2，q12h × 6次，或2g/m^2，q12h × 4次静脉滴注，2～4天；6-MP 50mg/（m^2 · d），晚间1次口服，1～7天。

2）方案2，VP-16+Ara-C：VP-16　200mg/m^{2}静滴，接Ara-C 300mg/m^2，静滴，于第1、4、7天。

（3）髓外白血病预防性治疗

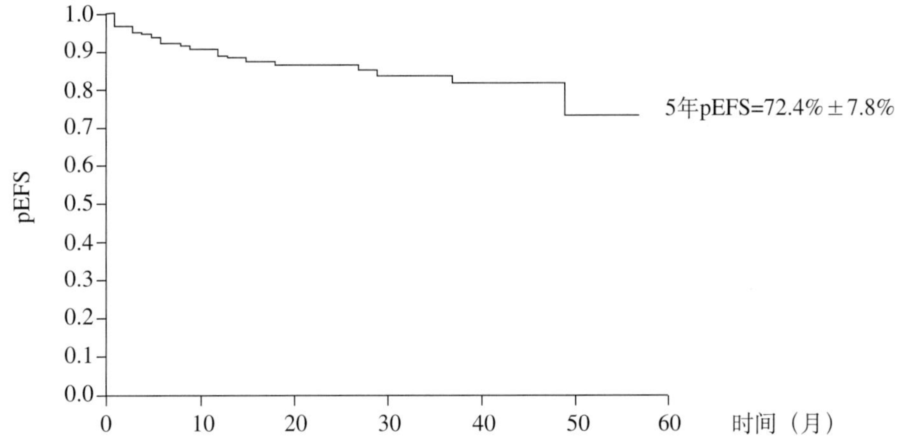

图 10-10　150 例 ALL 患儿的 EFS 曲线

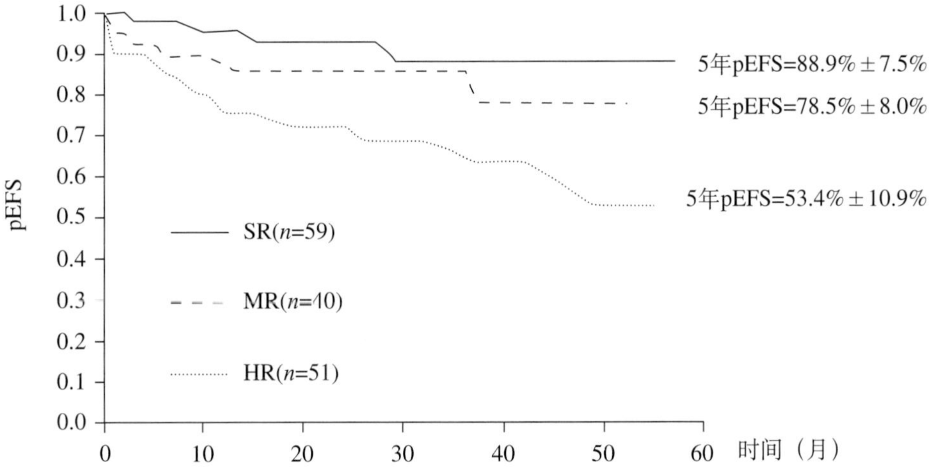

图 10-11　SR、MR、HR 三组间 EFS 比较

1）三联鞘注（IT）：于诱导治疗的第1天起仅用Ara-C+DXM（剂量同下），此后于第8、15、22天用三联（剂量见表 10-43），诱导期间共 4 次，早期强化治疗末用 1 次。

2）HDMTX+CF（大剂量甲氨蝶呤－亚叶酸钙）疗法：于巩固治疗休息 1 ～ 3 周后，视血象恢复情况，待中性粒细胞（ANC）$>1.5\times10^9$/L，WBC$\geqslant3\times10^9$/L，肝、肾功能无异常时尽早开始，每10天1疗程，共3个疗程。每疗程MTX 3.0/m^2，1/6 量（不超过 500 mg/ 次）作为突击量在 30 分钟内快速静脉滴入，余量于 12 ～ 24 小时内均匀滴入。突击量 MTX 滴入后 0.5 ～ 2 小时内，行三联 IT 1 次。开始滴注 MTX 36 小时后用 CF 解救，剂量为 15 mg/m^2，每 6 小时 1 次，首剂静脉注射，以后 q6h，口服或肌注，共 6 ～ 8 次。有条件者检测血浆 MTX 浓度（$<$ 0.1μmol/L 为无毒浓度），以调整 CF 应用的次数和剂量。HDMTX 治疗前、后 3 天口服碳酸氢钠 1.0g，每日 3 次，并在治疗当天予 5% 碳酸氢钠 3 ～ 5 ml/kg 静滴，使尿 pH $\geqslant$7。用HDMTX当天及后3天需水化治疗［3 000 ml/（m^2 · d)］。在用HDMTX同时，每天用 6-MP 50 mg/m^2，共 7 天。

3）颅脑放疗：原则上适用于 3 岁以上患儿，凡诊断时 WBC 计数$\geqslant$ 100 × 10^9/L，t（9；22）， t（4；11），诊断时有CNSL，因种种原因不宜作HDMTX治疗者，于完全缓解（CR）后6个月内进行，总剂量18Gy，分15次于3周内完成，同时每周IT 1次。放疗第3周用VD方案，VCR 1.5mg/m^2静注1次，DXM 8mg/(m^2·d)×7天，口服。

（4）早期强化治疗

1）强化方案1，VDLD：VCR、DNR均于第1、8天给予，剂量同前。ASP 5 000～10 000U/m^2，于第2、4、6、8天，共4次；DXM 8mg/（m^2·d），1～14天。第3周减停。休疗1～2周（待血象恢复，肝、肾功能无异常），接VP-16+Ara-C 3次（剂量与用法同前）。

2）强化方案2，COAD：CTX 800mg/m^2，快速静滴，第1天；VCR 1.5mg/m^2，静滴，第1天；Ara-C 100mg/(m^2·d)，分2次，q12h，皮下或肌注，1～7天；DXM 10mg/（m^2·d），1～7天。待血象恢复后再用VP-16+Ara-C 3次（剂量和用法同上）。

（5）维持及加强治疗

1）维持治疗，6-MP+MTX：6-MP 75mg/(m^2·d)，夜间睡前顿服，21天；MTX 20～30 mg/m^2，肌注，每周1次，连用3周；接着VDex。如此反复序贯用药，遇强化治疗时暂停。在6-MP+MTX用药3周末保持WBC计数3×10^9/L左右，ANC 1.0～1.5×10^9/L，根据WBC和ANC计数，调整6-MP和MTX剂量。

2）加强治疗，COAD：自维持治疗起，每年第3、9个月各用1疗程（CTX为600mg，其余剂量和用法同前）。

3）加强强化治疗：维持治疗期每年第6个月用VDLD或COAD（用法同早期强化）。每年第12个月用VM-26或VP-16+Ara-C（同早期强化方案）1疗程。

4）未作颅脑放疗者，维持治疗第2个月进行HDMTX+CF治疗，每3个月1次或每6个月2次，共8次。然后，每3个月三联鞘注1次。作颅脑放疗者，不能再作HDMTX+CF治疗，只能采用三联鞘注每12周1次，直至终止治疗。

5）总疗程：自维持治疗算起，女孩3年，男孩3.5年。

3. 标危ALL（SR-ALL）化疗

（1）诱导缓解方案同HR-ALL方案，但DNR减为2次，30 mg/m^2，于第8、9天。

（2）巩固治疗方案，CAM：CTX800mg/m^2，快速静滴，第1天；Ara-C 100mg/(m^2·d)，分2次，q12h，皮下或肌注，1～7天；6-MP 75mg/(m^2·d)，晚间顿服，1～7天。

（3）髓外白血病预防：三联鞘注及HDMTX-CF疗法同HR-ALL，对SR-ALL原则上不用颅脑放疗，而采用定期重复HDMTX-CF疗法。如不宜用HDMTX，也可酌情行颅脑放疗（剂量及用法同HR-ALL）。

（4）早期强化治疗：同HR-ALL。

（5）维持治疗及加强治疗。

1）维持治疗：6-MP+MTX及VD序贯维持用药（用法及剂量同HR-ALL）。

2）强化治疗：维持治疗期间每年强化1次，第1、3年末选用VDLD或CODD（剂量和用法同HR-ALL），VDLD首选。第2年末选用VP-16+Ara-C。

HDMTX-CF：同HR-ALL，但比HR-ALL减少2次HDMTX，共用6次。

（6）总疗程：自维持治疗起算，女孩2.5年，男孩3年。

4.初诊时CNSL的治疗　在进行诱导化疗的同时，三联鞘注第1周3次，第2、3周各2次，第4周1次，共8次，一般在鞘注化疗2～3次后CSF常转阴。然后在完成早期强化治疗后（诱导、巩固、髓外白血病防治和早期强化后，第6个月），作颅脑放疗18Gy，作完放疗后不能再作HDMTX+CF治疗，但三联鞘注必须每8周1次，直至终止治疗。CR后发生CNSL复发的患儿也可按这一方法治疗，但在完成三联鞘注第5次后，必须用VDLD和VM-26+Ara-C各1个疗程作全身强化治疗，以免由CNSL引发骨髓复发，并继续完成共8次鞘注。颅脑和脊髓放疗紧接全身强化治疗之后。此后三联鞘注每8周1次，直至终止治疗。

5.初诊时睾丸白血病（TL）的治疗　在确诊TL后，如为双侧TL，则作双侧睾丸放疗，总剂量为24～30Gy；如为单侧TL，也可作双侧睾丸放疗（因为目前尚无作单侧睾丸放疗的方法）或病侧睾丸切除。在作TL治疗的同时继续进行巩固、髓外白血病防治和早期强化治疗。CR后发生TL的患儿，先作上述TL的治疗，继以VDLD和VM-26+Ara-C方案各1个疗程，作全身治疗，以免由TL引发骨髓复发。

（三）儿童ALL诊疗建议第三次修订草案修改的要点

1. 主要参考BFM 2000和St Jude XV方案。

2. B系ALL免疫分型采用实际应用，分为3个亚型。第二次修订草案中B系ALL分为4个亚型，其中早期前B分为2期（早期前B Ⅰ型和早期前B Ⅱ型），但临床在治疗上对这2期已予以覆盖，处理上无明显差别，国际各研究中心大都将B系ALL分为3个临床亚型。

3. 危险程度分型分为3型：LR-ALL，MR-ALL和HR-ALL。国际上几乎所有的儿童白血病治疗中心均将ALL危险程度分型分为3型（LR-ALL，MR-ALL和HR-ALL），这有利于用更适当强度的化疗分别治疗3种不同危险程度的ALL，有利于提高长期无病生存率并减轻不必要的毒性，实施个体化治疗。

4. 除HR-ALL外，LR-ALL和MR-ALL都不用VP-16，以避免继发性白血病（第二肿瘤）。20世纪80年代中后期开始报道由表鬼臼毒素引起的治疗相关白血病，90年代各家都有更多的报告，发生率约6% ± 3.2%，近几年国内也有越来越多的表鬼臼毒素导致的治疗相关白血病的发生，目前，上海儿童医学中心的发生率约3%。为避免其发生，国际上较普遍的做法是尽量避免不必要地应用表鬼臼毒素，因此，除HR-ALL及难治性白血病外，尽量不用表鬼臼毒素。

5. 修订了HDMTX在各型的应用，强调了MTX药物浓度监测的重要性。HDMTX + CF是有效治疗ALL的一种治疗方法，国内已在较大范围内应用，但应用的剂量及用法还存在较大差异。对LR-ALL应采用$2.5g/m^2$或$3g/m^2$；对MR-ALL和HR-ALL，在有条件或有一定治疗经验的医院应采用$5g/m^2$，且目前主张采用24小时静脉持续点滴，治疗后第37小时用CF解救。

6. 缩短了总治疗时间。LR-ALL和MR-ALL的总治疗时间女孩2年，男孩2.5年，HR-ALL各延长半年。只要严格按规定的方案规范治疗，延长治疗时间对提高长期无病生存率无明显的积极意义。缩短不必要的治疗时间，可减轻治疗的经济负担、不必要的治疗毒性和痛苦。

7. 严格控制不必要的放射治疗。除高白细胞的T-ALL外，其他各亚型一般不主张以头颅放射治疗作为中枢神经系统白血病的预防性治疗。

（四）儿童ALL诊疗建议第三次修订草案（2006年）

临床危险度分型

1. 与小儿ALL预后确切相关的危险因素

（1）年龄< 12个月的婴儿白血病或≥ 10岁的年长儿童。

（2）诊断时外周血白细胞计数≥ $50 \times 10^9/L$。

（3）诊断时已发生中枢神经系统白血病（CNSL）或睾丸白血病（TL）者。

（4）免疫表型为T细胞白血病。

（5）不利的细胞遗传学特征：染色体数目为< 45的低二倍体，t（4；11），MLL-AF4融合基因或其他MLL基因重排，或t（9；22），*bcr-abl*融合基因异常。

（6）早期治疗反应不佳者：泼尼松诱导试验[60mg/(m^2 · d）× 7天] 第8天，外周血幼稚淋巴细胞≥ $1 \times 10^9/L$（1 000/μl），定为泼尼松不良效应者（PPR），和（或）标准方案联合化疗（包括泼尼松诱导试验）第19天骨髓幼稚淋巴细胞> 5%者。

（7）初治诱导缓解治疗失败（标准诱导方案联合化疗6周未获完全缓解）。

2. 根据上述危险因素，临床危险度分型分为三型：

（1）低危ALL（LR-ALL）：不具备上述任何一项危险因素者。

（2）中危ALL（MR-ALL）：具备以下任何1项或多项者。① 年龄≥ 10岁；② 诊断时外周血白细胞计数≥ $50 \times 10^9/L$；③ 诊断时已发生CNSL和（或）TL；④ 免疫表型为T细胞白血病；⑤ 染色体数目为<45的低二倍体，或t（12；21）、t（9；22）核型以外的其他异常染色体核型，或t(4；11）外的其他MLL基因重排。

（3）高危ALL（HR-ALL）：具备以下任何1项或多项者。① 年龄<12个月的婴儿白血病；② 诊

断时外周血白细胞计数≥100×10^9/L；③ 染色体核型为t(9；22) 且有 *bcr-abl*融合基因；t(4；11) 且有 MLL-AF4 融合基因；④ 早期治疗反应不佳者；⑤ 初治诱导缓解治疗失败。

九、微量残留白血病的检测

白血病微量残留病（minimal residual disease，MRD）是指白血病患儿经诱导化疗达到临床完全缓解后体内残留的白血病状态。通常，诊断时 ALL 患儿体内的白血病细胞数为（1～4）×10^{12}（1～4kg），经诱导化疗取得临床完全缓解后，残留的白血病细胞数为10^6～10^8（小于10^9）。体内残存的白血病细胞，是白血病复发的根源。研究表明，在临床诱导缓解治疗结束时，如果 MRD 检测阳性，或是在持续治疗期间，MRD 有逐渐上升趋势，都预示着患儿有复发风险。由此可见，一种可靠的MRD检测方法的建立必将有助于准确评估患儿在缓解期间体内残余白血病细胞的数量，从而有利于治疗方案的再选择以及预后的判断。由于目前表示微量残留白血病的特异标记及检测技术已能覆盖98%以上的ALL和大部分AML，故临床大多用于检测 ALL 和部分 AML 以及 CML 的 MRD。

（一）检测方法

1. 遗传学方法检测 MRD

（1）常规的细胞遗传学方法：此方法是基于诊断时患儿染色体核型异常来检测MRD。该方法的主要优点是用常规显带技术分析中期分裂象，可清晰、直观地识别白血病细胞，特异性强。但操作过程费力，且中期分裂细胞的数量及白血病细胞的增殖率直接影响检出率，个体之间差异也很大。敏感度为 10^{-1} ～ 10^{-2}。

（2）原位杂交：用于MRD检测的主要是荧光原位杂交（fluorescence in situ hybridization，FISH），是应用荧光物质标记在特异染色体上的基因作探针，来识别染色体数目和结构异常的一种方法。优点是提供了分裂间期细胞的信息，提高了低增殖率白血病细胞中异常核型的检出率。但该方法在实际检测过程中受到非整倍体（非白血病细胞）细胞的存在和技术误差的限制，敏感度为10^{-2}。如将此方法与形态学分析和免疫组织化学技术结合应用可正确区分可疑的原始细胞形态学特征，提高结果的准确性。

2. 免疫学方法检测MRD　免疫学方法主要是依据白血病相关的免疫表型如畸变、异常或异位抗原表达，即白血病细胞与正常细胞抗原表达量的差异及白血病细胞的异常抗原表型来检测MRD。畸变、异常或异位抗原表达常常是由系性交叉抗原表达、抗原表达不同步、抗原过度表达、抗原表达缺乏和（或）异位抗原表达引起。由于正常 B 系祖细胞具有与白血病细胞相似的表型，因此该技术的关键是能够正确区分残留的白血病细胞和正常的造血祖细胞。近年来随着流式细胞技术的发展及用DNA微阵列识别新的白血病标志CD58，St Jude儿童研究医院已能用多参数流式细胞仪（multiparameter flow cytometry，MP-FCM）检测 90% 以上的 ALL-MRD。国内上海儿童医学中心徐翀等也通过用CD38、CD10、CD34、CD19四色抗体联合标记快速、可靠地区分白血病细胞和正常的造血祖细胞，并成功地监测了 100 例以上B-ALL患儿的MRD。B-ALL MRD监测的细胞标志的选择：

（1）正常B细胞的免疫发育过程：进行MRD检测的关键在于能够准确区分正常的干祖细胞和白血病细胞。选择用于检测MRD的细胞标志的原则是：该细胞标志在白血病细胞中的表达情况（表达的强度、时序、系列来源等）明显不同于正常的B 淋巴细胞。要把握这一点，首先要了解正常 B 淋巴细胞的抗原表达情况（表 10-55）。

由表10-55可知，CD19是贯穿于整个B淋巴细胞分化成熟过程的一个“全B”抗原。CD34和末端脱氧核苷酸转移酶（TdT）只在B淋巴细胞最原始状态时表达。CD22分子在每个B细胞表面的表达数量、表达密度是随着细胞的分化成熟过程而增加的；CD20与CD22的表达相似，也是随着细胞的成熟，在细胞表面的表达数量逐渐增多，但CD20出现于B细胞发育过程的中期。CD38和CD10与CD22的表达情况相反。在B细胞最早期的时候，每个细胞表面CD38和CD10分子的表达数量最多，随着细胞的分化、发育，CD38和CD10在细胞表面的表达数量逐渐减少。但CD10在B细胞达到成熟时就消失了。胞浆免疫球蛋白重链

表 10-55　骨髓正常 B 淋巴细胞成熟过程

原始幼稚 B 淋巴细胞				成熟 B 淋巴细胞
TdT				
CD34				
CD10（bright）	CD10	CD10	CD10	
CD19	CD19	CD19	CD19	CD19
CD22（dim）	CD22（dim）	CD22（dim）	CD22（dim）	CD22
CD38（bright）	CD38（bright）	CD38（bright）	CD38（bright）	CD38（bright to negative）
		CD20（dim）	CD20	CD20
	cμ	sIg	sIg	sIg
				CD21
最原始 →				完全成熟

dim 指荧光强度弱，说明某抗原在细胞表面表达数量少；bright 指荧光强度强，说明某抗原在细胞表面表达数量多

摘自：Robert，W McKenna，*et al. Blood*，2001，98：2498-2507

（cytoplasmic μ，cμ）在B细胞发育中期，CD34消失后才出现，再以后则出现膜表面免疫球蛋白（surface immunoglobulin，sIg）。CD21只出现于成熟 B 细胞。

（2）可用于 B 系 ALL 的 MRD 监测的细胞标志分类：

1）在正常早期B淋巴细胞中极少表达的其他系列的抗原：如 CD13、CD38、CD15、CD65 和 CD56（质的差异）、CD13、CD33和CD15这些抗原主要表达在髓系细胞表面；CD65抗原的分子结构和抗CD15抗体所识别的糖链结构极为相似，表达于粒系和单核系细胞表面；CD56抗原主要表达于外周血淋巴细胞中的一群介导非主要组织相容性复合物限制的细胞毒性细胞亚群——自然杀伤细胞（natural killer cells，NK cells）。另外，在NK-T细胞上也有表达。NK-T细胞以$CD3^{+}CD56^{+}$为特征区别于NK 细胞（$CD3^{-}CD56^{+}$），由于其在肿瘤免疫方面具有重要作用，目前在国际上备受关注。这些抗原在正常的早期 B 淋巴细胞上无表达。如果B-ALL细胞表达上述抗原中的一种，即表明该白血病细胞上此抗原的表达与正常 B 淋巴细胞有质的差异，从而利用该抗原可以明显区分正常B系淋巴细胞和白血病细胞，可以作为MRD 监测的十分有用的指标。

2）表达时相混乱的抗原（asynchronous）：如 CD21/CD34 和 cμ/CD34（质的差异）在正常的 B 淋巴细胞中，其分化抗原随细胞的分化、发育及成熟不断发生改变，与细胞的分化程度相关（表 10-55）。CD21抗原属于补体调节蛋白基因家族的成员，是补体成分C3d以及EB病毒的受体，只在成熟B 淋巴细胞表面表达。cμ 出现于 B 细胞发育中期，CD34 消失以后。如果 CD21 或 cμ 与 CD34 同时阳性，则反映了白血病细胞抗原表达的时相混乱，与正常的 B 细胞有着质的差异。因此，CD21/CD34 和 cμ/CD34 也可作为 MRD 监测的可选指标。

3）过强表达或过弱表达的抗原（overexpress or underexpress）：过强表达的抗原有 CD19，CD10，CD34，CD58，TdT；过弱表达的抗原有 CD38，CD45。这些抗原虽然在白血病细胞和正常 B 细胞都有表达，但是它们在表达数量上可有明显差异。在白血病细胞表面，CD19、CD10和CD34 等的表达强度常比正常的 B 祖细胞高 10 倍；另外，CD38和CD45的表达强度却常明显弱于正常的 B 祖细胞。因此，利用某些抗原表达强度这一特性也可明确区分B系淋巴细胞和正常B祖细胞。

4）与染色体异常相关的抗原：现已有两种针对染色体异常相关抗原的单抗得到应用。一种是“7.1”单抗，在人细胞上与大鼠硫酸软骨素、粘蛋白互为同源物的分子反应，可以特异识别具有 11q23 染色体异常的白血病细胞。另外一种称为“KOR-SA3544”的单抗，可以特异识别具有t（9；22）的染色体异常，即*bcr-abl*融合基因的白血病性淋巴细胞。

正常的干、祖细胞和白血病细胞抗原表达的差异可以是性质上的，也可以是数量上的，或两者兼而有之（表 10-56）。比如 CD34/CD19/CD21 主要表达在 B 系 ALL 上，而 CD34/CD56 主要表达在一些AML中。这些抗原在正常细胞偶然也能表达，但抗原表达量要比白血病细胞低得多。CD3/TdT这个抗原组合在大多数T-ALL细胞中表达，而且目前还没有发现表达在正常骨髓细胞上。抗原表达数量上的差异同样可用于区别白血病细胞和表型相似的正常细胞亚群，如在 B 系 ALL 中的一些病例中，CD19、CD10 和 CD34 的表达比正常B祖细胞要高10倍，CD45、CD38的弱表达同样也是某些 B 系 ALL 的异常表现。因此，我们在分析所选抗体组合的点图时，应尽量注意正常细胞表达的空白区域。这些区域出现的细胞为白血病细胞，并可预示残留白血病。图10-12～10-18 显示上海儿童医学中心检测 MDR 的图像。

表 10-56　用于 ALL-MRD 检测的免疫表型组合

ALL 系列	白血病相关的差异	免疫表型组合	发生频率（%）[b]
B 系列	最高程度量的差异	CD19/CD34/CD10/TdT	30 ～ 50
		CD19/CD34/CD10/CD22	20 ～ 30
		CD19/CD34/CD10/CD38	30 ～ 50
		CD19/CD34/CD10/CD45	30 ～ 50
	最高程度质的差异	CD19/CD34/CD10/CD13	10 ～ 20
		CD19/CD34/CD10/CD15	5 ～ 10
		CD19/CD34/CD10/CD33	5 ～ 10
		CD19/CD34/CD10/CD65	5 ～ 10
		CD19/CD34/CD10/CD21	5 ～ 10
		CD19/CD34/CD10/CD56	5 ～ 10
		CD19/CD34/CD10/	
		KORSA 3544	10 ～ 20
		CD19/CD34/TdT/	
		cytoplasmicμ	10 ～ 20
		CD19/7.1	3 ～ 5
		CD19/p53	3 ～ 5
T 系列	质的差异	TdT/CD3	90 ～ 95
		CD34/CD3	30 ～ 50

摘自：Dario Campana，*et al*. *Cytometry*，1999，38：139-152

（3）T-ALL MRD监测的细胞标志选择　在所有的T-ALL患儿中，联合使用TdT和T系抗原如CD3和CD5等的单抗可以得到较多的信息。而对于 TdT 弱表达或阴性的病例，如 CD34 阳性，则可用 CD34 代替 TdT。此外，还可以用 T-ALL 白血病细胞不表达但在其他正常的 TdT 阳性骨髓细胞上高表达的抗原如CD19和MHC-II类抗原HLA-DR，来帮助区分正常的细胞和白血病性细胞。可用 CD34 代替 TdT。此外，还可以用 T-ALL 白血病细胞不表达但在其他正常的 TdT 阳性骨髓细胞上高表达的抗原如 CD19 和 MHC-II 类抗原 HLA-DR，来帮助区分正常的细胞和白血病性细胞。

（4）关于AML的MRD监测　一般选用在白血病细胞和正常细胞表达强度有明显差异的指标。但各实验室的方案不尽相同，至今还没有很成熟的监测方法。

3. PCR 检测 MRD　PCR 技术主要通过检测肿瘤特异序列包括白血病细胞特殊的抗原受体基因重排及染色体易位、融合基因来检测 MRD。

（1）靶分子

1）免疫球蛋白和 T 细胞受体基因重排接合部：在造血干细胞向淋巴细胞分化过程中，免疫球蛋白（immunoglobulin，Ig）和T细胞受体（T cell receptor，TCR）基因的可变区（V）和结合区

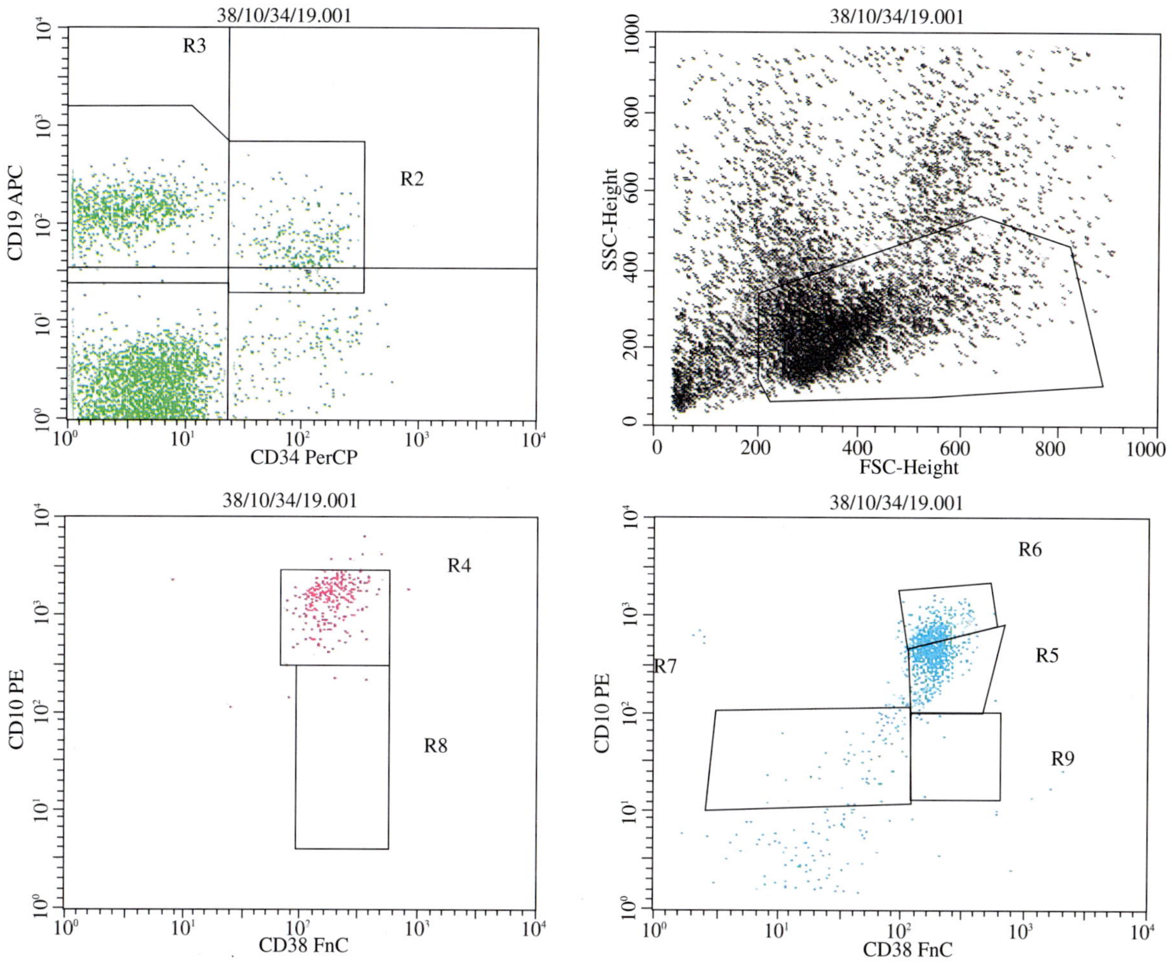

图 10-12 正常骨髓细胞 CD38/CD10/CD34/CD19 的表达情况

R1 选取骨髓分离后的单个核细胞作为研究对象，R2 和 R3 分别选取单个核中 CD34 阳性和阴性的 B 细胞（$CD19^+$）。左下图中的 R4 和 R8 为 CD34 阳性的正常 B 细胞（R2 中的细胞）所出现的范围。右下图中的 R5、R6、R7 和 R9 为 CD34 阴性的正常 B 细胞（R3 中的细胞）所出现的范围。我们应尽量注意这些正常细胞表达的空白区域，即左下图 R4、R8 以及右下图 R5、R6、R7 和 R9 以外的区域。这些正常细胞出现区域以外的空白区域中出现的细胞为白血病细胞，并可预示残留白血病。

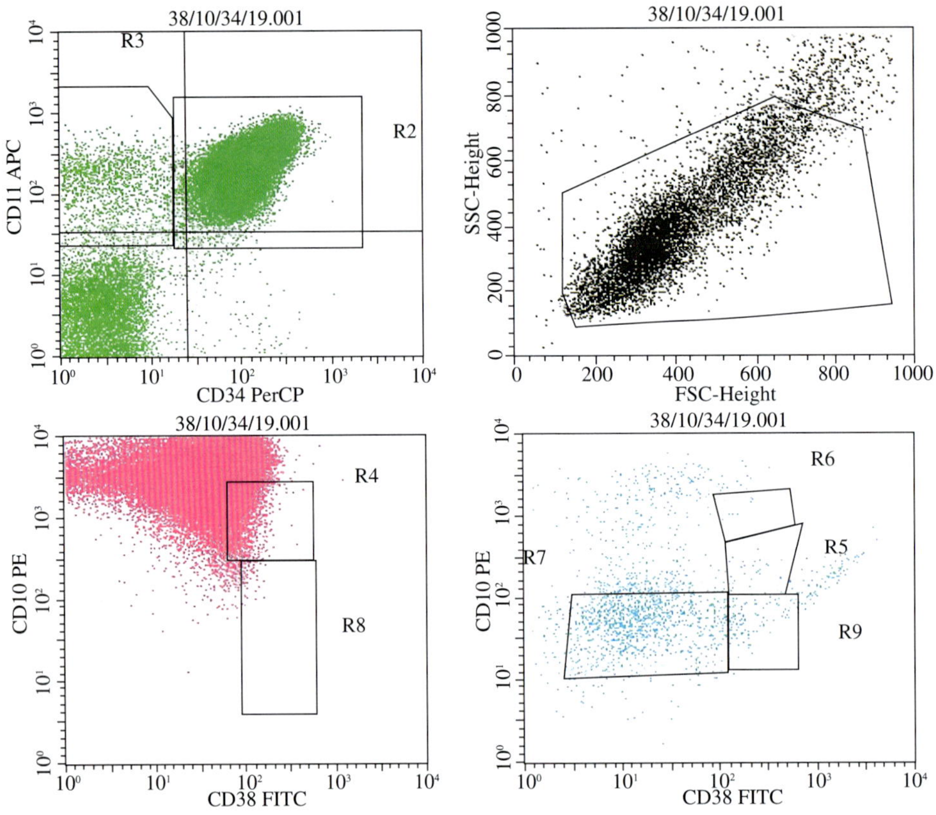

图 10-13　B-ALL 患儿 1 初诊时的骨髓单个核细胞 CD38/CD10/CD34/CD19 的表达情况

左下图为 CD34 阳性的白血病细胞以及正常 B 细胞的表达情况。其白血病细胞 CD10 的表达强度较正常细胞高，但 CD38 的表达强度低于正常 B 细胞，因此出现于正常细胞所出现的范围（R4、R8）之外。右下图同样因白血病细胞的CD10强表达和CD38弱表达而出现于正常细胞所出现的范围（R5、R6、R7 和 R9）之外，R5、R6、R7 和 R9 中的细胞为正常的 B 细胞。

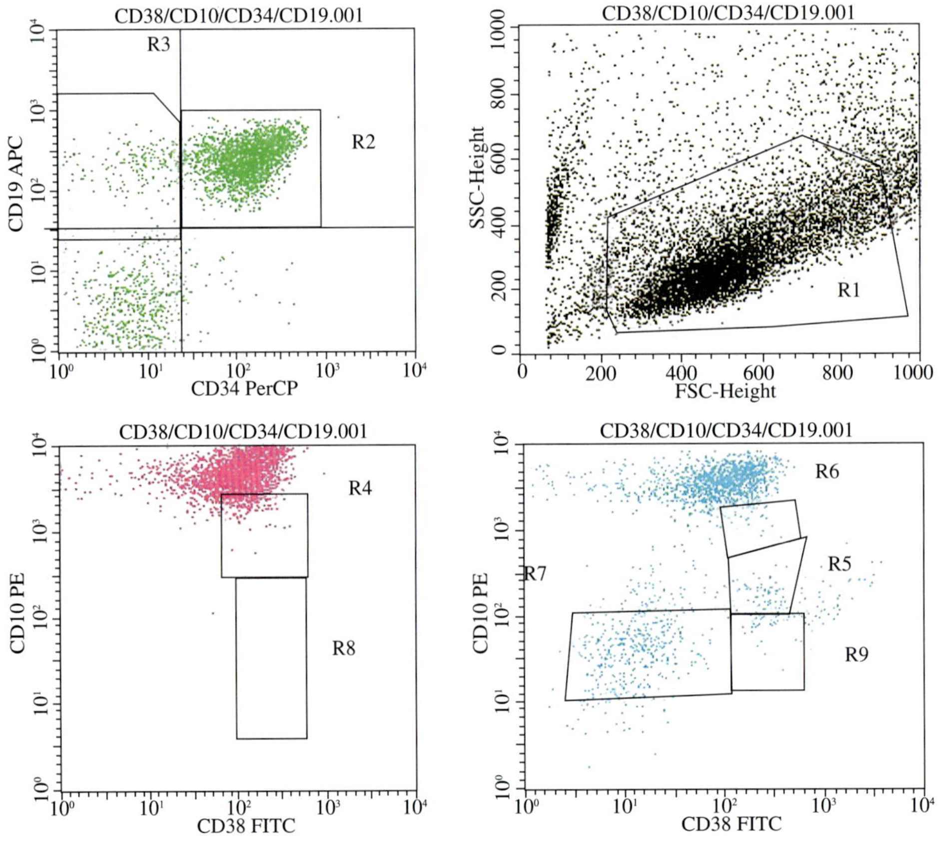

图 10-14　患儿 1 经临床诱导缓解后的骨髓单个核细胞 CD38/CD10/CD34/CD19 的表达情况

此时患儿形态学检查未见残留白血病细胞。但左下图和右下图中原来白血病细胞出现区域中仍有一定数量的白血病细胞存在。经计算后得出患儿1的残存白血病细胞占骨髓单个核细胞总数的 5.26%，处于骨髓形态学检查的检测上限。

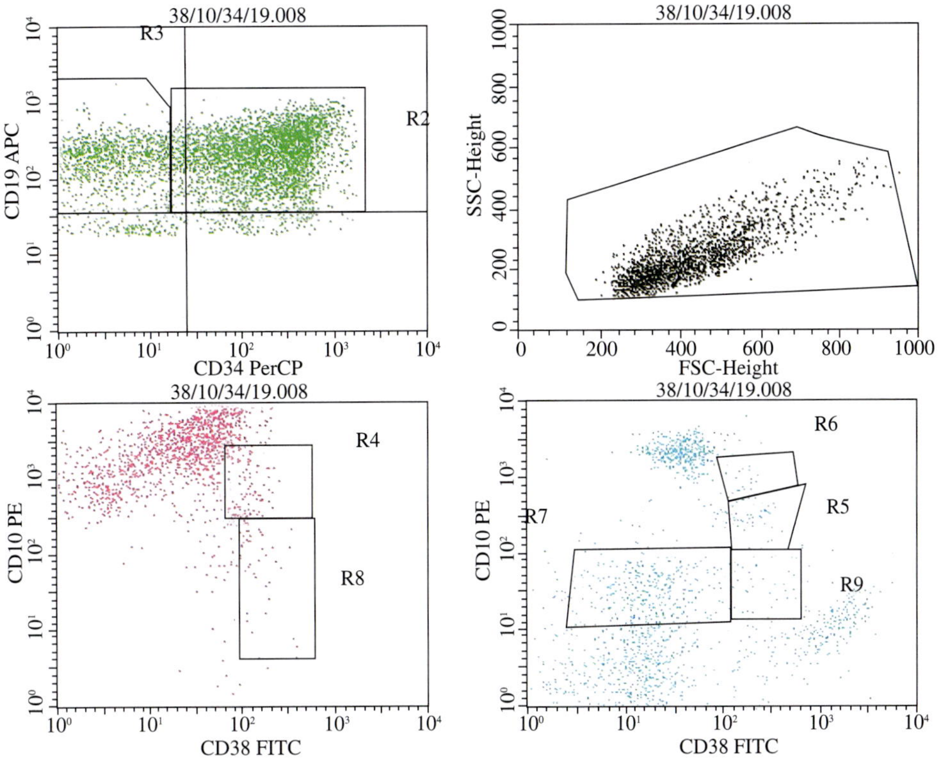

图 10-15 患儿 2 初诊时骨髓单个核细胞 CD38/CD10/CD34/CD19 的表达情况

可见白血病细胞的 CD38 表达强度基本正常。但是由于其 CD10 为高强度的表达，所以白血病细胞仍然处于正常细胞所出现的范围之外。

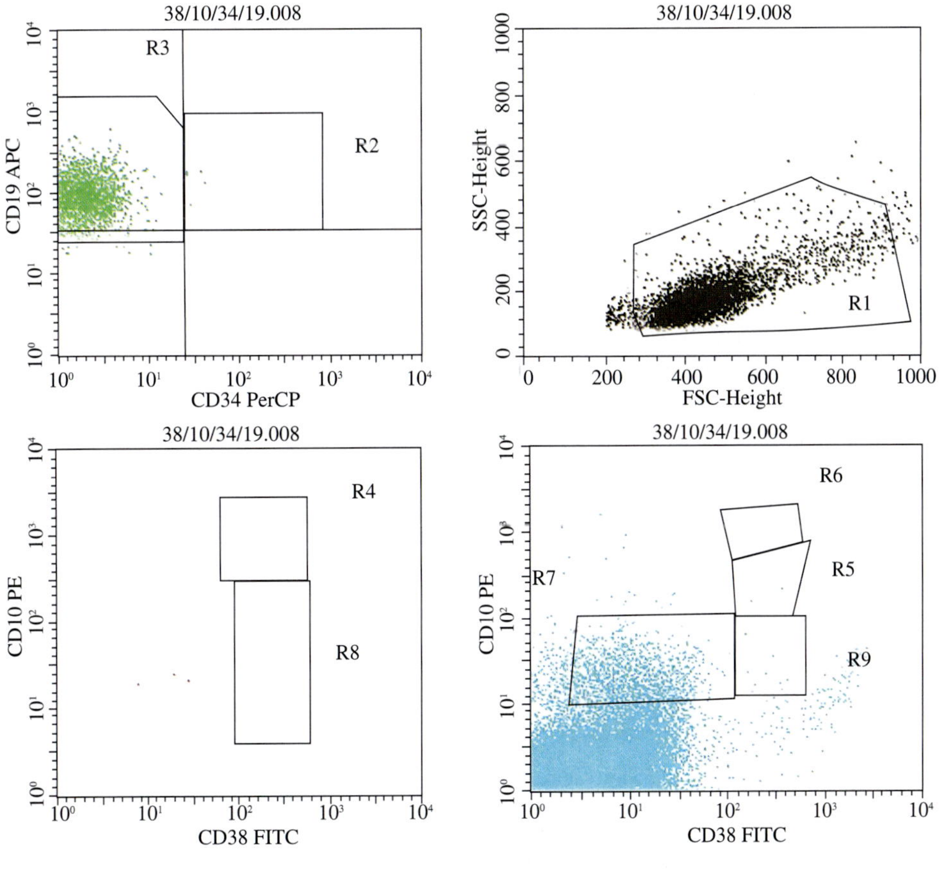

图 10-16 患儿 2 经临床诱导缓解后的骨髓单个核细胞 CD38/CD10/CD34/CD19 的表达情况

由图可见，患儿初诊时白血病细胞出现的地方无细胞出现。故 MRD 检测结果为阴性，低于免疫方法的检测限 0.01%。

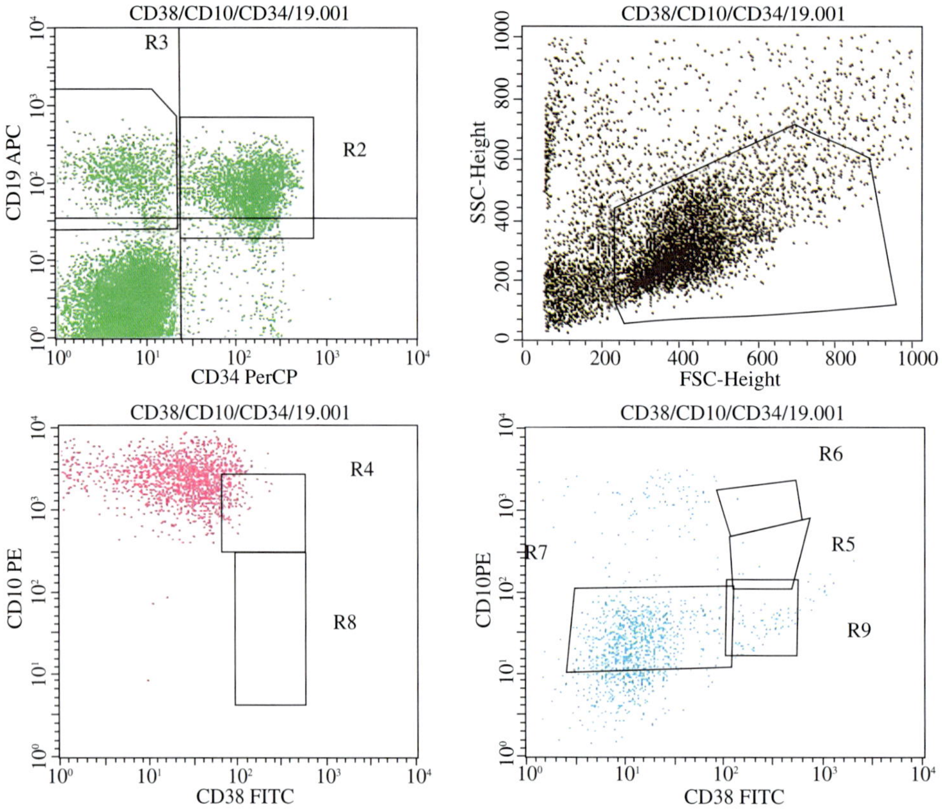

图 10-17 患儿 3 初诊时骨髓单个核细胞 CD38/CD10/CD34/CD19 的表达情况

患儿白血病细胞的 CD10 表达并不很强，但由于 CD38 的弱表达，仍出现于正常细胞出现的范围之外。

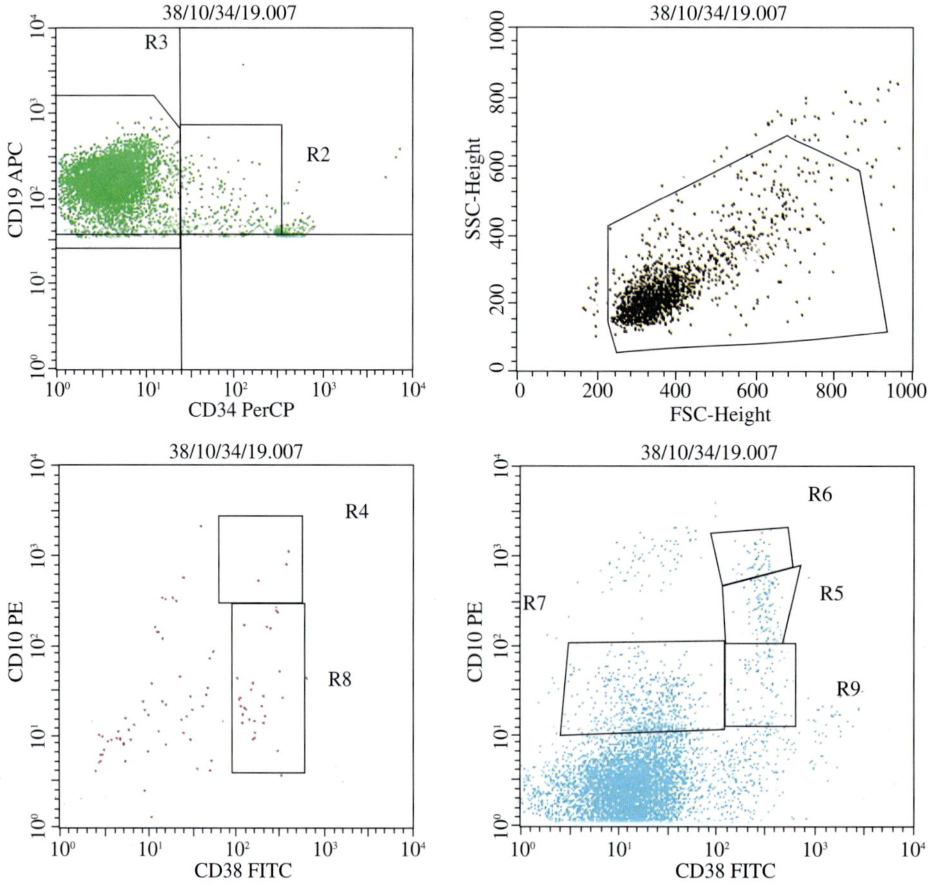

图 10-18 患儿 3 临床诱导缓解后骨髓单个核细胞 CD38/CD10/CD34/CD19 的表达情况

患儿形态学检测未见残留白血病细胞，右下图中原来白血病细胞出现的区域仍可见少量残留的细胞。计算结果为0.15%，MRD阳性。充分显示了免疫学方法检测 MRD 的优越性。

(J) 基因会发生重排。这样每个淋巴细胞就有一个特异的V-（D）-J组合编码Ig或TCR分子的可变区。在V（D）J基因接合部DNA片段的随机丢失及末端脱氧核糖核酸转移酶介导的N区插入会导致Ig或TCR分子基因接合部序列改变，因此，接合部序列是多种多样的，可作为肿瘤特异性的标志。通常TCR基因重排不仅见于T-ALL，亦见于B系ALL。IgH、TCRδ、TCRγ、TCRβ在B系ALL的表达率分别为95%、84%、55%和33%，而在T-ALL的表达率则分别为14%、68%、91%和89%，两系相合和系不相关重排可见于几乎所有的ALL。

2）染色体易位和相应的融合基因：用染色体畸变作为特异靶基因进行PCR-MRD分析的优点是它在疾病发展过程中比较稳定。但是大部分急性白血病尚未发现有断裂点很明确的染色体易位，所以本法只能用于40%的ALL。

（2）定量PCR检测MRD：目前所用的基于PCR的定量方法有杂交、极限稀释和竞争PCR。这些方法均是对PCR终末产物的分析，不够精确，而且要求多步PCR，既增加污染机会，又费时耗力，临床常规应用受限。实时定量PCR（real-time quantitative PCR，RQ-PCR）在每个循环后自动测定PCR产物量，不需PCR后处理步骤，其敏感性可与点杂交相比。St Jude儿童研究医院用RQ-PCR和极限稀释法同时检测了8例T-ALL TAL-1缺失的MRD，发现两种方法有很好的一致性（r^2=0.926）。

（3）PCR-MRD的假阳性和假阴性：PCR技术能够以极少量样品中的DNA作为模板，进行大量扩增。其处理过程中任何一步的污染都可造成假阳性结果，因此要严格设置对照。PCR检测MRD为阴性，可能为患儿体内白血病细胞低于所能检测的最低水平，但亦有可能为假阴性。常见的原因有技术问题如试剂降解、引物不特异以及寡克隆、克隆演化形成。Li检测了18例复发的前B-ALL患儿，重排形式改变的有14例（78%），推测其机制可能为①通过V_H加到先前存在的D-J_H复合物的IgH基因继续重排；②V_H-V_H基因替换；③N序列被加或排除在V_H-N-D_H接合部的“开”、“关”机制；④新克隆/亚克隆的产生。因此，要避免假阴性必须选择多基因靶点扩增。

目前用于MRD检测的方法虽然很多，但各有其优、缺点，不都适用于所有ALL患儿。St Jude儿童研究医院用PCR和MP-FCM方法同时检测了62例B系ALL临床缓解患儿的骨髓标本，证明抗原受体基因重排的PCR与MP-FCM检测抗原异常表型有很好的一致性，同时应用可检测几乎所有ALL-MRD，减少假阴性结果的发生。

目前MRD检测作为ALL临床常规应用存在的问题：①费用：Goulden统计了用于儿童ALL-MRD研究的三种方法的花费，RQ-PCR＞MP-FCM＞FISH。用RQ-PCR方法检测初诊及三次随访标本费用为2 300欧元，用MP-FCM则为1 100欧元。费用是限制MRD常规临床应用的问题之一。②尚缺乏外周血与骨髓标本MRD检测比较的前瞻性研究：儿童骨髓穿刺有一定困难，存在稀释等问题，能否用外周血代替骨髓检测尚需进一步研究。最近，Coustan-Smith用MP-FCM的方法研究了226例ALL患儿718对骨髓（BM）和外周血标本，结果显示：在T-ALL，BM和外周血MRD有很好的一致性；而在B系ALL，BM-MRD检出率远高于外周血。提示外周血MRD是依赖于白血病细胞特殊的生物特征而不是打破了血－骨髓屏障。外周血可用于检测骨穿困难的T-ALL患儿的MRD，而在B系ALL外周血检出MRD则与复发明显相关。

新华医院在1990年1月到1994年6月共收集到65例ALL患儿的骨髓标本，其中B-ALL 53例，T-ALL 12例。作PCR扩增检测抗原受体基因重排。根据抗原受体基因重排的Southern杂交结果，选择相应重排类型的扩增引物进行PCR反应。在53例B-ALL初发标本中，对其中30例进行了TCRγ基因重排的检测，结果16例（53%）出现$V\gamma_1$-$J\gamma_1$重排，其中2例呈TCRγ双等位基因重排。最常使用的Vγ片段为VγⅠ家系（Vγ1～8），其次为Vγ9、Vγ11。对46例患儿进行了TCRδ基因重排检测，18例（40%）出现Vδ2-Dδ3重排，其中4例为Vδ2-Dδ3双等位基因重排，3例为Vδ2-Dδ3伴Dδ2-Dδ3重排，1例患儿出现Vδ1-Jδ1重排。对25例患儿进行IgH基因重排检测，23例（92%）出现一条或两条以上的IgH等位基因重排，另2例发生缺失。在12例T-ALL中，TCRγ以及TCRδ基因的Vδ1-Jδ1重排分别为8例（66%）

和5例（41%）。再作DNA顺序分析。共测定了22例TCRγ，18例TCRδ，2例IgH基因重排标本的V-（D）-J结合部顺序（N顺序）。结果显示每例抗原受体基因N顺序都不相同，即高度变化的结合部顺序对每一个白血病克隆都是特异的，其高度特异性是由于富含GC的非模板碱基顺序插入；高度变异的V区3'，D区两端和J区5'碱基缺失以及未发生缺失的编码顺序端单个或双个"P"核苷酸的非随机插入等造成。根据这些N顺序，我们设计合成了19个白血病克隆特异的寡核苷酸探针（表10-57），用于MRD检测。最后作杂交反应。将患儿初发期DNA以1μg为起点，1∶10逐级稀释，并以正常个体外周血DNA补充所减少的模板量，按同样方法进行PCR。结果显示，以TCRδ基因中Vδ1-Dδ1重排为标记的患儿敏感度为10^{-5}，以Vδ2-Dδ3和Dδ2-Dδ3不完全性重排及TCRγ基因重排为标记的患儿为10^{-3}～10^{-4}，2例为10^{-2}，以IgH基因重排为标记的敏感度为10^{-4}。

表10-57 在ALL用于PCR检测的免疫球蛋白（Ig）和T细胞受体（TCR）基因重排结合部及其发生频率

IG/TCR 基因重排	B-ALL (%)	T-ALL (%)
IGH		
V_H-D_H-J_H	85	-
IGK（Kde）		
Intron-Kde[b]	25	0
Vκ-Kde[b]（～45%）	0	
Total IGK-Kde	50	0
TCRG		
VγJgγ	55	90
TCRD		
Vδ2-Dδ3 or Dδ2-Dδ3	40	5
Dδ2-Jδ1 or Vδ-Dδ-Jδ1	0	50～55
Total TCRD	40	55
至少1个PCR靶点	95	＞95
至少2个PCR靶点	90	90
至少3个PCR靶点	65	50

a J J M, Van Dongen, *et al*，未发表的结果；b：通过称为内含子－Kde重排的"Kde重排"能检测Cκ基因区以及通过Vκ-Kde重排能检测Jκ和Cκ基因区

摘自：Ching-Hong Pui. *Childhood Leukemias.* Cambridge: Cambridge University Press, 1999. 413-439

（4）ALL特异性融合基因产物　几乎所有ALL都伴有染色体易位、基因重排、缺失和突变，这为MRD检测提供了高度特异的分子标记。但由于PCR介导的MRD检测要求PCR产物长度不超过2kb，因而只有那些融合基因断裂点聚集在非常小的区域（＜2kb）的染色体易位才适合作MRD检测的靶基因（表10-58）；此外，ALL是一种高度异质性疾病，这亦限制了某一种肿瘤标记检测MRD的应用范围。

我们用RT-PCR检测SIL-TAL-1、*bcr-abl*、AF4-MLL、AF9-MLL和ENL-MLL融合基因，在16例患儿中检测到肿瘤融合基因标记，其中4例T-ALL为SIL-TAL-1；8例、3例和1例B-ALL分别为*bcr-abl*、MLL-AF4或HRX-ENL融合基因转录本。以SIL-TAL-1、*bcr-abl*和MLL-AF4、MLL-ENL融合基因为标记的患儿敏感度为10^{-4}～10^{-6}。联合使用上述克隆和肿瘤特异标记，共能覆盖本组中96%的患儿。CR后定期（6个月）或不定期采取骨髓液5ml冻藏作MRD检测。对其中有3次或3次以上复查骨髓随访标本的23例作MRD跟踪检测随访时间10～54个月。检测MRD的灵敏度，用TCRγ、TCRδ、IgH基因作标志者分别是10^{-2}～10^{-4}，10^{-3}～10^{-5}和10^{-4}；用SIL-TAL-1、*bcr/abl*和HRX基因相关的融合基因作标志者分别是

10^{-5}、10^{-6} 和 10^{-4}。

表 10-58 PCR 分析染色体异常的分子靶点（融合基因－肿瘤特异标记）

染色体异常	PCR 的分子靶点	发生频率（%）[a]
T-ALL		
—	TAL（DNA）或 SIL-TAL1（RNA）	15 ~ 25
t（11；14）（p13；q11）	RHOM2-TCRD（DNA）	7
t（10；14）（q24；q11）	HOX11-TCRD（或 TCRA）（DNA）	4
t（1；14）（p32；q11）	TAL1-TCRD（或 TCRA）（DNA）	3
B-ALL		
t（12；21）（p12-13；q22）	TEL-AML1（RNA）	25
t（1；19）（q23；p13.3）	E2A-PBX1（RNA）	6
t（9；22）（p34；q11）	*bcr-abl*（RNA）	儿童 5 ~ 8，成人 25
t（4；11）（q21；q23）	MLL-AF4（RNA）	2 婴幼儿 10
t（8；14）（q24；q32.3）	MYC-IGH（DNA）	2
t（5；14）（q31；q32）	IL3-IGH（DNA）	＜1
t（11；19）（q23；p13）	MLL-ENL（RNA）	＜1，婴儿 2
t（9；11）（p21-22；q23）	MLL-AF9（RNA）	＜1
t（17；19）（q22；p13）	E2A-HLF（RNA）	＜1
AML		
t（8；21）（q22；q22）	AML1-ETO（RNA）	8 ~ 15
t（15；17）（q21；q21）	PML-RARA（R NA）	7 ~ 20
Inv（16）（p13q22）/t（16；16）	CBFB-MYH11（RNA）	7 ~ 12
t（9；11）（q21-22；q23）	MLL-AF9（RNA）	7 ~ 10
t（3；5）（q25；q34）	NPM-MLT1（RNA）	1
t（9；22）（q34；q11）	BCR-ABL（RNA）	＜1
t（6；9）（p23；q34）	DEK-CAN（RNA）	＜1
t（16；21）（p11；q22）	FUS-ERG（RNA 或 DNA）	＜1
t（7；11）（p15；p15）	NUP98-HOXA9（RNA）	＜1
t（8；16）（p11；p13）	MOZ-CBP（RNA）	＜1
CML		
t（9；22）（q34；q11）	*bcr-abl*（RNA）	95

摘自：Ching-Hong Pui. *Childhood Leukemias*. Cambridge：Cambridge University Press，1999. 413-439

（二）MRD 检测在急性白血病治疗中的意义

1. MRD 检测的临床意义

（1）评估早期治疗效应：早期治疗反应是儿童 ALL 最重要的预后因素。20 世纪 80 年代初，主要以形态学评估治疗反应。美国儿童肿瘤治疗组（CCG）用诱导缓解治疗第14天骨髓的幼稚淋巴细胞的比例将患儿分为M1（幼稚细胞＜5%）、M2（幼稚细胞 5% ~ 25%）和M3（幼稚细胞＞25%），由于按此标准 90% 的患儿被定为 M1，CCG 研究者后来以诱导治疗第 7 天的骨髓结果分类。BFM 协作组则以 7 天泼尼松治疗反应和 1 次甲氨蝶呤鞘注后外周血幼稚细胞计数评价早期治疗反应，将外周血幼稚细胞≥ 1 000/μl 定为泼尼松不良反应（prednisone poor responders，PPR），反之为泼尼松良好反应（PGR）。St Jude 研究小组用泼尼松、长春新碱、柔红霉素及L-ASP联合治疗7天，以外周血幼稚细胞计数作为评估标准。但是 Brisco 等比较了三种（形态学、单抗及 PCR）检测MRD的方法，发现第 14 天BM 原始细胞≤ 5% 的阳性预测值为 75%，对 BM 复发识别的敏感度只有 30%，因此提出单纯以形态学评估早期治疗反应是不精确的。检测抗原受体基因重排的 PCR 和检测异常免疫表型的MP-FCM联用，可检测几乎所有 ALL 的 MRD，界定了儿童 ALL“分子”

或“免疫”缓解的标准，即在诱导缓解治疗结束时，骨髓中白血病细胞<0.01%。诱导治疗结束时MRD检查为阴性，提示预后良好，而此时MRD ≥10^{-3}，相当于诱导失败。Panzer-Grumayer用PCR方法检测了68例经诱导治疗后形态学缓解的ALL患儿第15天的骨髓，MRD水平分为≥ 10^{-2}、10^{-3}和≤ 10^{-4}。基于第15天骨髓MRD将患儿分为两组：一组为第15天BM-MRD ≤ 10^{-4}，其5年RFS为100%；另一组为MRD ≥ 10^{-2}或10^{-3}，这部分患儿中，部分持续缓解，部分复发。St Jude儿童研究医院则用四色MP-FCM检测了诱导治疗第19天BM-MRD，结论与Panzer-Grumayer相似。有46%的患儿此时MRD < 10^{-4}，5年CCR达95%；如此时MRD ≥ 10^{-4}，5年累计复发危险32.2% ± 6.5%。因此，诱导治疗第15天或第19天的MRD可识别出MRD迅速清除、预后良好、不需强烈化疗的患儿，有利于个体化治疗。

(2) 基于MRD行危险度再分型进行个体化治疗：目前危险度主要是依据临床及生物学特征进行分类，包括初发时患儿的年龄、外周血白细胞计数、染色体异常核型及易位、融合基因等。基于初发时患儿的年龄、外周血白细胞计数的危险度分类对B系ALL可以可靠地预测复发风险，但不适用于T-ALL。按此标准分类的患儿中约1/3标危患儿会复发，而且此标准无法区别高危患儿需异基因造血干细胞移植还是仅通过强化疗就能成功治愈。

BFM协作组在进行了大规模的前瞻性MRD研究后，提出了基于MRD的危险度分类。他们用PCR方法动态检测了240例ALL患儿治疗期间和治疗后9个时间点的MRD，结果显示：所有选取时间点的MRD结果以最初的两个时间点即诱导治疗结束时（T1）和巩固治疗前（T2）最有意义。并基于MRD水平将患儿分成三组：低危（LR）组：T1、T2两个时间点MRD均阴性；高危（HR）组：T1、T2两个时间点MRD均≥10^{-3}；介于两者之间为中危（IR）组。相对应的3年复发率分别为2%、75%和23%。根据此结果认为：T1的MRD可识别低危患儿，T2的MRD对识别高危患儿有效，T5（一年）MRD可提供中危患儿的预后。对MRD-LR（高危）患儿应降低治疗强度，而对MRD-HR（高危）患儿应制定更强的治疗方案包括骨髓和造血干细胞移植。之后，他们又动态检测了71例T-ALL及210例B系ALL患儿的MRD，认为在最初的5个时间点，MRD水平在T-ALL患儿明显高于B系ALL；基于MRD分类的低危组T-ALL 5年EFS为98%；而高危组患儿，5年EFS T-ALL为0，B系ALL为25%，提示基于MRD的危险度分类对T-ALL有更明显的预后意义，且发现T3（再诱导）、T4（维持治疗开始）的MRD水平对中危T-ALL有明显的意义，而对B系ALL价值不大。BFM-AIEOP 2000已将MRD评价用于危险度分类，认为第5周和第12周，MRD均阴性为标危，这两个时间点MRD均≥ 10^{-3}，以及Ph$^{(+)}$,t(4；11）或诱导失败为高危，其余病例则为中危。St Jude儿童研究医院也将第15天、第42天及诱导治疗4个月的MRD纳入了危险度分类标准，并依据分类系统制定个体化治疗方案。总之，在诱导治疗仅两周时，约一半患儿MRD为阴性，这部分患儿有相当好的预后；而另一部分患儿则需观察诱导治疗结束时及巩固治疗前的MRD，据此将患儿分为不同的危险度，评价预后，进行分层治疗。虽然大部分患儿MRD在诱导治疗1年后会转阴，但顾龙君等人随访了23例中国ALL儿童的MRD，其中1例CCR患儿，MRD低水平存在4年。同样的结果在其他研究中也发现，机制尚不清楚。

(3) 评估造血干细胞移植后复发的风险：骨髓移植是最强烈的、昂贵和危险的治疗ALL的方法。最近，Bader用PCR方法对51例接受干细胞移植的患儿进行了回顾性研究，所有患儿在移植前均处于缓解状态，其中8例CR1、32例CR2、5例CR3；MRD检测结果为17例在高水平，10例在低水平，14例为阴性，其相对应的5年EFS分别为28%、48%、78%。提示移植前MRD的负荷和移植后的复发明显相关，骨髓移植前应常规检测MRD。

总之，通过检测ALL患儿MRD，可揭示其在体内的变化规律，评估早期治疗反应，对早期复发进行预测，及时调整治疗方案，实施个体化治疗，从而延长患儿的无病生存期，并减少不必要的化疗所带来的痛苦（表10-59）。

表 10-59　MRD 检测在急性白血病临床治疗中的应用

检测时段	检测目的
诱导缓解期间	检测对治疗的早期反应
诱导缓解结束，缓解后治疗早期	对于高危复发患儿的判别
治疗的整个期间	检测即将发生的复发
治疗的整个期间	检测髓外（如中枢神经系统）白血病细胞的存在
造血干细胞移植前	评估造血干细胞移植后复发的风险

2. 白血病MRD检测的临床评价　MRD检测通常较形态学方法提前3～6个月预示复发，在诱导治疗结束时，MRD呈显著高水平阳性，提示治疗过程中可能复发。根据我们研究的结果认为：绝大多数MRD持续阴性者可长期无病生存，持续阳性或由阴转阳者在2～11个月内复发导致死亡，加强强烈化疗将可能提前使MRD转阴，持续低水平阳性者，属长期带瘤生存，延长化疗并强化治疗后仅少部分患儿可能转阴并获长期无病生存。用不同的基因特异标志检测MRD可以有不尽一致的结果。

十、儿童ALL治疗策略和化疗个体化的探讨

（一）关于远期疗效的预后因素

ALL临床实践中发现，至少60个预后因素有统计学意义（表10-60）。依据它们的起因，可分为宿主相关因素、疾病相关因素和治疗相关因素，三者相互关系的结果是最终的治疗疗效（图10-19），也是化疗个体化可参照的有关因素。

表 10-60　儿童 ALL 疗效相关因素

宿主相关	疾病相关	治疗相关
•年龄	•白细胞计数（诊断时）	•治疗方案
•性别	CNS 浸润	•早期治疗效应
•种族	纵隔肿块	第 7 天骨髓
Down 综合征	脾肿大	第 14 天骨髓
免疫缺陷	* 肾肿大	第 28 天骨髓
	* 睾丸浸润	第 7 天外周血幼稚细胞数
营养	*Hb ＞ 100g/L	•微量残留病（MRD）
依从性	* 血小板＜ 100 × 10^9/L	CDR Ⅲ PCR
生长发育	* 淋巴结明显肿大	TCR PCR
	*FAB 形态学	免疫指纹
药物遗传学	*PAS 阳性	PCR 结合免疫学方法 FISH
谷胱甘肽 -S 转移酶变异性	* 标记（DNA）指数	白血病克隆形成单位
药物基因组学		泼尼松效应
	•T 细胞系列	RBC 巯鸟嘌呤核苷（TGNs）
	前 T 细胞系列	全身性巯基嘌呤暴露
	•B 细胞系列	全身性甲氨蝶呤暴露
	•CD10 阴性	MTX 多聚谷氨酸（MTXPG）
	* 髓系抗原阳性	
	•染色体核型	MTT 检测
	•高二倍体	
	•低二倍体	
	+4，+10	
	Del9p	
	+10，+17，+18	
	13q 12-14	
	15（q13-15）	
	•t（9；22）	

续表

宿主相关	疾病相关	治疗相关
	● t（4；11）	
	其他的 t（11q23）	
	t（1；19）	
	● balanced t（1；19）	
	● TEL/AML1	
	MLL 重排	
	LDH	
	糖皮质激素受体数	

大多数研究被确认为是与转归相关的预后因素

*：一般不再被认为是预后因素

摘自：Hematology 2000 American Society of Hematology. Education Program Book

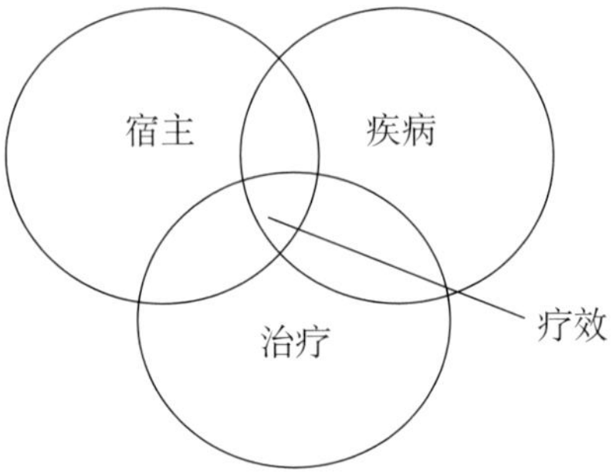

图 10-19　预后相关 3 因素与疗效间的关系

1. 宿主相关因素　同一类型的白血病在不同的宿主会产生不同的治疗效应。

（1）种族和性别：女性白血病患儿预后较男性佳，在儿童似乎更为明显。可能是由于内分泌因素和白血病细胞庇护所之差异所致。

不同种族有不同的预后和治疗结果，在 St Jude 儿童研究医院和北美的一些研究中心的研究结果充分显示这一要素。从 CCG 1983 ~ 1992 年的研究中发现，在包括8 762名儿童和青春期白血病患儿中，治疗效应与种族相关：167例亚裔患儿 5 年 EFS89%，6 703 例白人是 84%，其中 1 071 例西班牙裔白人是 78%，506 例非洲裔美国人为 74%（$P<0.001$），在有限的样本中，排除了治疗结果与社会经济地位和教育的相关性。这可能是细胞色素P450（CYP）酶基因遗传多态性与治疗反应特异的相关性。尚不清楚欧洲裔美国白人和非洲裔美国人不同的CYP3A4 的基因型能否说明他们的药物效应和治疗结果的差异。

现在几乎可以肯定种族和性别与影响治疗结果的基因有关。在种族和性别中均提示N-酰基转移酶和黄嘌呤氧化酶的活性不同。谷胱甘肽-S转移酶（GSTs）降解环境中和内环境毒素，可能与细胞毒性化疗药物耐药有关。Chen等发现在非洲裔美国 ALL 人群中 GST 缺失频率高于白人，但 GST 基因型与治疗结果无关。但 Stanulla 等研究则提示与GST多态性相关，在以白人为主的患儿队列研究中发现，其与早前 B-ALL 复发相关。

CYP酶基因遗传多态性与治疗反应相关。CYP 酶组成了降解蒽环类抗生素反应和代谢的巨大系统。它们存在CYP1A2，CYP2D6和CYP3A4的基本变异。CYP2D6（B）突变在非洲裔美国人的突变发生率为 8.5%，白人为 23%；该基因在前二者中的缺失频率分别为5.5% 和2.4%。CYP3A4 是人肝微粒体中含量最丰富的细胞色素酶。CYP3A4 催化许多抗肿瘤药物如长春新碱、长春碱、环磷酰胺、表鬼臼毒素和许多常见的支持治疗药物的代谢，如对乙酰氨基酚、红霉素、利多卡因等。药物诱导和抑制肝 CYP3A4 活性可以改变长春新碱的性质。地塞米松是 CYP3A4 活性有力的诱导剂，至少是氢化可的松的 2 倍。CYP3A4 启动子 Nifedipine特异元件的等位基因频率变异，在非洲裔美国人是0.53，白人为0.09，台湾人为0。此等位基因变异与增加前列腺癌发生和减少伴有MLL 融合基因的治疗相关白血病有关。男性 CYP3A4 的活性是女性的 2 倍。

（2）年龄因素：年龄是重要的危险因素，因为许多小于1岁或超过9岁的ALL儿童预后不良。超过 50% 的婴儿 ALL 有 t（4；11），该染色体核型是一种具有明显不良临床预后的分子标记。10 岁以后，Ph^+ALL 开始增多，Ph^+ALL 也是一种预后不良的因素。但在 Ph^+ 的 ALL 患儿人群中，年龄的变异很大，小于10岁和早期治疗反应良好的患儿预后相对较好。

（3）遗传性素质：如 Down 综合征的白血病患儿预后较佳，他们对化疗药物敏感性佳，这是由于与药物转运相关的功能基因在第 21 号染色体。Down 综合征又称 21 三体综合征，具备 3 条 21 号染色体，对化疗药物运转极为有利。

（4）营养和免疫状态：白血病患儿，病前营养状态不佳，细胞免疫和抗体免疫低下者很难经受强烈化疗，往往因不能如期按计划完成预定的化疗方案，不能获缓解。早期复发，或发生治疗相关的死亡。

（5）宿主的药物代谢遗传多态性：CYP、谷胱苷肽S转移酶（GST）变异性和药物基因组学（一系列化疗药物关键代谢酶基因遗传多态性）的差异，对同一药物、同一剂量产生完全不一致的临床疗效和毒副反应。宿主因有化疗药物诸如 6-MP，代谢关键酶 TPMT，Ara-C 代谢关键酶 CDA、DCK，L-ASP 作用相关的 AS，CTX 作用相关的 DNA修复酶系列，表鬼臼毒素（VP-16、VM-26）相关的 TOPO Ⅱ等酶活性及其相关基因的遗传多态性决定了宿主对这些药物的临床效应（疗效和毒副作用）。

2. 疾病相关因素　目前被确认为与预后和疗效相关的疾病因素是：

（1）诊断时白细胞计数：一般认为诊断时外周血白细胞计数＞ 100 × 10^9/L 者预后较差，在儿童 ALL 和 AML 中定为高危型。＞ 50 × 10^9/L 者为中危型，＜ 50 × 10^9/L（有些研究中心定为＜ 25 × 10^9/L）者为低危（或标危型），治疗的转归和预后较佳。

（2）免疫表型：一般认为T-ALL对化疗强度的要求比B系列ALL要高，如用同样相对足够强度的化疗，则 T-ALL 的疗效较 B 系列 ALL 要差，例如大剂量 MTX 治疗，T-ALL 者用 5g/m^2，B 系 ALL 者无其他预后不利因素则用 2.5 ～ 3g/m^2。

（3）细胞遗传学（染色体核型）

1）染色体数目＜ 40 条的低二倍体核型疗效差，CR 率低，5 年 EFS 低；＞ 50 条的高二倍体核型疗效差，CR 率高，5 年 EFS 高。

2）异常核型变化：t（9；22）即Ph染色体和 t（4；11）即MLL重排的异常核型疗效极差。但这二种核型在不同年龄、诊断时不同的外周血白细胞计数时又有差别，＜1岁的t（9；22）和t(4；11）疗效最差，5 年 EFS ＜ 20%；2 ～ 9 岁的t(9；22）和t(4； 11)，白细胞计数＜ 50 × 10^9/L 者疗效稍好，泼尼松早期治疗反应佳者5年EFS可达50%。t(12；21）即TEL/AML1核型者疗效佳，5年EFS可达 85% ～ 90%。

3. 治疗相关因素　治疗相关因素中有 3 个方面与疗效密切相关。

（1）治疗方案：不同治疗方案对同类白血病患儿疗效不同。一般来说，化疗强度较强者CR率和 5 年 EFS 较高，对 T-ALL，HDMTX+CF 治疗，MTX 剂量为 5g/m^2 者 5 年 EFS 比 3g/m^2 者高。

（2）早期治疗效应：ALL早期治疗反应不良的评判标准见表10-43。对ALL的泼尼松试验，泼尼松 60mg/m^2 × 7 天，第 8 天白血病细胞从＞ 1 × 10^9/L 减到≤ 1 × 10^9/L 者疗效明显比仍然＞ 1 × 10^9/L 者要好。第 7 天骨髓象（幼淋细胞＜ 5%）、第14天骨髓象（幼淋细胞＜ 1%）CR 率和 5 年 EFS 明显要高，第 28 ～ 35 天 CR 者 5 年 EFS 比达不到 CR 者明显要高。

（3）微量残留病（MRD）：用 CDR Ⅲ PCR，TCR PCR，MP-FCM，PCR 结合免疫方法在治疗过程中检测 MRD。治疗 14 天时 MRD ＜ 10^{-2}，42 天 PCR 检测＜ 10^{-4} 或免疫学（MP-FCM）不能检测到白血病细胞者，远期疗效佳，5年EFS高，反之疗效则差，应把这些患儿的危险程度分型从低危提高至高危型，并应按高危型治疗，以争取较佳的远期疗效。

4. 按治疗过程中 MRD 结果重新评价并再分型　当前，ALL 缓解的概念不仅仅是形态学缓解，因为形态学缓解白血病细胞仅＜5%，尚存相当的 MRD 细胞，应达到免疫学和分子学缓解（MRD ＜ 1% ～ 0.01%）。MRD 阳性与已知的危险因素密切相关，它可作为一个独立的预后因素，在化疗过程中 MRD 检测有助于进一步的危险分型。St Jude 儿童研究医院的研究结果是，在诱导缓解过程中，第 15 天时 MRD ＞ 1%（10^{-2}）或第 43 天时 MRD ＞ 0.01%（10^{-4}）的患儿有较高的复发率，如果患儿MRD水平从开始治疗起超过4个月持续≥0.01%，据统计累计复发率达70%；而患儿在治疗的 4 个月时 MRD 水平≥ 0.1%，则治疗结果更不令人乐观。故根据MRD结果再重新评价，并将患儿重新分型至高危型，并加强强化治疗。BFM则根据诱导治疗第15天时MRD＞5%、第33天时MRD＞0.01%将患儿再分型至高危型。因此，在我们的危险分型体系中应包括MRD检测。

（二）治疗策略和强度的调整

1. 调整不同危险程度的化疗强度　近5～6年，在不断完善ALL危险分型的基础上调整化疗强度，只有对真正属于高危型的ALL，才进一步加强化疗强度。如婴儿ALL，尤其是带有11q23/ALL重排者仍旧是目前治疗的难题。各种治疗方案结果相近，其5年EFS为20%～35%。最近的几项临床试验研究表明，大剂量的Ara-C，大剂量的MTX（5.0g/m^2）和强烈的巩固/再诱导治疗可以提高治疗效果，但由于病例数少，未进行随机化，高危患儿的分布不对称，因此只能作为初步的结论。强烈的全身化疗和鞘注治疗，而不行头颅放疗，可以有效预防中枢神经系统白血病，这种方法亦适用于诊断时有中枢神经系统白血病的婴儿ALL。多数研究者认为婴儿白血病为一个特殊的亚群，应给予大剂量多种药物联合化疗，而不行头颅放疗。此外，＜1岁或＞9岁、诊断时白细胞计数＞25×10^9/L、泼尼松试验不敏感（PPR）的Ph^+ ALL；早期治疗反应不佳（PPG）；诱导治疗中，MRD水平第15天＞1%，第43天＞0.01%的ALL，宜采用HDAra-C 和多疗程HDMTX（5.0g/m^2），强烈的鞘内化疗等，以提高5年EFS。然而，对低危特别是超低危的ALL，应降低其原来的治疗强度并缩短治疗时间。因此，检测和判断危险因素显得特别重要。

2. 关于诱导缓解治疗强度的再认识　治疗的首要目标是达完全缓解。诱导方案各异，基本包括糖皮质激素（PED，DXM）、VCR和至少一种其他药物（ASP或蒽环类药物）。随着支持治疗和化疗水平的提高，现在的完全缓解率达96%～99%。由于快速降低白血病细胞负荷可减少耐药的发生，因此，许多研究者试图加强诱导治疗的强度，尤其是对高危和超高危患儿。St Jude儿童研究医院的几项研究表明，过分强烈的诱导治疗并不必要，应该保证骨髓正常的造血储备，接受进一步的强化治疗，而且过分强烈的诱导治疗，早期的治疗相关死亡率增加。他们发现，在诱导治疗后14周达免疫学或分子学缓解的患儿复发的危险与那些更早达到免疫学或分子学缓解的患儿一样，因此，诱导缓解治疗应尽量避免过分强烈的化疗，以防止发生过高的治疗相关死亡。

（三）关于头颅放疗

头颅放疗是针对中枢神经系统的有效治疗手段。但是，研究者们已经注意到，它可以引起潜在的神经毒性，偶尔可继发脑瘤；因此，对于80%～90%的患儿采用鞘注化疗和强烈的全身化疗。多数研究发现：对高危或超高危患儿使用这种方法联合头颅放疗，可使中枢神经系统复发率降低至5%以下。如果给予全身的强化疗，放疗剂量可降至12Gy而不增加中枢神经系统复发几率。关于中枢神经系统放疗能否降低血液复发尚有争议。在一项研究中发现，对高白细胞计数（＞100×10^9/L）的T-ALL患儿不行中枢神经系统放疗，可导致中枢神经系统和血液学复发率增加。但是这项研究只有少数病例，复发几率增加可能由不足够的全身化疗所致。在最近一项回顾性研究中发现，对高白细胞计数（＞50×10^9/L）或有中枢神经系统白血病的T-ALL患儿，头颅放疗可减少中枢神经系统复发，但不能提高EFS。

在其他两项研究，全部患儿均不接受头颅放疗，结果发现：单独中枢神经系统的累计复发率分别为4.2%、3.0%，其他任何部位合并中枢神经系统的复发率分别为8.3%、6.0%。有$CD10^-$、前B-ALL、中枢神经系统白血病和高白细胞计数（＞100×10^9/L）特点的患儿中枢神经系统的复发几率较高。因为这两项研究中8年EFS分别为60.7%和68.4%，因此，提高全身强化疗能否降低中枢神经系统的复发尚不明确。而且，单独中枢神经系统复发的患儿未行头颅放疗，恢复的机会很大；一些患儿在中枢神经系统复发之前，第一次缓解的时间很长，预后与其他患儿一样。St Jude儿童研究医院和荷兰的研究者正进行一项实验：不论患儿的危险分型如何，只进行强烈的全身化疗和鞘注化疗，不行头颅放疗。大多数的临床试验仍旧将头颅放疗应用于中枢神经系统复发或高白细胞性T-ALL者。

（四）化疗药物代谢遗传多态性和化疗个体化

药物代谢酶（drug-metabolizing enzymes，

DMEs）广泛存在于原核及真核生物中，随着生命进程的演化，不少DMEs表现出遗传多态性（genetic polymorphism）。所谓遗传多态性是指由一个或多个等位基因（allele）发生变异而产生的遗传差异，在人群中呈现不连续的多峰曲线分布。对于不表达的GSTM1或GSTT1和GSTP1 Val105/Val105基因型研究发现，复发率较低，这可能与其减轻细胞毒化疗的解毒作用有关。由于药物代谢酶遗传多态性，患同一类型疾病的不同个体对同一药物甚至相同剂量可以发生完全不同的效应（包括疗效和毒副作用）。这就提出了化疗个体化的概念。St Jude儿童研究医院和上海儿童医学中心的研究已经发现，巯基嘌呤甲基转移酶（TPMT）的遗传多态性与其临床的相关性，该酶的纯合子及杂合子缺陷者EFS较高，这可能与其有较高剂量强度的巯基嘌呤的细胞毒作用有关；但是TPMT遗传多态性亦与药物的毒性反应，放疗后脑瘤的发生，继发性急性髓系白血病（AML）有关，因此对TPMT酶纯合子及杂合子缺陷者应调整6-MP药物剂量。

新华医院/上海儿童医学中心对6-MP和Ara-C的初步研究，发现371例中国汉族人TPMT的平均活性是（16.64 ± 4.69）U/ml pRBCs，＜10U/ml pRBCs，介于美国白人16.8U/ml pRBCs和黑人14.4U/ml pRBCs之间，作为低活性，汉族人与黑人更容易出现对6-MP不耐受的毒副反应。在30例TPMT低活性者中基因型TPMT*2型5例，TPMT*3A型4例，TPMT*3B型6例，TPMT*3C型10例（另5例基因型未定）。我国汉族人以TPMT*3C型为主，这与欧美国家不同种族不同，白人以TPMT*3B或TPMT*3A型不一样，因此，对6-MP的临床效应也不一样。6-MP发挥细胞毒作用的主要代谢产物是硫鸟嘌呤核苷酸（TGNs），本研究证实6-MP代谢酶TPMT活性与其代谢产物TGNs浓度存在负相关，但研究中仍有一患儿虽有较高的TPMT活性，却表现出很强的毒副反应，即使在服用50mg/m^{2}的6-MP时，红细胞内蓄积的TGNs稳态浓度仍为313pmol/8 × 10^{8}RBCs，高于国外认为的TGNs稳态浓度中位数（275pmol/8 × 10^{8}RBCs），原因可能是此类患儿体内的另一嘌呤类药物代谢酶黄嘌呤氧化酶（XO）活性较低。所以，测定TGNs浓度能使我们及时发现这部分患儿，及时调整剂量，保持6-MP化疗的连续性。

国外研究发现，当患儿TGNs稳态浓度范围为275 ~ 1 000pmol/8 × 10^{8}RBCs时，患儿将有较好预后并且不易出现严重毒副反应，St Jude儿童研究医院认为，当TGNs浓度＞1 000pmol/8 × 10^8 RBCs时，可调整6-MP剂量为标准剂量的70%；上海儿童医学中心的临床观察，当TGNs浓度＞700pmol/8 × 10^{8}RBCs时，应减少6-MP剂量至标准量的60% ~ 70%。研究中发现TGNs浓度低于275pmol/8 × 10^{8}RBCs的ALL患儿可能要增加6-MP用量。研究对象中，根据维持治疗阶段经验，7例患儿在本研究前由于对6-MP不耐受，已分别调整6-MP至50% ~ 75%的标准剂量，在服用6-MP第21天时白细胞计数已在3 × 10^9/L左右的适度范围，这些患儿在服用75mg/m^{2}时，曾产生严重的白细胞低下且并发感染。若测定其6-MP治疗第4天的红细胞内TGNs浓度可初步判断其对6-MP的敏感性，而测定第7 ~ 14天的TGNs浓度则将会比目前更早发现其对6-MP的敏感性和耐受性，从而能更早地调整剂量，保持6-MP化疗的连续性，提高疗效。实验发现TGNs浓度与测定后第14天的白细胞计数负相关，由于ALL患儿在维持治疗阶段的MTX使用剂量较稳定，6-MP剂量为影响白细胞计数的主要药物，提示我们以TGNs浓度作为ALL患儿对6-MP敏感性的指标，将能更早地预防毒副反应的发生。今后，对初发的ALL患儿通过测定TPMT活性和实行在TGNs监测下的6-MP给药，将会增强ALL化疗剂量个体化的科学性。

此外，Ara-C代谢酶DCK活性高者CR率明显高于DCK活性低者，CDA/DCK比值低者CR率高。L-ASP代谢酶门冬酰胺酶（AS）活性低者疗效明显，但AS活性越低，低蛋白血症明显，AS活性高者则疗效不佳。还原性叶酸载体（RFC）功能佳者对MTX疗效好，反之，疗效则差；甲氨蝶呤多聚谷氨酸（MTXPGs）饱和度越高，其细胞毒作用越强。

（五）化疗个体化的客观参数和实施对策

1. 化疗过程中药物代谢活性产物的检测和药物血浆浓度监测　用6-MP 10天后TGNs的检测，MTX时白血病细胞中MTXPGs的检测，Ara-C时

DCK 和 CDA 等酶的检测，将对这些药物有效性的预测和重新测算以及选择药物的剂量具有重要意义和参考价值。

2. 化疗个体化客观指标（参数）的重要性　在上述 3 大相关因素中，最为重要的是①宿主的药物遗传学；②染色体核型；③早期治疗效应；④MRD。这些都是难以改变的客观因素，在很大程度上明显影响近期和远期疗效，化疗个体化的措施应主要针对这些因素采取对策。

3. 化疗个体化目前的对策和措施　根据上述的一系列因素分析有 2 个方面对策可能作为化疗个体化的依据并采取相应措施。

（1）精确并重新修正疾病危险程度采用适度的化疗：根据不同年龄、性别；不同疾病相关因素中的不良因素（高白细胞血症，T-ALL，不良染色体核型及融合基因）；不良的早期治疗反应和治疗早期较高的MRD。在诊断时精确评价疾病危险程度（低危、中危、高危），在治疗过程中不断修正危险程度［(如第 15 天、43 天 MRD 较高者应从低危升为高危，以免不缓解（NR）或早期复发)］。

（2）根据或参照药物遗传学和（或）化疗药物基因组学的参数：根据药物遗传学和（或）化疗药物基因组学的研究结果对每个患儿检测相关药物代谢关键酶表型、基因型以选用最合适的制剂、剂型、剂量，施药时间和施药方式，真正做到循证医学原则下的以客观参数指导化疗个体化，以最小的毒副作用达到最大的治疗疗效，明显提高白血病患儿的长期 EFS 率。

4. 化疗模式的可能改变　个体化治疗新模式：

可能采用的个体化化疗模式

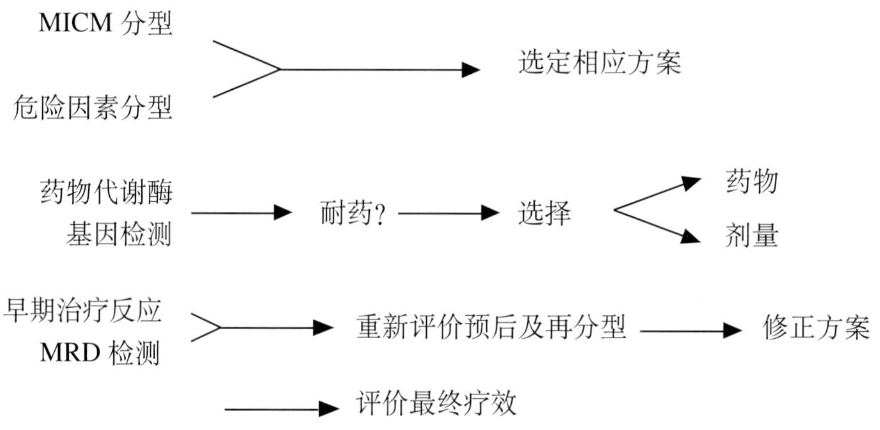

十一、并发症的防治和支持疗法

（一）并发症的防治

患儿在住院期间，每天观察并记录体征变化，2～3天查血常规观察，尤其是诱导缓解治疗过程中，经历强烈的细胞毒作用后必然发生严重的骨髓抑制阶段，原则上不管白细胞计数低下的情况，按方案完成治疗，但在发生严重感染时中止或延迟化疗，在骨髓抑制阶段可静脉输注丙种球蛋白、G-CSF 预防感染，输注红细胞纠正严重贫血，输注单采血小板防止血小板计数过低（$< 20 \times 10^9$/L）导致严重出血，尤其是防止颅内出血。治疗中患儿饮食减少时注意补液和静脉营养，维持氮平衡和水电解质、酸碱平衡。感染时积极用足量、足疗程有效抗生素控制感染。有肝功能损害时加用护肝药物。住院患儿必须加强管理，防止发生院内交叉感染。

（二）支持治疗及积极防治感染的要点

1. 尽可能清除急、慢性感染灶。对疑似结核病者需用抗结核等保护性治疗。

2. 加强营养，不能进食或进食极少者可用静脉营养；加强口腔、皮肤和肛周的清洁护理；加强保护隔离；预防和避免院内交叉感染。

3. 强烈化疗期间可酌情给予成分输血，输注少浆红细胞悬液或单采血小板悬液；有条件者还可预防性地静脉输注丙种球蛋白；还可酌情应用粒细胞集落刺激因子（G-CSF 或 GM-CSF）等。

4. 预防性应用 SMZco 25mg/(kg · d)，每周连用 3 天，预防卡氏肺孢子菌感染。并积极治疗细菌、病毒、深部真菌及卡氏肺孢子菌性肺炎等感染。

5. 预防高尿酸血症，在诱导化疗期充分水化及碱化尿液，同时服用别嘌醇200～300mg/(m^2 · d)，共 7 ～ 10 天。

（三）化疗注意事项

1. 每一个疗程化疗完成后，一旦血象恢复（WBC ≥ 3 × 10^9/L，ANC ＞ 1.5 × 10^9/L），肝、肾功能无异常，须及时作下一阶段化疗，尽量缩短 2 个疗程之间间隔时间（一般 2 ～ 3 周）。

2. 在每一化疗疗程中，一旦疗程未完成或出现WBC低下，尤其是诱导过程中出现骨髓抑制，不能轻易终止化疗，应在积极支持治疗的同时，继续完成化疗。

3. 维持化疗期间，尤其是维持化疗早期，应将 WBC 控制在 3 × 10^9/L 以内，ANC 1 ～ 1.5 × 10^9/L，并据此及时调整 MTX 和 6 -MP 的剂量；若WBC始终高于4 × 10^9/L不能下降者，易复发；若 ANC 过早或长时间＜ 1 × 10^9/L，则易发生严重感染。

4. 在化疗过程中，一旦出现严重感染，应减缓或暂时中断化疗，待积极控制感染后继续尽快完成化疗。

5. 遇严重出血时，及时止血，注意防治DIC，血小板极低（＜20 × 10^9/L）时，及时输注足量单采血小板悬液，以免发生致死性颅内出血。

6. 每一疗程前后尤其是使用 HDMTX 和 HDAra-C 治疗时，必须检查肝肾功能。肝肾功能异常时，须积极治疗，以尽早恢复。

7. 在缓解后治疗过程中，如遇不能用化疗、感染解释的不明原因的白细胞和（或）血小板低下，并迟迟不能恢复者，要警惕早期复发，应及时作骨髓涂片检查，追查原因。不能盲目等待，延长休疗时间。

8. 用DNR前后必须作心电图检查，注意维持心功能正常，以预防不可逆的心肌毒副作用，须密切注意 DNR 累积量，不宜超过 180mg/m^2；小于 2 岁不能超过 160mg/m^2。CTX 累计剂量最好不大于 6g/m^2，以预防继发性肿瘤和影响生育功能。

（四）出院后随访

1. 根据患儿出院时所处的治疗阶段，详细交代下一次入院或门诊治疗的治疗计划及治疗方案。

2. 休疗阶段必须防止感染，以利于下一阶段按时进行治疗。定期（每周 1 次）复查血象；每半年或按需复查骨髓象；根据化疗需要每 1 疗程前后必须复查肝肾功能。

3. 根据患儿居住地和病情需要，1周～3个月必须门诊复查随访，尤其是 ALL 维持治疗的第 1 个月，最好每周门诊随访1次，调整MTX和6-MP的剂量。每3个月必须鞘注“三联”1次（或HDMTX + CF 治疗中的鞘注化疗）。

十二、婴儿急性白血病

婴儿急性白血病是儿童白血病的特殊类型，有特殊的分子生物学特性、有关的发病因素和特殊的临床表现。

（一）分子生物学特性

2岁以内的婴儿急性白血病（IAL）其分子流行病学的特点是有高比率的11q23异常。t（4；11）易位多见于婴儿ALL，1岁以内发生率为50%，6个月以内发生率高达75%。t（9；11）易位则常见于婴儿AML，且特征性地累及单核细胞系，常为 M4 或 M5 亚型。11q23 在分子水平上有 HRX（MLL）基因重排，新华医院检测 20 例婴儿急性白血病，发现 10 例有 HRX 基因重排，占 50%。在儿童白血病中，IAL 占 14.3%，比美国 St Jude 儿童研究医院报告的发生率高，婴儿ALL占儿童 ALL 的 2.5%，婴儿 AML 则占儿童 AML 的 9.3%，我们的研究结果则分别是 11.5% 和 18%，比 St Jude 报告的比率要高。

（二）有关的发病因素

在果蝇中MLL（又称HRX）基因可能是调控胚胎发育的一个重要基因。在人类，该基因广泛表达造血细胞和上皮的变异，以及胶质细胞起源的肿瘤系的变化。在用鬼臼毒素类药物 VP-16 或

VM-26治疗相关的继发性白血病中也发现有MLL基因重排，已知它能抑制拓扑异构酶Ⅱ的活性，因此，11q23异常的婴儿很可能在胎儿期或在娩出时接触过能改变（抑制）拓扑异构酶Ⅱ活性的某些外源性因子，从而在胎儿期或婴儿早期使早期造血细胞系发生突变，导致在婴儿期发生IAL。我们调查15例患婴母亲孕期的有关病因学因素，其中3例有长期接触汽油的病史，是否汽油中存在某些挥发性芳香族化合物可能抑制拓扑异构酶Ⅱ的活性，还有待于今后作进一步研究。

（三）临床表现及预后

IAL尤其是MLL（HRX）基因重排者的临床特点是，起病急骤，肿瘤细胞负荷大，WBC计数高，肝脾肿大及中枢神经系统浸润明显，发展迅速，预后较差。St Jude儿童研究医院对婴儿急性白血病的治疗在早期连续强烈化疗中，加强用大剂量Ara-C和大剂量MTX治疗，5年EFS率从20%提高到40%。

（顾龙君）

第十三节　儿童急性髓细胞白血病

儿童急性髓细胞白血病（AML）在儿童人群中较急性淋巴细胞白血病发病率低，疗效也较ALL差。日本1986～2000[234]年15年中，观察了18岁以下儿童白血病5 098例，其中ALL占70%，AML占25%，急性混合型白血病（MLL）占2%，CML占3%。而1个月之内的新生儿白血病大部分为AML。在儿童AML中，M2最易见，占30%，M7占16%，M417%，M5 15%，而M1和M3较少见。（表10-61）

表10-61　成人与儿童AML FAB分型比例[235]

分型	日本（%）	CCLSG	St Jude	BFM-87	成人
M0	4.2	0.6	2	4	0.7
M1	10.7	17.7	13	12	20.1
M2	30.6	38.6	28	27	34.4
M3	7	13.3	6	2	16.4
M4	11.4	13.3	19	25	19.3
M5	2.4	12.7	21	23	3.6
M6	15.8	0.6	1	3	5.6
M7	16.4	3.8	10	4	0
病例数	987	726	180	111	305

一、临床表现

儿童AML以发热、贫血、出血和肝、脾、淋巴结肿大4大症状为主(表10-62)。

在AML合并绿色瘤时可见眼眶浸润性肿物，M5时可出现齿龈肿胀，儿童AML临床出现典型4大症状后，通常在2～4周诊断。

二、实验室检查

（一）血液学检查

小儿AML Hb 90g/L以下者占63%，一般为正色素性贫血；白细胞>10×10^9/L占50%，5～10×10^9/L占20%，<5×10^9/L占30%；血小板计数低于50×10^9/L占48%。哈尔滨血液病肿瘤研究所观察了420例儿童AML血液学检查，Hb 90g/L以下者占84%，白细胞>10×10^9/L占57%，血小板计数低于50×10^9/L占68%，<20×10^9/L占20%。中国儿童AML与日本、美国儿童AML相比Hb和血小板较低，可能诊断时已为晚期。

（二）AML的FAB分型和组织化学分类[237]

1. FAB分型　AML分为M0～M7(表10-63)。

表 10-62 儿童 AML 临床症状[236]

	诊断（%）	早期临床症状（%）
无力 / 面色苍白	80	45
食欲不振 / 体重减少	45	0.5
皮肤黏膜出血	30	5
发热	55	10
咽喉痛	20	10
感染	20	7
骨 / 关节痛	25	10
腹痛	20	2
淋巴结肿大	25	5
肝肿大	70	15
脾肿大	60	15

表 10-63 AML 的 FAB 分型

M0	未分化型急性髓细胞白血病，MPO 阳性细胞 3% 以下，CD13 和 CD33 阳性
M1	未分化 AML，原始细胞 MPO 3% 以上阳性，胞浆中颗粒较少
M2	分化 AML，早幼粒以下细胞增多，Auer 小体较易见
M3	APL，异常早幼粒增多，Auer 小体以束状为主
$M3_V$	微小颗粒型 APL，单核样细颗粒异常早幼粒细胞增多，易发生 DIC
M4	急性粒单核白血病，髓系原始细胞和原始幼稚单核占 20% ~ 80%，末梢血单核细胞增加（>5 × 10^9/L）
$M4_{E0}$	嗜酸细胞增多型 AMOL，E0、M4 型中嗜酸细胞占 5% 以上，inv（16）q13；q22 阳性
M5	急性单核细胞白血病（AMMOL），原始幼稚单核细胞占 80% 以上
M5a	未分化型 AMMOL，以原单核为主
M5b	分化型 AMMOL，幼稚单核细胞>20%，分化的单核细胞较高
M6	急性白血病，原始红细胞占 50% 以上，但原始粒细胞增多
M7	急性巨核细胞白血病，以小原始巨核为主，PPO 阳性，CD4 阳性，易合并骨髓纤维化

2. 组织化学分类（表 10-64）

表 10-64 AML 组织化学染色分类

		AML APL	AMML	AMOL	AEL	AMKL
	M0	M1-M3	M4	M5	M6	
过氧化酶染色	−	+	+	−	−	−
脂类 B 染色	−	+	+	−	−	−
PAS	−	−	−/ +	−/ +	+	+
非特异性酯酶	−	+	+	−/ +	−	−
氟化钠抑制试剂	−	−	+	+	−	−

（三）儿童 AML 细胞表面抗原分子生物学分类（表 10-65）

表 10-65 儿童急性骨髓性白血病染色体及分子生物学分型[238]

t（8；21）（q22；q22）	10	AML1-MTG8	M2，Auer 小体，预后良好
inv（16）（p13q22）	10	CBF β -MYH11	嗜酸细胞增多，$M4_{E0}$，CNS 浸润，预后良好
t（9；11）（p22；q23）	7 ~ 9	MLL-AF9	M4 或 M5 儿童，CNS 浸润，凝固异常
t（15；17）（q22；q21）	5	PML-RARA	M3，Auer 小体，年长儿，白细胞减少，ATRA 分化诱导
t（7；11）（p15；p15）	<1	NUP98-HOXA9	MDS，M1，M2，M4，预后不良
t（2；11）（q31；q15）	<1	NUP98-HOXD13	M1，M2，M5
t（1；22）（p13；q13）	2	OTT-MAL	M1，M2，M4，预后不良
7q-/-7	5		MDS，M1，M2，M4，预后不良

三、治疗原则

儿童 AML 疗效较儿童 ALL 疗效明显差。英国 ERC（Medical Research Council MRC）[239]10 号研究组 1988 ~ 1995 年进行了儿童 AML 的临床观察。他们采用 DAT、ADE 方案，1 个疗程诱导治疗 CR 率为 68%，2 个疗程诱导治疗 CR 率 22%，总 CR 率为 90%。然后对 CR 的 AML 再追加 2 ~ 4 个巩固化疗后进行血缘和非血缘造血干细胞移植。血缘全相合造血干细胞移植 7 年无病生存率为 70%，非血缘无关供者造血干细胞移植 7 年无病生存率为 59%。

意大利 AIEOP 组观察了 15 岁以下的 AML161 例，诱导化疗 CR 率为 79%。CR 后 127 例进行了血缘异基因骨髓移植，5年无病生存率为51%，自体骨髓移植（ABMT）5年无病生存率为21%，化疗组仍为 27%[240]。

CCG2891研究，总结了21岁以下的AML589 例采用 DCTER 方案诱导化疗，CR 率为 75%，化疗 3 年无病生存率为 27%，同种骨髓移植 8 年无病生存率为60%，ABMT 为48%，化疗为43%[8]。

日本小儿AML小组，1991年采用VCM、DA 方案诱导化疗，CR 率为 90%，1991 ~ 1994 年对 156 例小儿 AML 进行了同种骨髓移植，5 年无病生存率为66.7%，ABMT 为52.9%，2 组无统计学差异。

日本小儿AML99方案根据血液学、遗传学和分子生物学分为低危和高危二组，低危组（low risk，LR）主要是t（8；21）和白细胞<50 × 10^9/L，有inv（16）染色体异常。诱导化疗CR率可达90%，没有必要进行造血干细胞移植，7年无病生存大约为 70%。对于高危组（high risk，HR），主要为 $5q^-$，Ph^1，t（16；21），7 单体（- 7），CR 后应进行造血干细胞移植，同种异基因造血干细胞移植，5 年无病生存为 76%[242]。

四、复发难治性儿童 AML 治疗

儿童 AML 化疗治疗复发率大约为 60% 左右，一旦复发治疗难度较大，由于多药耐药的形成，对多数化疗药物耐药，疗效极差。

（一）复发难治儿童 AML 定义及发病机制

AML 缓解期中骨髓原始细胞数>5% 或出现髓外白血病浸润均称为复发。儿童AML骨髓内复发占 56.2%，骨髓外复发为 43.8%。儿童 AML 缓解后 1 年内复发为 60%，3 年内复发为 80%。

复发和难治AML标准不同，二者疗效和预后不一样。难治性AML一般定义为：①用标准诱导方案治疗2个疗程未缓解；②首次诱导CR后6个月内复发；③首次CR 6个月后复发用原方案治疗无效者；④多次复发者。

白血病细胞多药耐药（MDR）是导致白血病复发难治的重要原因，MDR 的形成机制极其复杂，但白血病细胞 P-gp 及编码基因 MDR1 的高表达是最常见因素。

（二）复发难治儿童 AML 治疗策略

难治和复发儿童AML预后差，单独化疗难以治愈，中位生存期为6.8个月，3年生存期仅7%，如在再次化疗 CR 后立即进行异基因造血干细胞移植，3 年无病生存率可达 20% ~ 40%。

1. 大剂量阿糖胞苷（HD-Ara-C）为主化疗

HD-Ara-C 3.0g/m^2 × 6次可使复发、难治儿童AML CR 率达到 20% ~ 50%，大部分认为 HD-Ara-C 是

治疗复发难治儿童 AML 的较好治疗选择。一般 HD-Ara-C 3.0g/m^2 × 12次为最大耐受剂量。由于 Ara-C 剂量增多副作用也增加，早期死亡率可达 30% 以上。

HD-Ara-C + 去甲氧柔红霉素（IDA）联合应用对复发难治性 AML 疗效较好。该方案 CR2 率较高，一般 30% ～ 80%，但 CR 时间不长。HD-Ara-C+米托蒽醌（MIT）对于复发难治AML CR2 率为32%～80%，HD-Ara-C 3.0g/m2 × 8次，MIT 12mg/m^2 × 3 天。

2. FLAG 方案　Ara-C 和氟达拉滨[243]（fludarabine）联合应用。氟达拉滨是一种腺苷类抗肿瘤药，需在体内经磷酸化成为有活性的三磷酸型F-Ara-ATP，后者为DNA合成中的底物，并能抑制DNA多聚酶和核糖还原酶而具抗白血病活性，对静止期细胞作用尤强。Gandhi等研究证明，Ara-C 联合氟达拉滨可提高细胞内 Ara-C-TP 的浓度，增强Ara-C的细胞毒作用。近年使用的FLAG方案基本用法是：氟达拉滨25～30 mg/（m^2 · d），1～5天，Ara-C 2g/(m^2 · d)，～5天，G-CSF 5μg/(kg · 天)，前1天或当天起用至中性粒细胞恢复。有报道 CR 率 50% ～ 75%，中位 CR 期 9.9 个月，中位生存期3个月，是目前治疗难治复发AML疗效较高、耐受性较好的治疗方案。最近的Ⅱ期临床试验对FLAG方案提出如下评价：①本方案对晚期复发（停药＞6个月）患者的CR率（约80%）明显好于早期复发（停药＜6个月）和难治患者（CR率20% ～ 30%）；②方案中若去除G-CSF，CR率将明显降低（G-CSF 可动员白血病细胞进入细胞周期，使对Ara-C敏感性增高）；③在上述方案中加用 IDA、ATRA 等并不提高疗效。

3. 拓扑异构酶　是拓扑异构酶Ⅰ（TPT Ⅰ）抑制剂，可特异性与 DNA 单链断端上的 TPT Ⅰ相结合，阻止 TPT Ⅰ对单链断端的修复，破坏 DNA 双链结构，致细胞死亡。Lee 等采用 IDA 10mg/（m^2.d),第 1 ～ 3 天，Ara-C 每 12 小时 1g/m^2,第 1 ～ 5 天，topotecan 1.25 mg/（m^2.d),第 1～5天，治疗难治复发AML 40例，CR率59%，中位CR期和生存期分别为6个月和12个月，疗效亦较好。TPT 的主要毒性是骨髓抑制和黏膜炎[244]。

4. 多药耐药逆转剂 + 化疗是近年来治疗难治复发AML的新尝试，通过使用耐药逆转剂（非细胞毒药物）抑制P-gp的表达与功能，以提高细胞内细胞毒药物的浓度，增加对白血病细胞的杀伤力，是当前探索较多的克服耐药的方法。但仅环孢素A（CsA）和CsD类似物PSC833较切实地用于临床治疗。上述药物可以足量给药，达到有效血清浓度而无严重毒性，在抑制P-gp$^+$、CD34$^+$造血细胞P-gp表达的同时，还能调节毛细管、肾小管的 P-gp 表达，阻断肝、肾的药物清除，延长 DNR、ADR和VP-16等药有效血药浓度的维持时间。与CsA等联合应用的化疗方案也应含有蒽环类和VP-16，且为减轻骨髓抑制等毒性，化疗药剂量需减量25% ～ 50%，于化疗前1天开始予CsA。由于有肾毒性和免疫抑制作用，CsA 正逐渐被 PSC833 所替代。国内外报道难治复发 AML 使用上述逆转剂治疗的有效率一般为50%左右，但缓解期大多仅数月。

5. 造血干细胞移植　目前多数报道认为化疗可使难治 / 复发急性白血病获得较高的完全缓解率，但无病生存期和生存期均很短（6个月以内）。骨髓移植和造血干细胞移植是难治 / 复发急性白血病患者延长生存期和无病生存期进而达到治愈目的的最好方法。因此对难治/复发急性白血病患者，化疗目的也包括为骨髓移植和造血干细胞移植创造条件。一般认为单用化疗，难治复发AML 的3年存活率为7%，而异基因造血干细胞移植可增加到 20% ～ 40%。但是异基因造血干细胞移植受到年龄、HLA相合供者等条件的限制，因而难以进行。自体造血干细胞移植可不受上述条件制约，应用范围更广。总之，自体造血干细胞移植的远期疗效虽不如异基因造血干细胞移植，但却优于常规化疗。自体造血干细胞移植治疗难治复发 AML 的 3 年存活率可达 32%[245]。

（罗晓慧　马　军）

第十四节　儿童粒、单核细胞白血病

1997年，Niomey 首先总结了110例儿童粒－单核细胞白血病（juvenile myelomonocytic leukemia，JMML)，对其中98例JMML患儿的染色体进行分析，发现 35 例染色体异常，其中 25 例存在7号染色体单体性，占72%。由此分类为幼年型或儿童粒、单核细胞白血病。此后JMML受到各国血液学家的广泛重视。2000年WHO对MDS进行了新分型，将JMML分列为一种独立疾病[246]。

一、流行病学

其他国家小儿血液学家统计MDS发病率约为15%～20%，占小儿血液系统恶性肿瘤的2%，发病年龄中1岁者约占35%，2岁为55%，未满3岁者为65%。大约70%JMML发病＜3岁，6岁以上的JMML发病率仅占6%。男女之比为2.1～2.5：1，男性儿童常见。JMML为儿童恶性血液病。

二、临床表现

80%JMML患儿以发热为临床首发症状，其中以咽喉炎、气管炎为主。出血和贫血约占50%左右。最易见肝和淋巴结肿大。50%患儿出现皮疹，部分患儿伴发多发性神经纤维瘤。

三、实验室检查

（一）血象

白细胞计数一般在50×10^9/L以下，占JMML患儿的70%，仅10%JMML的患儿白细胞计数超过100×10^9/L。几乎所有的JMML患儿单核细胞在5×10^9/L以上，有40%JMML患儿单核细胞在10×10^9/L以上。单核细胞形态多种多样，部分中性粒细胞的细胞核也具有单个核的形态，较易见多叶中性分叶核和Pelger样核异常。50%患儿可见到原始细胞，一般为5%左右，很少超过20%。40%患儿ALP水平减低。一般贫血为大细胞正色素性，2/3 JMML患儿HbA2减少，HbF增多仅占JMML患儿的10%左右。血小板计数在大部分患儿减少，一般为（20～50）×10^9/L。

（二）骨髓象

骨髓增生活跃以上，单核细胞增多，原始细胞数较外周血少，但有染色体7q异常的JMML原始细胞和单核细胞明显增多，一般可行骨髓活检进行诊断。

（三）生化检查

可见血中多克隆性高α蛋白血症，部分患儿抗核抗体和抗人球蛋白阳性，血清V_{B12}增加，血清LDH增高，血清铁减少。

（四）染色体检查

Niemyer报告98例JMML染色体分析，其中35例染色体异常（35.6%），25例有7q异常，占71.4%，其他染色体异常8例。Arico报告195例JMML中63例（占32.3%）染色体异常，其中31例有7q异常。约1/3 JMML患儿可见染色体异常[247]。

（五）造血祖细胞检查

JMML患儿在不加集落刺激因子（CSF）情况下仍可形成GM-CFU，如将单核细胞去除则不形成GM-CFU[249]。

四、诊断及鉴别诊断

临床以发热、贫血、肝、脾、淋巴结肿大为主，白细胞计数一般在10×10^9/L以上，单核细胞绝对值在1×10^9/L以上，无特异性细胞膜抗原分化簇（CD）。一般血象及骨髓象的原始细胞在5%～10%。Ph染色体阴性。RT-PCR或FISH技术检测*bcr/abl*基因阴性。以7q染色体异常为主。诊断以Niemyey标准为主(表10-66)。

表10-66 JMML诊断标准（Niemyey标准）

1. 诊断时的临床症状
肝肿大（＞90%）
淋巴结肿大（7%）
贫血（70%）
发热（60%）
皮疹（40%）
2. 诊断的必要检查（3项异常）
Ph染色体和*bcr/abl*阴性
骨髓原始细胞＜20%
末梢血单核细胞＞1×10^9/L
3. 确定诊断必要检查（2项以上异常）
末梢血白细胞＞10×10^9/L
染色体异常（主要是单7q异常）
体外GM-CFU增加

鉴别诊断很重要，JMML需要与儿童慢性粒细胞白血病（JCML）鉴别，主要依据血象及骨髓象、染色体及分子生物学检测结果来确定诊断。

五、治疗及预后

（一）化学疗法

以联合化疗为主。一般采用AML诱导治疗方案，部分患儿可获CR。CR后可进行造血干细胞移植。患儿复发率较高。可应用6-MP 50mg/(m^2·d)，Ara-C 40mg/(m^2·d）进行维持治疗。

（二）其他药物

应用异维A酸（isotretinoin）100mg/(m^2·d) 连续口服，2例有效，主要副作用为口腔炎。也有应用α-干扰素治疗，部分有效。最近应用Ras活性小分子抑制剂法尼基转移酶抑制剂（farnesyl transferase inhibitor），可抑制JMML的单核细胞增长，在美国已开展临床Ⅱ期研究[250]。

（三）脾切除或放射疗法

巨大脾伴血小板减少、出血严重的患儿可进行脾切除治疗。部分可应用放射治疗。

（四）造血干细胞移植（HSCT）

异基因HSCT是治愈JMML的唯一方法。欧美应用异基因造血干细胞移植治疗JMML94例，5年生存率67.1%，7年生存率64.2%。日本造血干细胞移植学会应用异基因HSCT治疗了17例JMML，5年生存率66.2%，5年无病生存率47.8%。非血缘HSCT治疗JMML20例，5年生存率33.9%。应用脐血移植（CBT）治疗了13例JMML，3年生存率46.7%，和血缘间HSCT疗效相同[251]。

1/3JMML患儿临床经过较快，死亡率较高，血象和骨髓象中原始细胞高者急性变发生率较高，死亡原因主要为多脏器损伤、出血、感染。1/3的患儿经化疗达CR后，一般在6个月内复发。日本统计了124例JMML，1岁前发病者预后良好，5年生存率30% ~ 40%。2岁以后发病为预后不良因素，死亡率较高。此外外周血和骨髓中原始细胞＞5%、血小板＜40 × 10^9/L、HbF增高的患儿预后不佳。

（马 军 周明涛）

第十五节 儿童急性混合细胞白血病

急性混合性白血病（acute mixed lineage leukemia，AMLL）是白血病细胞同时具有2种系统表达的白血病。免疫分型表示白血病细胞膜有2种以上抗原表达，常见的以髓系、淋系混合为主。2001年WHO将AMLL分别双表型急性白血病（acute leukemia of ambiguous lineage），成人AMLL大约占急性白血病的4% ~ 10%，小儿AMLL占急性白血病的10% ~ 20%。儿童AMLL是较常见的急性白血病。AMLL治疗缓解率较低、长期生存时间较短、预后不良[252]。

一、AMLL发病机制

（一）白血病化伴有基因调解异常

白血病有着多种多样的基因异常，特别是染色体易位，融合基因活化。AMLL患儿发现有inv（16）和CD3T细胞系统抗原阳性，极少部分有t（15；17）和T细胞系统抗原CD2阳性。这说明AMLL存在2种白血病克隆，是同时有2种以上基因活化的急性白血病[253]。

（二）多能造血干细胞或祖细胞白血病化

AMLL一般为多能干细胞出现白血病化，同时向祖细胞分化时出现白血病化而致。乳儿中的AMLL可出现Ph′染色体及ABL/BCR阳性的白血病多能干细胞。部分乳儿AMLL也存在11q23易位。同时细胞膜存在B细胞分化抗原，而这些抗原表达AMLL的多能造血干细胞和祖细胞[254]。

在少部分儿童AMLL中也出现髓系和NK系抗原。这些AMLL患儿中的白血病细胞MPO阳性，NK系抗原CD56阳性，说明这些造血干细胞白血病化来源于NK细胞系统。也有人称为杂交型白血病（lineage promiscuity leukemia）[255]。

二、定　义

1991年Catovsky分型标准首先在国际上提出，1997年提出了AMLL形态学和免疫学分型。2001年根据FCM、细胞膜、细胞质和分子生物学研究进展，又采用了EGIL标准（表10-67、68）。不论哪种分型，诊断AMLL必须为2点以上[256]。

表 10-67 Catovsky AMLL 分型标准

点数	B 细胞系	T 细胞系	髓系
2	Cy CD79a	CyCD3	MPO
	Cyu		
	CD22		
1	CD19	CD2	CD13
	CD10	CD5	CD33
0.5	TdT	TdT	CD14
		CD7	CD15
			CD11b
			CD11c

表 10-68 EGIL AMLL 分型标准

点数	B 细胞系	T 细胞系	髓系
2	Cy CD79a	CyCD3	CyMPO
	Cyu	TCRαβ	
	CyCD22	TCRγδ	
1	CD19	CD2	CD13
	CD10	CD5	CD33
	CD20	CD10	CD117
0.5	TdT	TdT	CD14
	CD24	CD7	CD15
		CD19	CD64

（一）B 细胞系抗原

AMLL 一般都表达 B 细胞抗原，要求 Cyu CyCD79a CyCD22 阳性，这些抗原一般表示前 B 细胞阶段。特别是CD79a是B细胞分化的主要抗原，特异性较高。在前 B 细胞后阶段 CD22 才出现阳性。在诊断AMLL时CD19、CD20、CD10特异性较差。TdT 阳性见于 ALL，而对 AMLL 特异性较低[257]。

（二）T 细胞系抗原

早期 T 细胞祖细胞一般在胸腺内皮到髓质，而分化成熟 CD3 是 TCR 的特异性抗原 ProT 细胞的中期可在细胞浆中出现，所以 CyCD3 是诊断 AMLL 较特异的抗原。如在 AMLL CD3 阳性时CD7可出现阳性。在T细胞为主的AMLL诊断时，CD3TCRαβ、TCRγδ最有价值和特异性。而 CD8 阳性为 1 点，CD1a 为 0.5 点。

（三）髓系抗原

髓系和单核系来源于同种祖（干）细胞（GM-CFU）。在鉴别AML和ALL时主要靠CyMPO，在髓系中 MPO 为阳性，在单核系 CyMPO 同样有较高表达。所以在诊断 AMLL 时 CyMPO 较为重要和特异，占2点。而CD13、CD33主要见于AML，在 ALL 时也有少部分阳性，但必须以 CyMPO 为主。而 CD14 和 CD64 主要表达单核系。而 CD15 髓系、单核系均有较高表达[258]。

（四）AMLL 染色体异常

Ph染色体在AMLL有较高的发现，在B细胞系（CD10、CD19、sCD22、CyCD79a）阳性和髓系（CD13、CD33）阳性时易发生Ph染色体，这样的 AMLL 预后较差。

11q20 易位主要由 MLL 基因活化所致。出现 11q20最常见于ALL和AML，约占AMLL的40%。形态学一般为 ALL-L1，但 CD10 阴性，CD19cy、CD20、CyCD79a阳性，同时CD33、CD13也阳性。

11q15 易位是 NUP98 基因活化所致，一般见于 MDS 转化来的 AMLL 患儿。一般髓系和 T 细胞系混合急性白血病较多见，也见于 T-ALL 和 AMMOL 患儿。

少部分 AMLL 可见 10，5q-，6q- 等染色体异常[259]。

（五）小儿 AMLL 分型

哈尔滨血液病肿瘤研究所共见 20 例小儿 AMLL，年龄0.6～14岁，平均4.8岁，髓系和B细胞系混合AMLL为16例，占80%，其次为髓系和 B 细胞系混合 AMLL 4 例，占 20%。美国报道小儿 AMLL 29 例，其中以髓系和 B 细胞系混合 AMLL 为主，占 69%[259]。

（六）小儿 AMLL 治疗

小儿 AMLL 是一种预后不良的疾病，对化疗反应较差，一般治疗较困难，近年对于 Ph 阳性的 AMLL 应用伊马替尼治疗，一旦 Ph 阴性后，必须进行造血干细胞移植。对于髓系表达的AMLL可采用 VDLP 或 VILP 诱导化疗，但 3 年 DSF 仅 5%[260]。

（马　军）

第十六节　儿童慢性粒细胞白血病

慢性粒细胞白血病（CML）是在多能造血干细胞阶段发生的恶性克隆性疾病。CML患者的多能造血干细胞也存在Ph染色体，主要表现为t（9；22）（q34；q11）染色体易位，和（或）存在异常

的 *bcr-abl* 融合基因。

CML 在儿童发病率较低，与成人 CML 有所不同，将儿童 CML 称为 Juvenile type CML。儿童CML大约占儿童白血病的1.9%～3.2%，较成人 CML（15%～26%）明显减少。日本 1996 年统计了 130 名 JCMC，平均年龄为 9.8 岁[262]。

1960年Nowell首先在费城发现了Ph染色体，表现为t（9；22）易位。1972年Rowley又进一步发现t（9；22）（q34；q11）易位而确定染色体异常位置。1983年Heisterkamp在染色体易位部发现了 *abl* 和 *bcr*（*bcr/abl*）融合基因。1995 年发现了 BCR-ABL所表达的蛋白质——酪氨酸激酶（TK）的活性。1998年开发了酪氨酸激酶抑制剂伊马替尼。2000 年应用伊马替尼进行了 CML 临床研究治疗，取得了惊人的疗效[263]。

一、病　因

在CML患者中95%病例存在Ph染色体，主要为t（9；22）（q34；q11）易位所致的恶性克隆性疾病。发病因素与电离辐射有关。在日本广岛和长崎原子弹爆炸幸存者中，发生CML较多，是非原子弹爆炸区的 10 万倍，经过 30 年对此两地区随访，发现了近 628 例白血病，其中 CML420 例，占70%左右。哈尔滨血液病肿瘤研究所1984～2005 年共发现 57 例放疗和放射工作者发生白血病，其中50例为CML。目前认为此系放射和电离辐射而造成患者造血干细胞突变，使BCR/ABL形成所致。哈尔滨血液病肿瘤研究所1982～2004年对长期接触苯的工人进行观察，发现6例CML，发病可能与苯有关，也可能是苯导致基因突变。目前同样认为苯也可导致融合基因突变。

二、发病机制

CML是起源于多能造血干细胞的获得性克隆性恶性疾病。1985年我们在应用CFU-Mix、CFU-GM、CFU-E等技术体外培养的相应造血祖细胞中也发现了Ph染色体，证实红细胞、粒细胞、嗜酸/嗜碱粒细胞、巨核血小板、单核巨噬细胞系列中均可存在Ph染色体。应用G-6PD同工酶杂合子分析，于CML患者中可发现多种血细胞表达同一种G-6PD同工酶。分子生物学研究证明，第22号染色体断裂点变异仅存在于不同CML患者中，而在同一病例中的不同细胞中其断裂点是一致的。另外应用X-连锁基因位点多态性分析发现，CML为单克隆造血异常。

三、分子生物学特征

1. *bcr*基因　*bcr*基因定位于22q11，长130kb，有21个外显子，起始方向自5'端至中心粒。有4.5kb和6.4kb两种不同的 *bcr* mRNA 转录方式，编码蛋白 p160。

2. *abl* 基因　原癌基因 c-*abl* 定位于染色体 9q34，其片段长度为 230kb，含有 11 个外显子。DNA序列分析发现，c-*abl*属非受体蛋白－酪氨酸激酶家族。

3. *bcr/abl* 基因　位于 9q34 的 c-*abl* 基因易位于 22 号染色体，与位于 22q11 的 *bcr* 基因形成了 *bcr/abl*融合基因，迄今在CML患者中已发现了3个 *bcr* 断裂点，分别为 M-*bcr*、m-*bcr*、u-*bcr*，和 7 种 *bcr/abl* 融合转录方式。有三种编码蛋白：p210、p190 和 p230[266]。

四、临床表现

JCML与成人CML临床表现有所不同。成人CML发病时临床表现主要有3项：乏力、巨脾与白血病细胞增多，而 JCML 临床表现多种多样。

哈尔滨血液病肿瘤研究所 1983 ～ 2005 年共诊断儿童白血病2 860例，其中JCML 212例，占全部儿童白血病的2.3%，比成人患者的16%明显减少。平均年龄7.6岁，男女之比1.9∶1，男孩较多见。初发期212例中有178例为慢性期，占84%。白细胞数平均为 1.42×10^{12}/L。＞ 10 万 /μl 以上的患者为 108 例，占 51%。皮疹主要见于 4 岁以下儿童，＜ 4 岁 JCML 仅 16 例，接近 9%。诊断主要靠血液学和细胞遗传学（FISH 法和 RT-PCR）的指标。本组中Ph阳性者113例，占94%，64例经RT-PCR检测 *bcr/abl* 全部为阳性。本组临床观察发现，4岁以下、血小板减少、嗜酸细胞或嗜碱细胞 ＞ 10% 者预后不良。

患者以发热就诊者占JCML的80%。约有50%的 JCML 患者存在贫血和出血。最常见的为脾肿大。部分 JCML 患者出现皮疹，以颜面及耳部较多见，也可为全身皮肤斑块状皮疹。

五、JCML 病期分类标准

哈尔滨血液病肿瘤研究所诊断的 JCML 约有 84% 处于慢性期（CP），11% 为加速期（AP），5%为急变期（BP）。JCML中最多采用 Kantarjianj 提出的病期划分标准（表 10-69）[267]。

表 10-69 JCML 病期划分标准（Kantajian 分期标准）

慢性期(chronic phase,CP)
1. 无显著的临床自觉症状
2. 没有加速期和急变期的症状

加速期(accelerated phase,AP)
1. 一般临床标准
(1)慢性期所用维持药物增加剂量才有效
(2)治疗时巨脾
(3)有骨髓纤维化
(4)骨髓或外周血原始细胞为10%以上，30%以下
(5)骨髓或外周血嗜碱性粒细胞或嗜酸性粒细胞达10%以上
(6)外周血白细胞数50×10^9/L以上，红细胞压积>25%,血小板10万$\times 10^9$/L以下，治疗无好转
(7)持续存在不明原因的发热或不明原因的骨痛
2. 血液学及分子生物学特征
(1)外周血原始细胞为15%以上，30%以下
(2)外周血原始细胞+早幼粒细胞30%以上
(3)外周血嗜碱性粒细胞20%以上
(4)治疗无关的血小板下降(<10万$\times 10^9$/L)
(5)细胞遗传学出现新的异常染色体

急变期(blastic phase,BP)
1. 骨髓或末梢血原始细胞30%以上
2. 髓外浸润形成髓外肿瘤
3. 病理可见较多原始细胞浸润

六、实验室检查

1. 血象　白细胞计数平均为 50×10^9/L 左右者占 90%，约有 50% 的 JCML 患者白细胞数超过 100×10^9/L，也有少部分患者白细胞在 10×10^9/L 以下。大部分 JCML 患儿中幼稚粒细胞增多。可见较多原粒（不超过5%）及中、晚幼粒细胞，嗜酸、嗜碱性粒细胞增加。有70% 患儿中性粒细胞碱性磷酸酶积分减低，但较成人 CML 中 90% 患者呈 ALP 减少为少。约有 20% 患儿 HbF 增多。血小板计数在CP时一般正常或增高。原始细胞增多者一般伴有血小板减少。

2. 骨髓象　以粒细胞增生为主，其中更以早幼粒、中幼粒、晚幼粒增生为主，伴有嗜酸性和嗜碱性粒细胞增多。一般骨髓活检病理检查有较大诊断意义。

3. 生物化学检查　血 α 球蛋白增多，血清 LDH值也较高。少部分患者抗核抗体和抗人球蛋白实验阳性。

4. 染色体检查　本组中一般呈 Ph 染色体阳性，一般较成人 CML 的 Ph 染色体出现率略低，近年来采用 FISH 法检测 Ph，阳性率可达 95%。

5. 造血干细胞检查　JCML 患儿的 CFU-GM 明显增加，可测CFU-GEMM、BFU-E、CFU-GM 培养中集落细胞的 Ph 克隆阳性率。

6. 临床经过及预后　JCML 患儿病程较成人 CML明显为短，有1/3的JCML患儿发病急、病程短、急性变较多，哈尔滨血液病肿瘤研究所212例 JMCL，平均病程 18 个月，其中42 例在 10 个月内转化为急性白血病，10例合并感染而死亡。4例应用伊马替尼（STI571）治疗CR后，进行了脐血或同种造血干细胞移植，2 例生存超过 5 年，1 例移植中因感染死亡，1 例急性变者因复发而死亡。

年龄<4岁，血小板计数低于50×10^9/L，HbF 增高，脾大，初诊时外周血原始细胞>5%，除Ph 染色体外还有其他异常染色体存在的 JCML 患儿

预后较差。

七、治　疗

（一）药物治疗

1. 化学疗法　羟基脲、白消安常规治疗对JCML疗效较成人CML差，完全缓解（CR）病例较成人少。一般采用小剂量联合化疗，6-MP 50mg/（m^2·d）与Ara-C 40mg/(m^2·d）治疗可降低白细胞，使脾缩小。

2. 干扰素治疗　一般采用α-干扰素200万U/（m^2·d），连用，可获CR，但持续完全CCR者仅占3%。1990年以来采用α-干扰素+小剂量（LD）Ara-C 20mg/（m^2·d）交替治疗，可使部分病例达到CR。

3. 伊马替尼（STI571）治疗　伊马替尼是针对CML基因产物的药物，对*bcr*/*abl*阳性的CML有着较好的疗效。2004年国际临床应用于1 106例CML患者，细胞遗传学CR为73.8%，明显高于其他任何药物。欧美对JCML进行了临床观察，小儿伊马替尼用量为260mg/d(相当于成人400mg/d）或340mg/d(相当于成人的600mg/d）儿童用量最高为570mg/d。

（1）JCML慢性期治疗：伊马替尼400mg/（m^2·d），1日1次，饭后口服，哈尔滨血液病肿瘤研究所共治疗了12名儿童JCML，其中6例2个月内达血液学CR，但仅2例6个月后出现细胞遗传学CR，较成人CML少。

（2）JCML加速期、急变期治疗：一般伊马替尼增量至600mg/(m^2·d)，对于加速期可有30%患者达CR。ALL变的Ph^+者可获短期CR，一旦CR后应马上进行同种或脐血造血干细胞移植。

（3）伊马替尼耐药原理

1）点突变系伊马替尼主要耐药原因。至2004年末已发现大约有T315 I、E255K、F317L、M351T、E255K、M244V等32个点突变。Branford报道应用伊马替尼治疗144例CML，27例患者共有17个不同氨基酸突变，点突变位于ATP结合环的13例患者中有12例死亡，占92%，中位生存期4.5个月。相反，突变位于ATP环外的14例点突变仅3例死亡，中位生存期11个月。也有报道点突变的发生与应用伊马替尼的时间有关，超过4年以上者点突变可达40%～50%。另外报道CML急变期许多基因发生突变，大约点突变基因有近50种，而伊马替尼对这些点突变基因治疗无效。

另一类为*bcr-abl*依赖性a-1酸糖蛋白（AGP)，是由肝合成的急性期蛋白。它可以中和血浆中伊马替尼的药物浓度，从而抑制其活性，一旦伊马替尼活性减低即对CML细胞无抑制作用。

2）多药耐药基因（MDR1）编码170 000的P-糖蛋白，该糖蛋白位于细胞膜，是一种依赖能量的转换泵，能将细胞内药物转运出去，使药物浓度降低，无法接触到靶位点，同时MDR1可降低伊马替尼的浓度，使治疗无效而发生耐药。

3）*bcr-abl*基因扩增，体外实验表明低剂量的伊马替尼混合培养K562细胞株4个月，然后逐渐升高其剂量至1μmol/L，对伊马替尼敏感的细胞在伊马替尼0.5μmol/L时，而对伊马替尼耐药的细胞仍然存活。耐药的K562细胞的*bcr-abl*表达比敏感细胞高3～5倍。

4）Src家族中LYN激酶高表达。LYN激酶是细胞中信号传导途径的一种重要成分，主要调节细胞生长和凋亡。其高表达可抑制伊马替尼从ABL酪氨酸激酶旁路激活下的信号传导途径，从而出现耐药。

（4）克服伊马替尼耐药的进展：三氧化二砷（ATO）也是一种酪氨酸激酶抑制剂，主要抑制核转录因子NF-KB的活性，诱导细胞凋亡。哈尔滨血液病肿瘤研究所应用ATO+伊马替尼联合治疗耐药的CML患者12例，其中3例患者BCR-ABL蛋白水平下调，均获血液学CR，提示As_2O_3+伊马替尼可起到协同细胞凋亡作用。

Flavopiridol是一种周期蛋白依赖性激酶（CDK）抑制剂，可诱导肿瘤细胞凋亡。Flavopiridol浓度降低，从而提高药物高浓度以杀灭*bcr-abl*阳性细胞。

还有学者对伊马替尼耐药的CML、CML急性变患者联合Ara-C、DNR、HHT化疗，部分病例获一时性血液学CR。

体外对伊马替尼耐药机制的研究已有了很多了解，但仍有一些重要耐药机制不清，所以研究新的酪氨酸激酶抑制剂是今后的方向。

（5）新的酪氨酸激酶研究进展及临床应用

1）AMN107是一种新型酪氨酸激酶的小分子抑制剂，主要下调BCR-ABL蛋白水平，对伊马替尼耐药的CML、CML急性变（CML-BC）的病例有效。欧美协作组应用AMN107治疗了CML-BC，伊马替尼耐药患者9例，其中3例达血液学CR。AMN107是通过对伊马替尼与ABL激酶结合区晶体结构的研究发明的一种选择性酪氨酸激酶抑制剂。AMN107结合ABL激酶的位置与伊马替尼相同，也是竞争性结合到非活化构型的ABL激酶。但其与ABL激酶结合的亲和力比伊马替尼更强。体内和体外实验表明，AMN107对*bcr-abl*阳性细胞株和白血病细胞的作用比伊马替尼强10～50倍。AMN107降低BCR-ABL磷酸化的活性比伊马替尼强10～20倍。在低于100 nmol/L剂量下AMN107对正常造血祖细胞无抑制作用。服用高剂量AMN107 14天，未见小鼠造血系统的毒性反应。与伊马替尼相同，AMN107也是选择性抑制BCR-ABL、PDGF和c-Kit受体三种酪氨酸激酶，其亲和力大小依次为BCR-ABL>PDGF> c-Kit（而伊马替尼依次为PDGF >c-Kit >BCR-ABL）。AMN107对其他蛋白激酶在3 μmol/L剂量以下无作用。更重要的是，除T3151I，AMN107对15种*bcr-abl*点突变细胞有明显的抑制作用，IC_{50}在10～1000 nmol/L之间。目前，AMN10已进入I期临床试验。

2）BMS-354825是作用于ABL和SRC酪氨酸激酶新的酪氨酸激酶的小分子抑制物，对CML多位点突变患者有很好的疗效。临床观察表明，在CML耐药（伊马替尼）的36例病例中，应用BMS354825治疗后29例达CR，其中血液学及遗传学CR达73%。其对BCR/ABL、c-Kit、PDGFRβ、FGFR-1、VEGFR-2、Src、YES、P38等各种TK基因突变均有明显抑制作用，仅对MEK无抑制作用。临床试验表明BMS354825对绝大多数因*bcr/abl*基因突变产生对伊马替尼耐药的CML有显著疗效。2005年英国学者采用BMS354825+伊马替尼对CML-AML变及Ph^+的急性白血病进行研究，也取得了显著疗效，现正在期待着更大规模的临床应用。

3）ON012380也是一种酪氨酸激酶抑制剂，但其与AMN107和BMS354825不同，它不是竞争性结合BCR-ABL的ATP位点，而是竞争性结合到BCR-ABL的基质。因此，ON012380 100%抑制*bcr-abl*点突变细胞，包括T315I。体外实验表明，ON012380抑制酪氨酸激酶活性和抑制BCR-ABL阳性细胞株的能力比伊马替尼强10倍。其抑制*bcr-abl*突变细胞株生长的IC50，包括T315I，均小于10nmol/L，与伊马替尼相比，强10 000倍。体内实验表明，ON012380抑制T315I突变细胞生长的能力比伊马替尼强5倍以上。小鼠口服ON012380，每日300 mg/kg，连续14天，未见任何造血系统毒副作用。

（二）造血干细胞移植（SCT）

各种化疗及伊马替尼治疗不能治愈的JCML，造血干细胞移植是唯一的治愈疗法。由于近年伊马替尼的临床应用，首选伊马替尼治疗，一般CR后应进行同种或脐血干细胞移植。在JCML慢性期先应用伊马替尼减少白血病克隆，一旦有HLA相合供者应立即进行SCT。

对于低危JCML患儿（慢性期、CGR），一般预处理应用白消安1mg/kg（$35mg/m^2$），1日4次口服共用4天。CTX60mg/(kg·d）共2日。

高危JCML患儿（AP、BP及非血缘移植）预处理方案：CTX60mg/kg共2日，TBI 12Gy分期照射，或应用BU 1mg/kg，1日4次，口服2日；Ara-C $2g/m^2$共用4天；VP-16 60mg/kg（$1.8g/m^2$）24小时静点进行预处理。

日本对JCML进行了临床疗效分析，5例未做SCT的JCML患者10年生存期仅6.2%。而进行SCT的74例CP期患儿10年生存期为60.7%。

（三）JCML治疗指导原则

JCML发病率较少，大量的循证医学结果较少。一般一旦诊断JCML，首选伊马替尼治疗，一旦有HLA相合的供者，在CR后即进行SCT。近年来脐血已成为JCML首选，日本应用脐血移植对26例小儿CML进行了临床观察，5年生存期达到70.4%。对于JCML进行SCT后复发者可采用供者淋巴细胞输注（DLI）疗法，仍可使70%SCT复发的患儿获CR。故SCT仍是JCML的首选方案和治愈方法之一。

（周明涛　马　军）

第十七节　儿童骨髓异常增生综合征

骨髓异常增生综合征（myelodysplastic syndrome，MDS）1982年由国际FAB分类组首先提出，当时主要是成人MDS的分类。1997年德国Titisee主持召开了国际首届儿童MDS研讨会，确定了儿童MDS的分类。1998年WHO又将JMML归类到MDS疾病中。1998年美国、欧洲、日本成立了儿童MDS治疗研究会，对儿童MDS进行了系统分型及治疗研究。

一、分　　类

1996年开始儿童MDS病例报道越来越多，美国和加拿大报道儿童MDS约占小儿白血病的8%左右。日本2000年全年小儿MDS共293例，其中一次性儿童MDS174例，二次性儿童MDS为71例。儿童MDS分类标准见表10-70 ~ 72。

10-70　儿童MDS WHO分类标准

MDS-RA	难治性贫血
MDS-RARS	铁幼粒细胞性贫血
MDS-RAEB	难治性贫血伴原始细胞增多
MDS-RAEBT	难治性贫血向白血病转化
CMLL	慢性粒单细胞白血病
JCML	幼年型慢性粒细胞白血病
JMML	幼年型慢性单核细胞白血病

表10-71　哈尔滨血液病肿瘤研究所1998 ~ 2004年儿童MDS分类

一次性儿童MDS	病例数
RA	79
RARS	1
RAEB	66
RAEBT	89
CMML	22
JCML	76
JMML	4

表10-72　哈尔滨血液病肿瘤研究所发现儿童MDS染色体异常

病例数　　核型	正常	7号异常	+21	+8	其他异常
RA(21)	20			1	
RAEB(40)	21	9	1	2	7
RAEBT(25)	9	7	4	1	4
Cmml/Jmml(40)	29	8	1		2

二、预　　后

儿童MDS预后一般采用IPSS方法（International Prognosis Scoring System）。预后以骨髓原始细胞数量、血细胞减少程度、染色体异常为三大主要标准。日本儿童MDS小组将预后分为三大类。良性核型：正常核型、del（59）del（209）Y独立；恶性核型：复杂核型（3种染色体异常）、7号染色体异常；中间核型：除以上2型以外的染色体核型异常。英国儿童MDS小组认为CML有7号染色体异常为预后不良因子。

三、治　疗

（一）MDS-RA

1. 细胞因子疗法　应用G-CSF、EPO和IL-11或TPO进行治疗，同时对贫血儿童可输血治疗。对于有转化白血病的RA病例可进行HLA配型造血干细胞移植。

2. 免疫抑制剂治疗

（1）环孢素A治疗一般应用5～8mg/（kg·d），连续应用6个月～1年，约有45%患者有效。但要注意肝肾功能。

（2）ATG或ALG治疗：哈尔滨血液病肿瘤研究所对15例MDS-RA进行了ATG治疗，ATG 5mg/kg，共用5天，其中9例分别在42～321天获CR，有效率为60%，但要注意ATG发生二次性MDS或AML。

（3）全反式维A酸治疗：哈尔滨血液病肿瘤研究所对21例MDS-RA病儿应用ATRA 2mg/（kg·d）连用90天，其中6例获CR。

（二）RAEB和RAEBT治疗

儿童MDS-RAEB或RAEBT患者化疗疗效不佳，一般采用造血干细胞移植。哈尔滨血液病肿瘤研究所应用去甲氧柔红霉素+阿糖胞苷方案治疗了20例MDS-RAEB和RAEBT，其中12例CR，CR率60%。其中2例进行了造血干细胞移植，1例已生存42个月[274]。

（马　军）

第十八节　乳儿白血病

乳儿白血病是12个月之内发生的小儿白血病。临床表现主要为肝、脾肿大和白细胞明显增多。乳儿白血病主要为急性淋巴细胞白血病（ALL）。应用强烈化疗也易早期复发，治疗极其困难。究其原因主要系乳儿ALL中可见11号染色体易位，11q23领域存在被活化的MLL基因，近年也称之为乳儿MLL阳性的ALL。

一、流行病学

美国2003年报告乳儿白血病中ALL年发病率为3/10万人口，约占小儿ALL的6%左右。日本2004年统计全国乳儿ALL年发病率为2～3例/10万人口，占小儿ALL的5%，全国1年患儿数为25～35例。其中MLL基因活化呈阳性的乳儿ALL占80%，MLL阴性ALL占20%。乳儿急性髓细胞白血病占小儿AML的12.5%。

乳儿ALL发病主要原因为MLL基因活化。Ford研究了一卵双胎同患乳儿白血病，其MLL构成位于同一部位，证实乳儿白血病在胎儿期就有白血病克隆存在。

胎儿期MLL基因活化机制主要与拓扑异构酶Ⅱ抑制剂有关。妊娠期与杀虫药和中药接触，拓扑异构酶Ⅱ抑制剂增高，易使MLL活化而发生乳儿白血病。近年通过基因检测发现EB病毒和多能干细胞异常也与乳儿白血病有关。但是有20%MLL阴性的乳儿ALL发病机制仍不明。

二、特征及临床表现

乳儿白血病从出生到12个月均可发病，但在出生后20～100天较多。临床发病时白细胞数较高，肝脾肿大显著，中枢神经系统浸润、皮肤浸润非常多见。

CD10抗原阴性的前B细胞ALL较常见，11q23易位的MLL阳性的乳儿ALL占80%，女性较多，由于白细胞增多，易发生肿瘤溶解综合征[277]。MLL临床特征见表10-73。

表10-73　MLL基因活化有无乳儿ALL临床特征

	MLL^{+}（n=42）	MLL^{-}（n=13）	P值
性别			
女性	27(64%)	1(7%)	0.0012
男性	15(36%)	12(93%)	NS
年龄(平均年龄)(日)	4(0.0～12.0)	9(4.0-12.0)	0.01
出血	21(52%)	1(9%)	0.026

续表

	MLL$^+$（n=42）	MLL$^-$（n=13）	P 值
发热/感染	15(36%)	6(55%)	NS
肝肿大	30(71%)	5(46%)	NS
脾肿大	31(74%)	2(18%)	0.0024
皮肤浸润	11(28%)	1(9%)	NS
中枢神经系统浸润	11(28%)	3(25%)	NS
WBC × 10^9/L(平均值)	234(3.24～750)	21(2.8～498)	0.0004
PLT × 10^9/L(平均值)	33(9-174)	45(24-266)	0.0238
Hb g/dl(平均值)	7.2(3.1～15.9)	7.7(5.7-10.9)	NS
FAB分类	n=42	n=12	
L1	25(64%)	9(90%)	
L2	14(26%)	0(0%)	
L3	0(0)	1(10%)	
染色体分析			
t(4；11)(q21；q23)	22(52%)	0	
t(4；11)(11q23)	12(29)	1(8%)	
其他染色体异常	0	4(34%)	
正常核	0	4(34%)	
	7(17%)	7(58%)	
MLL基因活化			
FISH法	42(100%)	0	
Southern blot法	42(100%)	0	

三、治疗及预后

乳儿 ALL 强烈化疗疗效不佳。日本对 42 例 MLL 阳性的乳儿ALL 以大剂量 Ara-C 和 VP-16 进行早期强化，预防早期中枢神经系统白血病。3年无病生存率达到 34%[278]。美国 ECOG 以 HDAra-C 为主强化治疗 MLL 阳性的乳儿 ALL，2 年无事件存活率（EFS）为60%。有些学者在MLL阳性乳儿 ALL 诱导化疗达 CR 后进行异基因造血干细胞移植，3 年 EFS 达到 54%[279]。(表 10-74)

表 10-74 乳儿 ALL 治疗成绩

方案	预后（EFS）	病例数
EORTC-CLCG (1982 ～ 1989)	4 年：EFS：43% CD10$^+$：57%，CD10$^-$：28% t（4；11）：0	28
BFM86 (1986 ～ 1990)	6 年 EFS：37%	34
CCG-192 (1987 ～ 1993)	4 年 EFS：39 6 个月以上：44% 未满 6 个月：21% t（4；11）以外：44% t（4；11）：0	27
POG8493 (1984 ～ 1990)	5 年 EFS：17%	82
DFC (1985 ～ 1995)	4 年 EFS：54% MLL$^+$：43%	23

续表

方案	预后（EFS）	病例数
MRCU/UKALL（1985 ～ 1990）	4 年 EFS：25%	42
日本（1989 ～ 1995）	3 年 EFS：33% CD10⁻：20%	37
MLL96（1996 ～ 1997）	MLL⁺3 年 EFS：34%	42
MLL98	MLL⁺2 年 EFS：48%	48
	CHSC 组：75%	24
	MLL⁻ 2 年 EFS：100%	10

（马　军）

第十九节　Down 综合征和白血病

Down综合征是一种遗传性疾病，儿童发病率为 1/10 万人口，是一种难治性疾病。WHO 1998 年统计世界 12 个国家发现，Down 综合征患儿发生急性白血病是非DS综合征的 10 ～ 20 倍。一般 Down 综合征患儿中大约 1% ～ 5% 有血液学异常。Down综合征发生血液病最常见的是一过性骨髓异常综合征（transient abnormal myelopoiesis，TAM）、急性髓细胞性白血病（AML）、急性淋巴细胞白血病（ALL）[281]。

一、一过性骨髓增生异常

一过性骨髓增生异常（transient myeloproliferative disorder，TAM）是 Down 综合征最常见的血液系统疾病，一般于新生儿期，出生后的Down综合征约 10% 出现 TAM，一般无需治疗可生存。但约有 10% ～ 20%TAM 转化为 AML-Down 综合征。TAM 一般在 Down 综合征出生后 3 周发生，表现为白细胞增多、重症贫血，出血较少见，外周血中可见原始、幼稚细胞，骨髓中原始、幼稚细胞比例明显增高，形态学原始细胞可见较多浆细胞状突起，类似小原始巨核细胞，有时与AMKL的原始细胞不易鉴别。一般 TAM 不需治疗观察。

白细胞明显增多的病儿易发生脑出血和肺栓塞，对于高白细胞患儿可进行细胞更换疗法，TAM 向 AML 转化时可给予小剂量 Ara-C（10mg/m^2），1 日 2 次共 7 日，也有一定的疗效。

欧美 Down 综合征发生 TAM 的较多，约占 25%。

TAM有10%～20%发生AML，一旦发生AML病情进展快，预后不佳，可参考 AML 治疗方法。

TAM 严重的并发症主要是肝纤维化，也是TAM的主要致死原因。由于宫内胎儿造血为迁移性，首先卵黄囊造血发生后，随血流迁移到肝脏，然后终生定位于骨髓，在迁移中TAM原始细胞留在肝而产生血小板、增殖因子（PDGF）和肿瘤坏死因子（TNF-β）及其他细胞因子，由此引起肝脏纤维化。TAM合并肝纤维化一般可应用激素加丙种球蛋白治疗，可获短期疗效。

二、急性髓细胞白血病

Down综合征易发生AML，发生率约1%。发生 AML 的年龄 3 岁前占 AML-Down 综合征的 90%。CCG小组报道平均发生AML-Down综合征年龄为 1.8 岁。德国 BFM 小组报道为 2 岁，小于 2 岁的 AML-Down 综合征占 70%。

Down综合征合并AML易发生急性巨核细胞白血病（acute megakaryocytic leukemia，AMKL），FAB分型M7大约占40%～100%。日本报告AML-Down综合征一般由MDS转化而来，MDS转化为AML-Down 综合征约为 20% ～ 60%。日本报告 27 例 AML-Down 综合征患儿中 16 例由 MDS 转化而来。德国 BFM 组报道 27 例 AML-Down 综合征患儿中 17 例由 MDS 转化而来。由 MDS 转化为AML-Down 综合征约为数日到 30 个月，平均 6.5 个月[285]。

1. 实验室表现 骨髓中原始细胞表达 $CD33^+$、$CD13^+$ 、$CD11b^+$。红细胞糖原蛋白 A^+ 阳性。表达巨核细胞的血小板糖蛋白GPⅡb/Ⅲa $CD41^+$，GPⅠ $CD42^+$。电镜下巨核细胞血小板过氧化物酶PPO阳性，而血小板$CD41^+$ 、$CD42^+$。由此诊断AMKL[286]。

2. 染色体检查 有25%的AML-Down综合征患儿21号染色体异常。非DS儿童AML约40%为t(8；21)，t(15；17)，inv(16)，t(9；11)，而AML-DS这些染色体无异常。

3. GATA-1基因变异 2002年Wechsler报道，AML-Down综合征患儿红系和巨核祖细胞分化增殖有关的转移因子GATA-1基因突变。一般变异集中在N端Exon2处，导致GATA-1蛋白出现变异蛋白，使巨核细胞分化受阻。推断Down综合征一卵双胎合并AMKL患儿在胎儿期即存在GATA-1基因突变。在血液学正常的21例Down综合征小儿中，GATA-1突变仅占2例。在62例非Down综合征综合征中均未发现GATA-1突变基因[287]。

4. AML-Down综合征治疗 AML-Down综合征疗效较DEDS的AML差，一般对化疗反应较差。欧美总结了1983～1987年采用维持治疗，疗效不好。1988～1985CCG报道应用标准量化治疗85名AML-Down综合征患儿，CR率95%，4年无病生存率74%，而应用强化治疗治疗25例AML-Down综合征，CR率为64%，4年无病生存为52%，成绩较好。日本1987～1997年应用DAE方案治疗了33例AML-Down综合征患儿，CR率100%，治疗相关死亡率3例，占9%，8年无病生存率为80%，是目前世界上的最好疗效。一般国际均采用较标准化疗弱的诱导化疗方案[288]。

三、急性淋巴细胞白血病

Down综合征合并ALL较少见，约为1.6%～2.2%。发病年龄、实验室表现与非Down综合征的ALL无明显区别。细胞表面免疫分型中前B和早期前B ALL占94.5%～97%。欧美国家也有报道，占100%。

ALL-Down综合征一般出现+21和+8染色体异常较多。一旦出现t（1；19）和t（11q23）染色体异常预示预后不良。合并脾肿大约为35%。合并先天性心脏病为26%。

化学治疗是主要治疗方案，ALL-Down综合征和非Down综合征的ALL诱导治疗成绩相同，ALL-Down综合征CR率为97%，非DS-ALL为98%。6年无病长期生存为46%，有60%ALL-Down综合征患儿治疗后复发。一般可采用造血干细胞移植方法。1996年Conter应用异基因骨髓移植对2例ALL-Down综合征患儿进行了治疗并获成功。Rubin对14例ALL-Down综合征患儿进行了造血干细胞移植，8年无病生存率为72%[290]。

（马 军）

参考文献

1. Shen ZX, Shi ZZ, Fang J, *et al*. All-trans retinoic acid/As203 combination yields a high quality remission and survival in newly diagnosed acute promyelocytic leukemia. *PNAS*, 2004, 101: 5328-5335
2. Löwenberg B, Griffin JD, Tallman MS. Acute Myeloid Leukemia and Acute Promyelocytic Leukemia. *Hematology (ASH Educ Program)*, 2003, 82-101
3. Wang ZY. Treatment of Acute Leukemia by Inducing Differentiation and Apoptosis. *Hematology* (ASH Educ program), 2003, 1-13
4. Sirulnik A, Melnick A, Zelent A, *et al*. Molecular pathogenesis of acute promyelocytic leukemia and APL variants. *Best Practice & Research clinical haematology*, 2003, 16 (3) : 387-408
5. Liso V, Iacopino P, Avvisati G, *et al*. Outcome of patients with acute myeloid leukemia who failed to respond to a single course of first-line induction ttherapy: a GIMEMA study of 218 unselected consecutive patients. *Leukemia*, 1996, 10: 1443-1452
6. Kern W, Aul C, Maschmeyer G, *et al*. Superiority of high-dose over intermediate-dose cytosine arabinoside in the treatment of patients with high-risk acute myeloid leukemia: results of a age-ajusted prospective randomized comparison. *Leukemia*, 1998, 12: 1049-1055
7. Pastore D, Specchia G, Carluccio P, *et al*. FLAG-IDA in the treatment of refractory/relapsed acute myeloid leukemia: single-center experience. *Ann*

Hematol, 2003, 83: 231-235

8. Estey EH, Thall PF, Cortes JE, *et al*. Comparison of idarubicin +ara-C, fludarabine +ara-C, and topotecan + ara-C-based regimens in treatment of newly diagnosed acute myeloid leukemia, refractory anemia with excess blasts in transformation, or refractory anemia with excess blasts. *Blood*, 2001, 98: 3575-3583
9. Visani G, Tosi P, Zinzani PL, *et al*. FLAG (fludarabine+high-dose cytosine arabinoside, G-CSF): An effective and tolerable protocol for the treatment of 'poor risk' acute myeloid leukemias. *Leukemia*, 1994, 8: 1842-1486
10. Grandhi V, Estey E, Du M, *et al*. Modulation of the cellular metabolism of cytarabine and fludarabine by granulocyte-colony stimulating factor during therapy of acute myelogenous leukemia. *Clin Cancer Res*, 1995, 1: 169-178
11. Huhmann IM, Watzke HH, Geissler K, *et al*. FLAG (fludarabine, cytosine arabinoside, G-CSF) for refractory and relapsed acute myeloid leukemia. *Ann Hematol*, 1996, 73: 265-271
12. Keating MJ, O' Brien S, McLaughlin P, *et al*. Clinical experience with fludarabine in hemato-oncology. *Hematol Cell Ther*, 1996, 38 (suppl 2): S83-91
13. Lee ST, Jang JH, Suh HC, *et al*. Idarubicin, cytarabine, and topotecan in patients with refractory or relapsed acute myelogenous leukemia and high-risk myelodysplastic syndrome. *Am J Hematol*, 2001, 68: 237-245
14. Cortes J, Tsimberidou AM, Alvarez R, *et al*. Mylotarg combined with topotecan and cytarabine in patients with refractory acute myelogenous leukemia. *Cancer Chemother Pharmacol*, 2002, 50: 497-500
15. Kolb EA, Steinherz PG. A new multidrug reinduction protocol with topotecan, vinorelbine, thiotepa, dexamethasone, and gemcitabine for relapsed or refractory acute leukemia. *Leukemia*, 2003, 17: 1967-1972
16. Thomas X, Fenaux P, Dombret H, *et al*. Granulocyte-macrophage colony-stimulating factor (GM-CSF) to increase efficacy of intensive sequential chemotherapy with etoposide, mitoxantrone and cytarabine (EMA) in previously treated acute myeloid leukemia: a multicenter randomized placebo-controlled trial (EMA91 Trial). *Leukemia*, 1999, 13: 1214-1220
17. Vossebeld PJ, Sonneveld P. Reversal of multidrug resistance in hematological malignancies. *Blood Rev*, 1999, 13: 67-78
18. 薛艳萍, 卞寿庚, 赵耀忠, 等. 联合化疗+CsA治疗多药耐药阳性的难治性AML 10例. 新医学, 2000, 31: 86-88
19. Dorr R, Karanes C, Spier C, *et al*. Phase I/II study of the P-glycoprotein modulator PSC833 in patients with acute myeloid leukemia. *J Clin Oncol*, 2001, 19: 1589-1599
20. Hassan HT, Grell S, Brorrmann-Danso U, *et al*. Intereron-α enhances the cytoxic and cytostatic activities of chemotherapeutic drugs in human myeloid leukemia cells. *J Interf Cytok Res*, 1996, 16: 139-146
21. Andrivon W, Monneret C, Nafziger J, *et al*. A new anthracycline with anti-leukemiic activity overcomes P-glycoprotein multidrug resistance. *Leuk Res*, 1998, 22: 719-725
22. Verdonck LF, Lokhorst HM, Roovers DJ, *et al*. Multidrug-resistant acute leukemia cells are responsive to prolonged exposure of daunorubicin: implications for liposome-encapsulated daunorubicin. *Leuk Res*, 1998, 22: 249-256
23. Matthews DC. Immunotherapy in acute myelogenous leukemia and myelodysplastic syndrome. *Leukemia*, 1998, 12 (suppl): S33-36
24. Tsimberidou A, Cortes J, Thomas D, *et al*. Gemtuzumab ozogamicin, fludarabine, cytarabine and cyclosporine combination regimen in patients with CD33+ primary resistant or relapsed acute myeloid leukemia. *Leuk Res*, 2003, 27: 893-897
25. Anita R Mistry, Eva W Pedersen, Ellen Solomon, *et al*. The molecular pathogenesis of acute promyelocytic leukaemia: implications for the clinical management of the disease. *Blood Rev*,

2003, 17: 71-97

26. Chen Z, Brand NJ, Chen A, *et al*. Fusion between a novel Kruppellike zinc finger gene and the retinoic acid receptor-a locus due to a variant t（11；17）translocation associated with acute promyelocytic leukaemia. *EMBO J*, 1993, 12: 1161-1167
27. Redner RL, Rush EA, Faas S, *et al*. The t（5；17）variant of acute promyelocytic leukemia expresses a nucleophosmin retinoic acid receptor fusion. *Blood*, 1996, 87: 882-886
28. Wells RA, Catzavelos C, Kamel-Reid S. Fusion of retinoic acid receptor a to NuMA, the nuclear mitotic apparatus protein, by a variant translocation in acute promyelocytic leukaemia. *Nat Genet*, 1997, 17: 109-113
29. Gu BW, Xiong H, Zhou Y, *et al*. Variant-type PML-RAR（a）fusion transcript in acute promyelocytic leukemia: use of a cryptic coding sequence from intron2 of the RAR（a）gene and identification of a new clinical subtype resistant to retinoic acid therapy. *Proc Natl Acad Sci USA*, 2002, 99: 7640-7645
30. 张之南, 李家增. 血液病治疗学. 北京: 北京科学技术文献出版社, 2005. 406-414
31. Tallman MS, Nabhan C, Feusner JH, *et al*. Acute promyelocytic leukemia: evolving therapeutic strategies. *Blood*, 2002, 99: 759-767
32. Fenaux P, Chastang C, Chevret S, *et al*. A randomized comparison of all transretinoic acid（ATRA）followed by chemotherapy and ATRA plus chemotherapy and the role of maintenance therapy in newly diagnosed acute promyelocytic leukemia. The European APL Group. *Blood*, 1999, 94: 1192-1200
33. Fenaux P, Chomienne C, Degos L. All-trans-retinoic acid and chemotherapy in the treatment of acute promyelocytic leukemia. *Semin Hematol*, 2001, 38: 13-25
34. Zhang TD, Chen GQ, Wang ZG, *et al*, Arsenic trioxide, a therapeutic agent for APL. *Oncogene*, 2001, 20: 7146-7153
35. Chen Z, Chen GQ, Shen ZX. Treatment of acute promyelocytic leukemia with arsenic compounds: in vitro and in vivo studies. *Semin Hematol*, 2001, 38: 26-36
36. Miller Jr WH, Schipper HM, Lee JS. Mechanisms of action of arsenic trioxide. *Cancer Res,* 2002, 62: 3893-3903
37. Hong SH, Yang Z, Privalsky ML. Arsenic trioxide is a potent inhibitor of the interaction of SMRT corepressor with its transcription factor partners, including the PML-retinoic acid receptor a oncoprotein found in human acute promyelocytic leukemia. *Mol Cell Biol*, 2001, 21: 7172-7182
38. Lu DP, Qiu JY, Jiang B, *et al*. Tetra-arsenic tetrasulfide for the treatment of acute promyelocytic leukemia: a pilot report. *Blood*, 2002, 99: 3136-3143
39. Zhao W, Wang H, Wang X, *et al*. Effects of all-trans-retinoic acid and arsenic trioxide on the hemostatic disturbance associated with acute promyelocytic leukemia. *Thromb Res,* 2001, 102: 197-204
40. Westervelt P, Brown RA, Adkins DR, *et al*. Sudden death among patients with acute promyelocytic leukemia treated with arsenic trioxide. *Blood*, 2001, 98: 266-271
41. Kwong YL, Au WY, Chim CS, *et al*. Arsenic trioxide- and idarubicin-induced remissions in relapsed acute promyelocytic leukaemia: clinicopathological and molecular features of a pilot study. *Am J Hematol*, 2001, 66: 274-279
42. Leoni F, Gianfaldoni G, Annunziata M, *et al*. Arsenic trioxide therapy for relapsed acute promyelocytic leukemia: a bridge to transplantation. *Haematologica,* 2002, 87: 485-489
43. Ohnishi K, Yoshida H, Shigeno K, *et al*. Arsenic trioxide therapy for relapsed or refractory Japanese patients with acute promyelocytic leukemia: need for careful electrocardiogram monitoring. *Leukemia*, 2002, 16: 617-622
44. Shen ZX, Shi ZZ, Fang J, *et al*. All- trans retinoic acidAs_2O_3 combination yields a high quality remission and survival in newly diagnosed acute promyelocytic leukemia .*PNAS*, 2004, 101: 5328-5335

45.Nakase K, Kita K, Shiku H, *et al.* Myeloid antigen, CD13, CD14, and /or CD33 expression is restricted to certain lymphoid neoplasms. *Am J Clin Pathol*, 1996, 105: 761-768

46.Radich JP. Philadelphia chromosome-positive acute lymphocytic leukemia. *Hematol Oncol Clin North Am*, 2001, 15: 21-36

47.Faderl S, Kantarjian HM, Talpaz M, *et al.* Clinical significance of cytogenetic abnormalities in adult acute lymphoblastic leukemia. *Blood*, 1998, 91: 3995-4019

48. Czuczman MS, Dodge RK, Stewart CC, *et al.* Value of immunophenotype in intensively treated adult acute lymphoblastic leukemia: cancer and leukemia group B study 8634. *Blood*, 1999, 93: 3931-3939.

49. Gokbuget N, Hoelzer D. Recent approaches in acute lymphoblastic leukemia in adults. *Rev Clin Exp Hematol*, 2002, 6: 114-141

50.Coustan-Smith E, Sancho J, Hancock ML, *et al.* Clinical importance of minimal residual disease in childhood acute lymphoblastic leukemia. *Blood*, 2000, 96: 2691-2696

51. Arico M, Valsecchi MG, Camitta B, *et al.* Outcome of treatment in children with Philadelphia chromosome-positive acute lymphoblastic leukemia. *N Engl J Med*, 2000, 342: 998-1006

52.Garcia-Manero G, Thomas DA. Salvage therapy for refractory or relapsed acute lymphoblastic leukemia. *Hematol Oncol Clin North Am*, 2001, 15: 163-205

53.Giona F, Annino L, Rondelli R, *et al.* Treatment of adults with acute lymphoblastic leukemia in first bone marrow relapse: results of the ALL R-87 protocol. *Br J Haematol*, 1997, 97: 896-903

54. Cornelissen JJ, Carston M, Kollman C, *et al.* Unrelated marrow transplantation for adult patients with poor-risk acute lymphoblastic leukemia: strong graft-versus-leukemia effect and risk factors determining outcome. *Blood*, 2001, 97: 1572-1577

55. Nowell PC, Hungerford DA. Chromosome studies on normal and leukemic human leukocytes. *J Natl Cancer Inst*, 1960, 25: 85-109

56. Maness LJ, McSweeney PA . Treatment options for newly diagnosed patients with chronic myeloid leukemia.*Curr Hematol Rap*, 2004, 3: 54-61

57. Corts J. Natural history and staging of chronic myelogenous leukemia. *Hematol Oncol Clin North Am*, 2004, 18: 569-584

58. Garcia-Manero G, Faderl S, O'Brien S, *et al.* Chronic myelogenous leukemia: a review and update of therapeutic strategies. *Cancer*, 2003, 98: 437-457

59. American Cancer Society. *Cancer Facts and figures 2005*. Vol 2005. Atlanta: American Cancer Society, 2005

60. Heisterkamp N, Groffen J, Stephenson JR, *et al.* Chromosomal localization of human cellular homologues of two viral oncogenes. *Nature*, 1982, 299: 747-749

61. Scheijen B, Griffin JD. Tyrosine kinase oncogenes in normal hematopoiesis and hematological disease. *Oncogene*, 2002, 21: 3314-3333

62. Melo JV, Deininger MWN. Biology of chronic myelogenous leukemia – signaling pathways of initiation and transformation. *Hematol Oncol Clin N Am*, 2004, 18: 545-568

63. Pane F, Frigeri F, Sindona M, *et al.* Neutrophilic-chronic myeloid leukemia: a distinct disease with a specific molecular marker（BCR/ABL with C3/A2 junction. *Blood*, 1996, 88: 2410-2414

64. Vardiman JW, Harris NL, Brunning RD. The World Health Organization（WHO）classification of the myeloid leukemia. *Blood*, 2002, 100: 2292-2302

65. Sokal JE, Cox EB, Baccarani M, *et al.* Prognostic discrimination in "good-risk" chronic granulocytic leukemia. *Blood*, 1984, 63: 789-799

66. Hasford J, Pfirrmann M, Hehlmann R, *et al.* A new prognostic score for survival of patients with chronic myeloid leukemia treated with interferon alfa. Writing Committee for the Collaborative CML Prognostic Factors Project Group. *J Natl Cancer Inst*, 1998, 90: 850-858

67. Kantarjian HM, O'Brien S, Anderlini P, *et al*. Treatment of chronic myelogenous leukemia: current status and investigational options. *Blood*, 1996, 87: 3069-3081
68. O'Brien S, Guilhot F, Larson RA, *et al*. Imatinib compared with interferon and low-dose cytarabine for newly diagnosed chronic-phase chronic myeloid leukemia. *N Engl J Med*, 2003, 348: 994-1004
69. Le Gouill S, Talmant P, Milpied N, *et al*. Fluorescence in situ hybridization on peripheral blood specimens is a reliable method to evaluate cytogenetic response in chronic myeloid leukemia. *J Clin Oncol*, 2000, 18: 1533-1538
70. Kantarjian HM, Talpaz M, Cortes J, *et al*. Quantitative polymerase chain reaction monitoring of BCR/ABL during therapy with imatinib mesylate（伊马替尼, Gleevec）in chronic-phase chronic myelogenous leukemia. *Clin Cancer Res*, 2003, 9: 160-166
71. Faderl S, Hochhaus A, Hughes T. Monitoring of minimal residual disease in chronic myeloid leukemia. *Hematol Oncol Clin N Am*, 2004, 18: 657-670
72. Hehlmann R, Heimpel H, Hasford J, *et al*. Randomised comparison of interferon-alfa with busulfan and hydroxyurea in chronic myelogenous leukemia. The German CML Study Group. *Blood*, 1994, 84: 4064-4077
73. Chronic Myeloid Leukemia Trialists' Collaborative Group. Interferon alfa versus chemotherapy for chronic myeloid leukemia: a meta analysis of seven randomized trial. *J Natl Cancer Inst*, 1997, 89: 1616-20
74. Kantarjian HM, Smith TL, O'Brien S, *et al*. Prolonged survival in chronic myelogenous leukemia following cytogenetic response to alfa interferon therapy. *Ann Intern Med*, 1995, 122: 254-261
75. Ozer H, George S, Schiffer C, *et al*. Prolonged subcutanous administration of recombinant alfa-2b interferon in patients with previously untreated Philadelphia chromosome-positive chronic-phase chronic myelogenous leukemia: effect on remission duration and survival.Cancer and Leukemia Group B Study 8583. *Blood*, 1993, 82: 2975-84
76. Schofield JR, Robinson WA, Murphy JR, *et al*. Low doses of interferon-α are as effective as higher doses in inducing remissions and prolonging survival in chronic myeloid leukemia. *Ann Intern Med*, 1994, 121: 736-744
77. Guilhot F, Chastang C, Michallet M, *et al*. Interferon alfa-2b combined with cytarabine versus interferon alone in chronic myelogenous leukemia. Franch Chronic Myeloid Leukemia Group. *N Engl J Med*, 1997, 337: 223-229
78. Baccarani M, Rosti G, de Vivo A, *et al*. A randomized study of interferon-alpha versus interferon-alpha and low dose arabinosyl cytosine in chronic myeloid leukemia. *Blood*, 2002, 99: 1527-1535
79. Bonifazi F, de Vivo A, Rosti G, *et al*. Chronic myeloid leukemia and interferon-α: a study of complete cytogenetic responders. *Blood*, 2001, 98: 3074-3081
80. Michallet M, Maloisel F, Delain M, *et al*. Pegylated recombinent interferon alpha-2b vs recombinant interferon alpha-2b for the initial treatment of cheonic-phase chronic myelogenous leukemia: a phase III study. *Leukemia*, 2004, 18: 309-315
81. Lipton JH, Khoroshko ND, Golenkov AK, *et al*. 2-year survival data from a randomized study of peginterferon alfa-2a（40KD）vs interferon alfa-2a in patients with chronic-phase chronic myelogenous leukemia. *Blood*, 2003, 102（suppl）: 904a
82. Radich JP, Gooley T, Bensinger W, *et al*. HLA-matched related hematopoietic cell transplantationfor chronic-phase CML using a targeted busulfan and cyclophosphamide preparative regimen. *Blood*, 2003, 102: 31-35
83. Qazilbash MH, Giralt SA, Champlin RE, *et al*. Nonmyeloablative stem cell transplantation for chronic myeloid leukemia. *Hematol Oncol Clin N Am*, 2004, 18: 703-713
84. Savage DG, Antman KH. Imatinib mesylate－a new oral targeted therapy. *N Engl J Med*, 2002,

346: 683-693

85. Crossman LC, O'Brien SG. Imatinib therapy in chronic myeloid leukemia. *Hematol Oncol Clin N Am*, 2004, 18: 605-617
86. Guilhot F. Sustained durability of responses plus high rates of cytogenetic responses result in long-term benefit for newly diagnosed chronic-phase chronic myeloid leukemia (CML-CP) treated with imatinib (IM) therapy: update from the IRIS study. *Blood*, 2004, 104 (suppl): 10a
87. Hughes T, Branford S, Raynolds J, *et al.* Higher-dose imatinib (600mg/day) with selective intensification in newly diagnosed CML patients in chronic phase: cytogenetic response rates at 12 months are superior to IRIS. *Blood*, 2004, 104 (suppl): 286a
88. Cortes J, Talpaz M, O'Brien S, *et al.* High-dose imatinib mesylate treatment in patients with previously untreated early chronic phase (CP) chronic myeoid leukemia (CML). *Blood*, 2004, 104 (suppl): 285a
89. Hochhaus A, Hughes T. Clinical resistance to imatinib: mechanisms and implications. *Hematol Oncol Clin N Am*, 2004, 18: 641-656
90. Willis S, Lange T, Demehri S, *et al.* High-sensitivity detection of BCR/ABL kinase domain mutations in imatinib-naive patients: correlation with clonal cytogenetic evolution but not response to therapy. *Blood*, 2005, 106: 2128-2137
91. Hochhause A, Kreil S, Corbin AS, *et al.* Molecular and chromosomal mechanisms of resistance to imatinib (STI 571) therapy. *Leukemia*, 2002, 16: 2190-2196
92. Kantarjian HM, Ottman O, Cortes J, *et al.* AMN107, a novel aminopyrimidine inhibitor of Bcr-Abl, has significant activity in imatinib-resistant chronic myeloid leukemia (CML) or Philadelphia-chromosome positive acute lymphoid leukemia (Ph+ALL). *Blood*, 2005, 106 (suppl): 15a
93. Sawyers C, Kantarjian H, Shah N, *et al.* Dasatinib (BMS-354825) in patients with chronic myeloid leukemia (CML) and Philadelphia-chromosome positive acute lymphoblastic leukemia (Ph+ALL) who are resistant or intolerant to imatinib: update of a phase I study. *Blood*, 2005, 106 (suppl): 16a
94. Guilhot F, Apperley J, Shah N, *et al.* A phase II study of Dasatinib in patients with accelerated phase chronic myeloid leukemia (CML) who are resistant or intolerant toimatinib: first results of the CA180005 "START-A" study. *Blood*, 2005, 106 (suppl): 16a
95. Hamblin, TJ. Epidemiology of the myelodysplastic syndrome. In: J.M. Bennett. *The Myelodysplastic Syndrome: Pathobiology and Clinical Management.* New York: Marcel Dekker, 2002, 65-88
96. List AF, Sandberg AA, Doll DC. Myelodysplastic syndromes. In: Greer JP, Foerster J, Lukens JN, *et al*, eds. *Wintrobe'S Clinical Hematology*. Philadelphia: Lippoincott Williams & Wilkins, 2004. 2207-2234
97. 邵宗鸿. 骨髓增生异常综合征的发病机制. 中华血液学杂志, 2004, 25: 701-702
98. Brunning RD, Bennett JM, Flandrin G, *et al.* Myelodysplastic syndromes. In: Jaffe ES, Harris NL, Stein H, *et al*, eds. *Pathology and Genetics of Tumours of Haematopoietic and Lymphoid Tissues.* Lyon, France: IARC Press, 2001. World Health Organization Classification of Tumours, 3, 61-73
99. National Comprehensive Cancer Network. Clinical Practice Guideline in Oncology -v.1.2005: Myelodysplastic syndromes. Version 1.2005
100. Bowen D, Culligan D, Jowitt S, *et al.* Guidelines for the diagnosis and therapy of adult myelodysplastic syndromes. *Br J Haematol*, 2003, 120: 187-200
101. Alessandrino EP, Amadori S, Barosi G, *et al.* Evidence- and consensus-based practice guidelines for the therapy of primary myelodysplastic syndromes: a statement from the Italian Society of Hematology. *Haematologica*, 2002, 87: 286-306
102. Cheson BD, Bennett JM, Kantarjian H, *et al.* Report of an international working group to stan-

dardize response criteria for myelodysplastic syndromes. *Blood*, 2000, 96: 9671-9674

103. Greenberg P, Cox C, le Beau MM, *et al*. Internaitonal scoring system for evaluating prognosis in myelodysplastic syndromes. *Blood*, 1997, 89: 2079-2088
104. 広瀬かおる, 田島和雄. 第 9 次成人 T細胞白血病 / リンパ腫（ATL）全國調查の報告, T · Bリンパ系腫瘍研究ダループ. 癌の臨床, 2001, 47: 341-357
105. 木下研一郎ほか, 编著. 成人 T細胞白血病 · リソパ腫 ATLL：Adult T-cell Leukemia Lymphoma. 東京: 新興医学出版社, 2003
106. 森内幸美ほか. 成人 T細胞白血病患者に合併した感染症の検討. 感染症学雜誌, 1992, 66: 1444-1448
107. Shimoyama M and Members of The Lymphoma Study Group（1984-1987）: ATL. *Br J Haematol*, 1991, 79: 428-437
108. Yumada Y, *et al*. LSG15, for adult ATL: Japan clinical Oncology Group study 9303. *Br J Haematol*, 2001, 113: 375-382
109. Taukasaki k, *et al*. ATL: Japan clinical oncology Group Study（JCOG9109）. *Int Hematol*, 2003, 77, 164-170
110. 岡村純ほか. 成人 T 细胞白血病（ATL）に対する骨髓非破壊的同種末梢血幹細胞移植術の検討. 臨床血液（抄録）, 2003, 44: 674
111. Utsunomiya A, *et al*. Improved outcome of adult T cell leukemia/lymphoma with allogeneic hemato-poietic stem cell transplantation. *Bone Barrow Transplantation*, 2001, 27: 15-20
112. Imamura N, kusunoki Yawa-Ha K, K, *et al*. Aggressive nutural killer cell leukemia/lymphoma; report of four Cases and review of the literature. *Br J Haematol*, 1990, 75: 49-59
113. Morikl J Egashira M, Oshimi K. Differential killer-cell lineage lymphoproliferative disorders based on phenotypic analysis. *Br J Haematol*, 2001, 115: 225-228
114. Suzuki R, Suzumiy J, Nakamura S, *et al*. Aggressive nutural killer-cell leukemia revisited: large granubr lymphocyte leukemia of cytotoxic NK cells. *Leukemia*, 2004, 18: 763-770
115. Lloveras E, Granada I, Zamora L, *et al*. Cytogenetic and fluorescence in situ hybridization studies in 60 patients with multiple myeloma and plasma cell leukemia. *Cancer Genet Cytogenet*, 2004, 148(1): 71-76
116. Wohrer S, Ackermann J, Baldia C, *et al*. Effective treatment of primary plasma cell leukemia with thalidomide and dexamethasone - a case report. *Hematol J*, 2004, 5(4): 361-363
117. Chang H, Sloan S, Li D, *et al*. Genomic aberrations in plasma cell leukemia shown by interphase fluorescence in situ hybridization. *Cancer Genet Cytogenet*, 2005, 156(2): 150-153
118. Cernelc P, Mlakar U. Maintenance Treatment of Primary Plasma Cell Leukemia With Interferon Alpha. *Transplantation*, 2002, 34: 2929-2930
119. Saccaro S, Fonseca R, Veillon DM, *et al*. Primary plasma cell leukemia: report of 17 new cases treated with autologous or allogeneic stem-cell transplantation and review of the literature. *Am J Hematol*, 2005, 78(4): 288-294
120. Kipps T J. Chronic lymphocytic leukemia and related disease. In: Beutlex E, Lichtman M A, Coller B S, *et al*. *Williams Hematology*. 6th ed. New York: Mcgraw-Hill, 2001. 1163-1194
121. Rai K R & Patel D V. Chronic lymphocytic leukemia. In: Hoffman R, Benz E J, Shattil S J, *et al*. *Hematology: basic principles and practice*. 3th ed. New York: *Chronic Lymphocytic*, 2000. 1350-1362
122. Johnston J B, Chronic lymphocytic leukemia. In: Lee GR, Forester J, Lukens J, *et al*. *Wintrobe's Clinical Hematology*. 10th ed. Philadelphia: Lippincott Williams & Wilkins, 1999. 2405-2427
123. 陈书长, 张安, 张之南. 慢性淋巴细胞白血病 59 例临床分析. 中华血液学杂志, 1985, 219-22
124. Bullrich F & Croce C M. Molecular Biology of

Chronic Lymphocytic Leukemia. In: Cheson B D. *Chronic Lymphoid Leukemias*, 2nd ed. New York: Marcel Dekker, 2001. 9-32

125. Cheson B D. *Chronic lymphoid leukemia.* 2th ed. New York: Marcel Dekker, 2001. 114-117

126. Harris, NL, Jaffe, ES, Diebold, J, *et al.* World Health Organization classification of neoplastic diseases of the hematopoietic and lymphoid tissues: report of the Clinical Advisory Committee meeting-Airlie House, Virginia, November 1997. *J Clin Oncol*, 1999, 17: 3835-3849

127. Oscier, D, Fegan, C, Hillmen, P, *et al.* Guidelines on the diagnosis and management of chronic lymphocytic leukaemia. *Br J Haematol*, 2004, 125: 294-317

128. Pettitt, AR. Mechanism of action of purine analogues in chronic lymphocytic leukaemia. *Br J Haematol,* 2003, 121: 692-702

129. Garcia Manero, G, O'Brien, S, Cortes, J, *et al.* Update of the results of the combination of fludarabine, cyclophosphamide and rituximab for previously treated patients with chronic lymphocytic leukemia（CLL）(abstract). *Blood*, 2001, 98: 633a

130. Schulz, H, Klein, SK, Rehwald, U, *et al.* Phase 2 study of a combined immunochemotherapy using rituximab and fludarabine in patients with chronic lymphocytic leukemia. *Blood*, 2002, 100: 3115-3120

131. Byrd JC, Rai K, Peterson BL, *et al.* Addition of rituximab to fludarabine may prolong progression-free survival and overall survival in patients with previously untreated chronic lymphocytic leukemia: an updated retrospective comparative analysis of CALGB 9712 and CALGB 9011. *Blood*, 2005, 105: 49-53

132. Mavromatis B, Cheson BD. Monoclonal antibody therapy of chronic lymphocytic leukemia. *J Clin Oncol*, 2003, 21: 1874-1881

133. Keating MJ, Flinn I, Jain V, *et al.* Therapeutic role of alemtuzumab（Campath-1H）in patients who have failed fludarabine: results of a large international study. *Blood*, 2002, 99: 3554-3561

134. Faderl S, Thomas DA, O'Brien S, *et al.* Experience with alemtuzumab plus rituximab in patients with relapsed and refractory lymphoid malignancies. *Blood*, 2003, 101: 3413-3415

135. Shvidel L, Shtalrid M, Bassous L, *et al.* B-cell prolymphocytic leukemia: a survey of 35 patients emphasizing heterogeneity, prognostic factors and evidence for a group with an indolent course. *Leuk Lymphoma,* 1999, 33: 169-179

136. Absi A, Hsi E, Kalaycio M. Prolymphocytic leukemia. *Curr Treat Options Oncol*, 2005, 6: 197-208

137. Dearden CE, Matutes E, Cazin B, *et al.* High remission rate in T-cell prolymphocytic leukemia with CAMPATH-1H. *Blood*, 2001, 98: 1721-1726

138. Williama L, *et al.* Drug therapy in the elderly. *South Med*, 1992, J85: 127-131

139. Wakita A. Leukemia in aged persons. *Nippon Jvaika Gakkai Zasshi*, 2003, 92: 1013-1017

140. 小松弘和ほか. 二次性造血器腫瘍. 日常診療と血液, 1998, 8: 1443-1448

141. Estey EH. How 1 treat older patient with AML. *Blood*, 2000, 96: 1670

142. Mori M. Leukemia in patients more than seventy years old. *Acta Haematol JPN*, 1989, 52: 1258-1263

143. Lwakiri R, *et al.* Prognostic of elderly patients with acnte myelogenous leukemia: analysis of 126 AML Cases. *Int J Hematol*, 2002, 75: 45-50

144. Leithcp, *et al.* AML in the elderly: assessment of multidrug resistance（MDRI）and cytogenetics distinguishes biologic subgroups with remarkably distinct responses to standard chemotherapy.A southwest oncology group study. *Blood*, 1997, 89: 3320-3329

145. Goldstone AH, *et al.* Attempts improve treatment outcomes in acute myeloid leukemia（AML）in older patients: AML11 trial. *Blood*, 2001, 98: 1302-1311

146. Latag liata R, Alimena G, Carmosino I, *et al.* Conservative treatment for patients over 80 years

with acute myelogenous leukemia. *Am J Hematol*, 2002, 71: 256-259
147. 森真由美编. 高龄者の血液疾患. 老年白血病. 東京: 東京醫藥ジャーナル社, 2005
148. 大野鬼童三编. 白血病. 大阪: 大阪醫藥ジャーナル社, 2003
149. Witz F, *et al*. A placebo-controlled study of recombimant human granulocyte-macrophage colony-stimulating factor administred during and after inductice treatment for de noro AML in elderly patients. *Blood*, 1998, 91: 2722-2730
150. Tilly H, *et al*. Low dose cytarabin versus intensive chemotherapy in the treatment of acute nonlymphocytic leukemia in elderly.*J Clin oncol*, 1990, 8: 272-279
151. 齐藤宪治ほか. 再發 AML に対する Ara-C 少量, aclarubicin G-CSF併用療法の有用性の研究. 臨床血液, 1995, 36: 165-174
152. Kuriya S, *et al*. A combinatio chemotherapy with low doses of cytarabine and etoposide for high risk myelodysplastic syndromes and their leukemic stage. *Cancer*, 1996, 78: 422-426
153. 马军. 老年 APL 的治疗. 见：达万明主编. 白血病. 北京: 人民卫生出版社. 2001
154. Pui CH. Recent advance in the biology and treatment of childhood acute lymphoblastic leukemia. *Curr Opin Hematol*, 1998, 5: 292-301
155. Pui CH, Campana, D EvansWE. Childhood acute lymphoblastic leukemia–current status and future perspectives. *Lancet Oncol*, 2001, 2: 597-607
156. Bennett JM, Catovsky D, Daniel MT, *et al*. Proposal for the classification of the acute leukaemia. French-American-British cooperative group. *Br J Haematol*, 1976, 33: 451-458
157. Parkin DM, Stiller CA, Draper, *et al*. International incidence of childhood cancer. Lyon: International Agency for Research on Cancer, 1988 (IARC scientific publication No 87)
158. Tayor GM, Birch JM. The hereditary basis of human leukemia. In: Henderson ES, Lister TA, Greaves MF, eds. *Leukemia*. 6th ed. Philadelphia: WB Saunders, 1996. 210-245
159. Borowitz Mj, Guenther KL, Shults KE, *et al*. Immunophenotyping of acute leukemia by flow cytometric analysis. Use of CD45 and right-angle light scatter to gate on leukemia blasts in three-color analysis. *Am J Clin Pathol*, 1993, 100: 534-540
160. Coustan-Smith E, Behm FG, Sanchez J, *et al*. Immunologic detection of minimal residual disease in children with acute lymphoblastic leukemia. *Lancet*, 1998, 351: 550-554
161. Rubnitz JE, Thomas Look A. Molecular basis of leukemogenesis. *Curr Opin Hematol*, 1998, 5: 264-270
162. Pui CH, Boyett JM, Hancock ML, *et al*. Outcome of treatment for childhood cancer in black as compared with white children: The St. Jude Children's Research Hospital Experience, 1962 through 1992. *JAMA*, 1995, 273: 633-637
163. Bhatia S, Sather H, Zhang J, *et al*. Ethnicity and survival following childhood acute lymphoblastic leukemia (ALL): Follow-up of the Children's Cancer Group (CCG) Cohort. *Proc Amer Assoc Clin Oncol*, 1999, 18: 568a
164. Galpin AJ, Schuetz JD, Masson E, *et al*. Differences in folypolyglumatate synthetase and dihydrofolate reductase expression in human B-Lineage versus T-Lineage leukemia lymphoblastic: mechanisms for lineage differences in methotrexate polyglutamylation and cytotoxicity. *Mol Pharmacol*, 1997, 52: 155-163
165. 顾龙君, 陈赛娟, 钱珠兹, 等. 小儿急性淋巴细胞白血病的生物学多因素研究. 中华儿科杂志, 1993, 31: 262
166. Lin AP, Kaminski DL, Rasmussen A. Substrates of human hepatic cytochrome P450 3A4. *Toxicology*, 1995, 104: 1-8
167. Lange BJ, Sather H, Weetman R, *et al*. Double delayed intensification improves outcome in moderate risk pediatric acute lymphoblastic leukemia (ALL): A Children's Cancer Group Study, CCG-1891. *Blood,* 1997, 90: 559a

168. Pinkel D. Selecting treatment for children with acute lymphoblastic leukemia. *J Clin Oncol*, 1996, 14: 4-6
169. Reiter A, Schrappe M, Ludwig WD, *et al*. Chemotherapy in 998 unselected childhood acute lymphoblastic leukemia patients: results and conclusions of the multicenter trial ALL-BFM 86. *Blood*, 1994, 84: 3122-3127
170. Pui C H. Acute lymphobastic leukemia. In: Pui CH ed. *Childhood Leukemia*. Cambridge Univeristy Press, 1999. 322-335
171. Stanulla M, Schrappe M, Brechlin AM, *et al*. Polymorphisms within glutathione S-transferase genes（GSTM1, GSTT1, GSTP1）and risk of relapse in childhood B-cell precursor acute lymphoblastic leukemia: a case-control study. *Blood*, 2000, 95: 1222-1228
172. Rivera GK, Pinkel D, Simone JV, *et al*. Treatment of acute lymphoblastic leukemia: 30 years' experience at St. Jude Children's Research Hospital. *J Clin Oncol*, 1993, 329: 1289-1295
173. Hiddemann W, Womann B, Ritter J, *et al*. Frequency and clinical significance of DNA aneuploidy in the BFM trials. *Rec Res Cancer Res*, 1993, 131: 123-132
174. 顾龙君, 应大明, 顾梅榆, 等. 儿童急性淋巴细胞白血病长期无病生存与治疗积分的关系. 中华儿科杂志, 1989, 27: 281-284
175. 顾龙君, 姚慧玉, 薛惠良, 等. 儿童急性淋巴细胞白血病早期连续强烈化疗: 新华（XH）-88方案 57 例疗效分析. 中华血液学杂志, 1994, 15: 76
176. 顾龙君, 孙桂香, 卢新天, 等. 儿童急性淋巴细胞白血病诊疗建议（第二次修订草案）. 中华儿科杂志, 1999, 37: 305-307
177. Schlieben S, Borkhardt A, Reinisch I, *et al*. Incidence and clinical outcome of children with BCR/ABL-positive acute leukemia（ALL）. A prospective RT-PCR study based on 673 patients enrolled in the German pediatric multicenter therapy trials ALL-BFM90 and CoALL-05-92. *Leukemia*, 1996, 10: 957-963
178. Reiter A, Schrappe M, Ludwig WD, *et al*. Chemotherapy in 998 unselected childhood acute lymphoblastic leukemia patients. Results and conclusions of the multicenter trial ALL-BFM 86. *Blood*, 1994, 84: 3122-3133
179. Schrappe M, Reiter A, Ludwig WD, *et al*. Improved outcome in childhood ALL despite reduced use of anthracyclines and of cranial radiotherapy: results of trial all-BFM 90. *Blood*, 2000, 95: 3310-3322
180. Protocols and Committees Progress reports of the 12th Annual meeting of the International BFM Study Group. Prague, Czech Republic, May 6th, 2001
181. Schreppe M, Reiter A, Zimermann M, *et al*. Long-term results of four consecutive trials in childhood ALL performed by the ALL-BFM study from 1981 to 1995. *Leukemia*, 2000, 14: 2205-2222
182. Silverman LB, Declerck L, Gekber RD, *et al*. Results of Dana Farber Cancer Institute Consortium protocols for children with newly diagnosed acute lymphoblastic leukemia（1981-1995）. *Leukemia*, 2000, 14: 2247-2256
183. Maloney KW, Shuster JJ, Murphy S, *et al*. Long-term results of treatment studies for childhood acute lymphoblastic leukemia: Pediatric Oncology Group studies from 1986-1994. *Leukemia*, 2000, 14: 2276-2285
184. Pui C-H, Boyett JM, Rivera GK, *et al*. Long-term results of Total Therapy studies 11, 12 and 13A for childhood acute lymphoblastic leukemia at St. Jude Children's Research Hospital. *Leukemia*, 2000, 14: 2286-2294
185. Nachman JB, Sather HN, Sensel MG, *et al*. Augmented post-indution therapy for children with high-risk acute lymphoblastic leukemia and a slow response to initial therapy. *New England J Med*, 1998, 338: 1663-1671
186. Reaman GH, SpostoR, GsenselM, *et al*. Treatment outcome and prognostic factors for infants with acute lymphoblastic leukemia treated on

two consecutive trials of the Children's Cancer Group. *J clin Oncol*, 1999, 17: 445-455

187. 叶辉, 顾龙君, 陈静, 等. 大剂量甲氨蝶呤静滴后四氢叶酸钙解救方案的探讨. 中华血液学杂志, 2000, 20: 92-93
188. 顾龙君, 应大明, 刘红, 等. 大剂量甲氨蝶呤对急性淋巴细胞白血病庇护所治疗的探讨. 中华血液学杂志, 1986, 7: 277-280
189. 叶辉, 顾龙君, 陈静, 等. 儿童急性淋巴细胞白血病大剂量甲氨蝶呤治疗研究. 中华血液学杂志, 2001, 22: 385-386
190. Reiter A, Schrappe M, Ludwig WD, *et al*. Intensive ALL-type therapy without local radiotherapy provides a 90% event-free survival for children with T-cell lymphoblastic lymphoma: a BFM group report. *Blood,* 2000, 95: 416-421
191. Otten J, Suciu S, Lutz P, *et al*. The importance of L-ASParaginase（A'ase）in the treatment of acute lymphoblastic leukemia（ALL）in children: results of the EORTC 58881 randomized phase Ⅲ trail showing greater efficiency of Escherichia coli（E.coli）as compared to Erwinia（ERW）A'ase [abstract]. *Blood*, 1996, 88: 669
192. Pui C-H, Boyett JM, Rivera GK, *et al*. Long-term results of total therapy studies 11, 12 and 13A for childhood acute leukemia at St Jude childrens research hospital. *Leukemia*, 2000, 14: 2286-2294
193. Coustan-Smith E, Sancho J, Hancock ML, *et al*. Clinical importance of minimal residual disease in childhood acute lymphoblastic leukemia. *Blood*, 2000, 96: 2691-2696
194. Trial ALL-BFM 95 Updated English version of the original study protocol（of Nov.10, 1995）Hannover May 28th 1998
195. Stanulla M, Schrappe M, Brechlin AM, *et al*. Polymorphisms within glutathione S-transferase genes（GSTM1, GSTT1, GSTP1）and risk of relapse in childhood B-cell precursor acute lymphoblastic leukemia: a case-control study. *Blood*, 2000, 95: 1222-1228
196. Walker AH, Jaffee JM, Gunasegaram S, e*t al*. Characterization of an allelic variant in the nifedipine-specific element of CYP3A4: ethnic distribution and implications for prostate cancer risk. *Human Mutation,* 1998, 20: 299-308
197. Pui CH, Campana D. New definition of remission in childhood acute lymphoblastic leukemia. *Leukemia,* 2000, 14: 783-785
198. 顾龙君, 况少青, 董 硕, 等. 用多种特异性基因标志跟踪检测儿童微量残留白血病的研究. 中华血液学杂志, 1996, 17: 227-232
199. Kuang S, Gu L, Dong S, *et al*. Long-term Follow-up of minimal residual disease in childhood acute lymphoblastic leukemia patients by polymerase chain reaction analysis of multiple clone-specific or malignancy-specific gene markers. *Cancer Genet Cytogenet*, 1996, 8（2）: 110-117
200. 况少青, 顾龙君, 董硕, 等. 急性淋巴细胞白血病基因重排及其用于微量白血病检测的研究. 中华血液学杂志, 1996, 17: 243
201. 顾龙君, 马志贵, 薛惠良, 等. 肿瘤特异基因跟踪检测小儿微量残留白血病的研究. 上海第二医科大学学报, 1998, 18: 353
202. Galpin AJ, Schuetz JD, Masson E, *et al*. Differnces in folypolygutamate synthetase and dihydrofolate reductase expression in human B-lineage versus T-lineage leukemic lymphoblasts: mechanisms for lineage differences in methotrexate polygutamylation and cytotoxicity. *Mol Pharmcol*, 1997, 52: 155-163
203. Mcleod HL, Lin JS, Scott EP, *et al*. Thiopurine methyltransferase activity in American white subjects and black subjects. *Clin Pharmacol Ther*, 1994, 55: 15-20
204. Nachman JB, Sather HN, Sensel MG, *et al*. Augmented post-induction therapy for children with high-risk acute lymphoblastic leukemia and a slow response to initial therapy. *N Engl J Med*, 1998, 338: 1663-1671
205. Raimondi SC, Peiper SC, Kitchingman GR, *et al*. Childhood acute Iymphoblastic leukemia with chromosomal breakpoints at 11q23. *Blood*, 1989,

73: 1627-1633

206. Chencs, Hilden J M, Frestedt J, *et al*. The chromosome 4q21 gene（AF-4/FEL）is widely expressed in normal tissues and shows breakpoint diversity in t（4；11）(q21；q23) acute leukemia. *Blood*, 1993, 82: 1080-1084

207. Eower N, Parry P, Gibbons B, *et al*. Human trithorax gene rearrangements in therapy-related acute leukemia after etoposide treatment. *Leukemia*, 1994, 8: 226-231

208. 顾龙君, 孙红, 赵雅泉, 等. 复发性中枢神经系统白血病治疗的探讨. 中华血液学杂志, 1994, 15: 98

209. 顾龙君, 陈赛娟, 钱珠兹, 等. 小儿急性淋巴细胞白血病的生物学多因素研究. 中华儿科杂志, 1993, 31: 262

210. Pui CH, *et al*. L-ASParaginase may potentate the leukemogenic effect of the epipodophyllotoxins. *Leukemia*, 1995, 9: 1680-1684

211. Gu LJ, Ye QD, Liang AB, *et al*. Thiopurine methyltransferase（TPMT）activity and its relation to thioguanine nucleotide level in Chinese children with acute lymphoblastic leukemia. *Blood*, 2001, 98: 310a

212. Ye QD, Zhao JC, Liang AB, *et al*. Herditary polymophism of thiopurine s-methyltrasferase activity in a Chinese Han population in Shanghai area. *Blood*, 1999, 96: 199b

213. 顾龙君. 进行科学的规范治疗提高小儿急性白血病长期无病生存率. 中华血液学杂志, 1999, 20: 341-342

214. 梁爱斌, 顾龙君, 沈浩, 等. 中国人巯基嘌呤甲基转移酶遗传多态性的初步研究. 中华血液学杂志, 1998, 19: 383-384

215. 顾龙君. 儿童白血病化疗个体化的探讨. 中国当代儿科杂志, 2001, 3: 613-614

216. 顾龙君, 马志贵, 董硕, 等. 婴儿急性白血病的临床和分子生物学特点. 中华血液学杂志, 2000, 21: 349-351

217. 顾龙君, 马志贵, 李筱骏, 等. 婴儿白血病HRX基因重排及其意义. 中华儿科杂志, 1995, 33: 261

218. Campana D, Neale GAM, Coustan-smith E, *et al*. Detection of minimal residual disease in acute lymphoblastic leukemia: the St Jude experience. *Leukemia*, 2001, 15: 278-279

219. Szczepanski T, Orfao A, van der Velden VH, *et al*. Minimal residual disease in leukemia patients. *Lancet Oncol*, 2001, 2: 409-417

220. Chen X, Pan Q, Stow P, *et al*. Quantification of minimal residual disease in T-lineage acute lymphoblastic leukemia with the TAL-1 deletion using a standardized real-time PCR assay. *Leukemia*, 2001, 15: 166-170

221. Li AH, Rosenquist R, Forestier E, *et al*. Detailed clonality analysis of relapsing precursor B acute lymphoblastic leukemia: implication for minimal residual disease. *Leuk Res*, 2001, 25: 1033-1045

222. Goulden N, Oakhill A, Steward C. Practical application of minimal residual disease assessment in childhood acute lymphoblastic leukemia. *Br J Haematol*, 2001, 112: 275-281

223. Coustan-Smith E, Sancho J, Hancock ML, *et al*. Use of peripheral blood instead of bone marrow to monitor residual disease in children with acute lymphoblastic leukemia. *Blood*, 2002, 100: 2399-2402

224. Brisco MJ, Sykes PJ, Hughes E, *et al*. Comparison of methods for assessment of minimal residual disease in childhood B-lineage acute lymphoblastic leukemia. *Leukemia*, 2001, 15: 385-390

225. Pui CH, Compana D. New definition of remission in childhood acute lymphoblastic leukemia. *Leukemia,* 2000, 14: 783-785

226. Panzer-Grumayer ER, Schneider M, Panzer S, *et al*. Rapid molecular response during early induction chemotherapy predicts a good outcome in childhood acute lymphoblastic leukemia. *Blood*, 2000, 95: 790-794

227. Coustan-Smith E, Sancho J, Behm FG, *et al*. Prognastic importance of measuring early clearance of leukemia cells by flow cytometry in

childhood acute lymphoblastic leukemia. *Blood*, 2002, 100: 52-58

228. Pui CH. Risk assessment in acute lymphoblastic leukemia: beyond leukemia cell characteristics. *J Pediatr Hematol Oncol*, 2001, 23: 405-408
229. van Dongen JJ, Seriu T, Panzer-Grumayer ER, *et al.* Prognostic value of minimal residual disease in childhood acute lymphoblastic leukemia. *Lancet*, 1998, 352 (9142): 1731-1738
230. Willemse MJ, Seriu T, Hettinger K, *et al.* Detection of minimal residual disease identifies differences in treatment response between T- ALL and precursor B-ALL. *Blood*, 2002, 99: 4386-4393
231. Kuang SQ, Gu LJ, Dong S, *et al.* Long term follow-up of minimal residual disease in childhood acute lymphoblastic leukemia patients by polymerase chain reaction analysis of multiple clone-specific of malignancy-specific gene markers. *Cancer Genet Cytogenet*, 1996, 88: 110-117
232. Bader P, Hancock J, Kreyenberg H, *et al.* Minimal residual disease status prior to allogeneic stem cell transplantation is a powerful predictor for post-transplant outcome in childhood acute lymphoblastic leukemia. *Leukemia*, 2002, 16: 1668-1672
233. 顾龙君, 等. 儿童急性淋巴细胞白血病诊疗建议（第三次修订草案）. 中华儿科杂志, 2006, 44: 392-395
234. Matsuzaki A, Eguchi H, Ikuno Y, *et al.*Treatment of childhood acure myelogenous leukemia with allogeneic and autologous stem cell transplantation during the first remission: A report from the Kyushu-Yamaguchi Children's Cancer Study Group in Japan. *Pediateric Hematology and Oncology*, 2000, 17: 623-634
235. 月本一郎. 小児急性白血病（2), 急性骨髄性白血病. 见: 大野竜三編. 白血病・悪性リンパ腫治療プロトコール集. 大阪: 医薬ジャーナル社, 2001.74-86
236. Kern W, Scholch C, Haferlach T, *et al* .Multivariate analysis of prognostic factors in patients with refractory and relapsed acute myeloid leukemia undergoing sequential high-dose cytosine arabinoside and mitoxantrone（S-HAM）salvage therapy: relevance of cytogenetic abnormalities. *Leukemia,* 2000, 14, 226-23
237. World Health Organization Classification of Tumours.Pathology and Genetics of Tumours of Haematopietic and Lymphoid Tissues, 2001
238. Tsuchida M, Ikuta K, Hanada R, *et al.* Long-term follow-up of childhood acute lymphblastic leukemia in Tokyo Children's Cancer Study Group 1981-1995. *Leukemia*, 2000, 14（12): 2295-2306
239. Webb DKH, Wheatley K, Harrison G, *et al.* Outcome for children with relapsed acute myeloid leukemia following initial therapy in the Medical Research Coucil（MRC）AML 10 trial. *Leukemia*, 1999, 13: 25-31
240. Amadori S, Testi AM, Arico M, *et al.* Prospective comparative study of bone marrow transplantation and postremission chemotherapy for childhood acute myelogenous leukemia. *J Chin Oncol*, 1993, 11: 1046-1054
241. Woods WG, Kobrinsky N, Buckley JD, *et al.* Timed-sequential induction therapy improves postremission outcome in acute myeloid leukemia: A report from the Children's Cancer Group.*Blood*, 1996, 87: 4979-4989
242. Hann IM, Stevens RF, Goldstone AH, *et al.* Randomized comparison of DAT versus ADE as induction chemotherapy in children and younger adults with acute myeloid leukemia.Results of the Medical Research Council's 10th AML Trial（MRC AML10).*Blood*, 1997, 89: 2311-2318
243. Fleischhack G, Hasan C, Graf N, *et al.*IDA-FLAG（idarubicin, fludarabine, cytarabine, G-CSF), an effective remission-induction therapy for poor-prognosis AML of childhood prior to ALLogeneic or autologous bone mattow transplantation: experience of a phase Ⅱ trial.*Br J Hematol*, 1998, 102: 647-655
244. Kojima S, Sako M, Kato K, *et al.*An Effective

Chemotherapeutic Regimen for Acute Myeloid Leukemia and Myelodysplastic Syndrome in Children with Down's Syndrome.*Leukemia*, 2000, 14 (5): 786-791

246. World Health Organization Classification of Tumours.Pathology and Genetics of Tumours of Haematopoietic and Lymphoid Tissues, 2001
247. Niemeyer CM, *et al*. Chronic myelomonooytic leukemia in childhood: a retrospective analysis of 110 cases. *Blood*, 1997, 89: 3534-3543
248. 日本小児血液学会小児MDS委員會（中畑龍俊ほか）．小児骨髓異形成症候群（MDS）診断の手引き．日本小血会誌, 1999, 13: 381-393
249. Emanuel PD, *et al*. Selective hypersensitivity to granalocyte-macrophage colony stimulating factor by juvenile chronic myeloid leukemia hematopoietic progenitors, *Blood*, 1991, 77: 924-929
250. Emanael PD, *et al*. Inhibitot of juvenile myelomo nocytic leukemia cell growth in vitro by farne-Syltransferase in hibitors, *Blood*, 2000, 95: 639-645
251. 高山順ほか. 成人型 CML の小児の骨髓移植成績. 厚生省がん研究助成金「小児の難治性白血病，二次性白血病の治療法の確立に関する研究」平成9年度研究報告書. 1998. 121-123
252. Brunning Rd, *et al*.Acute leukemias of ambiguous lineage.Vardiman, JIV, ed.*Pathology and genetics of tumors of haematopoietic and lymphoid tissues* .Lyon: IARC Press, 2001.106-107
253. Rothe G, Schmitz G. For the Working Group on Flow Cytometry and Image Analysis.Consensus protocol for the flow cytometric immunophenotyping of hematopoietic malignancies.*Leukemia* 1996, 10: 877-895
254. Montecino-Roderiguez E, *et al*.Bipotential B-macrophage progenitors are present in adult bone marrow.*Nature Immuno*, 2001, 12: 83-88
255. Catovsky D, *et al*.A classification of acute leukaemia for the 1990s.*Ann Hematol*, 1991, 62: 16-21
256. Buccheri V, *et al*.mb-1: a new marker for B-lineage lymphoblastic leukemia.*Blood*, 1993, 82: 853-867
257. Drach D, *et al*.Flow cytometric detection of cytoplasmic antigens in acute leukemias: implications for lineage assignment.*Leuk Res*, 1993, 17: 455-461
258. Lanza F, *et al*.Comparative analysis of different permeabilization methods for the flow cytometry measurement of cytoplasmic myeloperoxidase and lysozyme in normal and leukemia cells. *Cytometry*, 1997, 30: 134-144
259. 大野竜三. STI571 による慢性骨髓性白血病治療の新展開，血液フロンティア, 2002, 12: 486-494
260. Cross AH, *et al*.Acute myeloid leukemia with T-lymphoid feature: a distinct biologic and clinical entity.*Blood*, 1988, 72: 579-587
261. Deininger WN, *et al*. The molecular biology of chronic myeloid leukemia. *Blood*, 2000, 96: 3343-3356
262. 石川順一，上田一博. 小児慢性骨髓性白血病（CML）の全国集計の結果. 厚生省がん研究助成金「小児の難治性白血病，二次性白血病の治療法の確立に関する研究」平成9年度研究報告書. 1998, 115-120
263. O'Brien SG, *et al*. Imanitild compared with interferon and low-dose cytarabine for newlydiagnosed chronicphase chronic myeloid leukemia. *N Engl J Med*, 2003, 348: 994-1004
264. 月本一郎ほか. 小児難治性白血病の実態調查成績（第 9 報）, 厚生省がん研究助成金「小児の難治性白血病，二次性白血病の治療法の確立に関する研究」班, 平成11年度研究報告書，2000. 1-4
265. 马军, 等. 慢性粒细胞白血病 CFU-GMPh 克隆研究. 中华内科杂志, 1984, 6: 912-916
266. Lin H, *et al*. Detection of dual TEL-ABL transcripts and Tel-ABL protein containing phosphotyrosin in a chronic myeloid leukemia patient. *Leukemia*, 2002, 16: 294-297
267. Kantarjian HM, *et al*. CML: A concise update. *Blood*, 1993, 82: 691-703

268. Grier HE, Civin C1. *JCML and myeloplor: ferative diseases in children*. Philadelphia: Nathan DG, Orkin SH, 1998, 1300-1307

269. Melo JM, *et al*. *CML Hematology 2003*. Am Soc Hematol Educ Program book, 2003, 132-152

270. Marks Dl, *et al*. The toxicity and efficacy of donor lymphocyte infusions given after reduced in tensity condicioning allogeneic stem cell transplantation. *Blood*, 2002, 100: 3108-3114

271. 日本小児血液学会小児MDS 委員会（中畑龍俊ほか）. 第1回MDS委員会活動報告（2000. 11.6）. 日小血会誌, 2001, 15: 54-56

272. Sasaki H, *et al*.MDS: a retrospective study of 189 Patients in Japan .*Leukemia*, 2001, 15: 1713-1720

273. World Health Organization classification of Tumours Pathology and Genetics of Tumours of Haematopoietic and Lymphoid Tissues, 2001

274. Mciejewsks JP, *et al*.Cytogenetic response in high-risk MDS following low-dose treatment with the DNA methylation inbibiter 5-AZA.*Br J Haematol*, 2001, 114: 349-357

275. Ford AM, Ridge SA, Cabrera ME, *et al*.In utero rearrangements in the trithorax-related oncogene in infant leukaemias.*Nature*, 1993, 363: 358-360

276. Gale KB, Ford AM, Repp R, *et al*.F: Backtracking leukemia to birth: identification of clonotypic gene fusion sequences in neonatal blood spots. *Proc Natl Acad Sci USA*, 1997, 94: 13950-13954

277. Alexander FE, Patheal SL, Biondi A. F: Transplacental chemical exposure and risk of infant ieukemia with MLL gene fusion.*Cancer Res*, 2001, 61: 2542-2546

278. Isoyama K, Eguchi M, Hibi S, *et al*.E: Risk-directed treatment of infant acute lymphoblastic leukaemia based on early assessment of MLL gene status: results of the Japen Infant Leukaemia Study（MLL96）.*Br J Haematol*, 2002, 118: 999-1010

279. 小坂嘉之ほか. MLL98 studyによる乳児ALLの治疗成绩. 日小血会誌, 2001, 15: 315

280. Lange BJ. The management of neoplastic disorders of haematopoiesis in children with Down's syndrome.*B J Haematol*, 2000, 110: 512-524

281. Gamis AS, *et al*.Increased age at diagnosis has a significantly negative effect of outcome in children with Down syndrome and acute myeloid leukemia: A report from the Children's Cancer Group Study 2891.*J Clin Oncol*, 2003, 21: 3415-3422

282. Miyashita T, *et al*. Clonal analysis of transient myeloproliferative disorder in Down's syndrome. *Leukemia*, 1991, 5: 56-59

283. Bonno M, *et al*. Thrombopoietin level is inversely related to blast count, not platelet number, in Down syndrome neonates with transient myeloproliferative disorder.*Am J Hematol*, 1998, 58: 267-272

284. Lange B. The management of neoplastic disorders of haematopoiesis in children with Down's syndrome. *Br J Haematol*, 2000, 110: 512-524

285. Hasle H, *et al*.A pediatric approach to the WHO classification of myelodysplastic and myeloproliferative diseases.*Leukemia*, 2003, 17: 277-282

286. Creutzig U, *et al*.Myelodysplasia and acute myelogenous leukemia in Down's syndrome.A report of 40 children of the AML-BFM Study Group. *Leukemia*, 1996, 10: 1677-1686

287. Wechsler J, *et al*.Acquired mutations in GATA 1 in the megakaryoblastic leukemia of Down syndrome.*Nat Genet*, 2002, 32: 148-152

288. Kojima S, *et al*.An effective chemotherapeutic regimen for acute myeloid leukemia and myelodysplastic syndrome in children with Down's syndrome.*Leukemia*, 2000, 14: 786-791

289. Dordelmann M, *et al*. Down's syndrome in childhood acute lymphoblastic leukemia: clinical characteristics and treatment outcome in four consectutive BFM trials.Berlin-Frankfurt-Munster Group. *Leukemia*, 1998, 12: 645-651

290. Pui CH, *et al*.Immunophenotypes and karyotypes of leukemic cells in children with Down syndrome and acute lymphoblastic leukemia.*J Clin Oncol*, 1993, 11: 1361-1367

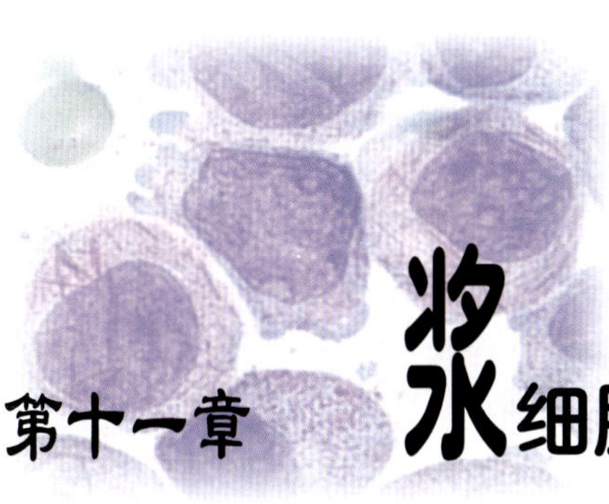

第十一章 浆细胞恶性疾病

朱 侯

蓉 健

浆细胞病（plasma cell dyscrasia）是指由于单克隆浆细胞异常增生并分泌单克隆免疫球蛋白或其多肽链亚单位的一组疾病。这种结构均一、抗原性完全相同的免疫球蛋白（immunoglobulin，Ig）或其多肽链亚单位（轻链或重链）在临床上称为“M”成分（monoclonaL component）或“M”蛋白（M protein）；M蛋白鉴定可见血清或尿中出现单克隆性免疫球蛋白或轻链或重链片段[1]。

浆细胞是一种高度分化的B淋巴细胞，具有分泌免疫球蛋白的功能。正常情况下，浆细胞群合成和分泌的免疫球蛋白为多克隆性免疫球蛋白，所以血清蛋白电泳呈现为不均一性。每一个免疫球蛋白分子由两条相同的重链和两条相同的轻链组成，根据其重链氨基酸组成及抗原性的不同分为5类免疫球蛋白即IgG、IgA、IgM、IgD和IgE，分别以希腊字母γ、α、μ、δ、ε代表5种重链。根据轻链抗原性的差异，可将其分为λ和κ两型。人体血清中的免疫球蛋白是5种免疫球蛋白的混合物。浆细胞病发生时，单克隆性浆细胞异常增生，合成及分泌这种结构均一的M蛋白。M蛋白在血清蛋白电泳时呈现为明显的窄底高峰带。M蛋白有以下3种类型：①完整的免疫球蛋白分子，其轻链仅具有一种抗原性，λ链或κ链；②游离λ链或κ链；③仅有重链片段。同时，由于浆细胞的正常多克隆增殖受到抑制，因此，正常多克隆的免疫球蛋白合成及分泌减少。

临床上，可将浆细胞病分为恶性与良性。恶性浆细胞病具有明显的临床症状和病理特征，临床表现由浆细胞的恶性增生及其所分泌的单克隆免疫球蛋白直接引起，包括骨髓瘤（多发性、孤立性、髓外、浆细胞白血病）、巨球蛋白血症、重链病、原发性淀粉样变性、皮肤黏液性水肿样苔藓等。良性浆细胞病时其单克隆浆细胞呈良性过程，浆细胞分化良好，分泌的单克隆免疫球蛋白数量有限，主要继发于多种慢性炎症、结缔组织病、非单核－巨噬系统肿瘤、脂肪代谢障碍、慢性肝病、病毒感染和药物过敏，也有一些原因不明的良性单克隆高免疫球蛋白血症。临床症状主要与原发病有关，但也有个别患者经数年以后可转化为恶性浆细胞病。本章仅就几种主要的恶性浆细胞病进行介绍。

第一节 多发性骨髓瘤

多发性骨髓瘤（multiple myeloma，MM）是一种最为常见的恶性浆细胞疾病，好发于中老年，男性多于女性，约占血液系统恶性肿瘤的10%左右。2004年，美国有15 270新诊断的多发性骨髓瘤患者，其中男性8 090人，女性7 180人，并且有11 070人死于该病，这一数字占所有癌症死亡人数的2%。2005年美国新发患者数约为15 980例，占所有血液系统恶性肿瘤的10%，占所有癌症的1%。过去的十年里，骨髓瘤的年发病率（男性5.3/10万，女性3.5/10万）及死亡率（男性3.7/10万，女性2.5/10万）基本维持稳定。

一、流行病学

1. 性别　男性发病率高于女性，男女比例约为1.4∶1.0。

2. 年龄　根据大部分肿瘤登记处的资料，本病的中位发病年龄为71岁，但大部分临床研究报道则显示发病的中位年龄为60岁左右[2]。

3. 种族　本病的年发病率各个种族间存在差异。白种人中，男性发病率为6.4/10万，女性为4.1/10万；黑种人中，男性12.7/10万，女性10.0/10万。社会经济学及环境因素不能解释该种族间的差异，因此目前推测可能与一些未知的遗传学因素有关。

4. 地理　多发性骨髓瘤的发病无明确的地区差异。在欧洲，北欧国家、英国、瑞典及爱尔兰发病率最高，法国、奥地利及斯洛文尼亚发病率较低，而亚洲国家发病率最低。尽管资料显示发病率在大多数发达国家中较高，但这可能与发达国家人们平均寿命长且健康普查较为频繁有关。

5. 生存期　接受常规化疗的患者中，平均生存期为3.5年，5年生存率约为25%～30%，且年龄大于65岁的患者5年生存率（20%～25%）低于年龄小于65岁者（30%～35%）。

二、病因及危险因子

目前尚未发现导致多发性骨髓瘤发病的明确病因，推测其可能与以下因素有关。

（一）环境

一些环境因素已提示与骨髓瘤的发病有关，包括放射线暴露（放射科医师及镭操作人员）、职业暴露（农业、化学、冶金、橡胶植物、纸浆及造纸工作人员、制革工人），以及接触甲醛、环氧丙烷、毛发染料、喷漆及石棉等化学物质。但上述因素与骨髓瘤发病的相关性并未显示出具有统计学意义。

（二）病毒

一项前期研究数据显示，多发性骨髓瘤患者的树突状细胞中单纯疱疹病毒-8出现率增高，提示该病毒可能与骨髓瘤的发病有关。但这一结论尚未得到进一步证实。同时，尚无研究证实骨髓瘤患者能够对该病毒产生抗病毒免疫应答。

（三）细胞遗传学

骨髓瘤细胞分裂中期细胞遗传学异常，尤其是13q缺失或13号染色体单体。通过常规细胞遗传学检查可发现15%～20%的骨髓瘤患者存在上述两种染色体异常，而该突变的出现常预示患者对常规及大剂量化疗疗效不佳，往往预示预后较差。目前采用分裂间期荧光原位杂交（FISH）技术联合13q34（视网膜母细胞瘤基因，Rb-1）特异性探针，使该预后因子（30%～50%）检出率提高一倍。采用FISH对其他区域进行研究，结果显示与较差预后相关的突变包括17p13（p53）缺失和11q异常[3]。位于14q32的免疫球蛋白重链基因则常常涉及伙伴染色体4、6、8、11及16的易位，见表11-1。

表 11-1　多发性骨髓瘤中涉及的染色体易位及癌基因

位点	癌基因	发生率（%）
11q13	Cyclin D1	15～20
6p21	Cyclin D3	5
4p16.3	FGFR3和MMSET	12
16q23	C-maf	5～10
8q24	C-myc	＜10
6p25	MUM1/IRF4	5
20q11	MAFB	5
1q21-34	bcl-9，IL-6R，mcl-1	常见

（四）遗传

尽管多发性骨髓瘤不是一种遗传性疾病，但已有大量病例报道称该病的发病具有家族聚集性。然而，一些病例对照研究显示在多发性骨髓瘤、其他血液系统恶性肿瘤或其他癌症患者的亲属中发病率并无明显增高。

（五）意义未明的单克隆丙种球蛋白病（MGUS）

研究已发现每年约有1%的MGUS患者可发展为骨髓瘤、巨球蛋白血症样淋巴瘤或淀粉样变。

三、临床表现

多发性骨髓瘤的临床表现多种多样，可提示诊断的表现包括溶骨性骨损害、贫血、氮质血症、高钙血症及重复感染等。大约有30%的患者在诊断时无明显症状，仅通过偶然的检查而被发现。因此，在对中老年患者详细询问病史并进行系统查体后，出现以下临床表现中的一种或多种时应考虑是否存在骨髓瘤。

（一）骨破坏症状

骨痛通常为本病的首发症状，尤其是由于椎体或肋骨压缩性骨折所致的骨痛最为常见。初诊病例中，约70%的患者存在溶骨性损害，这是由于破骨细胞的加速形成所致。骨髓微环境及少量骨髓瘤细胞可产生破骨细胞活化因子，进而诱导破骨细胞活性及数量的增加。这些因子包括IL-1B、TNF-α、IL-6，以及新近确定的一些因子，如osteoprotogerin、TNF-相关活化诱导细胞因子（TNF-related activation induced cytokine，TRANCE）和核因子κB受体活化因子（receptor activator of nuclear factor κB，RANK）等。此外，近来还发现多发性骨髓瘤细胞可产生一种名为DKK-1的可溶性因子，具有抑制成骨细胞活性的作用，从而可加重骨质破坏[4]。

（二）免疫力下降和（或）骨髓功能异常

骨髓瘤患者可出现反复或持续的细菌感染，典型的正细胞正色素性贫血，白细胞减少和（或）血小板减少等。许多骨髓瘤患者可发生细菌感染，且往往较为严重。过去G^+菌如肺炎链球菌、金黄色葡萄球菌及流感嗜血杆菌是最常见的病原体。而近年来，G^-菌出现率日渐增高。多发性骨髓瘤患者对细菌感染的易感性增高，可能是由于宿主防御机制的损害所致，如低丙种球蛋白血症、粒细胞减少及细胞调节免疫力下降等。约有60%的患者在诊断时存在正细胞正色素性贫血，这可能是由于浆细胞浸润骨髓使红细胞生成减少所致。伴肾损害的患者也可能由于促红细胞生成素（EPO）水平降低，从而加重贫血的程度。

（三）高钙血症

初诊患者中，约20%存在继发于骨骼损害的高钙血症（校正血清钙水平＞115mg/L），且长时间的高钙血症可加重病情。当骨髓瘤患者出现呕吐、乏力、意识模糊、多尿或便秘等症状时应考虑是否存在高钙血症。高钙血症的出现可能提示着高肿瘤负荷，因此出现该症时应立刻进行治疗，且往往需要较大强度的治疗。

（四）肾损害

约20%的患者可出现肾功能不全，而另有20%的患者在疾病晚期可并发肾功能不全。轻链管型肾病是导致肾衰竭的最常见原因。高钙血症、脱水及高尿酸血症也可影响肾功能。此外，少数情况下淀粉样变、轻链沉积病、用于止痛的非甾体类抗炎药物及钙结石等也可损害肾功能。新近研究还发现，双膦酸盐的应用也与肾衰竭有关。

（五）持续血沉（ESR）或血黏度增高

由于过高的血清单克隆免疫球蛋白致使血液黏滞性增加，血液流动缓慢，微循环障碍，引起头晕、视力障碍、手足麻木，严重时可影响大脑功能，导致昏迷。此种高黏滞综合征多见于IgG型及巨球蛋白血症。部分患者的M成分为冷球蛋白，该蛋白在遇冷时易发生沉积，引起微循环障碍，出现手足发绀、冰冷、麻木及疼痛表现，遇热后症状缓解，即雷诺现象。

（六）其他

此外，M蛋白的轻链或多糖复合物沉淀于器官，产生淀粉样变性，引起相应的临床表现，如舌肥大，腮腺肿大，心脏扩大，腹泻或便秘，肝、脾肿大及外周神经病等。累及神经系统时可主要表现为周围神经病和神经根综合征，胸、腰椎病理性骨折可导致截瘫。

四、筛查与诊断

对于多发性骨髓瘤来说，通常需要综合骨髓浆细胞增多及尿和（或）血清单克隆蛋白所导致的一系列临床表现后作出诊断（表11-2）。此外，骨髓瘤中一类免疫球蛋白（M蛋白）产生过量，而多克隆的免疫球蛋白通常受抑制。

（一）初始检查

对于考虑为浆细胞病的患者初始检查应当首先进行如下检查：全血细胞计数及分类、血小板计数，血清尿素氮（BUN）、肌酐及电解质，血清钙及白蛋白，ESR和血粘度，血清免疫球蛋白定量，血清蛋白电泳（SPEP）及免疫固定来明确M蛋白类型，骨髓穿刺及活检以评估浆细胞增多情况。此外，还应进行游离轻链检测（本周蛋白）以及骨骼标准X线成像，尤其是轴骨。

除此之外，核磁共振成像（MRI）检查有助于判断是否存在脊髓压迫，且MRI可鉴别全身性信

表 11-2 浆细胞病变常见的实验室特征

多发性骨髓瘤
骨髓浆细胞大于 10%
单克隆免疫球蛋白峰（通常＞ 30g/L）
正常免疫球蛋白水平下降
出现本周蛋白
溶骨性骨病或广泛骨质疏松
冒烟型骨髓瘤
与多发性骨髓瘤相同但无症状
血红蛋白＞ 105g/L
单克隆免疫球蛋白峰（＜ 45g/L）
血清钙及肌酐水平正常
无溶骨性损害
孤立性骨浆细胞瘤（SPB）
由于浆细胞瘤所致的孤立性骨骼损害
骨扫描及骨骼、脊柱、骨盆 MRI 均正常
无贫血、高钙血症或肾病变
正常免疫球蛋白水平正常
意义未明的单克隆丙种球蛋白病（MGUS）
单克隆免疫球蛋白水平＜ 30g/L
骨髓浆细胞＜ 10%
无骨骼损害
无浆细胞恶变所致的症状
正常免疫球蛋白水平一般正常
不伴骨髓瘤的淀粉样变性
与 MGUS 相同 + 活检证实为淀粉样变性

号异常与局部损害，因此能够用于治疗后的监测。MRI 在不分泌性骨髓瘤但表现为大范围损害患者的分期中显得尤其重要。CT检查有助于显示髓外病变。正电子发射断层扫描（PET）有助于判断病变的范围；EPO 水平的检测有助于决定是否需要进行EPO治疗。骨髓穿刺活检和骨髓标本细胞遗传学研究对多发性骨髓瘤也有一定的意义。近来血清游离轻链分析已在轻链型、寡分泌型或不分泌型骨髓瘤、肾衰竭及淀粉样变性患者中得到应用，具有其他检测项目所不具备的优势。

（二）诊断标准

多发性骨髓瘤的诊断应根据血液学、放射学和免疫学三方面的检查。

1. 主要标准

（1）组织活检证明有浆细胞瘤。

（2）骨髓检查：浆细胞＞ 30%。

（3）单克隆免疫球蛋白（M蛋白）：IgG＞35g/L，IgA ＞ 20g/L，尿内 κ 或 λ 链排泄量＞ 1g/24h，无其他有意义的蛋白尿。

2. 次要标准

（1）骨髓检查：浆细胞 10% ～ 30%。

（2）单克隆蛋白尖峰存在，但少于上述标准。

（3）X 线检查有溶骨性损害。

（4）正常IgM＜0.5g/L，IgA＜1g/L，IgG＜6g/L。

根据 Durie-Salmon 诊断标准，符合 1 条主要标准及至少1条次要标准；或符合3条次要标准，其中必需包括第（1）、（2）条次要标准，即可诊断为多发性骨髓瘤。

五、实验室与病理学特征

（一）外周血

外周血涂片通常显示为正细胞正色素性贫血，红细胞呈缗钱状排列，浆细胞可见。

（二）骨髓

骨髓检查浆细胞数常增高（＞15%），且伴有明显的形态异常，大多数表现为幼稚浆细胞特征：直径 15 ～ 30μm，外形不规则，胞浆呈灰蓝色，核旁空晕不明显，核染色质较疏松，有1～2个核仁，胞浆中有葡萄样空泡或嗜酸小体。这些细胞 CD38、CD138 及胞浆免疫球蛋白（cIg）通常为强阳性，而 CD5、CD20 及表面免疫球蛋白(sIg）通常为阴性。此外，正常浆细胞表达CD19，而恶性浆细胞CD19表达缺失，这可能与Pax-5基因表达的缺失相关。CD10表达也常为阴性，但在进展期疾病中也可见表达。采用 κ 及 λ 抗体进行免疫过氧化物酶染色，通常可显示浆细胞增生为单克隆性。

浆细胞骨髓瘤中，骨髓侵犯的形式可为局灶性。因此，当穿刺部位未及侵犯时浆细胞计数可能正常，此时最好行放射线检查、多部位穿刺或直接病灶部位取材活检。

（三）M 蛋白

产生的M蛋白类型为IgG（60%）、IgA（20%）、IgD（2%）、IgE（<0.1%）或仅有κ或λ轻链（18%）。极少数患者（<1%）中可出现双克隆性骨髓瘤蛋白，约1%～2%的患者为不分泌性骨髓瘤，因其浆细胞不分泌可检测到的单克隆免疫球蛋白。血清总蛋白常超过正常，其中球蛋白增多，白蛋白正常或减少，白、球蛋白比例倒置。血清蛋白电

泳在球蛋白区域可见一窄底高峰带。90% 以上的患者有蛋白尿。本周蛋白为经肾排出的轻链，当尿液加温至60℃时开始凝固，加热至沸点时溶解，再降至60℃以下时再次出现沉淀。本周蛋白可间歇出现，晚期则持续存在。

（四）影像学

本病的骨骼病变在 X 线上的典型病变为圆形、边缘清楚如凿孔样的多个大小不等的溶骨性损害；也可表现为弥漫性骨质疏松或病理性骨折，骨质硬化较少见。

（五）其他

广泛骨质破坏，M蛋白与钙结合可使血钙增高。晚期肾功能受损时，血磷也可升高。同时乳酸脱氢酶（LDH）、C 反应蛋白（CRP）及 β_2- 微球蛋白（β_2-M）在血清及尿中的含量可反应肿瘤负荷，有助于判断预后。

六、分型、分期与预后

（一）分型

依照增多的异常免疫球蛋白类型可分为以下 8 型。

1. IgG 型　最常见，约占 60%，具有典型的多发性骨髓瘤特征。

2. IgA 型　约占20%，肿瘤细胞胞浆常呈火焰状。此外，高脂血症、高胆固醇血症及髓外骨髓瘤较常见。

3. IgD 型　10% 以下，发病年龄偏低，由于IgD含量偏低，因此较少发生高球蛋白血症或白、球蛋白比例倒置，骨髓外浸润多见，本周蛋白阳性率高，85% 以上为 λ 轻链。

4. IgM 型　国内少见，多有溶骨性损害，易发生高黏滞血症和雷诺现象。

5. IgE型　极为罕见，国内外总计报告约为30余例。与其他骨髓瘤相比，IgE 骨髓瘤无特征性的临床表现。其血清中单克隆 IgE 含量甚高[5]。

6. 轻链型　约占 12% ~ 20%，血和（或）尿的免疫电泳可检出大量轻链（κ或λ链），尿本周蛋白阳性，骨质破坏严重，常有肾功能损害。

7. 双克隆型　常见 IgM 合并 IgG 或 IgA，两者常含同一种轻链，偶尔为两种轻链。

8. 不分泌型　约占 1%，有骨髓瘤的临床表现，但血及尿中无M蛋白或其多肽链亚单位。本型又分为不合成型即瘤细胞内无M蛋白和不分泌型即瘤细胞内确有M蛋白的合成，但不能分泌至体液中。事实上，通过更为精确的检测手段，如血清游离轻链检测等，约2/3的所谓不分泌型患者血清中可检测到游离轻链。

（二）分期

多发性骨髓瘤分期中，Durie-Salmon 分期体系仍是目前最常用的一种（表11-3）。然而，该分期标准具有较大的可变性，从而影响了其精确性。此外，该分期体系尚未对新近采用大剂量化疗及新药物治疗后的疗效及生存期进行评估，因而还存在一定缺陷。2005年全球17家研究中心根据 10 750 例骨髓瘤患者的临床资料，进行合作研究后共同提出与预后相关的国际分期体系（international staging system，ISS）[3]。根据患者的血清 β_2-MG 和血清白蛋白（ALB）水平，将骨髓瘤分为3期：I期（中位生存期62个月）β_2-MG 小于 3.5mg/L，ALB 大于 35g/L；II 期（中位生存期 44 个月）β_2-MG 小于 3.5mg/L，ALB 大于 35g/L 或 β_2-MG 为 3.5 ~ 5.5mg/L；III 期（中位生存期 29 个月）β_2-MG 大于 5.5mg/L。该分期体系更便于操作，且能很好地反映患者的预后，临床医师可以根据简单的实验室参数客观地判断患者的病情。

（三）预后

1. 细胞遗传学异常　染色体异常，尤其是整条 13 号染色体的缺失（单体性）或 13 号染色体部分缺失（13q）较为常见。具有低二倍体核型的患者与标准化疗及大剂量化疗后较差的生存期相关，伴有DNA低二倍体改变的患者不易对化疗产生反应。原发性染色体易位可涉及 11q13（cyclin D1），6p21（cyclin D3）及 16q23（c-maf）等。多变量分析显示上述染色体异常是生存期最为重要的预测因子[2]。

2. β_2 微球蛋白　血清 β_2M 水平是一个重要且使用方便的预后指示因子。未进行细胞遗传学研究的多变量分析中，β_2M 仍能够成为一个最重要的预后指示因子[7]。由于β_2M可通过肾排泄，因此在肾衰竭患者中可观察到高水平的 β_2M，这种情况下，β_2M 升高的指示意义相对较差。

3. LDH　血清LDH水平较高通常预示此类患者预后较差，易出现髓外浸润、病情进展至浆细胞白血病、出现药物耐受及生存期较短等。

表 11-3　Durie-Salmon 分期体系

分期	标准	肿瘤细胞群（$\times 10^{12}/m^2$）
I	血红蛋白＞100g/L	＜0.6（低）
	血清钙水平≤120mg/L（正常）	
	血清骨髓瘤蛋白产生率低	
	IgG＜50g/L	
	IgA＜30g/L	
	本周蛋白＜4g/24h	
	无骨损害或骨质疏松	
II	不符合高度或低度分类的所有患者	0.6～1.2（中）
III	血红蛋白＜85g/L	＞1.2（高）
	血清钙＞120mg/L	
	血清或尿骨髓瘤蛋白产生率非常高	
	IgG＞70g/L	
	IgA＞50g/L	
	本周蛋白＞12g/24h	
	骨骼检查中溶骨病损大于三处（骨扫描通常患者无法接受）	
亚型		
A	肾功能正常（血清肌酐＜20mg/L）	
B	肾功能异常（血清肌酐≥20mg/L）	

4. 其他指示因子　与较短生存期相关的因子还包括年龄大于等于65岁、血小板计数低于13×10^9/L、C反应蛋白增高、浆细胞标记指数高、组织学检查见到原始浆细胞及CD10的表达等[8]。

七、治疗反应标准

由于各个研究机构对多发性骨髓瘤疗效反应的判定标准不同，在过去对治疗反应率进行比较极为困难。骨髓瘤中最常用的疗效标准为欧洲血液小组、骨髓移植登记处/美国骨髓移植登记处（EBMT/IBMTR/ABMTR）、西南肿瘤小组（SWOG）、东部肿瘤协作小组（ECOG）以及慢性白血病－骨髓瘤任务小组所提出的一些疗效标准，所有这些标准均主要依赖于采用电泳对血清及尿单克隆（M）蛋白水平进行测定，随后对疗效类型进行分层。EBMT/IBMTR/ABMTR标准，即Bladé标准，目前在临床上较为常用，具体如下[9]：

（一）完全缓解（complete remission，CR）

需符合以下各项：

1. 持续6周免疫固定电泳检查血、尿M蛋白阴性；

2. 骨髓标本中浆细胞低于5%；

3. 骨骼损害范围及数量没有增加且软组织浆细胞瘤消失。

（二）部分缓解（partial remission，PR）

需达到以下各项：

1. M蛋白水平下降大于等于50%和（或）尿M蛋白下降大于等于90%，维持至少6周；

2. 骨骼损害范围及数量没有增加，至少持续6周。

（三）最低治疗反应（minimal response，MR）

血清M蛋白水平下降25%～49%和(或）尿M蛋白下降50%～89%，但仍超过200mg/24h，持续至少3周。

（四）无改变（no change，NC）

没有达到MR和疾病进展标准者。

（五）平台期

各项指标稳定（上下变化不超过25%）持续3个月以上。

（六）疾病进展（progressive disease，PD）

未达到CR的患者疾病进展的标准必须达到以下条件之一：

1. 血清M蛋白增加25%以上，同时增加的绝对值必须大于等于5g/L，至少1次重复检查确认；

2. 24小时尿轻链定量增加大于25%，同时增加的绝对值必须大于200mg/24h，至少1次重复检查确认；

3. 骨髓穿刺或骨髓活检标本中浆细胞数增加大于25%，同时增加的绝对值必须大于0.100；

4. 原有的溶骨损害或软组织浆细胞瘤体积较前增大；

5. 出现新的溶骨病变或软组织浆细胞瘤（出现压缩性骨折不除外，也不作为疾病进展的指标）；

6. 出现其他原因不能解释的高钙血症（校正后的血清钙＞115mg/L或2.8mmol/L）。

（七）复发（relapse）

达到CR后复发的标准为达到以下条件之一者：

1. 血清或尿IFE或常规电泳中M蛋白又转为阳性，至少1次重复检查确认，不包括寡克隆免疫球蛋白；

2. 骨髓穿刺或活检标本中浆细胞≥0.05；

3. 出现新的溶骨病变或软组织浆细胞瘤，或原有的溶骨病变范围增加（发生病理性骨折不影响对疗效的判断，也不作为出现疾病进展的指标）；

4. 出现其他原因不能解释的高钙血症（校正后的血清钙大于115mg/L或2.8mmol/L）。

八、治　　疗

在过去的30年里，常规化疗未能取得明显进展，仅5%～10%的多发性骨髓瘤患者能够存活10年以上，且仍不能得到根治。近十年来，对于骨髓瘤生物学及其骨髓微环境方面的研究已取得了激动人心的进展，这将有助于开发更适合的特异性靶向治疗干预方法以改进疗效及预后[10]。

（一）初诊患者的治疗

对于无骨损害且进展缓慢的冒烟型骨髓瘤患者及Durie-Salmon I期骨髓瘤患者来说，在疾病进展之前可维持较好的状态数月至数年不等，因此除非出现疾病进展（血清或尿中M蛋白持续增高＞25%或出现新的溶骨病灶或出现高钙血症）征象，治疗可暂缓进行。但应定期随访，患者每3个月体检1次，复查血清及尿中病变蛋白含量，必要时复查骨髓象及骨骼X线，当发现疾病进展至Durie- SalmonII期及以上时按系统性骨髓瘤进展期进行治疗。而对于已有疾病进展征象（例如X线出现骨质破坏、贫血等）或Durie-Salmon I期以上的骨髓瘤患者应立即进行治疗，可选择以下治疗方法。

1. 放疗　孤立性浆细胞瘤一般推荐将放疗作为初始治疗方案。其中孤立性骨浆细胞瘤患者推荐病变部位放疗（＜45Gy），开始放疗后每3～6个月复查M蛋白定量，全血细胞计数、分类、血小板，每年定期或根据临床变化情况进行骨骼检查及骨活检。孤立性软组织浆细胞瘤患者推荐病变部位放疗（≥45Gy）或手术，注意随访，血清M蛋白随访同孤立性骨浆细胞瘤，放疗后第1年内每6个月复查一次CT或MRI，此后根据临床变化复查CT。对于初始治疗有效（治疗后血、尿M蛋白下降＞50%）后疾病又有进展或原发难治性者［血M蛋白下降＜50%和（或）出现新的溶骨病变或出现高钙血症］，则根据检查结果重新分期，治疗参照进展期系统性骨髓瘤。此外，对于有骨痛的患者考虑早期进行放疗，宜行小剂量放疗（10～30 Gy）。在干细胞移植和大剂量化疗（HDT）中也考虑联合使用全身放疗（TBI），但疗效尚不确切。

较高剂量的放疗（40～50Gy）可用于控制并治愈骨及髓外孤立性浆细胞瘤；而较低剂量的放疗（20～30Gy）可用于缓解由于肿瘤浸润、病理性骨折及脊髓压迫产生局部骨痛患者的疼痛。值得重视的是大剂量激素治疗后能极好地减轻疼痛，尤其是对初诊患者。

放疗使用应当谨慎，因为在HDT的候选者中放疗可损伤干细胞，不利于随后的干细胞动员与采集。

2. 化疗　进展期系统性骨髓瘤患者首选常规剂量化疗及双膦酸盐作为主要的治疗方案。其中化疗首选地塞米松及地塞米松联合沙利度胺[11]；MP方案（美法仑、泼尼松龙）及VAD方案（长春新碱、多柔比星、地塞米松）等。

（1）地塞米松/沙利度胺：沙利度胺单药或与地塞米松联合应用治疗初诊患者。单药治疗时，大约36%的患者治疗有效（M蛋白下降50%）；而与地塞米松联合应用时，有效率提高，两项研究中有效率分别为72%和60%，其中一项研究完全缓解率达16%。最近有研究表明，沙利度胺联合地塞米松治疗骨髓瘤要优于地塞米松单药及VAD方案化疗。且这种治疗方法不会损失干细胞，因而能够保证采集到足够的干细胞[12]。但在沙利度胺与地塞米松联合治疗的研究中发现，血栓形成事件明显增加，因此提倡在治疗过程中预防性应用丙酮香豆素钠或低分子肝素。

（2）VAD或DVD方案：VAD方案或DVD方案（长春新碱、脂质体阿霉素及地塞米松）有助于保护干细胞，从而不会影响干细胞的采集。这类治疗方案在初治患者中有效率可达55%，但总体生存期（OS）与MP方案相比并未显示出优势。与MP方案相比，采用以VAD为基础的方案能够更快地产生治疗反应；这些快速的治疗反应为伴有高钙血症、肾衰竭及严重骨痛的患者带来了益处，且对于肾衰竭的患者，此类方案应用时无需进行剂量调整。但在地塞米松/沙利度胺成为一线治疗后，因其静脉用药不方便及其伴随的药物毒性，VAD方案的应用开始下降。但有肾衰表现需要快速起效及计划进行HDT的患者，仍推荐将VAD方案作为主要的初始化疗方案[2]。

（3）地塞米松冲击治疗：可用于需要进行椎体放疗治疗脊髓压迫的患者，由于椎体压迫产生疼痛的患者往往需要立即进行放疗，而进行激素冲击治疗可避免严重的骨髓抑制。有细胞毒化疗禁忌证（例如严重的全血细胞减少或需要扩大局部放疗）的患者，推荐使用大剂量地塞米松单药化疗作为初始治疗方案，同时该方案作为初始治疗方案对有肾衰表现的患者也有一定的效果。当出现骨髓毒性反应时应调整剂量。治疗一般需持续至平台期（病变蛋白水平稳定3个月）方可考虑停止，达最大疗效后则最多再维持治疗两个周期，此后继续治疗将不会延长平台期的持续时间。

（4）MP方案：美法仑与泼尼松联合治疗已有30余年，疗效确切，而其他多种烷化剂的联合治疗未显示出优于MP方案。70岁以上的骨髓瘤患者及大部分不打算进行HDT治疗的骨髓瘤患者首选MP方案作为标准治疗方案。进行治疗前中性粒细胞计数应大于$1.0 \times 10^9/L$，血小板计数应大于$75 \times 10^9/L$。中性粒细胞计数及血小板计数低于要求值的患者推荐使用环磷酰胺化疗。对绝大多数平台期或缓解期后复发的患者来说，最合适的化疗方案为口服美法仑±泼尼松龙，但上述两种方案对有肾功能损害的患者要慎用。初始治疗有效或治疗后病情稳定的患者在随访/维持治疗过程中又出现疾病进展时，若情况许可推荐进行移植治疗，若不适宜移植治疗则推荐进行补救治疗。一项meta分析，比较了MP与其他联合化疗方法治疗多发性骨髓瘤对患者生存期的影响，结果未显示出明显差异。联合化疗可能并不优于MP方案，即使是在预后不良的患者中[13, 14]。大约40%的患者可对MP方案治疗产生反应，中位缓解期为18个月，中位总体生存期为3年。

美法仑及其他烷化剂可损伤骨髓干细胞，影响干细胞的动员。广泛的烷化剂应用，还可能继发产生骨髓增生异常综合征（MDS）或急性髓系白血病（AML）。在初治患者中联合应用激素，如MP方案治疗，则可降低上述烷化剂的缺陷。

（5）MP方案联合沙利度胺（MPT）：一项前瞻性随机试验显示，60岁以上的患者中，采用MPT方案治疗总有效率达78%，接近CR者为28%；而采用MP方案治疗接近CR者仅5%。因此，不宜行HDT治疗的老年患者可考虑采用MPT方案进行治疗。

（6）诱导后大剂量化疗：诱导缓解后采用HDT可提高缓解率及无事件生存期（EFS）和OS。一项随机实验（IFM 90）显示该方法能够明显提高无事件生存期（EFS）（中位生存期28个月 *vs* 18个月）及OS（57个月 *vs* 42个月），而这一结果在其他大型随机研究中也得到了证实（中位OS 54.8个月 *vs* 42.3个月）（MRC VII）[13]。这些研究中纳入的患者大部分小于65岁。65岁以上70岁以下的患者对HDT联合外周血干细胞支持治疗耐受较好，且死亡率无明显增加。此外，在EFS及OS方面，与匹配的65岁以下组相比，年龄较大（≥65岁）者也可作为HDT的候选者。新近，更为年长一些的患者（＞70岁）接受中剂量美法仑治疗（$100mg/m^2$）结合干细胞支持与接受常规治疗年龄匹配的患者相比，已显示出了较好的疗效。

大剂量烷化剂，最为常用的是美法仑$200mg/m^2$联合外周血干细胞支持治疗，是一种标准的预处理方案。联合TBI并不能改善治疗结果，反而可增加死亡率并导致猝死。此外，Fermand等已证实在初始诱导治疗后复发的患者中，预防性使用大剂量化疗与大剂量化疗作为抢救治疗相比较，发现生存期相同。

（7）随访：对于初始治疗有效或治疗后病情稳定的患者可继续治疗直至平台期，此后可选择仅仅随访或随访联合维持治疗，其中随访包括至少每3个月复查1次M蛋白定量及免疫球蛋白定量，血清BUN、肌酐及钙，其余检查同孤立性浆细胞瘤随访检查。维持治疗一般选择激素，干扰素也可考虑。此外，此类患者如心、肺、肝、肾功能较好，可推荐进行HDT联合自体干细胞移植（ASCT）治疗，也可考虑异体干细胞移植，但应在临床实验条件下进行。

（二）复发或难治性骨髓瘤的治疗

大约30%～50%的初诊患者对化疗无反应。此外，事实上所有对初始治疗有反应的骨髓瘤患者均会复发（除外一些与本病无关原因死亡者）。而治疗后未维持缓解的患者中，继续初始治疗方案治疗后，约60%的患者可获得第二次较短期的缓解或维持一个较稳定的肿瘤负荷。

1. 常规化疗 约有1/3的VAD难治性骨髓瘤患者，采用烷化剂单药或联合治疗有效。例如，静脉注射美法仑（70～100mg/m^2）与大剂量环磷酰胺和依托泊苷联合治疗（表11-4）。

2. 沙利度胺 沙利度胺治疗复发、难治性多发性骨髓瘤疗效确切，大约30%的患者M蛋白水平至少下降50%。治疗获得缓解后能够维持较长时间。一项大型队列研究中，骨髓瘤患者接受沙利度胺治疗，2年无事件生存率为25%。沙利度胺的剂量逐级增加，起始剂量为200mg，随后逐渐加量至800mg。近来，更小剂量已应用于提高耐受性并扩大使用范围。临床及试验环境下观察沙利度胺与其他化疗的协同作用，结果发现沙利度胺与其他药物联合治疗疗效令人鼓舞，例如与糖皮质激素及化疗联合应用[15]。已有报道称在这些联合治疗中，治疗反应率较高。但有关反应停的合适剂量目前尚未明确，绝大多数患者对300～400 mg甚至更低的剂量治疗有效，当剂量大于600 mg时大部分患者不能耐受。对沙利度胺单一治疗无效的患者可考虑与地塞米松联合治疗。在使用沙利度胺和地塞米松联合治疗的过程中应注意防治静脉血栓及神经毒性副作用。

3. 大剂量化疗 大剂量美法仑及干细胞挽救治疗可用于难治、复发的患者。国外临床试验（S9321）结果显示，与疾病复发时进行挽救性ASCT比较，早期ASCT组与常规化疗后复发再行ASCT组的缓解率相仿，无进展生存期略长于常规化疗组（$P = 0.047$），但总生存期没有明显差异（$P = 0.8$）。

（三）缓解后的维持治疗

1. 烷化剂 与未接受维持治疗的患者相比，使用烷化剂的维持治疗不能延长生存期。连续烷化剂治疗还可使大约2%的患者面临脊髓发育不良或急性白血病的危险。

2. 激素维持治疗 美国西南肿瘤小组（SWOG）进行了一项随机研究，对隔日小剂量（10mg）与大剂量（50 mg）口服泼尼松作为VAD为基础方案诱导缓解后维持治疗的疗效进行了评估。结果显示大剂量泼尼松治疗组中，中位疾病无进展生存期（14个月 *vs* 5个月）及总体生存期（37个月 *vs* 26个月）均有提高。

3. 沙利度胺 对沙利度胺治疗有反应并达到最大反应的患者，接受小剂量沙利度胺（50～100mg）加或不加地塞米松（40mg × 4天/月）作为维持治疗。该种干预治疗的剂量、频次及疗程尚处于观察阶段。

4. α-干扰素 α-干扰素作为常规化疗后的维持治疗已进行了观察研究。一项对于24个随机研究的大型回顾性分析揭示，在中位疾病无进展生存期及总体生存期方面有临界改善，分别为6个月和4个月。这种微小治疗益处的获得，伴随着昂贵的费用及治疗毒性。目前干扰素作为维持治疗的作用尚未有决定性的证据。近来一项大型、随机的团体试验显示，干扰素维持治疗并无益处（常规化疗及自体移植后），一般不推荐在移植后及诱导治疗过程中使用干扰素。但在常规化疗或HDT治疗后的平台期中使用干扰素作为维持治疗具有临床作用，但根据生活质量调整年（quality adjusted life years，QALY，用健康满意的生活年数来衡量患者实际的生命年数）计算时，每年所需费用较为昂贵。

（四）干细胞移植（SCT）

对于进展期系统性骨髓瘤且一般状况良好的患者，若初始治疗有效或治疗后病情稳定可考虑进行移植治疗，同时补救治疗后有效或病情稳定的骨髓瘤患者也可考虑进行移植治疗。常用的移植方法为自体干细胞移植（ASCT），在骨髓干细胞移植与自体外周血干细胞移植的选择上倾向于使用后者[13]。

1. 自体干细胞移植　对于新近诊断的、年龄在60岁以下且一般情况较好的进展期系统性骨髓瘤患者推荐将HDT联合ASCT作为主要治疗策略的一部分，其中以小于55岁且血清肌酐水平低于150mmol/L（＜17 mg/L）的患者自体移植效果最好。60～70岁之间的患者，若一般状况良好也可考虑进行上述治疗[16]。有严重肾损害（肌酐清除率＜ 50 ml/min）的患者也可考虑HDT和ASCT治疗，但仅推荐在专家中心的指导下使用。70岁以上的患者则一般不推荐采用移植治疗。自体移植时首选VAD方案作为主要的初始化疗方案，同时自体外周血干细胞应在治疗早期采集。在采集干细胞之前应减少烷化剂的使用，大剂量化疗预处理，可联合或不联合全身放疗。若移植治疗有效则推荐进行移植后维持治疗，若治疗无效或治疗后复发则推荐进行补救治疗或二次干细胞移植。

2. 异体干细胞移植　异体干细胞移植因其并发症（例如移植物抗宿主病、感染及器官功能衰竭等）的发生率高于ASCT，使得治疗相关性死亡率较高（30% ～ 50%），因此一般不推荐作为常规移植治疗方法。一般仅推荐在50岁以下且有匹配的组织相容性抗原供体的骨髓瘤患者中考虑行异体SCT，其中以采用匹配的同胞供体异基因移植效果较好。对于较年轻的耐药复发或预后不良（如13号染色体缺失）的骨髓瘤患者，异基因移植可能是一个较好的治疗选择。若患者对移植治疗无效或治疗后复发则推荐供体淋巴细胞输注治疗或补救治疗。新近研究发现，非清髓移植能够降低死亡率，对于移植物抗骨髓瘤作用的研究也正在探索中。一项研究中，34名复发或难治性骨髓瘤患者，接受了美法仑 200mg/m^2 及自体移植物，接着（40 ～ 120天后）在非清髓预处理后进行异基因移植，其中53%的患者达完全缓解。治疗100天时，治疗相关性死亡率仅6%。异基因移植后中位随访期为328天，总体生存率为81%。

3. 二次移植　个别大样本研究提示，患者在二次移植治疗后可改善治疗结果。常规化疗或第一次ASCT后复发的患者中适合移植的可考虑接受新药的临床试验以及二次异基因SCT或ASCT。在移植后疾病无好转或治疗有效后病情又有进展的患者可考虑进行供体淋巴细胞输注。有研究发现开始治疗7年后，接受二次移植的患者中ESF（42% *vs* 21%）及OS（20% *vs* 10%）均有改善（IFM 94）。另一些短期随访的随机试验已证实接受二次移植的患者ESF（中位34个月 *vs* 25个月）较长。然而在欧洲的一些大型随机试验结果显示，二次移植后OS并无明显改善。

多发性骨髓瘤推荐的标准治疗见表11-4。

（五）靶向治疗

近来，随着对骨髓瘤分子机制的进一步阐明，目前已发现了多种潜在的治疗靶分子，并针对这些靶分子合成了许多的候选药物，不但拓展了骨髓瘤的治疗思路，更为最终治愈骨髓瘤带来了新的希望[17]。

1. 沙利度胺类似物　雷纳利度胺（lenolidomide，CC-5013）是一种具有免疫调节作用的小分子沙利度胺类似物。一些关于雷纳利度胺在骨髓瘤细胞系中抗肿瘤作用的临床前期研究结果显示，其抗肿瘤作用强于沙利度胺，却没有明显的嗜睡、便秘及神经病变等副作用，但血细胞减少较为明显，需要进行药物剂量调整及应用G-GSF以克服上述不良反应[18]。II期临床试验中，采用雷纳利度胺（30mg/d × 3周，间歇1周）可对37%的复发或难治性骨髓瘤患者产生最低治疗反应或更好的疗效。对该项试验的91名患者的研究还发现，加用地塞米松后总反应率可提高至58%。

2. 蛋白酶体抑制剂（proteasome inhibitors）蛋白酶体是存在于所有真核细胞中的多功能催化蛋白酶，是细胞蛋白质降解通路中最主要组成部分，是许多细胞调节信号的中心通道，因而成为药物治疗的新目标。26S的蛋白酶体具有水解内源NF-κB抑制因子（I-Kb）的作用，使NF-κB活化，而NF-κB是促进骨髓瘤细胞生长、存活和耐药的重要因子。硼替佐米（bortezomib，PS-341）是一种选择性蛋白酶体抑制剂，可通过抑制NF-κB诱

表 11-4 多发性骨髓瘤推荐的标准治疗

疾病或患者状态	治疗方法
初始治疗	
大剂量化疗候选者	
地塞米松	40mg，d1 ～ 4，9 ～ 12 及 17 ～ 20/5 周或 d1 ～ 4/2 周
地塞米松 / 沙利度胺	地塞米松同上 + 沙利度胺（200mg/d）
VAD 方案	长春新碱（0.5mg/d，iv）+ 阿霉素 [10mg/(m^2·d)，iv]，连续输注 d1 ～ 4+ 地塞米松 40mg d1 ～ 4，9 ～ 12 及 17 ～ 20/35 天
DVD 方案	脂质体阿霉素，长春新碱，地塞米松
诱导治疗后继之以大剂量美法仑及 SCT	
非大剂量化疗候选者	
上述治疗或 MP	美法仑 [8mg/(m^2·d)，po] + 泼尼松（100mg/d，po）d1 ～ 4/4 ～ 5 周
复发性骨髓瘤的治疗	
常规化疗	地塞米松 / 沙利度胺
	烷化剂联合化疗（MP，VBMCP）
	环磷酰胺，依托泊苷，DCEP 或 EDAP
大剂量化疗	美法仑（200mg/m^2）及自体移植
	小型异体移植
新方法	硼替佐米（1.3mg/m^2）d1，4，8，11/3 周
	美法仑，三氧化二砷，维生素 C（MAC）
临床试验	雷纳利度胺

DCEP：地塞米松、环磷酰胺、依托泊苷及顺铂；EDAP：依托泊苷地塞米松、Ara－C 及顺铂；VBMCP：长春新碱、BCNU、美法仑、环磷酰胺及泼尼松；G-GSF：粒细胞集落刺激因子；SCT：干细胞移植

导骨髓瘤细胞（包括耐药的骨髓瘤细胞）凋亡，下调骨髓瘤细胞与基质细胞表达的黏附分子，进而减少细胞因子的分泌，抑制耐药的产生[19]。

一组由北美、欧洲、以色列等95家治疗骨髓瘤中心参加的国际性开放的临床研究显示，硼替佐米明显改善疾病的平均进展时间，其疗效要优于大剂量地塞米松。此外还有临床试验表明，硼替佐米单药治疗复发难治性骨髓瘤（n = 202），总反应率（ORR =CR + PR +MR）为 35%，CR + PR为27%；硼替佐米+脂质体阿霉素联合治疗骨髓瘤，ORR 81%，CR 30%；对 SCT 后复发的患者联合应用硼替佐米和反应停，4个疗程后PR率达53%，另有17%患者达到MR，8个疗程后MR率达 22%。该药已于 2003 年 5 月 13 日通过 FDA 注册用于治疗复发或耐受的多发性骨髓瘤。国外采用硼替佐米治疗 202 名复发性、难治性多发性骨髓瘤患者的多中心非随机 II 期临床试验结果发现，在可评估的 193 名患者中，35% 对硼替佐米治疗有效，CR 率为4%，接近CR 率为6%，另有18%患者获得PR，7%患者获得MR，24%患者病情维持稳定，中位生存期为16个月[20]。一些III期临床研究发现，与地塞米松相比，采用硼替佐米治疗复发性骨髓瘤患者，缓解至进展时间延长（5.7 个月 *vs* 3.6 个月）[21]。且硼替佐米与脂质体阿霉素、沙利度胺、美法仑及雷纳利度胺联合应用治疗难治性、复发性骨髓瘤，可较好地控制病情。其中，与脂质体阿霉素联合应用时，客观有效率可达77%；与沙利度胺联合治疗时，CR+PR可达58%。目前，采用硼替佐米治疗初诊骨髓瘤患者的 III 期临床试验正在进行中[22]。

3. 三氧化二砷（ATO） 临床研究表明，ATO 可通过作用于肿瘤细胞直接调节抗肿瘤活性，也可通过在骨髓微环境中抑制骨髓瘤细胞生长及存活因子的产物间接调节抗肿瘤活性，因此有望将 ATO应用于骨髓瘤的治疗[23]。砷剂（三氧化二砷、硫化砷）可诱导MM细胞凋亡，抑制血管新生和 IL-6 及血管内皮细胞生长因子（VEGF）的分泌。ATO还可通过增加淋巴因子活化性杀伤细胞的免疫学机制诱导抗肿瘤活性。体外研究显示，药理学浓度的ATO可优先触发骨髓瘤细胞（而不杀伤正常髓细胞）凋亡，且IL-6不能阻止其诱导的骨髓瘤细胞凋亡。

基于亚砷酸的体外抗骨髓瘤细胞活性及动物肿瘤模型的研究结果，ATO已处于临床III期评估阶段。采用三氧化二砷静脉输注0.15mg/（kg·d），结果显示14名复发难治性骨髓瘤患者中有3例对治疗有反应。副作用包括血细胞减少，需要G-CSF支持等。临床前期研究数据显示，亚砷酸、地塞米松及维生素C有协同作用。含有ATO的MAC化疗方案已应用于临床治疗难治复发性骨髓瘤，并已取得一定疗效。

4. 法尼基转移酶抑制剂（farnesyl transferase inhibitors，FTIs） 大约30%的人类肿瘤与*ras*基因的突变有关，同样在白血病、淋巴瘤及骨髓瘤中也有*ras*基因的突变激活，*Ras*蛋白表达水平增高。*Ras*蛋白在合成后，需要经过一系列的加工修饰，才可定位于细胞膜内侧，其中尤以第一步法尼基化最为重要。经过这些修饰以后，*Ras*蛋白就能发挥促进生长的作用，导致肿瘤细胞恶性增殖。FTI以法尼基转移酶为作用靶点，抑制修饰酶的作用，从而抑制*ras*突变性肿瘤及一些*ras*上游某种蛋白（如Tyr蛋白激酶受体）过度表达的肿瘤，达到治疗肿瘤的目的，且在抑制肿瘤的同时对正常细胞无明显毒性。约39%的新诊断骨髓瘤患者中存在ras基因突变，而该突变的发生与较差的临床疗效相关。而在复发性骨髓瘤中*ras*的突变率可增加至81%，因此在骨髓瘤中*ras*突变极为常见。此外，IL-6可通过*ras*依赖的MAPK途径触发骨髓瘤细胞生长。

FTIs（如FTI-277及R115777）以一种剂量及时间依赖的方式，对常规细胞毒性治疗（如多柔比星及美法仑）耐药的骨髓瘤细胞系中可诱导凋亡[24]。例如，治疗复发或难治性骨髓瘤患者的II期临床试验中采用R115577（tipifarnib）300mg口服，1日2次，连续使用3周，间歇1周。其中，50%以上参加试验的患者之前的大剂量化疗和沙利度胺治疗失败，采用R115577单药治疗并未达到客观有效标准（血清M蛋白下降25%～49%），但4例患者对治疗产生最低治疗反应，且43例入组患者中64%病情得到稳定（血清M蛋白浓度下降0～25%），中位疾病进展时间为4个月（2～26个月）。能够较好地耐受治疗，较常见的不良反应为疲劳，血液学毒性不显著。

5. *bcl*-2反义寡核苷酸 *bcl*-2为一种调控细胞死亡的“存活基因”，位于染色体18q21。*bcl*-2可通过其表达的产物阻断内源性核酸内切酶的DNA切割活性，从而阻断细胞的程序性死亡。当血液系统发生肿瘤时，*bcl*-2 mRNA过度表达，导致恶性细胞过度增殖。因此，可以将*bcl*-2作为药物作用的靶点，设计反义寡核苷酸以抑制*bcl*-2的功能，诱导细胞凋亡，达到抑制肿瘤的目的。用反义RNA封闭慢性粒细胞白血病的*bcr-abl*融合基因的表达，能诱导细胞凋亡，抑制肿瘤细胞的生长。

目前已应用于临床治疗血液系统肿瘤的反义寡核苷酸类药物主要为G3139[24]。采用G3139联合VAD方案治疗10例已治疗过的骨髓瘤患者的II期临床研究显示，有效率为70%（4例PR，3例最低治疗反应），其中5例为先前VAD方案治疗后复发的患者。另一项研究采用G3139联合地塞米松与沙利度胺治疗复治骨髓瘤患者（之前中位接受3个疗程治疗），包括6例沙利度胺治疗后进展的患者，结果显示16例可评估患者中12例对治疗有反应（2例CR，2例接近CR，5例PR及3例最低治疗反应）。毒性反应与单用化疗无明显差异。

6. 血管内皮生长因子（VEGF）受体酪氨酸激酶抑制剂 研究已发现，骨髓瘤患者血清中VEGF水平较高，且该水平的增高与新生血管的增加及高浆细胞标记指数相关。骨髓瘤细胞与BMSCs相结合可显著上调VEGF的分泌。而VEGF的分泌可触发骨髓基质细胞产生IL-6并以旁分泌方式促进骨髓瘤生长。VEGF还可直接由骨髓瘤细胞分泌，并作用于骨髓瘤细胞，刺激其增殖与迁移[6]。因此，VEGF在骨髓瘤细胞自分泌和旁分泌生长中起着重要作用。

PTK787是一种特异性拮抗VEGF受体2及部分拮抗VEGF受体1活性的药物，可直接抑制骨髓瘤细胞的增殖和迁移。该制剂还可增强地塞米松的抗骨髓瘤作用并克服IL-6的保护性作用，还可抑制由骨髓瘤细胞与骨髓基质细胞相结合诱导分泌IL-6。一项II期临床研究中，采用小分子VEGF受体2抑制剂SU5416，145mg/m^{2}每周2次，治疗27例骨髓瘤患者，这些患者先前均接受过不同治疗（先前治疗方案中位数为4种，14例采用沙利度胺治疗）[24]。治疗后，4例患者病情稳定达4个月以上，且可较好地耐受，3～4级毒性反应罕见。

疾病稳定的患者与疾病进展的患者相比，平均血浆 VEGF 水平下降[23]。

7. 2-甲氧雌二醇（2-methoxyestradiol，2ME）是雌二醇的一种天然代谢物，具有抗肿瘤及抗血管生成活性。其抗增殖作用不依赖于雌激素受体的表达。2ME 可克服 IL-6 和 IGF-1 对骨髓瘤细胞的保护性作用，并降低骨髓基质细胞分泌 VEGF 和 IL-6，还可诱导骨髓瘤细胞凋亡。

体外研究已发现2ME可抑制耐药骨髓瘤细胞的生长并诱导其分化及凋亡[25]。有研究采用2ME单一治疗51例复发及平台期骨髓瘤患者，结果发现2ME可较好地被耐受，毒性反应仅为1～2级，且1年无进展生存率为24%，其中平台期患者为51%、复发性患者为10%。

8. 其他　近来研究还发现，胰岛素样生长因子1（insulin-like growth factor 1，IGF-1）受体抑制剂、组蛋白去乙酰化酶抑制剂（histone deacetylase inhibitor，HDACI）、溶血磷脂酸酰基转移酶β（lysophosphatidic acid acyltransferase-β，LPAAT）抑制剂、热休克蛋白-90 抑制剂等可通过不同机制靶向性作用于骨髓瘤细胞及骨髓微环境，从而有望用于治疗骨髓瘤[23, 24]。

常规化疗及靶向治疗药物触发 MM 细胞凋亡信号的通路示意图见图 11-1。

（六）支持治疗

各种支持治疗可能对多发性骨髓瘤患者带来益处（表 11-5）。

1. 慢性贫血　患者常伴有慢性系统性贫血，EPO 水平相对较低，约73%的骨髓瘤患者确诊时存在贫血，应用重组EPO-α和输血是最主要的治疗手段，约 2/3 的患者对 EPO-α 有反应，耐受性好。使用 2 周后血红蛋白水平上升，降低输血需求并改善生活质量。一项试验采用阿法依伯汀（epogen，procrit）治疗，40 000U皮下注射，每周1次，结果显示具有一定疗效，患者贫血改善。也可选择 darbepoetin-α（aranesp），200～300μg 皮下注射，2～3 周 1 次。

2. 肾损害　对于有肾功能障碍的患者推荐维持水化治疗以避免肾衰，避免使用非甾体类抗炎药及静脉造影，在使用双膦酸盐时应监测肾功能，还可行血浆置换治疗。有慢性肾损害的骨髓瘤患者出现贫血症状时推荐进行EPO试验性治疗。同时EPO检测可指导有肾衰竭的骨髓瘤患者出现贫血时的治疗。

3. 感染　为预防感染推荐静脉使用免疫球蛋白，初始治疗后每年定期给予流感疫苗，使用大剂量地塞米松治疗的患者推荐采用抗真菌药治疗。采用 G-CSF 治疗可减少继发于强化化疗后长期中性粒细胞减少的感染性并发症。通过γ丙球蛋白治疗，可减少与正常 IgG 显著减少相关的反复细菌感染。一项研究结果提示在诱导治疗期间预防性应用甲氧苄啶－新诺明（TMP-SMX），可降低细菌感染。但采用TMP-SMX治疗的患者中，恶心及皮疹的发病率增高。预防性抗感染治疗在

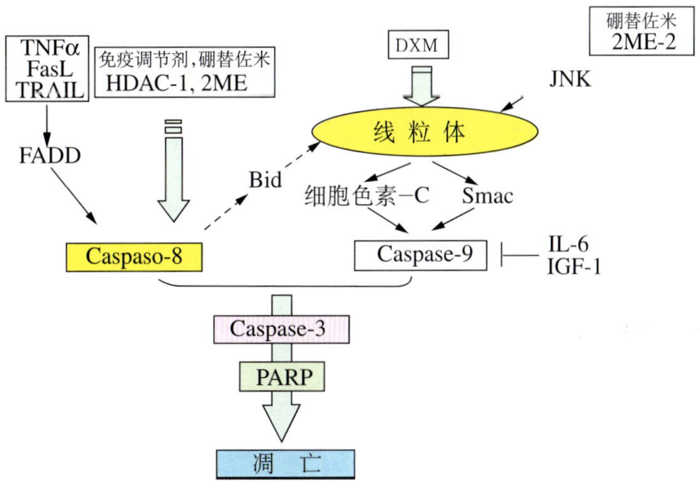

图 11-1　常规化疗及靶向治疗药物触发 MM 细胞凋亡信号通路

表 11-5 多发性骨髓瘤的支持治疗

并发症	治疗
慢性贫血（尤其是伴有肾功能损害者）	促红细胞生成素
长期的中性粒细胞减少伴感染	G-CSF
反复感染伴 IgG 小于 400mg/dl	γ 丙种球蛋白
骨质疏松症	双膦酸盐
骨折倾向及椎体不稳	经皮椎体成形术

G-CSF：粒细胞集落刺激因子

骨髓瘤患者中的作用还有待深入研究。

4. 骨痛或骨折倾向　III期且伴有至少一处溶骨性损害的骨髓瘤患者采用双膦酸盐治疗，如帕米膦酸钠（pamidronate sodium）、阿仑膦酸钠（alendronate sodium）及唑来膦酸钠（zometa）等，可预防或推迟骨痛及反复或即将发生的病理性骨折。研究显示，至少存在一处溶骨性损害的III期骨髓瘤患者长期采用帕米膦酸二钠治疗，能够减少骨骼事件并降低放疗的需要率。

此外，没有溶骨性病变的患者也存在骨密度的减低，且即使进行化疗后骨密度仍然降低。这些患者也能从帕米膦酸钠治疗中获益。一些临床及临床前期研究还提示，帕米膦酸钠可能具有抗骨髓瘤作用。唑来膦酸钠是一种更强的双膦酸盐，与帕米膦酸钠相比在治疗骨骼损害时更为有效和安全。而且，该药用量较小，为 4mg，将输注时间缩短至 15 分钟，而帕米膦酸钠输注时间达 2 小时。近来，该药已被FDA批准用于预防骨髓瘤中骨骼相关性并发症。

对于有骨折倾向、长骨骨折及出现脊髓或脊柱不稳的患者可进行外科矫形手术，脊椎压缩性骨折出现症状时推荐进行脊椎成形术。经皮椎体成形术已证实能够快速缓解疼痛，且疗效能够维持，该手术在全麻或局麻下进行，可有暂时性的恶化与发热，非甾体类抗炎药治疗有效。经皮椎体成形术的绝对禁忌证包括凝血功能障碍及不能进行急诊减压术。

5. 其他　出现高钙血症的骨髓瘤患者推荐使用速尿、双膦酸盐、激素和（或）降钙素治疗。高黏滞综合征骨髓瘤患者推荐进行血浆置换治疗。

（七）双膦酸盐

一般认为只要标准 X 线片或骨密度测量显示存在骨质疏松即可开始双膦酸盐（bisphosphonates）治疗。对于需要治疗的骨髓瘤患者来说，无论是否存在明显的骨损害，均建议进行长期双膦酸盐治疗。对骨性病变导致疼痛、接受放疗、稳定骨折及将要发生骨折的患者，推荐进行双膦酸盐治疗。X线片中有溶骨性病变的患者推荐静脉使用帕米膦酸盐 90mg，静脉滴注时间至少2小时。对于存在肾功能损害但血清肌酐＜265μmol/L（或＜3.0 mg/dl）的患者，不需调整双膦酸盐的治疗剂量、输注时间和给药的间隔时间。口服氯屈膦酸盐（1 600 mg/d 或根据公式计算出相当的剂量）和静脉给予帕米膦酸盐均有效，对于有严重肾衰的患者应慎用。但应避免使用依替膦酸钠。开始双膦酸盐治疗后应当在患者病情出现实际好转后才考虑停药。对孤立性浆细胞瘤患者及进展缓慢的、冒烟型骨髓瘤患者一般不推荐进行双膦酸盐治疗。

（八）补救治疗

对于在第一次干细胞治疗无效或有效后疾病又有进展或原发难治性患者来说，如不适宜进行第二次干细胞移植则可进行补救治疗，如环磷酰胺-VAD，依托泊苷、阿糖胞苷、顺铂及地塞米松（EDAP），大剂量环磷酰胺以及沙利度胺等治疗方案。最近的一些实验研究结果还显示，蛋白酶体抑制剂硼替佐米对此类患者也有较好的疗效。若患者补救治疗有效则可进行 SCT。

第二节　巨球蛋白血症

巨球蛋白血症（macroglobulinemia）是由于淋巴样浆细胞恶变和增生、合成并分泌大量单克隆性 IgM，进而导致血清异常 IgM 增高。巨球蛋白血症可分为以下三类：①原发性（恶性）巨球蛋白血症（Waldenström's macroglobulinemia，WM）：该型由 Waldenström 于 1944 年首先发现，故常被称为华氏巨球蛋白血症；②良性单克隆巨球蛋白血症，属于MGUS的一种；③继发性巨球蛋白血症，多继发于淋巴细胞增殖性疾病，如骨髓瘤、淋巴瘤等。本节主要介绍原发性巨球蛋白血症。

一、流行病学

巨球蛋白血症的发病率白种人较高，而非裔后代发病率较低，仅占所有患者的5%。临床上巨球蛋白血症是一种不同于浆细胞瘤和其他浆细胞病的增生性疾病，但酷似淋巴瘤性疾病，原因不明。男性患者多于女性，中位发病年龄65岁，且50岁以上的男性发病率较高，提示遗传及性别因素可能在本病的发生中起重要作用。环境因素在原发性巨球蛋白血症中的作用尚不确定。有研究发现，丙肝病毒（HCV）及人疱疹病毒-8（HHV-8）等感染、自身免疫性疾病、过敏及特殊职业性暴露时慢性抗原的刺激与巨球蛋白血症存在一定的相关性，但尚需进一步研究明确。

在单克隆性丙球蛋白病的患者中，有12%为巨球蛋白血症；B细胞非霍奇金淋巴瘤患者约有5%血清中可发现少量单克隆IgM成分，被称为巨球蛋白血症性淋巴瘤。此外，IgM成分也可见于慢性淋巴细胞性白血病或其他淋巴增生性疾病。

IgM在体内常以五聚体的形式存在。本病许多临床表现都是由在血浆中的大量高分子巨球蛋白而引起的，这些单克隆IgM蛋白中有些是针对自体的IgG（类风湿因子）或I抗原（冷凝集素）的抗体。

二、临床表现

（一）症状

贫血最为常见，约有80%的患者可出现贫血。大多数患者可出现高黏滞综合征的症状，如疲劳，虚弱，皮肤和黏膜出血，视力障碍，头痛以及各种各样的其他神经症状也较为常见。当以心肺功能异常为主时，是由于血浆容量的增加造成循环损害所致。

此外，出血也较为常见，可表现为鼻衄、口腔黏膜出血、皮肤紫癜等，一般多不严重。对寒冷过敏或雷诺现象可能与冷球蛋白或冷凝集素有关。有些患者主要的表现是反复发生的细菌感染。肾功能损害较骨髓瘤少，且程度较轻。

（二）体征

体格检查时可发现全身淋巴结肿大，紫癜，肝脾肿大；眼底镜检查可见视网膜静脉明显充血和局限性狭窄，酷似香肠状，约5%的患者可发生淀粉样变性。

三、诊断及实验室特征

（一）血液检查

血常规多表现为中度贫血，白细胞减少，淋巴细胞相对增多，偶见血小板减少。显著的红细胞钱串形成和血沉很高是其典型的表现。血清蛋白电泳有M带，经免疫电泳鉴定证实为单克隆IgM，定量应高于10g/L。少数患者尿中可检出单克隆轻链κ或λ链，半数患者的正常免疫球蛋白降低。此外患者血清中可能存在类风湿因子或冷凝集素，此时抗球蛋白直接试验通常为阳性。可发生多种凝血和血小板功能的异常，血液黏度可增高。如果存在冷球蛋白或血液黏滞性显著增高时，常规血液检查结果可能有误差。高血钙、高尿酸血症较骨髓瘤少见。

（二）尿液检查

对浓缩尿液进行免疫电泳检查常可显示单克隆IgM（通常为κ轻链），但肉眼可见的本周蛋白尿并不常见。

（三）影像学表现

骨X线检查可显示骨质疏松症，但溶骨性损害罕见。

（四）骨髓检查

骨髓象可见浆细胞、淋巴细胞及浆细胞样淋巴细胞有程度不等的增加，淋巴样细胞中可能有过碘酸Schiff染色阳性物质，肥大细胞可能增加。

（五）其他

淋巴结活检常表现为弥漫性分化好的或浆细胞性淋巴细胞性淋巴瘤。眼底镜检查可见到酷似香肠状视网膜静脉，则可诊断为高粘滞综合征。出现视网膜出血、渗出、微动脉瘤和视神经乳头水肿则表明疾病已到晚期。高粘滞综合征的患者血清的相对粘滞度通常大于4.0（正常为1.4～1.8）。

一般认为出现下列各项且同时除外IgM骨髓瘤、髓外浆细胞瘤、B细胞淋巴瘤、B细胞性慢性淋巴细胞白血病、冷凝集素综合征及淋巴浆细胞肿瘤等疾病时，即可确诊为巨球蛋白血症：血清蛋白电泳上出现一个典型的M峰，经免疫电泳或免疫固定法证明为IgM，血清中存在大量单克隆IgM，通常＞30g/L；骨髓内浆样淋巴细胞浸润；免疫表型通常为IgM^+，IgD^-，$CD19^+$，$CD20^+$，$CD22^+$，$CD5^-$，$CD10^-$及$CD23^-$[26]。

四、鉴别诊断

主要与IgM型多发性骨髓瘤相鉴别。本病患者X线片较少见骨质疏松，溶骨性病变极为罕见。血中IgM型免疫球蛋白呈单克隆性增高，但正常免疫球蛋白多正常或轻度受抑。骨髓象中也可见浆细胞，但以淋巴细胞及浆细胞样淋巴细胞多见。此外，淋巴结活检常提示弥漫性分化好的或浆样淋巴细胞性淋巴瘤。而多发性骨髓瘤溶骨性病变较为常见，血清免疫球蛋白除IgM型单克隆增高外，其余免疫球蛋白多明显受抑，表达量减低，且骨髓象中各阶段浆细胞明显增高，并伴有明显的形态异常，大多数表现为幼稚浆细胞特征：直径15～30μm，外形不规则，胞浆呈灰蓝色，核旁空晕不明显，核染色质较疏松，有1～2个核仁，胞浆中有葡萄样空泡或嗜酸小体。此外，巨球蛋白血症免疫表型多为IgM^+，IgD^-，$CD19^+$，$CD20^+$，$CD22^+$，$CD5^-$，$CD10^-$及$CD23^-$；而骨髓瘤中免疫表型多为$CD38^+$、$CD138^+$、cIg^+，$CD5^-$、$CD20^-$及sIg^-。

本病亦须与良性单克隆巨球蛋白增多症（BMG）相区别，BMG的IgM一般低于3g/L，且无临床症状，骨髓内浆细胞数1%～10%，少有浆细胞样淋巴细胞浸润。

五、疗效判断标准

（一）完全缓解

血清M蛋白成分消失，IgM定量正常，无临床症状及阳性体征，实验室其他各项有关检查（血象、骨髓象、血液粘滞度等）均正常。

（二）部分缓解

血清M蛋白（单克隆IgM）减少50%以上，肿大淋巴结缩小50%以上，血清粘滞度降低50%以上。

（三）无效

未达到部分缓解标准。

六、治　　疗

患者常需多年治疗，但目前尚无有效根治的方法。疾病进展、转变为淋巴瘤、感染、心功能衰竭及继发性白血病是导致WM患者死亡的主要原因。近来研究较多的主要有采用抗-CD20单抗药物美罗华、嘌呤类似物（氟达拉滨、克拉屈滨）、抗bcl-2反义寡核苷酸类药物G3139以及干细胞移植治疗巨球蛋白血症[27]。

与其他惰性淋巴瘤一样，巨球蛋白血症一般当出现症状和并发症时才开始进行治疗。采用这种方法，中位生存期为5～10年。尽管有一部分未治疗的患者可较好存活达10年以上,但为患者选择合适的治疗还是极为必要的。预示着应当进行初始治疗的表现包括全身症状（发热、体重下降、盗汗），高粘滞血症，血细胞减少（血红蛋白小于100g/L或血小板小于100×10^9/L），全身性淋巴结病或肝脾肿大。其他并发症如神经病变、冷球蛋白血症及溶血等提示应当进行治疗。患者的临床状态决定患者是否需要治疗，而非M蛋白水平。

（一）烷化剂

当患者有症状或阳性体征时应及时给予治疗。目前较为常用的烷化剂主要为苯丁酸氮芥6～8mg/d，分次口服。当白细胞或血小板减少时可减量，病情稳定可停药，但仍需密切随访。苯丁酸氮芥可联合泼尼松进行治疗，泼尼松剂量一般为20～30mg/d，同时根据患者情况进行调整。此外，烷化剂还可联合化疗方案进行治疗，如骨髓瘤的M2方案等，亦可取得较好疗效。有报道认为M2方案治疗巨球蛋白血症比苯丁酸氮芥更为有效，且能控制高黏滞血症。

（二）嘌呤类似物

嘌呤类似物属抗代谢类化疗药物，可干扰嘌呤代谢，主要对分裂期细胞有作用。国外自20世纪80年代应用此类药物治疗毛细胞白血病、慢性淋巴细胞白血病、低度恶性淋巴瘤，疗效肯定。且近年应用嘌呤类似物2’-氯脱氧腺苷（2’-chlorodeoxyoadensine，2-CdA）、氟达拉滨（fludarabine）、2-脱氧助间型霉素（2-deoxyc- oformycin，DCF）及克拉屈滨治疗巨球蛋白血症，持续缓解率要高于烷化剂，已被推荐作为巨球蛋白血症的一线治疗。

氟达拉滨或克拉屈滨作为一线治疗巨球蛋白血症的有效率为55%～85%（CR 3%～10%）。近年研究报告使用嘌呤拮抗剂氟达拉滨和2-CdA的疗效令人鼓舞，并建议替代治疗对标准口服烷化剂药物无效的患者。已有实验结果证实采用上述方式治疗巨球蛋白血症可取得一定疗效。有研究对11名巨球蛋白血症患者采用氟达拉滨（25 mg/m^2，iv，d1～3）和环磷酰胺（250mg/m^2，iv，d1～3,）联合化疗，11名患者中大部分为预后不佳者（平均年龄73岁，73%的患者血红蛋白＜100 g/L，64%的患者β_2微球蛋白＞3mg/L，55%的患者存在高黏滞血症）[28]。结果6名患者（55%）获得PR，2年生存率为70%，且药物能很好地被耐受。还有研究表明，对烷化剂耐药的巨球蛋白血症患者应尽早用氟达拉滨补救治疗，可取得一定疗效。

嘌呤类似物的毒副作用主要为骨髓抑制引起的各类血细胞减少、免疫力下降、继发感染和继发性肿瘤的可能。

（三）免疫治疗

1. α-干扰素　常规剂量的α-干扰素对巨球蛋白血症有一定疗效，在某些病例中，干扰素可降低M蛋白。Rosa等报道3例巨球蛋白血症患者用α-干扰素，每次300万单位，每日1次或每周3次，连用4个月。结果2例IgM降低50%，另1例曾行脾切除术，治疗后IgM量及蛋白电泳图谱均转为正常。Legouffe等试用小剂量干扰素治疗14例处于进展期的巨球蛋白血症，α-干扰素每次用量100万单位，每周3次，平均用药103个月（22～440个月），6例血红蛋白较治疗前平均升高9g/L，4例M蛋白下降20%。2例因流感样症状，1例因血小板减少而终止治疗。本研究提示，小剂量干扰素对部分巨球蛋白血症有效，与化疗药物联合应用还可提高缓解率，延长生存期。

2. 抗CD20单抗　国外有研究单用利妥昔单抗治疗52例巨球蛋白血症患者，结果发现治疗后23名患者（44%）获得部分缓解（PR）。初治患者与复治患者的有效率相近。且以血清单克隆蛋白低于40g/L、血清白蛋白大于等于35g/L的κ轻链型患者缓解率较高[29]。

3. 反义*bcl*-2药物　近来发现某些恶性肿瘤可高表达*bcl*-2，而*bcl*-2的高表达阻断细胞的程序性死亡，导致恶性细胞过度增殖。体外研究已发现巨球蛋白血症病变细胞可表达*bcl*-2，通过使用反义*bcl*-2药物G3139可使*bcl*-2的表达下调，并能协同增强化疗药物的抗巨球蛋白血症活性，从而有望将G3139应用于临床治疗本病。

（四）干细胞移植

Tournilhac等对27名巨球蛋白血症患者采用移植治疗，其中19名患者采用自体移植（平均年龄54岁），10例采用异基因移植（平均年龄46岁）。采用大剂量化疗加自体移植的患者治疗有效率为95%，其中10名患者获得显著缓解，移植相关死亡率6%。采用异基因移植的患者中，9例为HDT加异基因移植，1例为非清髓性移植，治疗有效率为88%，其中显著缓解者为7人，移植相关死亡率40%。本组研究中仅采用PBSCT治疗的患者获得CR。提示HDT后采用自体移植对巨球蛋白血症患者疗效较好，而异基因移植死亡率较高。

（五）血浆置换

如果有高粘滞现象，开始治疗就应包括血浆单采法（血浆置换疗法）降低血清粘滞性，该疗法可迅速有效地纠正高IgM所致的出血和神经方面的异常。血浆置换疗法常需反复应用。

七、预　　后

病程殊异，与骨髓瘤相比，进展较为缓慢，中位存活期约5～7年，60岁以上且伴有贫血和冷球蛋白血症患者的存活期较短。

同时，由于巨球蛋白血症患者的生存率差别较大，因此，预后因素在评估本病患者时起着重要作用。国外提出巨球蛋白血症患者危险度分级体系，主要危险因子包括年龄≥65岁、白蛋白＜40g/L、血细胞减少（血红蛋白＜120g/L，血小板计数＜150×10^9/L，白细胞计数＜4×10^9/L），出现1项记为1分，出现2或3项记2分。患者可分为低危（0～1分，5年生存率87%）、中危（2分，5年生存率62%）和高危（3～4分，5年生存率25%）。近来有研究提出β_2微球蛋白也是WM的重要预后因子之一。目前一般认为，年龄≥65岁、白蛋白＜40g/L、血细胞减少及β_2微球蛋白＞3mg/L的患者预后较差[30]。

参考文献

1. 侯健主编.多发性骨髓瘤及其相关疾病.上海: 上海科学技术出版社, 2002.11-34
2. Hideshima T, Bergsagel PL, Kuehl WM, *et al.* Advances in biology of multiple myeloma: clinical applications. *Blood*, 2004, 104 (3) : 607-618
3. 侯健, 郭姹.国际上新修订的骨髓瘤分类、疗效和预后判断标准介绍.中华血液学杂志, 2004, 25 (4) : 251-253
4. Greipp PR, Miguel JS, Durie BGM, *et al.*International Staging System for Multiple Myeloma. *J Clin Oncol*, 2005, 23 (15) : 3412-3420
5. Gasparetto C.Stem Cell Transplantation for Multiple Myeloma. *Cancer Control*, 2004, 11 (2) : 119-129
6. Martinelli G, Tosi P, Ottaviant E, *et al.* Molecular therapy for multiple myeloma. *Haematologica*, 2001, 86 (9) : 908-917
7. Kyriakou C, Thomson K, D'Sa S, *et al.*Low-dose thalidomide in combination with oral weekly cyclophosphamide and pulsed dexamethasone is a well tolerated and effective regimen in patients with relapsed and refractory multiple myeloma. *Br J Haematol*, 2005, 129 (6) : 763-770
8. Hou J, Hu HX, He J. IgE myeloma: the first report of chinese case and a review of the literature .*The Chinese- German J Clin Oncol*, 2004, 3 (3) : 189
9. Jagannath S, Durie BG, Wolf J, *et al.* Bortezomib therapy alone and in combination with dexamethasone for previously untreated symptomatic multiple myeloma. *Br J Haematol*, 2005, 129 (6) : 776-783
10. Wang M, Weber DM, Delasalle K, *et al.* Thalidomide-dexamethasone as primary therapy for advanced multiple myeloma. *Am J Hematol*, 2005, 79 (3) : 194-197
11. Altun M, Galardy PJ, Shringarpure R, *et al.* Effects of PS-341 on the activity and composition of proteasomes in multiple myeloma cells.*Cancer Res*, 2005, 65 (17) : 7896-7901
12. Crawley C, Lalancette M, Szydlo R, *et al.* Outcomes for reduced-intensity allogeneic transplantation for multiple myeloma: an analysis of prognostic factors from the Chronic Leukaemia Working Party of the EBMT. *Blood,* 2005, 105 (11) : 4532-4539
13. Rasmussen T, Hansson L, sterborg A, *et al.* Idiotype vaccination in multiple myeloma induced a reduction of circulating clonal tumor B cells. *Blood*, 2003, 10 (11) : 4607-4610
14. Abdelkefi A, Torjman L, Ben Romdhane N, *et al.* First-line thalidomide dexamethasone therapy in preparation for autologous stem cell transplantation in young patients (< 61 years) with symptomatic multiple myeloma. *Bone Marrow Transplant*, 2005, 36 (3) : 193-819
15. Chang H, Qi C, Yi QL, *et al.* p53 gene deletion detected by fluorescence in situ hybridization is an adverse prognostic factor for patients with multiple myeloma following autologous stem cell transplantation. *Blood*, 2005, 105 (1) : 358-360
16. Richardson PGG, Barlogie B, Berenson J, *et al.* Clinical factors predictive of outcome with bortezomib in patients with relapsed, refractory multiple myeloma. *Blood*, 2005, 106 (9) : 2977-2981
17. Chng WJ, Lau LG, Yusof N, *et al.* Targeted therapy in multiple myeloma. *Cancer Control*, 2005, 12 (2) : 91-104
18. 傅卫军, 侯健. 治疗多发性骨髓瘤可能的靶分子. 中华血液学杂志, 2002, 23 (10) : 556-558
19. Hou J, Xiong H, Gao WR, *et al.* 2-Methoxyestradiol at low dose induces differentiation of myeloma cells.*Leukemia Res*, 2005, 29 (9) : 1059-1067
20. Morgan GJ, Davies FE. Evolving treatment strategies for myeloma. *Br J Cancer*, 2005, 92 (2) : 217-221
21. Levy V, Katsahian S, Fermand JP, *et al.* A meta-analysis on data from 575 patients with multiple myeloma randomly assigned to either high-dose therapy or conventional therapy. *Medicine,* 2005, 84 (4) : 250-260
22. Bruno B, Giaccone L, Rotta M, *et al.* Novel

targeted drugs for the treatment of multiple myeloma: from bench to bedside. *Leukemia*, 2005, 19 (10) : 1729-1738

23. Terpos E, Rahemtulla A, Dimopoulos MA. Current treatment options for myeloma. *Expert Opin Pharmacother*, 2005, 6 (7) : 1127-1142
24. Pagnucco G, Cardinale G, Gervast F. Targeting multiple myeloma cells and their bone marrow microenvironment. *Ann NY Acad Sci*, 2004, 1028: 390-399
25. Chauhan D, Hideshima T, Anderson KC. Proteasome inhibition in multiple myeloma: therapeutic implication. *Annu Rev Pharmacol Toxicol*, 2005, 45: 465-476
26. Chen CI.Treatment for Waldenstrom's macroglobulinemia. *Annals of Oncology*, 2004, 15: 550-558
27. Dimopoulos MA, Kyle RA, Anagnostopoulos A, *et al*. Diagnosis and management of Waldenstrom's macroglobulinemia. *J Clin Oncol*, 2005, 23 (7) : 1564-1577
28. Dimopoulos MA, Alexanian R, Gika D, *et al*. Treatment of Waldenstrom's macroglobulinemia with rituximab: prognostic factors for response and progression. *Leuk Lymphoma*, 2004, 45 (10) : 2057-2061
29. Dimopoulos MA, Hamilos G, Efstathiou E, *et al*. Treatment of Waldenstrom's macroglobulinemia with the combination of fludarabine and cyclophosphamide. *Leuk Lymphoma*, 2003, 44 (6) : 993-996
30. Morel P, Monconduit M, Jacomy D, *et al*.Prognostic factors in Waldenström macroglobulinemia: a report on 232 patients with the description of a new scoring system and its validation on 253 other patients. *Blood*, 2000, 96 (3) : 852-858

第十二章 中枢神经系统白血病

邵秀茹

1954 年由 Sarsona 等首先报告血液学完全缓解的患者可发生髓外白血病[1]，髓外白血病是白血病患者死亡和复发的主要原因之一。

中枢神经系统白血病（central nervous system leukemia，CNSL）系由于白血病细胞进入中枢神经系统引起脑脊髓膜及脑实质白血病细胞局限性或广泛性浸润，出现相应症状。临床表明CNSL可发生于白血病病程的任何时期，既可发生于白血病疾病的进展阶段，也可作为急性白血病（AL）的首发症状，还可以单纯脑膜或脊髓白血病的形式发生在血液和骨髓改变之前[2]。但CNSL主要发生在急性白血病血液学缓解期，一般在急性白血病确诊后 7 个月发生率显著增加，发病的平均时间为 9 ~ 12.3 个月[1]。CNSL 多见于急性淋巴细胞白血病（ALL），其次为急性非淋巴细胞白血病（ANLL）——M4 型、M5 型、M2 型和慢性粒细胞白血病（CML），淋巴瘤细胞白血病（白血肉瘤）等。各种类型的白血病都有可能发生CNSL。CNSL一旦发生将严重影响患者的血液学缓解，多数患者在 CNSL 发生后不久即骨髓复发，少数因有 CNS 浸润而死于神经系统功能不全。CNSL 发病率与患者生存期呈线性关系[3]。

一、中枢神经系统白血病的诊断

（一）发病率

CNSL 占髓外白血病的 2% ~ 14%，由于多数化疗药物不能通过血－脑屏障，所以中枢神经系统成为白血病细胞的“庇护所”，造成CNSL的发病率较高，以 ALL 多见，其中以儿童 ALL 居多。但小儿 CNSL 发病率各家报道相差较大，国外 20 世纪80年代初报告为10%～60.5%，国内为5.9%～58.3%，但总的趋势是逐年增加。儿童ALL低危者（WBC ＜ 10 × 10^9/L，小淋巴细胞型，年龄 3 ~ 6 岁）CNSL 发病率 1.3%，高危者（WBC ＞ 50 × 10^9/L，大淋巴细胞为主或Burkitt淋巴瘤型，年龄＜ 1 岁或＞ 10 岁）为 7.6%，中危（介于低、高危间）发病率为 1%。成人 ANLL 合并 CNSL 的发病率为 3% ~ 20%，ALL 的 CNSL 发病率为 20% ~ 80%[2]，CML 急变时CNSL发病率为3.5%[4]。发病率男女无明显差异。初治前末梢血白血病数越高（＞75.0 × 10^9/L），血小板数越低（＜ 20 × 10^9/L），肝、脾、淋巴结浸润越严重，CNSL 发病率越高[5]。

（二）病因学和发病机制

白血病细胞进入中枢神经系统途径各家意见

不一，但总的有 4 个主要途径：[4-6]

1. 通过血液循环进入颅内微小血管，浅表蛛网膜静脉壁及静脉内膜移行到 CNS 内。

2. 直接播散到颅骨骨髓内的白血病细胞通过外膜的桥静脉及跨越硬脑膜外间隙迁徙至脑膜及脑实质内，或颅内血管内的白血病细胞直接渗出浸润周围脑组织。

3. 通过颅内外淋巴通道途径播散到脑膜、脑实质。

4. 胚胎时脉络膜及软脑膜残存造血干细胞恶变成白血病细胞侵及 CNS。

（三）临床表现

视中枢神经系统受损的部位、范围、病程及严重程度、年龄而症状各异。主要有以下几种类型。

1. 颅内高压与颅内出血型

（1）颅内高压实际上是颅内容物受到白血病细胞浸润后继发引起的症状和体征，是不变的颅腔和有限的颅腔内容物受白血病细胞浸润后容积增加导致的结果[6]，是CNSL常见的症状之一，发生率80%以上。年龄越小，尤其是婴幼儿囟门未闭或（和）颅缝未紧密闭合，当颅压增高时，颅缝可以分离，颅腔增大，可缓冲颅内高压程度。老年人常有脑萎缩，颅腔空间相对增大，颅内若有白血病细胞浸润，颅高压表现也不典型。急性白血病的CNSL，由于病程短，恶性程度大，颅内容物扩张快，颅内高压表现早、严重；慢性白血病CNSL病程相对长，颅内高压出现相对迟缓[7]。

主要表现为脑脊液压力增高＞200mmH_2O，头痛，呕吐，视乳头水肿。头痛为持续性，阵发性加剧，是脑膜血管或神经受牵拉所致。呕吐常为喷射性，与头痛程度相关，儿童头痛不显著。视乳头水肿，早期可发生一过性黑矇，逐渐发展为视力减退，乳头充血，边界模糊，生理凹陷消失，视网膜灰白、出血、渗出（图12-1）。如不尽快治疗，可出现脑疝（小脑幕切迹疝及枕骨大孔疝），导致颅高压危象，危及生命。

（2）脑出血：CNSL 出现脑出血、颅内出血的主要原因是白血病细胞浸润，国内报道发生率20%。初期脑膜出血可为大小不等的点状出血，范围广泛，酷似脑膜炎，出现颈项强直，克氏征阳性。进一步发展，出血可发生在脑实质内，硬膜内，蛛网膜下腔，硬膜下及额、颞叶皮质下白质[1, 8]。

（3）内囊出血表现为偏瘫，失语，偏盲，偏身感觉障碍，突然剧烈头痛，很快昏迷，意识不清，瞳孔不等大，呼吸节律不整，呼吸停止甚至死亡。但硬膜外或硬膜下出血不构成生命危险。

2. 脑实质浸润型　表现症状多样，可出现锥体束症如偏瘫、双瘫和逻辑障碍、癫痫等。

3. 脑干神经核和颅神经受累型　当白血病细胞浸润发生在脑干神经核和侵及颅神经时，可出现颅神经麻痹，表现为相应的运动和感觉障碍，其中面神经受累最多，其次为Ⅱ、Ⅲ、Ⅴ对颅神经，偶见下丘脑综合征和尿崩症[6, 7]。

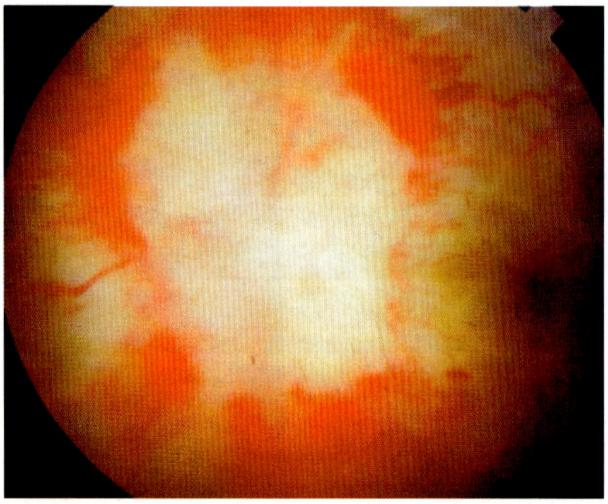

图12-1A　ALL眼底视盘外周较多出血，视网膜上白色小斑片，白血病细胞浸润。

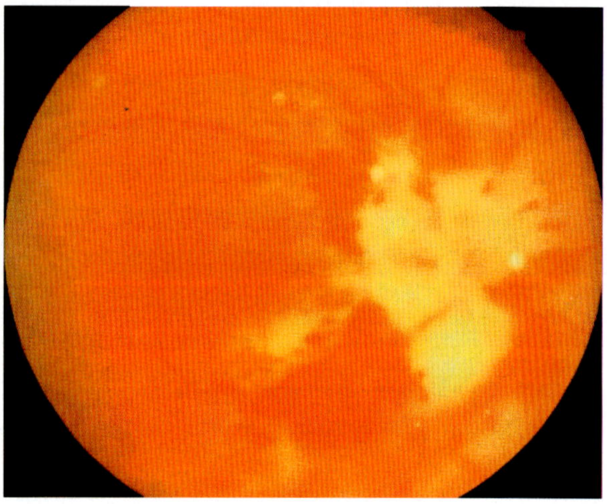

图 12-1B　视盘水肿，边界模糊不清，视盘及其周围附近出血，视网膜静脉迂曲扩张[29]。

4. 腔隙性脑梗死和缺血性脑卒中型　其原因可能为急骤增殖的大量白血病细胞淤滞于脑血管，也可能和 CNSL 继发 DIC 相关。哈尔滨血液病肿瘤研究所 2001 ～ 2005 年收治的 22 例中枢神经系统白血病中，3例发生腔隙性脑梗死。表现为年龄偏大，平均年龄50.3岁，CT提示多发性低密度灶，临床出现锥体束征，共济失调性偏瘫，失语，四肢麻木，眩晕，晕厥发作等。

5. 脊髓或神经根受累型　症状可以脊髓膜炎或硬膜外肿块、横断型脊髓炎形式，如表现为截瘫、单瘫、偏瘫、大小便潴留、根刺激症状等，后者酷似腰骶神经根炎，躯干、四肢、会阴部放射性疼痛。

6. 周围神经受累型　可出现相应的神经分布区的运动和感觉障碍，出血，疼痛，肢体萎缩。

以上 CNSL 的 6 种临床表现可单一出现，亦可混合出现，我国学者将混合出现的称为混合型。还有一种是无症状型，往往是在行白血病预防治疗腰穿鞘内给药时发现，提示 CNSL 预防治疗的必要性[8, 9]。

（四）实验室检查

1. 脑脊液（CSF）生化改变与细胞学特点

（1）生化特点：Pandy 试验阳性或蛋白＞450mg/dl，糖＜400 mg/dl，氯多偏低或在正常范围内。

（2）细胞学特点：CSF 细胞数＞0.01 × 10^9/L，涂片见到白血病细胞 CNSL 的诊断即可成立。CSF 中白血病细胞形态和患者血片、骨髓片的白血病细胞表型相同（图 12-2）。

脑脊液细胞学检查技术已成为独立学科，准确的收集技术和涂片制作技术是 CNSL 诊断和鉴别诊断的前提。脑脊液细胞收集以往采用玻片自然沉淀法，近30年来文献报告多采用玻片离心法，或玻片自然沉淀法。涂片制作过程中的染色技

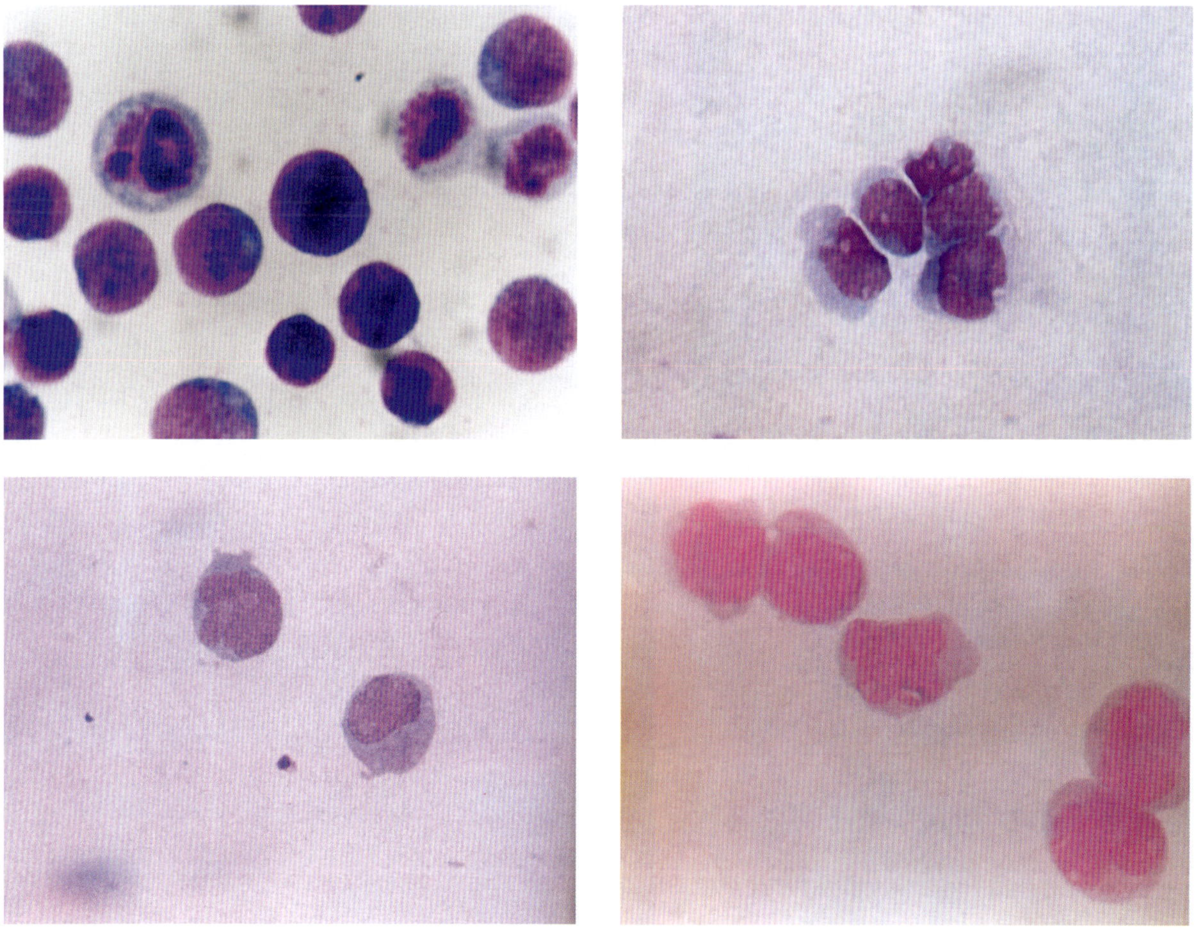

图 12-2　ALL-CNSL 及 AML-CNSL 脑脊液玻片离心涂片[2, 9]

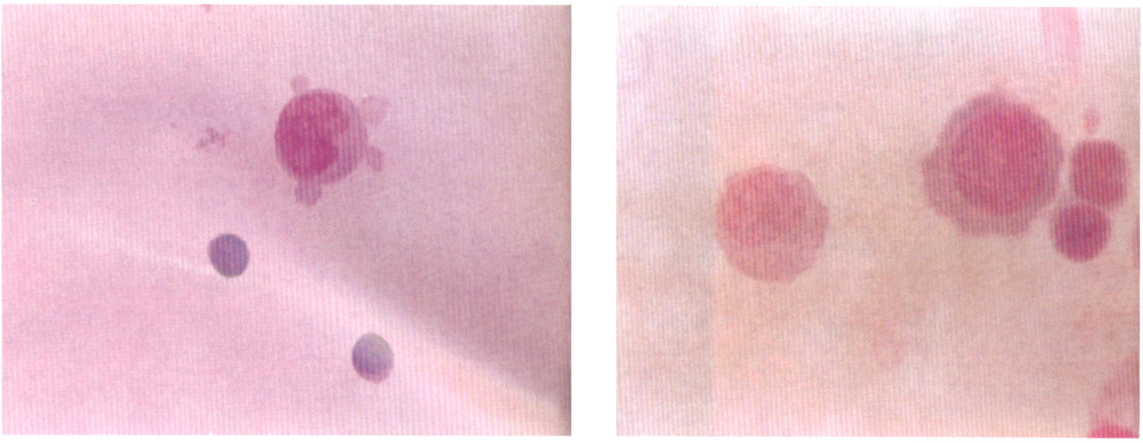

图 12-3 激活样淋巴细胞—葵花样改变[9]

术、免疫组织化学技术、分子生物学技术、细胞遗传学技术等，与血细胞、骨髓细胞相同[9]。但急性淋巴细胞白血病合并 CNSL 应和正常脑脊液中激活的淋巴细胞鉴别，后者胞浆常见伪足形成，具有成熟淋巴细胞的特点，有一种特殊的“葵花样”结构，而白血病细胞少见（图12-3[9]）。也可借助免疫组化、细胞化学方法鉴别，另外还应注意鞘内给药后脑脊液细胞形态的变化。

2. 脑电图　可见慢波、Q 波及 δ 波。

3. CT　白血病细胞浸润可出现多发的低密度灶，合并出血可见到高密度灶。

（五）诊断

国内尚无统一的 CNSL 诊断标准。主要依据为：

1. 临床表现　具有上述中枢神经系统受累的症状、体征，具有颅内压增高的症状、体征。

2. 脑脊液生化特点和细胞学特点　CSF 压力增高＞200mmH_2O（或大于60滴/分）。CSF细胞数＞0.01×10^9/L，涂片见到白血病细胞（排除激活状态的淋巴细胞和单核细胞）。Pandy阳性或蛋白定量＞450mg/L

3. 排除其他原因引起的中枢神经系统和脑脊液改变，如病毒性脑膜脑炎、结核性脑脊液及其他药物性脑膜炎等。

4. CSF 中层粘蛋白（Ln）和透明质酸（HA）水平测定　最近研究表明层粘蛋白（Ln）和透明质酸（HA）均为细胞外基质成分（FCM），与肿瘤浸润性生长和转移有密切关系。AL患者CSF中 Ln 和 HA 水平的高低，一定程度上反应了 CNSL 受累程度，可作为 CNSL 诊断的参考指标[10]。

附：1978年在南宁召开的全国白血病防治研究协作会制定的 CNSL 诊断标准（草案）

1. 中枢神经系统症状体征（尤其是颅压增高症状和体征）

2. 脑脊液改变

（1）压力增高＞200mmH_2O（或大于60滴/分）；

（2）白细胞数＞ 10 个 /mm^3；

（3）涂片找到白血病细胞；

（4）蛋白定量＞45 mg/dl 或Pandy 试验阳性。

3. 能除外其他原因造成的中枢神经系统相似改变

凡脑脊液有上述 1 ～ 2 项异常，即符合诊断要求。如无临床症状但有脑脊液改变，可诊断为 CNSL，但若只有单项脑脊液压力增加，暂不作为 CNSL的诊断依据，须严密观察。若有症状而无脑脊液改变，并能排除其他原因所致时，可给抗 CNSL治疗，若症状减轻可诊断为CNSL。若仅有头痛，一般不作 CNSL 的诊断和治疗，须严密观察，有条件的单位可探索脑电图、CT对CNSL的诊断意义。急性白血病患者出现中枢神经系统出血、感染，和应用某些药物引起类似中枢神经症状时需与 CNSL 鉴别[11-13]。

二、儿童急性淋巴细胞白血病中枢神经系统白血病的预防治疗

由于CNSL发生后的治疗效果远不如预防治疗，所以应把儿童急性淋巴细胞白血病（ALL）的CNSL的预防治疗作为儿童ALL常规诱导缓解治疗的一部分[11]。

儿童ALL是儿童恶性肿瘤中最常见的疾病，占儿童恶性肿瘤的50%左右，占全部儿童白血病的75%左右，2003年全球发生病例大约为11万，我国约1.5万左右。约70%的儿童ALL采用以常规方案为基础的治疗，包括系统治疗（即联合化疗）和特异的中枢神经系统防治［即鞘内治疗和（或）颅脑照射］，可以使[14, 15] 95%以上的患儿获得完全缓解（CR）。但CR的持续时间和治愈的可能性与许多影响预后的因素有关，如就诊时年龄、末梢血白细胞数、血小板数、免疫分型、染色体及临床表现等。美国第46届血液病年会（2004年12月）指出：由于儿童和青春期急性淋巴细胞白血病的治愈率达到80%，严格的危险度评估已成为选择治疗方法的先决条件！但至今尚未制定出认可的危险度判断标准或术语。能够形成共识判断预后的条件为：临床特征、白血病的遗传学异常、药效学、药物遗传学和早期治疗反应等。对所有危险组诱导缓解治疗可能都一样，但缓解后的治疗非常不一样。通常高危组、高高危组CR后给予强的化疗或（和）异基因造血干细胞移植（Allo-BMT），低危组给予减低强度的化疗。我国根据以上的实验室和临床特点将儿童ALL划分为危险程度不同的几个组，主要为低危、标危和高危三种。美国儿童肿瘤协作组曾制定统一的危险程度分类法和统一的治疗措施。影响预后的因素见表12-1[16, 17]。

表12-1　影响儿童ALL的预后因素

类型	预后良好因素	预后不良因素
B细胞	超二倍体染色体（> 50） TEL-AML-1融合基因 三染色体4、10、17细胞	早期反应不良 婴儿MLL基因重排 Ph染色体或t（4；11）/MLL的AF4融合基因或t（11；19）伴MLL-ENL融合 初诊年龄> 10岁，WBC > $50 \times 10^9/L$
T细胞	H^{OX10}过度表达 t（11；19）伴MLL-ENL融合	早期反应不良 小剂量强度化疗 FLT-3，p53 HDM_2的过度表达，p53突变 $p21^{CIPI}$沉默 MRD ≥ 1%

（一）儿童ALL危险度分组

1. 我国儿童ALL根据以下危险因素分组

（1）高危（HR-ALL）：具备下述危险因素之一者为高危ALL。①年龄<12个月的婴儿白血病；②染色体核型为t（4；11）或t（9；22）异常，少于45条染色体的低（亚）二倍体；③诊断时外周血WBC ≥ $50 \times 10^9/L$；④激素诱导试验阳性［泼尼松60mg/（$m^2 \cdot d$）用7天，第8天白血病细胞 ≥ $1 \times 10^9/L$，定为泼尼松不良反应］；⑤诊断时有CNSL或睾丸白血病（TL）者；⑥T细胞ALL。

（2）标危（SR-ALL）：B细胞ALL；年龄1～9岁；WBC < $50 \times 10^9/L$。

（3）低危（LR-ALL）：不存在HR-ALL中任何一项者为低危ALL。

2. 美国儿童肿瘤协作组制定的统一危险程度分类法[18, 19]

（1）标危：年龄1～9岁的前体急性淋巴细胞白血病（pro-B，即非T非B），诊断时白细胞 < $50 \times 10^9/L$。

（2）高危：除标危条件外，其余均为高危组。如出现亚二倍体，t（4；11）和t（9；22），而且累及MLL基因的为T-ALL，WBC > $100 \times 10^9/L$

需要更强的 CNSL 治疗。

（二）初治儿童 ALL CNSL 的预防治疗[20, 21]

初治儿童ALL在进行诱导缓解化疗同时开始预防 CNSL 的治疗。

1. 多药联合化疗是治疗儿童ALL的基础，并强调个体化治疗。单一药物诱导治疗虽然可使15% ~ 60% 的儿童ALL达到完全缓解，但绝大多数CR期短，很快复发。多药联合诱导化疗不但CR率高，CR 期长，而且取得 CR 迅速，减少多药耐药（MDR）的发生。同时强调个体化治疗是做到有的放矢。我国儿童ALL诱导缓解方案以标危和高危治疗方案为主，主要是VDLP（长春新碱、柔红霉素、门冬酰胺酶、泼尼松）和VILP方案（长春新碱、去甲氧柔红霉素、门冬酰胺酶、泼尼松），CR 后以 HD-MTX、HD-Ara-C、HD-CTX 等为主的联合化疗进行序贯治疗和口服药物（巯嘌呤、甲氨蝶呤）维持治疗[11, 21]。

2. 预防急性多药耐药克隆的产生　虽然从杀伤白血病细胞的角度看化疗药物是细胞凋亡的诱导剂，耐药本身作为细胞凋亡的抑制因素[21]，强调诱导缓解方案使用强度较大的多药联合化疗可以提高无病生存期（events-free survival，EFS），防止急性多药耐药（multidrug resistance，MDR）克隆的产生，但多药耐药机制较复杂。建议对ALL高危的患儿临床可酌情使用抗MDR药物，如钙离子拮抗剂维拉帕米，免疫抑制剂环孢素 A，抗疟药奎宁，细胞因子白介素 -2、α- 干扰素等。

3. 对中枢神经系统、睾丸等髓外白血病“庇护所”的预防性治疗

（1）早期对中枢神经系统（CNS）进行预防治疗可控制白血病“庇护所”，多主张在进行化疗同时鞘内注药，为三联用药，即甲氨蝶呤 15mg/(m^2·次)，阿糖胞苷30mg/ (m^2·次)，地塞米松5mg/(m^2·次)，第 1 周 3 次，第 2、3 周每周各 2 次，第 4 周 1 次，共 8 次治疗。初治儿童 ALL 一般不主张颅脑放疗，但对高白细胞T-ALL或Burkitt淋巴瘤样主张鞘内注药加颅脑放疗。口服抗 CNSL 药物不作为首选。

（2）睾丸白血病：仅次于CNSL，预防治疗主张局部放疗，化疗药物很难通过睾丸组织。

（3）卵巢白血病：儿童的卵巢白血病不多见，预防治疗主张放化疗结合。

4. 预后因素　儿童 ALL 的预后指标包括年龄、性别、白细胞、免疫表型、遗传学、早期治疗评估、体内对治疗耐药等。

（1）年龄：初治年龄＞ 10 岁预后不佳。

（2）性别：EFS 男性＜女性。

（3）白细胞数：初诊时末梢血白细胞计数是强有力的预后指标。

（4）免疫表型：B-ALL疗效最好的年龄是1 ~ 5 岁，长期 EFS 达到 80%，但各年龄段的 T-ALL 疗效无差别。

（5）遗传学：影响预后的遗传学变异会随着年龄不同而不同，亚二倍体比多倍体预后更差。

（6）早期治疗反应评价：经过第 1 个 7 天或14天的治疗，外周血或骨髓中原始细胞的持续存在甚至增高导致患者不能缓解，高度预示疾病以后复发。

（7）体内对治疗耐药：在儿童ALL早期体内治疗耐药可能是最重要的预后因素，反映药物耐受是白血病细胞的遗传学特征。

（8）儿童ALL治疗4周未达CR者预后不良。

（9）经过 1 周的强诱导缓解治疗，骨髓内幼稚细胞仍高于 25%，预后不良。

（三）CR 后儿童 ALL CNSL 的预防治疗[22, 23]

儿童 ALL CR 后立即进行强化治疗（第 1 年每月 1 次，第 2 年每 2 个月 1 次，第 3 年每 3 个月 1 次）和 3 ~ 5 年的维持治疗。

1. 强化治疗过程中预防治疗措施

（1）单用大剂量原方案或无交叉耐药的新方案阻断耐药克隆出现。

（2）对标危患者尽量限制使用晚期毒性较大的药物如蒽环类和烷化剂。

（3）巩固强化治疗中 CNSL 的防治：常用甲氨蝶呤（MTX）8 ~ 12 mg/m^2，阿糖胞苷（Ara-C）30mg/m^2，地塞米松（DXM）2 ~ 5mg/次三联药物鞘内注射，第 1 年每月 1 次，以后每 6 ~ 8 周 1 次，连用 3 年左右。或 MTX+DXM 每 6 周 1 次，或 MTX+DXM+ 放射治疗每周 2 次，共 5 次。颅脑照射，2岁以上，3周内照射完毕，共18 ~ 24Gy；2 岁以下，剂量为 15 ~ 20Gy。

（4）全身用药：使用能通过血－脑屏障的药物。采用 HD-MTX+ 亚叶酸钙（CF）解救或 HD-Ara-C。或使用能够通过血脑屏障的替尼泊苷 (VM-26)。

2. 维持治疗预防措施　多数学者主张维持治疗应口服药物6-MP、MTX、PED等，并强调维持时间和维持治疗的强度关系不大。

3. 维持治疗 CNSL、睾丸等髓外白血病防治　CR后的儿童ALL在维持治疗期间仍主张每6～8周鞘内注药1次，常用MTX8～12 mg/m^2，Ara-C30mg/m^2，DXM2～5mg/次三联药物鞘内注射，也可以用洛莫司汀（CCNU）50～100mg每6～8周口服1次预防治疗。睾丸白血病的预防仍主张采用放疗。

4. 高危组儿童ALL CR1后主张进行骨髓移植（BMT），包括 Ph$^+$ 的儿童 ALL。

5. 免疫治疗。

（四）难治和复发儿童 ALL CNSL 的预防治疗[24]

难治和复发的儿童ALL在儿童ALL中占20%左右，主要原因是耐药和白血病庇护所治疗不当。治疗原则：

1. 使用初次诱导缓解方案的药物或采用其他无交叉耐药的药物联合。

2. 强烈化疗或选用新的抗白血病药物。

3. 条件允许可在 CR 后进行 BMT。

4. CNSL 的防治　难治和复发的儿童 ALL 未发生CNSL主张全颅+全脊髓放疗+鞘内给药（三联用药）。鞘内注药的方法：应在诱导缓解期每周鞘内注药1次，连用4次，以后每4～6周1次，直到全身化疗结束。

三、儿童急性淋巴细胞白血病中枢神经系统白血病的治疗

已发生 CNSL 的治疗包括诱导缓解治疗和巩固维持治疗[21]。

1. CNSL 诱导缓解治疗　一旦确诊 CNSL 即可开始治疗，治疗方案类似于CNSL预防治疗，但应缩短用药间隔。临床上尽管采取了有力的预防 CNSL 治疗，但约12%的 ALL 患儿[20]仍可能出现孤立的 CNSL 或与骨髓、睾丸白血病同时复发的情况。一般而言，通过复治约90%的 CNSL 可获 CR，但通常1～2年后又会出现中枢神经系统或骨髓、睾丸的复发，认为可能是来自 CNSL 的白血病细胞的再种植，如果预防 CNSL 措施中已进行了颅脑放疗，复发 CNSL 的治疗将很困难。如未进行过放疗，则复发的 CNSL 先用鞘内注药诱导 CR 后，再进行脊髓的放疗[21, 22]。

目前对单独 CNSL 复发常用三联药物鞘内注射 + 颅脑放疗 + 全身化疗，鞘内注射用法为三联药物，先隔日给药，然后隔2日给药，直至CNSL症状消失，CSF 恢复正常（脑脊液各项指标转阴）。

2. CNSL 巩固维持治疗　CSF 恢复正常后的第1，2，3，6周，每周鞘内给药1次进行巩固治疗，维持治疗为每月全身化疗的同时鞘内给药，以后逐渐增至每6～8周1次，维持3年。颅脑和脊髓放疗在三联鞘内给药的期间进行，通常5岁以上儿童颅脑放疗量24Gy，分12～15次在2.5～3周内完成，脊髓放疗10～14Gy，放疗期间进行每周2次鞘内注射给药。应注意放疗后合并颅高压，及时应用脱水药，避免加重脑水肿。同时应注意甘露醇的用量，每次125ml，大剂量使用时注意急性肾功能不全。

附：美国 POG（Prediatric Oncology Group）协作组使用的治疗方案[25]

1. 全身诱导1～4周　VCR 1.5mg/m^2，每周1次共4次；多柔比星（ADM）40mg/m^2，第1、15天；泼尼松 40mg/m^2，第1～28天。

2. CNSL治疗　鞘内给药共26次，MTX15mg/m^2，Ara-C 30mg/m^2，DXM 进行2～5mg/m^2。加全脑放疗，总剂量24Gy分12次进行，42天后开始继续治疗。

四、成人急性白血病中枢神经系统白血病的预防治疗

根据1976年FAB和1980年MIC分类及1997年WHO分类，成人急性白血病分为两类：一类为髓系白血病（或髓系肿瘤），一类为淋巴系白血病（或淋巴系肿瘤）。

（一）预防治疗

由于目前所有抗白血病药物多数不能透过血脑屏障，所以有人主张在确诊后的ALL、高白细胞白血病、单核细胞白血病（FAB 分类的 M4、M5）等应在诱导缓解化疗的同时进行CNSL的预防治疗，未进行预防治疗的CNSL发生率占50%。

预防 CNSL 的方法有：

1.主要是鞘内注射，三联鞘内给药 MTX10～15mg/m^2 +Ara-C 50mg+DXM5mg）+ 联合头颅放疗或（和）全身HD-MTX+CF解救。可选择全身HD-MTX+CF 解救 + 头颅放疗，也可选择鞘内给药+头颅放疗，还可选择鞘内给药+头颅放疗+全身 HD-MTX+CF 解救。

2. 口服药物 目前应用不多。主要有 CCNU 80 ～ 100mg/ 次，口服，6 ～ 8 周 1 次（也有主张8～12周1次）；或卡莫司汀（BCNU）100mg/次，6 周 1 次；或乙胺嘧啶 50mg/ 次，连用 5 天，间隔6 周。

（二）成人急性髓细胞白血病 CNSL 的预防治疗

成人急性髓细胞白血病（AML）是成人白血病的主要类型，占成人各种白血病的60%左右，治疗包括诱导缓解治疗 +CNSL 的预防治疗及 CR 后的巩固和序贯强化治疗+CNSL的预防治疗。20世纪70年代末采用DA方案诱导缓解化疗，可使69%患者获完全缓解（CR）。20世纪80年代开始以IA方案诱导化疗，CR率达73%。但任何方案都会有70% 的患者复发。近年由于分子生物学的研究进展，WHO（2000 年）已将 AML 分为 4 种遗传学亚型，预后好的为t（8；21）(q22；q22)，AML/FTO M2型；t（15；17）(q22；q12)；PML/RAR αM3；Inv（16）(p13；q22) CBFB/MYHII；M4EO型，CR 率可达 90%，DSF（5 年）为 70%[19, 23, 25]。

1. 诱导缓解化疗 原则仍本着使用标准方案进行，早期、联合、足量、间歇。过去20年AML的基本治疗变化甚微，初诊者年龄和染色体核型是预后的两个主要因素。最近FLT3酪氨酸激酶基因长度（或ITD）的突变和11号染色体长臂上MLL基因被认为是预后不良因素，治疗相关AML用标准方案治疗效果差。老年AML预后不良，治疗相关并发症和病死率、发病率高[19]。

（1）18 ～ 60 岁非 APL 的 AML 患者经典治疗仍为 3+7 方案（蒽环类化合物和 Ara-C），也可应用其他蒽环类药物如去甲氧柔红霉素，HD-Ara-C 或 VP-16，CR 率达 75% ～ 80%。加大剂量化疗能否改善无病生存期和总体生存尚需更大量的临床实验证实。多数试验报道诱导阶段使用新的化疗药物，或应用高剂量的传统药物，有益于改善无病生存，但对提高总生存（OS）是有限的，所以对 18 ～ 60 岁 AML 患者首先进行形态学和细胞遗传学分类，非 APL 的 AML 接受 3+7 方案，然后按危险分层选择CR后治疗，对Inv（16）或t（8；21）接受强化治疗。细胞遗传学高位患者进行Allo-BMT，其他人接受强化疗，大剂量化疗+Auto-HCT 或亲缘相和的 Allo-BMT。

（2）CNSL 的预防治疗：对于成人 AML 高危组尤其是M4、M5a型，大都主张预防性治疗即放疗+鞘内给药。放疗可以有效地预防CNSL。方法：全颅+全脊髓放疗，剂量为24Gy，分12～15次完成；扩大放疗野可在全颅 + 全脊髓基础上增加对睾丸、性腺、肝、脾等部位照射剂量；也可行全颅放疗+鞘内给药，全颅放疗剂量仍为24Gy，鞘内给药为三联（如前述）。

2. CR后的巩固和序贯强化治疗对降低白血病细胞负荷，治疗微小残留病十分必要，使长期生存成为可能。但不能忽视 CNSL 的预防治疗。巩固和序贯强化治疗的同时应给予鞘内三联注药，一般连用 6 ～ 8 次。

3. AML 分子靶向治疗

（1）抗CD33单克隆抗体的临床应用：90%的 AML 原始细胞上可检出 CD33 单克隆抗体，但正常造血干细胞及非造血干细胞上不表达。单克隆抗体在AML 应用主要见于临床取得较好疗效的单克隆抗体偶联化疗药物或青霉素。

（2）吉姆单抗（gemtuzumab ozogamicin，GO）：GO 是人分化抗原 CD33 抗体 HP676 与刺孢霉素（calicheamicin）的诱导体结合的一种新靶向药物，美国 FDA 已批准应用于 60 岁以上复发的AML，与其他化疗药物如IDA、氟达拉滨、阿糖胞苷联合治疗复发 AML 取得良好疗效。

4. 结构改造的新药在AML临床上的应用 脂质体DNR开始了Ⅱ、Ⅲ期临床应用，应用最大耐受剂量（MTD）为150mg/（m^2·d）×3天，FDA 2003年已批准脂质体DNR125mg/（m^2·d） × 3天+Ara-C1g/（m^2·d）× 4 天用于 AML、ALL 的一线治疗，CR 率 87%，明显高于 DA 和 IA 组。酶脂质体去甲氧柔红霉素现已完成Ⅰ期临床试验。

5. 酶抑制剂的临床应用 酪氨酸激酶受体突变在AML也较常见。日本儿童血液中心应用新的酪氨酸激酶抑制剂 SU-5416 如吲哚酮治疗 12 例复发AML，有6例CR，CR者用SU-5416单药维持，CR持续达10个月。法尼基转移酶抑制剂（FTI）R115777 Ⅰ、Ⅱ期临床试验表明可有效治疗AML。2002年美国报道30%～40%AML伴有FLT3突变和ITD，预后不佳，经用FLT3抑制剂治疗伴有FLT3突变ITD的AML（Ⅱ、Ⅲ期研究）获CR。2003年ASH（美国血液学会）报道Genasense（bcl-2反义药物）治疗AML获CR，可使难治性AML CR。FLT3抑制剂还有PKC-412，CEP-701（如吲哚咔唑），MLN-518（哌嗪喹唑啉）[18, 19]。

6. 新的化疗药物的新组合　TPT+Ara-C，FA（fludarabin）+Ara-C也广泛应用于AML的治疗，2003年报道arabine（α-氯阿糖脱氧腺苷）+Ara-C+IDA治疗AML可获78%CR。

7. 造血干细胞移植在AML中的应用　2003年美国血液学会总结，对于有不良预后因素的AML的治疗仍首选造血干细胞移植（HSCT）。一般AML在CR1进行HSCT更好，5年EFS约50%～70%，平均59%；自体干细胞移植（ABSCT），5年EFS为40%～50%，平均44%；预后不佳因素的AML进行异基因造血干细胞移植（Allo-SCT），5年EFS为46%，明显优于大剂量化疗组（20%）和自体干细胞移植（20%）。北京大学人民医院对470例AML进行Allo-BMT，5年EFS为70%。

8. 急性早幼粒细胞白血病（APL）的治疗[19]

（1）全反式维A酸（ATRA）+三氧化二砷（As_2O_3）联合治疗初治APL和复发APL，可较早获得遗传学和分子生物学缓解，这一方法可能是治愈APL的方法之一。ATRA治疗APL的主要机制为诱导分化，As_2O_3治疗APL的主要机制为凋亡，同时也有诱导分化作用，二者有协同作用，PML/RARα下调较快。上海瑞金医院、哈尔滨血液病肿瘤研究所采用ATRA+ As_2O_3双诱导治疗初治APL均获90%～98%CR率，而PML/RARα下调消失时间明显缩短，可获得较好的分子生物学缓解。哈尔滨血液病肿瘤研究所用双诱导治疗难治复发APL，CR率达71%，5年DFS为70%。

（2）As_2O_3治疗难治复发APL：2003年ASH报道全世界已广泛应用As_2O_3治疗复发的APL，获得较好疗效。哈尔滨血液病肿瘤研究所应用As_2O_3治疗复发APL 546例，CR率达21%，7年DSF 73%，得到世界公认。美国、意大利、欧共体、日本也应用As_2O_3治疗176例复发APL，CR率79%。As_2O_3治疗复发APL已成为全世界血液学首选方案，但应注意As_2O_3的心脏、肝、神经毒性[19]。

（3）硫化砷及四硫化砷对APL的疗效：国内黄世林应用雄黄As_2S_2治疗APL，CR率达98.9%。陆道培应用As_4S_4治疗APL100例，CR 100%，5年DFS为87%。

（4）ATRA或（和）As_2O_3联合IDA治疗APL：近年国外多家血液中心报告应用ATRA或（和）As_2O_3+去甲氧柔红霉素（IDA）联合治疗APL，CR时间平均为28天，CR率达92%，相关死亡率并未增加。诱导凋亡+联合化疗是今后治疗APL的一种新方法。

（5）抗CD33单克隆抗体治疗APL：抗CD33单抗（HUM195）首先应用ATRA治疗APL后检测PML/RARα、MRNA阳性，经2～3个疗程后80%APL患者PML/RARα转阴。2002年美国首先应用CMA676（GO）治疗老年性复发APL12例，其中8例1疗程取得CR，继而FDA批准GO作为复发的老年人APL的一线治疗。

（6）APL CNSL的预防治疗：多主张CR后鞘内注药，为三联用药，即甲氨蝶呤15mg/m^2，阿糖胞苷30mg/m^2，地塞米松5mg/m^2，以后每次返院进行巩固化疗时鞘内给药1次，共6次，也有每月鞘内给药1次连用6次者，6次结束后不再做鞘内注射。

9. 老年AML的治疗　对于85%～95%的老年AML患者来讲，任何治疗最终都是姑息治疗。

（1）支持治疗：输红细胞、血小板，抗感染，使用干细胞生长因子。经典诱导缓解方案仍为蒽环类药物+阿糖胞苷（3+7方案）或低剂量化疗（LD- Ara-C）或加用其他药物，但都不能改变总体生存（OS）率。

（2）CNSL预防治疗同CNSL预防用药。

（3）CR后治疗：①目前尚无证据证明巩固治疗优于不巩固治疗；②CR后用非清髓性骨髓移植是老年人AML可选的巩固治疗；③靶向治疗存在潜力；④每次返院进行巩固化疗时鞘内给药1次，共6次。

（三）成人急性淋巴细胞白血病CNSL的预防治疗

成人急性淋巴细胞白血病（ALL）占成人急

性白血病（AL）的20%，总缓解率70%～85%，长期无病生存率（DFS）25%～50%，总的治愈率达25%～35%。但60岁以上的老年患者CR、率5年存活率均明显低于60岁以下者。

1. 多药联合和大剂量化疗的诱导缓解治疗，仍是取得完全缓解的主要手段。主要方案为VDLP（VC＋DNR＋ASP＋PED）或VILP（VCR＋IDR＋ASP＋PED）。

剂量：VCR：1.5mg/m^2，d1、8、15、22，静脉冲注；

DNR：40mg/m^2，d1～3，d15～17；

ASP：6 000U/m^2，d17～28，肌注（注意ASP使用时应做过敏试验，并禁忌油腻食物，预防急性坏死性胰腺炎的发生）；

PED：45～60mg/m^2，d1～28（注意：d15开始减量）。

VILP方案中VLP与VDLP用法、用量一致，仅用IDR取代DNR，IDR用量5～10mg/m^2，d1～3或IDR10 mg/m^2，每周1次，共4次。

CNSL的预防治疗：对于所有的ALL，急性未分化性白血病都要进行CNSL的预防治疗。预防给药的方法为鞘内三联注药：甲氨蝶呤8～12mg/m^2、阿糖胞苷50mg/次、地塞米松5～10mg/次，每周1～2次，连用4～6次。必要时可加颅脑放疗[11]。

2. 诱导缓解后的治疗　由于ALL存在容易复发和易发生髓外白血病的危险，所以CR后有条件者应立即着手进行Allo-BMT，无条件者巩固强化治疗和维持治疗十分必要。

（1）巩固强化治疗：指CR后立即进行的序贯强化治疗，但尚无公认的巩固治疗方案[26]。哈尔滨血液病肿瘤研究所综合世界和国内几家方案，认为以下方案可提高DFS。

CR后第一个巩固强化时间21～30天，方案为VDP或VIP。

以后CR后第1年每个月1次序贯治疗＋鞘内三联给药。方案如下：

COAAP：CTX1.0g/m^2 d1＋VCR 2 mg/m^2 d1、8＋ADM 20mg/m^2 d1、3、5＋Ara-C 100mg/m^2 d2～7＋PED 60mg/m^2 po d1～6

MOEP：MTX 1.0g/m^2 d1 24h＋CF解救＋VCR 2 mg/m^2 d1、8＋VM-26 100mg/d 3h iv d3、5、7＋PED 60mg/m^2 po d2～6

COAP+鞘内注射：CTX1.0g/m^2 d1、8＋VCR 2mg/m^2 d1、8＋ADM20mg/m^2 d1、3、5＋PED 60mg/m^2 po d1～6＋鞘内三联给药

EOAD：VP-16 100mg/m^2 d1、3、5、7＋VCR 2mg/m^2 d1、8＋Ara-C 500mg d1～4+ DXM 10mg/m^2 po d1～5

COMD：CTX1.0g/m^2 d1、8＋VCR 2mg/m^2 d1、8 +MIT 10mg/d d3～5＋DXM 10mg/m^2 d1～5

MOEAD+鞘内注射：MTX 1.0g/m^2 d1 24h＋CF解救＋VCR 2mg/m^2 d1、8＋VM-26 100mg/d 3h iv d3、5＋Ara-C 200mg d2～6＋DXM10mg/m^2 po d1～5+鞘内三联给药

COAD：CTX1.0g/m^2 d1、8＋VCR 2mg/m^2 d1、8＋ADM 30mg/m^2 d1＋DXM10mg/m^2 po d1～5

MAD+鞘内注射：MIT 8mg/m^2 30min iv d2～3＋Ara-C 500mg d1～5＋DXM 10mg/m^2 po d1～5+鞘内三联给药

（2）维持治疗：儿童ALL维持治疗作用是肯定的，对于成人维持治疗尚无统一方案，一般采用和儿童ALL相似的方案。即以MTX和6-MP为基础药物的方案：MTX 20 mg/m^2 po，1次/周；6-MP 75 mg/m^{2}po，1次/天，30天为一疗程。也有人主张用PED、CTX序贯替换MTX、6-MP。

对C-ALL强烈维持治疗是必要的（如MTX+6MP+CTX），可使C-ALL仍有较好的预后，10年以上CCR率仍可达40%。

对T-ALL强烈诱导和强烈巩固者预后较好，而不取决于维持治疗的强弱。

B-ALL与T-ALL相似，在给予强烈诱导和巩固治疗后，无论是否给予维持治疗，长期预后均不良，由于原始细胞增殖速度快，所以无论序贯巩固强化＋维持治疗的时间是1～2年，还是3～5年（各家说法不一），有人认为少数人5～8年还有复发，所以建议维持治疗更长一些。

巩固、强化、维持疗程中的CNSL的预防治疗　在诱导缓解治疗期间鞘内预防给药的基础上，每月巩固、强化治疗同时鞘内三联注药（甲氨蝶呤8～12mg/m^2、阿糖胞苷50mg/次、地塞米松5～10mg/次）1次，连用3年。可加颅脑照射。

3. 老年ALL CNSL的预防治疗　老年ALL发生率为0.9～1/10万，占成人ALL的6%～15.5%，

形态学分类以淋巴瘤型居多，免疫表型以B细胞系为主，其中C-ALL比例最高[26]。

Hoelzer等认为60岁以上的老年ALL CR率低，在40%左右，中数存活期仅0.6个月[22]。尽管有人主张治疗比不治疗存活期长，主张较为强烈的化疗能改善部分老年ALL的预后，但对老年人强烈诱导方案是否延长生存期尚无定论。CD20单克隆抗体可试用于老年$CD20^+$B-ALL，$375mg/m^2$，每周1次，连用4次。酪氨酸激酶抑制剂伊马替尼配合化疗可用于Ph^+的初治、难治、复发性老年ALL[27]。

老年ALL一旦CR应立即给予CNSL鞘内三联预防治疗，CR后第1年每月1次鞘内三联注药预防治疗CNSL。

CR后巩固治疗，可采用较强烈的化疗方案或自体造血干细胞移植，化疗中加强支持疗法如造血细胞因子的使用等。亦可试用生物疗法，给予白细胞介素2（IL-2）或α-干扰素。

4. 难治或复发ALL CNSL的预防治疗　难治或复发ALL在成人ALL仍占20%左右。难治ALL很难取得CR，即使CR也很快复发，复发的部位在骨髓，亦发生在髓外。

难治或复发ALL的主要原因是原发或继发耐药。治疗多主张HD-MTX+ASP或HD -Ara-C+蒽环类（或）VM-26，同时主张加用抗多药耐药（MDR1）药物。另外抗白血病新药如氟达拉滨25～30mg/（m^2·d）×5天，拓扑异构酶干扰物9-AC（9-antinocamptothecin）和拓扑替康（TPT）有一定疗效。

难治或复发ALL CNSL的预防治疗与化疗同时进行。如合并CNSL，同时要给予全脊髓、颅脑照射，但如既往有放疗史者，放疗效果不佳，同时有引起白质脑病的危险。

5. 成人高危型ALL的预防治疗　成人高危型ALL指Ph^+/$bcr\text{-}abl^+$ ALL，裸细胞型ALL，混合细胞型ALL，C-ALL，Ph^+和t（4；11）。多主张CR1后进行Allo-BMT，无供者时给予强烈的巩固、维持治疗。

成人高危型ALL的CNSL预防治疗：从治疗开始每周1次鞘内三联注药，共6次，以后每月巩固强化治疗时鞘内三联注药1次，同时要给予全脊髓、颅脑照射，持续到全身化疗结束[26, 28]。

五、成人急性白血病中枢神经系统白血病的治疗

成人CNSL的症状、体征、临床表现、实验室检查、诊断基本同儿童CNSL。根据中枢神经系统累及的部位、范围、程度、性质，临床表现多种多样。各种类型的白血病在眼部表现也呈多样化：可出现结膜下出血或睑皮下瘀斑，眼底或玻璃体出血，视力下降。慢性髓性白血病可出现结膜干燥，绿色瘤，由于眼内组织浸润或瘤样增生可出现眼球突出、眶内出血、颞骨突出、结膜水肿，对光反射迟钝等（表12-2）[26]。

一经诊断，治疗同儿童CNSL，分2个阶段，即诱导缓解治疗和巩固维持治疗[26-28]。

（一）诱导缓解治疗

包括鞘内化疗即鞘内注射化疗药物＋颅脑照射。

1. 鞘内化疗

（1）药物的选择：已如前述，仍主张联合用药：MTX为一线抗CNSL药物，剂量8～$12mg/m^2$；Ara-C为二线抗CNSL药物，剂量$50mg/m^2$；DXM 5mg/次。MTX单次剂量＜20mg。隔日1次，直到脑脊液细胞形态学、常规、生化恢复正常后，改为每周2～3次，连用4～6次，以后每4～6周或6～8周1次，直到全身化疗结束。

（2）用药方法：每次MTX 8～$12mg/m^2$+0.9%生理盐水3ml，Ara-C $50mg/m^2$+0.9%生理盐水0.5ml，DXM 5mg/次（1ml）。

（3）用药注意事项：联合用药时三种药物一定不要混合，可先后缓慢静脉推注，时间约5～10分左右，千万不要推注过快、过猛，以免造成猝死。治疗前有颅高压史者，一定要在鞘内给药前给予脱水治疗，甘露醇125ml 1日2～3次静滴，以减轻脑水肿，避免鞘内注药后加重脑水肿、脑疝的形成。

（4）鞘内注射药物的副作用[8, 28]

MTX：神经毒性，表现为鞘内单独给药或联合Ara-C的情况下在注射时或注射后2小时左右出现脑膜刺激征的加重，颅高压，一过性截瘫，也可以表现为剧烈的、难以忍受的下肢痛，感觉丧失，神经原性膀胱，重者可以死亡。同时长期鞘内用药还可能出现骨髓抑制。

Ara-C：也表现为神经毒性，主要损伤大脑和

表 12-2 成人 CNSL 的临床表现

颅内压增高症表现	呕吐
	头痛
	听力或（和）视力障碍
	倦怠感或感觉异常
	嗜睡
	意识不清
颅内压增高症体征	颈项强直
	克氏征阳性
	视神经麻痹，眼球运动障碍
	视乳头水肿
	颅神经受损（主要为Ⅴ、Ⅶ、Ⅸ、Ⅻ）
视神经受损的症状	复视、视力障碍、偏盲、全盲
	畏光、流泪
视神经受损的体征	失语
脑膜及颅神经受损的症状	运动失调，听力障碍，幻觉
脑膜及颅神经受损体征	过度换气
	眼球突出，眼震
脊髓受损的症状	颈项强直
	半身不遂
	四肢麻痹
	大小便潴留
脊髓受损的体征	四肢感觉障碍
	四肢放射性疼痛
	偏瘫，截瘫
	病理症阳性
脑血栓形成	根据发生部位不同出现不同的表现
	可分为颈内动脉段、大脑中动脉段等
脑出血	呼吸节律不整，逐渐变慢或停止
	瞳孔不等大，颅内高压症状
	脑深部结构出血，可出现偏瘫、偏深感觉障碍、偏盲

小脑，临床出现头痛、震颤、共济失调。

DXM：可引起继发性糖尿病，钠水潴留，离子紊乱，股骨头无菌性坏死，免疫抑制，高血压等。

以上鞘内注药的副作用应及时告知患者及其家属，并做好积极的预防工作。

2. 如果考虑有脑实质或脊髓白血病，应并用^{60}Co或加速器的头颅脊髓放疗，剂量为18～24Gy。如反复CNSL发作，鞘内注射效果不佳，骨髓缓解的患者可应用QmmaYa皮下埋藏式脑脊液贮存器，脑室内注射三联药物或用药物定时注射，但应注意脑脊液外瘘（管）和颅内感染。

（二）维持治疗

1. 鞘内注射的维持方法　CNSL缓解后为避免复发必须进行维持治疗，即每周1次鞘内三联给药，共6次。以后每月化疗的同时鞘内给药1次，或用口服药CCNU维持，直到全身化疗结束。

2. 口服用药的维持方法　主要有CCNU 80～100mg/次，口服，6～8周1次（也有主张8～12周1次）；或BCNU 100mg/次，6周1次；或乙胺嘧啶50mg/次，连用5天，间隔6周，一直用到全身化疗结束。

3. 注意全身用药　HD-MTX、HD-Ara-C可以通过血脑屏障，应选择全身用药。

参考文献

1. 林果为主编. 白血病. 上海: 上海科技文献出版社, 1989. 317-319
2. 邵秀茹, 金锡强, 袁巧云, 等. 不同类型的原发脊

髓白血病 (附 2 例报告). 白血病杂志, 1995， 4: 49-51
3. 叶任高, 陆再英, 主编. 内科学. 北京: 人民卫生出版社, 2005. 600-605
4. 林风茹, 恶性血液病与中枢神经系统. 白血病淋巴瘤杂志, 2001, 10: 56-57
5. 周朗, 李学曾, 张捷生, 编著. 小儿临床血液病. 天津: 天津科学技术出版社, 1983. 274-277
6. 黄友歧主编. 神经病学. 第 1 版. 北京: 人民卫生出版社, 1994. 115-121
7. 毛文书主编. 眼科学. 北京: 人民卫生出版社, 1990. 209-210
8. 邓成珊, 周霭祥, 主编. 当代中西医结合血液病学. 北京: 中国医药科技出版社, 1997. 483-485
9. 栗秀初, 孔凡之, 主编. 实用脑脊液细胞学彩色图谱. 北京: 人民军医出版社, 1996. 26-27, 82-103
10. 余莲, 余丽珍, 李玉阐, 等. 中枢神经系统白血病患者治疗前脑脊液中透明质酸水平变化的初步观察. 中华血液学杂志, 2005, 26: 9-11
11. 达万明, 裴雪涛, 主编. 现代血液病学. 北京: 人民军医出版社, 2003. 810-812
12. 谷仁凯, 佟琳茹, 卢洁章. 小儿髓外白血病防治方法的研究. 中华儿科杂志, 1995, 33: 267-268
13. 陆道培主编. 白血病治疗学. 北京: 科技出版社, 1998. 199-201
14. Pui CH, Crist WM. Biology and treatment of acute lympyoblastic leukemia. *J Pediat*, 1994, 124-122
15. Jackson JF, Bobyett JF, Pullen J, *et al.* Favorable progrosis associated with hyperdioidy in chidren with acute lymphocytic leukemia correlates with extra chromosome 6: a pediatic oncology Grop Study. *Cancer,* 1990, 66: 1183-1184
16. 郭铭玉, 陈平, 徐新献, 主编. 儿科常见病症现代治疗. 成都: 四川科技出版社, 2004. 9219-9273
17. Pui CH, Frankel LS, Carroll AJ, *et al.* Chimcal characteristics and treatment out come of childhood acute lymphoblastic leukemia with the t（4; 11）(q21; q23）a collaborative study of 40 cuses . *Blood,* 1991, 77: 440-445
18. Fletcher JA, Lynch EA, Kimball VM, *et al.* Translocation（9; 22）is associated with extremely poor prognosis in intensively treated chidren with acute lymphoblastic leukemia. *J Clin Oncol*, 1994, 12: 909-912
19. 马军. 白血病进展. 第 14 届全国肿瘤内科治疗学习班及学术研讨会, 2004 . 179-180
20. Smibert E, Anderson V, Godber T, *et al.* Risk factors for intellectual and educatianl sequelase of cranial irradiation in chidhood acute lyphoblastic leukemia .*B J Cancer*, 1996, 73: 825-824
21. 符仁义, 刘玉峰, 主编. 儿童血液与肿瘤疾病. 郑州: 河南科学技术出版社, 2005. 315-316
22. 朱平主编. 现代血液肿瘤诊断治疗学. 北京: 北京医科大学中国协和医科大学联合出版社, 1999. 364-371
23. Henze G, Fengler R, Hartmann B, *et al.* Six-Year experience with a comprehensive approach to the treatment of recurrent childhood acute lymphoblastic leukemia（ALL-REI BFM85）: a relapse study of the BFM group. *Blood*, 1991, 78: 1166-1167
24. 左启华主编. 儿科学. 北京: 人民卫生出版社, 1994. 302-303
25. 教育文集汇编.美国第 46 届血液血年会. 北京: 中华医学会北京分会血液专业委员会, 2005. 17-22
26. 大野龟三, 宫胁修一, 编 . 白血病的基础和临床. 東京: 医药ヅャーナル社, 2005. 504-544
27. 张乐华, 刘文励, 张瑶珍, 主编. 白血病的基础和临床. 北京: 中国医药科技出版社, 2005. 299-310
28. MorroE, LazzarinoM, BryusamolinoE, *et al.* The relo of systemic high-dose cytorabine in the freatmant of central nervous system leukemia clinical results in 46 patients .*Cancer*, 1995, 72: 435-445
29. 杨钧主编. 眼科学彩色图谱. 北京: 人民卫生出版社, 2002. 378-450

附录1 白血病常用药物的中英文名称和缩写

（按汉语拼音顺序）

中文名称	英文名称	缩写
阿仑膦酸钠	Alendronate	未定
阿糖胞苷	Cytarabine	Ara-C
白（细胞）介素-2	Interlukin-2	IL-2
白（细胞）介素-11	Interleukin-11	IL-11
白消安	Busulfan	BUS
吡柔比星，吡喃阿霉素	THP-adriamycin, Pirarubicin	THP
表柔比星，表阿霉素	Epirubicin	EPI
卡莫司汀，卡氮芥	Carmaustine	BCNU
长春地辛，长春酰胺	Vindesine	VDS
长春碱，长春花碱	Vinblastine	VLB
长春瑞滨	Vinorelbine，Nevelbine	NVB
长春新碱	Vincristine	VCR
氮芥	Nitrogen mustard	HN_2
地塞米松	Dexamethasone	DXM
多柔比星，阿霉素	Doxorubicin，Adriamycin	DOX，ADM
多西紫杉醇，多西他赛	Docetaxel，Taxotere	DOC，TXT
氟达拉滨	Fludarabine	FDB，FA
氟尿嘧啶	5-Fluorouracil	5-Fu
红细胞生成素	Erythropoietin	EPO
环磷酰胺	Cyclophosphamide	CTX
甲氨蝶呤	Methotrexate	MTX
聚乙二醇脂质体阿霉素	Polylated liposomal doxorubicin	未定
卡铂	Carboplatin	CBP
粒细胞集落刺激因子	Granulocyte colony-stimulating factor	G-CSF

粒细胞－巨噬细胞集落刺激因子，沙莫司亭	Granulocyte-macrophage colony stimulating factor, sargramostim	GM-CSF
六甲嘧胺	Hexamethylmelamine	HMM
氯膦酸钠	Clodronate	未定
美法仑	Melphalan	Mel，MEL
米诺膦酸钠	Minodronate	未定
帕米膦酸钠	Pamidronate	未定
泼尼松，强的松	Prednisone	PED，PDN
泼尼松龙，强的松龙	Prednisolone	PDNN
羟喜树碱	Hydroxycamptothecine	HCPT
曲妥珠单抗，赫赛汀	Trastuzumab, Herceptin	未定
塞替派	Thiophosphoramide，Thio-TEPA	TSPA
沙利度胺，反应停	Thalidomide	未定
顺铂	Cisplatin	DDP
丝裂霉素	Mytomycin C	MMC
替尼泊苷	Teniposide	VM-26
亚叶酸钙	Calcium folinate	CF
依替膦酸钠	Etidronate	未定
依托泊苷，足叶乙甙	Etoposide	VP-16
异环磷酰胺	Ifosfamide	IFO
因卡膦酸钠	Incadronate	未定
紫杉醇	Paclitaxel	TAX
唑来膦酸钠	Zoledronate	未定
西妥昔单抗	Cetuximab, Erbitux, IMC-C225	未定
血小板生成素	Thrombopoietin	TPO
吉西他滨，健择	Gemcitabine	GEMZ, dFdC
伊立替康	Irinotecan	CPT-11
伊马替尼	Imatinib	未定
埃罗替尼	Erlotinib, Tarceva	OSI-774

附录 2

国际上著名多中心协作组织

AACR	American Association for Cancer Research
ABTA	American Brain Tumor Association
ACCP	American College of Clinical Pharmacy
ACS	American Cancer Society
AICR	American Institute for Cancer Research
AIO	Arbeitsgemeinschaft Internische Onkologie Cooperative German Group
AJCC	American Joint Committee on Cancer
AMA	American Medical Association
ASCO	American Society of Clinical Oncology
BTSG	The Brain Tumor Support Group
CALGB	Cancer and Leukemia Group B
CNCCG	Coalition of National Cancer Cooperative Groups
CSCO	Chinese Society of Clinical Oncology
ECOG	Eastern Cooperative Oncology Group
EORTC	European Organization for Research and Treatment of Cancer
IACR	The International Association of Cancer Registries
IARC	The International Agency for Research on Cancer (WHO)
IARC	International Agency for Research on Cancer
ICCG	The International Cancer Collaborative Group
ICON	Intergrated Cancer & Oncology News
ICRF	Imperial Cancer Research Fund
IUAC, UICC	The International Union Against Cancer, Union Internationale Contre le Cancer (French)
JCOG	Japan Clinical Oncology Group

LLS	The Leukemia and Lymphoma Society
MRC	UK Medical Research Council
NBTF	National Brain Tumor Foundation
NCCTG	North Central Cancer Treatment Group
NCIC	National Cancer Institute of Canada
NCCN	National Comprehensive Cancer Network
PTCOG	Proton Therapy Coorperative Group
RTOG	Radiation Therapy Oncology Group
SEG	South-Eastern Cancer Study Group
SMAC	Sarcoma Meta-Analysis Collaboration
SSO	Society of Surgical Oncologists
SWOG	Southwest Oncology Group
TBTS	The Brain Tumor Society

附录 3 常用缩略语表

AHSCT	Autologous Hematopoietic Stem Cell Transplantation	自体造血干细胞移植
BMT	Bone Marrow Transplantation	骨髓移植
CBR	Clinical Benefit Response	临床受益反应
CCR	Clinical Complete Response	临床完全缓解
CR	Complete Response	完全缓解
DD	Dose Density	剂量密度
DDFR	Distal Disease-Free Survial	无远处转移生存
DFI	Disease Free Interval	无病生存期
DFS	Disease Free Survival	无病生存
DI	Dose Intensity	剂量强度
DLT	Dose Limiting Toxicity	剂量限制性毒性
DR	Duration of Response	缓解期
DRFS	Distant Recurrence Free Survival	无远处复发生存
DSS	Disease Specific Survival	疾病相关生存
GCP	Good Clinical Practice	临床试验管理规范
HDC, HDCT	High Dose Chemotherapy	大剂量化疗
HR	Hazard Ratio	危险比
IMRT	Intensity Modulated Conformal Radiation Therapy	调强适形放射治疗
IMPT	Intensity Modulated Conformal Proton Therapy	调强适形质子治疗
ITT	Intent-to-Treat	意向治疗
KPS	Karnofsky Performance Status	卡氏功能量表

		卡氏活动状态评分
LFS	Long Disease-Free Survival	长期无病生存
LRFS	Local Relapse-Free Survival	无局部复发生存
MDR	Multidrug Resistance	多药耐药
MR	Minimal Response	微小缓解
MS	Median Survival	中位生存
MST	Median Survival Time	中位生存期
MTD	Maximum Tolerated Dose	最大耐受剂量
NC	No Change	无变化
NCI-CTC	Common Toxicity Criteria of National Cancer Institute	美国国立癌症研究所的常见毒性标准
OR (R)	Overall (objective) Response (Rate)	总（客观）缓解（率）
OR	Odds Ratios	比值比
OS	Overall Survival	总生存率
PBSCT	Peripheral Blood Stem Cell Transplantation	外周血造血干细胞移植
PCR	Pathological Complete Response	病理学完全缓解
PD	Progress of Disease	疾病进展
PFS	Progress-Free Survival	无进展生存
PR	Partial Response	部分缓解
QOL	Quarlity of Life	生活质量
RCT	Radomised Clinical Trial	随机临床试验
RCTs	Randomised Controlled Trials	随机对照试验
RDD	Relative Delivered Dose	相对递送量
RDI	Relative Dose Intensity	相对剂量强度
RECIST	Response Evaluation Criteria in Solid Tumors	实体肿瘤疗效评估标准
RFS	Relapse-Free Survival	无复发生存
RR	Response Rate	缓解率
RR	Relative Risk	相对危险度
SCT	Stem cell transplantation	干细胞移植
SD	Stable of Disease	稳定
SERM	Selective Estrogen Receptor Modulator	选择性雌激素受体调节剂
SLN	Sentinel Lymph Node	前哨淋巴结
SLNB	Sentinel Lymph Node Biopsy	前哨淋巴结活检
SOP	Standard Operating Procedure	标准操作规程
TTF	Time to Failure	治疗失败时间
TTP	Time to Progress	疾病进展时间

索引

B

C

D

F

G

H

J

Y

Z